严格依据新大纲及新教材编写 | 包含全部新增考点

2025
国家临床执业助理医师资格考试
辅导讲义同步练习 3000题

武汉大学中南医院 **贺银成** 编著

华中科技大学出版社
http://press.hust.edu.cn
中国·武汉

图书在版编目(CIP)数据

2025国家临床执业助理医师资格考试辅导讲义同步练习3000题 / 贺银成编著. -- 武汉：华中科技大学出版社, 2024. 12. -- ISBN 978-7-5772-1554-9

Ⅰ. R4-44

中国国家版本馆CIP数据核字第2024W293Q5号

2025国家临床执业助理医师资格考试辅导讲义同步练习3000题　　　　　　贺银成　编著
2025 Guojia Linchuang Zhiye Zhuli Yishi Zige Kaoshi Fudao Jiangyi Tongbu Lianxi 3000 Ti

总策划：	车　巍
策划编辑：	莫　愚　彭　斌
责任编辑：	余　琼　方寒玉
封面设计：	MX DESIGN STUDIO　廖亚萍
责任校对：	张会军
责任监印：	朱　玢
出版发行：	华中科技大学出版社(中国·武汉)　　电话：(027)81321913
	武汉市东湖新技术开发区华工科技园　邮编：430223
录　　排：	华中科技大学惠友文印中心
印　　刷：	三河市龙大印装有限公司
开　　本：	787mm×1092mm　1/16
印　　张：	32.25
字　　数：	973千字
版　　次：	2024年12月第1版第1次印刷
定　　价：	119.00元

本书若有印装质量问题，请向出版社营销中心调换
全国免费服务热线：400-6679-118　　竭诚为您服务
版权所有　侵权必究

Foreword 前言

《2025 国家临床执业助理医师资格考试辅导讲义（上、下册）》和《2025 国家临床执业及助理医师资格考试历年考点精析（上、下册）》中的试题都是以考题为研究对象的，因此考试大纲上要求掌握的有些知识点未能完全覆盖。为此本人编著了这本《2025 国家临床执业助理医师资格考试辅导讲义同步练习 3000 题》，以进一步拓宽同学们的知识面，使同学们更好地掌握大纲要求的知识点。

本书按照最新版教材进行修订，内容包括生物化学、生理学、病理学、药理学、医学心理学、医学伦理学、医学统计学、预防医学、卫生法规、传染病学与皮肤性病学、神经病学、精神病学、内科学（含诊断学相关内容）、外科学、妇产科学、儿科学和中医学基础。其特点是将国家临床执业助理医师资格考试（以下简称助理医师资格考试）的相关知识点、易混点以试题形式对比排列，以帮助同学们理解和记忆。本书中所设计的试题与近年助理医师资格考试考题的命题方式及命题风格基本一致。本书是助理医师资格考试的专业题库，希望同学们在复习过程中，认真弄清楚本书中题目所涉及的知识点，真正明白每个选项为什么对，为什么错，错在什么地方。

本书按照《2025 国家临床执业助理医师资格考试辅导讲义（上、下册）》的体例和顺序进行编排，以方便同学们复习。如能与辅导讲义配合使用，效果会更好。辅导讲义配有由本人主讲的全套课件，同学们可以通过以下方式联系购买：

扫描右侧二维码直接咨询购买
官网　　http://www.yixueks.com/
银成医考服务电话：027-8226 6012　　　1397 1116 888　　　1397 1181 888
微信：ycyk1888　　　QQ：3302017179　　　25270063

本套助理医师资格考试复习参考书已全部出版，可以选用：
《2025 国家临床执业助理医师资格考试辅导讲义（上、下册）》
《2025 国家临床执业助理医师资格考试辅导讲义同步练习 3000 题》
《2025 国家临床执业助理医师资格考试全真模拟 3 套卷》
《2025 国家临床执业及助理医师资格考试历年考点精析（上、下册）》
《2025 国家临床执业及助理医师资格考试实践技能应试指南》

同学们在使用本书过程中发现不足或错误之处，欢迎通过 2208463636@qq.com 指出，每指出一处错误，奖励 10 元，多人指出同一处错误的，奖励首位指出者。

最后祝愿大家顺利通过 2025 年的助理医师资格考试！

贺银成
2024 年 12 月

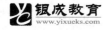 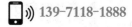

2025 国家临床执业助理医师资格考试辅导讲义同步练习3000题

需要特别说明的是,本书所有知识点、相关法律法规及考题均参照相关教材(主要是人民卫生出版社各版本相关教材)和最新考试大纲进行编写,因各版本教材及考纲内容表述很难统一,为了让考生如实了解考题和参考书原貌,并方便对比记忆,书中对某些医学专业术语未按现行标准(全国科学技术名词审定委员会规定的术语)进行表述,而是采取了习惯的表达形式。为了让考生知晓规范术语,特将本书中部分习惯表述或简称列表如下,以便考生查阅。此外,各种教材使用的医学名词并不统一,为与教材保持一致,本书中有些名词混用,如病人(患者)、β受体阻断剂(β受体阻断药、β受体拮抗药)、血管紧张素Ⅱ受体阻滞剂(血管紧张素Ⅱ受体阻滞药、血管紧张素Ⅱ受体拮抗药)、钙通道阻滞剂(钙通道阻滞药、钙拮抗药)、支气管扩张药(支气管扩张剂、支气管舒张剂、支气管舒张药)、抗胆碱药(抗胆碱能药)、泼尼松(强的松)等。

习惯表述或简称	规范表述	习惯表述或简称	规范表述
低右	低分子右旋糖酐	冠脉	冠状动脉
内异症	子宫内膜异位症	急粒	急性粒细胞白血病
急单	急性单核细胞白血病	急粒-单	急性粒-单核细胞白血病
急淋	急性淋巴细胞白血病	慢粒	慢性粒细胞白血病
慢淋	慢性淋巴细胞白血病	幼淋	幼稚淋巴细胞白血病
早幼粒	急性早幼粒细胞白血病	幼单	幼稚单核细胞
原单	原始单核细胞	原淋	原始淋巴细胞
甲亢	甲状腺功能亢进(症)	甲减	甲状腺功能减退(症)
甲旁亢	甲状旁腺功能亢进(症)	甲旁减	甲状旁腺功能减退(症)
脾亢	脾功能亢进(症)	传染病	传染性疾病
甲危	甲状腺危象	甲扫	甲状腺核素扫描
甲瘤	甲状腺腺瘤	甲癌	甲状腺癌
房缺	房间隔缺损	室缺	室间隔缺损
二狭	二尖瓣狭窄	二闭	二尖瓣关闭不全
主狭	主动脉瓣狭窄	主闭	主动脉瓣关闭不全
三狭	三尖瓣狭窄	三闭	三尖瓣关闭不全
肺狭	肺动脉瓣狭窄	肺闭	肺动脉瓣关闭不全
房早	房性早搏(房性期前收缩)	室早	室性早搏(室性期前收缩)
房颤	心房颤动	室颤	心室颤动
左房(左室)	左心房(左心室)	右房(右室)	右心房(右心室)
心衰	心力衰竭	呼衰	呼吸衰竭
食管-胃底静脉曲张	食管胃底静脉曲张	非甾体类抗炎药	非甾体抗炎药
呼酸(呼碱)	呼吸性酸中毒(呼吸性碱中毒)	代酸(代碱)	代谢性酸中毒(代谢性碱中毒)
T 细胞	T 淋巴细胞	B 细胞	B 淋巴细胞
胰岛 α 细胞	胰岛 A 细胞	胰岛 β 细胞	胰岛 B 细胞
干性啰音	干啰音	湿性啰音	湿啰音
金葡菌	金黄色葡萄球菌	溶链	溶血性链球菌
克雷伯杆菌	克雷伯菌	淋菌	淋球菌
大肠杆菌	大肠埃希(氏)菌	革兰染色	革兰氏染色
M 受体	M(型)胆碱受体	N 受体	N(型)胆碱受体

习惯表述或简称	规范表述	习惯表述或简称	规范表述
α受体	α肾上腺素能受体	β受体	β肾上腺素能受体
肾上腺素受体	肾上腺素能受体	风心病/风湿性心脏病	风湿性心脏瓣膜病
胸水	胸腔积液	腹水	腹腔积液
菌痢	细菌性痢疾	纤维母细胞	成纤维细胞
紫绀	发绀	水、钠(钠水)潴留	水钠潴留
上感	上呼吸道感染	房室阻滞	房室传导阻滞
化脑	化脓性脑膜炎	胆道蛔虫症	胆道蛔虫病
结脑	结核性脑膜炎	胆石病	胆石症
精分症	精神分裂症	革兰阳性	革兰氏阳性
视(神经)乳头水肿	视(神经)盘水肿	革兰阴性	革兰氏阴性
希恩(希汉)综合征	席汉综合征	体位性低血压	直立性低血压
大脑皮层	大脑皮质	血-脑屏障	血脑屏障
前列腺肥大	前列腺增生	首关消除	首过消除
人流	人工流产	乙肝/乙型肝炎	乙型病毒性肝炎
蛛网膜下腔	蛛网膜下隙	自身免疫病	自身免疫性疾病
直肠指诊	直肠指检	活检	活组织检查
放疗	放射治疗	化疗	化学(药物)治疗
环氧化酶	环氧合酶	血循环	血液循环
脑膜炎球菌	脑膜炎双球菌	促胃液素瘤	胃泌素瘤
占位病变	占位性病变	肝颈征	肝颈静脉反(回)流征
造口	造瘘	心梗	心肌梗死
大便(粪)潜血	大便隐血	支扩	支气管扩张症
全麻	全身麻醉	局麻	局部麻醉
展神经	外展神经	卒中	脑卒中
钩体	钩端螺旋体	胸片	胸部X线片
黏度	黏稠度	宫颈/底/体(癌)	子宫颈/底/体(癌)
扁桃腺炎	扁桃体炎	黑粪	黑便
巨幼细胞(性)贫血	巨幼红细胞(性)贫血	肌浆	肌质
动/静脉通路	动/静脉通道	颅压	颅内压
神经元	神经细胞	体检/查体	体格检查
脓痰	脓性痰	粉红色泡沫痰	粉红色泡沫样痰
胆碱酯酶/AChE	乙酰胆碱酯酶	心输出量/心排量	心排血量
胃肠反应	胃肠道反应	静滴	静脉滴注
支喘(哮喘)	支气管哮喘	尿感	尿路感染
泌尿系	泌尿系统	慢阻肺	慢性阻塞性肺疾病
眼压	眼内压	乳癌	乳腺癌
血沉	红细胞沉降率	泌/生乳素	催乳素
急进性肾炎	急进性肾小球肾炎	急性肾炎	急性肾小球肾炎

习惯表述或简称	规范表述	习惯表述或简称	规范表述
升压素	加压素	智能	智力
标记物	标志物	肺炎双球菌	肺炎链球菌
支原体肺炎	肺炎支原体肺炎	肝(肾)衰竭	肝(肾)功能衰竭
缺水	脱水	心律不整	心律不齐
胎儿窘迫	胎儿宫内窘迫	血道转移	血行转移
炎细胞/炎性细胞	炎症细胞	氨基苷类	氨基糖苷类

英文缩写	中文全称	英文缩写	中文全称
T	体温	Plt	血小板
VIP	血管活性肠肽	ACh	乙酰胆碱
P	脉率	Alb	血清清蛋白
R	呼吸	Scr	血肌酐
BP	血压	BUN	尿素氮
RBC	红细胞	ESR	红细胞沉降率
WBC	白细胞	ALT	丙氨酸转氨酶
G^+	革兰氏阳性	G^-	革兰氏阴性
NAP	中性粒细胞碱性磷酸酶	L	淋巴细胞
CoA	辅酶A	N	中性粒细胞
COPD	慢性阻塞性肺疾病	iv	静脉注射
CNS	中枢神经系统	im	肌内注射
Hb	血红蛋白	TBil	总胆红素
AST	天冬氨酸转氨酶	Ret	网织红细胞
CRP	C-反应蛋白	HP	高倍视野

Contents 目录

第一篇　生物化学试题 ··· (1)
　　　　生物化学试题参考答案及详细解答 ······································ (7)
第二篇　生理学试题 ·· (13)
　　　　生理学试题参考答案及详细解答 ··· (18)
第三篇　病理学试题 ·· (23)
　　　　病理学试题参考答案及详细解答 ··· (32)
第四篇　药理学试题 ·· (40)
　　　　药理学试题参考答案及详细解答 ··· (45)
第五篇　医学心理学试题 ··· (49)
　　　　医学心理学试题参考答案及详细解答 ·································· (54)
第六篇　医学伦理学试题 ··· (58)
　　　　医学伦理学试题参考答案及详细解答 ·································· (61)
第七篇　医学统计学试题 ··· (64)
　　　　医学统计学试题参考答案及详细解答 ·································· (67)
第八篇　预防医学试题 ·· (69)
　　　　预防医学试题参考答案及详细解答 ····································· (76)
第九篇　卫生法规试题 ·· (82)
　　　　卫生法规试题参考答案及详细解答 ····································· (91)
第十篇　传染病学与皮肤性病学试题 ··· (99)
　　　　传染病学与皮肤性病学试题参考答案及详细解答 ·················· (106)
第十一篇　神经病学试题 ··· (112)
　　　　　神经病学试题参考答案及详细解答 ·································· (119)
第十二篇　精神病学试题 ··· (124)
　　　　　精神病学试题参考答案及详细解答 ·································· (134)
第十三篇　内科学试题 ·· (143)
　　第1章　呼吸系统疾病 ·· (143)
　　第2章　循环系统疾病 ·· (155)
　　第3章　消化系统疾病 ·· (169)

第 4 章　泌尿系统疾病 …………………………………………………………………………（180）
第 5 章　血液系统疾病 …………………………………………………………………………（186）
第 6 章　内分泌和营养代谢性疾病 ……………………………………………………………（195）
第 7 章　风湿性疾病 ……………………………………………………………………………（201）
第 8 章　理化因素所致疾病 ……………………………………………………………………（204）
　　　　　内科学试题参考答案及详细解答 ……………………………………………………（207）

第十四篇　外科学试题 …………………………………………………………………………（260）
第 1 章　外科学总论 ……………………………………………………………………………（260）
第 2 章　脑外科疾病 ……………………………………………………………………………（271）
第 3 章　甲状腺与乳腺疾病 ……………………………………………………………………（274）
第 4 章　胸外科疾病 ……………………………………………………………………………（278）
第 5 章　普通外科疾病 …………………………………………………………………………（280）
第 6 章　血管外科疾病 …………………………………………………………………………（296）
第 7 章　泌尿外科疾病 …………………………………………………………………………（297）
第 8 章　骨科学疾病 ……………………………………………………………………………（303）
　　　　　外科学试题参考答案及详细解答 ……………………………………………………（315）

第十五篇　妇产科学试题 ………………………………………………………………………（362）
第 1 章　女性生殖系统解剖 ……………………………………………………………………（362）
第 2 章　妊娠生理与妊娠诊断 …………………………………………………………………（363）
第 3 章　产前检查与孕期保健 …………………………………………………………………（365）
第 4 章　妊娠并发症 ……………………………………………………………………………（366）
第 5 章　妊娠合并内外科疾病 …………………………………………………………………（370）
第 6 章　胎儿异常 ………………………………………………………………………………（371）
第 7 章　胎儿附属物异常 ………………………………………………………………………（373）
第 8 章　正常分娩 ………………………………………………………………………………（375）
第 9 章　异常分娩 ………………………………………………………………………………（378）
第 10 章　分娩并发症 …………………………………………………………………………（382）
第 11 章　产褥期与产褥期疾病 ………………………………………………………………（384）
第 12 章　外阴与阴道炎 ………………………………………………………………………（386）
第 13 章　子宫内膜异位症、子宫腺肌病与盆腔脏器脱垂 …………………………………（388）
第 14 章　子宫颈肿瘤与子宫肿瘤 ……………………………………………………………（390）

目录

- 第15章　卵巢肿瘤 ……………………………………………………………………（394）
- 第16章　妊娠滋养细胞疾病 ……………………………………………………………（395）
- 第17章　生殖内分泌疾病 ………………………………………………………………（397）
- 第18章　不孕症 …………………………………………………………………………（400）
- 第19章　生育规划与妇女保健 …………………………………………………………（401）
  - 妇产科学试题参考答案及详细解答 …………………………………………………（404）

第十六篇　儿科学试题 ………………………………………………………………（435）

- 第1章　绪论、生长发育与儿童保健 …………………………………………………（435）
- 第2章　营养和营养障碍疾病 …………………………………………………………（437）
- 第3章　新生儿与新生儿疾病 …………………………………………………………（440）
- 第4章　免疫性疾病 ……………………………………………………………………（443）
- 第5章　感染性疾病 ……………………………………………………………………（445）
- 第6章　消化系统疾病 …………………………………………………………………（449）
- 第7章　呼吸系统疾病 …………………………………………………………………（451）
- 第8章　心血管系统疾病 ………………………………………………………………（455）
- 第9章　泌尿系统疾病 …………………………………………………………………（459）
- 第10章　造血系统疾病 …………………………………………………………………（463）
- 第11章　神经系统与内分泌系统疾病 …………………………………………………（466）
- 第12章　遗传性疾病 ……………………………………………………………………（470）
  - 儿科学试题参考答案及详细解答 ……………………………………………………（473）

第十七篇　中医学基础试题 …………………………………………………………（500）
  - 中医学基础试题参考答案及详细解答 ………………………………………………（503）

第一篇　生物化学试题

1. 含有巯基的氨基酸是
   A. 赖氨酸　　　　　　　B. 谷氨酸　　　　　　　C. 缬氨酸
   D. 半胱氨酸　　　　　　E. 苯丙氨酸
2. 结构模体属于蛋白质分子的
   A. 一级结构　　　　　　B. 二级结构　　　　　　C. 三级结构
   D. 四级结构　　　　　　E. 超二级结构
3. 下列对蛋白质变性的描述中,正确的是
   A. 变性蛋白质的溶液黏度下降　　B. 变性的蛋白质不易被消化　　C. 蛋白质沉淀不一定就是变性
   D. 蛋白质变性后容易形成结晶　　E. 蛋白质变性不涉及二硫键破坏
4. 不出现于蛋白质中的氨基酸是
   A. 半胱氨酸　　　　　　B. 胱氨酸　　　　　　　C. 瓜氨酸
   D. 精氨酸　　　　　　　E. 赖氨酸
5. 蛋白质分子中 α-螺旋的特点是
   A. α-螺旋为左手螺旋　　　　　　B. 每一螺旋含3个氨基酸残基　　C. 靠氢键维持其紧密结构
   D. 氨基酸侧链伸向螺旋内部　　　E. 结构中含有脯氨酸
6. 血清白蛋白(pI=4.7)在下列哪种pH溶液中带正电荷?
   A. pH4.0　　　　　　　B. pH5.0　　　　　　　C. pH6.0
   D. pH7.0　　　　　　　E. pH8.0
7. 蛋白质变性是由于
   A. 蛋白质空间构象的破坏　　　　B. 氨基酸组成的改变　　　　　C. 肽键的断裂
   D. 蛋白质的水解　　　　　　　　E. 共价键的破坏
8. 下列有关蛋白质变性的叙述,错误的是
   A. 蛋白质变性时生物学活性降低或丧失　　B. 蛋白质变性时理化性质发生变化
   C. 蛋白质变性时一级结构不受影响　　　　D. 去除变性因素后,所有变性蛋白质都可以复性
   E. 球蛋白变性后其水溶性降低(2019)
9. 关于蛋白质理化性质的叙述,正确的是
   A. 变性的蛋白质均可复性　　　　B. 变性的蛋白质一定沉淀　　　C. 沉淀的蛋白质一定变性
   D. 凝固的蛋白质一定变性　　　　E. 沉淀的蛋白质一定凝固
10. DNA和RNA的共有组分是
    A. β-D-核糖　　　　　　B. 鸟嘌呤　　　　　　　C. 尿嘧啶
    D. 胸腺嘧啶　　　　　　E. 黄嘌呤
11. 属于核糖核酸二级结构的描述是
    A. DNA的核小体结构　　B. tRNA的三叶草结构　　C. DNA的双螺旋结构
    D. DNA的超螺旋结构　　E. 核苷酸在核酸长链上的排列顺序

12. DNA 分子中不含有
    A. 磷酸二酯键　　　　　B. 糖苷键　　　　　　　C. 二硫键
    D. 氢键　　　　　　　　E. 疏水作用力
13. DNA 理化性质中的"T_m"值所表达的含义是
    A. 复制时的温度　　　　B. 复性时的温度　　　　C. 50%双链被打开时的温度
    D. 双链全部被打开时的温度　　E. 由 B 型转变成 A 型时的温度
14. tRNA 最主要的分子结构特征是含
    A. 密码环　　　　　　　B. 反密码环　　　　　　C. DHU 环
    D. TψC 环　　　　　　　E. 外显子

    A. tRNA　　　　　　　　B. mRNA　　　　　　　　C. rRNA
    D. hnRNA　　　　　　　E. DNA
15. 含有密码子的核酸分子是
16. 含有反密码子的核酸分子是
17. 作为 RNA 合成模板的核酸分子是
18. 携带遗传信息的核酸分子是
19. 含稀有碱基最多的核酸分子是
20. 既含有内含子又含有外显子的核酸分子是
21. 在 3′-末端含有 CCA-OH 结构的核酸分子是

    A. 尿酸　　　　　　　　B. β-丙氨酸　　　　　　C. β-氨基异丁酸
    D. 胺　　　　　　　　　E. 尿素
22. IMP 的分解代谢产物是
23. TMP 的分解代谢产物是
24. CMP 的分解代谢产物是
25. 与痛风发病机制密切相关的代谢过程是
    A. 甘油三酯代谢　　　　B. 嘌呤核苷酸代谢　　　C. 嘧啶核苷酸代谢
    D. 糖原分解代谢　　　　E. 氨基酸代谢（2023）
26. 糖酵解、糖异生、磷酸戊糖途径、糖原合成途径的共同代谢物是
    A. 果糖-1,6-二磷酸　　　B. 果糖-6-磷酸　　　　　C. 葡萄糖-1-磷酸
    D. 甘油醛-3-磷酸　　　　E. 葡萄糖-6-磷酸
27. 关于结合酶的叙述,正确的是
    A. 辅酶具有催化活性　　B. 酶蛋白具有催化活性　C. 酶蛋白决定酶的特异性
    D. 酶蛋白与辅酶结合紧密　　E. 有机化合物是最常见的辅助因子
28. 当酶促反应速率等于 V_{max} 的 80%时,K_m 与[S]的关系是
    A. $K_m = 0.10[S]$　　　B. $K_m = 0.25[S]$　　　C. $K_m = 0.22[S]$
    D. $K_m = 0.40[S]$　　　E. $K_m = 0.50[S]$
29. 酶的特异性是指
    A. 酶与辅酶的特异结合　B. 酶对底物的特异选择性　C. 酶在细胞中定位的特异性
    D. 酶催化反应机制各不相同　　E. 在酶的分类中各属不同的类别
30. 关于酶的最适温度的叙述,下列哪项是正确的?
    A. 是酶的特征性常数　　B. 是指酶促反应速率等于 50%V_{max} 时的温度

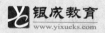
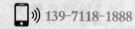

C. 与反应时间无关　　　　　　D. 是指酶促反应速率最快时的温度
E. 是一个固定值,与其他因素无关

A. 不可逆性抑制　　　　　　B. 竞争性抑制　　　　　　C. 非竞争性抑制
D. 反竞争性抑制　　　　　　E. 可逆性抑制

31. 丙二酸对琥珀酸脱氢酶的抑制属于
32. 磺胺类药物的抑菌机制是
33. 敌敌畏对胆碱酯酶的作用属于

A. K_m 值不变, V_{max} 降低　　B. K_m 值降低, V_{max} 不变　　C. K_m 值增高, V_{max} 不变
D. K_m 值减小, V_{max} 降低　　E. K_m 值增高, V_{max} 增高

34. 酶竞争性抑制的特点是
35. 酶非竞争性抑制的特点是
36. 酶反竞争性抑制的特点是

37. 既能催化糖酵解也能催化糖异生的酶是
    A. 磷酸果糖激酶-1　　　　B. 丙酮酸激酶　　　　　　C. 果糖二磷酸酶-1
    D. 磷酸甘油酸激酶　　　　E. 磷酸烯醇式丙酮酸羧激酶

38. 与核苷酸合成密切相关的生化代谢途径是
    A. 糖酵解　　　　　　　　B. 糖有氧氧化　　　　　　C. 糖异生
    D. 磷酸戊糖途径　　　　　E. 糖原分解

39. 直接参与葡萄糖合成糖原的核苷酸是
    A. GTP　　　　　　　　　B. UTP　　　　　　　　　C. CTP
    D. FAD　　　　　　　　　E. NAD$^+$(2019)

40. 肌糖原不能分解为葡萄糖直接补充血糖是因为肌肉中无
    A. 糖原磷酸化酶　　　　　B. 脱支酶　　　　　　　　C. 磷酸果糖激酶-1
    D. 葡萄糖-6-磷酸酶　　　　E. 果糖二磷酸酶-1

41. 女性,26 岁,停经 50 天。10 天前始感恶心、厌食、乏力,且日渐加重。诊断:早孕、妊娠剧吐。此时孕妇心肌与脑组织活动的主要供能物质是
    A. 葡萄糖　　　　　　　　B. 甘油　　　　　　　　　C. 脂肪酸
    D. 乙酰乙酸　　　　　　　E. 氨基酸

42. 女,26 岁。多饮、多尿、多食、体重下降 8 个月。实验室检查:空腹血糖 14.2mmol/L, HbA1c 8.6%, 空腹血清胰岛素 7mU/L(参考值 10~20mU/L),尿糖(+++)。该患者体内可能存在的代谢变化是
    A. 三羧酸循环增加　　　　B. 糖原合成增加　　　　　C. 组织用糖减少
    D. 葡萄糖分解增多　　　　E. 糖异生减少(2023)

    A. 丙酮　　　　　　　　　B. 丙酮酸　　　　　　　　C. 乳酸
    D. 草酰乙酸　　　　　　　E. CO_2 和 H_2O

43. 人体内糖酵解途径的终产物是
44. 人体内糖酵解过程的终产物是

    A. 葡萄糖-6-磷酸脱氢酶　　B. 丙酮酸激酶　　　　　　C. 丙酮酸羧化酶
    D. 糖原磷酸化酶　　　　　E. 糖原合酶

45. 糖酵解的关键酶是

46. 磷酸戊糖途径的关键酶是
47. 糖原合成的关键酶是
48. 糖原分解的关键酶是
49. 糖异生的关键酶是

50. 经甘油一酯途径合成的甘油三酯主要存在于
   A. 肝细胞   B. 脂肪细胞   C. 小肠黏膜细胞
   D. 乳腺细胞   E. 肾上腺皮质

51. 脂肪细胞不能利用甘油是因为缺乏
   A. 甘油激酶   B. 脂酰 CoA 脱氢酶   C. 磷酸甘油醛脱氢酶
   D. 脂酰 CoA 转移酶 E. 激素敏感性甘油三酯脂酶

52. 脂肪酸合成过程中,脂酰基的载体是
   A. CoA   B. 肉碱   C. ACP
   D. 丙二酰 CoA   E. 草酰乙酸

53. 相同重量的下列物质产生能量最多的是
   A. 葡萄糖   B. 糖原   C. 脂肪酸
   D. 蛋白质   E. 胆固醇

54. 下列关于酮体的描述,错误的是
   A. 酮体包括乙酰乙酸、β-羟丁酸和丙酮   B. 合成原料是丙酮酸氧化生成的乙酰 CoA
   C. 酮体只能在肝内生成   D. 酮体只能在肝外组织氧化
   E. 酮体是肝输出能量的一种形式

55. 糖尿病妇女,上呼吸道感染多日,血酮体升高。心、脑、肾等肝外组织利用酮体需要的酶主要是
   A. 琥珀酸脱氢酶   B. HMG-CoA 合酶   C. HMG-CoA 还原酶
   D. 琥珀酰 CoA 转硫酶 E. β-羟丁酸脱氢酶

   A. VLDL   B. LDL   C. HDL
   D. CM   E. IDL

56. 密度最低的血浆脂蛋白是
57. 具有逆向转运胆固醇功能的脂蛋白是
58. 具有转运内源性胆固醇功能的脂蛋白是
59. 具有转运内源性甘油三酯功能的脂蛋白是
60. 具有转运外源性甘油三酯功能的脂蛋白是

61. 生物体内的氧化磷酸化在下列哪种细胞器内进行?
   A. 微粒体   B. 线粒体   C. 溶酶体
   D. 高尔基体   E. 过氧化物酶体

62. NADH 氧化呼吸链的组分不包括
   A. NADH   B. FMN   C. FAD
   D. CoQ   E. Cyt c

63. 在呼吸链中,既可作为 NADH 脱氢酶的受氢体,又可作为琥珀酸脱氢酶受氢体的是
   A. Cyt c   B. Cyt b   C. CoQ
   D. FAD   E. Fe-S

64. 琥珀酸氧化呼吸链的氧化磷酸化 P/O 比值大约为

A. 1 B. 1.5 C. 2
D. 2.5 E. 3

65. 一位食入过多白果(含氰化物)的病人,出现呼吸窒息,抑制呼吸链的具体环节是
   A. 抑制 NADH 脱氢酶   B. 阻断 Cyt b 和 c_1 传递电子   C. 解偶联作用
   D. 抑制 ATP 合酶的活性   E. 阻断复合体Ⅳ把电子传递给氧

66. 线粒体氧化磷酸化的解偶联剂是
   A. 鱼藤酮   B. 抗霉素 A   C. 二硝基苯酚
   D. CO   E. 寡霉素

67. 正常机体氧化磷酸化速度的主要调节因素是
   A. 甲状腺激素   B. ADP   C. mtDNA 突变
   D. UDP   E. 寡霉素

68. 生命活动中能量的直接供应体是
   A. 三磷酸腺苷   B. 脂肪酸   C. 氨基酸
   D. 磷酸肌酸   E. 葡萄糖

69. 食物蛋白质的互补作用是指
   A. 糖与蛋白质混合食用以提高营养价值   B. 脂肪与蛋白质混合食用以提高营养价值
   C. 几种蛋白质混合食用以提高营养价值   D. 糖、脂肪、蛋白质混合食用,以提高营养价值
   E. 用糖、脂肪替代蛋白质的营养作用

70. 能增加尿中酮体排出量的氨基酸是
   A. 亮氨酸   B. 丙氨酸   C. 丝氨酸
   D. 组氨酸   E. 缬氨酸

71. 体内氨基酸脱氨基的主要方式是
   A. 转氨基   B. 联合脱氨基   C. 氧化脱氨基
   D. 非氧化脱氨基   E. 嘌呤核苷酸循环

72. 体内氨的主要代谢去路是
   A. 在肝中合成尿素   B. 生成谷氨酰胺   C. 生成丙氨酸
   D. 渗入肠道   E. 合成非必需氨基酸

73. 氨基酸脱羧的产物主要是
   A. 胺和 CO_2 B. 氨和 CO_2 C. 胺和 α-酮酸
   D. 氨和 α-酮酸   E. 氨和草酰乙酸

74. 属于鸟氨酸循环中间产物的氨基酸是
   A. 丙氨酸   B. 组氨酸   C. 谷氨酸
   D. 甲硫氨酸   E. 精氨酸(2020)

75. 男,68 岁。昏迷 1 天。慢性乙肝病史 10 年。急查血氨 130μmol/L。患者血氨增高的主要原因是
   A. 乳酸循环障碍   B. 三羧酸循环障碍   C. 鸟氨酸循环障碍
   D. 核蛋白体循环障碍   E. 丙氨酸-葡萄糖循环障碍

   A. 丙氨酸-葡萄糖循环   B. 柠檬酸-丙酮酸循环   C. 三羧酸循环
   D. 鸟氨酸循环   E. 乳酸循环

76. 将肌肉中的氨以无毒形式运送至肝脏的机制是
77. 尿素产生的机制是

   A. 苯丙氨酸羟化酶   B. 尿黑酸氧化酶   C. 酪氨酸酶

D. 酪氨酸转氨酶 E. 多巴胺脱羧酶

78. 白化病是由于缺乏
79. 尿黑酸尿症是由于主要缺乏
80. 苯丙酮酸尿症是由于缺乏

81. 导致人体内生物转化能力下降的主要因素是
    A. 高脂肪饮食 B. 高糖饮食 C. 肝功能减退
    D. 心肌缺血 E. 轻度肥胖（2020）
82. 生物转化中最重要的第一相反应是
    A. 水解反应 B. 还原反应 C. 氧化反应
    D. 脱羧反应 E. 加成反应
83. 属于营养必需氨基酸的是
    A. 酪氨酸 B. 甘氨酸 C. 甲硫氨酸
    D. 丙氨酸 E. 谷氨酸
84. 进行肠肝循环的胆色素主要为
    A. 胆红素 B. 胆素原 C. 胆素
    D. 尿胆素 E. 胆绿素
85. 胆色素不包括
    A. 胆红素 B. 胆绿素 C. 胆素原
    D. 胆素 E. 血红素
86. 符合肝细胞性黄疸检验特点的是
    A. 尿胆原阴性 B. 尿胆红素阳性 C. 血中非结合胆红素减少
    D. 血中结合胆红素减少 E. 肝细胞对胆红素的摄取能力正常
87. 人体钙、磷代谢的主要场所是
    A. 肝 B. 血液 C. 骨
    D. 肾 E. 小肠
88. 维生素 D 缺乏不会导致
    A. 低磷血症 B. 骨质疏松症 C. 成人佝偻病
    D. 成人骨软化症 E. 自身免疫性疾病

    A. 胆汁 B. 胆固醇 C. 胆绿素
    D. 血红素 E. 胆素
89. 在体内可转变生成胆汁酸的原料是
90. 在体内可转变生成胆色素的原料是

    A. 口角炎 B. 凝血因子合成障碍 C. 溶血性贫血症
    D. 恶性贫血 E. 癞皮病
91. 维生素 E 缺乏可引起
92. 维生素 K 缺乏可引起
93. 维生素 B_2 缺乏可引起
94. 维生素 PP 缺乏可引起
95. 维生素 B_{12} 缺乏可引起

生物化学试题参考答案及详细解答

（正确答案为绿色的选项）

1. AB**C**DE　①含巯基的氨基酸是半胱氨酸。②A、B、C、E 结构式中均不含巯基。
2. ABC**D**E　①结构模体是蛋白质分子中具有特定空间构象和特定功能的结构成分，具有特征性的氨基酸序列，并发挥特殊的功能。在许多蛋白质分子中，由 2 个或 2 个以上具有二级结构的肽段在空间上相互接近，形成一个有规则的二级结构组合，称为超二级结构。结构模体属于蛋白质分子的超二级结构。②一级结构是指蛋白质中氨基酸的排列顺序。二级结构是指蛋白质主链局部的空间结构。三级结构是指整条肽链中全部氨基酸残基的相对空间位置。四级结构是指蛋白质分子中各亚基的空间排布及亚基接触部位的布局和相互作用。
3. ABCD**E**　①蛋白质变性后，其溶解度降低、溶液黏度增加、结晶能力消失不容易形成结晶、生物学活性丧失。蛋白质变性主要是二硫键和非共价键的破坏，不涉及一级结构的改变。②蛋白质变性后从溶液中析出的现象，称为沉淀。变性的蛋白质易于沉淀，但沉淀的蛋白质不一定变性。
4. A**B**CDE　在组成蛋白质的 20 种氨基酸中无瓜氨酸，瓜氨酸为尿素合成的重要中间产物。
5. ABCD**E**　①α-螺旋是蛋白质的二级结构，是指多肽链的主链围绕中心轴作有规律的螺旋式上升，螺旋的走向为顺时针方向，即所谓右手螺旋。每个螺旋含有 3.6 个氨基酸残基。氨基酸侧链伸向螺旋外侧。α-螺旋每个肽链的 N—H 和第 4 个肽键的羧基氧形成氢键，维持其紧密结构。②20 种氨基酸均可参与组成 α-螺旋，结构中常含有脯氨酸的是 β-转角的特点。β-转角属于蛋白质的二级结构。
6. **A**BCDE　蛋白质分子具有两性解离性：若溶液 pH<pI（等电点），蛋白质可解离成带正电荷的基团；若溶液 pH>pI，蛋白质可解离成带负电荷的基团；若溶液 pH=pI，蛋白质可成为兼性离子。血清白蛋白的 pI=4.7，在 pH4.0 的溶液中带正电荷，在 B、C、D、E 溶液中带负电荷。
7. ABC**D**E　在某些理化因素作用下，蛋白质特定的空间构象被破坏，从而导致其理化性质的改变和生物学活性的丧失，称蛋白质的变性。蛋白质变性主要发生二硫键和非共价键的破坏，无肽键断裂，不涉及一级结构中氨基酸序列的改变，也不是蛋白质的水解反应。
8. ABC**D**E　①在某些理化因素的作用下，蛋白质空间构象被破坏，从而导致其理化性质的改变和生物学活性的丧失，称为蛋白质变性。②蛋白质变性只涉及空间构象的改变，并不涉及一级结构中氨基酸序列的改变。③蛋白质变性后，其水溶性降低、黏度增加。④若蛋白质变性程度较轻，去除变性因素后，有些蛋白质仍可恢复原有的构象和功能，称为复性。但并不是所有变性的蛋白质都能复性，若蛋白质变性时空间构象破坏严重，则不能复性，称为不可逆性变性，故答 D。
9. A**B**CDE　蛋白质变性后，疏水侧链暴露在外，肽链融汇相互缠绕继而聚集，从溶液中析出的现象，称为蛋白质的沉淀。部分（并不是所有）变性的蛋白质可以复性，变性的蛋白质易于沉淀，沉淀的蛋白质不一定变性，凝固的蛋白质一定变性。
10. **A**BCDE　①组成 DNA 的碱基为腺嘌呤（A）、鸟嘌呤（G）、胞嘧啶（C）、胸腺嘧啶（T），组成 RNA 的碱基为 A、G、C、尿嘧啶（U），黄嘌呤不参与 DNA 和 RNA 的组成，故答 B。②参与组成 DNA 的戊糖为 β-D-2′-脱氧核糖，组成 RNA 的戊糖为 β-D-核糖，故不答 A。

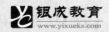

11. **ABCDE** ①核酸是由多个核苷酸组成的长链结构,其一级结构是指核苷酸的排列顺序。②"tRNA 的三叶草结构"为核糖核酸(RNA)的二级结构,"DNA 的双螺旋结构"为脱氧核糖核酸(DNA)的二级结构,题干要求回答的是"核糖核酸的二级结构",故答 B 而不是 C。③DNA 双螺旋进一步盘曲形成更加复杂的结构,称为 DNA 的三级结构,即超螺旋结构。

12. **ABCDE** ①DNA 是由脱氧核糖核苷酸经 3′,5′-磷酸二酯键连接而成的长链核酸分子,故不答 A。β-D-2′-脱氧核糖与碱基间形成糖苷键,两条 DNA 链的碱基间形成氢键,DNA 双螺旋结构的纵向稳定性靠疏水作用力维系,故不答 B、D、E。②二硫键常存在于部分蛋白质分子中,不存在于 DNA 中。

13. **ABCDE** T_m 是指核酸分子内双链解开 50% 时的温度,也称融链温度(原称解链温度)。

14. **ABCDE** ①密码环、外显子均属于 mRNA 的结构,故可首先排除选项 A、E。②tRNA 的二级结构呈三叶草样,从 5′→3′依次为:DHU 环、反密码环、TψC 环、相同的 CCA-OH 结构(氨基酸接纳茎)。反密码环内有反密码子,反密码子的 3 个碱基可与 mRNA 上编码相应氨基酸的密码子具有碱基反向互补关系,可配对结合。不同的 tRNA 有不同的反密码子,蛋白质生物合成时,就是靠反密码子来辨认 mRNA 上互补的密码子,才能将其携带的氨基酸正确安放在合成的肽链上。

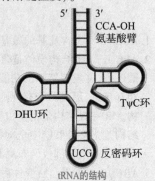

tRNA的结构

15. **ABCDE**　16. **ABCDE**　17. **ABCDE**　18. **ABCDE**　19. **ABCDE**
20. **ABCDE**　21. **ABCDE**　①mRNA 由 5′-帽结构+编码区+3′-多聚 A 尾组成,编码区含有密码子,故答 B。②tRNA 的反密码环由 7~9 个核苷酸组成,居中的 3 个核苷酸构成 1 个反密码子。反密码子可通过碱基互补关系识别 mRNA 上的密码子。③以 DNA 为模板合成 RNA 的过程,称为转录,故答 E。④DNA 是携带生物体遗传信息的物质基础。⑤含稀有碱基最多的核酸分子是 tRNA,占 10%~20%。这些稀有碱基包括双氢尿嘧啶(DHU)、假尿嘧啶(ψ)、甲基化的嘌呤(^mG、^mA)等。⑥hnRNA(不均一核 RNA)是 mRNA 的未成熟前体(即 hnRNA→mRNA)。在合成 mRNA 过程中,hnRNA 核苷酸链中的一些片段将不出现在相应 mRNA 中,这些片段称内含子。保留于 mRNA 中的片段称外显子。因此,hnRNA 转变为成熟 mRNA 时,切除了一些片段,保留的片段重新合成 mRNA。可见 hnRNA 是既含内含子又含外显子的 RNA。⑦所有 tRNA 的 3′-末端都是以 CCA 3 个核苷酸结束的,称为氨基酸接纳茎。

22. **ABCDE**　23. **ABCDE**　24. **ABCDE**　①尿酸是嘌呤核苷酸的分解代谢产物,IMP(次黄嘌呤核苷酸)、AMP、GMP 的分解代谢产物都是尿酸。②嘧啶碱的降解主要在肝中进行,嘧啶核苷酸首先经核苷酸酶、核苷酶的作用脱去磷酸及戊糖,生成嘧啶碱。胸腺嘧啶分解为 β-氨基异丁酸、氨和 CO_2。③胞嘧啶和尿嘧啶主要在肝脏内经脱氨、氧化、还原、脱羧等反应生成 β-丙氨酸、氨和 CO_2。

胞嘧啶(C) ⟶ 尿嘧啶(U) ⟶ 二氢尿嘧啶 ⟶ β-丙氨酸 + CO_2 + NH_3

胸腺嘧啶(T) ⟶ ⟶ β-脲基异丁酸 ⟶ β-氨基异丁酸 + CO_2 + NH_3

嘧啶核苷酸的分解代谢

25. **ABCDE**　尿酸是嘌呤核苷酸分解代谢的终产物。当进食高嘌呤食物、体内嘌呤核苷酸大量分解时,可造成血中尿酸浓度增高,导致痛风症,故答 B。

26. **ABCDE**　①糖酵解:葡萄糖→葡萄糖-6-磷酸→果糖-6-磷酸→……→丙酮酸→乳酸。②糖异生:乳酸→丙酮酸→……→果糖-6-磷酸→葡萄糖-6-磷酸→葡萄糖。③磷酸戊糖途径:葡萄糖→葡萄糖-6-磷酸→6-磷酸葡萄糖酸→磷酸戊糖途径。④糖原合成:葡萄糖→葡萄糖-6-磷酸→葡萄糖-1-磷酸→UDPG→糖原$_{n+1}$。可见,糖酵解、糖异生、磷酸戊糖途径与糖原合成途径的共同代谢物是葡萄糖-6-磷酸。

27. **ABCDE**　①结合酶由酶蛋白和辅助因子共同组成,酶蛋白和辅助因子单独存在时均无催化活性,只有全酶才具有催化活性(A、B 错)。酶蛋白决定酶促反应的特异性,辅助因子决定酶促反应的性质和类型(C 对)。②辅助因子按其与酶蛋白结合的紧密程度与作用特点不同,分为辅酶和辅基。辅酶与酶蛋白结合疏松,可以用透析或超滤的方法除去;辅基与酶蛋白结合紧密,不能用透析或超滤的方法将其除去(D 错)。③辅助因子多为小分子有机化合物或金属离子,金属离子是最常见的辅助因子,约 2/3 的酶含有金属离子(E 错)。

28. **A**BCDE 根据米氏方程 $V = \dfrac{V_{\max}[S]}{K_m + [S]}$,代入方程:$80\% \times V_{\max} = \dfrac{V_{\max}[S]}{K_m + [S]}$,解该方程得 $[S] = 4K_m$,即 $K_m = 0.25[S]$。

29. **A**BCDE 与一般催化剂不同,酶对其所催化的底物具有较严格的选择性,即一种酶仅作用于一种或一类化合物,或一定的化学键,催化一定的化学反应并产生一定的产物,酶的这种特异性称为酶的特异性或专一性。

30. **A**BCDE ①酶促反应速率最大时反应系统的温度,称为酶的最适温度。②酶的最适温度不是酶的特征性常数,它与反应时间有关。哺乳类动物组织中酶的最适温度多在 35～40℃,并不是一个固定值。

31. **A**BCDE 32. **A**BCDE 33. **A**BCDE ①可逆性抑制分为竞争性抑制、非竞争性抑制和反竞争性抑制。丙二酸与琥珀酸的结构类似,可与琥珀酸竞争性抑制琥珀酸脱氢酶。此酶对丙二酸的亲和力远大于对琥珀酸的亲和力,当丙二酸浓度仅为琥珀酸浓度的 1/50 时,酶活性便被抑制 50%。②磺胺类药物的化学结构与对氨基苯甲酸类似,是二氢叶酸合成酶的竞争性抑制剂。通过抑制二氢叶酸的合成,阻碍细菌核苷酸和核酸的合成,从而影响其生长繁殖。③有机磷农药(敌敌畏)中毒时,敌敌畏与胆碱酯酶结合,不可逆性抑制胆碱酯酶,造成乙酰胆碱降解减少,在体内大量堆积,从而引起 M 样、N 样中毒症状及中枢神经系统症状。

34. **A**BCDE 35. **A**BCDE 36. **A**BCDE ①酶竞争性抑制的特点是 K_m 值增高,$V_{\max}$ 不变。②酶非竞争性抑制的特点是 K_m 值不变,$V_{\max}$ 降低。③酶反竞争性抑制的特点是 K_m 值减小,$V_{\max}$ 降低。参阅 10 版《生物化学》P48。

37. **A**BCDE 催化糖酵解和糖异生的关键酶都是不可逆的,因此排除这两种反应的关键酶就是答案所在。催化糖酵解的关键酶包括葡萄糖激酶、磷酸果糖激酶-1、丙酮酸激酶;催化糖异生的关键酶是葡萄糖-6-磷酸酶、果糖二磷酸酶-1、丙酮酸羧化酶、磷酸烯醇式丙酮酸羧激酶。

38. **A**BCDE 葡萄糖通过磷酸戊糖途径生成的核糖-5-磷酸是体内合成核苷酸的主要原料。

39. **A**BCDE 糖原合成起始于糖酵解的中间产物葡萄糖-6-磷酸,首先葡萄糖-6-磷酸变构生成葡萄糖-1-磷酸,后者再与尿苷三磷酸(UTP)反应生成尿苷二磷酸葡萄糖(UDPG)和焦磷酸。UDPG 为活性葡萄糖,在体内可充当葡萄糖供体。在糖原合酶的作用下,UDPG 的葡萄糖基转移到糖原引物上形成直链和支链,完成糖原合成。

葡萄糖 $\xrightarrow[\text{ATP}]{\text{葡萄糖激酶}}$ 葡萄糖-6-磷酸 $\xrightarrow{\text{变位酶}}$ 葡萄糖-1-磷酸 $\xrightarrow[\text{UTP}]{\text{UDPG焦磷酸化酶}}$ 尿苷二磷酸葡萄糖 (UDPG)

40. AB**C**DE 糖原的分解部位是肝、肌肉和肾。糖原分解习惯上是指肝糖原分解为葡萄糖。肝糖原的分解步骤是:在糖原磷酸化酶作用下,肝糖原分解下 1 个葡萄糖基,生成葡萄糖-1-磷酸。葡萄糖-1-磷酸在磷酸葡萄糖变位酶的作用下,转变为葡萄糖-6-磷酸,后者被葡萄糖-6-磷酸酶水解为葡萄糖,释放入血补充血糖。由于肌肉组织中没有葡萄糖-6-磷酸酶,因此肌糖原不能分解为葡萄糖补充血糖。

41. **A**BCDE ①脑组织没有糖原、脂肪、蛋白质储备,几乎以葡萄糖为唯一供能物质。心肌的供能物质依次为脂肪酸、葡萄糖、酮体。因此当剧烈呕吐不能进食时,孕妇的心肌与脑组织主要依靠葡萄糖供能。②心肌和脑组织甘油激酶活性低,不能将甘油转变为 3-磷酸甘油而利用。③只有在长期饥饿的情况下,心肌与脑组织才会利用酮体(乙酰乙酸)供能。氨基酸不是主要的供能物质。

42. **A**BCDE ①患者"三多一少"症状 8 个月,空腹血糖>11.1mmol/L,应诊断为糖尿病。三羧酸循环增

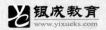

加、糖原合成增加、葡萄糖分解增加、糖异生减少均会导致血糖降低,故不答 A、B、D、E。②组织用糖减少,将会导致血糖增高,故答 C。

43. ABCDE　44. ABCDE　在机体缺氧条件下,葡萄糖经一系列酶促反应生成乳酸的过程,称为糖酵解。糖酵解的第一阶段是由葡萄糖分解为丙酮酸,称为糖酵解途径;第二阶段是丙酮酸在乳酸脱氢酶的作用下,还原生成乳酸。请注意区分:从葡萄糖→丙酮酸,称为糖酵解途径;从葡萄糖→乳酸,称为糖酵解过程。

45. ABCDE　46. ABCDE　47. ABCDE　48. ABCDE　49. ABCDE　①糖酵解的关键酶有 3 个:葡萄糖激酶、磷酸果糖激酶-1、丙酮酸激酶。②磷酸戊糖途径的关键酶是葡萄糖-6-磷酸脱氢酶,其活性决定葡萄糖-6-磷酸进入该途径的流量。③糖原合成的关键酶是糖原合酶,还需要分支酶的参与。④糖原分解的关键酶是糖原磷酸化酶,还需脱支酶的参与。⑤糖异生的关键酶包括葡萄糖-6-磷酸酶、果糖二磷酸酶-1、丙酮酸羧化酶、磷酸烯醇式丙酮酸羧激酶。

50. ABCDE　甘油三酯的合成分为甘油一酯途径和甘油二酯途径。甘油一酯途径为小肠黏膜细胞的主要合成途径,甘油二酯途径为肝细胞和脂肪细胞的主要合成途径。乳腺细胞、肾上腺皮质很少合成甘油三酯。

51. ABCDE　①储存在脂肪细胞中的脂肪,经脂肪动员逐步水解为游离脂肪酸和甘油,甘油在肝、肾、肠甘油激酶的作用下,转变为 3-磷酸甘油,然后脱氢生成磷酸二羟丙酮,循糖代谢途径利用。由于脂肪细胞缺乏甘油激酶,因此不能很好地利用甘油。②脂酰 CoA 脱氢酶为参与脂肪酸 β-氧化的酶。磷酸甘油醛脱氢酶为参与糖酵解的酶。脂酰 CoA 转移酶主要参与甘油三酯的合成。激素敏感性甘油三酯脂肪酶是脂肪动员的限速酶。

52. ABCDE　①酰基载体蛋白(ACP)是脂肪酸合成过程中脂酰基的载体,脂肪酸合成的所有反应均在 ACP 的辅基上进行。②肉碱参与长链脂酰 CoA 进入线粒体的转运。丙二酰 CoA 是脂肪酸合成第一步反应的产物。草酰乙酸主要参与三羧酸循环。

53. ABCDE　相同重量的脂肪酸产生的能量比葡萄糖多,蛋白质、胆固醇不是主要的供能物质。

54. ABCDE　①酮体的合成原料是脂肪酸经 β-氧化产生的大量乙酰 CoA。丙酮酸氧化生成的乙酰 CoA 主要进入三羧酸循环彻底氧化供能。②肝细胞线粒体内含有各种合成酮体的酶类,尤其是 HMG-CoA 合酶,因此生成酮体是肝细胞特有的功能。但肝细胞缺乏氧化酮体的酶系——琥珀酰 CoA 转硫酶,因此肝细胞不能利用酮体,酮体只能在肝外组织氧化利用。可见,酮体是肝输出能量的一种形式。

55. ABCDE　①酮体包括乙酰乙酸、β-羟丁酸和丙酮。酮体是肝内合成肝外利用,心、脑、肾、骨骼肌的线粒体具有高活性的利用酮体的酶系——琥珀酰 CoA 转硫酶,因此可以利用酮体供能。②琥珀酸脱氢酶是催化三羧酸循环所需的非关键酶。HMG-CoA 合酶为合成酮体所需的酶,HMG-CoA 还原酶为胆固醇合成的关键酶。β-羟丁酸脱氢酶是催化乙酰乙酸和 β-羟丁酸相互转换的酶。

β-羟丁酸 ⇌(β-羟丁酸脱氢酶) 乙酰乙酸 →(琥珀酰CoA转硫酶) 乙酰乙酰CoA →(乙酰乙酰CoA硫解酶) 乙酰CoA → 柠檬酸循环氧化

56. ABCDE　57. ABCDE　58. ABCDE　59. ABCDE　60. ABCDE　①血浆脂蛋白的密度:乳糜微粒(CM)<极低密度脂蛋白(VLDL)<中间密度脂蛋白(IDL)<低密度脂蛋白(LDL)<高密度脂蛋白(HDL)。②具有逆向转运胆固醇功能的脂蛋白是 HDL,它可将肝外组织细胞的胆固醇,通过血液循环转运到肝,转化为胆汁酸排出。③具有转运内源性胆固醇功能的脂蛋白是 LDL。④具有转运内源性甘油三酯功能的脂蛋白是 VLDL。⑤具有转运外源性甘油三酯功能的脂蛋白是 CM。

61. ABCDE　由于组成氧化呼吸链的 4 种复合体均位于线粒体内膜上,因此生物体内的氧化磷酸化均在肝细胞线粒体内进行。

62. ABCDE　生物体内存在两条氧化呼吸链。①NADH 氧化呼吸链:NADH→FMN→Fe-S→CoQ→Cyt b→Fe-S→Cyt c_1→Cyt c→CuA→Cyt a→Cyt a_3-CuB→O_2。②$FADH_2$ 氧化呼吸链(琥珀酸氧化呼吸链):琥

珀酸→FAD→Fe-S(Cyt b)→CoQ→Cyt b→Fe-S→Cyt c_1→Cyt c→CuA→Cyt a→Cyt a_3-CuB→O_2。可见，FAD 参与组成琥珀酸氧化呼吸链，不参与组成 NADH 氧化呼吸链。

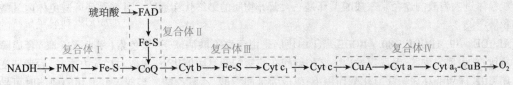

NADH 氧化呼吸链和琥珀酸氧化呼吸链的组成及电子传递顺序

63. AB**C**DE　CoQ(Q) 是 NADH 氧化呼吸链和琥珀酸氧化呼吸链的交汇点，因此既可作为 NADH 脱氢酶的受氢体，又可作为琥珀酸脱氢酶的受氢体。

64. A**B**CDE　琥珀酸氧化脱下的 1 对氢，经琥珀酸氧化呼吸链传递，有 2 个氧化磷酸化偶联部位，P/O 比值约为 1.5，即生成 1.5ATP。NADH 氧化呼吸链的 P/O 比值约为 2.5。

65. ABCD**E**　①NADH 氧化呼吸链的组成为：NADH→FMN→Fe-S→CoQ→Cyt b→Fe-S→Cyt c_1→Cyt c→CuA→Cyt a→Cyt a_3-CuB→O_2。氰化物可抑制细胞色素 C 氧化酶（复合体Ⅳ）的 Cyt aa_3，使电子不能传递给氧。②阻断 Cyt b→c_1 电子传递的是抗霉素 A。具有解偶联作用（使氧化与磷酸化分离）的抑制剂是二硝基苯酚。能抑制 ATP 合酶活性的是寡霉素。

66. ABCD**E**　鱼藤酮、抗霉素 A、CO 都是氧化呼吸链抑制剂，此类抑制剂能在特异部位阻断氧化呼吸链中的电子传递过程。二硝基苯酚是线粒体氧化磷酸化的解偶联剂，可使氧化与磷酸化的偶联相互分离，使 ATP 的生成受到抑制。寡霉素是 ATP 合酶抑制剂，对电子传递和 ADP 磷酸化均有抑制作用，是氧化呼吸链氧化磷酸化的抑制剂。

67. AB**C**DE　影响氧化磷酸化的因素很多，如各种抑制剂的作用、ADP 的调节作用、甲状腺激素的作用等，其中正常机体氧化磷酸化的速度主要受 ADP 的调节。当机体 ATP 利用增加，ADP 浓度增高时，氧化磷酸化速度加快；反之，当 ADP 不足时，氧化磷酸化速度减慢。

68. AB**C**DE　人体活动的直接供能物质是三磷酸腺苷（ATP）。机体内的磷酸肌酸可将高能磷酸键转移给 ADP，生成 ATP 供能。葡萄糖、脂肪酸和氨基酸在体内氧化时，也是转变为 ATP 供能，故生物体内能量的储存和利用都是以 ATP 为中心的。

69. ABCD**E**　蛋白质的营养价值是指食物蛋白质在体内的利用率，其高低主要取决于食物蛋白质中必需氨基酸的种类、数量和比例。营养价值较低的蛋白质混合食用，彼此间必需氨基酸可以得到相互补充，从而提高蛋白质的营养价值，这种作用称为食物蛋白质的互补作用。例如谷类含赖氨酸较少而含色氨酸较多，豆类含赖氨酸较多而含色氨酸较少，两者混合食用即可提高蛋白质的营养价值。

70. AB**C**DE　生酮氨基酸能增加尿中酮体排出量，包括亮氨酸和赖氨酸。

71. A**B**CDE　氨基酸的脱氨基作用是指氨基酸脱去氨基，生成氨及相应的 α-酮酸的过程，这是氨基酸的主要分解代谢途径。脱氨基的方式包括联合脱氨基（最重要）、L-谷氨酸氧化脱氨基、非氧化脱氨基等。嘌呤核苷酸循环为肌肉组织最主要的脱氨基方式。

72. AB**C**DE　①体内氨的主要代谢去路是在肝中合成尿素。②肌组织中的氨主要以丙氨酸形式运送至肝，脑组织中的氨主要以谷氨酰胺的形式运送至肝。

73. AB**C**DE　有些氨基酸可通过脱羧基作用生成相应的胺。胺在胺氧化酶的作用下，生成相应的醛、NH_3 和 H_2O。醛可继续氧化成羧酸，羧酸再氧化成 CO_2 和 H_2O。

74. ABCD**E**　鸟氨酸循环也称尿素循环，在胞质中，精氨酸由精氨酸酶催化，水解生成尿素和鸟氨酸。可见，精氨酸是鸟氨酸循环的重要中间产物。A、B、C、D 均不参与鸟氨酸循环。

75. A**B**CDE　体内氨的主要去路是在肝中经鸟氨酸循环合成尿素后经尿排出。若患者肝功能障碍，尿素合成减少，将导致血氨增高，引起肝性脑病。

76. ABCDE　77. ABCDE　①通过丙氨酸-葡萄糖循环可将肌肉中的氨由丙酮酸氨基化形成无毒的丙氨酸运送至肝脏。②鸟氨酸循环为尿素合成途径。③柠檬酸-丙酮酸循环是脂肪酸合成时乙酰 CoA 由线粒体进入胞液的途径。三羧酸循环是三大营养物质的最终代谢通路。乳酸循环可避免体内乳酸堆积。

78. ABCDE　79. ABCDE　80. ABCDE　①白化病是由于酪氨酸酶缺乏，黑色素（吲哚-5,6-醌）合成障碍所致，常表现为皮肤、毛发等发白。②酪氨酸在酪氨酸转氨酶催化下，生成对羟苯丙酮酸，后者转变为尿黑酸，尿黑酸在尿黑酸氧化酶作用下，生成为延胡索酸、乙酰乙酸。当尿黑酸氧化酶缺陷时可导致尿黑酸尿症。③当苯丙氨酸羟化酶缺乏时，苯丙氨酸不能正常转变为酪氨酸，体内苯丙氨酸蓄积，并经转氨基作用生成苯丙酮酸。大量苯丙酮酸及其部分代谢产物（苯乳酸、苯乙酸）由尿排出，称为苯丙酮酸尿症。

81. ABCDE　肝是人体内生物转化的主要器官，因此肝功能减退可导致生物转化能力下降。

82. ABCDE　肝的生物转化可分为两相反应，第一相反应包括氧化、还原和水解反应，其中以氧化反应最常见，约占总反应的 50%。第二相反应即各种结合反应，以葡萄糖醛酸结合反应最普遍。

83. ABCDE　营养必需氨基酸是指人体不能合成，必须由食物供给的氨基酸，包括苯丙氨酸、蛋氨酸（甲硫氨酸）、赖氨酸、苏氨酸、色氨酸、亮氨酸、异亮氨酸、组氨酸、缬氨酸共 9 种，记忆为"笨蛋来宿舍晾一晾足（球）鞋"（苯-蛋-赖-苏-色-亮-异亮-组-缬）。

84. ABCDE　肠道中被还原生成的胆素原有 10%～20% 被肠黏膜细胞重吸收，经门静脉入肝，其中大部分再次随胆汁排入肠腔，形成胆素原的肠肝循环。

85. ABCDE　血红素的主要代谢产物是胆色素。胆色素包括胆绿素、胆红素、胆素原及胆素。

血红蛋白 ⟶ 血红素 $\xrightarrow{\text{血红素加氧酶}}$ 胆绿素 $\xrightarrow{\text{胆绿素还原酶}}$ 胆红素 $\xrightarrow{\text{还原}}$ 胆素原 $\xrightarrow{\text{氧化}}$ 胆素

86. ABCDE　①肝细胞性黄疸患者由于肝细胞严重受损，导致肝细胞对胆红素的摄取、结合能力降低，因此血中非结合胆红素增加。未受损的肝细胞仍可将部分非结合胆红素转变为结合胆红素，部分结合胆红素因胆栓的阻塞使胆汁排泄受阻而反流入血液循环，导致血中结合胆红素增高。②尿胆红素定性试验阳性，尿胆原可因肝功能障碍而增高。

87. ABCDE　因为人体内大部分钙和磷存在于骨中，所以人体内钙、磷代谢的主要场所是骨，而不是肝。血钙和骨钙的相互转化对维持血钙浓度的相对稳定具有重要意义。

88. ABCDE　维生素 D 缺乏可减少肠腔磷酸盐的吸收，导致低磷血症。维生素 D 缺乏在儿童（不是成人）可导致佝偻病，在成人可导致骨软化症，在老年人可导致骨质疏松症。维生素 D 缺乏也与自身免疫性疾病的发生有关。

89. ABCDE　90. ABCDE　①胆固醇的主要代谢产物是胆汁酸，约 50% 的胆固醇在体内转化为胆汁酸。②血红素的主要代谢产物是胆色素。胆色素是指胆绿素、胆红素、胆素原及胆素。

91. ABCDE　92. ABCDE　93. ABCDE　94. ABCDE　95. ABCDE　①维生素 E 缺乏表现为红细胞数量减少、脆性增加等溶血性贫血症。②维生素 K 缺乏可导致维生素 K 依赖性 FⅡ、FⅦ、FⅨ、FⅩ 合成减少。③维生素 B_2 缺乏可引起口角炎、唇炎、阴囊炎、眼睑炎等。④维生素 PP 缺乏可引起癞皮病，常表现为皮炎、腹泻、痴呆等。⑤维生素 B_{12} 缺乏可导致核酸合成障碍，阻止细胞分裂而产生巨幼红细胞性贫血，即恶性贫血。

第二篇　生理学试题

1. 葡萄糖从细胞外液进入红细胞内属于
   A. 单纯扩散　　　　　　　B. 经通道易化扩散　　　　C. 经载体易化扩散
   D. 主动转运　　　　　　　E. 入胞作用
2. 与肠黏膜细胞吸收葡萄糖关系密切的转运过程是
   A. HCO_3^- 的被动吸收　　B. Na^+ 的主动吸收　　　C. K^+ 的主动吸收
   D. Cl^- 的被动吸收　　　E. Ca^{2+} 的主动吸收
3. 单纯扩散、易化扩散和主动转运的共同点是
   A. 无饱和性　　　　　　　B. 要消耗能量　　　　　　C. 需要膜蛋白的介导
   D. 顺浓度梯度　　　　　　E. 转运的物质都是小分子
4. 可兴奋细胞受刺激后产生兴奋的共同表现形式是出现
   A. 动作电位　　　　　　　B. 局部电位　　　　　　　C. 收缩
   D. 分泌　　　　　　　　　E. 收缩和分泌
5. 逐渐增加细胞外液中的 K^+ 浓度，静息电位将
   A. 逐渐减小　　　　　　　B. 逐渐增大　　　　　　　C. 不变
   D. 先增大后减小　　　　　E. 先减小后增大
6. 骨骼肌神经-肌接头处的化学递质是
   A. 肾上腺素　　　　　　　B. 去甲肾上腺素　　　　　C. 乙酰胆碱
   D. 5-羟色胺　　　　　　　E. γ-氨基丁酸
7. 下列各体液中，不属于机体内环境范畴的是
   A. 血浆　　　　　　　　　B. 细胞内液　　　　　　　C. 组织间液
   D. 淋巴液　　　　　　　　E. 细胞外液
8. 红细胞比容是指红细胞
   A. 与血浆容积之比　　　　B. 在血液中所占容积百分比　C. 在血液中所占重量百分比
   D. 与白细胞容积之比　　　E. 与血小板容积之比
9. 维生素 K 依赖性凝血因子不包括
   A. Ⅶ　　　　　　　　　　B. Ⅹ　　　　　　　　　　C. Ⅷ
   D. Ⅸ　　　　　　　　　　E. Ⅱ
10. 心动周期是指
    A. 心脏机械活动周期　　　B. 心脏生物电活动周期　　C. 心音活动周期
    D. 心率变化周期　　　　　E. 室内压变化周期
11. 心动周期中，房室瓣开放始于
    A. 心房收缩期末　　　　　B. 快速射血期　　　　　　C. 等容舒张期初
    D. 等容舒张期末　　　　　E. 减慢射血期

A. 收缩末期容积 B. 舒张末期容积 C. 等容收缩期容积
D. 等容舒张期容积 E. 大动脉血压

12. 生理情况下,能代表心室肌前负荷的指标是
13. 生理情况下,能代表心室肌后负荷的指标是
14. 心室肌有效不应期的长短主要取决于
    A. 动作电位0期去极化速度 B. 动作电位2期的长短 C. 动作电位3期的长短
    D. 阈电位水平的高低 E. 钠泵的功能状态
15. 临床上,乙型血友病是由于缺乏
    A. FⅦ B. FⅧ C. FⅨ
    D. FⅩ E. FⅪ
16. 当血流流经下列血管时,血压降落幅度最大的是
    A. 主动脉 B. 小动脉 C. 微动脉
    D. 毛细血管 E. 微静脉
17. 一般情况下,动脉粥样硬化患者
    A. 收缩压无变化 B. 舒张压无变化 C. 脉压增大
    D. 大动脉顺应性增大 E. 脉搏传播速度减慢
18. 组织液的生成与回流,主要取决于
    A. 有效滤过压 B. 毛细血管血压 C. 组织液静水压
    D. 血浆胶体渗透压 E. 血浆晶体渗透压
19. 能有效缓冲血压快速波动的心血管反射是
    A. 压力感受性反射 B. 化学感受性反射 C. 心肺感受器反射
    D. 脑缺血反应 E. 内脏感受器反射
20. 平静呼吸时,最重要的肺通气阻力是
    A. 肺组织弹性阻力 B. 肺泡内侧面表面张力 C. 气道阻力
    D. 惯性阻力 E. 胸廓弹性阻力
21. 肺纤维化病人,1秒用力呼气量(FEV_1)/用力肺活量(FVC)的检查结果是
    A. FEV_1减小,FVC基本不变,FEV_1/FVC减小 B. FEV_1基本不变,FVC减小,FEV_1/FVC增大
    C. FEV_1和FVC均减小,FEV_1/FVC基本不变 D. FEV_1和FVC均增大,FEV_1/FVC基本不变
    E. FEV_1、FVC、FEV_1/FVC均减小
22. 潮气量为500ml,呼吸频率为12次/分,则肺泡通气量约为
    A. 3L B. 4L C. 5L
    D. 6L E. 7L
23. 对肺换气而言,浅快呼吸不利于呼吸,是因为浅快呼吸时
    A. 肺通气量下降 B. 肺血流量下降 C. 解剖无效腔增加
    D. 解剖无效腔的存在 E. 潮气量减少
24. 决定肺部气体交换方向的主要因素是
    A. 气体的溶解度 B. 气体的分压差 C. 肺泡膜的通透性
    D. 气体分子量的大小 E. 肺泡膜的面积
25. 缺氧引起呼吸加深加快的原因是
    A. 直接刺激呼吸中枢 B. 刺激中枢化学感受器 C. 刺激外周化学感受器
    D. 刺激呼吸肌 E. 通过肺牵张反射(2020)

26. 调节呼吸运动最重要的理化因素是
   A. O_2　　　　　　　　B. CO_2　　　　　　　　C. 动脉血中的 H^+
   D. 脑脊液中的 H^+　　　E. 2,3-DPG

27. 交感神经对胃肠运动和分泌的作用是
   A. 胃肠运动及分泌均抑制　　B. 胃肠运动及分泌均增强　　C. 胃肠运动增强,分泌抑制
   D. 胃肠运动抑制,分泌增强　　E. 对胃肠运动及分泌均无明显影响

28. 下列哪项不属于胃液的生理作用?
   A. 杀菌　　　　　　　　B. 激活胃蛋白酶原　　　　C. 使蛋白质变性
   D. 对淀粉进行初步消化　　E. 促进维生素 B_{12} 的吸收

29. 胃大部切除患者出现贫血,其主要原因是
   A. HCl 减少　　　　　　B. 黏液减少　　　　　　　C. 内因子减少
   D. HCO_3^- 减少　　　　E. 胃蛋白酶活性减弱

30. 胃容受性舒张的主要刺激物是
   A. 胃中的食物　　　　　B. 小肠中的食物　　　　　C. 咽部和食道中的食物
   D. 胆囊收缩素　　　　　E. 促胰液素

31. 对脂肪、蛋白质消化作用最强的消化液是
   A. 唾液　　　　　　　　B. 胃液　　　　　　　　　C. 胆汁
   D. 胰液　　　　　　　　E. 小肠液

32. 小肠特有的运动形式为
   A. 紧张性收缩　　　　　B. 蠕动　　　　　　　　　C. 集团蠕动
   D. 蠕动冲　　　　　　　E. 分节运动

   A. 维生素 A　　　　　　B. 维生素 B_1　　　　　　C. 维生素 C
   D. 维生素 D　　　　　　E. 维生素 E

33. 能促进铁吸收的维生素是

34. 能促进钙吸收的维生素是

35. 正常人体能量代谢率最低的情况是
   A. 安静时　　　　　　　B. 清醒时　　　　　　　　C. 禁食12小时以上
   D. 熟睡时　　　　　　　E. 劳动时

   A. 肝　　　　　　　　　B. 皮肤　　　　　　　　　C. 褐色脂肪组织
   D. 骨骼肌　　　　　　　E. 甲状腺

36. 人体在安静时最主要的产热器官是

37. 人体在运动时最主要的产热器官是

38. 人体代谢产热功能最强的组织是

39. 人体最主要的散热器官是

40. 在环境温度21℃,机体处于安静状态下的主要散热方式是
   A. 辐射散热　　　　　　B. 传导散热　　　　　　　C. 对流散热
   D. 不感蒸发　　　　　　E. 可感蒸发(2020)

41. 肾小球滤过率是指单位时间内
   A. 一侧肾脏生成的原尿量　　B. 两侧肾脏生成的原尿量　　C. 一侧肾脏生成的终尿量

D. 两肾脏生成的终尿量 E. 一侧肾血浆的滤过量

42. 可导致水利尿的方法是
    A. 饮大量清水 B. 静脉滴注大量生理盐水 C. 饮大量生理盐水
    D. 静脉滴注甘露醇 E. 静脉滴注大量高渗葡萄糖

43. 中枢兴奋传播的特点不包括
    A. 单向传播 B. 中枢延搁 C. 不易疲劳
    D. 兴奋节律的改变 E. 兴奋的总和

44. 在周围神经系统中,属于胆碱能纤维的是
    A. 所有自主神经节前纤维 B. 所有副交感节后纤维
    C. 支配所有汗腺的交感节后纤维 D. 所有舒血管神经纤维
    E. 支配胰腺的所有交感节后纤维

45. N_1 受体主要分布于
    A. 自主神经节后神经元 B. 骨骼肌神经-肌接头处的终板膜
    C. 多数交感神经支配的效应器 D. 自主神经节前神经元
    E. 多数副交感神经支配的效应器

46. 在中脑头端切断网状结构,则动物(如猫)处于下列何种状态?
    A. 脊休克 B. 去大脑僵直 C. 觉醒
    D. 昏睡 E. 运动共济失调

47. 会聚学说常用来解释下列哪种疼痛的产生机制?
    A. 快痛 B. 慢痛 C. 内脏痛
    D. 牵涉痛 E. 躯体痛

48. 关于腱反射的正确叙述是
    A. 为多突触反射 B. 反射减弱提示高位中枢病变 C. 反射亢进提示反射弧受损
    D. 感受器为肌梭 E. 由缓慢牵拉肌梭而引起

49. 患者,男,40岁。走路不稳2年,眼球震颤,肌力正常,共济失调。病变部位最可能位于
    A. 小脑 B. 大脑 C. 脑干
    D. 内囊 E. 锥体外系

    A. 呆小症 B. 侏儒症 C. 肢端肥大症
    D. 黏液性水肿 E. 向心性肥胖

50. 幼年时生长激素分泌不足会导致
51. 成年人生长激素分泌过多会导致
52. 幼年时甲状腺激素分泌不足会导致
53. 成年人甲状腺激素分泌不足会导致

    A. 生长激素 B. 糖皮质激素 C. 肾上腺素
    D. 甲状腺激素 E. 雌激素/雄激素

54. 影响神经系统发育最重要的激素是
55. 影响骨骼、软组织、肌肉生长发育最重要的激素是
56. 腺垂体中含量最多的激素是

    A. 骨和肝 B. 骨和脑 C. 骨和肾
    D. 肾和心 E. 骨和肌肉

57. 生长激素的靶器官主要是
58. 甲状旁腺激素的靶器官主要是
59. 降钙素的靶器官主要是

    A. 升血钙、升血磷 B. 降血钙、降血磷 C. 升血钙、降血磷
    D. 降血钙、升血磷 E. 无明显影响

60. 甲状旁腺激素对体内钙磷代谢的影响为
61. 降钙素对体内钙磷代谢的影响为
62. 1,25-二羟维生素 D_3 对体内钙磷代谢的影响为

63. 主要调节甲状旁腺激素分泌的因素是
    A. 血镁 B. 血钙 C. 血磷
    D. 降钙素 E. 血 1,25-二羟维生素 D_3

64. 下列哪项不是甲状腺激素的作用?
    A. 增加机体产热量 B. 提高神经系统兴奋性 C. 分泌过多时蛋白质合成增加
    D. 与生长激素具有协同作用 E. 可促进外周组织对糖的利用

65. 下列哪项不是胰岛素的生理作用?
    A. 促进肝糖原的合成 B. 促进肝脏合成脂酸 C. 促进蛋白质合成
    D. 升高血钾 E. 促进生长发育

66. 糖皮质激素对血细胞的作用是
    A. 血小板数量增多 B. 红细胞数量降低 C. 淋巴细胞数量增加
    D. 中性粒细胞数量减少 E. 嗜酸性粒细胞数量增加

67. 糖皮质激素本身没有缩血管效应,但能加强儿茶酚胺的缩血管作用,这种现象称为
    A. 协同作用 B. 增强作用 C. 加强作用
    D. 允许作用 E. 辅助作用

    A. 雌激素 B. 孕激素 C. 黄体生成素
    D. 卵泡刺激素 E. 睾酮

68. 具有始动生精作用的激素是
69. 具有维持生精作用的激素是
70. 引起排卵的激素是

71. 雌激素和孕激素作用的相同点是
    A. 促进乳腺导管增生 B. 使子宫内膜变厚 C. 保钠保水排钾
    D. 减少宫颈黏液的分泌 E. 使子宫输卵管平滑肌活动减弱

72. 排卵后黄体萎缩的原因是
    A. 前列腺素水平下降 B. 雌激素水平下降 C. 孕激素水平下降
    D. 雄激素水平下降 E. FSH 和 LH 水平下降

生理学试题参考答案及详细解答

（正确答案为绿色的选项）

1. **A**BCDE 红细胞内葡萄糖的浓度低于细胞外液，因此葡萄糖从细胞外液进入红细胞的方式是经载体易化扩散，是顺浓度差进行的。但在小肠黏膜细胞和肾小管上皮细胞，葡萄糖胞外浓度低于胞内，葡萄糖吸收入血的方式只能逆浓度差进行，是继发性主动转运。

2. ABC**D**E 肠黏膜细胞吸收葡萄糖是逆浓度差进行的继发性主动转运，伴随 Na^+ 的跨膜转运，Na^+ 的主动吸收为葡萄糖的吸收提供动力。葡萄糖在小肠黏膜的重吸收是通过 Na^+-葡萄糖同向转运体完成的。上皮细胞基底侧膜区钠泵的活动，造成细胞内低 Na^+，并在顶端膜区的膜内外形成 Na^+ 浓度差。膜上的同向转运体利用 Na^+ 的浓度势能，将肠腔中的 Na^+ 和葡萄糖分子一起转运至上皮细胞内。HCO_3^-、K^+、Cl^- 和 Ca^{2+} 的主动或被动吸收都与葡萄糖的吸收无直接关系。

3. ABCD**E** 小分子物质的跨膜转运方式是单纯扩散、易化扩散或主动转运，大分子物质的跨膜转运方式是出胞或入胞。A、B、C、D 各项都只是单纯扩散、易化扩散或主动转运的特点之一，不是其共同点。

4. ABCD**E** 兴奋性的定义是"活细胞在接受刺激时产生动作电位的能力"。可见，可兴奋细胞的共同标志就是动作电位的产生能力。不同的可兴奋细胞，兴奋时可有不同的表现形式，如腺细胞兴奋时有腺体分泌、骨骼肌细胞和心肌细胞兴奋时肌细胞收缩、神经细胞兴奋时产生神经冲动，但它们都有一个共同的特点，就是接受刺激时，首先产生动作电位。

5. **A**BCDE 静息状态下，细胞内 K^+ 浓度是细胞外的 30 倍。静息时，细胞膜对 K^+ 的通透性最大，故静息电位主要由 K^+ 平衡电位决定。因此逐渐增加细胞外液中的 K^+ 浓度，将使细胞膜内外 K^+ 浓度差减小，导致静息电位逐渐减小。

6. ABCD**E** 骨骼肌神经-肌接头由接头前膜-接头间隙-接头后膜(终板膜)组成。在接头前膜上有许多乙酰胆碱(ACh)囊泡，在接头后膜上有 N_2 型 ACh 受体。当神经冲动到达神经末梢时，接头前膜的囊泡内 ACh 大量释放，经接头间隙扩散至终板膜，引起终板膜去极化产生终板电位。可见在骨骼肌神经-肌接头处的化学递质是乙酰胆碱。

7. A**B**CDE 细胞外液是细胞在体内所处的直接环境，称内环境。血浆、组织间液、淋巴液均属于细胞外液，属于内环境范畴，故答 B。

8. ABC**D**E 红细胞比容是指红细胞在血液中所占容积百分比。

9. ABCD**E** 凝血因子Ⅱ、Ⅶ、Ⅸ、Ⅹ的合成需维生素 K 的参与，因此称为维生素 K 依赖性凝血因子。FⅧ不属于维生素 K 依赖性凝血因子。

10. ABCD**E** 心脏的一次收缩和舒张，构成一个机械活动周期，称为心动周期。

11. A**B**CDE 在心房收缩期末，房室瓣和半月瓣均处于关闭状态。在快速射血期和减慢射血期，房室瓣关闭、半月瓣开启。在等容舒张期初，房室瓣和半月瓣均处于关闭状态。在等容舒张期末，房室瓣开启，半月瓣关闭。

12. ABCD**E** 13. AB**C**DE ①心肌前负荷是指心肌收缩前所负载的负荷，即心室舒张末期压(心室舒张末期容积)。②后负荷是指心肌开始收缩时所遇到的负荷，因此对左心室而言，其后负荷相当于主动脉血压;对右心室而言,其后负荷相当于肺动脉压。

14. **ABCDE**　心室肌细胞发生一次兴奋后,从 0 期去极化到复极 3 期膜电位达到 $-60mV$ 的一段时间,称为有效不应期(ERP),时长为 200~300ms。其中动作电位 2 期(平台期)占 100~150ms,因此心室肌 ERP 的长短主要取决于平台期的长短。

15. **ABCDE**　甲型(A 型)血友病和乙型(B 型)血友病分别缺乏 FⅧ、FⅨ。

16. **ABCDE**　血流在流经各段血管时,血压降落幅度与其血流阻力大小成正比。在体循环中,微动脉段的血流阻力最大,因此血压降落幅度最显著。

17. **ABCDE**　动脉粥样硬化多见于老年人,其动脉管壁硬化,大动脉顺应性下降,弹性储器作用减弱,对血压的缓冲作用减小,因而收缩压增高而舒张压降低,结果使脉压明显增大。动脉硬化时,主动脉可扩张性降低,其脉搏传播速度加快。

18. **ABCDE**　组织液是血浆滤过毛细血管壁而生成的,其中 90% 在静脉端被重吸收回血液,10% 进入毛细淋巴管成为淋巴液。组织液的生成与回流主要取决于有效滤过压,B、C、D 都是影响有效滤过压的因素,故不答 B、C、D。血浆晶体渗透压与有效滤过压无关,故不答 E。

19. **ABCDE**　压力感受性反射的感受器位于颈动脉窦、主动脉弓血管外膜下,适宜刺激是血管壁的被动扩张。当动脉血压升高时,动脉壁被牵张的程度增大,压力感受器发放的神经冲动经传入神经到达心血管反射中枢,使心迷走紧张加强,心交感紧张和交感缩血管紧张降低,其效应为心率减慢、心输出量减少、外周血管阻力降低,故动脉血压回降。可见压力感受性反射是典型的负反馈调节,具有双向调节能力。压力感受性反射主要对快速波动的动脉血压起缓冲作用。

20. **ABCDE**　肺通气阻力包括弹性阻力(占 70%)和非弹性阻力(占 30%,其中以气道阻力为主)。弹性阻力包括肺弹性阻力和胸廓弹性阻力,其中以肺弹性阻力更重要,包括肺组织本身的弹性阻力(占 1/3)和肺泡内侧面表面张力产生的回缩力(占 2/3)。

21. **ABCDE**　①用力肺活量(FVC)是指一次最大吸气后,尽力尽快呼气所能呼出的最大气体量。用力呼气量(FEV)是指一次最大吸气后尽力尽快呼气,在一定时间内所能呼出的气体量,为排除背景肺容量的影响,通常以第 1 秒末的 FEV 所占 FVC 的百分数(FEV_1/FVC)来评估肺通气功能。FEV_1/FVC 是鉴别阻塞性肺疾病和限制性肺疾病的重要肺功能检查指标。②肺纤维化为限制性通气功能障碍性疾病,表现为 FEV_1 和 FVC 均下降,但 FEV_1/FVC 仍可基本正常。③A 为阻塞性通气功能障碍的表现。

22. **ABCDE**　肺泡通气量=(潮气量-无效腔气量)×呼吸频率。已知:无效腔气量=150ml。潮气量为 500ml,呼吸频率为 12 次/分,则肺泡通气量=(500-150)×12=4200ml。

23. **ABCDE**　①肺泡通气量=(潮气量-无效腔气量)×呼吸频率=每分通气量-无效腔气量×呼吸频率。每次吸入的气体,一部分将留在鼻或口与终末细支气管之间的呼吸道内,这部分不参与肺泡与血液之间气体交换的呼吸道容积称为解剖无效腔,无效腔气量=150ml。若潮气量减少一半,而呼吸频率加快一倍,则每分通气量不变,肺泡通气量减少。②由于解剖无效腔的存在,浅快呼吸时,虽每分通气量不变,但肺泡通气量仍减少,对肺换气而言是不利的。

24. **ABCDE**　①肺换气是指肺泡与肺毛细血管之间的气体交换过程,是以单纯扩散方式进行的,其动力是气体交换部位两侧的气压差。气体的分压差决定了气体的交换方向,因为气体总是从压力高的一侧向压力低的一侧移动。②虽然气体的溶解度、分子量、肺泡膜的面积、肺泡膜的通透性等均可影响肺部气体的交换量,但都不是最重要的因素。

25. **ABCDE**　①缺氧只能通过刺激外周化学感受器(颈动脉体、主动脉体),使呼吸加深加快,因为缺氧对中枢化学感受器不敏感,故答 C 而不是 A、B。②通过刺激呼吸肌可反射性引起呼吸运动加强,属于本体感受性反射。肺牵张反射主要是加快吸气和呼气之间的转换频率。

26. **ABCDE**　调节呼吸运动的理化因素很多,如 O_2、CO_2、H^+ 等,其中最重要的理化因素是 CO_2。

27. **ABCDE**　交感神经从脊髓第 5 胸段至第 2 腰段侧角发出,其节前纤维在腹腔神经节、肠系膜神经节或腹下神经节内更换神经元,而后发出节后纤维(末梢释放去甲肾上腺素)主要终止于壁内神经丛的胆碱能神经元,抑制其兴奋性。当交感神经兴奋时,可引起胃肠道运动减弱,腺体分泌抑制和血流量减少,消化道括约肌收缩。

28. **ABCDE** 胃液中存在胃酸、胃蛋白酶原、黏液、碳酸氢盐、内因子等。胃酸具有杀菌、激活胃蛋白酶原、使食物蛋白质变性的作用。内因子可促进维生素 B_{12} 的吸收。食物中的淀粉是通过唾液淀粉酶、胰液中的胰淀粉酶进行消化的,胃液不能对淀粉进行初步消化。

29. **ABCDE** 壁细胞分泌的内因子可促进维生素 B_{12} 的吸收,胃大部切除患者由于切除了胃体的大部,导致壁细胞数量减少,内因子分泌减少,维生素 B_{12} 吸收障碍,引起巨幼细胞贫血。

30. **ABCDE** 胃容受性舒张是指由进食动作和食物对咽、食管等处感受器的刺激,反射性引起胃底和胃体肌肉的舒张,因此其主要刺激物是咽部和食管中的食物。

31. **ABCDE** 胰液含有消化三种营养物质的消化酶:胰淀粉酶(消化糖类)、胰脂肪酶(消化脂肪)、胰蛋白酶(消化蛋白质),因此胰液是所有消化液中消化力最强、消化功能最全面的消化液。

32. **ABCDE** 小肠特有的运动形式为分节运动、蠕动冲。结肠特有的运动形式为集团蠕动。紧张性收缩、蠕动是胃肠道共有的运动形式。

33. **ABCDE** 34. **ABCDE** 维生素 C 可与铁形成可溶性复合物,并能使 Fe^{3+} 还原为 Fe^{2+},从而促进铁的吸收。维生素 D 可促进钙的吸收。

35. **ABCDE** 人熟睡时的能量代谢率是最低的,比安静时还低8%~10%。请注意:此时基础代谢率不是最低的。

36. **ABCDE** 37. **ABCDE** 38. **ABCDE** 39. **ABCDE** ①人体的主要产热器官是肝脏和骨骼肌,前者为安静时最主要的产热器官,后者是运动时最主要的产热器官。②代谢产热也称非战栗产热,褐色脂肪组织是代谢产热的最大组织,约占代谢产热总量的70%。③战栗产热主要是在寒冷环境中,通过骨骼肌的不随意节律性收缩产热。④人体主要的散热器官是皮肤。

40. **ABCDE** A、B、C、D、E 均属于机体的散热方式。在21℃的环境中,机体处于安静状态下的主要散热方式是辐射散热,约占60%。

41. **ABCDE** 当血液流经肾小球毛细血管时,除蛋白质外的血浆成分被滤过进入肾小囊腔而形成超滤液(也称原尿)。肾小球滤过率(GFR)是指单位时间内(每分钟)两肾生成的超滤液量(原尿量)。

42. **ABCDE** ①水利尿是指大量饮清水后引起尿量增加的现象。这里饮用的是清水,而不是生理盐水,因为饮用生理盐水后,排尿率不会增加。②静脉滴注大量生理盐水后,由于体液量增加,而晶体渗透压不增高,因此不会出现渗透性利尿。D、E 也会出现渗透性利尿。

43. **ABCDE** 中枢兴奋的突触传递容易疲劳,可能与神经递质的耗竭有关。

44. **ABCDE** 在周围神经系统中,胆碱能纤维包括所有自主神经节前纤维、少数交感节后纤维(支配骨骼肌的舒血管交感节后、支配汗腺的交感节后)、大多数副交感节后纤维(除少数释放肽类外)。

45. **ABCDE** N受体也称烟碱受体,分布于中枢神经系统和自主神经节后神经元上的N受体称N_1受体,分布于骨骼肌神经-肌接头处终板膜上的N受体称为N_2受体。

46. **ABCDE** ①网状结构通过非特异投射系统发挥作用,存在于脑干网状结构内,它本身不能单独激发皮层神经元放电,它的主要功能是维持大脑皮层的兴奋状态。因此在中脑头端切断网状结构后,动物将处于昏睡状态。②脊休克是在C_5水平面断脊髓。去大脑僵直是在中脑上、下丘之间切断脑干。运动共济失调多为小脑损伤后出现的动作性协调障碍。

47. **ABCDE** 某些内脏疾病往往引起远隔的体表部位感觉疼痛或痛觉过敏,这种现象称牵涉痛。由于牵涉痛往往发生在与疼痛原发内脏具有相同胚胎来源节段和皮节的体表部位,目前常用会聚学说和易化学说来解释牵涉痛的发生机制。

48. **ABCDE** 腱反射是指快速牵拉肌腱而发生的牵张反射,为单突触反射,其感受器为肌梭,效应器为快肌纤维。腱反射减弱或消失提示反射弧受损;腱反射亢进提示高位中枢有病变,因为牵张反射受高位中枢的调控。

49. ABCDE 走路不稳、眼球震颤为前庭小脑受损的表现,共济失调为脊髓小脑受损的表现,故本例病变部位最可能位于小脑。

50. ABCDE 51. ABCDE 52. ABCDE 53. ABCDE 幼年时生长激素分泌不足会导致侏儒症,幼年时生长激素分泌过多会导致巨人症,成年时生长激素分泌过多会导致肢端肥大症。幼年时甲状腺激素分泌不足会导致呆小症(克汀病),成年人甲状腺激素分泌不足会导致黏液性水肿。向心性肥胖为糖皮质激素分泌过多所致。

54. ABCDE 55. ABCDE 56. ABCDE 影响神经系统发育最重要的激素是甲状腺激素。虽然甲状腺激素也可促进机体正常的生长发育,但影响骨骼、肌肉生长发育最重要的激素还是生长激素。腺垂体中含量最多的激素是生长激素。

57. ABCDE 58. ABCDE 59. ABCDE ①生长激素可促进全身组织器官的生长发育,尤其是骨和肌肉等的发育,故答 E。②甲状旁腺激素是由甲状旁腺主细胞合成和分泌的,主要作用是升高血钙、降低血磷,其靶器官主要是骨和肾。③降钙素是由甲状腺 C 细胞分泌的肽类激素,主要作用是降低血钙和血磷,其主要靶器官是骨和肾。

60. ABCDE 61. ABCDE 62. ABCDE ①甲状旁腺激素由甲状旁腺主细胞分泌,其主要作用为促进破骨细胞发挥作用、促进远曲小管和集合管对钙的吸收、抑制近球小管对磷的吸收,因此具有升高血钙、降低血磷的作用。②降钙素由甲状腺 C 细胞分泌,可抑制破骨细胞活动、抑制肾小管对钙磷钠氯的吸收,因此具有降低血钙、降低血磷的作用。③1,25-二羟维生素 D_3 可促进小肠对钙的吸收,调节骨钙的沉积和释放,具有升高血钙、升高血磷的作用。

63. ABCDE ①甲状旁腺激素(PTH)的主要生理作用是升高血钙、降低血磷,因此血钙降低、血磷升高均可刺激 PTH 的分泌,但以前者为主,故答 B 而不是 C。甲状旁腺主细胞对血钙变化极为敏感,血钙轻微下降,在 1 分钟内即可刺激 PTH 的释放。②血镁降低、降钙素可间接刺激 PTH 释放,故不答 A、D。血 1,25-二羟维生素 D_3 对 PTH 有负反馈调节作用。

64. ABCDE ①生理情况下,甲状腺激素可作用于靶细胞的核受体,激活 DNA 转录过程,加速蛋白质合成。但在甲亢时,甲状腺激素分泌过多又可增加蛋白质分解。因此甲状腺激素的作用较为特殊:生理情况下,增加蛋白质合成;甲亢时增加蛋白质分解。②甲状腺激素和生长激素均可促进生长发育,两者具有协同作用。甲状腺激素既能增强胰岛素抵抗,促成血糖升高,又能加强外周组织对糖的利用,而降低血糖。

65. ABCDE 胰岛素能促进全身组织,特别是肝脏、肌肉和脂肪组织摄取和利用葡萄糖,促进肝糖原和肌糖原的合成,抑制糖异生,促进肝脏利用葡萄糖合成脂酸,从而降低血糖。胰岛素可促进蛋白质合成,抑制蛋白质分解。胰岛素可促进 K^+、Mg^{2+} 等进入细胞内,使血 K^+ 降低。胰岛素可与生长激素协同,促进机体的生长发育。

66. ABCDE 糖皮质激素可刺激骨髓造血,使红细胞、血小板、中性粒细胞计数增加,淋巴细胞、嗜酸性粒细胞计数减少。

67. ABCDE 糖皮质激素本身没有缩血管效应,但能增加血管平滑肌肾上腺素能受体的数量,加强儿茶酚胺的缩血管作用,这种现象称为允许作用。

68. ABCDE 69. ABCDE 70. ABCDE ①卵泡刺激素(FSH)和黄体生成素(LH)对生精过程均有调节作用。FSH 起着始动生精的作用,而睾酮则有维持生精的效应。LH 对生精过程的调节并非直接影响生精细胞,而是通过刺激睾丸间质细胞分泌睾酮,通过对睾酮的作用而间接发挥作用。②与排卵最有关的激素是 LH。成熟卵泡在 LH 分泌高峰的作用下,向卵泡表面移动,卵泡壁破裂,卵细胞排出卵泡的过程,称为排卵。

71. **ABCDE** ①雌激素主要刺激乳腺导管的发育,而孕激素主要刺激乳腺腺泡的发育。②雌激素可使子宫内膜增生变厚,发生增生期变化。孕激素可使处于增生期的子宫内膜进一步增厚,发生分泌期变化。③雌激素具有保钠保水排钾的生理作用,孕激素对水盐代谢无影响。④雌激素可促进宫颈黏液的分泌,孕激素可使宫颈黏液分泌减少,性状变黏稠。⑤雌激素可促进输卵管平滑肌运动,孕激素可抑制输卵管平滑肌的节律性收缩。

72. **ABCDE** 排卵后,卵巢进入黄体期。黄体细胞可分泌孕激素和雌激素,高浓度的雌激素和孕激素对下丘脑、腺垂体的负反馈作用加强,导致下丘脑 GnRH 和腺垂体 FSH、LH 分泌减少,使黄体期 FSH 和 LH 一直处于低水平。

第三篇　病理学试题

1. 与化生相关的癌是
   A. 食管鳞癌
   B. 皮肤鳞癌
   C. 子宫颈鳞癌
   D. 膀胱鳞癌
   E. 阴茎鳞癌
2. 化生不可能发生于
   A. 肾盂黏膜上皮
   B. 结缔组织
   C. 支气管上皮
   D. 宫颈柱状上皮
   E. 神经纤维
3. 患者,男,65岁。良性高血压20年,血压长期控制不满意。该患者全身血管可能出现的病变是
   A. 大动脉硬化
   B. 中动脉硬化
   C. 小动脉纤维蛋白样坏死
   D. 细小动脉壁玻璃样变
   E. 细动脉脂质沉积
4. 脂褐素大量增加最常见于
   A. 细胞萎缩
   B. 细胞坏死
   C. 细胞凋亡
   D. 细胞水样变
   E. 细胞玻璃样变
5. 镜下坏死组织结构的轮廓消失,呈现一片嗜酸性颗粒状物,其坏死类型是
   A. 凝固性坏死
   B. 液化性坏死
   C. 干酪样坏死
   D. 脂肪坏死
   E. 纤维蛋白样坏死
6. 纤维蛋白样坏死常见于
   A. 肌肉组织
   B. 结缔组织
   C. 骨组织
   D. 脂肪组织
   E. 神经组织
7. 最易发生干性坏疽的器官是
   A. 阑尾
   B. 结肠
   C. 肺
   D. 四肢
   E. 胆囊
8. 深部开放性损伤合并厌氧菌感染,称为
   A. 凝固性坏死
   B. 液化性坏死
   C. 干性坏疽
   D. 湿性坏疽
   E. 气性坏疽
9. 单个细胞或小团细胞的死亡称为
   A. 坏死
   B. 凋亡
   C. 坏疽
   D. 变性
   E. 再生

   A. 小肠黏膜被覆上皮细胞
   B. 肝细胞
   C. 神经细胞
   D. 心肌细胞
   E. 骨骼肌细胞
10. 属于不稳定细胞的是
11. 属于稳定细胞的是

12. 前臂断肢再植手术成功后,下列哪种愈合属于完全再生?

A. 动脉吻合口愈合   B. 皮肤伤口愈合   C. 骨折愈合
D. 肌肉断端愈合   E. 肌腱断端愈合

13. 肉芽组织的功能不包括
    A. 抗感染   B. 保护创面   C. 填补创口
    D. 机化凝血块   E. 伤口收缩

14. 患者,女,65岁。二尖瓣狭窄病史20余年。近半个月呼吸困难加重,咳粉红色泡沫痰。不符合患者肺的病理改变的是
    A. 肺泡内大量纤维蛋白渗出   B. 肺泡腔内大量蛋白性液体   C. 肺泡腔内红细胞漏出
    D. 肺泡壁毛细血管扩张   E. 肺泡腔内可见心衰细胞

15. 不符合肝淤血的病理改变是
    A. 肝窦扩张   B. 含铁血黄素沉积   C. 肝细胞萎缩
    D. 肝细胞脂肪变性   E. 纤维组织增生

16. 动脉内血栓形成最重要的因素是
    A. 血管内血流缓慢   B. 血流轴流消失   C. 内皮细胞损伤
    D. 血小板增加   E. 血液高凝状态

17. 白色血栓的主要成分是
    A. 纤维蛋白   B. 血小板   C. 纤维蛋白和血小板
    D. 纤维蛋白和红细胞   E. 纤维蛋白、红细胞和血小板

18. 最常见的栓子是
    A. 血栓栓子   B. 空气栓子   C. 细菌栓子
    D. 肿瘤栓子   E. 羊水栓子

19. 来自门静脉的栓子最常栓塞的部位是
    A. 脑   B. 肺   C. 肝
    D. 肾   E. 肠

20. 来自下肢深部静脉的血栓栓子最常引起栓塞的器官是
    A. 脑   B. 肺   C. 肝
    D. 心   E. 肾(2020)

21. 患者,女性,73岁。下楼梯时,不慎摔倒,股骨干骨折。伤后第2天行手术内固定术时,突然呼吸困难、发绀,血压下降,全身抽搐,昏迷,抢救无效死亡。尸体解剖,肺血管内最可能的发现是
    A. 脂滴   B. 空气   C. 角化上皮
    D. 血栓   E. 癌细胞

22. 引起梗死最常见的原因是
    A. 动脉痉挛   B. 动脉闭塞   C. 动脉栓塞
    D. 血栓形成   E. 血管受压

23. 肺梗死的特点是梗死灶
    A. 呈地图状   B. 呈锥形   C. 呈节段形
    D. 发生液化   E. 化脓

24. 下列哪项病理变化最支持炎症的诊断?
    A. 细胞变性坏死   B. 毛细血管扩张充血   C. 白细胞渗出
    D. 纤维组织增生   E. 实质细胞增生

A. 淋巴细胞   B. 中性粒细胞   C. 浆细胞

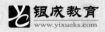 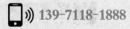

D. 巨噬细胞　　　　　　　　E. 嗜酸性粒细胞

25. 急性炎症早期开始出现的炎症细胞是
26. 急性炎症晚期开始出现的炎症细胞是
27. 特异性慢性炎中出现的炎症细胞主要是
28. 具有趋化作用的炎症介质是
    A. 组胺　　　　　　　　　B. 缓激肽　　　　　　　　C. 氧自由基
    D. C3b　　　　　　　　　 E. C5a
29. 不属于渗出性炎的是
    A. 浆液性炎　　　　　　　B. 纤维蛋白性炎　　　　　C. 假膜性炎
    D. 肉芽肿性炎　　　　　　E. 化脓性炎

    A. 纤维蛋白性炎　　　　　B. 出血性炎　　　　　　　C. 蜂窝织炎
    D. 脓肿　　　　　　　　　E. 变质性炎
30. 金黄色葡萄球菌感染最常引起
31. 钩端螺旋体病常引起
32. 乙型病毒性肝炎常引起
33. 伪膜性炎渗出物中的特征性成分是
    A. 黏液　　　　　　　　　B. 浆液　　　　　　　　　C. 纤维蛋白
    D. 坏死的炎症细胞膜　　　E. 坏死的黏膜上皮细胞膜
34. 男,25岁。10天前割草时伤及足背。伤后一直在家用"草药"治疗无效。查体：体温38.0℃,脉搏72次/分,呼吸24次/分。左足部红肿,足背皮下组织有捻发感。到当地医院治疗,局部穿刺液涂片显示大量中性粒细胞浸润。该病变可能是
    A. 纤维蛋白性炎　　　　　B. 浆液性炎　　　　　　　C. 蜂窝织炎
    D. 坏疽　　　　　　　　　E. 脓肿(2023)
35. 下列病变中,属于非感染性肉芽肿的是
    A. 树胶样肿　　　　　　　B. 伤寒小结　　　　　　　C. 风湿小结
    D. 结核结节　　　　　　　E. 血吸虫卵结节
36. 不属于肉芽肿性炎病变的是
    A. 伤寒小结　　　　　　　B. 结核结节　　　　　　　C. 肺肉质变
    D. 慢性虫卵结节　　　　　E. Aschoff 小体
37. 癌细胞团有较多癌珠存在,可诊断为
    A. 低分化鳞状细胞癌　　　B. 高分化鳞状细胞癌　　　C. 高分化腺癌
    D. 低分化腺癌　　　　　　E. 未分化癌
38. 属于良性肿瘤的是
    A. 神经母细胞瘤　　　　　B. 软骨母细胞瘤　　　　　C. 无性细胞瘤
    D. 鲍恩病　　　　　　　　E. 骨髓瘤
39. 恶性肿瘤种植性转移至盆腔,最多见的是
    A. 胃癌　　　　　　　　　B. 肝癌　　　　　　　　　C. 胰腺癌
    D. 胆管癌　　　　　　　　E. 胆囊癌
40. 恶性肿瘤经血道最常转移至
    A. 心和肺　　　　　　　　B. 心和肝　　　　　　　　C. 肝和肺

D. 肝和肾　　　　　　　　E. 肝和胰

41. 关于肿瘤的转移,错误的是
    A. 胃癌可转移至盆腔　　　　B. 乳腺癌可转移至锁骨上淋巴结　　C. 交界性肿瘤不发生转移
    D. 肝癌可出现脑转移　　　　E. 肺癌可出现骨转移(2014)

42. 诊断肉瘤的主要形态依据是
    A. 包膜消失　　　　　　　　B. 浸润性生长　　　　　　　　　　C. 瘤细胞异型性明显
    D. 瘤巨细胞多　　　　　　　E. 瘤细胞弥漫分布,与间质分界不清

43. 属于间叶组织的良性肿瘤是
    A. 骨软骨瘤　　　　　　　　B. 肝母细胞瘤　　　　　　　　　　C. 不成熟畸胎瘤
    D. 黑色素瘤　　　　　　　　E. 乳头状瘤

44. 骨肉瘤最重要的组织学特征是
    A. 血管内瘤栓形成　　　　　B. 细胞异型性高　　　　　　　　　C. 瘤细胞大小不等
    D. 肿瘤性成骨　　　　　　　E. 病理性核分裂象多见(2024)

45. 下列致癌因素中,与肝细胞癌最相关的是
    A. 多环芳烃　　　　　　　　B. 联苯胺　　　　　　　　　　　　C. 亚硝酸胺
    D. 黄曲霉毒素　　　　　　　E. 烷化剂

46. 与鼻咽癌发生有关的病毒是
    A. EBV　　　　　　　　　　B. HPV　　　　　　　　　　　　　C. HIV
    D. HBV　　　　　　　　　　E. 柯萨奇病毒

47. 前列腺特异性抗原(PSA)属于肿瘤
    A. 特异性抗原　　　　　　　B. 相关抗原　　　　　　　　　　　C. 胎儿抗原
    D. 分化抗原　　　　　　　　E. 非特异性抗原

48. 关于动脉粥样硬化的错误叙述是
    A. 脂纹好发于主动脉前壁　　B. 冠状动脉左前降支易受累　　　　C. 大脑中动脉易受累
    D. 可引起固缩肾　　　　　　E. 下肢动脉病变比上肢动脉重

49. 动脉粥样硬化肉眼可见的最早病变是
    A. 脂纹　　　　　　　　　　B. 粥样斑块　　　　　　　　　　　C. 纤维斑块
    D. 动脉瘤　　　　　　　　　E. 血栓形成

50. 与动脉粥样斑块表面的纤维帽形成关系密切的细胞是
    A. 平滑肌细胞　　　　　　　B. 内皮细胞　　　　　　　　　　　C. 成纤维细胞
    D. 单核细胞　　　　　　　　E. 淋巴细胞

51. 高血压心脏病的心脏病理改变主要是
    A. 心脏瓣膜钙化　　　　　　B. 心脏扩大,左心室肥厚　　　　　C. 心脏缩小
    D. 心肌纤维化　　　　　　　E. 心脏扩大,右心室肥厚(2024)

    A. 细动脉玻璃样变　　　　　B. 细动脉纤维化　　　　　　　　　C. 细动脉淀粉样变性
    D. 细动脉纤维蛋白样坏死　　E. 大中动脉粥样硬化

52. 良性高血压的基本病变是

53. 恶性高血压的基本病变是

    A. 纤维蛋白样坏死　　　　　B. Aschoff 小体　　　　　　　　　C. 梭形瘢痕
    D. 小化脓性病灶　　　　　　E. 心瓣膜赘生物

54. 风湿病变质渗出期的主要病变是

55. 风湿病增生期的主要病变是
56. 风湿病愈合期的主要病变是

57. 风湿病心脏受累时,McCallum 斑常见于
    A. 左心房后壁　　　　　B. 左心房前壁　　　　　C. 右心房前壁
    D. 右心房后壁　　　　　E. 左心室

58. 不属于慢性风湿性心脏病病理改变的是
    A. 二尖瓣增厚、缩短、变形　　　B. Osler 小结形成　　　C. McCallum 斑形成
    D. 心肌间质小瘢痕形成　　　　E. 心外膜浆液性或纤维蛋白性渗出

59. 下列哪种病变不易引起左心室肥大?
    A. 二尖瓣狭窄　　　　　B. 二尖瓣关闭不全　　　C. 三期梅毒
    D. 原发性高血压　　　　E. 主动脉瓣关闭不全

    A. 肺肉质变　　　　　　B. 肺气肿　　　　　　　C. 肺褐色硬化
    D. 肺癌　　　　　　　　E. 肺结节病
60. 大叶性肺炎可导致
61. 慢性肺淤血可导致

62. 大叶性肺炎发生肺肉质变的主要原因是
    A. 细菌毒力太强　　　　B. 伴肺淤血　　　　　　C. 中性粒细胞渗出过少
    D. 中性粒细胞渗出过多　E. 巨噬细胞渗出过多

63. 小叶性肺炎的常见致病菌是
    A. 金黄色葡萄球菌　　　B. 流感嗜血杆菌　　　　C. 肺炎克雷伯杆菌
    D. 肺炎球菌　　　　　　E. 铜绿假单胞菌

64. 慢性支气管炎患者呼吸道黏膜上皮易发生
    A. 黏液腺化生　　　　　B. 鳞状上皮化生　　　　C. 肠上皮化生
    D. 移行上皮化生　　　　E. 杯状上皮化生

    A. 呼吸性细支气管不扩张,肺泡管和肺泡囊扩张　　B. 呼吸性细支气管扩张,肺泡管和肺泡囊不扩张
    C. 肺泡间隔内出现成串小气泡　　　　　　　　　　D. 呼吸性细支气管、肺泡管和肺泡囊均扩张
    E. 呼吸性细支气管、肺泡管和肺泡囊均不扩张
65. 腺泡周围型肺气肿的病理表现是
66. 全腺泡型肺气肿的病理表现是

    A. 中央型多见　　　　　B. 周围型多见　　　　　C. 弥漫型多见
    D. 常具有内分泌功能　　E. 肿瘤呈胶冻状
67. 肺腺癌的特点是
68. 肺鳞癌的特点是

    A. 肺鳞癌　　　　　　　B. 肺腺癌　　　　　　　C. 肺类癌
    D. 肺小细胞癌　　　　　E. 肺大细胞癌
69. 组织学分型上最常见的肺癌是
70. 男性的肺癌大多数为
71. 女性的肺癌大多数为
72. 吸烟者发生的肺癌多为

73. 能引起副肿瘤综合征的肺癌是
74. 对放、化疗最敏感的肺癌是
75. 胃溃疡的好发部位是
    A. 胃大弯近胃体部　　　　B. 胃大弯近胃窦部　　　　C. 胃小弯近胃体部
    D. 胃小弯近胃窦部　　　　E. 胃底部
76. 急性病毒性肝炎(普通型)的病变特点是肝细胞
    A. 广泛坏死，变性轻微　　B. 广泛变性，坏死轻微　　C. 广泛再生，变性较轻
    D. 广泛坏死，再生较轻　　E. 变性、坏死、再生均广泛
77. 病毒性肝炎的基本病变不包括
    A. 气球样变　　　　　　　B. 脂肪变性　　　　　　　C. 嗜酸性变
    D. 溶解性坏死　　　　　　E. 肝细胞再生
78. 亚急性重型肝炎与急性重型肝炎的主要区别在于是否有
    A. 肝细胞大块坏死　　　　B. 肝体积缩小　　　　　　C. 炎症细胞明显浸润
    D. 肝细胞结节状再生　　　E. 肝脏被膜皱缩
79. 下列肝细胞坏死中，属于凋亡的是
    A. 碎片状坏死　　　　　　B. 点状坏死　　　　　　　C. 桥接坏死
    D. 嗜酸性坏死　　　　　　E. 大块坏死
80. 患者，女，30岁。呕吐、腹胀5天，神志不清，胡言乱语1天。平素体健。查体:体温36.5℃,脉搏90次/分,血压120/80mmHg。巩膜明显黄染,心肺未见明显异常,腹软,无压痛,肝浊音界缩小。实验室检查:血 ALT520U/L,TBil215μmol/L,DBil138μmol/L。其典型的肝脏病理改变主要是
    A. 肝细胞脂肪变性　　　　B. 汇管区纤维化　　　　　C. 汇管区中性粒细胞浸润
    D. 淤血性改变　　　　　　E. 多个小叶或大片肝细胞坏死
81. 门静脉性肝硬化典型的病理变化是
    A. 肝细胞变性坏死　　　　B. 结缔组织增生　　　　　C. 正常肝小叶结构破坏
    D. 肝内血管网改建　　　　E. 再生结节及假小叶形成
82. 患者，男，45岁。发现 HBsAg(+)20年。超声检查:肝脏回声不均匀,脾大,门静脉增宽,腹腔积液。肝穿刺病理的特征性发现是
    A. 毛细胆管胆汁淤积　　　B. 肝细胞气球样变　　　　C. 假小叶形成
    D. 肝细胞变性坏死　　　　E. 弥漫性肝纤维化
83. "海蛇头"现象是由于
    A. 食管下段静脉曲张引起　B. Retzius 静脉丛扩张引起　C. 大量蜘蛛痣集聚形成
    D. 脐周浅静脉扩张引起　　E. 直肠下端肛管静脉交通支扩张引起
84. 与胃癌发病关系密切的病理改变是
    A. Barrett 上皮　　　　　　B. 胃上皮化生　　　　　　C. 乳头状瘤
    D. 黏膜中性粒细胞浸润　　E. 胃黏膜上皮细胞异型增生

    A. 大红肾　　　　　　　　B. 大白肾　　　　　　　　C. 原发性颗粒性固缩肾
    D. 继发性颗粒性固缩肾　　E. 不规则瘢痕肾
85. 急性肾小球肾炎常表现为
86. 膜性肾病常表现为
87. 高血压肾病可表现为
88. 慢性肾小球肾炎可表现为

89. 慢性肾盂肾炎可表现为

　　A. 肾小球壁层上皮细胞增生　　B. 内皮细胞和系膜细胞增生　　C. 脏层上皮细胞足突消失
　　D. 毛细血管壁弥漫性增厚　　E. 肾小球基膜增厚、系膜细胞增生和系膜基质增多

90. 急性肾小球肾炎的病理学特点是
91. 急进性肾小球肾炎的病理学特点是
92. 微小病变性肾小球病的病理学特点是
93. 膜性肾小球病的病理学特点是
94. 膜增生性肾小球肾炎的病理学特点是

　　A. 上皮下驼峰状沉积物　　B. 基膜增厚，钉突形成　　C. 基膜增厚，双轨征
　　D. 脏层上皮细胞足突消失　　E. 新月体形成

95. 急性肾小球肾炎的特征性病理变化为
96. 急进性肾小球肾炎的特征性病理变化为
97. 微小病变性肾小球病的电镜检查可见
98. 膜性肾小球病的特征性病理变化为
99. 膜增生性肾小球肾炎的特征性病理变化为

　　A. 脂性肾病　　B. 膜性肾病　　C. 膜增生性肾小球肾炎
　　D. 系膜增生性肾小球肾炎　　E. 局灶性节段性肾小球硬化

100. 引起成人肾病综合征的最常见原因是
101. 引起儿童肾病综合征的最常见原因是

102. 属于慢性肾盂肾炎的病理变化是

　　A. 肾小球内系膜细胞增生　　B. 肾小球内中性粒细胞浸润　　C. 肾小球囊壁纤维化
　　D. 肾小球囊壁层上皮细胞增生　　E. 肾小球囊脏层上皮细胞增生

103. 子宫颈 CIN Ⅲ 是指异型增生细胞占据上皮的
　　A. 下 1/3　　B. 下 1/3～2/3　　C. 下 2/3 以上但未累及全层
　　D. 下 2/3 以上　　E. 下 2/3 以上及原位癌

104. 子宫颈癌最常见的转移途径是
　　A. 直接蔓延　　B. 血道转移　　C. 淋巴转移
　　D. 种植转移　　E. 跳跃转移

　　A. 绒毛水肿，滋养细胞增生　　B. 异型增生滋养细胞浸润深肌层，可见绒毛结构
　　C. 异型增生滋养细胞增生而无浸润　　D. 胎盘种植部位滋养细胞浸润肌层，无出血坏死
　　E. 异型增生滋养细胞浸润深肌层，无绒毛结构

105. 葡萄胎的主要病理变化是
106. 绒毛膜癌的主要病理变化是

107. 女性，28 岁，G_1P_1。阴道不规则流血 1 个月余，加重 1 周。伴咳嗽、咳痰、胸闷、气急。子宫孕 14 周大，形态不均匀。诊断性刮宫病理学检查可见滋养细胞异型增生，无间质。胸部 X 线片提示肺内多个结节。患者最可能的诊断是
　　A. 肺结核伴子宫转移　　B. 侵蚀性葡萄胎伴肺转移　　C. 绒毛膜癌伴肺转移
　　D. 肺癌伴子宫转移　　E. 子宫内膜癌伴肺转移（2023）

108. 乳腺癌最常见的病理学类型是

A. 导管内癌 B. 浸润性导管癌 C. 小叶原位癌
D. 髓样癌 E. 浸润性小叶癌

109. 下列属于非浸润性乳腺癌的是
    A. 粉刺癌 B. 黏液癌 C. 小管癌
    D. 髓样癌 E. 硬癌

110. 湿疹样癌是
    A. 浸润性小叶癌 B. 导管内癌 C. Paget 病
    D. 单纯癌 E. 硬癌

111. 女性,58 岁。左乳腺外上象限肿物,直径约 2cm。组织学检查见肿瘤细胞小,在纤维组织中排列成单排细胞,浸润周围脂肪组织。应诊断为
    A. 浸润性小叶癌 B. 浸润性导管癌 C. 导管内癌
    D. 小叶原位癌 E. 粉刺癌

112. 单纯性甲状腺肿胶质贮积期的主要病理改变是
    A. 甲状腺不均匀肿大 B. 滤泡上皮柱状增生 C. 小滤泡形成
    D. 滤泡上皮立方状增生 E. 滤泡腔高度扩大,内含大量胶质

113. 甲状腺腺瘤的下列病理类型中,巨滤泡型腺瘤是指
    A. 单纯型腺瘤 B. 胶样型腺瘤 C. 胎儿型腺瘤
    D. 胚胎型腺瘤 E. 嗜酸细胞型腺瘤

    A. 乳头状癌 B. 滤泡癌 C. 髓样癌
    D. 未分化癌 E. 腺癌

114. 甲状腺梭形细胞癌多属于
115. 恶性程度低,较早发生局部淋巴结转移的甲状腺癌是
116. 恶性程度高,早期即发生浸润和转移的甲状腺癌是
117. 恶性程度较高,早期易发生血道转移的甲状腺癌是
118. 可引起严重腹泻的甲状腺癌是
119. 伴有砂粒体的甲状腺癌是
120. 癌细胞核呈毛玻璃样的甲状腺癌是

121. 2 型糖尿病的主要病因是
    A. 肢端肥大症 B. 嗜铬细胞瘤 C. 肥胖
    D. 遗传易感性 E. 病毒感染

122. 有关胰岛素瘤的描述,不正确的是
    A. 好发于 20~50 岁 B. 单发肿瘤占 90%以上 C. 90%以上为良性肿瘤
    D. 手术是唯一根治性治疗 E. 细胞形态是决定其良恶性的主要依据

    A. 少突胶质细胞围绕变性神经细胞 B. 小胶质细胞吞噬变性神经细胞
    C. 淋巴细胞围绕小血管浸润 D. 小胶质细胞和中性粒细胞吞噬变性神经细胞
    E. 巨噬细胞围绕小血管浸润

123. 淋巴细胞套是指
124. 噬神经细胞现象是指
125. 卫星现象是指

126. 提示原发性肺结核病变恶化的病理转归是

A. 结核性胸膜炎 B. 原发病灶扩大,产生空洞 C. 支气管淋巴结肿大
D. 支气管淋巴结周围炎 E. 急性粟粒性肺结核

127. Ghon 灶是指
A. 原发性肺结核 B. 局灶型肺结核 C. 浸润型肺结核
D. 结核球 E. 空洞型肺结核

128. 男,35 岁。持续高热、恶心、呕吐、食欲不振伴腹泻 5 天入院。查体:皮肤及巩膜轻度黄染,胸部可见数枚淡红色斑丘疹,脾脏肋下可触及。实验室检查:血 WBC3.2×10^9/L,Plt100×10^9/L,ALT140U/L,TBil45μmol/L。肥达反应 O 1:320,H 1:160。该疾病的特征性病理变化是
A. 中性粒细胞浸润 B. 嗜酸性脓肿 C. 全身单核巨噬细胞系统增生
D. 肠黏膜淤血水肿 E. 干酪样坏死性肉芽肿形成

129. 下列属于假膜性炎的疾病是
A. 肠伤寒 B. 肠结核 C. 肠阿米巴痢疾
D. 急性细菌性痢疾 E. 肠血吸虫病

130. 女,30 岁。腹痛、腹泻伴里急后重 3 天。最初为稀便,2 天后为黏液脓血便,偶见片状灰白色膜状物排出。此病变最可能的炎症类型是
A. 变质性炎 B. 浆液性炎 C. 化脓性炎
D. 出血性炎 E. 纤维蛋白性炎

131. 关于血吸虫病的描述,下列哪项是正确的?
A. 晚期虫卵结节出现大量类上皮细胞 B. 慢性虫卵结节的虫卵内毛蚴仍存活
C. 急性虫卵结节内大量中性粒细胞浸润 D. 慢性虫卵结节内大量淋巴细胞浸润
E. 肺内无虫卵结节形成

132. AIDS 患者晚期淋巴结的病理变化特点是
A. 淋巴滤泡增生 B. 副皮质区增生 C. 窦组织细胞增生
D. 淋巴细胞消失殆尽 E. 副皮质区变窄

133. 艾滋病患者首先受累的器官是
A. 脾 B. 胸腺 C. 肺
D. 淋巴结 E. 骨髓

134. 艾滋病患者死亡的首要病因是
A. 全身性特异性感染 B. 肺孢子虫感染 C. Kaposi 肉瘤
D. 脑炎、脑脓肿 E. 淋巴瘤

135. 获得性免疫缺陷综合征患者主要受损的靶细胞是
A. $CD4^+T$ 细胞 B. $CD8^+T$ 细胞 C. B1 细胞
D. B2 细胞 E. NK 细胞

136. 艾滋病最常见的机会感染是
A. 肺孢子虫肺炎 B. 隐球菌脑膜炎 C. 带状疱疹
D. 念珠菌肺炎 E. 巨细胞病毒食管炎

137. 尖锐湿疣的病原体是
A. HIV B. HBV C. EBV D. HPV E. HEV

138. 淋病属于
A. 浆液性炎 B. 变质性炎 C. 增生性炎
D. 肉芽肿性炎 E. 化脓性炎

病理学试题参考答案及详细解答

(正确答案为绿色的选项)

1. **ABCDE** 化生是指一种分化成熟的细胞或组织被另一种分化成熟的细胞或组织所取代。正常情况下，食管、皮肤、子宫颈和阴茎的被覆上皮是复层鳞状上皮，因此这些组织发生的鳞癌都与化生无关。而膀胱的被覆上皮是移行上皮，因此当被覆移行上皮的膀胱发生鳞癌时，则必然与化生有关。

2. **ABCDE** 化生常发生于上皮组织和间叶组织。间叶组织包括纤维组织、脂肪组织、横纹肌、平滑肌、血管、淋巴管和骨组织等，无神经组织，故答 E。A、C、D 属于上皮组织，B 属于间叶组织。

3. **ABCDE** 良性高血压常表现为细小动脉壁玻璃样变，恶性高血压常表现为增生性小动脉硬化、坏死性细动脉炎。

4. **ABCDE** ①脂褐素是细胞自噬溶酶体内未被消化的细胞器碎片残体，常见于萎缩的心肌细胞、肝细胞。②细胞坏死是病理性死亡，细胞凋亡是生理性死亡。细胞水样变是指细胞内水分的异常蓄积。细胞玻璃样变是指细胞内蛋白质的异常蓄积。

5. **ABCDE** ①干酪样坏死是特殊类型的凝固性坏死，常见于结核病。由于坏死彻底，故镜下常表现为无结构颗粒状红染物，不见坏死部位原有组织结构的残影，甚至不见核碎屑。②凝固性坏死镜下见细胞微细结构消失，而组织结构轮廓仍可保存，坏死区周围形成充血、出血和炎症反应带。液化性坏死镜下见死亡细胞完全被消化，局部组织快速溶解。脂肪坏死属于液化性坏死，坏死后释放的脂肪酸和钙离子结合，形成肉眼可见的灰白色钙皂。纤维蛋白样坏死镜下可见细丝状、颗粒状无结构物质。

6. **ABCDE** 纤维蛋白样坏死是结缔组织及小血管常见的坏死类型。

7. **ABCDE** 干性坏疽常见于动脉阻塞但静脉回流通畅的四肢末端。A、B、C、E 均易发生湿性坏疽。

8. **ABCDE** 坏疽是指局部组织大块坏死并继腐败菌感染，故可首先排除选项 A、B。狭深的开放性创伤合并厌氧菌感染，常导致气性坏疽，其坏死区水分较多，皮下积气，与正常组织分界不清。

9. **ABCDE** ①凋亡是活体内个别细胞程序性死亡的形式，多为散在的单个细胞或数个细胞的死亡。②坏死是以酶溶性变化为特点的活体内局部组织细胞的死亡，多为集聚的大片细胞死亡。坏疽是指局部组织大块坏死并继腐败菌感染。变性也称可逆性损伤，是指细胞或细胞间质受损伤后因代谢障碍，而使细胞内或细胞间质内出现异常物质或正常物质异常蓄积的现象。再生是指组织和细胞损伤后，由周围同种细胞来完成修复的过程。

10. **ABCDE**   11. **ABCDE**   根据再生能力将人体细胞分为不稳定细胞、稳定细胞和永久性细胞。①小肠黏膜被覆上皮细胞属于不稳定细胞，这类细胞可不断增殖，以代替衰亡或破坏的细胞，其再生能力很强。②肝细胞属于稳定细胞，在生理情况下，这类细胞增殖不明显，但受到组织损伤的刺激时，表现出较强的再生能力。③神经细胞、心肌细胞、骨骼肌细胞都属于永久性细胞，这类细胞不能再生。

12. **ABCDE** 再生是指损伤周围的同种细胞来完成修复过程。如果完全恢复了原组织的结构和功能，则称为完全再生。骨折愈合时，如果对位对线都达到了解剖学复位，经骨痂改建塑形后，可完全恢复原有的组织结构和功能，属于完全再生。动脉吻合口愈合、皮肤伤口愈合、肌肉和肌腱断裂后的愈合等都不是完全再生，因愈合后有瘢痕形成。

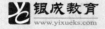

13. **ABCDE** 肉芽组织的功能包括抗感染，保护创面，填补创口及其他组织缺损，机化或包裹坏死、血栓及其他异物。伤口收缩为创伤愈合的基本过程，不属于肉芽组织的功能。

14. **ABCDE** 二尖瓣狭窄患者出现呼吸困难加重，咳粉红色泡沫痰，应考虑合并左心衰竭，因此可有B、C、D、E项病理改变。肺泡内大量纤维蛋白渗出见于大叶性肺炎，故答A。

15. **ABCDE** 肝淤血镜下观，可见小叶中央静脉和肝窦扩张，充满红细胞，严重时可有小叶中央肝细胞萎缩、坏死；小叶汇管区附近的肝细胞由于靠近肝小动脉，缺氧程度较轻，可仅出现肝细胞脂肪变性。含铁血黄素沉积为慢性肺淤血的病理改变，故答B。

16. **ABCDE** 血栓形成是血液在流动状态下由于血小板活化和凝血因子被激活致血液发生凝固。血栓形成的条件有三个：心血管内皮细胞损伤、血流状态改变（血流缓慢、血流轴流消失）和血液凝固性增加（血小板增多），其中血管内皮细胞损伤是血栓形成的最重要和最常见的原因。内皮细胞损伤后，暴露出内皮下胶原，激活血小板和FⅫ，启动内源性凝血过程。同时，损伤的内皮细胞释放组织因子，激活FⅦ，启动外源性凝血过程。血液高凝状态是血栓形成的因素之一。

17. **ABCDE** 白色血栓也称血小板血栓，镜下主要由血小板和少量纤维蛋白构成，故答B而不是C，因为题干要求回答的是"主要成分"。透明血栓的成分是纤维蛋白。

18. **ABCDE** 栓子是指阻塞血管的异常物质。A、B、C、D、E都是栓子的类型，其中以血栓栓子最多见。

19. **ABCDE** 栓子运行途径一般与血流方向一致，来自门静脉的栓子随血流运行常引起肝内门静脉分支的栓塞。

20. **ABCDE** ①体循环的血流方向为股静脉→下腔静脉→右心房→右心室→肺动脉，故来自下肢深部静脉（股静脉、髂静脉）的血栓栓子脱落，顺血流常造成肺动脉栓塞。②来源于左心的血栓栓子脱落常造成体循环栓塞。

21. **ABCDE** ①脂肪栓塞多见于股骨干骨折。由于骨折处髓腔内血肿张力过大，骨髓被破坏，脂肪滴进入破裂的静脉窦内，可引起肺脂肪栓塞。临床上出现呼吸功能不全、发绀、烦躁不安、嗜睡，甚至昏迷、死亡。根据病史及临床表现，本例应诊断为脂肪栓塞，故尸体解剖时肺血管内可发现脂滴。②肺血管内发现空气，常见于空气栓塞。肺血管内发现角化上皮，常见于羊水栓塞。肺血管内发现血栓，常见于肺血栓栓塞症。肺血管内发现癌细胞为癌性栓塞。

22. **ABCDE** 梗死是指器官或局部组织由于血管阻塞、血流停止导致缺氧而发生的坏死。血栓形成导致动脉血流中断是造成梗死最常见的原因。动脉栓塞、动脉痉挛、血管受压、动脉闭塞均可导致梗死，但不是最常见的病因，故不答A、B、C、E。

23. **ABCDE** 由于支配肺的血管呈锥形分支，因此肺的梗死灶呈锥形。心肌梗死灶呈地图状。肠梗死灶呈节段形。脑组织易发生液化性坏死。梗死灶为缺血所致，无化脓性感染，故不答E。

24. **ABCDE** ①炎症的基本病理变化包括变质、渗出和增生，其中渗出是炎症最特征性的变化。白细胞游出和趋化是炎症反应最重要的特征，因此白细胞渗出最支持炎症的诊断。②毛细血管扩张充血是炎症过程中血流动力学的改变之一。炎症以炎症细胞浸润为主，如急性炎症以中性粒细胞浸润为主，慢性炎症以淋巴细胞和单核细胞浸润为主。纤维组织和实质细胞增生是慢性增生性炎的病理改变。细胞变性坏死是坏死性炎的表现，如干酪样坏死。

25. **ABCDE** 26. **ABCDE** 27. **ABCDE** ①白细胞渗出是炎症反应最重要的特征，在炎症的不同阶段，渗出的白细胞种类是不同的。在急性炎症的早期（24小时内）渗出的主要是中性粒细胞。②急性炎症24小时后以单核细胞渗出为主，在血液中转变为吞噬作用更强的巨噬细胞，因此急性炎症晚期开始出现的炎症细胞为巨噬细胞。淋巴细胞和浆细胞常见于慢性炎症。③特异性慢性炎也称肉芽肿性炎，是以肉芽肿形成为特征的炎症。肉芽肿是由巨噬细胞局部增生构成的境界清楚的结节状病灶。因此肉芽肿性炎中的主要炎症细胞是巨噬细胞。

28. **ABCDE** ①趋化作用是指白细胞沿浓度梯度向着化学刺激物所做的定向移动。具有趋化作用的炎症介质包括可溶性细菌产物、补体成分(C5a)、白三烯(LTB$_4$)、细胞因子(IL-8、IL-1、TNF)。②组胺、缓激肽可使血管扩张、血管通透性增高。C3b可通过调理作用增强中性粒细胞和单核细胞的吞噬活性。氧自由基具有组织损伤作用。

29. ABCDE ①急性炎症常以渗出性病变为主要表现，根据渗出物的主要成分和病变特点，可将急性渗出性炎分为浆液性炎、纤维蛋白性炎(包括假膜性炎)、化脓性炎、出血性炎。②肉芽肿性炎也称特异性慢性炎，不属于渗出性炎。

30. ABCDE　31. ABCDE　32. ABCDE　①金黄色葡萄球菌产生的毒素可使局部组织坏死，继而大量中性粒细胞浸润并释放蛋白溶解酶使坏死组织液化，形成含有脓液的脓肿。②出血性炎是指炎症病灶的血管损伤严重，渗出物中含有大量红细胞，如钩端螺旋体病、鼠疫等。③典型的变质性炎包括乙型病毒性肝炎、乙型脑炎。④大叶性肺炎常表现为纤维蛋白性炎。溶血性链球菌引起蜂窝织炎。

33. ABCDE　发生于黏膜的纤维蛋白性炎，渗出的纤维蛋白、坏死组织、中性粒细胞共同形成假膜，故又称假(伪)膜性炎。伪膜性炎渗出物中的特征性成分是纤维蛋白。

34. ABCDE　患者左足外伤后10天，足背下组织有捻发感，说明皮下存在气体，应考虑气性坏疽，故答D。A、B、C、E皮下都不会出现捻发感。

35. ABCDE　①肉芽肿分感染性肉芽肿和异物性肉芽肿。树胶样肿由梅毒螺旋体感染引起，伤寒小结由伤寒杆菌感染引起，结核结节由结核分枝杆菌感染引起，血吸虫卵结节由血吸虫感染引起，都属于感染性肉芽肿。②风湿病是一种与A组乙型溶血性链球菌感染有关的变态反应性疾病，因此其特征性病变风湿小结属于非感染性肉芽肿。

36. ABCDE　①慢性肉芽肿性炎是以肉芽肿形成为特征的炎症，如伤寒小结、结核结节、慢性虫卵结节、Aschoff小体等，均属于肉芽肿性炎病变。②大叶性肺炎患者由于中性粒细胞渗出过少，释放的蛋白酶不足以溶解渗出物中的纤维蛋白时，纤维蛋白被肉芽组织取代而机化，称为肺肉质变(机化性肺炎)。可见肺肉质变并无巨噬细胞聚集，故不属于肉芽肿性炎。

37. ABCDE　①光镜下，分化好的鳞状细胞癌，癌巢中央可出现层状角化物，称为癌珠，此为高分化鳞状细胞癌的病理特征。②低分化鳞状细胞癌无癌珠。高分化腺癌的镜下特点是癌细胞呈腺样排列。

38. ABCDE　①母细胞瘤是指来源幼稚的一类肿瘤，大部分为恶性肿瘤，如视网膜母细胞瘤、神经母细胞瘤、髓母细胞瘤、肾母细胞瘤和肝母细胞瘤等，但也有一部分是良性肿瘤，如肌母细胞瘤、骨母细胞瘤、软骨母细胞瘤和脂肪母细胞瘤等。②无性细胞瘤是由原始生殖细胞组成的恶性肿瘤。鲍恩病是一种表皮内鳞状细胞癌，属于皮肤原位癌。骨髓瘤又称浆细胞瘤，是起源于骨髓浆细胞的恶性肿瘤。

39. ABCDE　晚期胃癌侵及浆膜后，可种植到大网膜、腹膜、盆腔脏器等，故答A。

40. ABCDE　恶性肿瘤可以通过血道转移累及许多器官，但最常受累的脏器是肝和肺。

41. ABCDE　交界性肿瘤是指介于良性和恶性之间的肿瘤，可发生转移。

42. ABCDE　肉瘤的镜下特点：肉瘤细胞大多不成巢，弥漫生长，与间质分界不清。间质的结缔组织较少，但血管较丰富。

43. ABCDE　B、C、D均为恶性肿瘤，故可首先排除B、C、D。骨软骨瘤为来源于间叶组织的良性肿瘤，乳头状瘤为来源于上皮组织的良性肿瘤。

44. ABCDE　骨肉瘤镜下可见瘤细胞呈高度异型性，大小不等，形状不一，易见病理性核分裂象。肿瘤性成骨是诊断骨肉瘤最重要的组织学依据，其形状极不规则，周边可见肿瘤性骨母细胞。

45. ABCDE　①黄曲霉毒素有多种，以黄曲霉毒素B1致癌性最强。黄曲霉毒素B1是异环芳烃，可使肿瘤抑制基因P53发生点突变而失去活性，从而诱发肝细胞癌。②多环芳烃常导致肺癌、胃癌。联苯胺常导致膀胱癌。亚硝酸胺常导致胃癌、食管癌。烷化剂常导致粒细胞白血病。

46. ABCDE　①EB病毒(EBV)主要感染人类口咽部上皮细胞和B淋巴细胞，导致鼻咽癌和淋巴瘤。②人乳头瘤病毒(HPV)16、18型与宫颈癌的发生有关。HIV是艾滋病的病原体。乙肝病毒(HBV)与肝细胞癌的发生有关。

47. **ABCDE** ①肿瘤分化抗原是指正常细胞和肿瘤细胞都具有的与某个方向的分化有关的抗原,例如前列腺特异性抗原(PSA)既可见于正常前列腺上皮,也可见于前列腺癌细胞。②肿瘤特异性抗原是肿瘤细胞独有的抗原,不存在于正常细胞。③肿瘤相关抗原是指既存在于肿瘤细胞,也存在于某些正常细胞的抗原。④有些抗原在胎儿组织中大量表达,在分化成熟组织中不表达或表达量很小,但在癌变组织中表达增加,这种抗原称为肿瘤胎儿抗原。⑤肿瘤非特异性抗原为不规范名称。

48. **ABCDE** ①脂纹是动脉粥样硬化肉眼可见的最早病变,好发于主动脉后壁及其分支出口处,因为这些部位容易受到血流冲击,引起血管内膜损伤。②冠状动脉受累的频率为:左前降支>右主干>左主干、左旋支、后降支。动脉粥样硬化常累及大脑动脉环(Willis环),以大脑中动脉最常受累;累及肾脏时可导致动脉粥样硬化性固缩肾。四肢动脉粥样硬化以下肢动脉为重,常累及髂动脉、股动脉等。

49. **ABCDE** ①脂纹是动脉粥样硬化肉眼可见的最早病变,肉眼观为点状或条纹状黄色不隆起或微隆起于内膜的病灶,常见于主动脉后壁及其分支出口处。②粥样斑块、纤维斑块均属于动脉粥样硬化中、晚期的基本病变。动脉瘤、血栓形成为动脉粥样硬化的继发性病变,出现更晚,故不答 D、E。

50. **ABCDE** ①纤维斑块是动脉粥样硬化的基本病变,由脂纹发展而来。光镜下可见病灶表层大量胶原纤维;平滑肌细胞增生并分泌细胞外基质(胶原纤维和蛋白聚糖);脂质逐渐被埋藏在深层。②纤维斑块表面为纤维帽,由大量平滑肌细胞和细胞外基质组成。③纤维帽下可见泡沫细胞、平滑肌细胞、细胞外基质和炎症细胞。

51. **ABCDE** ①高血压患者血压持续升高,心肌负荷增加,可导致左心室肥厚,心脏扩大。②E 为慢性肺源性心脏病的病理变化。

52. **A**BCDE   53. **ABCDE**   ①良性高血压的基本病变是细动脉硬化,表现为细动脉玻璃样变,最易累及肾的入球动脉和视网膜动脉。②恶性高血压的特征性病变是细动脉纤维蛋白样坏死,主要累及肾。

54. **ABCDE**   55. **ABCDE**   56. **ABCDE**   风湿病按病变发展过程分为三期:①变质渗出期:在心脏、浆膜、关节、皮肤等部位表现为结缔组织基质的黏液样变性和胶原的纤维蛋白样坏死;②增生期(肉芽肿期):在心肌间质、心内膜下和皮下结缔组织中有 Aschoff 小体形成,此为风湿病的特征性病变;③瘢痕期(愈合期):Aschoff 小体纤维化,形成梭形小瘢痕。风湿病为变态反应性疾病,不可能形成小化脓性病灶。心瓣膜赘生物为风湿性心内膜炎的基本病变。

57. **ABCDE**   当风湿病累及心内膜时,由于病变所致瓣膜口狭窄或关闭不全,受血液反流冲击较重,可引起左心房后壁粗糙,内膜增厚,称为 McCallum 斑。

58. **ABCDE**   ①风湿性心内膜炎最常累及二尖瓣,病变后期可导致二尖瓣瓣膜增厚、卷曲、缩短、变形。病变可导致瓣膜口狭窄或关闭不全,受血液反流冲击较重,引起内膜灶状增厚,称为 McCallum 斑。②风湿性心肌炎主要累及心肌间质结缔组织,表现为间质性心肌炎、Aschoff 小体形成,病变反复发作,Aschoff 小体机化可形成小瘢痕。③风湿性心外膜炎主要累及心外膜脏层,呈浆液性或纤维蛋白性炎症。④Osler 小结形成为亚急性感染性心内膜炎的病理特点,故答 B。

59. **ABCDE**   二尖瓣狭窄时,血液由左心房进入左心室受阻,因此左心房负荷过重,将导致左心房增大,而不是左心室肥大。

60. **ABCDE**   61. **ABCDE**   ①大叶性肺炎时,若肺内炎性病灶中中性粒细胞渗出过少,释放的蛋白酶不足以溶解渗出物中的纤维蛋白,则大量未能被溶解吸收的纤维蛋白被肉芽组织取代而机化。病变肺组织呈褐色肉样外观,称为肺肉质变(机化性肺炎)。②慢性肺淤血时,肺泡壁毛细血管扩张,通透性增高,血液漏出血管外。长期肺淤血后,肺质地变硬,肉眼呈棕褐色,为肺褐色硬化。慢性肺淤血时只是"淤血",不会癌变。肺结节病是一种间质性肺疾病,与肺淤血无关。

62. **ABCDE**   肺肉质变,也称机化性肺炎,是由于肺内炎性病灶中中性粒细胞渗出过少,释放的蛋白酶不足以溶解渗出物中的纤维蛋白,大量未能被溶解吸收的纤维蛋白被肉芽组织机化取代而形成。

63. A**B**CDE A、B、C、D、E都是小叶性肺炎的致病菌,但以致病力较弱的4、6、10型肺炎球菌最常见。

64. ABC**D**E 慢性支气管炎的病理变化主要为:①呼吸道黏液-纤毛排送系统受损,纤毛柱状上皮变性坏死,再生的呼吸道黏膜上皮杯状细胞增多,并发生鳞状上皮化生;②黏膜下腺体增生肥大,浆液性上皮发生黏液腺化生,导致黏液分泌增多。

65. AB**C**DE 66. **A**BCDE 肺泡性肺气肿的病变发生在肺腺泡内,根据发生部位和范围不同,分为三类:①腺泡中央型肺气肿:位于腺泡中央的呼吸性细支气管囊状扩张,而肺泡管、肺泡囊扩张不明显;②腺泡周围型肺气肿:呼吸性细支气管基本正常,肺泡管、肺泡囊扩张;③全腺泡型肺气肿:表现为呼吸性细支气管、肺泡管、肺泡囊和肺泡均扩张,含气小囊腔布满肺腺泡。

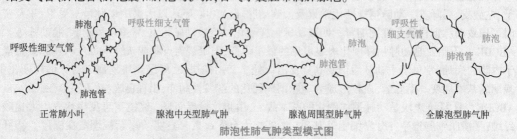

肺泡性肺气肿类型模式图

67. ABC**D**E 68. AB**C**DE ①肺腺癌通常发生于较小的支气管上皮,约65%为周围型肺癌,肉眼观多为弥漫型或多结节型。②肺鳞癌通常发生于大支气管,80%~85%为中央型。③具有内分泌功能的多为肺小细胞癌。肿瘤呈胶冻状常是黏液癌的特点,好发于胃和大肠。

69. A**B**CDE 70. ABC**D**E 71. ABCD**E** 72. **A**BCDE 73. A**B**CDE 74. ABC**D**E ①近年,肺腺癌的发生率明显上升,已成为最常见的肺癌类型。②肺鳞癌好发于50岁以上的男性。③肺腺癌发病年龄较小,女性相对多见。④肺鳞癌绝大多数为中老年男性,且大多有吸烟史,这是因为吸烟导致支气管上皮鳞化,在鳞化的基础上发生癌变。⑤肺小细胞癌是一种神经内分泌肿瘤,可分泌5-羟色胺,导致哮喘样支气管痉挛、阵发性心动过速、水样腹泻及皮肤潮红等副肿瘤综合征。⑥肺小细胞癌对放、化疗很敏感,手术切除效果差。

75. AB**C**DE 胃溃疡好发于胃小弯侧,尤其多见于胃窦部,少见于胃底及大弯侧。

76. **A**BCDE 急性普通型肝炎的镜下特点:肝细胞广泛变性,而坏死轻微。由于坏死范围小,仅单个或数个肝细胞坏死,因此再生肝细胞也少,可完全再生修复。

77. A**B**CDE 虽然肝脏是最易发生脂肪变性的脏器,但病毒性肝炎患者除丙型肝炎外,肝细胞很少发生脂肪变性,故选B。A、C、D、E均属于病毒性肝炎的基本病理变化。

78. AB**C**DE ①急性重型肝炎由于病程短,残留的肝细胞无再生;亚急性重型肝炎可有结节状肝细胞再生。②急性重型肝炎和亚急性重型肝炎均有大块坏死,肝体积缩小,肝脏被膜皱缩和炎症细胞明显浸润。

79. ABCD**E** ①细胞死亡分为凋亡和坏死。凋亡曾称嗜酸性坏死,是活体内局部组织中单个细胞的程序性死亡,主要由嗜酸变发展而来,胞质进一步浓缩,细胞核也浓缩消失,最终形成深红色浓染的圆形小体,称为嗜酸性小体(凋亡小体)。②A、B、C、E项均属于细胞坏死而不是凋亡,多见于病毒性肝炎。

80. **A**BCDE ①患者急性起病,重度黄疸,肝酶和血清总胆红素显著增高,应考虑急性肝炎。患者神志不清,肝浊音界缩小,应诊断为急性重型肝炎。其典型病理改变为肝细胞呈大块坏死,肝细胞坏死从肝小叶中央向周围扩展。②除丙型肝炎外,病毒性肝炎很少出现肝细胞脂肪变性,故不答A。汇管区纤维化常见于肝硬化。急性重型肝炎可见汇管区大量炎症细胞浸润,但以淋巴细胞、巨噬细胞浸润为主。肝淤血改变常见于淤血性肝硬化。

81. ABCD**E** A、B、C、D、E均是门静脉性肝硬化的病理改变,但只有再生结节及假小叶形成是其典型病理变化。

82. **ABCDE** ①患者长期 HBsAg 阳性,很可能发展为乙肝肝硬化。患者 B 超示肝脏回声不均匀,脾大,门静脉增宽,腹腔积液,应诊断为乙肝肝硬化门静脉高压症,故肝穿刺的特征性病变为假小叶形成。②毛细胆管胆汁淤积常见于淤胆性肝硬化。肝细胞气球样变、肝细胞变性坏死、弥漫性肝纤维化常见于乙肝。

83. **ABCDE** 门静脉高压症时门腔静脉间可形成侧支循环。门静脉血经附脐静脉、脐周静脉网,向上经胸腹壁静脉进入上腔静脉,向下经腹壁下静脉进入下腔静脉,引起脐周浅静脉高度扩张,形成"海蛇头"现象。

84. **ABCDE** ①胃黏膜上皮细胞异型增生、胃黏膜大肠型上皮化生均是胃癌的癌前病变,但胃上皮化生不属于癌前病变,故答 E 而不是 B。②Barrett 食管是食管腺癌的癌前病变。胃黏膜中性粒细胞浸润是胃炎的病理改变。胃癌与乳头状瘤无关。

85. **ABCDE** 86. **ABCDE** 87. **ABCDE** 88. **ABCDE** 89. **ABCDE** ①急性肾小球肾炎肾表面充血,有的肾脏表面见散在粟粒大小的出血点,称大红肾或蚤咬肾。②膜性肾病双肾肿大,颜色苍白,有"大白肾"之称。此外,大白肾还见于脂性肾病、膜性增生性肾炎的早期、新月体性肾炎的中期。③原发性颗粒性固缩肾常见于高血压病。④继发性颗粒性固缩肾常见于慢性肾小球肾炎。⑤不规则瘢痕肾常见于慢性肾盂肾炎。

90. **ABCDE** 91. **ABCDE** 92. **ABCDE** 93. **ABCDE** 94. **ABCDE** ①急性肾小球肾炎的病理学特点是弥漫性毛细血管内皮细胞和系膜细胞增生,伴中性粒细胞和巨噬细胞浸润。②急进性肾小球肾炎的病理学特点是肾小球壁层上皮细胞增生形成新月体,故又称新月体性肾炎。③微小病变性肾小球病的病理学特点是弥漫性肾小球脏层上皮细胞足突消失,光镜下肾小球基本正常,肾小管上皮内有脂质沉积,故又称脂性肾病。④膜性肾小球病的特点是肾小球毛细血管壁弥漫性增厚。⑤膜增生性肾小球肾炎的病理学特点是肾小球基膜增厚、系膜细胞增生和系膜基质增多。

95. **ABCDE** 96. **ABCDE** 97. **ABCDE** 98. **ABCDE** 99. **ABCDE** ①急性肾小球肾炎电镜检查显示脏层上皮细胞和基膜之间驼峰状电子致密物沉积。②急进性肾小球肾炎电镜下可见新月体形成,肾小球基膜缺损和断裂。③微小病变性肾小球病电镜检查显示肾小球基膜正常,无电子致密物沉积,主要改变是弥漫性脏层上皮细胞足突消失。④膜性肾小球病电镜检查显示上皮细胞肿胀,基膜增厚,钉突形成。⑤膜增生性肾小球肾炎电镜检查显示基膜增厚,大量电子致密物沉积,呈双轨征。

100. **ABCDE** 101. **ABCDE** 引起成人肾病综合征的最常见原因是膜性肾病。引起儿童肾病综合征的最常见原因是脂性肾病。

102. **ABCDE** ①慢性肾盂肾炎为肾小管和间质的慢性非特异性炎症,表现为局灶性淋巴细胞、浆细胞浸润和间质纤维化。早期肾小球很少受累,肾小球囊壁可发生纤维化。②急性肾小球肾炎常表现为弥漫性毛细血管内皮细胞和系膜细胞增生,伴中性粒细胞浸润。急进性肾小球肾炎常表现为肾小球囊壁层上皮细胞增生,新月体形成。

103. **ABCDE** ①子宫颈上皮非典型增生属子宫颈癌的癌前病变,分Ⅰ、Ⅱ、Ⅲ级。Ⅰ级指异型细胞局限于上皮的下 1/3;Ⅱ级指异型细胞累及上皮层的下 1/3~2/3;Ⅲ级指异型细胞超过上皮全层的 2/3,但未累及上皮全层。②应注意子宫颈上皮非典型增生和子宫颈上皮内瘤变(CIN)的区别和联系:CIN=非典型增生+原位癌。CIN Ⅰ=Ⅰ级非典型增生;CIN Ⅱ=Ⅱ级非典型增生;CIN Ⅲ=Ⅲ级非典型增生+原位癌。

104. **ABCDE** 子宫颈癌最常见和最重要的转移途径是淋巴转移,癌细胞首先转移至子宫旁淋巴结。

105. **ABCDE** 106. **ABCDE** ①葡萄胎的镜下特点:绒毛水肿增大;绒毛间质内血管消失;滋养细胞有不同程度增生,异型性很小。②绒毛膜癌是起源于妊娠绒毛滋养上皮的高度侵袭性恶性肿瘤。镜下,瘤组织由细胞滋养和合体滋养两种细胞组成,细胞异型性明显,可浸润深肌层。肿瘤自身无间质血管,依靠侵袭宿主血管获取营养。癌细胞不形成绒毛和水泡状结构。绒毛膜癌记忆为"三无产品"(无绒毛、无水泡、无间质血管)。

107. **ABCDE** ①诊断性刮宫病理学检查可见滋养细胞异型增生,无间质,应考虑绒毛膜癌。胸片提示肺内结节,应诊断为绒毛膜癌伴肺转移。②侵蚀性葡萄胎可有间质高度水肿,故不答B。A、D、E均不会出现滋养细胞异型增生。

108. **ABCDE** 乳腺癌以浸润性导管癌最常见,占70%左右。浸润性小叶癌占全部乳腺癌的5%~10%,导管内原位癌占15%~30%。髓样癌属于特殊类型癌,极为少见。

109. **ABCDE** ①乳腺癌分为非浸润性癌和浸润性癌。非浸润性癌包括导管内原位癌和小叶原位癌,浸润性癌包括浸润性导管癌、浸润性小叶癌及特殊类型癌。粉刺癌属于导管内原位癌,是非浸润性癌。②黏液癌、小管癌、髓样癌属于特殊类型癌,是浸润性癌。③硬癌是来源于导管上皮的高度恶性的肿瘤,属于浸润性癌。

110. **ABCDE** 湿疹样(乳腺)癌又称Paget病,是一种浸润性导管癌,发生于近乳头的大导管上皮,表现为乳头乳晕区渗出和浅表溃疡,呈湿疹样改变。

111. **ABCDE** ①"癌细胞浸润周围组织",说明不是原位癌而是浸润癌,故可首先排除C、D、E。②浸润性小叶癌的病理特点是癌细胞小,大小一致,呈单行串珠状或细条索状排列。浸润性导管癌的病理特点是癌细胞大小形态各异,呈巢状、团索状排列。根据题意,本例应诊断为浸润性小叶癌。

112. **ABCDE** ①单纯性甲状腺肿分为增生期、胶质贮积期和结节期。胶质贮积期镜下可见滤泡上皮扁平,滤泡腔高度扩大,腔内大量胶质贮积。②A、B、C为结节期表现,D为增生期表现。

113. **ABCDE** 单纯型腺瘤也称正常大小滤泡型腺瘤,胶样型腺瘤也称巨滤泡型腺瘤,胎儿型腺瘤也称小滤泡型腺瘤,胚胎型腺瘤又称梁状和实性腺瘤,嗜酸细胞型腺瘤又称许特莱细胞腺瘤。

114. **ABCDE** 115. **ABCDE** 116. **ABCDE** 117. **ABCDE** 118. **ABCDE** 119. **ABCDE** 120. **ABCDE** 甲状腺癌病理分4型:乳头状癌、滤泡癌、髓样癌和未分化癌,各有特点。①未分化癌又称间变性癌,组织学上又细分为小细胞型、梭形细胞型、巨细胞型和混合细胞型,因此梭形细胞癌属于未分化癌。②尽管乳头状癌预后很好,5年生存率达90%以上,但较早就可发生颈淋巴结转移。③未分化癌恶性程度高,可较早发生浸润和转移。④滤泡癌好发于40岁以上女性,早期易发生血道转移。⑤髓样癌是来源于滤泡旁细胞的恶性肿瘤,属于APUD瘤,能分泌降钙素,产生严重腹泻和低钙血症。⑥乳头状癌镜下观乳头分支多,乳头中心有纤维血管间质,间质内可见砂粒体;癌细胞核常呈透明或毛玻璃状,无核仁。

121. **ABCDE** ①2型糖尿病好发于成人,肥胖者多见。本病病因不明,被认为是与肥胖有关的胰岛素相对不足及组织对胰岛素不敏感所致。②A、B为继发性糖尿病的病因,D、E为1型糖尿病的病因。

122. **ABCDE** ①胰岛素瘤好发于20~50岁成人,90%为直径1~2cm的单发良性肿瘤。②光镜下,瘤细胞排列形式多样,可排列成岛片状、团块状、脑回状、梁状、索带状等,瘤细胞似胰岛细胞,形态较为一致。瘤细胞的良、恶性仅从细胞形态学上很难区别,主要根据有无侵袭周围组织、器官或(和)是否发生转移进行区分。③手术是唯一根治性治疗手段,故一经确诊,应早期手术切除肿瘤。

123. **ABCDE** 124. **ABCDE** 125. **ABCDE** ①淋巴细胞套是指流行性乙型脑炎时脑组织水肿,脑实质血管高度扩张充血,血管周围间隙增宽,以淋巴细胞为主的炎症细胞常围绕血管周围间隙形成袖套状浸润。②小胶质细胞并不是真正的胶质细胞,而属于单核巨噬细胞系统。当乙型脑炎发生神经细胞变性坏死时,小胶质细胞吞噬变性坏死的神经细胞,称为"噬神经细胞现象"。③乙型脑炎可出现神经细胞的变性坏死,表现为神经细胞肿胀、尼氏小体消失,严重者核浓缩、溶解、消失,被增生的少突胶质细胞包绕,若一个神经细胞被5个或5个以上的少突胶质细胞围绕,称为"卫星现象"。

126. **ABCDE** 原发性肺结核好发于小儿,95%可以自愈,但少数营养不良或免疫力低下的患儿,原发灶的干酪样坏死物质破入邻近大静脉,或因含有结核分枝杆菌的淋巴液由胸导管回流,经静脉入右心,播散至全身,导致全身粟粒性结核病。

127. **ABCDE** 肺的原发病灶、淋巴管炎和肺门淋巴结核称原发综合征(原发性肺结核)。其原发病灶常位于肺上叶下部或下叶上部近胸膜处,为直径1.0~1.5cm,灰白色的炎性实质灶,称Ghon灶。

128. **ABCDE**　①肥达(Widal)反应正常值O<1∶80,H<1∶160。中年男性,持续高热,消化道症状,黄疸、玫瑰疹、脾大、外周血白细胞降低,肥达反应阳性,应诊断为伤寒,其特征性病理变化为全身单核巨噬细胞系统增生。②中性粒细胞浸润为急性化脓性炎的特点。嗜酸性脓肿为急性血吸虫病的特点。肠黏膜淤血水肿无特异性。干酪样坏死性肉芽肿形成为结核病的特点。

129. **ABCDE**　①急性细菌性痢疾的肠道黏膜大量纤维蛋白渗出,与黏膜表层坏死组织、中性粒细胞、红细胞和细菌一起形成假膜,出现急性细菌性痢疾的特征性病变,即假膜性炎。②肠伤寒为增生性炎。肠结核、肠血吸虫病为慢性肉芽肿性炎。肠阿米巴痢疾为变质性炎。

130. **ABCDE**　①患者腹痛、腹泻,里急后重,排黏液脓血便,见灰白色膜状物,此为假膜,应诊断为急性细菌性痢疾,其特征性病变为假膜性炎,属于纤维蛋白性炎的特例。②变质性炎常见于乙肝、乙脑。浆液性炎、化脓性炎、出血性炎均属于渗出性炎,其渗出物分别为浆液、中性粒细胞、红细胞。

131. **ABCDE**　虫卵造成血吸虫病的主要病损,其基本病理变化为虫卵结节。表现为虫卵在肝、肠、肺等组织内的沉着(E错)。急性虫卵结节并非真正脓肿,而是寄生虫卵结节,故有大量嗜酸性粒细胞积聚,并非中性粒细胞积聚(C错)。无论早期还是晚期,均不会出现大量淋巴细胞浸润。慢性虫卵结节的毛蚴已死亡,只有死亡,才会被吸收、钙化(B错)。晚期血吸虫卵结节可表现为假结核结节,含有大量类上皮细胞、少量异物巨细胞及钙化灶等。

132. **ABCDE**　艾滋病(AIDS)的病原体为HIV,HIV主要感染破坏CD4⁺T细胞。随着病情的发展,淋巴细胞越来越少,巨噬细胞相对越来越多,最后主要细胞为巨噬细胞和浆细胞。因此AIDS晚期的病理特点为淋巴细胞消失殆尽。

133. **ABCDE**　艾滋病(AIDS)早期表现为淋巴结肿大,淋巴小结增生明显,生发中心活跃,髓质内出现较多浆细胞。晚期淋巴结病变呈现一片荒芜,淋巴结消失殆尽。

134. **ABCDE**　由于严重的免疫功能缺陷,艾滋病(AIDS)患者常伴多发性机会感染和肿瘤。70%~80%的患者可经历一次或多次肺孢子虫感染,约50%的患者死于肺孢子虫感染,肺孢子虫感染为本病最常见死因,对诊断本病有一定参考价值。约30%的患者发生Kaposi肉瘤,是AIDS最常伴发的恶性肿瘤。

135. **ABCDE**　①获得性免疫缺陷综合征(艾滋病)的病原体是艾滋病病毒(HIV)。CD4分子为HIV的主要受体,当HIV进入人体后,嵌于病毒包膜上的gp120与CD4⁺T细胞膜上的CD4受体结合,使CD4⁺T细胞大量破坏和功能受损,导致细胞免疫缺陷,因此艾滋病患者主要受损的靶细胞是CD4⁺T细胞。②CD8⁺T细胞、B2细胞主要参与体液免疫。B1细胞、NK细胞主要参与固有免疫。

136. **ABCDE**　A、B、C、D、E均属于艾滋病的机会感染,其中以肺孢子虫肺炎最常见,70%~80%的艾滋病患者可经历一次或多次肺孢子虫感染。

137. **ABCDE**　①尖锐湿疣是由HPV(主要是HPV6和HPV11)引起的性传播疾病。②HIV为艾滋病病毒,HBV为乙肝病毒,EBV为EB病毒,HEV为戊肝病毒。

138. **ABCDE**　淋病是由淋病奈瑟菌引起的急性化脓性炎,是最常见的性传播疾病。

第四篇 药理学试题

1. 药物产生副作用主要是由于
   A. 药物浓度过低 B. 药物浓度过高 C. 药物剂量过大
   D. 药物对机体的作用低 E. 药物对机体组织的选择性低（2023）
2. 硝酸甘油口服后经门静脉入肝，进入体循环的药量仅约10%，这说明该药
   A. 活性低 B. 效能低 C. 排泄快
   D. 首关效应显著 E. 大多被胃酸破坏
3. 体内破坏乙酰胆碱的特异性酶是
   A. 单胺氧化酶 B. 乙酰胆碱酯酶 C. 磷酸二酯酶
   D. 氧位甲基转移酶 E. 羧化酶
4. 阿托品用于治疗感染性休克的主要机制是
   A. 加快心率，增加心输出量 B. 扩张支气管，改善缺氧状态 C. 扩张血管，改善微循环
   D. 收缩血管，升高血压 E. 兴奋呼吸中枢，加强呼吸
5. 属于β受体阻滞剂的降压药是
   A. 卡托普利 B. 硝苯地平 C. 维拉帕米
   D. 阿替洛尔 E. 哌唑嗪（2015）
6. 女，59岁。因车祸导致多发性骨折半小时入院。查体：脉搏120次/分，血压70/30mmHg。给予补充血容量及静脉滴注去甲肾上腺素治疗后症状缓解，但静脉滴注处皮肤发白、变冷。为避免局部皮肤出现不良后果，应在局部浸润注射
   A. 阿托品 B. 山莨菪碱 C. 普萘洛尔
   D. 普鲁卡因胺 E. 酚妥拉明（2023）
7. 小剂量可以增加肾动脉血流量的药物是
   A. 肾上腺素 B. 去甲肾上腺素 C. 异丙肾上腺素
   D. 多巴胺 E. 氨茶碱（2023）
8. 治疗休克和急性肾功能衰竭宜选用
   A. 阿托品 B. 肾上腺素 C. 间羟胺
   D. 多巴胺 E. 多巴酚丁胺
9. 治疗外周血管痉挛性疾病宜选用
   A. 肾上腺素 B. 东莨菪碱 C. 酚妥拉明
   D. 多巴胺 E. 间羟胺
10. 可抑制心肌收缩的药物是
    A. 普萘洛尔 B. 多巴胺 C. 多巴酚丁胺
    D. 地高辛 E. 肾上腺素
11. 苯二氮䓬类药物的作用特点是

A. 作用部位主要在脑干网状结构　　B. 小剂量药物无抗焦虑作用
C. 停药后代偿性反跳较明显　　　　D. 对快动眼睡眠时相影响较小
E. 对大脑损伤引起的肌肉僵直无作用（2016）

12. 一般不用于表面麻醉的局麻药是
    A. 普鲁卡因　　　　　　B. 利多卡因　　　　　　C. 丁卡因
    D. 布比卡因　　　　　　E. 罗哌卡因

13. 兼有镇静催眠、抗惊厥、抗癫痫作用的药物是
    A. 苯妥英钠　　　　　　B. 地西泮　　　　　　　C. 卡马西平
    D. 水合氯醛　　　　　　E. 扑米酮

    A. 乙琥胺　　　　　　　B. 地西泮　　　　　　　C. 丙戊酸钠
    D. 苯妥英钠　　　　　　E. 卡马西平

14. 治疗癫痫小发作的首选药物是
15. 治疗癫痫大发作的首选药物是
16. 治疗癫痫小发作合并大发作的首选药物是
17. 治疗癫痫持续状态的首选药物是
18. 属于广谱抗癫痫药物的是
19. 治疗癫痫局限性发作的首选药物是
20. 治疗三叉神经痛的首选药物是

    A. 苯妥英钠　　　　　　B. 异丙嗪　　　　　　　C. 地西泮
    D. 氯丙嗪　　　　　　　E. 乙琥胺

21. 治疗脊髓损伤引起肌强直的药物是
22. 治疗癫痫大发作和局限性发作的药物是

    A. 氯氮平　　　　　　　B. 碳酸锂　　　　　　　C. 丙米嗪
    D. 苯妥英钠　　　　　　E. 氯丙嗪

23. 抑郁症的治疗首选
24. 可用于人工冬眠的药物是

25. 患者,女,38岁,因患严重精神分裂症用氯丙嗪治疗。2年来氯丙嗪的用量需增加至600mg/d才能较满意地控制症状,但近日出现肌肉震颤、动作迟缓、流涎等症状。为改善这些症状,应选用的治疗药物是
    A. 左旋多巴　　　　　　B. 多巴胺　　　　　　　C. 地西泮
    D. 溴隐亭　　　　　　　E. 苯海索

26. 吗啡的药理作用有
    A. 镇痛、镇静、镇咳　　B. 镇痛、镇静、抗震颤麻痹　C. 镇痛、兴奋呼吸
    D. 镇痛、止泻、缩血管　E. 镇痛、镇静、散瞳

27. 不属于哌替啶适应证的是
    A. 术后镇痛　　　　　　B. 人工冬眠　　　　　　C. 心源性哮喘
    D. 支气管哮喘　　　　　E. 麻醉前给药

28. 胎儿娩出前2~4小时内不宜使用的镇痛药物是
    A. 丙磺舒　　　　　　　B. 哌替啶　　　　　　　C. 对乙酰氨基酚
    D. 布洛芬　　　　　　　E. 喷他佐辛

29. 可用于阿片类药物成瘾者鉴别诊断的药物是
    A. 吗啡　　　　　　　　　　B. 哌替啶　　　　　　　　　　C. 纳洛酮
    D. 美沙酮　　　　　　　　　E. 曲马多
30. 下列哪种维生素可以预防使用阿司匹林引起的出凝血障碍?
    A. 维生素 A　　　　　　　　B. 维生素 B_1　　　　　　　C. 维生素 C
    D. 维生素 E　　　　　　　　E. 维生素 K
31. 解热镇痛作用强而抗炎作用很弱的药物是
    A. 布洛芬　　　　　　　　　B. 阿司匹林　　　　　　　　　C. 双氯芬酸
    D. 对乙酰氨基酚　　　　　　E. 吲哚美辛
32. 室性期前收缩、室性心动过速的首选治疗药物是
    A. 维拉帕米　　　　　　　　B. 利多卡因　　　　　　　　　C. 胺碘酮
    D. 普萘洛尔　　　　　　　　E. 苯妥英钠
33. 胺碘酮的作用机理是
    A. 延长 APD,阻滞 Na^+ 内流　　B. 缩短 APD,阻滞 Na^+ 内流　　C. 延长 ERP,促进 K^+ 外流
    D. 缩短 APD,阻断 β 受体　　　　E. 缩短 ERP,阻断 α 受体
34. 卡托普利的常见不良反应是
    A. 直立性低血压　　　　　　B. 顽固性咳嗽　　　　　　　　C. 男乳女化
    D. 低钾血症　　　　　　　　E. 反射性心率增快
35. 洋地黄治疗充血性心力衰竭的药理机制主要是
    A. 激活心肌细胞膜 Na^+-K^+-ATP 酶　　　　B. 抑制心肌细胞膜 Na^+-K^+-ATP 酶
    C. 增加心肌细胞中的 Na^+　　　　　　　　　D. 增加心肌细胞中的 K^+
    E. 减少心肌细胞中的 Na^+
36. 能明显提高 HDL 的药物是
    A. 洛伐他汀　　　　　　　　B. 吉非贝齐　　　　　　　　　C. 考来替泊
    D. 普罗布考　　　　　　　　E. 考来烯胺
37. 关于普萘洛尔治疗心绞痛的叙述,错误的是
    A. 常与硝酸甘油合用　　　　B. 对兼有高血压者效果好　　　C. 对稳定型心绞痛有效
    D. 对变异型心绞痛效果较好　E. 久用者不宜突然停药
38. 最可能加重变异型心绞痛的药物是
    A. 抗血小板药物　　　　　　B. 硝酸酯类药物　　　　　　　C. 钙通道阻滞剂
    D. 调脂药物　　　　　　　　E. β 受体阻滞剂
39. 伴有糖尿病的水肿患者,不宜选用的利尿药是
    A. 氢氯噻嗪　　　　　　　　B. 呋塞米　　　　　　　　　　C. 螺内酯
    D. 乙酰唑胺　　　　　　　　E. 氨苯蝶啶
40. 某心源性水肿患者,用地高辛和氢氯噻嗪治疗,2 周后患者出现多源性室性期前收缩,其主要原因是
    A. 低血钾　　　　　　　　　B. 低血钙　　　　　　　　　　C. 低血钠
    D. 高血镁　　　　　　　　　E. 低氯碱血症
41. 氯雷他定属于
    A. H_1 受体阻断药　　　　　B. H_2 受体阻断药　　　　　　C. H_3 受体阻断药
    D. H_4 受体阻断药　　　　　E. H_5 受体阻断药
42. 属于抗炎平喘药的是
    A. 特布他林　　　　　　　　B. 沙丁胺醇　　　　　　　　　C. 糖皮质激素

D. 氨茶碱　　　　　　　　E. 色甘酸钠

43. 氨茶碱治疗支气管哮喘的作用机理是
    A. 阻断迷走神经　　　　B. 抑制磷酸二酯酶　　　　C. 激活磷酸二酯酶
    D. 激活腺苷酸环化酶　　E. 保护肥大细胞溶酶体膜

44. 抑制胃酸分泌作用最强的药物是
    A. 雷尼替丁　　　　　　B. 法莫替丁　　　　　　　C. 西咪替丁
    D. 奥美拉唑　　　　　　E. 氢氧化铝凝胶

45. 不宜使用糖皮质激素的疾病是
    A. 水痘和带状疱疹　　　B. 多发性皮肌炎　　　　　C. 过敏性紫癜
    D. 中毒型菌痢　　　　　E. 感染性休克

46. 长期大剂量使用糖皮质激素可出现的不良反应是
    A. 低血糖　　　　　　　B. 低血压　　　　　　　　C. 水钠潴留
    D. 高钾血症　　　　　　E. 高钙血症

47. 长期应用糖皮质激素后，突然停药所产生的反跳现象是由于患者
    A. 对糖皮质激素产生耐药性　　B. ACTH 分泌减少　　C. 肾上腺皮质功能亢进
    D. 肾上腺皮质功能减退　　　　E. 对糖皮质激素产生了依赖或病情未能完全控制

48. 下列哪种降血糖药可用于治疗尿崩症？
    A. 氯磺丙脲　　　　　　B. 胰岛素　　　　　　　　C. 二甲双胍
    D. 阿卡波糖　　　　　　E. 罗格列酮

49. 治疗长期慢性失血引起的贫血宜选用
    A. 右旋糖酐　　　　　　B. 右旋糖酐铁　　　　　　C. 叶酸
    D. 维生素 B_{12}　　　E. 红细胞生成素

50. 肝素用于体内抗凝最常用的给药途径是
    A. 舌下含服　　　　　　B. 口服　　　　　　　　　C. 肌内注射
    D. 皮下注射　　　　　　E. 静脉注射

51. 双香豆素过量引起的出血可用下列哪种药物纠正？
    A. 鱼精蛋白　　　　　　B. 叶酸　　　　　　　　　C. 维生素 K
    D. 链激酶　　　　　　　E. 肝素

52. 青霉素最适合下列哪种细菌引起的感染？
    A. 肠球菌　　　　　　　B. 溶血性链球菌　　　　　C. 伤寒杆菌
    D. 痢疾杆菌　　　　　　E. 立克次体

53. 使用青霉素出现过敏性休克时，应立即选用的急救药物是
    A. 肾上腺素　　　　　　B. 去甲肾上腺素　　　　　C. 地塞米松
    D. 苯海拉明　　　　　　E. 苯巴比妥

54. 对红霉素不敏感的病原体是
    A. 革兰氏阳性菌　　　　B. 革兰氏阴性菌　　　　　C. 肺炎支原体
    D. 军团菌　　　　　　　E. 大肠埃希菌

55. 对庆大霉素不敏感的致病菌是
    A. 革兰氏阴性杆菌　　　B. 铜绿假单胞菌　　　　　C. 肺炎球菌
    D. 结核分枝杆菌　　　　E. 草绿色链球菌

56. 因对胎儿的软骨发育有影响，孕妇和哺乳期妇女不宜使用的药物是
    A. 喹诺酮类　　　　　　B. 氨基糖苷类　　　　　　C. 噻嗪类

D. 磺胺类　　　　　　　E. 青霉素类（2023）
57. 肺炎支原体肺炎宜选用的抗生素是
　　A. 青霉素　　　　　　B. 链霉素　　　　　　C. 头孢他啶
　　D. 多西环素　　　　　E. 氧氟沙星
　　A. 甲硝唑　　　　　　B. 甲氧苄啶　　　　　C. 红霉素
　　D. 环丙沙星　　　　　E. 磺胺嘧啶
58. 铜绿假单胞菌尿道炎的首选治疗药物是
59. 流行性脑脊髓膜炎的首选治疗药物是
60. 甲硝唑一般不用于下列哪种疾病的治疗？
　　A. 阿米巴肝脓肿　　　B. 急性阿米巴痢疾　　C. 阴道滴虫病
　　D. 破伤风　　　　　　E. 白假丝酵母菌阴道炎
61. 各型结核病的首选治疗药物是
　　A. 异烟肼　　　　　　B. 利福平　　　　　　C. 乙胺丁醇
　　D. 吡嗪酰胺　　　　　E. 链霉素
62. 抢救脑性疟时宜选用的药物是
　　A. 氯喹　　　　　　　B. 奎宁　　　　　　　C. 青蒿素
　　D. 乙胺嘧啶　　　　　E. 伯氨喹

药理学试题参考答案及详细解答

(正确答案为绿色的选项)

1. ABCDE　①由于药物选择性低,药理效应涉及多个器官,当某一效应用作治疗目的时,其他效应就成为药物副作用。②副作用是在治疗剂量下发生的,是药物本身固有的作用。药物剂量过大时可发生毒性反应。

2. ABCDE　药物口服后从胃肠道吸收入门静脉,在到达全身血液循环前应先通过肝脏,若肝脏对其代谢能力很强,则进入全身血液循环内的有效药物量明显减少,这种作用称为首关效应。

3. ABCDE　乙酰胆碱可在乙酰胆碱酯酶的作用下,分解为乙酸和胆碱。

4. ABCDE　大剂量阿托品可解除血管痉挛,舒张外周血管,改善微循环,而用于感染性休克的治疗,此药理效应与阿托品的 M 受体阻断作用无关。

5. ABCDE　卡托普利为血管紧张素转换酶抑制药。硝苯地平、维拉帕米为钙通道阻滞药。阿替洛尔为选择性 β_1 受体阻滞剂。哌唑嗪为选择性 α_1 受体阻滞剂。

6. ABCDE　①去甲肾上腺素为 α_1 受体激动剂,可使皮肤血管明显收缩,造成注射部位皮肤苍白。为避免局部组织缺血坏死,应停止注射,进行热敷,并用 α 受体阻滞剂酚妥拉明作局部浸润注射,以扩张血管。②A、B、C、D 都不是 α 受体阻滞剂。

7. ABCDE　①小剂量多巴胺作用于 D_1 受体,可舒张肾血管,使肾血流量增加、肾小球滤过率增大。大剂量多巴胺可兴奋肾血管的 α 受体,使肾血管明显收缩。②A、B、C、E 均无此特殊作用。

8. ABCDE　多巴胺可激动 α 受体和 β 受体,加强心肌收缩,增加心输出量,故可用于休克的治疗。多巴胺低浓度时可激动 D_1 受体,舒张肾血管,使肾血流量增加,故可与利尿剂联合用于急性肾功能衰竭的治疗。

9. ABCDE　酚妥拉明为 α 受体阻滞剂,可阻断血管 α_1 受体,直接扩张小动脉,用于外周血管痉挛性疾病(如雷诺综合征、血栓闭塞性脉管炎)的治疗。

10. ABCDE　普萘洛尔为非选择性 β 受体阻滞剂,可减慢心率,降低心肌收缩力和心输出量,减少心肌氧耗量。B、C、D、E 均可加强心肌收缩。

11. ABCDE　①苯二氮䓬类具有镇静催眠作用,能明显缩短入睡时间,显著延长睡眠持续时间,减少觉醒次数。主要延长非快动眼睡眠(NREMS)的第 2 期,对快动眼睡眠(REMS)影响较小,停药后出现反跳性快动眼睡眠延长较巴比妥类轻。②苯二氮䓬类的作用部位主要在边缘系统的苯二氮䓬受体,其抗焦虑作用选择性较高,小剂量即可明显改善焦虑症状。苯二氮䓬类具有中枢性肌肉松弛作用,故不答 E。

12. ABCDE　①普鲁卡因亲脂性低,对黏膜的穿透力弱,因此一般不用于表面麻醉。②丁卡因属于酯类局麻药,其麻醉强度比普鲁卡因强 10 倍,但毒性大 10~12 倍,因毒性大,一般不用于浸润麻醉。利多卡因起效快,作用强而持久,穿透力强,安全范围大,可用于多种形式的局部麻醉,有全能局麻药之称,是临床上应用最多的局麻药。

13. ABCDE　①兼有镇静催眠、抗惊厥、抗癫痫作用的药物是地西泮。②苯妥英钠、卡马西平、扑米酮均有抗惊厥、抗癫痫作用,但无镇静催眠作用。水合氯醛具有镇静催眠作用,但无抗癫痫作用。

14. ABCDE　15. ABCDE　16. ABCDE　17. ABCDE　18. ABCDE　19. ABCDE　20. ABCDE　①乙琥胺是

临床上治疗癫痫小发作(失神性发作)的首选药物,其疗效虽稍逊于氯硝西泮,但副作用和耐受性的产生较少,对其他类型癫痫发作无效。②苯妥英钠是治疗癫痫大发作和局限性发作的首选药物,但对小发作无效。③丙戊酸钠为广谱抗癫痫药,临床上对各类癫痫都有一定疗效,对大发作疗效不如苯妥英钠、苯巴比妥,对小发作的疗效优于乙琥胺,但其因肝脏毒性不作为首选药物。其对复杂部分性发作疗效近似卡马西平,对非典型小发作疗效不及氯硝西泮,它是大发作合并小发作时的首选药物。④地西泮是治疗癫痫持续状态的首选药物,静脉注射显效快,且较其他药物安全。⑤丙戊酸钠为广谱抗癫痫药。⑥苯妥英钠是治疗癫痫大发作和局限性发作的首选药物。⑦卡马西平对神经痛效果优于苯妥英钠,是治疗三叉神经痛的首选药物,有效率达70%~80%。

21. ABCDE 22. ABCDE ①地西泮属于苯二氮䓬类,有较强的肌肉松弛作用,可用于治疗脊髓损伤引起的肌强直。②苯妥英钠是治疗癫痫大发作和局限性发作的首选药物。③异丙嗪为H_1受体阻断药,常用于皮肤黏膜变态反应性疾病的治疗。地西泮是治疗癫痫持续状态的首选药物。氯丙嗪为经典抗精神分裂药。乙琥胺是治疗癫痫小发作的首选药物。

23. ABCDE 24. ABCDE ①丙米嗪为三环类抗抑郁药物,对各种原因引起的抑郁症均有效,对内源性抑郁症、更年期抑郁症效果较好,对反应性抑郁症效果次之,对精神病的抑郁成分效果较差。②人工冬眠合剂由氯丙嗪、哌替啶、异丙嗪组成,多用于严重创伤、感染性休克、高热惊厥、中枢性高热、甲状腺危象等的辅助治疗。

25. ABCDE 长期大量服用氯丙嗪后出现肌张力增高、面容呆板、动作迟缓、肌肉颤动、流涎等症状,应考虑并发锥体外系反应帕金森综合征。此反应是由氯丙嗪拮抗了黑质-纹状体通路的D_2样受体,使纹状体中的多巴胺功能减弱、乙酰胆碱功能增强引起的,可选用抗胆碱药苯海索,以缓解症状。

26. ABCDE ①吗啡具有强大的镇痛作用,对大多数急性疼痛、慢性疼痛效果良好。吗啡能改善疼痛引起的焦虑、紧张、恐惧等情绪反应,具有镇静作用。吗啡能直接抑制延髓咳嗽中枢,具有镇咳作用。②吗啡具有抑制呼吸、缩小瞳孔、引起便秘等作用。

27. ABCDE 大剂量哌替啶可收缩支气管平滑肌,因此禁用于支气管哮喘发作。

28. ABCDE ①新生儿对哌替啶的呼吸抑制作用极为敏感,因此产妇临产前2~4小时内不宜使用。②A、C、D、E项药物产前均可使用。

29. ABCDE 纳洛酮为竞争性阿片受体拮抗药,对阿片类药物成瘾者,肌内注射本品可诱发严重戒断症状,结合用药史、尿检结果,可确诊阿片类药物成瘾。美沙酮主要用于阿片类药物成瘾的治疗。

30. ABCDE 阿司匹林能不可逆地抑制环氧化酶,对血小板合成TXA_2有强大而持久的抑制作用,使血小板凝集受到抑制,使血液不易凝固。大剂量阿司匹林还可抑制凝血酶原的形成,引起凝血障碍。使用维生素K可增加体内维生素K依赖的凝血因子的合成,预防使用阿司匹林引起的出凝血障碍。

31. ABCDE ①对乙酰氨基酚的特点是解热镇痛作用与阿司匹林相当,但无明显抗炎作用。②布洛芬、双氯芬酸的特点是解热镇痛抗炎作用均很强。吲哚美辛具有解热镇痛抗炎作用,尤其抗炎作用比阿司匹林强10~40倍。

32. ABDE ①利多卡因可阻断钠通道,抑制动作电位2期和4期钠内流,缩短浦肯野纤维和心室肌的动作电位时程,延长静息期,降低自律性。主要用于治疗室性快速性心律失常(室性期前收缩、室性心动过速、心室颤动)。利多卡因对心房肌细胞钠通道的阻滞作用较弱,因此对房性心律失常疗效差。②维拉帕米为室上性心动过速的首选药物,胺碘酮是广谱抗心律失常药物,普萘洛尔多用于治疗室上性心律失常,苯妥英钠多用于治疗洋地黄中毒所致的室性心律失常。

33. ABCDE 胺碘酮可阻滞K^+外流和Na^+内流,延长动作电位平台期,从而延长动作电位时程(APD)。胺碘酮也有一定α和β受体阻断作用。ERP为有效不应期。

34. ABCDE ①卡托普利的常见不良反应包括高钾血症、血管神经性水肿、顽固性咳嗽。顽固性咳嗽与缓激肽降解减少、缓激肽增加有关。②直立性低血压为α受体阻滞剂的常见不良反应。男乳女化为螺内酯的常见副作用。卡托普利具有轻至中等强度的降压作用,可降低外周血管阻力,增加肾血流量,不伴反射性心率增快。

35. **ABCDE** 洋地黄可与心肌细胞膜上 Na^+-K^+-ATP 酶结合并抑制其活性,导致钠泵失活,使细胞内 Na^+ 增加,通过 Na^+-Ca^{2+} 交换,使细胞内的 Ca^{2+} 增加,心肌收缩力加强,从而治疗充血性心力衰竭。

36. **ABCDE** ①吉非贝齐为贝特类调脂药,主要降低甘油三酯,也可作用于过氧化物酶体增殖物激活的受体(PPAR),刺激 apo-I 和 apo-II 的表达,从而提高 HDL-C 的水平。②洛伐他汀可使 HDL-C 略有升高,故不答 A。考来替泊、考来烯胺(消胆胺)均属于胆汁酸结合树脂,主要通过抑制胆固醇的吸收而降低血清胆固醇浓度,对 HDL-C 影响不大。普罗布考为抗氧化药,可降低血清 HDL-C 水平。

37. **ABCDE** 普萘洛尔为 β 受体阻滞剂,禁用于变异型心绞痛,因 β 受体阻断后,α 受体占优势,易致冠状动脉收缩。普萘洛尔与硝酸甘油合用,可协同降低耗氧量,故不答 A。普萘洛尔可降低血压,对高血压伴心绞痛者效果较好。普萘洛尔可用于硝酸甘油疗效差的稳定型心绞痛,可使发作次数减少。停用普萘洛尔应逐渐减量,突然停用可导致心绞痛加剧或诱发心肌梗死,故不答 E。

38. **ABCDE** 非选择性 β 受体阻滞剂既可阻断 $β_1$ 受体,也可阻断 $β_2$ 受体。由于能阻断冠状动脉的 $β_2$ 受体,导致冠状动脉收缩或痉挛加重,因此使用后可加重变异型心绞痛的病情,故答 E。

39. **ABCDE** 氢氯噻嗪可抑制胰岛素分泌、减少组织利用葡萄糖,导致血糖升高、高脂血症,故糖尿病合并水肿的患者不宜选用氢氯噻嗪。

40. **ABCDE** ①氢氯噻嗪为排钾性利尿剂,长期大量使用可导致低钾血症,诱发室性期前收缩。低钾血症又可诱发及加重洋地黄(地高辛)中毒,出现室性期前收缩。②B、C、D、E 均与用药史无关。

41. **ABCDE** 组胺受体分 H_1、H_2 和 H_3 三种亚型,氯雷他定属于第二代 H_1 受体阻断药。

42. **ABCDE** 平喘药可分为抗炎平喘药(糖皮质激素)、支气管扩张药($β_2$ 肾上腺素受体激动药、茶碱类、抗胆碱药)和抗过敏平喘药(色甘酸钠)。特布他林、沙丁胺醇均属于 $β_2$ 肾上腺素受体激动药。

43. **ABCDE** ATP 在腺苷酸环化酶的作用下,去焦磷酸环化生成 cAMP。cAMP 在磷酸二酯酶的作用下,分解为 5'-AMP 而失活。氨茶碱能抑制磷酸二酯酶,减少 cAMP 水解,提高支气管平滑肌细胞内的 cAMP 浓度,导致支气管平滑肌舒张,而用于缓解支气管哮喘发作。

$$ATP \xrightarrow{腺苷酸环化酶} cAMP \xrightarrow{磷酸二酯酶} 5'\text{-}AMP（失活）$$

44. **ABCDE** 奥美拉唑是质子泵抑制剂,是目前抑酸作用最强、疗效最好的消化性溃疡治疗药物。

45. **ABCDE** 应用糖皮质激素可使体内潜在感染病灶(如水痘、带状疱疹)扩散,尤其是抵抗力低下的患者,故答 A。B、C、D、E 均可使用糖皮质激素。

46. **ABCDE** 长期大剂量使用糖皮质激素可导致水钠潴留、高血压,约 50% 的患者可出现类固醇性糖尿病。糖皮质激素增加尿钾排泄,故长期使用可导致低钾血症。糖皮质激素可增加钙磷排泄,故长期使用可导致血钙降低,骨质疏松。

47. **ABCDE** 长期应用糖皮质激素后,突然停药所产生的反跳现象可能是患者对激素产生了依赖性或病情尚未完全控制,突然停药或减量过快而致原病复发或恶化。

48. **ABCDE** 氯磺丙脲为磺酰脲类降血糖药,可促进 ADH 分泌,故有抗利尿作用,可用于尿崩症的治疗。

49. **ABCDE** ①长期慢性失血(如月经过多、痔出血)引起的贫血多为缺铁性贫血,首选铁剂(右旋糖酐铁、硫酸亚铁)治疗,故答 B。②右旋糖酐常用于治疗低血容量休克。叶酸、维生素 B_{12} 常用于治疗巨幼红细胞性贫血,红细胞生成素常用于治疗肾性贫血。

50. **ABCDE** 肝素口服无效,只能静脉注射(普通肝素)、皮下注射(低分子肝素)。由于低分子肝素临床应用较少,故最佳答案为 E 而不是 D。

51. **ABCDE** ①凝血因子 Ⅱ、Ⅶ、Ⅸ、Ⅹ 的合成需维生素 K 的参与,称维生素 K 依赖的凝血因子。双香豆素为维生素 K 的拮抗剂,可抑制维生素 K 在肝内由环氧化物向氢醌型转化,从而阻止维生素 K 的反复利用,影响维生素K依赖的凝血因子的合成,而发挥抗凝作用。因此双香豆素过量引起的出血可用维生素K纠正。②肝素使用过量可用鱼精蛋白纠正。

52. ABCDE　①大多数G^+球菌(溶血性链球菌、肺炎球菌)对青霉素高度敏感。②青霉素对大多数G^-杆菌(伤寒杆菌、痢疾杆菌)作用较弱,肠球菌对青霉素不敏感,青霉素对真菌、原虫、立克次体、病毒等无作用。

53. ABCDE　使用青霉素出现过敏性休克时,应立即皮下或肌内注射肾上腺素0.5~1.0mg,必要时加用糖皮质激素和抗组胺药。

54. ABCDE　革兰氏阳性菌(金葡菌、表皮葡萄球菌)、革兰氏阳性菌(脑膜炎奈瑟菌、军团菌)对红霉素高度敏感,红霉素对某些螺旋体、肺炎支原体、立克次体等也有杀灭作用,但对大肠埃希菌无效。

55. ABCDE　庆大霉素对各种革兰氏阴性杆菌作用强大,可与青霉素合用,协同治疗严重的肺炎球菌、铜绿假单胞菌、肠球菌、草绿色链球菌感染,但对结核分枝杆菌无效。

56. ABCDE　喹诺酮类可影响胎儿软骨的发育,禁用于孕妇和哺乳期妇女。

57. ABCDE　多西环素为四环素类抗生素,对立克次体、支原体、衣原体均有效。

58. ABCDE　59. ABCDE　①环丙沙星为第三代喹诺酮类药物,对多数革兰氏阴性菌敏感,是铜绿假单胞菌尿道炎的首选治疗药物。②磺胺嘧啶易通过血脑屏障,首选用于治疗流行性脑脊髓膜炎。

60. ABCDE　甲硝唑首选用于治疗阿米巴病、滴虫病、破伤风,但对真菌感染无效。

61. ABCDE　各型结核病的首选治疗药物是异烟肼,其疗效好,副作用较少。

62. ABCDE　①青蒿素对各种疟原虫红细胞内期裂殖体均有快速杀灭作用,因可透过血脑屏障,对脑性疟的抢救有较好效果。②氯喹是控制疟疾症状的首选药物,乙胺嘧啶是预防性抗疟药,伯氨喹常用于控制疟疾的远期复发。

第五篇 医学心理学试题

1. 通过交谈或问卷的方法了解某些人对某一事件的感受、态度和行为,这种研究方法在心理学上称为
   A. 观察研究   B. 调查研究   C. 个案研究
   D. 实验研究   E. 测验研究
2. 人类的认知过程不包括
   A. 感觉   B. 知觉   C. 信念
   D. 注意   E. 思维
3. 知觉过程中,根据过去的知识经验,力求对知觉对象做出某种解释,使其具有一定的意义,这是知觉的
   A. 相对性   B. 整体性   C. 理解性
   D. 恒常性   E. 可知性
4. "感时花溅泪,恨别鸟惊心"的含义是指
   A. 心境   B. 激情   C. 应激
   D. 表情   E. 心情
5. 需要属于心理现象中的
   A. 认识过程   B. 意志过程   C. 情感过程
   D. 人格特征   E. 人格倾向性
6. 不属于马斯洛需要层次理论的内容是
   A. 生理的需要   B. 安全的需要   C. 尊重的需要
   D. 精神的需要   E. 自我实现的需要

   A. 双趋冲突   B. 双避冲突   C. 趋避冲突
   D. 双重趋避   E. 混合冲突
7. "鱼和熊掌不可兼得",这种动机冲突属于
8. "前有狼,后有虎",这种动机冲突属于
9. 根据巴甫洛夫高级实验神经活动类型学说,神经活动表现为强、均衡、不灵活的特点,相对应的气质类型是
   A. 多血质   B. 胆汁质   C. 抑郁质
   D. 黏液质   E. 狂躁质
10. 人格的核心部分,受意识倾向性制约,能反映一个人的生活经历和本质属性的人格特征是
    A. 信念   B. 能力   C. 性格
    D. 行为   E. 气质
11. 男,30岁。平时做事有强烈的时间紧迫感,脾气暴躁,说话快,办事快,喜欢竞争,好斗,常对人存有戒心。其性格行为是
    A. A 型行为   B. B 型行为   C. C 型行为

D. D型行为　　　　　　　　E. 混合型行为

12. 人们以积极的、有效的心理活动,平稳的、正常的心理状态,对当前和发展着的社会、自然环境以及自我内环境的变化具有良好的适应能力,称为
    A. 心理卫生　　　　　　　B. 健康促进　　　　　　　C. 健康人格
    D. 自身和谐　　　　　　　E. 心理适应

13. 心理健康的标准不包括
    A. 人格健全　　　　　　　B. 社会适应　　　　　　　C. 信仰坚定
    D. 情绪健康　　　　　　　E. 人际和谐(2020)

14. 男,40岁。平时乐于交际,宽以待人,友好相处,不卑不亢。符合心理健康的标准是
    A. 适应环境　　　　　　　B. 情绪良好　　　　　　　C. 智力正常
    D. 人格完整　　　　　　　E. 人际和谐(2020)

15. 青少年阶段的常见心理健康问题不包括
    A. 学习问题　　　　　　　B. 情绪情感问题　　　　　C. 恋爱问题
    D. 人际关系问题　　　　　E. 性的问题

16. 司机驾驶时出现危险,需根据以往经验,迅速判断情况,果断做出相应的处理,在心理学上称为
    A. 激情　　　　　　　　　B. 适应　　　　　　　　　C. 应激
    D. 应急　　　　　　　　　E. 反应

17. 人们在应激源的刺激下,产生的最常见的情绪性应激反应是
    A. 抑郁　　　　　　　　　B. 焦虑　　　　　　　　　C. 恐惧
    D. 愤怒　　　　　　　　　E. 痛苦

18. 按照心身医学的观点,下列疾病中属于心身疾病的是
    A. 精神分裂症　　　　　　B. 抑郁症　　　　　　　　C. 消化性溃疡
    D. 大叶性肺炎　　　　　　E. 精神发育迟滞

19. 以下不属于心身疾病的是
    A. 心境障碍　　　　　　　B. 原发性高血压　　　　　C. 神经性皮炎
    D. 消化性溃疡　　　　　　E. 糖尿病(2020)

20. 依据心理学的理论和方法对人的心理品质及水平所做出的鉴定,称为
    A. 心理诊断　　　　　　　B. 心理测量　　　　　　　C. 心理测验
    D. 心理评估　　　　　　　E. 心理调查

21. 投射法常应用于
    A. 人格测验　　　　　　　B. 性格测验　　　　　　　C. 智力测验
    D. 神经心理学测验　　　　E. 特殊能力测验

22. 在心理测验中,主试者对所有被试者使用统一的指导语以使被试者完成测验,这说明主试者遵循了心理测验的
    A. 保密原则　　　　　　　B. 标准化原则　　　　　　C. 客观性原则
    D. 统一原则　　　　　　　E. 中立原则

23. 心理治疗的性质为
    A. 独立性、实效性、保密性　　B. 保密性、学习性、实效性　　C. 自主性、独立性、实效性
    D. 自主性、学习性、保密性　　E. 自主性、学习性、实效性

24. 不适合进行心理治疗的疾病是
    A. 神经症　　　　　　　　B. 性心理障碍　　　　　　C. 食物中毒
    D. 儿童行为障碍　　　　　E. 情绪反应

25. 认为人格结构由本我、自我和超我三个部分组成的心理学派是
    A. 人本主义学派　　　　　B. 精神分析学派　　　　　C. 行为主义学派
    D. 认知心理学学派　　　　E. 精神心理学学派

26. 某来访者因经常与人发生冲突到心理门诊就诊。经了解，心理医师发现其与人交往过程中，往往只考虑自己的快乐，不顾及"现实标准"。根据精神分析理论，该来访者人格结构中占据优势地位的是
    A. 超我　　　　　　　　　B. 本我　　　　　　　　　C. 自我
    D. 主体自我　　　　　　　E. 客体自我（2023）

27. "心理障碍大多为幼年压抑的潜意识冲突而引起"，持这种观点的学派是
    A. 心理生理学派　　　　　B. 人本主义学派　　　　　C. 认知行为学派
    D. 行为主义学派　　　　　E. 精神分析学派

28. 属于精神分析疗法的是
    A. 系统脱敏　　　　　　　B. 厌恶疗法　　　　　　　C. 松弛疗法
    D. 移情　　　　　　　　　E. 认知疗法

29. 下列不属于行为疗法的是
    A. 系统脱敏　　　　　　　B. 厌恶疗法　　　　　　　C. 冲击疗法
    D. 自由联想　　　　　　　E. 生物反馈疗法

30. 治疗过程要信任和依靠来访者自身的潜力，而不是依靠治疗师的指导性工作，持这种观点的是
    A. 精神分析　　　　　　　B. 行为主义　　　　　　　C. 人本主义
    D. 认识心理　　　　　　　E. 折中主义

31. 一个为失恋所困扰的青年女性，在心理治疗师的帮助下，冷静地分析其失恋的主、客观原因后，更加理智地接受了这一事实，在一定程度上摆脱了自己的压抑心情。这位心理治疗师所采用的方法是
    A. 自由联想　　　　　　　B. 释梦　　　　　　　　　C. 移情
    D. 阻抗　　　　　　　　　E. 共情（2020）

32. 患者，男，35岁。经常在偏僻的地方向经过的陌生女性暴露自己的阴茎，后公安机关强制其就诊，门诊诊断为露阴癖。最好选用的治疗方法是
    A. 家庭脱敏　　　　　　　B. 冲击疗法　　　　　　　C. 厌恶疗法
    D. 松弛疗法　　　　　　　E. 自由联想

33. 男性，23岁。大学生，自述不能看见马路上的汽车，当汽车经过时总感觉汽车很可能撞上自己，因此十分恐惧，来心理门诊就诊，最好采用的治疗方法是
    A. 系统脱敏　　　　　　　B. 厌恶疗法　　　　　　　C. 生物反馈
    D. 自由联想　　　　　　　E. 梦的分析

34. 一位来访者单位的同事，要求了解当事人心理治疗的情况，心理治疗师婉言谢绝，这是因为
    A. 出于对来访者的尊重　　B. 保持客观中立的立场　　C. 不认识来访者的同事
    D. 心理治疗的关系限定原则　E. 心理治疗的保密原则

35. 男，17岁，高三考生，因考试焦虑。医师张某是其家属的朋友，考生请求心理治疗，医师未给予治疗。该医师遵循的心理治疗原则是
    A. 尊重原则　　　　　　　B. 同情原则　　　　　　　C. 回避性原则
    D. 不伤害原则　　　　　　E. 中立原则（2020）

36. 某心理治疗师的一位中学同学最近出现了抑郁、失眠、注意力不集中等症状，寻求他的帮助，该心理治疗师没有接诊，而是介绍他的同学去其他心理治疗机构求助。该心理治疗师遵循的心理治疗原则是
    A. 保密原则　　　　　　　B. 中立原则　　　　　　　C. 回避原则
    D. 灵活原则　　　　　　　E. 信任原则（2019）

37. 高三男生,18岁。因失恋、月考成绩下降导致情绪失落、内心痛苦,与同伴一起去进行心理咨询。心理咨询师询问病情后将病情告诉了他的同伴,同伴随后将病情告诉了他的同班同学。大家知道患者的病情后议论纷纷,导致患者更加痛苦。该心理咨询师违背的原则是
　　A. 中立原则　　　　　　　B. 患者利益至上原则　　　　C. 尊重原则
　　D. 保密原则　　　　　　　E. 回避原则(2022)

(38~41题共用题干)女,32岁,大学教师。3个月前因职称晋升失败与领导争吵,而后逐渐出现失眠、早醒、情绪低落、兴趣减退,对未来悲观失望,认为领导有意不让她晋升,能主动求医,接触良好。

38. 针对此例来询者,心理评估宜采用
　　A. 调查法　　　　　　　　B. 观察法　　　　　　　　　C. 会谈法
　　D. 心理测验法　　　　　　E. 作品分析法

39. 其主要的情绪反应是
　　A. 焦虑　　　　　　　　　B. 抑郁　　　　　　　　　　C. 恐惧
　　D. 愤怒　　　　　　　　　E. 痛苦

40. 目前最合适的干预方法是
　　A. 门诊心理治疗　　　　　B. 门诊心理咨询　　　　　　C. 门诊精神科治疗
　　D. 精神病院住院治疗　　　E. 家庭或社会心理治疗

41. 初次接触首选的干预手段是
　　A. 宣泄　　　　　　　　　B. 领悟　　　　　　　　　　C. 强化自我控制
　　D. 增强自信心　　　　　　E. 自由联想

42. 一位女医师对患者说话声调柔和,目光亲切,讲话时面带笑容。说明她在医患交往时在下列哪方面做得好?
　　A. 尊重患者　　　　　　　B. 面部表情　　　　　　　　C. 言语交往
　　D. 非言语交往　　　　　　E. 目光接触

43. 在医患交往的过程中,医护人员不恰当的交往方式是
　　A. 用专业术语进行交流　　B. 重视患者的自我感受　　　C. 关注疾病本身和相关话题
　　D. 采取封闭和开放式的提问　E. 了解患者的安全需要

44. 医师的临床知识和技能×患者的依从性,等于
　　A. 治疗效果　　　　　　　B. 技术交往　　　　　　　　C. 非技术交往
　　D. 言语交往　　　　　　　E. 非言语交往

45. 患者安于已适应的角色,小病大养,该出院而不愿出院,此时患者的状态被称为角色行为
　　A. 减退　　　　　　　　　B. 缺如　　　　　　　　　　C. 冲突
　　D. 强化　　　　　　　　　E. 异常

46. 患者,男,22岁。面部外伤1小时,在获知自己的面容不能完全恢复到伤前的模样后,对在场的医师和护士进行殴打。该患者的角色转化类型为
　　A. 角色行为减退　　　　　B. 角色行为缺如　　　　　　C. 角色行为冲突
　　D. 角色行为异常　　　　　E. 角色行为强化

47. 根据求医的决定权不同,可将求医行为分成
　　A. 主动型、被动型、合作型　B. 主动型、被动型、参与型　C. 主动型、被动型、强制型
　　D. 参与型、被动型、强制型　E. 参与型、合作型、强制型

48. 为了加强患者对医嘱的记忆,不宜采用的方法是
　　A. 医嘱简明只说一次　　　B. 尽量采用书面形式　　　　C. 重要的医嘱先说

D. 让患者复述医嘱　　　　　E. 让患者写下来(2021)

49. 患病后患者最明显的情绪反应是
    A. 愤怒　　　　　　　　B. 焦虑　　　　　　　　C. 行为退化
    D. 抑郁　　　　　　　　E. 猜疑心加重

50. 青年住院患者常见的心理问题一般不包括
    A. 盲目乐观　　　　　　B. 焦虑　　　　　　　　C. 抑郁
    D. 依从性差　　　　　　E. 生理功能减退

51. 患者表现平静,客观面对患病现实,关注自身疾病,遵行医嘱,所体现的患者角色行为类型为
    A. 角色行为冲突　　　　B. 角色行为减退　　　　C. 角色行为异常
    D. 角色行为缺如　　　　E. 角色行为适应

医学心理学试题参考答案及详细解答

(正确答案为绿色的选项)

1. AB**C**DE　①调查研究是借助于会见、问卷或各种调查表格,了解一组人的态度、意见和行为的一种研究方法。②观察研究是指在完全自然或不加控制的条件下,对人的可观察到的行为进行观测和记录。个案研究是对某现象的一个特征进行详细、深入调查研究的一种方法。实验研究是在控制的条件下观察、测量和记录个体行为的一种研究方法。测验研究是利用心理测验来测量和评定个体能力、态度、性格、成就和情绪状态等心理方面的一种研究方法。

2. ABCD**E**　认知过程包括感觉、知觉、记忆、注意、思维、想象等,不包括信念。

3. ABCD**E**　知觉具有相对性、整体性、理解性、恒常性四种特征,故可首先排除 E。知觉的理解性是指人以知识经验为基础,对感知的事物加工处理,并用词语加以概括赋予说明的组织加工过程。

4. AB**C**DE　①情绪反应分为心境、激情和应激 3 种,故可首先排除 D、E。心境是指微弱而持久,带有宣泄性的情绪状态。一种心境的持续时间依赖于引起心境的客观刺激的性质,如"感时花溅泪,恨别鸟惊心"。②激情是一种迅猛爆发、激动短暂的情绪状态。应激是指个体对某种意外的环境刺激所做出的适应性反应。

5. ABCD**E**　①人格心理结构包括倾向性、心理特征和自我调节系统。人格倾向性决定人对客观事物的态度和行为的基本动力,主要包括需要(E 对)、动机、兴趣、理想、信念和世界观等。②人格心理特征是指个体心理活动中所表现出的比较稳定的心理特点,主要包括能力、气质和性格。

6. AB**C**DE　马斯洛需要层次理论包括:生理的需要→安全的需要→归属和爱的需要→尊重的需要→自我实现的需要,没有精神的需要。

7. ABC**D**E　8. ABCD**E**　①心理学家将动机冲突分为 4 种基本类型,即双趋冲突、双避冲突、趋避冲突、双重趋避式冲突,故可首先排除 E。双趋冲突是指两个目标具有相同的吸引力,引起同样强度的动机,但无法同时实现,二者必择其一,即鱼和熊掌不可兼得。②双避冲突是指一个人同时受到两种事物的威胁,产生同等强度的逃避动机,但迫于情势,必须接受其中一个,才能避开另一个,处于左右为难、进退维谷的紧张状态,即前有狼,后有虎。

9. ABC**D**E　神经系统最基本的过程是兴奋和抑制,这一过程具有 3 种特性:强度、均衡性和灵活性。强度是指神经细胞和整个神经系统承受强烈刺激或持久工作的能力,均衡性是指神经系统兴奋与抑制过程的相对关系,灵活性是指兴奋与抑制相互转化的速度。这三种神经活动特性在人与人之间存在个体差异,其不同的组合就形成了高级神经活动的 4 种不同类型,即强、不均衡型,强、均衡、灵活型,强、均衡、不灵活型;弱型。分别相当于多血质、胆汁质、黏液质、抑郁质。

10. AB**C**DE　人格特征由能力、气质和性格组成,其中性格是核心,受意识倾向性制约,能反映一个人的生活经历和本质属性。

11. ABCD**E**　①A 型行为:有时间紧迫感,行为急促,说话快,走路快,办事快;脾气暴躁,容易激动;争强好胜;人际关系不协调,对人有敌意等。②B 型行为:与 A 型行为相反,缺乏竞争性,喜欢不紧张的工作,喜欢过松散的生活,无时间紧迫感,有耐力,无主动的敌意。③C 型行为:面对不愉快的、压力大的

医学心理学试题参考答案及详细解答

事情,比较压抑自己的情绪,过分地忍让、谦虚、过分依从社会,回避矛盾。④混合型行为:表现为以上两种气质的综合。

12. ABCDE　心理卫生也称心理健康,是指以积极的、有效的心理活动,平稳的、正常的心理状态,对当前和发展着的社会、自然环境以及自我内环境的变化具有良好的适应能力,并由此不断地发展健全的人格,提高生活质量,保持旺盛的精力和愉快的情绪。

13. ABCDE　我国心理学家提出的心理健康的5条标准为智力正常、情绪良好、人际和谐、适应环境、人格完整。不包括信仰坚定,故答C。

14. ABCDE　①人际和谐是指乐于与人交往,既有稳定而广泛的人际关系,又有知己的朋友;在交往中保持独立而完整的人格,有自知之明,不卑不亢;能客观评价别人,取人之长补己之短,宽以待人,乐于助人。②适应环境是指有积极的处世态度,与社会广泛接触,对社会现状有较清晰、正确的认识,具有适应社会改革变化的能力。情绪良好是指能够经常保持愉快、开朗、自信的心情,善于从生活中寻找乐趣,对生活充满希望。智力正常者包括分布在智力正态分布曲线之内者,以及能对日常生活做出正常反应的智力超常者。人格完整是指心理健康的最终目标是培养健全的人格。

15. ABCDE　青少年阶段的常见心理健康问题包括学习问题、情绪情感问题、恋爱和性的问题。人际关系问题为中年人心理健康问题,故答D。

16. ABCDE　心理应激是指人体在察觉到环境刺激构成威胁或挑战时,做出的适应性反应。

17. ABCDE　A、B、C、D均属于情绪性应激反应,其中以焦虑最常见。

18. ABCDE　心身疾病的诊断原则:①疾病的发生有明确的心理社会因素;②躯体有明确的器质性病理改变,或存在已知的病理生理学改变;③排除精神病、神经症及明确的理化、生物因素所致的疾病。生活事件、应激、易感人格、情绪障碍、饮食习惯都是消化性溃疡的重要心理社会因素,因此消化性溃疡属于心身疾病。A、B、E均属于精神病。大叶性肺炎属于躯体疾病。

19. ABCDE　B、C、D、E均属于心身疾病,A为精神障碍性疾病。

20. ABCDE　心理评估是指根据心理学的理论和方法对人的心理品质及水平所做出的鉴定。

21. ABCDE　投射法是指在心理评估时,向受试者呈现一些意义不明的图像、一片模糊的墨迹或一些不完整的句子等,要求受试者根据自己的理解随意做出回答,以诱导出受试者的经验、情绪或内心冲突。投射法多用于测量人格,如洛夏墨迹测验、主题统觉测验(TAT)等;也可用于异常思维的发现,如自由联想测验、填词测验等。

22. ABCDE　①心理测验应遵循标准化原则、保密原则、客观性原则,故可首先排除D、E。②标准化原则是指心理测验要采用标准化工具、固定的测量措施、统一规定执行,故答B。保密原则是指测验工具、测验结果的保密。客观性原则是指对实验结果的评价应遵循客观性原则。

23. ABCDE　心理治疗的性质为自主性、学习性、实效性。

24. ABCDE　心理治疗最常应用于神经症、儿童与成人的行为障碍,包括性心理障碍、应激或挫折后的情绪反应、重型精神病的恢复期、心身疾病的辅助治疗、学习问题、个性问题以及某些慢性病患者的康复治疗等。

25. ABCDE　精神分析学派代表人物弗洛伊德将人格的结构分为三个部分,即本我、自我和超我。本我存在于潜意识深处,是人格中最原始的部分;自我是人格中最重要的部分,自我的一部分是意识的,也有一部分处于潜意识水平;超我是在后天教育中形成的。

26. ABCDE　①弗洛伊德将人格的结构分为三个部分,即本我、自我和超我。本我追求生物本能欲望的满足,是人格结构的基础。本我的活动遵循"快乐原则",本我是不顾及"现实标准"的,它只能通过自我间接地表现出来。②自我是意识状态下的自己。自我可以按"现实原则"确定是否应该满足本我的各种要求。超我是在后天教育中形成的,具有自我控制与道德监察的功能。超我的活动遵循"道德原则"。

27. ABCDE　①精神分析学派认为童年时的特殊事件或压抑在潜意识中的心理冲突是引起各种心理障碍、心身疾病的根源。②心理生理学派认为躯体器官的生理活动取决于遗传素质和个性特征。人本主义学派的主要理论包括人的主观性和人性观,自我和自我实现倾向,自我概念与心理失调。认知行为学派认为个体对周围事件的认知影响其社会功能、情绪和行为。行为主义学派认为各种心理疾病和心身疾病的产生都是通过错误学习而习得的条件反射。

28. ABCDE　①精神分析疗法包括自由联想、释梦、移情和阻抗。②系统脱敏、厌恶疗法、松弛疗法均属于行为疗法。认知疗法不属于精神分析疗法。

29. ABCDE　①行为疗法也称行为矫正法,是建立在行为学习理论基础上的一种心理咨询方法。行为疗法的种类有系统脱敏、厌恶疗法、冲击疗法、生物反馈疗法、放松疗法等。②自由联想是弗洛伊德创立的经典精神分析疗法,不属于行为疗法。

30. ABCDE　人本主义治疗是以患者为中心,把心理治疗看成一个转变过程,而非指令性治疗,因此人本主义的治疗过程是让来访者处于治疗的中心地位,依靠调动来访者的自身潜力来治愈疾病。

31. ABCDE　①A、B、C、D都是精神分析常用的治疗方法,移情是其重要的治疗环节。移情是指患者将过去对其有重要影响的情绪在与治疗者的关系中重现出来,表现为患者对治疗者产生了强烈的情绪反应。移情使患者重新经历,并在与治疗者的移情关系中重新处理早期未能解决的冲突,使问题有可能得到积极有力的解决。失恋后的青年女性,经心理治疗师治疗后,理智地接受失恋的事实,解脱了压抑,此为移情。②自由联想是指治疗者鼓励患者尽量无拘无束地讲出所有的想法。释梦是指患者在自由联想的同时,讲述自己的梦。阻抗是指患者内部对自由联想等治疗过程的抗拒力。

32. ABCDE　①厌恶疗法是一种通过轻微的惩罚来消除适应不良反应的治疗方法。当某种适应不良行为即将出现或正在出现时,当即给予一定的痛苦刺激,使其产生厌恶的主观体验。经过反复实施,适应不良反应和厌恶体验就建立了联系。厌恶刺激有电击法、橡皮筋法、氨水法、阿扑吗啡法、厌恶想象法等。给露阴癖者电击的方法属于厌恶疗法。②家庭脱敏是通过会谈、行为作业及其他非言语技术消除患者心理问题的方法。冲击疗法是将恐惧症患者暴露于他所惧怕的情景中进行脱敏治疗的方法。松弛疗法是按一定的练习程序,有意识地控制或调节自身心理生理活动的治疗方法。自由联想属于精神分析疗法。

33. ABCDE　①该患者应诊断为恐惧症,属于系统脱敏疗法的最佳适应证。②厌恶疗法主要用于治疗恋物癖、性变态、酒精依赖等。生物反馈疗法主要用于治疗紧张性头痛、血管性头痛、支气管哮喘、消化性溃疡等。自由联想、梦的分析均属于精神分析疗法,主要用于治疗各种神经症、心境障碍、某些人格障碍等。

34. ABCDE　①A、C、D不属于心理治疗的原则要求,故可首先排除。②心理治疗的中立原则是指治疗师在心理治疗过程中,应保持中立的态度和立场。心理治疗的保密原则是指治疗师应保护患者隐私。本例中,显然治疗师遵循的是心理治疗的保密原则。

35. ABCDE　①心理治疗中往往会涉及个人隐私,交谈十分深入,同时要保持中立,这些在亲友中都难以做到。因此,一般情况下要回避亲友进行心理治疗,此为心理治疗的回避性原则。②同情原则、不伤害原则并不是心理治疗的原则,可首先排除B、D。尊重原则要求治疗者在心理治疗过程中尊重患者,以平等的态度对待患者。中立原则要求治疗者在心理治疗过程中保持中立的态度和立场。

36. ABCDE　①回避原则是心理治疗的基本原则,是指咨询师不能为亲友进行心理咨询。该心理治疗师拒绝其同学要求,建议他的同学到其他心理治疗机构求助,遵循的是心理治疗的回避原则。②心理治疗的保密原则是指治疗师应保护患者隐私。中立原则是指咨询师不能替患者做任何决定。灵活原则是指治疗师应根据不同的患者、不同的病情阶段进行不同的治疗。信任原则是指心理治疗过程中,治疗师应与患者建立相互信任的工作联盟。

37. ABCDE　心理咨询师将患者病情告诉患者同伴,后者又告知患者的同班同学,显然心理咨询师违背

医学心理学试题参考答案及详细解答

了心理咨询的保密原则。

38. ABCDE 39. ABCDE 40. ABCDE 41. ABCDE ①心理评估是心理治疗和心理咨询的前提，A、B、C、D、E均属于心理评估的方法，但最常用的方法是会谈法。②来询者失眠、早醒、情绪低落、兴趣减退，应诊断为抑郁。A、B、C、D均属于应激的情绪反应，E不是规范化名称，可首先排除E。③本例为心理问题的来询者，其干预方法首选门诊心理咨询。④心理咨询的手段包括宣泄→领悟→强化自我控制→增强自信心，首次接触来询者，应接受其宣泄。宣泄是指来询者将其郁积已久的情绪烦恼及变态行为倾诉给咨询人员的过程，这是一种发泄痛苦的形式，可以给人以极大的精神解脱，使人感到由衷地舒畅。

42. ABCDE 医患交往的形式包括言语交往和非言语交往，尊重患者属于言语交往，面部表情、目光接触属于非言语交往，可见正确答案为D。B、E不全面，故不答B、E。

43. ABCDE 医患语言交流不能使用专业术语，否则患者难以领会医师的真正意思，故答A。医患之间的语言交流的原则包括：①尊重患者：交谈要在平等和谐的医患关系中进行，重视患者的自我感受；②有针对性：关注疾病本身和相关话题；③善于提问：采取封闭式和开放式的提问；④了解患者的安全需要。

44. ABCDE ①遵医是指患者遵从医师开具的医嘱及有助于患者康复、预防疾病复发的指导。患者的依从性，也称遵医行为，是指患者的医嘱执行率。患者的依从性不高，是医患交往不良最直接的结果。有人用如下公式强调依从性的重要性：治疗效果＝医师的临床知识和技能×患者的依从性。②技术交往和非技术交往是医患交往的两个水平。言语交往和非言语交往是医患交往的两种方式。

45. ABCDE 随着躯体的康复，患者角色行为也应转化为正常的社会角色行为。如果个体安于患者角色，过分地对自我能力表示怀疑、失望和忧虑，行为上表现出较强的退缩和依赖性，称为患者角色行为强化，即"小病大养"。

46. ABCDE ①角色行为异常是指患者因受病痛折磨感到悲观、失望等不良心境的影响，而导致行为异常。②角色行为减退是已进入角色的患者，不顾病情而从事力所不及的活动。角色行为缺如是指患者未能进入角色状态。角色行为冲突是指同一个体常常承担着多种社会角色。角色行为强化是指小病大养。

47. ABCDE 求医行为可分为主动型求医、被动型求医、强制型求医3型。

48. ABCDE 医师可以采取以下措施加强患者对医嘱的记忆：①尽量采用书面形式，特别是对于重要的医嘱。②重要的医嘱首先提出，心理学中的首因效应提示最先认识的项目回忆最好。③让患者复述医嘱可增强记忆。④让患者将医嘱写下来，以便记忆。医嘱只说一次，显然不利于患者对医嘱的记忆，故答A。

49. ABCDE A、B、C、D、E均属于病后的情绪反应，但以焦虑最明显。

50. ABCDE ①青年人的情绪是强烈而不稳定的，容易从一个极端走向另一个极端。他们对待疾病也是如此。倘若病情稍好转，他们就盲目乐观，往往不再认真执行医疗护理计划，不按时吃药。病程较长或有后遗症的青年人，又易自暴自弃，悲观失望，情感变得异常抑郁。由于疾病的巨大挫折，他们会出现严重的精神紧张和焦虑。②生理功能减退不属于心理问题，而是病理生理变化，故答E。

51. ABCDE 角色行为适应是指患者已与患者角色的"指定心理活动和行为模式"相符合，表现为比较冷静、客观地面对现实，"既来之，则安之"，关注自身的疾病，遵行医嘱，主动采取必要的措施减轻疾病。

第六篇 医学伦理学试题

1. 医学伦理学的研究对象是
    A. 医学道德难题　　　B. 医德基本理论　　　C. 医学道德关系
    D. 医德基本实践　　　E. 医德基本规范
2. "医家五戒十要"的作者是
    A. 张仲景　　　B. 林逋　　　C. 杨泉
    D. 陈实功　　　E. 孙思邈
3. 世界上第一部《医学伦理学》的作者是
    A. 盖伦　　　B. 希波克拉底　　　C. 胡弗兰德
    D. 比奈儿　　　E. 托马斯·帕茨瓦尔
4. 医学伦理学的尊重原则不包括
    A. 保护病人的隐私　　　B. 尊重病人的人格　　　C. 尊重病人的自主权
    D. 尊重病人的生命权　　　E. 公平分配卫生资源
5. 把病人的健康放在首位,切实为病人谋利益,符合以下哪项医学伦理学原则?
    A. 不伤害原则　　　B. 尊重原则　　　C. 有利原则
    D. 公正原则　　　E. 公益原则

    A. 一视同仁地对待所有病人　　　B. 尊重病人的隐私权
    C. 同情所有病人　　　D. 选择对病人、社会均有利的卫生保健措施
    E. 在诊疗活动中杜绝有意伤害和责任伤害
6. 在医疗实践中,能体现不伤害原则的措施是
7. 在医疗实践中,能体现公正原则的措施是
8. 下列哪项不属于《医疗机构从业人员行为规范》的内容?
    A. 以人为本,救死扶伤　　　B. 廉洁自律,恪守医德　　　C. 严谨求实,精益求精
    D. 乐于奉献,热心公益　　　E. 遵纪守法,依法执业
9. "健康所系,性命相托"出自
    A.《中国医学生誓词》　　　B.《临床医师公约》
    C.《中华人民共和国执业医师法》　　　D.《希波克拉底誓言》
    E.《医疗机构从业人员行为规范》
10.《医务人员医德规范及实施办法》的具体内容不包括
    A. 尊重病人的人格与权利　　　B. 互学互尊,团结协作　　　C. 文明礼貌服务
    D. 优质服务,医患和谐　　　E. 严谨求实,奋发进取
11. 不属于医患关系特点的是
    A. 医患双方尊严权利上的平等性　　　B. 医患双方医学知识上的不对称性

C. 明确的目的性和目的的高度一致性　　D. 利益满足和社会价值实现的统一性
E. 医患冲突可避免性

   A. 主动-被动型　　　　B. 指导-合作型　　　　C. 指导-参与型
   D. 共同参与型　　　　E. 强制-被动型

12. 对于慢性阻塞性肺气肿缓解期的病人,宜采取的医患关系模式为
13. 对于精神病病人,宜采取的医患关系模式为
14. 医师劝病人"你应该参加一些晨间锻炼",这种医患关系模式为
15. 关于病人的道德权利,下列提法中正确的是
   A. 病人都享有稀有卫生资源分配的权利　　　B. 病人都有要求开具假条休息的权利
   C. 知情同意是病人自主权的具体形式　　　　D. 病人被免除社会责任的权利是随意的
   E. 医师在任何情况下都不能超越病人要求保密的权利
16. 在医疗实践活动中,病人应履行的道德义务不包括
   A. 配合医者诊疗　　　　B. 给付医疗费用　　　　C. 保持和恢复健康
   D. 遵守医院规章制度　　E. 接受健康教育
17. 不利于医院整体效应发挥的是群体间的
   A. 互补　　　　　　　　B. 师承　　　　　　　　C. 控制
   D. 离心　　　　　　　　E. 合作
18. 医务人员互相协作的基础和前提是
   A. 互相学习　　　　　　B. 互相信任　　　　　　C. 彼此独立
   D. 彼此竞争　　　　　　E. 彼此平等
19. 临床诊疗的伦理原则不包括
   A. 公正原则　　　　　　B. 最优化原则　　　　　C. 知情同意原则
   D. 病人至上原则　　　　E. 保密守信原则
20. 临床诊疗伦理要求医务人员做到最优化原则,其内容不包括
   A. 痛苦最小　　　　　　B. 效果最好　　　　　　C. 寿命最长
   D. 耗费最少　　　　　　E. 安全无害
21. 女,孕40周,无剖宫产适应证,但病人及家属坚持要剖宫产,术后患儿出现呼吸困难,诊断为新生儿湿肺,家属质疑。主治大夫称产妇本不应该选择手术,已告知病人及家属。家属认为医师是权威,手术应由医师决定,若医师说剖宫产会导致湿肺,他们也不会选择手术。请问医师违背的伦理原则是
   A. 认真做好术前准备　　B. 医护精诚合作　　　　C. 严格遵守手术适应证
   D. 履行知情同意原则　　E. 药物配伍合理
22. 病人,张某,女,28岁。曾因患妄想型精神分裂症入院治疗,1年前出院回家,现病情平稳,且病人已怀孕7周。其父母、公婆及丈夫均担心怀孕和分娩的痛苦对她的精神状态有不良影响,于是都劝她到医院做流产手术。那么,对人工流产手术具有最终决定权的是
   A. 父母和丈夫　　　　　B. 公婆和丈夫　　　　　C. 父母和公婆
   D. 张某和丈夫　　　　　E. 医师及医院

   A. 对症下药,剂量安全　B. 掌握手术指征,动机纯正　C. 减轻痛苦,加速康复
   D. 勇担风险,团结协作　E. 以健康、稳定的情绪影响病人

23. 手术前治疗的伦理要求是
24. 手术后治疗的伦理要求是

25. 心理治疗的伦理要求是
26. 临床急救的伦理要求是
27. 医师进行药物治疗时的伦理要求是

    A. 荷兰 B. 英国 C. 美国
    D. 比利时 E. 法国

28. 世界上首创安宁疗护的国家是
29. 世界上首先提出脑死亡标准的国家是
30. 世界上第一个安乐死合法化的国家是
31. 世界上第二个安乐死合法化的国家是

32. 允许病人安乐死主要应该基于
    A. 提供器官移植的供体 B. 减轻家庭负担 C. 节约社会卫生资源
    D. 减轻家人精神痛苦 E. 病人自身利益

33. 在公共卫生政策的制定、资金的筹集、资源的分配等方面,一定要坚持
    A. 全社会参与原则 B. 社会公益原则 C. 社会公正原则
    D. 互助协同原则 E. 信息公开原则

34. 公共卫生从业人员在传染病防控中应遵循的伦理要求不包括
    A. 病人至上原则 B. 积极开展传染病的防控 C. 遵守国家法律规定
    D. 坚持以预防为主 E. 严格执行隔离消毒措施

35. 医师行为规范不包括
    A. 尊重科学,规范行医 B. 重视人文,规范文书 C. 严格报告,救死扶伤
    D. 严谨求实,精益求精 E. 严格权限,规范试验

36. 关于医德规范,下列提法中错误的是
    A. 医务人员行为的具体医德标准 B. 调节医务人员人际关系的出发点和根本准则
    C. 社会对医务人员行为的基本要求 D. 医德原则的具体体现和补充
    E. 把医德理想变成医德实践的中间环节

37. 协调医务人员之间关系的首要思想基础和道德要求是
    A. 维护健康,救治生命 B. 彼此独立,互相支持 C. 彼此平等,互相尊重
    D. 彼此信任,互相协作 E. 互相学习,共同提高(2018)

38. 某癌症病人,心理状态较差且预后不良,治疗过程中需要家属的积极配合。对此,医师关于病人病情的最佳告知方式是
    A. 直接告知病人实情 B. 告知病人部分病情并向家属保密
    C. 告知病人及家属实情 D. 告知家属部分病情并向病人保密
    E. 告知家属实情并对病人适度告知(2018)

39. 女,17岁。脑部受伤住院,入院后虽经积极救治,但3天后病人进入脑死亡状态。医师告知其父母,并建议撤掉呼吸机。其父母看到女儿在呼吸机支持下仍有呼吸,并能触及女儿的脉搏,坚决不接受医师的建议,此时,该医师符合伦理的做法是
    A. 直接撤掉呼吸机并填写死亡报告 B. 执行脑死亡标准并劝说其父母捐献病人器官
    C. 尊重其父母的意愿并不惜一切代价救治 D. 向病人父母解释脑死亡,征得同意后拔掉呼吸机
    E. 请公证机关来公证病人已死亡(2018)

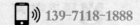

医学伦理学试题参考答案及详细解答

（正确答案为绿色的选项）

1. ABCDE　①医学伦理学是研究医学道德关系的科学，以医学领域中医务人员的医德意识和医德活动为研究对象。②A、B、E都只涉及医学道德的一部分，不全面，故不答A、B、E。D为医德修养的要求。
2. ABCDE　"医家五戒十要"出自明代陈实功的《外科正宗》。
3. ABCDE　1803年，英国托马斯·帕茨瓦尔的《医学伦理学》出版，标志着古代和中世纪的道德学向近、现代医学伦理学的转变。
4. ABCDE　A、B、C、D都属于尊重原则的内容，公平分配卫生资源属于公正原则的内容。
5. ABCDE　①A、B、C、D属于医学伦理学的四大基本原则，故可首先排除E。②有利原则是指医务人员的诊治、护理行为对病人有益，既能减轻病人痛苦，又能促进病人康复；医务人员的行为对病人利害共存时，要使行为给病人带来最大的利益和最小的伤害。
6. ABCDE　7. ABCDE　①医学伦理学的不伤害原则是指在诊治、护理过程中不使病人的身心受到损害。不伤害原则不是绝对的，有些诊治、护理手段，即使符合适应证，也会给病人带来一些躯体上或心理上的伤害，但应杜绝有意伤害和责任伤害。②公正原则要求医师公正地分配卫生资源、公正地对待病人、站在公正的立场上处理医疗差错事故等，因此对待病人一视同仁，能体现公正原则。③B体现了尊重原则，D体现了有利原则。
8. ABCDE　《医疗机构从业人员行为规范》共八条：①以人为本，践行宗旨；②遵纪守法，依法执业；③尊重生命，关爱生命；④优质服务，医患和谐；⑤廉洁自律，恪守医德；⑥严谨求实，精益求精；⑦爱岗敬业，团结协作；⑧乐于奉献，热心公益。"以人为本，救死扶伤"为医德基本准则，故答A。
9. ABCDE　"健康所系，性命相托"为《中国医学生誓词》第一句。
10. ABCDE　《医务人员医德规范及实施办法》的具体内容：①救死扶伤，实行社会主义的人道主义。时刻为病人着想，千方百计为病人解除病痛；②尊重病人的人格与权利，对待病人，不同民族、性别、职业、地位、财产状况，都应一视同仁；③文明礼貌服务，举止端庄，语言文明，态度和蔼，同情、关心和体贴病人；④廉洁奉公，自觉遵守法纪，不以医谋私；⑤为病人保守医密，实行保护性医疗，不泄露病人隐私与秘密；⑥互学互尊，团结协作，正确处理同行同事间的关系；⑦严谨求实，奋发进取，钻研医术，精益求精。"优质服务，医患和谐"为《医疗机构从业人员行为规范》的内容。
11. ABCDE　医患冲突或纠纷具有不可避免性，由于医患双方的地位、利益、文化和思想道德修养以及法律意识等方面存在差异，对医疗活动及行为方式、效果的理解不相同，常常发生医患双方的矛盾、冲突或纠纷，并且这种矛盾、冲突或纠纷是不可避免的。A、B、C、D都是医患关系的特点。
12. ABCDE　13. ABCDE　14. ABCDE　①萨斯-荷伦德将医患关系模式分为主动-被动型、指导-合作型、共同参与型三种，因此可首先排除C、E。共同参与型主要适用于大多数慢性病的治疗、一般的心理治疗。②主动-被动型主要适用于休克、昏迷、精神病、难以表达主观意见的病人。③指导-合作型主要适用于病情较轻的病人。
15. ABCDE　①尊重原则是医学伦理学的基本原则之一，是指在医疗实践中，病人的人格尊严及自主权必须得到尊重。病人的自主权是指病人对与自己有关的医护问题,经过深思熟虑后,所做出的合乎理性的决定并据此采取行动,如知情同意、知情选择、要求保守秘密等。可见,知情同意是病人自主权的具体形式。②医学伦理学的公正原则包括绝对公正和相对公正,绝对公正是指人人享有基本医疗保健;相对公正是指稀有卫生资源只能根据个人的地位、能力、贡献、医学需要等进行分配,并不是平均分配,更不是人人享有。③病人有要求开具假条休息的权利,但对于不符合事实的假条,医师可以行使干涉权加以拒绝。④保守医密是医学伦理学的基本原则,但若医务人员有高于保密的社会责任(如传染病报告)、隐私涉及他人或社会,且有对他人或社会构成伤害的危险及法律需要时可以解密。⑤D项显然是错误的。

16. **ABCDE** 在医疗活动中,病人应履行的道德义务主要包括:①配合医者诊疗的义务;②遵守医院规章制度,尊重医务人员及其劳动的义务;③给付医疗费用的义务;④保持和恢复健康的义务;⑤支持临床实习和医学发展的义务。

17. **ABCDE** ①离心离德,肯定不利于医院整体效应的发挥,不利于医院的发展,故 D。②群体之间的互补、师承、控制和相互合作,可使每个人的潜力得到充分发挥,有利于医院整体效应的发挥。

18. **ABCDE** 医务人员之间互相学习、加强联系、保持一定的独立性,并展开竞争都是正确的,但都不是互相协作的基础和前提,互相信任才是互相协作的基础和前提。

19. **ABCDE** B、C、D、E 均属于临床诊疗伦理原则,A 为医学伦理学原则。

20. **ABCDE** 最优化原则是指医务人员在诊治疾病的过程中,从各种可能的诊治方案中选择代价最低而效果最优的方案。最优化原则要求医务人员做到:效果最佳、痛苦最小、耗费最少、安全无害。

21. **ABCDE** ①在临床诊疗过程中,医师应遵守知情同意原则。手术前,医师必须客观地向病人或家属(或监护人)介绍手术的必要性、手术方式、可能发生的不良情况或意外、术前注意事项等,并让其充分理解和自主地做出是否手术的决定。如果病人选择有误,医师有履行指导的责任。本例中,医师显然违背了知情同意原则。②A、B、C 都不是临床诊疗的伦理原则,故不答 A、B、C。药物配伍合理为药物治疗医师应遵守的伦理原则,故不答 E。

22. **ABCDE** 医师做特殊检查或手术前,需征得病人本人或家属(或监护人)的知情同意并签字,故可首先排除选项 E。张某患有妄想型精神分裂症,是否做人工流产手术,医师及医院只有建议权,其丈夫、父母、公婆只有在张某处于精神病发作期间才具有代理决定权,而现其病情平稳,应当尊重张某本人及丈夫的意见。

23. **ABCDE** 24. **ABCDE** 25. **ABCDE** 26. **ABCDE** 27. **ABCDE** ①手术前治疗的伦理要求:严格掌握手术指征,手术动机纯正;病人或病人家属知情同意;认真做好术前准备,为手术的顺利进行创造条件。②手术后治疗的伦理要求:严密观察,勤于护理,减轻痛苦,加速康复。③在心理治疗过程中,对治疗师的伦理要求:要掌握和运用心理治疗的知识、技巧去开导病人;要有同情、帮助病人的诚意;要以健康、稳定的情绪去影响和帮助病人;要保守病人的秘密、隐私。④临床急救的伦理要求:争分夺秒地抢救,力争使病人转危为安;勇担风险、团结协作;满腔热情,重视心理治疗;全面考虑,维护社会公益。⑤医师进行药物治疗时的伦理要求:对症下药,剂量安全;合理配伍,细致观察;节约费用,公正分配。

28. **ABCDE** 29. **ABCDE** 30. **ABCDE** 31. **ABCDE** ①1967 年英国的桑德斯创立世界上第一个安宁疗护机构,即圣克里斯多弗安宁疗护医院。②1968 年,美国哈佛大学医学院提出"脑死亡"的 4 条诊断标准,即著名的哈佛标准。③2001 年荷兰通过《安乐死法案》,成为世界上第一个安乐死合法化的国家。④2002 年,比利时成为世界上第二个安乐死合法化的国家。

32. **ABCDE** 安乐死应基于病人自身利益,而不应该将家庭、他人、社会的利益作为安乐死的主要理由。

33. **ABCDE** A、B、C、D、E 均属于公共卫生伦理原则。公共卫生工作和政策是为了改善公众的整体健康,因此政策的制定、资金的筹集、资源的分配以及公共卫生相关信息的公开都要坚持社会公正原则。

公共卫生政策应当提倡和努力赋予每一个社会成员基本的健康资源和必要的健康条件,尊重社会中每个人的基本权利,促进社会社区人群的健康。

34. **ABCDE**　公共卫生从业人员在传染病防控中应遵循的伦理要求:①积极开展传染病的防控,对广大群众的健康负责;②遵守国家法律规定,认真做好传染病的监测和报告,履行其道德和法律责任;③尊重科学,具有奉献精神;④尊重传染病病人的人格和权利;⑤坚持预防为主的积极防疫思想;⑥严格执行隔离消毒措施和各项操作规程。病人至上原则为临床诊疗的伦理原则,故答 A。

35. **ABCDE**　①我国医师行为规范包括:尊重科学,规范行医,重视人文,规范文书,严格报告,救死扶伤,严格权限,规范试验。②"严谨求实,精益求精"为医疗机构从业人员基本行为规范。

36. **ABCDE**　医德规范是医务人员在医学活动中医德行为和道德关系普遍规律的反映,是医务人员的医德意识和医德行为的具体标准,是社会对医务人员的基本要求,是医德原则的具体体现和补充。在医疗活动中,医德规范发挥着把医德理想变成医德实践的中间环节的作用,故答 B。

37. **ABCDE**　A、B、C、D、E 均属于协调医务人员之间关系的伦理要求。其中,维护病人的健康和生命,捍卫病人的正当权益是医务人员的共同义务和天职,也是协调医务人员之间关系的思想基础和道德要求。因此,医务人员在医疗卫生保健活动中,对于维护病人利益的言行要予以肯定、支持和帮助,而对于损害病人利益的言行要敢于抵制和提出批评。

38. **ABCDE**　①在临床诊治过程中,医师应遵循保密守信原则和知情同意原则。保守医密有两层含义,一是保守病人的秘密;二是对病人保守秘密,包括不良诊断、进展、预后等。癌症病人心理状态较差,医师不应将预后不良的实情告知病人,以免影响病人的心理状态。②知情同意原则要求医师将病人的实情告知病人家属,故答 E。

39. **ABCDE**　①在临床诊疗过程中,应遵循知情同意原则,未征得病人父母的同意,不能直接撤掉呼吸机并填写死亡报告。②脑死亡标准尚未在我国执行,故不答 B。③病人已经脑死亡,尊重其父母的意愿并不惜一切代价救治,都是不必要的抢救措施。④应向病人父母解释脑死亡,征得同意后拔掉呼吸机(D 对)。⑤E 显然是错误答案。

第七篇 医学统计学试题

1. 统计学中所说的样本通常是指
   A. 可测量的生物性样本   B. 统计量   C. 某一变量的测量值
   D. 数据中有代表性的一部分   E. 总体中有代表性的部分观察单位
2. 在实际工作中可以消除的误差是
   A. 系统误差   B. 随机误差   C. 抽样误差
   D. 随机误差和抽样误差   E. 系统误差和随机误差
3. 下列有关概率与频率的说法正确的是
   A. 概率常用符号 M 表示   B. 频率常用符号 P 表示
   C. 概率就是频率   D. 概率的取值范围介于 -1 和 $+1$ 之间
   E. 概率是描述某随机事件发生可能性大小的指标
4. 用某新疗法治疗某疾病 50 人,治疗结果为治愈 15 人,显效 23 人,好转 7 人,恶化 4 人,死亡 1 人。该资料属于
   A. 计数资料   B. 计量资料   C. 等级资料
   D. 数据资料   E. 分析资料
5. 研究者在某市开展一项 35 岁以上高血压患者的健康状况研究,调查了下列指标。其中属于等级资料的是
   A. 年龄   B. 病情的严重程度   C. 腰围
   D. ABO 血型   E. 体重
6. 为了解某地区铅污染的情况,抽样收集了 130 人的尿铅值,经分析发现数据为偏态分布。若要对数据进行描述,应选择集中趋势和离散程度的指标为
   A. 中位数和标准差   B. 中位数和极差   C. 中位数和四分位数间距
   D. 算术均数和标准差   E. 算术均数和四分位数间距
7. 对于正态分布的总体,其均数与中位数的关系是
   A. 均数等于中位数   B. 均数大于中位数   C. 均数小于中位数
   D. 两者有一定的数量关系   E. 两者的数量关系不大

   A. 算术均数   B. 中位数   C. 四分位数间距
   D. 标准差   E. 变异系数
8. 呈正态分布的计量资料,描述其集中趋势宜选用的指标是
9. 呈偏态分布的计量资料,描述其集中趋势宜选用的指标是
10. 呈正态分布的计量资料,描述其离散趋势宜选用的指标是
11. 呈偏态分布的计量资料,描述其离散趋势宜选用的指标是
12. 呈正态分布的计量资料,比较相同计量单位指标的变异程度宜选用
13. 呈正态分布的计量资料,比较不同计量单位指标的变异程度宜选用

第七篇　医学统计学试题

14. 均数的标准误反映了
    A. 个体变异程度的大小　　B. 个体集中趋势的位置　　C. 指标的分布特征
    D. 频数的分布特征　　　　E. 样本均数与总体均数的差异

15. 在两样本均数比较的 t 检验中,无效假设应为
    A. 两样本均数相等　　　　B. 两样本均数不等　　　　C. 两总体均数相等
    D. 两总体均数不等　　　　E. 样本均数等于总体均数

16. 在假设检验中,最有理由拒绝无效假设的概率是
    A. $P=0.055$　　　　　　B. $P=0.051$　　　　　　C. $P=0.100$
    D. $P=0.300$　　　　　　E. $P=0.005$

17. 统计学上,假设检验的内容为
    A. 计算样本率　　　　　　B. 计算样本均值　　　　　C. 计算标准化率
    D. 建立假设　　　　　　　E. 估计参考值范围

    A. 某病发生的严重程度　　B. 某病在各疾病中所占的位次　C. 同种病不同地区的严重情况
    D. 两个指标的相对关系　　E. 同种病不同时间动态变化情况

18. 发病率反映
19. 构成比反映
20. 相对比反映

21. 某药厂的广告声称"服用本品的 1000 名上呼吸道感染的儿童,有 970 名在 72 小时内症状消失,有效率高达 97%",因此推断此药治疗儿童上呼吸道感染是非常有效的。这项推论是
    A. 正确的,因为有效率高达 97%　　　　B. 正确的,因为比较的是症状消失率
    C. 不正确的,因为所做的比较不是按率计算的　　D. 不正确的,因为没有设立对照组或对比组
    E. 不正确的,因未做统计学假设检验

22. 在实际工作中,表示样本率的抽样误差大小的指标是
    A. σ_p　　　　　　　B. S_p　　　　　　　　C. σ_X
    D. RR　　　　　　　　E. OR

23. 5 个样本率做比较,$\chi^2 > \chi^2_{0.01,4}$,则在 $\alpha=0.05$ 检验水准下,可认为
    A. 各总体率不全等　　　　B. 各总体率均不等　　　　C. 各样本率均不等
    D. 各样本率不全等　　　　E. 至少有两个总体率相等

(24~25 题共用题干)某医师用甲、乙两种疗法治疗金葡菌肺炎,甲疗法治疗 35 人,痊愈 28 人,乙疗法治疗 39 人,痊愈 34 人。

24. 为比较甲、乙两种疗法的疗效是否不同,宜选用的指标是
    A. 构成比　　　　　　　　B. 等级指标　　　　　　　C. 定性指标
    D. 定量指标　　　　　　　E. 率

25. 进行统计学处理时,宜选用的假设检验是
    A. F 检验　　　　　　　B. t 检验　　　　　　　C. 配对资料的 χ^2 检验
    D. 四格表 χ^2 检验　　E. 行×列表 χ^2 检验

    A. 散点图　　　　　　　　B. 圆图　　　　　　　　　C. 直条图
    D. 直方图　　　　　　　　E. 线图

26. 比较甲、乙、丙、丁四个城市 2015 年 HIV 感染率,宜选用的统计图是
27. 表示某城市 2015 年 4 种不同类型病毒性肝炎发病人数占发病总人数的比例,宜选用的统计图是

28. 现测得 20 名糖尿病患者的血糖值和胰岛素水平,若要图示两者的关系,宜选用的统计图是

29. 下列不属于统计表必备结构的是
    A. 数字   B. 线条   C. 备注
    D. 标目   E. 标题(2018)

30. 反映均数抽样误差大小的指标是
    A. 全距   B. 变异系数   C. 均数
    D. 标准误   E. 标准差

医学统计学试题参考答案及详细解答

（正确答案为绿色的选项）

1. AB**C**DE　样本是指从研究总体中抽取的部分有代表性的观察单位。

2. **A**BCDE　①误差分为系统误差、随机误差和抽样误差三类。仪器未经校准、标准试剂未经校正、医师掌握疗效标准偏高或偏低等，造成观察结果倾向性偏大或偏小，称系统误差，这类误差可通过周密设计、调校仪器等予以消除。②随机误差没有固定的倾向，不可消除。抽样误差是由个体变异引起的，不可消除。

3. ABC**D**E　①概率是描述某随机事件发生可能性大小的指标，常用符号 P 表示。②随机事件 A 发生的频率是指相同条件下重复 n 次试验，事件 A 发生的次数 m 与试验总次数 n 的比值。③在大量重复试验时，频率会逐步趋于稳定，总在某一常数附近摆动，该常数就称为这个事件发生的概率。随着试验次数的增多，频率也越来越接近概率，可以看作概率的近似值。但频率又不同于概率，频率本身是随机的，而概率是个确定的常数。因此概率与频率既有区别，又有联系，两者不能划等号。④概率的取值范围在 0～1 之间。

4. ABC**D**E　变量分为定性变量（计数资料）、定量变量（计量资料）、有序变量（等级资料）三类。本例变量的观察值是定性的，但各类别之间有程度上的差异，故属于等级资料。

5. A**B**CDE　①定性变量的观察值是定性的，为互不相容的类别，如 ABO 血型即属于定性资料，故不答 D。②定量变量的观察值是定量的，其特点是能够用数值大小衡量其水平的高低，一般有计量单位，如年龄、腰围、体重即属于定量资料，故不答 A、C、E。③等级资料的观察值是定性的，但各属性之间有程度或顺序上的差别，如病情严重程度分为轻、中、重、危重等，答案为 B。

6. AB**C**DE　①算术均数常用于描述对称分布变量的集中趋势，中位数常用于描述偏态分布变量的集中趋势，本例属于偏态分布资料，故应选用中位数作为描述集中趋势的指标。②标准差常用于描述正态分布或近似正态分布变量的离散程度。极差和四分位数间距都是描述离散程度的指标，其中极差适用于任何类型的变量，但反映变异程度常常较粗略和不稳定；四分位数间距主要用于反映偏态分布变量的离散程度。本例尿铅值呈偏态分布，故应选用四分位数间距描述离散程度。答案为 C。

7. ABCD**E**　均数等于全部观察值除以观察例数，中位数是将一组观察值按从小到大顺序排列时，中间位置的数值。当变量呈正态分布时，均数应等于中位数。

8. ABCD**E**　9. **A**BCDE　10. AB**C**DE　11. ABC**D**E　12. ABCD**E**　13. **A**BCDE　①算术均数和中位数，均可反映计量资料的集中趋势，前者适用于正态分布的资料，后者适用于偏态分布或两端无确切数值的资料。②标准差和四分位数间距均可反映计量资料的离散趋势，前者适用于正态分布的资料，后者适用于偏态分布的资料。③标准差和变异系数均可反映资料的变异程度，前者适用于计量单位相同的正态分布资料，后者适用于计量单位不同或均数相差较大的几组观察值的比较。

14. ABC**D**E　均数的标准误主要反映抽样误差的大小，即由抽样造成的样本均数与总体均数的差异大小。

15. ABC**D**E　假设检验中，检验假设均是针对总体而不是样本的，故不答 A、B、E。无效假设 H_0 通常是两总体均数相等，即 $\mu_1=\mu_2$，备择假设 H_1 通常是两总体均数不等，即 $\mu_1 \neq \mu_2$。

16. **ABCDE** 在假设检验中,通常取 $\alpha=0.05$,若 $P \leq \alpha$,按 α 检验水准拒绝无效假设(H_0),接受备择假设(H_1),称为差异显著;若 $P > \alpha$,则不能拒绝 H_0,称为差异不显著。

17. **ABCDE** 假设检验步骤:建立假设、确定检验水平、计算检验统计量、根据 P 值得出统计结论四步。

18. **ABCDE** 19. **ABCDE** 20. **ABCDE** ①发病率表示一定时间内,一定人群中某病新发生的病例出现的频率,反映了某病发生的严重程度。②构成比表示某事物内部各组成部分在整体中所占的比重。③相对比是指两个关联指标值之比,可反映两个指标的相对关系(对比水平)。

21. **ABCDE** ①此研究没有设立阴性对照组,不能说明是否1000名上呼吸道感染的儿童即使不服用本品,也可能有970名儿童在72小时内症状消失。②要推断该药治疗儿童上呼吸道感染是否非常有效,还应有一疗效确切的药物作为阳性对照组。

22. **ABCDE** 从同一总体中随机抽出观察数相等的多个样本,样本率与总体率、各样本率之间往往会有差异,这种差异称为率的抽样误差。误差的大小可以用率的标准误 σ_p 来描述,其计算公式为:

$$\sigma_p = \sqrt{\frac{\pi(1-\pi)}{n}} \qquad 式中,\sigma_p 为率的标准误,\pi 为总体率,n 为样本含量$$

由于实际工作中,总体率 π 往往未知,我们常用样本率 P 来代替总体率 π,则上述公式可改写为:

$$S_p = \sqrt{\frac{P(1-P)}{n}} \qquad 式中,S_p 为样本率的标准误,P 为样本率,n 为样本含量$$

23. **ABCDE** 比较5个样本率时,检验假设为 $H_0: \pi_1 = \pi_2 = \pi_3 = \pi_4 = \pi_5$;$H_1$:各总体率不全等,检验水准 $\alpha = 0.05$。当检验结果为 $\chi^2 > \chi^2_{0.01,4}$ 时,$P < 0.01$,按 $\alpha = 0.05$ 检验水准,拒绝 H_0,接受 H_1,各总体率不全等。

24. **ABCDE** 25. **ABCDE** ①比较两组疗效是否不同,宜选用的指标是治愈率。②进行统计学处理时,对于两两率的比较宜选用四格表 χ^2 检验。

26. **ABCDE** 27. **ABCDE** 28. **ABCDE** ①比较甲、乙、丙、丁四个城市2015年HIV感染率,宜选用单式直条图。②某城市2015年4种不同类型病毒性肝炎发病人数占发病总人数的比例,为构成比资料,宜选用圆图。③为表示血糖值和胰岛素浓度两指标之间的关系,宜选用散点图。

29. **ABCDE** 统计表必备结构包括:标题、标目、线条、数字、注释(不是备注),故答C。

30. **ABCDE** ①在医学研究中,绝大多数情况是由样本信息推断总体特征。由于个体存在差异,因此通过样本推论总体时会存在一定的误差,这种由抽样造成的样本统计量与总体参数的差异,称为抽样误差。抽样误差的大小可用样本均数的标准误($\sigma_{\bar{x}}$)来衡量。②全距(极差)是反映偏态资料离散程度的指标。变异系数常用于比较度量单位不同或均数相差较大的两组(或多组)观察值的变异程度。均数是反映一组观察值集中趋势的指标。标准差是反映资料变异程度的指标。

第八篇 预防医学试题

1. 下列哪项不是影响健康的主要因素？
   A. 社会经济环境　　　　B. 物质环境　　　　　　C. 个人因素
   D. 卫生服务　　　　　　E. 精神心理因素
2. 下列疾病的预防以第一级预防为主要控制策略的是
   A. 结肠直肠癌　　　　　B. 类风湿关节炎　　　　C. 乳腺癌
   D. 胰腺癌　　　　　　　E. 碘缺乏病
3. 下列属于第三级预防措施的是
   A. 遗传咨询　　　　　　B. 脑卒中患者的康复　　C. 孕妇产前检查
   D. 职业性急性中毒患者抢救　E. 乳腺癌筛检
4. 流行病学最基本的原理是
   A. 基因调控论　　　　　B. 疾病分布论　　　　　C. 疾病预防控制论
   D. 疾病流行数理模型　　E. 健康-疾病连续带理论
5. 流行病学的基本原则不包括
   A. 群体原则　　　　　　B. 现场原则　　　　　　C. 对比原则
   D. 代表性原则　　　　　E. 盲法原则
6. 关于流行病学，下列说法正确的是
   A. 侧重研究慢性病的危害因素　　　　　B. 研究人群中疾病和健康状况的分布及其影响因素
   C. 只研究疾病的防治措施　　　　　　　D. 侧重研究传染病的流行特征和防治措施
   E. 从个体的角度研究疾病和健康状况及其影响因素（2020）
7. 实验设计的对照原则是为了
   A. 提高组间均衡性　　　　　　　　　　B. 保证组间均衡性
   C. 提高实验效应　　　　　　　　　　　D. 控制实验因素的干扰，增强可比性
   E. 控制非实验因素的干扰，显现实验因素效应（2018）
8. 临床试验的"双盲法"是指研究对象和观察者均不知道
   A. 分组情况　　　　　　B. 治疗药物的性质　　　C. 安慰剂的性质
   D. 治疗结果　　　　　　E. 观察指标（2019）
9. 下列属于分析流行病学方法的是
   A. 横断面研究　　　　　B. 生态学研究　　　　　C. 现场试验
   D. 病例对照研究　　　　E. 社区干预试验
10. 某研究者拟采用多中心、随机、双盲临床试验评价补肾活血颗粒改善帕金森病患者运动功能的有效性，试验组使用的中药配方包括山茱萸、何首乌和当归等成分。对照组用药由淀粉、糊精和苦味剂等成分制成，其气味、口感与试验用药非常近似，但没有药理作用。该试验采用的对照属于
    A. 交叉对照　　　　　　B. 标准方法对照　　　　C. 自身对照

D. 安慰剂对照　　　　　　　E. 空白对照

11. 对一个地区全体居民进行血压资料的分析,可计算当地的高血压
    A. 患病率　　　　　　　B. 发病率　　　　　　　C. 家庭续发率
    D. 病死率　　　　　　　E. 罹患率

12. 某地区在1个月内对居民进行了是否有糖尿病的普查,可计算当地居民糖尿病的
    A. 发病率　　　　　　　B. 罹患率　　　　　　　C. 死亡率
    D. 患病率　　　　　　　E. 二代发病率

13. 某地区欲找出对病人生命威胁最大的疾病,以便制订防治对策,需要计算和评价的统计指标为某病
    A. 病死率　　　　　　　B. 患病率　　　　　　　C. 死亡率
    D. 患病构成比　　　　　E. 发病率

14. 我国发生的严重急性呼吸综合征(SARS),很快波及许多省市,这种发病情况称为
    A. 暴发　　　　　　　　B. 大流行　　　　　　　C. 季节性升高
    D. 周期性流行　　　　　E. 长期变异

15. 100名高血压患者接受某种药物治疗,1个月后有65名患者血压明显下降,正确的说法为
    A. 该药物无降压效果　　B. 样本量小,尚不能做结论　C. 未设对照组,无法做结论
    D. 该药物降压效果好　　E. 观察时间短,疗效可疑

16. 对感染性腹泻进行监测应选择的疾病频率测量指标是
    A. 发病率　　　　　　　B. 罹患率　　　　　　　C. 现患率
    D. 期间患病率　　　　　E. 时点患病率

17. 描述暴发疫情严重性的最佳指标是
    A. 罹患率　　　　　　　B. 患病率　　　　　　　C. 死亡率
    D. 感染率　　　　　　　E. 续发率(2019)

18. 某乡有4万人,约1万户。欲抽样调查4000人,按该乡人口家庭登记名册,以户为单位,随机抽取第1户,随后每间隔10户抽1户,对被抽到的家庭进行调查。该种抽样方法称为
    A. 单纯随机抽样　　　　B. 系统抽样　　　　　　C. 整群抽样
    D. 分层抽样　　　　　　E. 多级抽样(2019)

19. 某研究者在社区进行糖尿病患病率调查时,首先将全区的人群按经济条件分为好、较好、差三类,然后每一类各随机抽取1/100的人做调查。该研究者使用的抽样方法分别为
    A. 整群抽样、机械抽样　B. 系统抽样、单纯随机抽样　C. 机械抽样、分层抽样
    D. 分层抽样、单纯随机抽样　E. 单纯随机抽样、系统抽样

20. 选定有特定疾病的人群组与未患这种疾病的对照组,比较两组人群过去暴露于某种可能危险因素的比例,分析暴露于该因素是否与疾病有关,该研究为
    A. 现况调查研究　　　　B. 病例对照研究　　　　C. 队列研究
    D. 实验性研究　　　　　E. 理论性研究

21. 选定暴露和未暴露于某种因素的两种人群,追踪其各自的发病结局,比较二者发病结局的差异,从而判断暴露因素与发病有无因果关系及关联程度,该研究为
    A. 队列研究　　　　　　B. 病例对照研究　　　　C. 现况调查研究
    D. 临床试验研究　　　　E. 现场干预试验

22. 选取117名孕妇进行试验研究,其中60名孕妇给予药物治疗,57名孕妇不给予药物治疗。观察新生儿是否出现新生儿黄疸,从而判断药物治疗与新生儿黄疸的关系。此种研究方法是
    A. 病例对照研究　　　　B. 病因分析　　　　　　C. 现况调查研究
    D. 临床试验研究　　　　E. 队列研究(2023)

23. 2006年,某市在中小学视力调查中发现学生用眼不规范及视力下降的情况,决定开展眼保健操及用眼规范宣传。研究者设立了试验组与对照组,试验组进行眼保健操及用眼宣传,对照组不进行干预。此研究方法属于
   A. 临床试验研究　　　　　B. 个体试验　　　　　　　C. 现场干预试验
   D. 病例对照研究　　　　　E. 队列研究(2023)

24. 从医院选取了糖尿病病人和非糖尿病病人,观察体重是否超重与糖尿病的关系,需计算的指标为
   A. 患病率　　　　　　　　B. 发病率　　　　　　　　C. 发病率比
   D. 患病率比　　　　　　　E. 比值比

25. 一项病例对照研究的数据如下,其 *OR* 值为

分组	病例组	对照组
有暴露史	20	10
无暴露史	10	15

   A. 0.75　　　　　　　　　B. 1.0　　　　　　　　　　C. 1.3
   D. 2.3　　　　　　　　　E. 3.0(2018)

26. 为尽量发现病人,在制定筛选方法标准过程中,常采用
   A. 提高方法的灵敏度　　　B. 提高方法的特异度　　　C. 降低假阳性率
   D. 提高假阴性率　　　　　E. 使假阴性率与假阳性率相等

27. 若某项检查指标的高滴度与某疾病有联系,则诊断标准降低1个稀释度将导致
   A. 灵敏度和特异度均降低　B. 灵敏度和特异度均增高　C. 灵敏度增高,特异度降低
   D. 灵敏度降低,特异度增高　E. 灵敏度增高,特异度不定

(28～30题共用题干)对已确诊患有乳腺癌的1000名妇女和未患乳腺癌的1000名妇女,用一乳腺癌筛选的试验检查,结果发现前者有900名为阳性结果,后者有100名为阳性结果。

28. 该试验的灵敏度是
   A. 90%　　　　　　　　　B. 30%　　　　　　　　　C. 25%
   D. 12%　　　　　　　　　E. 10%

29. 该试验的假阳性率是
   A. 90%　　　　　　　　　B. 30%　　　　　　　　　C. 25%
   D. 20%　　　　　　　　　E. 10%

30. 该试验的特异度是
   A. 90%　　　　　　　　　B. 30%　　　　　　　　　C. 25%
   D. 12%　　　　　　　　　E. 10%

31. 公共卫生监测的目的不包括
   A. 预测疾病流行　　　　　B. 查明原因　　　　　　　C. 制订公共卫生策略和措施
   D. 评价干预措施的效果　　E. 连续系统地收集资料

32. 对能够反映总人群中某种基本流行状况的有代表性的特定人群进行监测,属于
   A. 主动监测　　　　　　　B. 被动监测　　　　　　　C. 哨点监测
   D. 常规报告　　　　　　　E. 医院监测

33. 我国疾病监测体系不包括
   A. 重点传染病监测系统　　B. 症状监测系统　　　　　C. 死因监测系统

D. 自愿报告系统　　　　　E. 病媒生物监测系统

34. 临床预防服务的策略属于
    A. 第一级预防和第二级预防　　B. 第三级预防和第四级预防　　C. 第一级预防
    D. 第二级预防　　　　　E. 第三级预防

35. 对个体或群体的健康进行全面监测、分析、评估、提供健康咨询、指导以及对健康危险因素进行干预的全过程,称为
    A. 疾病管理　　　　　B. 健康管理　　　　　C. 健康维护计划
    D. 健康教育　　　　　E. 健康促进

36. 临床预防服务内容中成本-效益最好的措施是
    A. 健康咨询　　　　　B. 健康筛查　　　　　C. 免疫接种
    D. 化学预防　　　　　E. 预防性化疗(2019)

37. 健康危险因素评价的主要目的在于
    A. 改善人类生活环境　　B. 阐明疾病的生物学病因　　C. 便于疾病的早期诊断
    D. 控制传染病的传播　　E. 促进人们改变不良的行为生活方式

38. 男,35岁,吸烟10年,每天1包并表示不想戒烟。他说:"就算生病我也不会把烟戒掉。"按照行为改变阶段模式,该患者行为属于
    A. 行动阶段　　　　　B. 准备阶段　　　　　C. 打算转变阶段
    D. 维持阶段　　　　　E. 无打算阶段

39. 某男,43岁。吸烟10年,每天1包,不想戒烟。他说:"我从来不生病,即使吸烟也不会得肺癌。"针对该患者的想法,首先应该向他指出的是
    A. 吸烟相关疾病的易感性　　B. 行为改变的有效性　　C. 行为改变的障碍
    D. 吸烟相关疾病的严重性　　E. 自我效能的重要性(2014)

40. 某吸烟者在家人的督促下到戒烟门诊就诊。他说,吸烟不过使人多咳嗽几声,没什么大不了的。按照健康信念模式,戒烟门诊医师应该着重提高患者哪方面的认识?
    A. 提高自信的重要性　　B. 行为改变的好处　　C. 吸烟相关疾病的易感性
    D. 吸烟相关疾病的严重性　　E. 行为改变障碍(2013)

41. 健康促进的核心策略包括
    A. 增权　　　　　B. 学校卫生　　　　　C. 保护环境
    D. 职业卫生　　　　E. 疾病控制

42. 属于影响行为的倾向因素的是
    A. 资源　　　　　B. 态度　　　　　C. 法律
    D. 奖励　　　　　E. 政策

43. 临床健康咨询的原则不包括
    A. 建立友好关系　　B. 识别需求　　　　C. 同情
    D. 保守秘密　　　　E. 调动参与

44. 目前临床上使用的戒烟药物包括
    A. 吗啡贴片　　　　B. 阿托品　　　　　C. 阿司匹林
    D. 肾上腺素　　　　E. 尼古丁贴片(2020)

45. 医院开设戒烟门诊,提供行为咨询和药物帮助吸烟者戒烟,这属于
    A. 强化因素　　　　B. 倾向因素　　　　C. 增权因素
    D. 易感因素　　　　E. 促成因素

46. 下列疾病的发生与吸烟危害关系不大的是

A. 糖尿病　　　　　　　B. 阿尔茨海默病　　　　C. 男性功能障碍
D. 冠心病　　　　　　　E. 慢性阻塞性肺疾病

47. 关于使用低焦油卷烟对健康的影响，不正确的是
    A. 不能降低对健康的危害　　B. 可改善慢性病预后　　C. 可降低患肺癌的可能性
    D. 可减少一氧化碳的吸入　　E. 可增加成瘾性

48. 5A戒烟法的第一步是
    A. 评估　　　　　　　B. 询问　　　　　　　　C. 建议
    D. 帮助　　　　　　　E. 随访

49. 根据"5R"的快速干预策略，向吸烟者宣传戒烟的好处，属于
    A. 相关性　　　　　　B. 危险性　　　　　　　C. 益处
    D. 障碍　　　　　　　E. 反复

50. 营养素的需要量是指
    A. 维持机体正常代谢所需要的量　　　　B. 为满足机体从事轻劳动所需要的量
    C. 为保证机体正常生长发育所需要的量　D. 维持机体正常生理功能所需要的量
    E. 为满足机体需要，每日必须由膳食摄取以满足机体需要的量（2011）

51. 中国营养学会提出的平衡膳食宝塔提供了
    A. 食物分类的概念　　B. 膳食中营养素的适宜摄入量　C. 比较理想的膳食模式
    D. 理想的一日食谱　　E. 每日必须摄入的食物数量（2014）

    A. 谷类　　　　　　　B. 大豆类及其制品　　　　C. 薯类
    D. 奶及奶制品　　　　E. 新鲜蔬菜

52. 钙的最好来源是
53. 优质蛋白质的最好来源是
54. 维生素C的最好来源是

55. 当前我国慢性病的防治原则不包括
    A. 政府主导　　　　　B. 社会参与　　　　　　C. 分类指导
    D. 防治结合　　　　　E. 健康教育

56. 引起介水传染病的污染是
    A. 物理性污染　　　　B. 化学性污染　　　　　C. 生物性污染
    D. 放射性污染　　　　E. 土壤污染

57. 严重环境污染引起的一类地区性中毒性疾病称为
    A. 痛痛病　　　　　　B. 地方病　　　　　　　C. 水俣病
    D. 公害病　　　　　　E. 介水传染病

58. 下列属于二次污染物的是
    A. SO_2　　　　　　B. 酸雨　　　　　　　　C. CO
    D. 汞　　　　　　　　E. NO_x

59. 产生温室效应的主要物质是
    A. NO_2　　　　　　B. CO_2　　　　　　　C. N_2O
    D. CO　　　　　　　　E. SO_2（2018）

60. 职业性有害因素不包括
    A. 物理性有害因素　　B. 化学性有害因素　　　C. 生物性有害因素
    D. 放射性有害因素　　E. 不良生理、心理性有害因素

61. 接触职业性有害因素的劳动者是否发生职业性疾患,主要取决于
    A. 接触机会   B. 有害因素种类   C. 人体的健康状况
    D. 接触方式   E. 接触的浓度(强度)和时间(2018)

    A. 该气体与细胞色素氧化酶中三价铁和谷胱甘肽结合抑制细胞呼吸酶
    B. 该气体与氧化型细胞色素氧化酶中的二价铁结合,引起细胞内窒息
    C. 使血氧饱和度增加,组织不能利用氧
    D. 引起氧分压增加,导致组织供氧不足,引起缺氧
    E. 影响血液中氧的释放和传递,导致低氧血症和组织缺氧
62. 硫化氢中毒的机制是
63. 一氧化碳中毒的机制是

    A. 神经系统   B. 造血系统   C. 消化系统
    D. 循环系统   E. 呼吸系统
64. 急性苯中毒时主要损害
65. 慢性苯中毒时主要损害(2020)

66. 职业卫生服务的研究对象是
    A. 职业人群   B. 工作环境   C. 职业人群和工作环境
    D. 不良劳动条件   E. 全体工作人员

67. 下列职业病防护措施中,属于第一级预防的措施是
    A. 在高危人群中定期开展健康检查
    B. 建立家庭病床,促进职业病患者康复
    C. 将轻症患者调离原岗位进行治疗
    D. 以低毒原料代替高毒原料,以减少职业病发生
    E. 对发生心理问题的职工进行心理咨询和指导

68. 食源性疾病是指由于进食
    A. 而引起的各种疾病
    B. 带有病原物质的食物而引起的中毒性疾病
    C. 带有病原物质的食物而引起的急性传染病
    D. 带有病原物质的食物而引起的消化道传染病
    E. 带有病原物质的食物而引起的通常具有感染或中毒性质的一类疾病

69. 长期摄入受到甲基汞污染的食物会导致
    A. 痛痛病   B. 水俣病   C. 癌症
    D. 单纯性甲状腺肿   E. 化学性食物中毒

    A. 职业性接触铅   B. 职业性接触石棉   C. 职业性接触联苯胺
    D. 人乳头瘤病毒18型感染   E. 长期饮用含藻类毒素的宅沟水或井水
70. 上述各因素中最可能致肝癌的是
71. 上述各因素中最可能致肺癌的是

(72~73题共用题干)某家庭5口人,一日晚餐十几分钟后均出现头晕、头痛、心悸、胸闷、皮肤潮红、荨麻疹、哮喘等症状。晚餐主食为米饭,副食主要有排骨(猪)、金枪鱼(青皮红肉海鱼)、花菇、豆腐和青菜,所有食物均购于某超市,未见腐败变质。

72. 此次事件最可能是
    A. 急性胃肠炎   B. 病毒性甲型肝炎   C. 细菌性痢疾
    D. 食物过敏   E. 食物中毒

73. 引起此次事件最可能的食物是
    A. 猪排骨   B. 金枪鱼   C. 花菇
    D. 豆腐   E. 青菜

74. 在某工地食堂用餐后半小时左右，有多名工人口唇、指甲和全身皮肤发绀，并出现精神萎靡、头晕、头痛、乏力、心跳加速，有的伴有恶心、呕吐、腹胀、烦躁不安、呼吸困难。其最大可能是
    A. 河鲀鱼中毒   B. 四季豆中毒   C. 亚硝酸盐中毒
    D. 沙门菌中毒   E. 葡萄球菌肠毒素中毒

75. 由于对卫生投入的不足，导致医院尤其是基层医院的基础设施落后，从而增加医院内有害因素的发生，这类因素属于
    A. 医院专业因素   B. 医院环境因素   C. 医院管理因素
    D. 医院社会因素   E. 医源性有害因素

76. 医院工作场所暴力事件的防范措施不包括
    A. 加强安全保卫措施   B. 推行感动服务   C. 提高医务人员技术水平
    D. 积极化解纠纷   E. 加强媒体沟通

预防医学试题参考答案及详细解答

（正确答案为绿色的选项）

1. **ABCDE**　影响健康的因素包括四个方面：①社会经济环境：个人收入和社会地位、文化背景和社会支持网络、教育、就业和工作条件；②物质环境；③个人因素：健康的婴幼儿发育状态、个人卫生习惯、个人能力和技能、人类生物学特征和遗传因素；④卫生服务。影响健康的因素不包括精神心理因素。

2. **ABCDE**　①疾病的三级预防策略包括：第一级预防又称病因预防，是指针对病因所采取的预防措施；第二级预防是指对疾病进行早期发现、早期诊断、早期治疗的三早预防工作；第三级预防是指对已患病的患者，采取及时、有效的治疗措施。碘缺乏病的病因已明确，只要去除病因即可消除疾病，因此应以第一级预防为主要控制策略。②A、B、C、D病因尚未明确，除第一级预防外，还需第二、三级预防。

3. **ABCDE**　疾病的三级预防策略包括：①第一级预防：又称病因预防，是指针对病因所采取的预防措施；②第二级预防：在疾病的临床前期做好早期发现、早期诊断、早期治疗的三早预防工作；③第三级预防：对已患病的患者，采取及时、有效的治疗措施，防止病情恶化，预防并发症和伤残。可见，职业性急性中毒患者抢救属于第三级预防。遗传咨询属于第一级预防，孕妇产前检查、乳腺癌筛检属于第二级预防，脑卒中患者的康复不属于预防。

4. **ABCDE**　B、C、D、E均属于流行病学的原理，其中最基本的原理是疾病分布论，即研究疾病或健康状况在人群中的分布情况，如人群特征、时间特征、地区特征等。

5. **ABCDE**　盲法原则是临床试验的设计原则，而不是流行病学的基本原则。

6. **ABCDE**　流行病学是研究人群中疾病与健康状况的分布及其影响因素，并研究防治疾病及促进健康的策略和措施的科学。

7. **ABCDE**　①对照原则是指在实验设计中必须设立对照组，以便通过与对照组效应对比，鉴别出实验组的效应大小。只有设立了对照组，才能消除非处理因素对实验结果的影响，使实验因素的效应得以体现。②保证组间均衡性，是对照组的设置条件之一。

8. **ABCDE**　盲法观察分单盲、双盲和三盲。单盲是指研究对象不知道自己被分在哪组和接受干预措施的具体内容。双盲是指研究对象和观察者均不知道研究对象分组情况和接受治疗措施的具体内容。三盲是指研究对象、观察者和资料分析者均不知道研究对象的分组情况和接受治疗措施的具体内容。

9. **ABCDE**　①分析流行病学方法包括病例对照研究和队列研究。②横断面研究、生态学研究均属于描述流行病学的研究方法，现场试验、社区干预试验均属于实验流行病学研究方法。

10. **ABCDE**　在进行前瞻性研究时，需设计对照组，常用的对照组处理方法包括：①空白对照：不给予对照组任何措施；②安慰剂对照：安慰剂是感官性状与试验药物相似，但没有效应的物质，常用淀粉、生理盐水等成分制成，其外形、颜色、大小、味道与试验药物极为相近；③标准疗法对照：给予对照组常规或现行最好的疗法；④不同给药剂量、不同疗法、不同给药途径相互对照：以观察哪个剂量、哪种疗法、哪种给药途径治疗效果最佳。显然，本研究所采用的对照为安慰剂对照。

11. **ABCDE**　①患病率是指某特定时间内，总人口中现患某病新旧病例数所占的比例。发病率是指在一定时间内(1年)，特定人群中某病新病例出现的频率。罹患率是指小范围、短时间内监测人群新病例发生的频率,计算方法同发病率。因此,对一个地区全体居民进行血压资料的分析,可计算当地的高血压患病率。②家庭续发率是指传染病易感接触者中,在最短潜伏期与最长潜伏期之间发病的人数占所有易感接触者总数的百分率。病死率是指一定时期内,患某病的全部病人中因该病死亡者所占的比例。

12. ABC**D**E 患病率=[某特定时间内一定人群中现患某病的新旧病例数÷同期的平均人口数(被观察人口数)]×k(k=100%、1000‰…)。患病率主要用于描述病程较长的慢性病的发生或流行情况,故答 D。

13. **A**BCDE ①"对病人生命威胁最大的",当然是"死亡",因此答案只可能在 A、C 中产生,可首先排除 B、D、E。②死亡率是指在一定时间(1年)内,某人群中死于某病的频率。病死率是指一定时期内,患某病的全部病人中因该病死亡者所占的比例。可见,死亡率包含所有病因的死亡,如疾病、车祸、自杀等,而病死率是某一特定疾病的死亡,故答 A。

14. **A**BCDE 暴发是指一个局部地区或集体单位短期内突发大量病例。大流行是指疾病迅速蔓延,短时间跨越省界、国界或洲界,故答案为 B、C、D、E 显然不是正确答案。

15. ABCD**E** 实验设计的原则包括对照原则、随机化原则、重复原则。只有设立了对照组,才能消除非处理因素对实验结果的影响,从而使处理因素的效应得以体现。本研究未设立对照组,因此无法做结论。

16. **A**BCDE ①发病率是指一定时间(一般为1年)内,特定人群中某病新发病例出现的频率,主要用于描述急性感染性疾病的发生频率。感染性腹泻属于感染性疾病范畴,故答 A。②罹患率常用于传染病、食物中毒等暴发的调查。现患率也称患病率,根据观察时间的不同,患病率又分为期间患病率和时点患病率。患病率主要用于描述病程较长的慢性病的发生或流行情况。

17. **A**BCDE ①罹患率是监测人群新病例发生频率的指标,是描述短时间内疾病暴发的指标。罹患率=(观察期间某病新病例数÷同期暴露人口数)×k,k=100%、1000‰或 10000/万等。②患病率主要用于描述病程较长的慢性病的发生或流行情况。死亡率是用来衡量某时期、某人群死亡危险性大小的指标。感染率是用于描述某些传染病、寄生虫病感染情况和防治效果的指标。续发率是用于比较传染病传染力大小的指标。

18. AB**C**DE 整群抽样是指将总体分为若干群组,以群组为抽样单位进行随机抽样,被抽到群组中的全部个体均作为调查对象,故答 C。

19. ABC**D**E 分层抽样是将调查的总体按照某种特征分成若干层(组群),然后在每层(组群)中进行随机抽样。单纯随机抽样是指从总体 N 个对象中,利用抽签、随机数字等方法抽取 n 个对象组成一个样本。本研究先将全区人群按经济条件分为好、较好、差三类(分层抽样),再从每类中随机抽取 1/100 做调查(单纯随机抽样),故答案为 D。

20. A**B**CDE ①病例对照研究是选择患有和未患有某特定疾病的人群分别作为病例组和对照组,调查各组人群过去暴露于某可疑危险因素的水平,通过比较各组之间暴露水平的差异,判断暴露因素是否与研究的疾病有关联及其关联强度。②现况调查研究是对某一特定人群、特定时间内的患病率进行研究。③队列研究是将一个范围明确的人群按是否暴露于某可疑因素或暴露程度分为不同的亚组,追踪各组的结局并比较其差异,从而判定暴露因素与结局之间有无关联及其关联强度。④实验性研究是将来自同一总体的研究对象随机分为实验组和对照组,实验组给予实验因素,对照组不给予该因素,然后前瞻地随访各组的结局,并比较其差别的程度,从而判断实验因素的效果。⑤理论性研究是用数学公式定量地表达病因和宿主之间构成的数学关系,以预测疾病的流行规律,从理论上探讨疾病防治措施的效果。

21. A**B**CDE ①队列研究是将特定人群按是否暴露于某可疑因素分组,追踪各组的结局并比较其差异,从而判定暴露因素与结局之间有无关联及其关联强度。②临床试验研究是将临床病人随机分为试验组和对照组,试验组给予某临床干预措施,对照组不给予该措施,通过比较各组效应的差别来判断临床干预措施效果的一种前瞻性研究。

22. **ABCDE** ①队列研究是将特定人群按是否暴露于某可疑因素分组,追踪各组的结局并比较其差异,从而判定暴露因素与结局之间有无关联及其关联强度。队列研究是由"因"及"果"的研究。②病例对照研究是选择患有和未患有某特定疾病的人群分别作为病例组和对照组,调查各组人群过去暴露于某可疑危险因素的水平,通过比较各组之间暴露水平的差异,判断暴露因素是否与研究的疾病有关联及其关联强度。病例对照研究是由"果"找"因"的研究。

23. **ABCDE** 队列研究是将特定人群按是否暴露于某可疑因素分组,追踪各组的结局并比较其差异,从而判定暴露因素与结局之间有无关联及其关联强度。队列研究是由"因"及"果"的研究。病例对照研究是由"果"找"因"的研究。

24. **ABCDE** 比值比(OR)是指某事物发生的可能性与不发生的可能性之比,是估计暴露因素与疾病关联程度的指标。OR=病例组的暴露比值/对照组的暴露比值。因此,计算比值比,可反映暴露因素(超重)与疾病(糖尿病)的关联程度。

25. **ABCDE** OR值(比值比)是指某事物发生的可能性与不发生的可能性之比。在病例对照研究中:
$$OR = \frac{\text{病例组的暴露比值}}{\text{对照组的暴露比值}} = \frac{a/c}{b/d} = \frac{ad}{bc} = \frac{20 \times 15}{10 \times 10} = 3.0$$

26. **ABCDE** ①灵敏度是指金标准确诊的病例中,筛检试验也判断为阳性者所占的百分比。特异度是指金标准确诊的非病例中,筛检试验也判断为阴性者所占的百分比。提高筛检试验的灵敏度,可尽可能多地发现病人,但其特异度会降低,故答 A 而不是 B。②假阳性率也称误诊率,是指金标准确诊的非病例中,筛检试验错判为阳性者所占的百分比。假阴性率也称漏诊率,是指金标准确诊的病例中,筛检试验错判为阴性者所占的百分比。

27. **ABCDE** 疾病的诊断标准降低将提高灵敏度,从而降低特异度。

28. **ABCDE** 29. **ABCDE** 30. **ABCDE** ①为保证资料的准确无误,评价试验表整理如下。灵敏度是指金标准确诊的病例中被评试验也判断为阳性者所占的百分比,灵敏度 = $a/(a+c) \times 100\%$ = ($900/1000$) × 100% = 90%,答案为 A。②假阳性率(误诊率)是指金标准确诊的非病例中被评试验错判为阳性者所占的百分比,假阳性率 = $b/(b+d) \times 100\%$ = ($100/1000$) × 100% = 10%,答案为 E。③特异度(真阴性率)是指金标准确诊的非病例中被评试验也判断为阴性者所占的百分比,特异度 = $d/(b+d) \times 100\%$ = ($900/1000$) × 100% = 90%,答案为 A。

被评试验	金标准		合计
	病例	非病例	
阳性	a(真阳性) [900]	b(假阳性) [100]	$a+b(r_1)$
阴性	c(假阴性) [100]	d(真阴性) [900]	$c+d(r_2)$
合计	$a+c(c_1)$ [1000]	$b+d(c_2)$ [1000]	$n(a+b+c+d)$

31. **ABCDE** 公共卫生监测的目的:①确定主要的公共卫生问题,掌握其分布和趋势;②查明原因,采取干预措施;③评价干预措施的效果;④预测疾病流行;⑤制订公共卫生策略和措施。

32. **ABCDE** 对能够反映总体人群中某种疾病流行状况的有代表性的特定人群(哨点人群)进行监测,了解疾病的流行趋势,属于哨点监测。

33. **ABCDE** ①我国疾病监测体系包括6大系统:疾病监测信息报告系统、重点传染病监测系统、症状监测系统、死因监测系统、病媒生物监测系统、健康相关危险因素监测系统。②自愿报告系统为药物不良反应监测方法。

34. **ABCDE** 临床预防服务是指由医务人员在临床场所(包括社区卫生服务工作者在家庭和社区场所)对健康者和无症状"患者"的健康危险因素进行评价,实施个性化的预防措施来预防疾病和促进健康。临床预防服务的内容强调第一级和第二级预防的结合,且是临床和预防一体化的卫生服务。

预防医学试题参考答案及详细解答

35. **ABCDE**　健康管理是指对个体或群体的健康进行全面监测、分析、评估、提供健康咨询、指导以及对健康危险因素进行干预的全过程。健康管理的目的是调动个体、群体及整个社会的积极性,有效地利用有限的资源达到最大的健康效果。

36. **ABCDE**　A、B、C、D、E 均属于临床预防服务的内容。通过健康咨询改变就医者的不健康行为,属于疾病的第一级预防,若能很好地执行,其成本-效益最好,是预防疾病最有效的方式,是临床预防服务最重要的内容之一。

37. **ABCD**　①健康危险因素评价是一种用于描述和评估个体健康危险因素所导致的某一特定疾病或因为某种特定疾病而死亡的可能性的方法和工具。其目的是通过干预措施,促使人们改变不良的行为生活方式,从而避免或减少暴露于危险因素,提高健康水平。②健康危险因素评估显然不能改善人类生活环境、阐明疾病的病因、控制疾病的传播及早期诊断。

38. **ABCDE**　行为改变阶段模式认为人的行为变化通常需经过以下 5 个阶段(如右图)。①无打算阶段:处于该阶段的人,在未来 6 个月中没有改变自己行为的考虑,或有意坚持不改。②打算阶段:处于该阶段的人,打算在未来 6 个月内采取行动,改变疾病危险行为。③准备阶段:处于该阶段的人,将于未来 1 个月内改变行为。④行动阶段:在此阶段的人,在过去 6 个月中目标行为已经有所改变。⑤行为维持阶段:处于此阶段的人已经维持新行为长达 6 个月以上,已达到预期目的。吸烟者不想戒烟,并说"就算生病我也不会把烟戒掉",说明他不打算戒烟,故答 E。

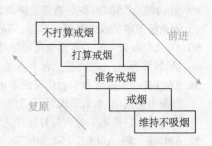
行为改变阶段模式示意图

39. **ABCDE**　按照行为改变阶段模式,患者行为属于无打算阶段。对于无打算阶段的患者,最重要的劝导是提高认识,包括对疾病严重性和易感性的认识,故可首先排除 B、C、E。"我从来不生病,即使吸烟也不会得肺癌",显然患者是对疾病的易感性认识不足,故答 A 而不是 D。很多医考参考书将答案错为 D。

40. **ABCDE**　按照行为改变阶段模式,该患者行为属于无打算阶段。对于无打算阶段的患者,最重要的劝导是提高认识,包括对疾病严重性和易感性的认识,故可首先排除 A、B、E。"吸烟不过使人多咳嗽几声,没什么大不了的",说明患者对疾病的严重性认识不足,故答 D 而不是 C。很多医考参考书将答案错为 C。

41. **ABCDE**　健康促进的 3 个基本策略是倡导、促成、协调。促成是指健康促进工作者以增权的方式,与服务对象个体或群组共同采取行动的过程。所谓增权是指通过积极参与,从而让人们增强自我决策、排除障碍和采取行动的能力,来改变影响它们自身健康的因素和促进健康的过程。

42. **ABCDE**　①影响健康行为的因素包括倾向因素、促成因素和强化因素。倾向因素是指为行为改变提供理由或动机的先行因素,它通常先于行为,是产生某种行为的动机或愿望,或诱发产生某行为的因素,包括知识、信念、价值观、态度、自信心、现有技能、自我效能等。②资源、法律、政策均属于促成因素。奖励属于强化因素。

43. **ABCDE**　临床健康咨询的原则:①建立友好关系;②识别需求;③移情(不是同情);④调动参与;⑤保守秘密;⑥尽量提供信息和资源。

44. **ABCD**　尼古丁贴片为常用的戒烟药物,可通过向人体提供外源性尼古丁以部分代替烟草中获得的尼古丁,从而减轻尼古丁戒断症状,如焦虑、易怒、情绪低落等。A、B、C、D 都不属于戒烟药物。

45. **ABCDE**　①影响健康行为的因素分为三类,即倾向因素、促成因素、强化因素。②促成因素是指允许行为动机或愿望得以实现的先行因素,即实现某行为所必需的技术资源,包括干预项目、服务、行为和环境改变的必需资源、行为改变所需的新技能等。戒烟门诊提供咨询和药物帮助吸烟者戒烟,应属于促成因素。倾向因素常于"行为"之前实施,强化因素多在"行为"之后实施,故不答 A、B。

46. ABCDE　①吸烟可导致2型糖尿病,且可增加糖尿病患者发生大血管和微血管并发症的风险。②吸烟可导致男性勃起功能障碍。③吸烟可导致冠心病、脑卒中、外周血管疾病。④众所周知,吸烟能导致慢性阻塞性肺疾病。

47. ABCDE　①焦油含量<8mg/支的香烟称为低焦油卷烟。研究表明,低焦油卷烟并不等于低危害,并不能降低对健康的危害。②吸烟者吸入的焦油量远高于卷烟包装标注的焦油量。同时焦油降低后,吸烟者为了维持血液中尼古丁的浓度,会采取"补偿行为",吸得更深,吸烟量会更多,可增加成瘾性。③焦油降低并不表明其他致癌物也降低。研究发现,卷烟焦油含量与苯并芘、亚硝胺的含量无关;焦油下降时,焦油中的某些强致癌物并未减少,因此降低焦油含量并不能降低患肺癌的可能性。

48. ABCDE　5A戒烟法:①Ask(询问吸烟情况),此为第一步;②Advise(建议吸烟者戒烟);③Assess(评估吸烟者的戒烟意愿);④Assist(提供戒烟药物或行为咨询治疗);⑤Arrange(安排随访)。

49. ABCDE　"5R"的益处是指使患者认识到戒烟的益处,突出说明那些和吸烟者最可能相关的好处,并强调任何年龄戒烟都可以获益,但戒烟越早获益越大。

50. ABCDE　营养素的需要量是指维持人体正常健康与生长所需要的营养素数量,也称营养素生理需要量,答案为C。注意:按照营养素的定义,答案C项并不完全。

51. ABCDE　中国营养学会建议的平衡膳食宝塔直观地告诉居民食物分类的概念及每天各类食物的合理摄入量范围,也就是说告诉消费者每日应吃食物的种类及相应的数量,对合理调配平衡膳食进行具体指导。它提出了包含每日应摄入的主要食物种类和总量,即营养上比较理想的膳食模式。

52. ABCDE　53. ABCDE　54. ABCDE　①奶及奶制品是钙的最好来源。②蛋白质广泛存在于动物性和植物性食物中,动物性蛋白质质量好,植物性蛋白质中以大豆及其制品富含的优质蛋白质的利用率较高,其余植物性蛋白质利用率较低。③维生素C的最好来源是新鲜蔬菜和水果。

55. ABCDE　我国慢性病防治的三项基本原则是:①政府主导,部门合作,社会参与;②突出重点,分类指导,注重效果;③预防为主,防治结合,重心下沉。健康教育不属于慢性病的防治原则,而是传染病预防控制策略。

56. ABCDE　介水传染病是指饮用水或接触受病原体污染的水体而传播的疾病,如1988年上海市发生的甲肝暴发流行。

57. ABCDE　严重的环境污染称为公害。由严重环境污染引起的地区性疾病称为公害病。

58. ABCDE　①一次污染物又称原生污染物,是指污染源直接排入环境,其物理和化学性质未发生变化的污染物。二次污染物是指由一次污染物转化而来的污染物。常见的一次污染物包括大气中的SO_2、CO、氟利昂、颗粒物、火山灰、水体和土壤中的重金属、有机物等。②酸雨是大气中SO_2、NO_x等污染物溶于水汽中,经氧化成酸性物质(硫酸、硝酸)凝结而成,故为二次污染物。

59. ABCDE　大量燃料燃烧产生CO_2并排入大气,超过了森林和植物的吸收能力,致使大气中CO_2含量增加,全球气候变暖,称为温室效应。

60. ABCDE　职业性有害因素分为四类,即A、B、C、E项,不包括D项。物理性有害因素包括放射性有害因素,故答D。

61. ABCDE　接触职业性有害因素的劳动者是否发生职业性疾患,主要取决于:①有害因素的性质(不是种类);②作用于人体的量,即接触的浓度(强度)和时间;③个体危险因素。

62. ABCDE　63. ABCDE　①硫化氢是细胞色素氧化酶的强抑制剂,能与线粒体内膜呼吸链中的氧化型细胞色素氧化酶中的Fe^{3+}结合,抑制呼吸链的电子传递和氧的利用,引起细胞内缺氧,造成细胞内窒息。②一氧化碳(CO)经呼吸道吸入后,通过肺泡进入血液循环,立即与血红蛋白(Hb)结合,形成碳氧血红蛋白(HbCO),使Hb失去携带氧的能力。CO与Hb的亲和力比O_2与Hb的亲和力大300倍,而HbCO的解离又仅为氧合血红蛋白(HbO_2)的1/3600,而且HbCO的存在还可抑制HbO_2的解离,抑制氧的释放和传递,导致低氧血症和组织缺氧。

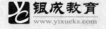
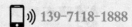

64. ABCDE　65. ABCDE　苯为脂溶性物质,在脂肪丰富的组织如神经组织、骨髓内蓄积较多,从而引起神经系统和造血系统损害。急性中毒主要引起神经系统损害,慢性中毒主要引起造血系统损害。

66. ABCDE　职业卫生服务(OHS)是以保护和促进职业从事者的安全与健康为目的,以职业人群和工作环境为研究对象的一种特殊形式的卫生服务。

67. ABCDE　职业病应遵循"三级预防"原则:①第一级预防(病因预防):从根本上阻止职业性有害因素对人体的损害作用,为最有效的预防措施,如 a.通过生产工艺改革和生产设备改进,合理利用防护设施及个人防护用品,使劳动者尽可能不接触或少接触职业性有害因素;b.通过制订职业接触限值,控制作业场所有害因素在职业安全卫生标准允许限度内;c.针对高危个体进行职业禁忌证检查。②第二级预防(临床前期预防):对作业人群实施职业健康监护,早期发现职业损害,及时合理处理,并进行有效治疗,防止损害的进一步发展。③第三级预防(临床预防):对已患职业病的患者及时做出正确的诊断和处理,包括脱离接触、实施合理有效的治疗、预防并发症、促进患者尽快康复等。D 为第一级预防,A、E 为第二级预防,B、C 为第三级预防。

68. ABCDE　食源性疾病是指通过摄入食物而进入人体的各种致病因子引起的、通常具有感染或中毒性质的一类疾病。食源性疾病包括食物中毒、食源性肠道传染病、寄生虫病、人兽共患病、化学性有毒有害物质所造成的慢性中毒性疾病等,其中,以食物中毒最常见。

69. ABCDE　①水俣病是由于甲基汞污染环境并通过食物链进入人体所造成的疾病,最早发生于日本熊本县水俣镇,当时病因不明,故称为水俣病,后来确认是世界上最典型的汞污染环境所致的公害之一。②痛痛病(骨痛病)为镉中毒所致。亚硝基化合物常导致癌症。土壤缺碘常导致单纯性甲状腺肿。

70. ABCDE　71. ABCDE　①蓝绿藻产生的环状七肽肝毒素——微囊藻毒素,是一种致病性非常强的亲肝性致癌剂。因此长期饮用含藻类毒素的宅沟水或井水,可诱发肝癌。②职业性接触石棉可导致石棉肺,石棉肺患者肺癌的发病率是普通人群的 2~10 倍。③职业性接触铅可引起铅中毒,一般不会诱发癌症。职业性接触联苯胺易诱发膀胱癌。人乳头瘤病毒 18 型感染易诱发宫颈癌。

72. ABCDE　73. ABCDE　①本例一家 5 口人进餐后在短时间全部发病,临床表现相似,因此应考虑食物中毒。②鱼类引起的组胺中毒潜伏期多为 10 分钟至 2 小时,以急性过敏反应为主要表现,如面部、胸部或全身皮肤潮红,眼结膜充血,头痛头晕,心慌胸闷,呼吸加快,故本例应诊断为金枪鱼引起的组胺中毒。猪排骨常引起沙门菌中毒,花菇常引起毒蕈中毒,豆腐很少引起食物中毒,青菜中的四季豆可引起四季豆中毒。

74. ABCDE　①进食腌制食品易引起亚硝酸盐中毒,常表现为头痛、头晕、乏力、胸闷、气短、心悸、恶心呕吐、腹痛腹泻腹胀、全身皮肤及黏膜青紫色。结合病史及临床表现,本例应诊断为亚硝酸盐中毒。②河鲀鱼中毒常表现为恶心、呕吐、腹痛、腹泻、口渴、便血、口唇发端麻木、四肢无力、共济失调等。四季豆中毒主要表现为急性胃肠炎。沙门菌中毒常表现为头痛、恶心、呕吐、腹痛、腹泻、水样便、高热等。葡萄球菌肠毒素中毒常表现为恶心、呕吐、中上腹部疼痛和腹泻,体温正常或有低热。

75. ABCDE　①医院常见的健康有害因素包括 A、B、C、D 四项,故可首先排除 E。②医院社会因素是指可引发患者和医务人员健康危害的医院相关的外界社会因素。长期以来卫生投入不足,导致医院基础设施落后、医疗设备不齐、医院环境恶劣等,增加了医院的有害因素,属于医院社会因素。

76. ABCDE　医院工作场所暴力事件的防范措施包括加强安全保卫措施、推行感动服务、积极化解纠纷、加强媒体沟通,不包括 C 项。

第九篇 卫生法规试题

1. 卫生法的主要作用是维护社会卫生秩序,运用形式不包括
   A. 禁止性规范
   B. 强制性规范
   C. 授权性规范
   D. 任意性规范
   E. 操作性规范

2. 卫生法的执法范围不包括
   A. 行政许可
   B. 行政处罚
   C. 刑事处罚
   D. 行政强制
   E. 行政复议

3. 《职业病防治法》将132种法定职业病分为
   A. 8大类
   B. 9大类
   C. 10大类
   D. 11大类
   E. 12大类

4. 《职业病防治法》规定,进行职业病诊断时,需提供劳动者工作场所职业病危害因素检测结果等资料,其法定提供者是
   A. 劳动者本人
   B. 用人单位
   C. 当地劳动保障行政部门
   D. 安全生产监督管理部门
   E. 当地卫生健康主管部门

5. 《职业病防治法》规定,职业病诊断鉴定委员会组成人员收受职业病诊断争议当事人财物的,应当给予的处罚不包括
   A. 警告
   B. 没收收受的财物
   C. 罚款
   D. 吊销执业医师证
   E. 取消职业病诊断鉴定委员会组成人员的资格

6. 《医师法》规定,以师承方式学习中医满一定期限,可以参加中医医师资格考试,该法定期限是
   A. 1年
   B. 2年
   C. 3年
   D. 4年
   E. 5年

7. 通过国家执业医师资格考试的医师,可以申请执业注册,受理注册的机构是
   A. 县级以上人民政府
   B. 县级以上地方人民政府卫生健康主管部门
   C. 省、自治区以上人民政府
   D. 省、自治区以上人民政府卫生健康主管部门
   E. 省医师协会

8. 受理执业医师注册申请的卫生健康主管部门,应当自受理申请之日起一定期限内准予注册,并发给医师执业证书。该法定期限是
   A. 7个工作日内
   B. 10个工作日内
   C. 20个工作日内
   D. 30个工作日内
   E. 60个工作日内

9. 执业医师个体行医,须经注册后在医疗卫生机构中执业满
   A. 1年
   B. 2年
   C. 3年
   D. 4年
   E. 5年

10. 《医师法》规定,不予注册的情形不包括
    A. 无民事行为能力
    B. 限制民事行为能力
    C. 受刑事处罚完毕不满2年

D. 吊销医师执业证书不满 2 年 E. 因医师定期考核不合格被注销注册不满 2 年

11. 医师注册后,应当由卫生健康主管部门注销注册的情形是
    A. 受警告行政处罚的　　　　　B. 中止医师执业活动满 1 年的　　C. 受吊销执业证书行政处罚的
    D. 受罚款行政处罚的　　　　　E. 受责令暂停 6 个月执业活动行政处罚的

12. 医师在执业活动中享有的权利是
    A. 保护患者隐私　　　　　　　B. 履行医师职责　　　　　　　　C. 接受继续医学教育
    D. 遵循临床诊疗指南　　　　　E. 努力钻研业务

13. 医师在执业活动中应履行的义务不包括
    A. 参加专业培训　　　　　　　B. 遵守临床技术操作规范　　　　C. 保护患者隐私
    D. 提升医疗卫生服务质量　　　E. 对患者及公众进行健康教育

14. 医师应当遵守的执业要求不包括
    A. 实施手术前需征得患者明确同意　　　B. 签署有关医学证明文件前必须亲自诊查
    C. 开展药物临床试验前必须通过伦理审查　D. 对需要紧急救治的患者不得拒绝急救处置
    E. 可利用互联网对部分危重患者进行医疗卫生服务

15. 医师的下列行为不属于违法违规行为的是
    A. 泄露患者隐私　　　　　　　B. 隐匿医学文书　　　　　　　　C. 延误危急患者的抢救
    D. 收受患者财物　　　　　　　E. 拒绝依据他院检查结果签署诊断证明

16. 《医师法》规定,给予医师表彰、奖励的情形不包括
    A. 在执业活动中,医德高尚,事迹突出　　B. 对医学专业技术有重大突破,做出显著贡献
    C. 连续多年在医师定期考核中成绩优秀　　D. 长期在艰苦边远地区县级以下医院努力工作
    E. 在健康促进工作中做出突出贡献

17. 执业医师将自己的医师执业证书出借给他人行医的,由卫生健康主管部门给予的处罚不包括
    A. 责令改正　　　　　　　　　B. 没收违法所得　　　　　　　　C. 罚款
    D. 吊销医师执业证书　　　　　E. 暂停执业活动 6 个月至 1 年

18. 违反《医师法》规定,非医师行医的,卫生健康主管部门给予的处罚是
    A. 予以警告　　　　　　　　　B. 行政拘留　　　　　　　　　　C. 处 10 万元以上的罚款
    D. 追究刑事责任　　　　　　　E. 没收违法所得

19. 医疗机构在医疗卫生技术工作中对非卫生技术人员
    A. 可以使用　　　　　　　　　B. 尽量不用　　　　　　　　　　C. 不得使用
    D. 在非重点科室可以使用　　　E. 一些特殊科室可以使用

20. 《医疗机构管理条例》要求医疗机构必须将下列项目悬挂于明显处所,除了
    A. 诊疗科目　　　　　　　　　B. 诊疗时间　　　　　　　　　　C. 收费标准
    D. 诊疗医师　　　　　　　　　E. 《医疗机构执业许可证》

21. 未经医师亲自诊查病人或亲自接产,医疗机构可以出具的证明文件是
    A. 疾病诊断书　　　　　　　　B. 健康证明书　　　　　　　　　C. 死亡证明书
    D. 出生证明书　　　　　　　　E. 医疗纠纷分析书面证言

22. 《医疗机构执业许可证》应于校检期满前多长时间向登记机关申请办理校验手续?
    A. 1 个月　　　　　　　　　　B. 2 个月　　　　　　　　　　　 C. 3 个月
    D. 半年　　　　　　　　　　　E. 1 年(2019)

23. 某医院未经批准增设医疗美容科进行诊疗活动,被举报后由卫生健康主管部门给予的处罚不包括
    A. 警告　　　　　　　　　　　B. 责令改正　　　　　　　　　　C. 没收违法所得
    D. 停业整顿　　　　　　　　　E. 吊销《医疗机构执业许可证》

24. 《医疗事故处理条例》规定,处理医疗事故应当遵循的原则不包括
   A. 公开　　　　　　　　　B. 公平　　　　　　　　　C. 公正
   D. 及时　　　　　　　　　E. 科学

25. 医疗机构发生重大医疗过失行为,导致患者死亡的,应在多长时间内向当地卫生行政部门报告?
   A. 立即　　　　　　　　　B. 2小时　　　　　　　　C. 4小时
   D. 12小时　　　　　　　　E. 24小时

26. 男,45岁。因急性阑尾炎于某医院接受手术治疗,术后医师发现腹腔内有纱布遗留。根据《医疗事故处理条例》,医师应当依法上报的主体是
   A. 科室负责人　　　　　　B. 医院院长　　　　　　　C. 医院办公室
   D. 医院服务监督部门　　　E. 当地卫生健康主管部门(2023)

27. 医疗机构在处理医疗事故过程中,发生涂改、伪造、隐匿、销毁病历资料的违法行为时,应当承担的法律责任不包括
   A. 由卫生行政部门责令改正　　B. 由卫生行政部门给予警告　　C. 对直接责任人员给予纪律处分
   D. 由卫生行政部门给予罚款　　E. 对负有责任的主管人员给予行政处分

28. 医患双方解决医疗纠纷的途径不包括
   A. 双方自愿协商　　　　　B. 申请人民调解　　　　　C. 申请行政调解
   D. 申请仲裁　　　　　　　E. 向人民法院提起诉讼

29. 医患双方申请医疗纠纷行政调解的,应向医疗纠纷发生地卫生健康主管部门提出申请。卫生健康主管部门作出是否受理的时限是收到申请之日起
   A. 3个工作日内　　　　　B. 5个工作日内　　　　　C. 7个工作日内
   D. 15个工作日内　　　　 E. 30个工作日内

30. 发生医疗纠纷后,封存的病历资料的保管者是
   A. 患者　　　　　　　　　B. 患者家属　　　　　　　C. 医疗机构
   D. 执业医师　　　　　　　E. 执业医师所在科室

31. 王教授为医疗事故技术鉴定专家库成员,在一起医疗事故鉴定案中,被随机抽取为专家鉴定组成员。但王教授以书面形式向医学会申请回避,能被医学会批准回避的理由是
   A. 本人不愿意　　　　　　B. 家中有急事　　　　　　C. 单位不同意请假
   D. 系当事人近亲属　　　　E. 因公出差

32. 患者死亡,医患双方对死因有异议的,应当在患者死亡后进行尸检,尸检的时限是患者死亡后
   A. 12小时内　　　　　　　B. 24小时内　　　　　　　C. 48小时内
   D. 72小时内　　　　　　　E. 7日内(2022)

33. 需要"严格管理"的传染病是
   A. 鼠疫　　　　　　　　　B. 艾滋病　　　　　　　　C. 黑热病
   D. 炭疽　　　　　　　　　E. 麻风病(2022)

34. 属于乙类传染病的疾病是
   A. 麻疹　　　　　　　　　B. 流行性腮腺炎　　　　　C. 麻风病
   D. 急性出血性结膜炎　　　E. 风疹(2016)

35. 肺结核通过传染病疫情监测信息系统上报的时限为诊断后
   A. 立即　　　　　　　　　B. 2小时　　　　　　　　C. 4小时
   D. 12小时　　　　　　　　E. 24小时

36. 无须施行隔离治疗的传染病是
   A. 鼠疫　　　　　　　　　B. 艾滋病　　　　　　　　C. 霍乱

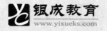

D. 肺炭疽 E. 严重急性呼吸综合征(2019)

37. 疾病预防控制机构在传染病的预防与控制中,不具有的职责是
   A. 组织实施免疫规划 B. 开展健康教育咨询 C. 宣布疫区
   D. 进入现场采样 E. 提供传染病防治技术咨询

38. 根据《传染病防治法》的规定,医疗机构在传染病防控中的职责不包括
   A. 防止传染病的医源性感染 B. 防止传染病的医院感染 C. 承担传染病疫情报告
   D. 承担医疗废物处置工作 E. 对拒绝隔离的患者采取强制隔离治疗

39. 负责定期公布全国传染病疫情信息的部门是
   A. 国务院 B. 国务院卫生健康主管部门 C. 省级人民政府
   D. 省级以上人民政府 E. 省级以上人民政府卫生健康主管部门

   A. 隔离治疗 B. 强制隔离治疗 C. 在指定场所单独隔离治疗
   D. 对疫点进行卫生处理 E. 在指定场所进行医学观察

40. 对医疗机构内的甲类传染病病人的密切接触者,医疗机构应采取的措施是
41. 对拒绝隔离治疗的甲类传染病病人,由公安机关协助医疗机构采取的措施是
42. 对尚未确诊的甲类传染病疑似病人,医疗机构应采取的措施是

43. 某男,20岁。无发热、咳嗽等症状。3月1日与正在发热的母亲进餐,3月3日母亲被确诊为新型冠状病毒感染。对该男子应采取的传染病预防、控制措施是
   A. 自我健康检测 B. 隔离治疗 C. 单独隔离治疗
   D. 强制隔离治疗 E. 在指定场所医学观察(2022)

44. 医疗机构对本单位内被传染病病原体污染的场所、物品以及医疗废物,必须
   A. 封闭场所并销毁物品及医疗废物 B. 彻底消毒场所、销毁物品
   C. 实施消毒和无害化处置 D. 报告卫生健康主管部门进行处理
   E. 请求疾病预防控制中心协助处理

45. 当传染病暴发流行时,可以决定采取停工、停业、停课等紧急措施的部门是
   A. 疾病预防控制机构 B. 县级人民政府卫生健康主管部门
   C. 县级以上地方人民政府 D. 省级以上人民政府
   E. 省级以上人民政府卫生健康主管部门

46. 医疗机构未按照规定报告传染病疫情,或者隐瞒、谎报、缓报传染病疫情的,对造成传染病传播流行的负有责任的主管人员的处罚措施不包括
   A. 通报批评 B. 降级 C. 撤职
   D. 开除 E. 吊销执业证书

47. 《艾滋病防治条例》规定的艾滋病病毒感染者的合法权益不包括
   A. 婚姻 B. 就业 C. 娱乐
   D. 就医 E. 入学

48. 国家对艾滋病咨询和检测所实行的制度是
   A. 义务咨询和义务检测 B. 自愿咨询和自愿检测 C. 义务咨询和自愿检测
   D. 自愿咨询和义务检测 E. 自愿咨询和免费检测

49. 王某,女,20岁,大学生。因为输血不幸感染了艾滋病,后因精神过度压抑被医院确诊为抑郁症。现有一家药品生产企业为王某提供救助治疗的同时希望可以公开王某的病史资料,根据《艾滋病防治条例》的有关规定,应当征得
   A. 王某本人的同意 B. 王某监护人的同意 C. 王某学校的同意

D. 卫生健康主管部门的同意　　E. 省级以上疾病预防控制中心的同意

(50~51题共用题干)湖北省某县人民医院发现重大食物中毒事件。

50. 该县人民医院应当在几小时内向该县人民政府卫生健康主管部门报告？
    A. 立即　　　　　　　　B. 1小时　　　　　　　　C. 2小时
    D. 6小时　　　　　　　E. 12小时

51. 该县人民政府卫生健康主管部门应在几小时内向县人民政府报告？
    A. 立即　　　　　　　　B. 1小时　　　　　　　　C. 2小时
    D. 6小时　　　　　　　E. 12小时

52. 对于未按照《突发公共卫生事件应急条例》的规定履行报告职责，隐瞒、缓报或者谎报，造成传染病传播、流行的医疗机构的主要负责人，应依法
    A. 给予通报批评　　　　B. 给予警告　　　　　　C. 给予降级
    D. 给予撤职　　　　　　E. 追究刑事责任

53. 某地药品监督管理部门接到多名眼疾患者举报，反映在县医院眼科就诊使用某药后发生"眼内炎"。县药品监督管理部门经过调查确认该药为假药，其法定依据是
    A. 被污染的药品　　　　B. 未标明有效期的药品　　C. 更改有效期的药品
    D. 变质的药品　　　　　E. 擅自添加防腐剂的药品

54. 下列属于劣药的情形是
    A. 被污染的药品　　　　B. 标明的适应证超出规定范围　　C. 变质的药品
    D. 以他种药品冒充此种药品　　E. 药品所含成分与国家药品标准规定不符

55. 医疗机构在药品购销中暗中收受回扣或者其他不正当利益，依法对其给予罚款处罚的机关是
    A. 卫生健康主管部门　　B. 药品监督管理部门　　C. 中医药管理部门
    D. 市场监督管理部门　　E. 药品经营管理部门

56. 医师李某，为某三甲医院消化内科主任，在执业过程中多次收受某药品生产企业的回扣，李某可能承担的法律责任应除外
    A. 处分　　　　　　　　B. 行政拘留　　　　　　C. 吊销医师执业证书
    D. 没收违法所得　　　　E. 追究刑事责任

57. 医务人员收受药品生产企业的财物，情节尚不严重时，依法应对其给予的处罚是
    A. 没收违法所得　　　　B. 吊销医师执业证书　　C. 追究刑事责任
    D. 罚款　　　　　　　　E. 警告(2018)

58. 医疗机构使用麻醉药品和第一类精神药品的，需首先取得药品购用印鉴卡，批准和发放该印鉴卡的部门是
    A. 省级人民政府卫生健康主管部门　　B. 省级人民政府药品监督管理部门
    C. 市级人民政府卫生健康主管部门　　D. 市级人民政府药品监督管理部门
    E. 设区的市级人民政府卫生健康主管部门

59. 授予执业医师麻醉药品和第一类精神药品处方权的部门为
    A. 省级卫生健康主管部门　　B. 市级卫生健康主管部门　　C. 县级卫生健康主管部门
    D. 医疗机构　　　　　　E. 市级药品监督管理部门

60. 执业医师开立麻醉药品和第一类精神药品处方必须符合的法定资格是
    A. 取得执业医师资格　　B. 取得麻醉药品和第一类精神药品处方资格
    C. 得到上级医师的批准　　D. 具备开立麻醉药品和第一类精神药品的临床经验
    E. 参加麻醉药品和第一类精神药品的省级培训班(2023)

61. 未取得麻醉药品和第一类精神药品处方资格的执业医师违反规定擅自开具麻醉药品,造成严重后果的,卫生健康主管部门给予的处理为
   A. 警告　　　　　　　　　　B. 暂停执业活动　　　　　　　C. 吊销医师执业证书
   D. 罚款　　　　　　　　　　E. 追究刑事责任

62. 有权保存医师处方签名或有关签章的机构是
   A. 医师所在科室　　　　　　B. 医师注册的医疗机构　　　　C. 当地药品监督管理部门
   D. 市级卫生健康管理部门　　E. 医师执业地的卫生健康管理部门(2023)

63. 关于处方书写规则的叙述,错误的是
   A. 每张处方限于一名患者的用药　　　　　B. 字迹清楚,不得修改
   C. 患者年龄应当填写实足年龄　　　　　　D. 西药和中成药可以开具一张处方
   E. 每张处方不得超过5种药品

   A. 1日用量　　　　　　　　B. 3日用量　　　　　　　　　C. 5日用量
   D. 7日用量　　　　　　　　E. 15日用量

64. 普通处方一般不得超过
65. 急诊处方一般不得超过
66. 为门诊癌症疼痛患者开具麻醉药品注射剂,每张处方不得超过
67. 为门诊癌症疼痛患者开具麻醉药品缓释剂,每张处方不得超过

   A. 1年　　　　　　　　　　B. 2年　　　　　　　　　　　C. 3年
   D. 4年　　　　　　　　　　E. 5年

68. 普通处方的保存期限为
69. 急诊处方的保存期限为
70. 麻醉药品处方的保存期限为(2022)
71. 第一类精神药品处方的保存期限为
72. 第二类精神药品处方的保存期限为(2022)
73. 麻醉药品和精神药品专册登记的保存期限为

74. 患者,女,40岁。离异后情绪低落、失眠。主治医师开具第二类精神药品处方进行治疗,处方依法保存的期限至少是
   A. 1年　　　　　　　　　　B. 2年　　　　　　　　　　　C. 3年
   D. 4年　　　　　　　　　　E. 5年(2020)

75. 盐酸哌替啶仅限于医疗机构内使用,其处方
   A. 为一次常用量　　　　　　B. 为两次常用量　　　　　　　C. 不超过1日用量
   D. 不超过3日用量　　　　　E. 不超过7日用量(2021)

76. 下列属于限制处方权的情形是
   A. 被责令暂停执业的　　　　B. 被吊销执业证书的　　　　　C. 考核不合格离岗培训期间
   D. 因开具处方谋取私利的　　E. 超常处方3次以上且无正当理由的

77. 为保障公民临床急救用血需要,国家提倡并指导择期手术的患者
   A. 率先献血　　　　　　　　B. 互助献血　　　　　　　　　C. 自身储血
   D. 自愿献血　　　　　　　　E. 同型输血

78. 公民临床用血时,交付费用的项目不包括
   A. 采集血液的费用　　　　　B. 检验血液的费用　　　　　　C. 分离血液的费用

D. 储存血液的费用　　　　E. 购买血液的费用

79. 医疗机构的医务人员违反《献血法》规定,将不符合国家规定标准的血液用于患者的,由县级以上卫生健康主管部门给予的行政处罚是
   A. 警告　　　　　　　　B. 罚款　　　　　　　　C. 吊销《医疗机构执业许可证》
   D. 责令改正　　　　　　E. 限期整顿(2020)

80. 主治医师为一名择期手术患者提交了临床用血申请,经上级医师核准后予以签发,依照《医疗机构临床用血管理办法》的规定,申请的备血量应是
   A. 600毫升　　　　　　B. 900毫升　　　　　　C. 1000毫升
   D. 1200毫升　　　　　 E. 1600毫升

81. 女,25岁。因分娩大出血急需输血,当地血站较远无法提供血液,医院当时根据采血的相关规定就地采血,最后挽救了患者。术后医院在法律规定的时限内向卫生健康主管部门做了报告,该时限为
   A. 1日　　　　　　　　B. 3日　　　　　　　　C. 5日
   D. 10日　　　　　　　 E. 15日

82. 医疗机构使用未经卫生健康主管部门指定的血站供应的血液,情节严重或者造成严重后果的,对负有责任的主管人员应依法
   A. 给予通报批评　　　　B. 给予警告　　　　　　C. 给予罚款
   D. 给予处分　　　　　　E. 追究刑事责任

83. 患者在诊疗活动中受到损害,医疗机构及其医务人员有过错的,承担赔偿责任的主体是
   A. 医疗机构　　　　　　B. 医务人员　　　　　　C. 医疗机构及医务人员
   D. 保险公司　　　　　　E. 卫生健康主管部门

84. 医疗侵权赔偿责任中,不属于推定医疗机构有过错的情形是
   A. 违反诊疗规范的规定　B. 隐匿病历资料　　　　C. 拒绝提供病历资料
   D. 篡改病历资料　　　　E. 医疗事故造成患者死亡

85. 下列哪项不是《侵权责任法》规定的医疗机构及其医务人员应当填写与保管的病历资料?
   A. 住院志　　　　　　　B. 医嘱单　　　　　　　C. 手术及麻醉记录
   D. 护理记录　　　　　　E. 会诊意见

86. 人体器官捐献应当遵循的原则是
   A. 自愿,无偿　　　　　B. 自愿,有偿　　　　　C. 义务,无偿
   D. 义务,有偿　　　　　E. 自愿,合理补偿

87. 活体器官的接受人不包括
   A. 直系血亲　　　　　　B. 三代以内旁系血亲　　C. 活体器官捐献人的配偶
   D. 自愿捐献的任何人　　E. 因帮扶等形成亲情关系的人员

88. 医务人员对摘取器官完毕的尸体未进行符合伦理原则的医学处理的,应依法给予
   A. 处分　　　　　　　　B. 警告　　　　　　　　C. 罚款
   D. 吊销医师执业证书　　E. 暂停执业活动

89. 医疗机构未取得放射诊疗许可从事放射诊疗工作,情节严重的,由卫生健康主管部门给予的处罚是
   A. 给予警告　　　　　　B. 责令限期改正　　　　C. 罚款
   D. 停业整顿　　　　　　E. 吊销《医疗机构执业许可证》

90. 关于放射诊断检查的原则,错误的是
   A. 严格执行检查资料的登记、保存、提取和借阅制度
   B. 不得将胸部X线检查列入对婴幼儿及少年儿童体检的常规检查项目
   C. 非特殊需要,对受孕后8至15周的育龄妇女,不得进行下腹部放射影像检查

D. 尽量以胸部荧光透视检查代替胸部 X 线摄影检查

E. 实施 X 线照射操作时,应当禁止非受检者进入操作现场

91. 抗菌药物临床应用应当遵循的原则是
    A. 安全、有效、经济　　　B. 安全、有效、合理　　　C. 安全、有效、科学
    D. 安全、合理、科学　　　E. 安全、有效、节约

92. 医疗机构遴选和新引进抗菌药物品种应当由哪个部门提交申请报告,经药学部门提出意见后,由抗菌药物管理工作组审议?
    A. 药物生产厂家　　　　　B. 临床医师　　　　　　　C. 临床科室
    D. 药房　　　　　　　　　E. 药品调剂部门

93. 可授予限制使用级抗菌药物处方权的医务人员是
    A. 主治医师　　　　　　　B. 住院医师　　　　　　　C. 实习医师
    D. 副主任医师　　　　　　E. 主任医师

94. 执业医师使用本机构抗菌药物供应目录以外的品种、品规,造成严重后果的,卫生健康主管部门应给予的行政处罚是
    A. 警告　　　　　　　　　B. 罚款　　　　　　　　　C. 开除公职
    D. 处分　　　　　　　　　E. 吊销医师执业证书

95. 某患者因肺部感染入院,经多种抗菌药物治疗效果不明显。主治医师刘某值夜班时发现患者病情危重,需要使用特殊使用级抗菌药物进行治疗。依照《抗菌药物临床使用管理办法》的规定,刘某越级使用了抗菌药物,同时详细记录了用药指征,并在规定时限内补办了越级使用抗菌药物的必要手续。该时限是
    A. 24 小时　　　　　　　　B. 12 小时　　　　　　　　C. 6 小时
    D. 3 小时　　　　　　　　E. 2 小时(2018)

96. 我国精神卫生工作的方针是
    A. 预防为主　　　　　　　B. 治疗为主　　　　　　　C. 防治结合
    D. 自愿免费　　　　　　　E. 全社会共同参与

97. 医疗机构在没有其他可替代措施的情况下,可对精神障碍患者实施约束、隔离等保护性医疗措施的情形是
    A. 严重抑郁　　　　　　　B. 双相情感障碍　　　　　C. 精神分裂症
    D. 发生伤害自身的行为　　E. 烦躁不安者

98. 精神障碍患者病历资料的保存期不得少于
    A. 10 年　　　　　　　　　B. 15 年　　　　　　　　　C. 20 年
    D. 30 年　　　　　　　　　E. 40 年

99. 我国的疫苗分为几类?
    A. 2 类　　　　　　　　　B. 3 类　　　　　　　　　C. 4 类
    D. 5 类　　　　　　　　　E. 6 类

100. 属于《疫苗管理法》规定的预防接种异常反应情形是
    A. 受种者在接种时正处于某种疾病的潜伏期,接种后偶合发病
    B. 因心理因素发生的个体或者群体的心因性反应
    C. 合格疫苗在规范接种过程中相关各方均无过错但造成受种者机体组织器官损害
    D. 因疫苗质量不合格给受种者造成的损害
    E. 因疫苗本身特性引起的接种后一般反应

101. 因接种非免疫规划疫苗引起预防接种异常反应需要对受种者予以补偿的,补偿费用来源于

A. 疫苗上市许可持有人　　B. 疫苗接种单位　　C. 接种疫苗的医务人员
D. 疾病预防控制机构　　E. 省、自治区、直辖市人民政府财政部门

102. 医疗卫生机构发现药品群体不良事件后,需向有关部门报告的时限为
    A. 立即　　B. 1小时　　C. 2小时
    D. 6小时　　E. 24小时

103. 医疗机构发生药物不良反应导致患者死亡,需要上报的时限是
    A. 立即　　B. 3天　　C. 5天
    D. 15天　　E. 30天(2023)

104. 《医疗废物管理条例》规定,医疗废物暂时贮存的时间不得超过
    A. 1天　　B. 2天　　C. 3天
    D. 4天　　E. 7天

105. 母婴保健工作方针不包括
    A. 以母婴保健为中心　　B. 以保障生殖健康为目的　　C. 保健和临床相结合
    D. 预防为主　　E. 提高出生人口素质

106. 母婴保健技术服务不包括
    A. 母婴保健的科普宣传　　B. 新生儿遗传病筛查　　C. 婚前医学检查
    D. 产前诊断　　E. 助产技术

107. 属于《母婴保健法》规定可以申请医学技术鉴定的情形是
    A. 对孕妇、产妇保健服务有异议的　　B. 对婚前医学检查结果有异议的
    C. 对婚前卫生咨询有异议的　　D. 对产前检查结果有异议的
    E. 对医学指导意见有异议的

108. 经产前诊断,胎儿患下列哪种疾病时,医师应当向夫妻双方说明情况,并提出终止妊娠的医学意见?
    A. 严重遗传性疾病　　B. 严重精神病　　C. 指定传染病
    D. 法定传染病　　E. 严重神经系统疾病

109. 某医师拟开展结扎手术业务,向卫生健康主管部门提出申请。按照规定,负责对其进行考核并颁发相应合格证书的单位是
    A. 省级妇幼保健机构　　B. 县级以上卫生健康主管部门　　C. 省级医院协会
    D. 省级医师协会　　E. 省级医学会

110. 医疗保健机构未取得母婴保健技术许可,擅自从事婚前医学检查、遗传病诊断、产前诊断的,卫生健康主管部门给予的处罚是
    A. 停业整顿　　B. 责令停止违法行为　　C. 责令限期改正
    D. 暂缓校验6个月　　E. 吊销《医疗机构执业许可证》

111. 医疗卫生事业应当坚持的原则是
    A. 营利性原则　　B. 公益性原则　　C. 公正原则
    D. 公平原则　　E. 平等原则

112. 基本公共卫生服务由国家
    A. 有偿提供　　B. 无偿提供　　C. 免费提供
    D. 义务提供　　E. 全面提供

卫生法规试题参考答案及详细解答

（正确答案为绿色的选项）

1. ABCDE　卫生法的主要作用之一是维持社会卫生秩序。卫生法运用禁止性规范、强制性规范、授权性规范、任意性规范等来维持社会卫生秩序。

2. ABCDE　卫生法执法范围非常广泛，包括行政许可、行政强制、行政处罚、行政复议等，不包括刑事处罚。

3. ABCDE　《职业病防治法》规定，法定职业病共分为10大类132种。

4. ABCDE　《职业病防治法》规定，用人单位应当如实提供职业病诊断、鉴定所需的劳动者职业史和职业病危害接触史、工作场所职业病危害因素检测结果等资料；安全生产监督管理部门应当监督检查和督促用人单位提供上述资料；劳动者和有关机构也应当提供与职业病诊断、鉴定有关的资料。

5. ABCDE　《职业病防治法》规定，职业病诊断鉴定委员会组成人员收受职业病诊断争议当事人财物或者其他好处的，应给予警告，没收收受的财物，可以并处3000以上5万元以下的罚款，取消其担任职业病诊断鉴定委员会组成人员的资格，并从省、自治区、直辖市人民政府卫生行政部门设立的专家库中予以除名。

6. ABCDE　《医师法》规定，以师承方式学习中医满3年，或者经多年实践医术确有专长的，经县级以上人民政府卫生健康主管部门委托的中医药专业组织或者医疗卫生机构考核合格并推荐，可以参加中医医师资格考试。

7. ABCDE　《医师法》规定，国家实行医师执业注册制度。取得医师资格的，可以向所在地县级以上地方人民政府卫生健康主管部门申请注册。

8. ABCDE　除有《医师法》规定不予注册的情形外，受理执业医师注册申请的卫生健康主管部门应当自受理申请之日起20个工作日内准予注册，将注册信息录入国家信息平台，并发给医师执业证书。

9. ABCDE　《医师法》规定，执业医师个体行医，须经注册后在医疗卫生机构中执业满5年。但是，依照《医师法》有关规定取得中医医师资格的人员，按照考核内容进行执业注册后，即可在注册的执业范围内个体行医。

10. ABCDE　《医师法》规定，有下列情形之一的，不予注册：①无民事行为能力或者限制民事行为能力；②受刑事处罚，刑罚执行完毕不满2年或者被依法禁止从事医师职业的期限未满；③被吊销医师执业证书不满2年；④因医师定期考核不合格被注销注册不满1年；⑤法律、行政法规规定不得从事医疗卫生服务的其他情形。

11. ABCDE　《医师法》规定，医师注册后有下列情形之一的，注销注册，废止医师执业证书：①死亡；②受刑事处罚；③被吊销医师执业证书；④医师定期考核不合格，暂停执业活动期满，再次考核仍不合格；⑤中止医师执业活动满2年；⑥法律、行政法规规定不得从事医疗卫生服务或者应当办理注销手续的其他情形。

12. ABCDE　《医师法》规定，医师在执业活动中享有的权利包括：①在注册的执业范围内，按照有关规范进行医学诊查、疾病调查、医学处置、出具相应的医学证明文件，选择合理的医疗、预防、保健方案；

②获取劳动报酬,享受国家规定的福利待遇,按照规定参加社会保险并享受相应待遇;③获得符合国家规定标准的执业基本条件和职业防护装备;④从事医学教育、研究、学术交流;⑤参加专业培训,接受继续医学教育;⑥对所在医疗卫生机构和卫生健康主管部门的工作提出意见和建议,依法参与所在机构的民主管理;⑦法律、法规规定的其他权利。A、B、D、E 均属于医师在执业活动中应履行的义务,而不是享有的权利。

13. ABCDE 《医师法》规定,医师在执业活动中应履行的义务包括:①树立敬业精神,恪守职业道德,履行医师职责,尽职尽责救治患者,执行疫情防控等公共卫生措施;②遵循临床诊疗指南,遵守临床技术操作规范和医学伦理规范等;③尊重、关心、爱护患者,依法保护患者隐私和个人信息;④努力钻研业务,更新知识,提高医学专业技术能力和水平,提升医疗卫生服务质量;⑤宣传推广与岗位相适应的健康科普知识,对患者及公众进行健康教育和健康指导;⑥法律、法规规定的其他义务。参加专业培训为医师在执业活动中享有的权利而不是应履行的义务。

14. ABCDE 《医师法》规定,医师在执业活动中的执业要求包括:①需要实施手术、特殊检查、特殊治疗的,医师应当及时向患者具体说明医疗风险、替代医疗方案等情况,并取得其明确同意;②医师实施医疗、预防、保健措施,签署有关医学证明文件前,必须亲自诊查、调查;③医师开展药物、医疗器械临床试验和其他医学临床研究应当符合国家有关规定,遵守医学伦理规范,依法通过伦理审查,取得书面知情同意;④对需要紧急救治的患者,医师应当采取紧急措施进行诊治,不得拒绝急救处置;⑤执业医师按照国家有关规定,经所在医疗卫生机构同意,可以通过互联网等信息技术提供部分常见病、慢性病复诊等适宜的医疗卫生服务(答 E)。

15. ABCDE 《医师法》规定,"未经亲自诊查、调查,签署诊断、治疗、流行病学等证明文件或者有关出生、死亡等证明文件"属于违法违规行为,故拒绝依据他院检查结果签署诊断证明不属于违法行为。A、B、C、D 均属于违法违规行为。

16. ABCDE 《医师法》规定,医师有下列情形之一的,按照国家有关规定给予表彰、奖励:①在执业活动中,医德高尚,事迹突出;②在医学研究、教育中开拓创新,对医学专业技术有重大突破,做出显著贡献;③遇突发事件时,在预防预警、救死扶伤等工作中表现突出;④长期在艰苦边远地区的县级以下医疗卫生机构努力工作;⑤在疾病预防控制、健康促进工作中做出突出贡献;⑥法律、法规规定的其他情形。

17. ABCDE 《医师法》规定,伪造、变造、买卖、出租、出借医师执业证书的,由县级以上人民政府卫生健康主管部门责令改正,没收违法所得,并处违法所得 2 倍以上 5 倍以下的罚款,违法所得不足 10000 元的,按 10000 元计算;情节严重的,吊销医师执业证书。

18. ABCDE 《医师法》规定,违反规定,非医师行医的,由县级以上人民政府卫生健康主管部门责令停止非法执业活动,没收违法所得和药品、医疗器械,并处违法所得 2 倍以上 10 倍以下的罚款,违法所得不足 10000 元的,按 10000 元计算。违反《医师法》规定,构成犯罪的,依法追究刑事责任;造成人身、财产损害的,依法承担民事责任。

19. ABCDE 《医疗机构管理条例》规定,医疗机构不得使用非卫生技术人员从事医疗卫生技术工作。

20. ABCDE 《医疗机构管理条例》规定,医疗机构必须将《医疗机构执业许可证》、诊疗科目、诊疗时间和收费标准悬挂于明显处。

21. ABCDE 《医疗机构管理条例》规定,未经医师(士)亲自检查病人,医疗机构不得出具疾病诊断书、健康证明书或者死亡证明书等证明文件;未经医师(士)、助产人员亲自接产,医疗机构不得出具出生证明书或者死产报告书。

22. ABCDE 《医疗机构管理条例》规定,医疗机构应当于校验期满前 3 个月向登记机关申请办理校验手续。

23. ABCDE 《医疗机构管理条例》规定,医疗机构诊疗活动超出登记或者备案范围的,由县级以上卫生健康主管部门予以警告,责令其改正,没收违法所得,并可以根据情节处以1万元以上10万元以下的罚款;情节严重的,吊销其《医疗机构执业许可证》或者责令其停止执业活动。

24. **ABCDE** 《医疗事故处理条例》规定,处理医疗事故应当遵循公开、公平、公正、及时、便民的原则。

25. **ABCDE** 《医疗事故处理条例》规定,发生下列重大医疗过失行为的,医疗机构应当在12小时内向所在地卫生行政部门报告:导致患者死亡或者可能为二级以上的医疗事故;导致3人以上人身损害后果;国务院卫生行政部门和省、自治区、直辖市人民政府卫生行政部门规定的其他情形。

26. **ABCDE** 《医疗事故处理条例》规定,医务人员在医疗活动中发生或者发现医疗事故、可能引起医疗事故的医疗过失行为或者发生医疗事故争议的,应当立即向所在科室负责人报告,科室负责人应当及时向本医疗机构负责医疗服务质量监控的部门或者专(兼)职人员报告;负责医疗服务质量监控的部门或者专(兼)职人员接到报告后,应当立即进行调查、核实,将有关情况如实向本医疗机构的负责人报告,并向患者通报、解释。

27. **ABCDE** 《医疗事故处理条例》规定,医疗机构有下列情形之一的,由卫生行政部门责令改正,给予警告;对负有责任的主管人员和其他直接责任人员依法给予行政处分或者纪律处分;情节严重的,由原发证部门吊销其执业证书或者资格证书:①承担尸检任务的机构没有正当理由,拒绝进行尸检的;②涂改、伪造、隐匿、销毁病历资料的。

28. **ABCDE** 《医疗纠纷预防和处理条例》规定,发生医疗纠纷时,医患双方可以通过下列途径解决:①双方自愿协商;②申请人民调解;③申请行政调解;④向人民法院提起诉讼;⑤法律、法规规定的其他途径。申请仲裁为解决商业纠纷的途径。

29. **ABCDE** 《医疗纠纷预防和处理条例》规定,医患双方申请医疗纠纷行政调解的,应按规定向医疗纠纷发生地县级人民政府卫生健康主管部门提出申请。卫生健康主管部门应当自收到申请之日起5个工作日内作出是否受理的决定。

30. **ABCDE** 《医疗纠纷预防和处理条例》规定,发生医疗纠纷需要封存、启封病历资料的,应当在医患双方在场的情况下进行。封存的病历资料可以是原件,也可以是复制件,由医疗机构保管。

31. **ABCDE** 《医疗纠纷预防和处理条例》规定,咨询专家、鉴定人员有下列情形之一的,应当回避,当事人也可以以口头或者书面形式申请其回避:①是医疗纠纷当事人或者当事人的近亲属;②与医疗纠纷有利害关系;③与医疗纠纷当事人有其他关系,可能影响医疗纠纷公正处理。

32. **ABCDE** 《医疗纠纷预防和处理条例》规定,患者死亡,医患双方对死因有异议的,应当在患者死亡后48小时内进行尸检;具备尸体冻存条件的,可以延长至7日。

33. **ABCDE** ①《传染病防治法》将法定传染病分为甲、乙、丙三类,鼠疫属于甲类传染病,需要严格管理,故答A。②艾滋病、炭疽属于乙类传染病,黑热病、麻风病属于丙类传染病,分别按乙类、丙类传染病的预防控制措施进行管理。

34. **ABCDE** 麻疹属于乙类传染病。B、C、D、E均属于丙类传染病。

35. **ABCDE** 《传染病防治法》规定,肺结核为乙类传染病,要求诊断后24小时通过传染病疫情监测信息系统上报。

36. **ABCDE** ①艾滋病为乙类传染病,应根据病情采取必要的治疗和控制传播措施,而无须隔离治疗。②鼠疫、霍乱为甲类传染病,当然需行隔离治疗。乙类传染病中的严重急性呼吸综合征、肺炭疽,必须采取甲类传染病的预防控制措施,故仍需行隔离治疗。

37. **ABCDE** 《传染病防治法》规定,各级疾病预防控制机构在传染病预防控制中应履行以下职责:①实施传染病预防控制规划、计划和方案;②收集、分析和报告传染病监测信息,预测传染病的发生、流行趋势;③开展对传染病疫情和突发公共卫生事件的流行病学调查、现场处理及其效果评价;④开展传染病实验室检测、诊断、病原学鉴定;⑤实施免疫规划,负责预防性生物制品的使用管理;⑥开展健康教育、咨询,普及传染病防治知识;⑦指导、培训下级疾病预防控制机构及其工作人员开展传染病监测工作;⑧开展传染病防治应用性研究和卫生评价,提供技术咨询。国务院、省、自治区、直辖市人民政府才有权宣布疫区,故答 C。

38. ABCDE 《传染病防治法》规定,医疗机构在传染病防控中的职责包括:①必须严格执行国务院卫生行政部门规定的管理制度、操作规范,防止传染病的医源性感染和医院感染;②医疗机构应当确定专门的部门或者人员,承担传染病疫情报告、本单位的传染病预防控制以及责任区域内的传染病预防工作;③承担医疗活动中与医院感染有关的危险因素监测、安全防护、消毒、隔离和医疗废物处置工作。对于拒绝隔离治疗或隔离期未满擅自脱离隔离治疗的,可由公安机关协助医疗机构进行强制隔离治疗,故答 E。

39. ABCDE 《传染病防治法》规定,国家建立传染病疫情信息公布制度。国务院卫生行政部门定期公布全国传染病疫情信息。省、自治区、直辖市人民政府卫生行政部门定期公布本行政区域的传染病疫情信息。

40. ABCDE 41. ABCDE 42. ABCDE 《传染病防治法》规定,医疗机构发现甲类传染病时:①对病人、病原携带者,予以隔离治疗;②对疑似病人,确诊前在指定场所单独隔离治疗;③对医疗机构内的病人、病原携带者、疑似病人的密切接触者,在指定场所进行医学观察和采取其他预防措施;④拒绝隔离治疗或隔离期未满擅自脱离隔离治疗的,可由公安机关协助医疗机构进行强制隔离治疗。

43. ABCDE 新型冠状病毒感染需按甲类传染病的预防、控制措施进行处理。男子为新型冠状病毒感染者的密切接触者,应在指定场所进行医学观察和采取其他预防措施(2023年1月8日起,对新型冠状病毒感染实施"乙类乙管")。

44. ABCDE 《传染病防治法》规定,医疗机构对本单位内被传染病病原体污染的场所、物品以及医疗废物,必须实施消毒和无害化处置。

45. ABCDE 《传染病防治法》规定,传染病暴发、流行时,县级以上地方人民政府应当立即组织力量,按照传染病预防控制预案进行防治,切断传染病的传播途径。必要时,报经上一级人民政府决定,可以采取下列紧急措施:①限制或者停止集市、影剧院演出或者其他人群聚集的活动;②停工、停业、停课;③封闭或者封存被传染病病原体污染的公共饮用水源、食品以及相关物品;④控制或者捕杀染疫野生动物、家畜家禽;⑤封闭可能造成传染病扩散的场所。上级人民政府接到下级人民政府采取上述紧急措施的报告时,应当及时作出决定。

46. ABCDE 《传染病防治法》规定,对未按照规定报告传染病疫情,或者隐瞒、谎报、缓报传染病疫情的,由县级以上人民政府卫生行政部门责令改正,通报批评,给予警告;造成传染病传播、流行或者其他严重后果的,对负有责任的主管人员和其他直接责任人员,依法给予降级、撤职、开除的处分,并可以依法吊销有关责任人员的执业证书;构成犯罪的,依法追究刑事责任。

47. ABCDE 《艾滋病防治条例》规定,任何单位和个人不得歧视艾滋病病毒感染者、艾滋病病人及其家属。艾滋病病毒感染者、艾滋病病人及其家属享有的婚姻、就业、就医、入学等合法权益受法律保护。

48. ABCDE 《艾滋病防治条例》规定,国家实行艾滋病自愿咨询和自愿检测制度。县级以上地方人民政府卫生主管部门指定的医疗卫生机构,为自愿接受艾滋病咨询、检测的人员免费提供咨询和初筛检测。

49. ABCDE 《艾滋病防治条例》规定,未经本人或者其监护人同意,任何单位或者个人不得公开艾滋病病毒感染者、艾滋病病人及其家属的姓名、住址、工作单位、肖像、病史资料以及其他可能推断出其具体身份的信息。本例为精神病患者,是无行为能力人或者限制行为能力人,故应征得其监护人同意。

50. ABCDE 51. ABCDE 《突发公共卫生事件应急条例》规定,国家建立突发事件应急报告制度。突发事件监测机构、医疗卫生机构和有关单位发现突发公共卫生事件(如重大食物中毒)后,应当在2小时内向所在地县级人民政府卫生行政主管部门报告;接到报告的卫生行政主管部门应当2小时内向本级人民政府报告,并同时向上级人民政府卫生行政主管部门和国务院卫生行政主管部门报告。

52. ABCDE 《突发公共卫生事件应急条例》规定,对未依照条例规定履行报告职责,隐瞒、缓报或者谎报的医疗卫生机构的主要负责人、负有责任的主管人员和其他直接责任人依法给予降级或撤职的纪律处分;造成传染病传播、流行或者对社会公众健康造成其他严重危害后果,构成犯罪的,依法追究刑事责任。

53. ABCDE 《药品管理法》规定,有下列情形之一的,为假药:①药品所含成分与国家药品标准规定的成分不符;②以非药品冒充药品或者以他种药品冒充此种药品;③变质的药品;④药品所标明的适应证或者功能主治超出规定范围。A、B、C、E均属于劣药,而不是假药。

54. ABCDE 《药品管理法》规定,有下列情形之一的,为劣药:①药品成分的含量不符合国家药品标准;②被污染的药品;③未标明或者更改有效期的药品;④未注明或者更改产品批号的药品;⑤超过有效期的药品;⑥擅自添加防腐剂、辅料的药品;⑦其他不符合药品标准的药品。B、C、D、E均属于假药,不是劣药。

55. ABCDE 《药品管理法》规定,药品上市许可持有人、药品生产企业、药品经营企业或者医疗机构在药品购销中给予、收受回扣或者其他不正当利益的,由市场监督管理部门没收违法所得,并处30万元以上300万元以下的罚款。

56. ABCDE 《药品管理法》规定,医疗机构的负责人、药品采购人员、医师、药师等有关人员收受药品上市许可持有人、药品生产企业、药品经营企业或者代理人给予的财物或者其他不正当利益的,由卫生健康主管部门或者本单位给予处分,没收违法所得;情节严重的,还应当吊销其执业证书。构成犯罪的,依法追究刑事责任。

57. ABCDE 《药品管理法》规定,医疗机构的负责人、药品采购人员、医师、药师等有关人员收受药品上市许可持有人、药品生产企业、药品经营企业或者代理人给予的财物或者其他不正当利益的,由卫生健康主管部门或者本单位给予处分,没收违法所得;情节严重的,还应当吊销其执业证书。构成犯罪的,依法追究刑事责任。

58. ABCDE 《麻醉药品和精神药品管理条例》规定,医疗机构需要使用麻醉药品和第一类精神药品的,应当经所在地设区的市级人民政府卫生主管部门批准,取得麻醉药品、第一类精神药品购用印鉴卡。医疗机构应当凭印鉴卡向本省、自治区、直辖市行政区域内的定点批发企业购买麻醉药品和第一类精神药品。

59. ABCDE 《麻醉药品和精神药品管理条例》规定,医疗机构应当按照国务院卫生主管部门的规定,对本单位执业医师进行有关麻醉药品和精神药品使用知识的培训、考核,经考核合格的,授予麻醉药品和第一类精神药品处方资格。

60. ABCDE 《麻醉药品和精神药品管理条例》规定,医疗机构应当按照国务院卫生主管部门的规定,对本单位执业医师进行有关麻醉药品和精神药品使用知识的培训、考核,经考核合格的,授予麻醉药品和第一类精神药品处方资格。执业医师取得麻醉药品和第一类精神药品的处方资格后,方可在本医疗机构开具麻醉药品和第一类精神药品处方,但不得为自己开具该种处方。

61. ABCDE 《麻醉药品和精神药品管理条例》规定,未取得麻醉药品和第一类精神药品处方资格的执业医师擅自开具麻醉药品和第一类精神药品处方,由县级以上人民政府卫生主管部门给予警告,暂停其执业活动;造成严重后果的,吊销其执业证书;构成犯罪的,依法追究刑事责任。

62. ABCDE 《处方管理办法》规定,医师在注册的医疗机构签名留样或者专用签章备案后,方可开具处方。

63. ABCDE 《处方管理办法》规定,处方书写的规则包括:①每张处方限于一名患者的用药;②字迹清楚,不得涂改;如需修改,应当在修改处签名并注明修改日期,故答B;③患者年龄应当填写实足年龄;④西药和中成药可以分别开具处方,也可以开具一张处方,中药饮片应当单独开具处方;⑤每张处方不得超过5种药品。

64. ABCDE 65. ABCDE 66. ABCDE 67. ABCDE ①普通处方一般不得超过 7 日用量。②急诊处方不得超过 3 日用量。③为门诊癌症疼痛患者开具的麻醉药品或第一类精神药品:注射剂,每张处方不得超过 3 日常用量;控(缓)释剂每张处方不得超过 15 日常用量;其他剂型不得超过 7 日常用量。

68. ABCDE 69. ABCDE 70. ABCDE 71. ABCDE 72. ABCDE 73. ABCDE ①处方由调剂处方药品的医疗机构妥善保存,保存期限为:普通处方、急诊处方、儿科处方为 1 年;医疗用毒性药品、第二类精神药品处方为 2 年;麻醉药品和第一类精神药品处方为 3 年。②医疗机构应当根据麻醉药品和精神药品处方开具情况,按照麻醉药品和精神药品品种、规格对其消耗量进行专册登记,专册保存期限为 3 年。

74. ABCDE 处方的保存期限:普通处方为 1 年;第二类精神药品处方为 2 年;麻醉药品和第一类精神药品处方为 3 年。

75. ABCDE 《处方管理办法》规定,对于需要特别加强管制的麻醉药品,盐酸哌替啶处方为一次常用量,仅限于医疗机构内使用。

76. ABCDE ①《处方管理办法》规定,医疗机构应当对超常处方 3 次以上,且无正当理由的医师提出警告,限制其处方权。②A、B、C、D 均属于取消处方权的情形。

77. ABCDE 《献血法》规定,为保障公民临床急救用血的需要,国家提倡并指导择期手术的患者自身储血,动员亲友、所在单位以及社会互助献血。

78. ABCDE ①《献血法》规定,公民临床用血时只交付用于血液的采集、储存、分离、检验等的费用。②无偿献血的血液不得买卖,故答 E。

79. ABCDE 《献血法》规定,医疗机构的医务人员违反规定,将不符合国家规定标准的血液用于患者的,由县级以上地方人民政府卫生行政部门责令改正(D 对);给患者健康造成损害的,应当依法赔偿,对直接负责的主管人员和其他直接责任人员,依法给予行政处分;构成犯罪的,依法追究刑事责任。

80. ABCDE 《医疗机构临床用血管理办法》规定,医疗机构应当建立临床用血申请管理制度:①同一患者一天申请备血量<800ml 的,由具有中级以上专业技术职务任职资格的医师提出申请,上级医师核准签发后,方可备血。②同一患者一天申请备血量为 800～1600ml 的,由具有中级以上专业技术职务任职资格的医师提出申请,经上级医师审核,科室主任核准签发后,方可备血。③同一患者一天申请备血量≥1600ml 的,由具有中级以上专业技术职务任职资格的医师提出申请,科室主任核准签发后,报医务部门批准,方可备血。以上三款规定不适用于急救用血,急救用血仍按照急救用血的相关流程和规定实施。本例为择期手术备血,主治医师提交用血申请,经上级医师核准签发后备血,说明备血量<800ml,故答案为 A。

81. ABCDE 《医疗机构临床用血管理办法》规定,为保证应急用血,医疗机构可以临时采集血液,但应当在临时采集血液后 10 日内将情况报告县级以上人民政府卫生行政部门。

82. ABCDE 《医疗机构临床用血管理办法》规定,医疗机构使用未经卫生行政部门指定的血站供应的血液的,由县级以上人民政府卫生行政部门给予警告,并处 3 万元以下罚款;情节严重或者造成严重后果的,对负有责任的主管人员和其他直接责任人员依法给予处分。

83. ABCDE 《民法典》规定,患者在诊疗活动中受到损害,医疗机构及其医务人员有过错的,由医疗机构承担赔偿责任。

84. ABCDE 《民法典》规定,患者在诊疗活动中受到损害,有下列情形之一的,推定医疗机构有过错:①违反法律、行政法规、规章以及其他有关诊疗规范的规定;②隐匿或者拒绝提供与纠纷有关的病历资料;③遗失、伪造、篡改或者违法销毁病历资料。

85. ABCDE 法律规定,医疗机构及其医务人员应当按照规定填写并妥善保管住院志、医嘱单、检验报告、手术及麻醉记录、病理资料、护理记录等病历资料。

86. ABCDE 《人体器官移植条例》规定,人体器官捐献应当遵循自愿、无偿的原则。公民享有捐献或者不捐献其人体器官的权利;任何组织或者个人不得强迫、欺骗或者利诱他人捐献人体器官。

87. ABCDE 《人体器官移植条例》规定,活体器官的接受人限于活体器官捐献人的配偶、直系血亲或者三代以内旁系血亲,或者有证据证明与活体器官捐献人存在因帮扶等形成亲情关系的人员。"配偶"仅限于结婚3年以上或者婚后已育有子女的。"因帮扶等形成亲情关系"仅限于养父母和养子女之间的关系、继父母与继子女之间的关系。

88. ABCDE 《人体器官移植条例》规定,对摘取器官完毕的尸体未进行符合伦理原则的医学处理,恢复尸体原貌的医务人员,应当依法给予处分;情节严重的,由县级以上人民政府卫生主管部门暂停其6个月以上1年以下执业活动;情节特别严重的,吊销其执业证书。

89. ABCDE 医疗机构有下列情形之一的,由县级以上卫生行政部门给予警告、责令限期改正,并可以根据情节处以3000元以下的罚款;情节严重的,吊销其《医疗机构执业许可证》:①未取得放射诊疗许可从事放射诊疗工作的;②未办理诊疗科目登记或者未按照规定进行校验的;③未经批准擅自变更放射诊疗项目或者超出批准范围从事放射诊疗工作的。

90. ABCDE 《放射诊疗管理规定》:应当尽量以胸部X线摄影代替胸部荧光透视检查,以免人体吸收过多X线。

91. ABCDE 《抗菌药物临床应用管理办法》规定,抗菌药物临床应用应当遵循安全、有效、经济的原则。

92. ABCDE 《抗菌药物临床应用管理办法》规定,医疗机构应当建立抗菌药物遴选和定期评估制度。医疗机构遴选和新引进抗菌药物品种,应当由临床科室提交申请报告,经药学部门提出意见后,由抗菌药物管理工作组审议。

93. ABCDE 《抗菌药物临床应用管理办法》规定:①具有高级专业技术职务任职资格的医师,可授予特殊使用级抗菌药物处方权;②具有中级以上专业技术职务任职资格的医师,可授予限制使用级抗菌药物处方权;③具有初级专业技术职务任职资格的医师(主治医师),在乡、民族乡、镇、村的医疗机构独立从事一般执业活动的执业助理医师以及乡村医师,可授予非限制使用级抗菌药物处方权。

94. ABCDE 《抗菌药物临床应用管理办法》规定,执业医师使用本机构抗菌药物供应目录以外的品种、品规,造成严重后果的,由县级以上卫生行政部门给予警告或者责令暂停6个月以上1年以下执业活动;情节严重的,吊销其执业证书;构成犯罪的,依法追究刑事责任。

95. ABCDE 《抗菌药物临床应用管理办法》规定,因抢救生命垂危的患者等紧急情况,医师可以越级使用抗菌药物。越级使用抗菌药物应当详细记录用药指征,并应当于24小时内补办越级使用抗菌药物的必要手续。

96. ABCDE 《精神卫生法》规定,精神卫生工作实行预防为主的方针,坚持预防、治疗和康复相结合的原则。精神卫生工作实行政府组织领导、部门各负其责、家庭和单位尽力尽责、全社会共同参与的综合管理机制。

97. ABCDE 《精神卫生法》规定,精神障碍患者在医疗机构内发生或者将要发生伤害自身、危害他人安全、扰乱医疗秩序的行为,医疗机构及其医务人员在没有其他可替代措施的情况下,可以实施约束、隔离等保护性医疗措施。

98. ABCDE 《精神卫生法》规定,精神障碍患者病历资料的保存期限不得少于30年。

99. ABCDE 疫苗是指为了预防、控制疾病的发生、流行,用于人体免疫接种的预防性生物制品,分为免疫规划疫苗和非免疫规划疫苗2类。

100. ABCDE 《疫苗管理法》规定,不属于预防接种异常反应的情形包括:①因疫苗本身特性引起的接种后一般反应;②因疫苗质量不合格给受种者造成的损害;③因接种单位违反预防接种工作规范、免疫程序、疫苗使用指导原则、接种方案给受种者造成的损害;④受种者在接种时正处于某种疾病的潜伏期或者前驱期,接种后偶合发病;⑤受种者有疫苗说明书规定的接种禁忌,在接种前受种者或者其监护人未如实提供受种者的健康状况和接种禁忌等情况,接种后受种者原有疾病急性复发或者病情加重;⑥因心理因素发生的个体或者群体的心因性反应。
101. **ABCDE**　《疫苗管理法》规定,接种免疫规划疫苗发生预防接种异常反应,所需的补偿费用,由省、自治区、直辖市人民政府财政部门在预防接种经费中安排;接种非免疫规划疫苗发生预防接种异常反应,所需的补偿费用,由相关疫苗上市许可持有人承担。
102. **ABCDE**　《药品不良反应报告和监测管理办法》规定,医疗卫生机构获知或者发现药品群体不良事件后,应当立即通过电话或者传真等方式报告所在地的县级药品监督管理部门、卫生行政部门和药品不良反应监测机构,必要时可以越级报告。
103. **ABCDE**　《药品不良反应报告和监测管理办法》规定,医疗机构发现或获知新的、严重的药品不良反应,应当在15日内报告,其中死亡病例须立即报告;其他药品不良反应应当在30日内报告。
104. **ABCDE**　《医疗废物管理条例》规定,医疗废物暂时贮存的时间不得超过2天。
105. **ABCDE**　《母婴保健法实施办法》规定,母婴保健工作以保健为中心,以保障生殖健康为目的,实行保健和临床相结合,面向群体、面向基层和预防为主的方针。
106. **ABCDE**　《母婴保健法实施办法》规定,母婴保健技术服务主要包括:①有关母婴保健的科普宣传、教育和咨询;②婚前医学检查;③产前诊断和遗传病诊断;④助产技术;⑤实施医学上需要的节育手术;⑥新生儿疾病筛查(并不是新生儿遗传病筛查);⑦有关生育、节育、不育的其他生殖保健服务。
107. **ABCDE**　《母婴保健法》规定,县级以上地方人民政府可以设立医学技术鉴定组织,负责对婚前医学检查、遗传病诊断和产前诊断结果有异议的进行医学技术鉴定。
108. **ABCDE**　《母婴保健法》规定,经产前诊断,有下列情形之一的,医师应当向夫妻双方说明情况,并提出终止妊娠的医学意见:①胎儿患严重遗传性疾病的;②胎儿有严重缺陷的;③因患严重疾病,继续妊娠可能危及孕妇生命安全或者严重危害孕妇健康的。
109. **ABCDE**　《母婴保健法》规定,从事婚前医学检查、施行结扎手术和终止妊娠手术的人员以及从事家庭接生的人员,必须经过县级以上地方人民政府卫生健康主管部门的考核,并取得相应的合格证书。
110. **ABCDE**　《母婴保健法》规定,医疗保健机构或者人员未取得母婴保健技术许可,擅自从事婚前医学检查、遗传病诊断、产前诊断、终止妊娠手术和医学技术鉴定或出具有关医学证明的,由卫生行政部门给予警告,责令停止违法行为,没收违法所得;违法所得5000元以上的,并处违法所得3倍以上5倍以下的罚款;没有违法所得或者违法所得不足5000元的,并处5000元以上20000元以下的罚款。
111. **ABCDE**　《基本医疗卫生与健康促进法》规定,医疗卫生事业应当坚持公益性原则。
112. **ABCDE**　《基本医疗卫生与健康促进法》规定,基本医疗卫生服务是指维护人体健康所必需、与经济社会发展水平相适应、公民可公平获得的,采用适宜药物、适宜技术、适宜设备提供的疾病预防、诊断、治疗、护理和康复等服务。基本医疗卫生服务包括基本公共卫生服务和基本医疗服务。基本公共卫生服务由国家免费提供。

第十篇　传染病学与皮肤性病学试题

1. 在感染过程的五种表现中,所占比例最低,但最易识别的是
   A. 病原体被清除　　　　B. 隐性感染　　　　　C. 显性感染
   D. 病原携带状态　　　　E. 潜伏性感染
2. 感染过程的表现形式不包括
   A. 隐性感染　　　　　　B. 潜伏性感染　　　　C. 机会性感染
   D. 显性感染　　　　　　E. 病原携带状态
3. 传染病隐性感染的特点不包括
   A. 无明显临床表现　　　B. 机体可产生特异性免疫应答　C. 在传染病中少见
   D. 一般不引起组织损伤　E. 感染过程结束后,少数人可转变为病原携带状态
4. 感染过程中病原体的致病能力不包括
   A. 荚膜　　　　　　　　B. 侵袭力　　　　　　C. 毒力
   D. 数量　　　　　　　　E. 变异性
5. 主要通过呼吸道传播的传染病是
   A. 伤寒　　　　　　　　B. 疟疾　　　　　　　C. 破伤风
   D. 麻疹　　　　　　　　E. 丙型肝炎
6. 传染病的基本特征不包括
   A. 感染后产生抗体　　　B. 传染性　　　　　　C. 有病原体
   D. 流行性　　　　　　　E. 聚集性(2022)
7. 既可通过水平传播,也可通过垂直传播的疾病是
   A. 乙型肝炎　　　　　　B. 流行性感冒　　　　C. 甲型肝炎
   D. 麻疹　　　　　　　　E. 流行性脑脊髓膜炎(2017)
8. 传染病的病原学检查不包括
   A. 分离培养病原体　　　B. 检测特异性核酸　　C. 检测特异性抗原
   D. 直接检查病原体　　　E. 检测特异性抗体
9. 属于乙类传染病但采取甲类传染病预防控制措施的疾病是
   A. 白喉　　　　　　　　B. 严重急性呼吸综合征　C. 梅毒
   D. 新生儿破伤风　　　　E. 百日咳
10. 患者,男,50岁。呼吸困难、胸痛、发热5天,经医疗机构确诊为乙类传染病。疾病控制中心按甲类传染病防控的是
    A. 鼠疫　　　　　　　　B. 肺结核　　　　　　C. 肺炭疽
    D. 流行性斑疹伤寒　　　E. 流行性感冒(2020)
11. 属于丙类传染病的是
    A. 流行性出血热　　　　B. 麻疹　　　　　　　C. 鼠疫

D. 流行性感冒 E. 脊髓灰质炎

12. 需要进行强制管理的传染病是
    A. 丝虫病 B. 麻风病 C. 艾滋病
    D. 霍乱 E. 血吸虫病(2021)

13. 在对传染源采取的预防控制措施中,实施对象包括
    A. 全部病人 B. 病人和病原携带者 C. 所有病原携带者
    D. 病人和动物传染源 E. 病人、病原携带者、接触者和动物传染源

14. 含有 Dane 颗粒的肝炎病毒是
    A. 甲型肝炎病毒 B. 乙型肝炎病毒 C. 丙型肝炎病毒
    D. 丁型肝炎病毒 E. 戊型肝炎病毒

15. 女,40岁,既往健康。5天前无明显诱因出现发热、恶心、食欲不振伴尿黄,明显乏力。实验室检查:ALT740U/L,TBil58μmol/L。该患者的诊断应考虑为
    A. 淤胆型肝炎 B. 急性黄疸型肝炎 C. 急性重型肝炎
    D. 亚急性重型肝炎 E. 急性无黄疸型肝炎

16. 女,22岁,乏力、纳差、尿黄 10 天。近 1 个月经常在外进餐。既往无肝炎病史,无服用损肝药物史。查体:神志清楚,巩膜轻度黄染,肝掌(-)。腹软,肝区叩痛(+),肝脾肋下未触及。实验室检查:ALT2300U/L,AST410U/L,TBil60μmol/L,DBil40μmol/L。最可能的诊断是
    A. 自身免疫性肝炎 B. 急性病毒性肝炎 C. 脂肪肝
    D. 慢性肝炎急性发作 E. 药物性肝炎(2021)

17. 女,50岁,2 个月前曾输血 600ml,有乙型肝炎疫苗注射史。最近查肝功能异常。最可能的诊断是
    A. 急性甲型肝炎 B. 急性乙型肝炎 C. 急性丙型肝炎
    D. 急性丁型肝炎 E. 急性戊型肝炎(2021)

18. 男性,44岁。发现 HBsAg 阳性 9 年,ALT 时有增高。近 3 周来食欲下降,尿黄,明显乏力,齿龈出血,近 2 周少尿。查体:神清,扑翼样震颤(+)。化验:ALT176 U/L,TBil432μmol/L,PT38 秒(对照 13 秒)。该患者应诊断为
    A. 病毒性肝炎乙型慢性重型 B. 病毒性肝炎乙型亚急性重型 C. 病毒性肝炎乙型慢性重度
    D. 病毒性肝炎乙型慢性中度 E. 乙肝后肝硬化

19. 急性肝衰竭最有诊断意义的临床表现是
    A. 黄疸加深 B. 合并肾功能衰竭 C. 出血倾向明显
    D. 出现腹腔积液 E. 2 周内出现肝性脑病

20. 男,35岁,林业工人。发热 2 天,于 12 月 1 日来诊,伴呕吐、头痛、腰痛。查体:眼结膜明显充血,球结膜水肿。下列检查项目,对确定诊断价值最小的是
    A. 血常规 B. 尿常规 C. 病原体 IgM 抗体检测
    D. RT-PCR 测 EHFV RNA E. 肝、脾 B 超检查

21. 男,45岁,农民。发热 5 天,呕吐、腹泻伴少尿 1 天。查体:神志清楚,结膜充血,双腋下可见"搔抓样"出血点。实验室检查:血 WBC25×10⁹/L,Plt30×10⁹/L,ALT80U/L,TBil45μmol/L,尿蛋白(+++)。最可能的诊断是
    A. 急性细菌性痢疾 B. 肾综合征出血热 C. 钩端螺旋体病
    D. 急性黄疸型肝炎 E. 疟疾(2018)

    A. 病人 B. 鼠类 C. 蚊
    D. 猪 E. 犬

22. 流行性乙型脑炎的主要传染源是
23. 肾综合征出血热的主要传染源是
24. 病毒性肝炎的主要传染源是

   A. 特异性 IgM 抗体　　　　B. 特异性 IgG 抗体　　　　C. 中和抗体
   D. 补体结合抗体　　　　　E. 血凝抑制抗体

25. 流行性乙型脑炎病程中最早出现的抗体是
26. 早期确诊流行性乙型脑炎常检查的抗体是
27. 早期确诊肾综合征出血热常检查的抗体是

28. 流行性乙型脑炎的主要死亡原因是
   A. 颅内高压　　　　　　　B. 脑疝　　　　　　　　　C. 呼吸衰竭
   D. 循环衰竭　　　　　　　E. 持续抽搐

29. 患者，男，5 岁。持续发热伴意识障碍 5 天，颈硬，克布征可疑。脑脊液检查：压力 220mmH₂O，WBC450×10⁶/L，N0.60，L0.40，蛋白质 0.60g/L，糖 4.0mmol/L，氯化物 120mmol/L。该患者最可能的诊断是
   A. 流行性脑脊髓膜炎　　　B. 流行性乙型脑炎　　　　C. 结核性脑膜炎
   D. 钩端螺旋体病　　　　　E. 肾综合征出血热

30. 人类免疫缺陷病毒（HIV）在人体内作用的靶细胞主要是
   A. CD4⁺T 细胞　　　　　　B. CD8⁺T 细胞　　　　　　C. B 细胞
   D. NK 细胞　　　　　　　　E. CTL 细胞（2020）

31. 艾滋病的主要传播途径是
   A. 性接触传播　　　　　　B. 眼结膜接触传播　　　　C. 呼吸道传播
   D. 虫媒传播　　　　　　　E. 消化道传播（2020）

32. 人类免疫缺陷病毒（HIV）不易传播的途径是
   A. 性传播　　　　　　　　B. 器官移植　　　　　　　C. 母婴传播
   D. 生活接触　　　　　　　E. 不洁注射

33. 艾滋病的易感人群不包括
   A. 同性恋　　　　　　　　B. 静脉药物依赖者　　　　C. 性乱者
   D. 野外作业者　　　　　　E. 血友病患者

34. 高危人群出现下列临床表现，应考虑艾滋病，但应除外
   A. 6 个月以内体重下降>10%　B. 慢性腹泻>1 个月　　　C. 持续性发热>1 个月
   D. 双侧腹股沟淋巴结肿大　E. 反复出现带状疱疹感染

35. 男，28 岁。上腹部不适、腹泻伴消瘦半年，无发热。近 2 年有静脉吸毒史。胃镜检查见食管上覆白膜，慢性浅表性胃炎。实验室检查：血 WBC3.8×10⁹/L。最有助于明确诊断的检查是
   A. 血糖　　　　　　　　　B. CD4⁺T 细胞计数　　　　C. 抗 HIV
   D. 血免疫球蛋白水平　　　E. 血沉（2016）

36. 患者，男，32 岁。腹泻 3 个月，大便每日 7～10 次，稀便，无脓血及黏液。有吸毒史 2 年。查体：体温 37.5℃，消瘦，神志清楚，肛门周围可见疱疹。实验室检查：粪便镜检偶见白细胞。为明确诊断，最重要的检查是
   A. 抗单纯疱疹病毒 IgM　　B. 抗 EBV IgM　　　　　　C. 结核抗体
   D. 抗 CMV IgM　　　　　　E. 抗 HIV（2019）

37. 流行性感冒的早期确诊主要依赖于
    A. 临床表现   B. 血凝抑制试验   C. 病毒分离
    D. 病毒核酸检测   E. 胸部X线片

38. 能特异性抑制甲、乙型流感病毒神经氨酸酶的药物是
    A. 金刚烷胺   B. 金刚乙胺   C. 奥司他韦
    D. 利巴韦林   E. 阿昔洛韦

39. 男，30岁。因腹泻1天，于7月15日来诊。腹泻次数多不可数，为稀便和大量水样便，继之呕吐4次，尿少，无发热，无明显腹痛及里急后重，1周前去外地旅游，昨日归来。查体：体温35.5℃，脉搏120次/分，血压70/40mmHg。精神萎靡，烦躁，皮肤弹性差，口干，腹部凹陷，无肌紧张、压痛及反跳痛，肠鸣音活跃。实验室检查：血WBC18×10^9/L，Hb170g/L。粪常规检查：水样便，镜检WBC0~2个/HP。为明确诊断，应首先进行的检查是
    A. 结肠镜检查   B. 血沉   C. 粪隐血
    D. 粪便动力及制动试验 E. 血生化

40. 关于霍乱弧菌的叙述，错误的是
    A. 革兰氏染色阴性   B. 暗视野镜检可见穿梭运动 C. 在碱性环境中生长较快
    D. 主要致病力为内毒素 E. O1群和非O1群均可引起暴发流行

41. 没有致病性的霍乱弧菌是
    A. O1群霍乱弧菌   B. 非O1群霍乱弧菌   C. 不典型O1群霍乱弧菌
    D. O139群霍乱弧菌   E. 古典生物型霍乱弧菌

42. 霍乱的常见并发症不包括
    A. 急性肾衰竭   B. 急性肺水肿   C. 代谢性酸中毒
    D. 低钾血症   E. 败血症

43. 霍乱的临床特点不包括
    A. 先呕吐后腹泻   B. 无里急后重   C. 多数不伴腹痛
    D. 多为水样便   E. 腹泻每天数次至数十次

(44~47题共用题干)患者，男性，23岁，有国外旅游史。1天前出现腹部隐痛不适，大便35次，每次量均较多，先为水样便，再转为洗肉水样便，呕吐水样物10次，不伴恶心，无发热，无里急后重。查体：声音轻度嘶哑，眼窝明显下陷，皮皱恢复较慢。

44. 为明确诊断，应首选的检查是
    A. 结肠镜检查   B. 血沉   C. 粪隐血
    D. 血电解质   E. 粪便动力和制动试验

45. 确诊本病主要依靠
    A. 粪便常规   B. 血生化   C. 粪便霍乱弧菌培养
    D. 结肠镜活检   E. 霍乱弧菌血清抗体检测

46. 急需的处理措施为
    A. 液体疗法   B. 病原治疗   C. 使用止泻药物
    D. 低分子右旋糖酐扩容 E. 使用缩血管药物

47. 患者次日出现小腿疼痛，查体腓肠肌呈强直痉挛状态，可能伴有
    A. 低钾血症   B. 低钠血症   C. 高钠血症
    D. 高钾血症   E. 代谢性酸中毒

    A. 痢疾志贺菌   B. 福氏志贺菌   C. 鲍氏志贺菌

D. 宋内志贺菌   E. 福氏志贺菌+宋内志贺菌

48. 我国细菌性痢疾的主要流行菌群是
49. 最易引起中毒型菌痢的菌群是
50. 毒力最强的志贺菌群是
51. 最易引起慢性菌痢的菌群是

52. 男孩,14岁。发热、腹泻5小时。9小时前同学聚餐,5小时前开始发热、腹泻,体温39.2℃,伴畏寒,无明显寒战,初为水样便,继而为黏液脓血便,呕吐3次,为胃内容物。查体:体温39℃,脉搏100次/分,呼吸20次/分,双肺呼吸音粗,未闻及干、湿啰音,心律齐,腹软,下腹部有轻微压痛,无肌紧张、反跳痛。粪镜检WBC20～30个/HP,RBC4～8个/HP,吞噬细胞1～2个/HP。最可能的诊断是
    A. 急性胃肠炎   B. 轮状病毒肠炎   C. 急性细菌性痢疾
    D. 消化功能紊乱   E. 产毒性大肠埃希菌肠炎

53. 男孩,5岁。发热1天,腹泻6～7次,为黏液脓血便,腹痛伴里急后重,病前吃过未洗的黄瓜。粪便常规检查:黏液便,红白细胞满视野。诊断为细菌性痢疾,其类型属于
    A. 普通型   B. 轻型   C. 重型
    D. 中毒型   E. 慢性型

54. 中毒型菌痢的主要临床表现是
    A. 剧烈腹痛腹泻   B. 严重脓血症   C. 感染性休克
    D. 吐泻不止   E. 剧烈头痛、频繁呕吐

55. 患者,女性,23岁。腹痛、腹泻、里急后重伴发热半天。查体:体温39.2℃,血压126/80mmHg,腹软,左下腹压痛(+)、反跳痛(-)。实验室检查:外周血 WBC18×10⁹/L,N0.87,L0.13。粪镜检 WBC 满视野,RBC20个/HP。为明确诊断,最有价值的检查是
    A. 粪便隐血   B. 粪便动力和制动试验   C. 粪便培养
    D. 特异性 IgM 抗体检测   E. 特异性 IgG 抗体检测

56. 患儿,3岁,因高热10小时,2小时前发生惊厥急诊来院。查体:体温40.2℃,呼吸40次/分,面色苍白,四肢发凉,皮肤有"花纹"。血 WBC18.0×10⁹/L,N0.90。追问病史其母述患儿前1天曾进食未洗的葡萄。为明确诊断,应立即进行的检查是
    A. 血培养   B. 脑脊液检查   C. 骨髓穿刺检查
    D. 粪便培养   E. 肛拭子采集粪便镜检

57. 普通型流脑的临床分期不包括
    A. 前驱期   B. 败血症期   C. 脑膜炎期
    D. 恢复期   E. 后遗症期

58. 流行性脑脊髓膜炎的典型临床表现是
    A. 发热、皮疹、视物模糊   B. 头痛、呕吐、皮疹、昏睡   C. 发热、头痛、呕吐、腹泻
    D. 发热、抽搐、呕吐、昏迷   E. 发热、头痛、皮疹、呕吐(2018)

59. 男孩,4岁。发热、头痛、皮疹12小时,频繁抽搐、昏迷2小时。查体:全身可见大量瘀点、瘀斑,双下肢有部分融合成片,血压测不出,右侧瞳孔散大,对光反射消失。下列处理不正确的是
    A. 急查 DIC 指标   B. 瘀点涂片检菌   C. 20%甘露醇立即静脉滴注
    D. 吸氧及心电监护   E. 立刻腰椎穿刺做脑脊液常规检查(2018)

    A. 青霉素   B. 环丙沙星   C. 阿苯达唑
    D. 头孢曲松   E. 吡喹酮

60. 流行性脑脊髓膜炎的病原治疗首选

61. 细菌性痢疾的病原治疗首选
62. 梅毒的病原治疗首选
63. 淋病的病原治疗首选
64. 急性血吸虫病的病原治疗首选

65. 感染人类的疟原虫种类不包括
    A. 间日疟原虫　　　　　B. 卵形疟原虫　　　　　C. 三日疟原虫
    D. 四日疟原虫　　　　　E. 恶性疟原虫

66. 下列哪种疟原虫感染导致的贫血最轻？
    A. 恶性疟原虫　　　　　B. 卵形疟原虫　　　　　C. 三日疟原虫
    D. 间日疟原虫　　　　　E. 间日疟原虫和卵形疟原虫

67. 蚊叮咬人体时，进入蚊体内导致疟疾传播的阶段是
    A. 速发型子孢子　　　　B. 迟发型子孢子　　　　C. 配子体
    D. 裂殖子　　　　　　　E. 动合子

68. 间日疟和卵形疟复发的根源是
    A. 速发型子孢子　　　　B. 迟发型子孢子　　　　C. 配子体
    D. 裂殖子　　　　　　　E. 裂殖体

69. 男，26岁。家住沈阳，于12月突然发病，表现为发冷、寒战、高热、大汗后缓解，隔日发作1次，已10天。体检：脾肋下1cm，余未见异常。末梢血化验：WBC 5.0×10^9/L，N68%，L32%，Hb100g/L，血培养（-）。患者同年8月曾去海南旅游半个月。该患者发热最可能的原因是
    A. 伤寒　　　　　　　　B. 疟疾　　　　　　　　C. 败血症
    D. 急性血吸虫病　　　　E. 急性粒细胞性白血病

70. 关于疟疾的临床表现，错误的是
    A. 周期性寒战高热　　　B. 脾脏肿大　　　　　　C. 贫血
    D. 缓解时一般情况尚可　E. 白细胞增多，中性粒细胞比例增高

71. 女，28岁，妊娠26周，因寒战、高热、大汗，诊断为恶性疟，宜选用的治疗药物是
    A. 氯喹　　　　　　　　B. 氯喹+伯氨喹　　　　 C. 青蒿琥酯
    D. 奎宁　　　　　　　　E. 乙胺嘧啶

72. 日本血吸虫感染人体的阶段是
    A. 成虫　　　　　　　　B. 虫卵　　　　　　　　C. 尾蚴
    D. 童虫　　　　　　　　E. 毛蚴

73. 日本血吸虫的唯一中间宿主是
    A. 人　　　　　　　　　B. 虾　　　　　　　　　C. 水蛭
    D. 钉螺　　　　　　　　E. 蟹

    A. 中性粒细胞　　　　　B. 异型淋巴细胞　　　　C. 嗜酸性粒细胞
    D. 单核细胞　　　　　　E. 嗜碱性粒细胞

74. 急性血吸虫病外周血显著增多的细胞是
75. 肾综合征出血热外周血显著增多的细胞是

    A. 吡喹酮　　　　　　　B. 氯喹　　　　　　　　C. 伯氨喹
    D. 奎宁　　　　　　　　E. 喹诺酮类药物

76. 治疗血吸虫病的药物是

77. 用于杀灭肝细胞内迟发型疟原虫的药物是(2018)

78. 引起以泌尿生殖系统化脓性感染为主要表现的性传播疾病病原体是
    A. 人乳头瘤病毒　　　　　　B. 淋病奈瑟菌　　　　　　C. 苍白密螺旋体
    D. 金黄色葡萄球菌　　　　　E. 沙眼衣原体

79. 我国传染病防治法规定的性病监测病种不包括
    A. 软下疳　　　　　　　　　B. 性病性淋巴肉芽肿　　　　C. 传染性软疣
    D. 生殖器疱疹　　　　　　　E. 非淋菌性尿道炎

80. 梅毒的临床分期不包括
    A. 一期梅毒　　　　　　　　B. 二期梅毒　　　　　　　　C. 三期梅毒
    D. 亚急性梅毒　　　　　　　E. 晚期先天梅毒

81. 女,28岁。阴道分泌物增多5天。有不洁性交史。检查:右侧大阴唇可见1.0cm×1.0cm、硬韧、无痛性隆起物。本例最可能的诊断是
    A. 淋病　　　　　　　　　　B. 巨细胞病毒感染　　　　　C. 梅毒
    D. 生殖器疱疹　　　　　　　E. 尖锐湿疣

82. 男,20岁。龟头无痛性溃疡1周。3周前有不洁性行为。查体:龟头可见直径1cm的圆形浅表溃疡,触之稍硬。不能杀灭该病病原体的是
    A. 干燥　　　　　　　　　　B. 煮沸　　　　　　　　　　C. 阳光
    D. 消毒剂　　　　　　　　　E. 低温(2023)

83. 女,27岁。有不洁性交史。查体:外阴有一硬结节状物。荧光密螺旋体抗体吸收试验阳性,应选择的治疗措施是
    A. 静脉滴注甲硝唑　　　　　B. 肌内注射青霉素　　　　　C. 口服多西环素
    D. 口服阿莫西林　　　　　　E. 口服红霉素

84. 下列属于淋病奈瑟菌特征的是
    A. 一般消毒剂不易将其杀灭　　B. 离开人体可存活4小时　　C. 对移行上皮无亲和力
    D. 对复层鳞状上皮有亲和力　　E. 为革兰氏染色阴性双球菌(2019)

85. 患者,男性,28岁。有不洁性交史5天。1天前尿道疼痛、流脓。查体:尿道口可见大量黄色脓性分泌物。为明确诊断,最简单准确的检查是
    A. 分泌物涂片　　　　　　　B. 分泌物培养　　　　　　　C. 抗HIV抗体检测
    D. 活组织检查　　　　　　　E. 血培养

86. 女,23岁。外阴瘙痒、白带增多5天,有不洁性交史。妇科检查:外阴皮肤黏膜充血,小阴唇内侧见多个小菜花状赘生物,宫颈光滑,子宫正常大,附件无异常。最可能的诊断是
    A. 淋病　　　　　　　　　　B. 梅毒　　　　　　　　　　C. 尖锐湿疣
    D. 外阴阴道念珠菌病　　　　E. 滴虫阴道炎

87. 女,25岁。白带增多5天,有不洁性交史。妇科检查:小阴唇内侧及外阴部见3个菜花状赘生物。为明确诊断,应进行的辅助检查是
    A. 宫颈刮片细胞学检查　　　B. 赘生物活组织检查　　　　C. 阴道分泌物培养
    D. 血常规、尿常规　　　　　E. B超检查

88. 女,31岁。妊娠28周,阴道脓性分泌物增多3天,诊断为淋病。首选的治疗是
    A. 头孢西丁加用红霉素　　　B. 头孢曲松钠单次肌内注射　C. 头孢曲松钠加用四环素
    D. 头孢西丁单次给药　　　　E. 头孢曲松钠加用喹诺酮类药物(2018)

传染病学与皮肤性病学试题参考答案及详细解答

（正确答案为绿色的选项）

1. ABCDE　A、B、C、D、E 都是传染病感染过程的表现形式，其中以隐性感染最常见，显性感染最少见。显性感染一旦出现，则容易识别。

2. ABCDE　感染过程的表现形式包括潜伏性感染、隐性感染、显性感染、病原体被清除、病原携带状态五种，不包括机会性感染。机会性感染是指宿主免疫功能受损，长期大量应用广谱抗生素所致的菌群失调症。

3. ABCDE　隐性感染也称亚临床感染，是指病原体侵入人体后，仅诱导机体产生特异性免疫应答，而不引起或仅引起轻微的组织损伤，不出现任何临床症状、体征，甚至生化改变，只能通过免疫学检查才能发现。感染后大多数人获得不同程度的特异性免疫能力，病原体被清除；少数成为无症状携带者。在传染病感染的五种表现形式中，隐性感染最常见，显性感染最少见，故答 C。

4. ABCDE　只有极少数"细菌"才有荚膜，而细菌只是病原体的一部分，因此病原体的致病能力不可能包括荚膜，故答 A。B、C、D、E 均属于病原体的致病能力。

5. ABCDE　麻疹主要通过呼吸道传播。伤寒主要通过消化道传播，疟疾主要通过虫媒传播，破伤风主要通过接触传播，丙型肝炎主要通过血液传播。

6. ABCDE　传染病的基本特征包括病原体、传染性、流行病学特征（流行性、季节性、地方性、外来性）、感染后免疫（即感染后可产生抗体），不包括聚集性，因为有些传染病可散发流行。

7. ABCDE　①水平传播包括呼吸道传播、消化道传播、接触传播、虫媒传播、血液传播等，垂直传播是指母婴传播。乙型肝炎既可经母婴传播，又可经血液传播，故答 A。②流行性感冒、麻疹、流行性脑脊髓膜炎主要经呼吸道传播。甲型肝炎主要经消化道传播。

8. ABCDE　传染病的病原学检查包括：①直接检查病原体：许多传染病可通过显微镜或肉眼检出病原体而确诊。②分离培养病原体：细菌、螺旋体、真菌等可用人工培养基分离培养。③检测特异性抗原：病原体特异性抗原的检测可提供病原体存在的证据。④检测特异性核酸：可用分子生物学检测方法，检测病原体的核酸。特异性抗体检测只能说明人体是否受过感染，而不能确诊是否存在病原体，因此特异性抗体检测不属于病原学检查。

9. ABCDE　目前，按甲类管理的乙类传染病（简称"乙类甲管"）包括严重急性呼吸综合征、肺炭疽。参阅 10 版《传染病学》P16。

10. ABCDE　按甲类管理的乙类传染病包括严重急性呼吸综合征、肺炭疽。

11. ABCDE　流行性出血热、麻疹、脊髓灰质炎均属于乙类传染病。鼠疫属于甲类传染病。流行性感冒属于丙类传染病。

12. ABCDE　①霍乱属于甲类传染病，需加强管理，进行强制隔离与治疗。②丝虫病、麻风病均属于丙类传染病，艾滋病、血吸虫病属于乙类传染病，均无须进行甲类传染病的强制管理。

13. ABCDE　早期发现并及时管理传染源，是传染病重要的预防控制措施。传染病的传染源包括病人、病原携带者、接触者和动物传染源。

14. **ABCDE**　Dane颗粒为乙型肝炎(乙肝)病毒大球形颗粒。该颗粒直径42nm,由包膜和核心组成。包膜厚7nm,为HBsAg,本身有抗原性,无传染性。核心直径27nm,内含乙肝DNA(HBV DNA)、DNA聚合酶(DNAP)、核心抗原(HBcAg)和e抗原(HBeAg),为病毒复制的主体。

15. **ABCDE**　①急性黄疸型肝炎的病程短于半年,常表现为全身乏力、畏寒发热、食欲缺乏、恶心呕吐、腹胀、肝区疼痛。肝功能检查ALT和胆红素升高。结合病史及临床表现,本例应诊断为急性黄疸型肝炎。②淤胆型肝炎常表现为皮肤瘙痒,大便颜色变浅,肝大,肝功能检查血清胆红素明显增高,以直接胆红素为主,其临床表现与题干所述不符。③急性重型肝炎常表现为肝衰竭,如严重消化道症状,神经精神症状,有明显的出血征象,可出现肝臭、肝肾综合征、扑翼样震颤、肝浊音界缩小、胆酶分离、血氨升高等。而本例无明显肝衰竭症状,不能诊断为急性重型肝炎,故不答C。④本例病程仅5天,不可能诊断为亚急性重型肝炎,故不答D。⑤本例总胆红素(TBil)显著增高,黄疸明显,不可能诊断为无黄疸型肝炎,故不答E。

16. **ABCDE**　①患者经常在外进餐,很可能经消化道感染肝炎病毒。患者纳差、尿黄、肝区叩痛、肝酶增高、黄疸,应诊断为急性病毒性肝炎。②自身免疫性肝炎多为慢性病程,主要依靠自身抗体检测、病理组织检查来确诊。脂肪肝多无明显临床症状。患者病程仅10天,无肝掌,不可能诊断为慢性肝炎急性发作。患者未服用损肝药物,不可能诊断为药物性肝炎。

17. **ABCDE**　①乙型肝炎和丙型肝炎都可经输血传播,但输血后肝炎70%以上是丙型肝炎,故答C而不是B。参阅10版《传染病学》P31。②甲型肝炎、戊型肝炎以消化道传播为主,故不答A、E。丁型肝炎病毒为缺陷病毒,需与乙型肝炎病毒共生才能复制,故不答D。

18. **ABCDE**　①患者病程超过半年应诊断为慢性肝炎,故可首先排除B。患者无肝硬化常见的临床表现,如肝掌、蜘蛛痣、腹水,故可排除E。②重型肝炎的诊断标准:出现肝衰竭表现,肝肾综合征,扑翼样震颤,肝浊音界缩小,凝血酶原时间(PT)显著延长,血总胆红素(TBil)>171μmol/L,胆酶分离等。根据题干,本例应诊断为重型肝炎,故答A。③慢性肝炎根据病情轻重分为轻、中、重度。慢性肝炎中、重度均不会出现肝肾综合征(少尿)、扑翼样震颤、TBil>171μmol/L,故不答C、D。

19. **ABCDE**　急性肝衰竭也称急性重型肝炎,其特点为发病2周以内出现Ⅱ度以上的肝性脑病。

20. **ABCDE**　肾综合征出血热(HFRS)好发于男性青壮年农民,以11月至次年1月为发病高峰期。患者为林业工人,12月发病,以发热、头痛、腰痛、眼结膜充血、球结膜水肿为主要症状,应考虑HFRS。血常规检查常表现为白细胞总数显著增高,异型淋巴细胞增多。尿常规检查常表现为大量蛋白尿。HFRS的病原体为汉坦病毒(EHFV),其特异性IgM抗体检测可用于早期诊断。应用RT-PCR可以检出汉坦病毒的RNA,具有诊断价值。肝、脾B超检查对确诊本病价值不大。

21. **ABCDE**　①结膜充血、腋下搔抓样出血点、大量蛋白尿都是肾综合征出血热的典型临床表现,故答B。②急性细菌性痢疾常表现为腹痛腹泻,脓血便,里急后重。钩端螺旋体病常表现为高热、腓肠肌疼痛、结膜充血等。急性黄疸型肝炎常表现为消化道症状,黄疸,肝酶显著增高。疟疾常有蚊虫叮咬史,多为周期性寒战高热。

22. **ABCDE**　23. **ABCDE**　24. **ABCDE**　①流行性乙型脑炎(简称乙脑)是由乙脑病毒引起的中枢神经系统急性传染病,乙脑是人畜共患的自然疫源性疾病。人和动物都可成为本病的传染源,但猪是主要传染源,仔猪经过一个流行季节几乎100%受到感染。②肾综合征出血热是由汉坦病毒引起的,以鼠类为主要传染源的一种自然疫源性疾病。在我国以黑线姬鼠、褐家鼠为主要传染源,林区以大林姬鼠为主要传染源,人不是主要传染源。③病毒性肝炎的主要传染源是病人和病毒携带者。

25. **ABCDE**　26. **ABCDE**　27. **ABCDE**　①流行性乙型脑炎(简称乙脑)特异性IgM抗体于发病3~4天即可出现,血凝抑制抗体于发病4~5天出现,特异性IgG抗体(补体结合抗体)、中和抗体均于发病2周出现。可见,特异性IgM抗体是乙脑最早出现的抗体,且具有早期诊断价值。②肾综合征出血热发病第2天即能检出特异性IgM抗体,1:20为阳性,具有早期诊断价值。其特异性IgG抗体于恢复期出现,1:40为阳性,1周后滴度上升4倍以上才具有诊断意义,故不能用于早期诊断。

28. ABCDE 中枢性呼吸衰竭是乙脑主要的死亡原因。高热、抽搐、呼吸衰竭是乙脑极期的严重表现。

29. ABCDE ①脑脊液检查的正常值:外观透明,压力80~180mmH$_2$O,蛋白质0.2~0.4g/L,葡萄糖2.5~4.5mmol/L,氯化物120~130mmol/L,细胞总数(0~8)×10^6/L,多为淋巴细胞。此正常值请牢记,解题时经常用到。流行性乙型脑炎脑脊液检查常表现为无色透明或微混浊,压力增高,白细胞计数(50~500)×10^6/L,早期以中性粒细胞为主,随后以淋巴细胞为主,蛋白质轻度增高,糖正常或偏高,氯化物正常。根据题干,本例应诊断为流行性乙型脑炎。②流行性脑脊髓膜炎脑脊液检查常表现为脓性、混浊,白细胞显著增高,以中性粒细胞为主,蛋白质显著增高,葡萄糖显著降低,氯化物降低。结核性脑膜炎脑脊液检查常表现为毛玻璃样,白细胞增高,以淋巴细胞为主,蛋白质增高,葡萄糖和氯化物降低。钩端螺旋体病常表现为高热、腓肠肌疼痛、眼结膜充血。肾综合征出血热常表现为发热,三痛征、三红征,肾功能损害,外周血异型淋巴细胞增多,大量蛋白尿等。

30. ABCDE CD4$^+$分子是人类免疫缺陷病毒(HIV)的受体,HIV主要感染CD4$^+$T细胞,导致机体细胞免疫功能受损。

31. ABCDE 艾滋病主要通过性接触传播,包括同性、异性、双性性接触传播。HIV存在于精液、血液、阴道分泌物中,唾液、眼泪、乳汁等体液也含有HIV。

32. ABCDE ①人类免疫缺陷病毒(HIV)主要经性传播、血液接触、母婴传播和其他途径传播(如器官移植、人工授精、污染的器械、医务人员职业暴露)。②尚无证据表明可经食物、水、昆虫或生活接触传播。

33. ABCDE 人群对HIV普遍易感,15~49岁发病者占80%。高危人群为男性同性恋、静脉药物依赖者、性乱者、血友病患者、多次接受输血或血制品者。

34. ABCDE 高危人群出现除腹股沟以外的淋巴结肿大,应考虑艾滋病。A、B、C、E都是艾滋病的诊断标准。

35. ABCDE 静脉吸毒是艾滋病的高危因素。胃镜示食管上覆白膜,提示真菌性食管炎。青年男性上腹部不适,长期腹泻,体重减轻,真菌性食管炎,白细胞计数降低,应考虑艾滋病。为明确诊断,首选血清抗HIV检测。CD4$^+$T细胞计数具有辅助诊断价值,故不答B。A、D、E显然不是正确答案。

36. ABCDE ①吸毒者为艾滋病的高危人群。患者长期腹泻,低热,消瘦,肛门周围可见疱疹,应考虑艾滋病。为明确诊断,应首选抗HIV检测。②抗单纯疱疹病毒IgM检测主要用于诊断单纯疱疹病毒(HSV)感染。抗EB病毒(EBV)IgM检测主要用于诊断EB病毒感染。结核抗体检测主要用于诊断结核病。抗巨细胞病毒(CMV)IgM检测主要用于诊断巨细胞病毒感染。

37. ABCDE ①在流行性感冒(流感)发病的第2~3天,从鼻咽部、气管分泌物中直接分离出流感病毒,可早期确诊本病。②血凝抑制试验须留取发病7天内和恢复期血清标本检测抗体滴度,故不能用于早期诊断。病毒核酸检测准确性和特异性不如病毒分离,故答C而不是D。A、E显然不是正确答案。

38. ABCDE 奥司他韦能抑制甲、乙型流感病毒神经氨酸酶,从而抑制病毒释放,减少病毒传播,常用于甲、乙型流感的治疗。金刚烷胺和金刚乙胺仅对甲型流感病毒有抑制作用,故不答A、B。

39. ABCDE ①患者7月份发病,突发剧烈腹泻,水样便,无发热,无腹痛,无里急后重,脱水征、休克,应诊断为霍乱。为明确诊断,应首选粪便动力及制动试验,即将新鲜粪便做悬滴或暗视野镜检,可见运动活泼呈穿梭状的弧菌,为动力试验阳性,提示为霍乱弧菌。若加上1滴O1群抗血清,细菌运动停止,提示标本中有O1群霍乱弧菌;若细菌仍可活动,再加1滴O139群抗血清,细菌运动消失,则证明为O139群霍乱弧菌。②A、B、C、E项检查均不能确诊霍乱。

40. ABCDE ①霍乱弧菌革兰氏染色阴性,有鞭毛,暗视野悬滴镜检可见穿梭运动,粪涂片呈鱼群样排列。该病原菌属兼性厌氧菌,在普通培养基中生长良好,在碱性培养基中生长繁殖更快。②霍乱弧菌的主要致病力为霍乱肠毒素,此为外毒素而不是内毒素。③O1群霍乱弧菌是造成霍乱暴发流行的主要致病菌,非 O1 群一般引起散发性腹泻,但 1992 年发现 O139 群(属于非 O1 群)也可引起霍乱的暴发流行。

41. **ABCDE**　世界卫生组织(WHO)腹泻控制中心将霍乱弧菌分为三群:①O1 群霍乱弧菌:霍乱的主要致病菌,包括古典生物型和埃尔托生物型。②非 O1 群霍乱弧菌:一般无致病性,少数可引起散发性腹泻。③不典型 O1 群霍乱弧菌:在体内、外均不产生霍乱肠毒素,因此没有致病性。1992 年发现的 O139 群霍乱弧菌是引起霍乱流行的非 O1 群霍乱弧菌。

42. **ABCDE**　①霍乱患者因大量排水样便,可出现脱水、低血容量性休克。严重脱水者,可出现急性肺水肿、急性肾衰竭。霍乱患者由于腹泻,丢失大量碳酸氢盐,可造成代谢性酸中毒。虽然霍乱患者丢失的液体是等渗液,但其中含钾量为血清钾的 4~5 倍,因此可出现低钾血症。②霍乱弧菌通过霍乱肠毒素引起疾病,极少侵入肠黏膜及血中,故极少引起败血症。

43. **ABCDE**　霍乱的特点是先腹泻后呕吐,食物中毒的特点是先呕吐后腹泻,此为两者的鉴别要点,故选 A。B、C、D、E 均属于霍乱的典型临床表现。

44. **ABCDE**　45. **ABCDE**　46. **ABCDE**　47. **ABCDE**　①患者有国外旅游史,先泻后吐,为水样腹泻,量大次数多,无里急后重,脱水征,应考虑霍乱。为明确诊断,首选粪便动力和制动试验,可作为霍乱的快速诊断方法。②确诊霍乱,还需做粪便霍乱弧菌培养,培养 6~8 小时有阳性结果。③补充液体和电解质是治疗霍乱的关键措施,国内首选 541 溶液,即每升含氯化钠 5g,碳酸氢钠 4g,氯化钾 1g,另加 50%葡萄糖 10ml 以防低血糖。抗菌治疗仅作为液体疗法的辅助治疗。④吐泻使钠盐大量丢失,低钠可引起腓肠肌痉挛,表现为腓肠肌痉挛痛,肌肉呈强直状态。

48. **ABCDE**　49. **ABCDE**　50. **ABCDE**　51. **ABCDE**　①我国细菌性痢疾(菌痢)的主要流行菌群是福氏和宋内志贺菌。②引起中毒型菌痢的志贺菌不是毒力最强的痢疾志贺菌,而是毒力较强的福氏和宋内志贺菌。③痢疾志贺菌既能产生内毒素,也能产生外毒素,故毒力最强,可引起严重症状。④福氏志贺菌感染易转为慢性,导致慢性菌痢。

52. **ABCDE**　①患者进餐后发热,腹泻,初为水样便,继而为黏液脓血便,伴呕吐,下腹部轻压痛,粪镜检示白细胞>15 个/HP,少量巨噬细胞,应诊断为急性细菌性痢疾。②急性胃肠炎、消化功能紊乱均不会出现高热、黏液脓血便。轮状病毒肠炎好发于婴儿,常表现为腹泻,黄色水样便或蛋花汤样便,粪镜检可见少量白细胞。产毒性大肠埃希菌肠炎多表现为腹泻,水样便,粪镜检无白细胞。

53. **ABCDE**　①急性菌痢分为 4 型:普通型(典型)、轻型(非典型)、重型和中毒型。轻型者症状轻微,大便可黏液无脓血,故不选 B。重型者有全身中毒症状,体温不升,心肾功能不全,黏液脓血便,腹泻>30 次/日。中毒型菌痢有呼吸或循环衰竭,而肠道症状轻微,故不答 D。慢性菌痢是指菌痢病程>2 个月,故不答 E。②本例腹泻每日 6~7 次,为黏液脓血便,伴里急后重,应诊断为普通型菌痢。

54. **ABCDE**　①中毒型菌痢多见于儿童,起病急,全身中毒症状严重,而肠道症状轻微,以严重毒血症、感染性休克、中毒性脑病为主要表现。中毒型菌痢的常见表现为"严重毒血症",而不是"严重脓血症",不要误答 B。②A、D 均属于肠道症状,常见于急性普通型菌痢。③中毒型菌痢分休克型、脑型和混合型三种类型,"剧烈头痛、频繁呕吐"为脑型的常见表现,不能作为中毒型菌痢的主要表现。

55. **ABCDE**　①患者高热,腹痛腹泻,里急后重,白细胞计数增高,大便 RBC>15 个/HP,应考虑急性细菌性痢疾。粪便培养检出志贺菌即可明确诊断。②粪便隐血主要用于了解消化道出血。粪便动力和制动试验为霍乱的初筛试验。特异性 IgM 抗体检测为流行性脑脊髓膜炎的常用确诊方法。

56. **ABCDE**　5 岁以下的儿童,急性起病,发热、惊厥,迅速出现休克,血常规白细胞总数和中性粒细胞显著增高,提示细菌感染。夏季为细菌性痢疾(菌痢)的高发季节。根据题干,应考虑中毒型菌痢。为明确诊断,最快捷的检查为肛拭子采集粪便镜检。确诊有赖于粪便培养。由于题干要求回答的是"立即进行的检查",而不是最有价值的检查,故答 E 而不是 D。

57. **ABCDE**　普通型流脑分为 A、B、C、D 四期,不包括后遗症期。后遗症期属于乙脑的临床分期。

58. ABCD**E**　①流行性脑脊髓膜炎(流脑)是由脑膜炎奈瑟菌引起的急性化脓性脑膜炎,普通型约占所有流脑的90%,常表现为寒战高热,精神极度萎靡,70%~90%的患者皮肤黏膜出现瘀点(皮疹),同时伴有剧烈头痛、喷射性呕吐。②流脑很少出现视物模糊、嗜睡、腹泻,故不答A、B、C。抽搐常见于脑膜脑炎型,临床上少见,故不答D。

59. ABCD**E**　①4岁男孩,发热、头痛、皮疹、频繁抽搐、昏迷、瘀点、瘀斑、右侧瞳孔散大,应诊断为流行性脑脊髓膜炎合并脑疝。②为明确皮肤出血的原因,可查DIC指标。为确诊流行性脑脊髓膜炎,可行皮肤瘀点涂片检菌。由于患儿合并脑疝,可立即静脉注射20%甘露醇,以降低颅内压。吸氧及心电监护为一般处理措施。③患儿合并脑疝,颅内压增加,不宜行腰椎穿刺抽取脑脊液检查,以免加重脑疝,导致患儿突然死亡。

60. A**B**CDE　61. A**B**CDE　62. **A**BCDE　63. ABC**D**E　64. ABCD**E**　①流行性脑脊髓膜炎是由脑膜炎奈瑟菌引起的急性化脓性脑膜炎,病原治疗首选青霉素。②细菌性痢疾的致病菌为志贺菌,治疗首选环丙沙星,口服吸收好,不良反应少,耐药株相对较少。③梅毒是由梅毒螺旋体引起的一种慢性传染病,其病原治疗首选青霉素。青霉素过敏者,可选用头孢曲松钠。④淋病的致病菌为淋病奈瑟菌,其病原治疗首选头孢曲松。⑤急性血吸虫的病原治疗首选吡喹酮,毒性小,疗效好,给药方便,适应证广。

65. A**B**CDE　可感染人类的疟原虫有四种,即间日疟原虫、卵形疟原虫、三日疟原虫和恶性疟原虫。

66. AB**C**DE　疟疾患者贫血轻重与疟原虫种类有关。①恶性疟原虫能侵犯任何年龄的红细胞,且在红细胞内的繁殖周期较短,红细胞感染率最高(20%以上),因此贫血症状最重。②间日疟原虫和卵形疟原虫仅侵犯较年轻的红细胞,红细胞感染率较低,故贫血中等。③三日疟原虫仅感染较衰老的红细胞,且红细胞感染率最低,因此贫血最轻。

67. ABCD**E**　疟疾的传播媒介为雌性按蚊,经叮咬人体传播。当雌性按蚊吸血时,配子体被吸入其体内,开始其有性繁殖。雌、雄配子体在蚊体内发育为雌、雄配子,两者结合后形成合子,发育后成为动合子,经囊合子发育成为子孢子,完成在蚊体内的发育,故进入蚊体内导致疟疾传播的阶段是配子体。

68. A**B**CDE　复发是由寄生于肝细胞内的迟发型子孢子引起的,只见于间日疟和卵形疟。

69. A**B**CDE　①患者发病前曾到过疟疾流行区海南,有典型的"寒战—高热—大汗—间歇"的周期性发作特点,应诊断为疟疾。②A、C、D、E均可寒战高热,但均无周期性发作特点。

70. ABCD**E**　疟疾为疟原虫感染所致,患者白细胞总数和中性粒细胞比例多在正常范围。

71. A**B**CDE　氯喹有致畸作用,孕妇禁用。奎宁目前已较少使用,且易导致孕妇流产。青蒿琥酯不良反应少而轻,耐药率低,尤其适合孕妇及恶性疟的治疗。乙胺嘧啶主要用于疟疾的预防。

72. ABCD**E**　日本血吸虫的生活史可分虫卵、毛蚴、胞蚴、尾蚴、童虫及成虫等阶段。成虫在人体门静脉系统内交配产卵,大部分虫卵滞留于肝及肠壁内,部分虫卵从肠壁穿破血管,随粪便排至体外。从粪便排出的虫卵入水后,孵出毛蚴,毛蚴侵入中间宿主钉螺内发育繁殖:毛蚴→母胞蚴→子胞蚴→尾蚴。尾蚴从钉螺体内逸出,在水面上漂浮游动。当人接触含尾蚴的疫水时,尾蚴从皮肤或黏膜侵入人体,随血液循环经肺到达肝脏,在肝内发育为成虫,又逆血流移行至肠系膜下静脉中产卵,完成其生活史。

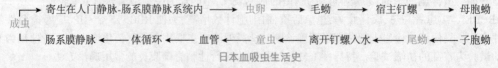
日本血吸虫生活史

73. ABC**D**E　日本血吸虫的生活史中,人和多种哺乳动物是终末宿主,钉螺是唯一中间宿主。

74. A**B**CDE　75. ABCD**E**　急性血吸虫病外周血常有嗜酸性粒细胞显著增多。肾综合征出血热外周血常有异型淋巴细胞增多。

76. A**B**CDE　77. AB**C**DE　①治疗血吸虫病首选吡喹酮,吡喹酮对血吸虫各个阶段均有不同程度的杀灭作用。②伯氨喹可以杀灭红细胞内疟原虫配子体和肝细胞内迟发型子孢子,从而防止疟疾的传播与复发。③氯喹可以杀灭红细胞内裂体增殖期疟原虫,从而控制疟疾发作的临床症状。奎宁与氯喹相似,可以杀灭疟原虫的红内期,主要用于控制症状。喹诺酮为抗菌药,对血吸虫、疟原虫均无效。

78. ABCDE　①淋病奈瑟菌是性传播疾病淋病的病原体,主要侵犯黏膜,导致泌尿生殖系统的化脓性感染。②人乳头瘤病毒是尖锐湿疣的病原体,苍白密螺旋体是梅毒的病原体,金黄色葡萄球菌是各种化脓性感染的常见病原体,沙眼衣原体是生殖道衣原体感染的病原体。

79. ABCDE　传染病防治法规定的性病监测病种包括淋病、梅毒、尖锐湿疣、非淋菌性尿道炎、生殖器疱疹、软下疳、性病性淋巴肉芽肿、艾滋病8种。传染性软疣是未列入监测的广义性传播疾病。

80. ABCDE　获得性梅毒分为一期、二期、三期梅毒。先天性梅毒分为早期先天梅毒和晚期先天梅毒。梅毒临床分期中不包括亚急性梅毒。

81. ABCDE　①青年女性,有不洁性交史,应考虑性病。患者大阴唇可见硬韧、无痛性隆起物,此为硬下疳,为一期梅毒的特征性表现,故答C。②淋病常表现为宫颈口红肿,触痛,脓性分泌物。巨细胞病毒感染不属于性病,故不答B。生殖器疱疹常表现为阴唇、阴蒂等处小水疱、浅溃疡,疼痛明显,常有腹股沟淋巴结肿大。尖锐湿疣常表现为阴唇、尿道口乳头状、菜花状、蕈样状疣体。

82. ABCDE　青年男性,3周前有不洁性行为,龟头无痛性溃疡,应考虑梅毒。梅毒螺旋体是梅毒的病原体,系厌氧微生物,离开人体不易生存,煮沸、干燥、阳光、普通消毒剂均可迅速将其杀灭,但其耐寒力强,在低温环境中可长期生存,故答E。

83. ABCDE　女性患者有不洁性交史,外阴硬结节(硬下疳),荧光密螺旋体抗体吸收试验阳性,应诊断为一期梅毒,治疗首选青霉素。

84. ABCDE　淋病奈瑟菌是淋病的病原体,为革兰氏阴性双球菌。淋病奈瑟菌离开人体后不易存活,对理化因素的抵抗力很弱,一般消毒剂易将其杀灭。淋病奈瑟菌主要侵犯黏膜,尤其对单层柱状上皮和移行上皮所形成的黏膜有亲和力,常隐匿于泌尿生殖道引起感染。

85. ABCDE　①青年男性,5天前有不洁性交史,尿道口流脓,应考虑淋病。最简单准确的检查方法是取尿道口分泌物涂片行革兰氏染色,若见中性粒细胞内有革兰氏阴性双球菌,即可确诊。虽然取分泌物做淋病奈瑟菌培养是诊断淋病的金标准,但由于不是简单快捷的方法,故最佳答案为A而不是B。②抗HIV抗体检测常用于诊断艾滋病,活组织检查常用于诊断尖锐湿疣,血培养常用于诊断播散型淋病奈瑟菌感染。

86. ABCDE　青年女性,有不洁性交史,小阴唇内侧可见菜花状赘生物,应诊断为尖锐湿疣。A、B、D、E均不会出现小阴唇内侧赘生物。

87. ABCDE　①女性青年,有不洁性交史,外阴部有菜花状赘生物,应考虑尖锐湿疣。为明确诊断,最有价值的检查是赘生物活组织检查。②宫颈刮片细胞学检查常用于宫颈癌的筛查。阴道分泌物培养常用于滴虫阴道炎的诊断。D、E无特异性,故不答D、E。

88. ABCDE　淋病奈瑟菌对头孢曲松钠高度敏感。淋菌性阴道炎首选头孢曲松钠250~1000mg,1次肌内注射即可。

第十一篇　神经病学试题

1. 属于上运动神经元瘫痪的体征是
   A. 运动觉消失
   B. 肌张力减低
   C. 显著的肌萎缩
   D. 肌束颤动
   E. Babinski 征阳性
2. 锥体束病损最确切的体征是
   A. 显著的肌萎缩
   B. 肌束颤动
   C. 肌张力增高
   D. 肌张力减低
   E. Babinski 征阳性
3. 锥体束受损的反射改变是
   A. 深浅反射均亢进
   B. 深反射亢进,浅反射减弱
   C. 深反射减弱,浅反射亢进
   D. 深浅反射均减弱
   E. 深反射亢进,浅反射正常
4. Oppenheim 征提示
   A. 锥体束受损
   B. 薄束受损
   C. 楔束受损
   D. 皮质脑干束受损
   E. 脊髓丘脑束受损
5. 锥体外系的组成不包括
   A. 纹状体
   B. 红核
   C. 内囊
   D. 黑质
   E. 丘脑底核
6. 苍白球和黑质病变常表现为
   A. 运动减少,肌张力增高
   B. 运动增多,肌张力减低
   C. 运动减少,肌张力减低
   D. 运动增多,肌张力增高
   E. 偏侧投掷运动

   A. Kernig 征阳性
   B. 分离性感觉障碍
   C. Babinski 征阳性
   D. 共济失调
   E. 屈颈试验阳性
7. 小脑受损常表现为
8. 上运动神经元瘫痪常表现为
9. "没有外界刺激而有自发感觉"是指
   A. 感觉过敏
   B. 感觉过度
   C. 感觉倒错
   D. 感觉异常
   E. 疼痛
10. 有先兆偏头痛最常见的先兆是
    A. 视觉先兆
    B. 听觉先兆
    C. 言语先兆
    D. 感觉先兆
    E. 运动先兆(2018)
11. 诊断脑出血最迅速、最可靠的检查是
    A. 脑脊液检测
    B. 脑血管造影
    C. 头颅 CT
    D. 脑电图
    E. 头颅 MRI(2018)
12. 缺血性脑梗死和出血性脑梗死最重要的鉴别方法是

A. 有无头痛　　　　　　　B. 有无意识障碍　　　　　　C. 有无颅内压增高
D. 是否安静时发作　　　　E. 颅脑CT检查（2022）

13. 患者,女,25岁。争吵后右肢活动不便、言语不利2小时。发病后无头痛、呕吐。10年前曾患"风湿热"。查体:体温37.0℃,呼吸16次/分,脉搏90次/分,血压120/60mmHg。神志清楚,颈软,双肺未闻及干、湿啰音。心率110次/分,心律绝对不整,心尖部可闻及舒张期杂音。运动性失语,右侧中枢性瘫痪,右侧肌力0~2级,张力低。头颅CT未见异常。该患者最可能的诊断是
    A. 缺血性脑卒中　　　　B. 蛛网膜下腔出血　　　　C. 短暂性脑缺血发作
    D. 烟雾病　　　　　　　E. 脑出血（2022）

    A. 高血压　　　　　　　B. 颅内动脉瘤　　　　　　C. 脑动脉粥样硬化
    D. 脑动脉炎　　　　　　E. 心房颤动

14. 脑血栓形成最常见的病因是
15. 脑栓塞最常见的病因是
16. 脑出血最常见的病因是
17. 蛛网膜下腔出血最常见的病因是

18. 脑血栓形成的临床表现不包括
    A. 意识障碍　　　　　　B. 肢体瘫痪　　　　　　　C. 安静时发病
    D. 失语　　　　　　　　E. 脑膜刺激征

19. 脑血管闭塞后患者出现"三偏综合征",提示受累血管为
    A. 大脑中动脉主干　　　B. 大脑前动脉主干　　　　C. 大脑后动脉主干
    D. 椎-基底动脉　　　　　E. 内听动脉

20. 椎-基底动脉血栓形成的常见临床表现不包括
    A. 眩晕　　　　　　　　B. 四肢瘫痪　　　　　　　C. 共济失调
    D. 失语　　　　　　　　E. 眼球运动障碍

21. 男,65岁。有高血压、糖尿病多年。一天前发现左侧上、下肢活动受限,吐字不清,神志清楚。无明显头痛、呕吐。检查发现左侧上、下肢肌力3级,左半身痛觉减退。临床上考虑可能性最大的疾病是
    A. 脑出血　　　　　　　B. 脑栓塞　　　　　　　　C. 短暂性脑缺血发作
    D. 蛛网膜下腔出血　　　E. 脑血栓形成

(22~23题共用题干)女,32岁。购物时感头晕、恶心、乏力,随即意识丧失,摔倒在地,约1分钟自行苏醒,无大小便失禁,未遗留意识或肢体功能障碍。

22. 患者意识丧失最可能的病因为
    A. 迷走神经张力异常增高　B. 分离（转换）性障碍　　C. 心律失常
    D. 低血糖症　　　　　　　E. 短暂性脑缺血发作

23. 该患者的确诊依据是
    A. 实验室检查　　　　　B. 头颅CT检查　　　　　　C. 头颅MRI检查
    D. 脑血流图检查　　　　E. 临床表现

(24~25题共用题干)患者,女性,68岁。早晨起床时发现右侧上下肢麻木,但可以自行上厕所,回到卧室后因右侧下肢无力而摔倒。查体:神志清楚,右侧轻偏瘫,偏身感觉减退。

24. 该患者最可能的诊断是
    A. 脑出血　　　　　　　B. 脑栓塞　　　　　　　　C. 脑血栓形成
    D. 蛛网膜下腔出血　　　E. 脑肿瘤

25. 患者入院后病情加重,发病36小时查体:嗜睡,右侧上下肢肌力0级。为明确诊断,最有价值的辅助检查是
    A. 脑血管造影　　　　　　B. 头颅CT　　　　　　C. 腰椎穿刺
    D. TCD　　　　　　　　　E. SPECT

(26~28题共用题干)患者,女性,78岁。2小时前看电视时突感右侧肢体麻木、无力,继之不能活动,来院急诊。查体:血压140/80mmHg,心律绝对不齐,神志清楚,不完全运动性失语,右侧中枢性面舌瘫痪,右侧肢体偏瘫。眼底动脉硬化Ⅱ度,脑膜刺激征阴性。

26. 最可能的诊断为
    A. SAH　　　　　　　　　B. 脑出血　　　　　　　C. 脑血栓形成
    D. 脑栓塞　　　　　　　　E. TIA

27. 下列哪项体征最支持上述诊断?
    A. 右侧中枢性面舌瘫　　　B. 心律绝对不齐　　　　C. 眼底动脉硬化
    D. 脑膜刺激征阴性　　　　E. 运动性失语

28. 若患者住院治疗5天后突然出现抽搐,血压180/110mmHg,意识不清,右侧瞳孔散大,光反射消失,可能出现的情况是
    A. 出血性梗死　　　　　　B. 脑出血再发　　　　　C. SAH
    D. 小脑幕切迹疝　　　　　E. 癫痫持续状态

29. 患者,男性,65岁。心脏病20年,心房颤动2年。1天前突发意识丧失,四肢抽搐3分钟,10分钟后清醒,左侧上下肢不能活动。神志清楚,血压正常,心房颤动。右眼无光感,左侧上下肢肌力0级,左侧半身感觉丧失,左侧病理征阳性。该患者最可能的诊断为
    A. 脑血栓形成　　　　　　B. 脑出血　　　　　　　C. 脑栓塞
    D. 蛛网膜下腔出血　　　　E. 脑膜炎

30. 高血压脑出血最常累及的血管是
    A. 基底动脉脑桥支　　　　B. 大脑前动脉　　　　　C. 大脑后动脉
    D. 豆纹动脉　　　　　　　E. 室管膜下动脉

31. 患者,女性,68岁。眩晕、枕部疼痛、呕吐、步行不稳1小时,昏迷20分钟。查体:深昏迷,呼吸节律不整。诊断为脑出血,其出血部位可能是
    A. 颞叶　　　　　　　　　B. 顶叶　　　　　　　　C. 枕叶
    D. 内囊　　　　　　　　　E. 小脑

(32~34题共用题干)患者,男性,60岁,高血压病史15年。4小时前大便后突发头痛、偏瘫,伴呕吐2次急诊入院。查体:血压180/130mmHg,左侧上下肢肌力0级,肌张力低下,左侧偏身感觉障碍。

32. 最可能的诊断为
    A. 左侧内囊基底节区出血　B. 右侧内囊基底节区出血　C. 左侧大脑中动脉血栓形成
    D. 右侧大脑中动脉血栓形成　E. 小脑出血

33. 最有价值的首选检查是
    A. 头颅X线正侧位片　　　B. 头颅CT　　　　　　　C. 头颅MRI
    D. 脑脊液检查　　　　　　E. DSA

34. 不适宜的治疗措施是
    A. 保持大小便通畅　　　　B. 保持呼吸道通畅　　　C. 平稳降血压
    D. 降低颅内压　　　　　　E. 止血治疗

35. 蛛网膜下腔出血最可靠的诊断依据是
    A. 头痛、呕吐   B. 脑膜刺激征   C. 一侧动眼神经麻痹
    D. 偏瘫   E. 腰穿发现均匀血性脑脊液

36. 男,62岁。活动中突发头痛伴呕吐2小时。高血压病史12年。查体:BP170/100mmHg,神志清,言语清晰,双眼球活动好,无明显的舌瘫,四肢肌力5级,肌张力正常,无明显的感觉异常,脑膜刺激征阳性。最可能的诊断是
    A. 脑出血   B. 脑血栓形成   C. 高血压脑病
    D. 蛛网膜下腔出血   E. 脑栓塞

(37~40题共用题干)患者,男性,45岁。2小时前于抗洪救灾现场突发剧烈头痛,进行性加重。入院查体:急性病容,痛苦表情,颈抵抗(+)。眼底检查可见玻璃体下片状出血。

37. 该患者最可能的诊断是
    A. 脑出血   B. 脑血栓形成   C. 脑栓塞
    D. TIA   E. 蛛网膜下腔出血

38. 为明确诊断,首选的检查是
    A. 头颅CT   B. 头颅MRI   C. DSA
    D. 腰椎穿刺   E. 脑血流图

39. 经上述检查发现,患者左外侧裂池、环池、鞍上池高密度阴影。考虑最可能的病因是
    A. 脑肿瘤卒中   B. 脑动脉瘤破裂   C. 脑动脉硬化
    D. 桥静脉破裂   E. 脑外伤

40. 为进一步明确具体病因,最有价值的检查是
    A. 腰椎穿刺   B. CTA   C. 头颅CT
    D. 头颅MRI   E. TCD

41. 帕金森病最常见的首发症状是
    A. 静止性震颤   B. 铅管样肌强直   C. 齿轮样肌强直
    D. 运动迟缓   E. 慌张步态

42. 帕金森病的主要体征是
    A. 静止性震颤,肌强直,慌张步态   B. 静止性震颤,面具脸,肌强直
    C. 运动迟缓,搓丸样动作,肌强直   D. 静止性震颤,肌张力增高,运动迟缓
    E. 静止性震颤,面具脸,运动迟缓

43. 治疗帕金森病不宜使用的药物是
    A. 金刚烷胺   B. 左旋多巴   C. 苯海索
    D. 溴隐亭   E. 氯丙嗪

(44~46题共用题干)男性,69岁。双手抖动伴动作缓慢7年。查体:慌张步态,记忆力减退不明显,拇指与示指呈搓丸样,静止性震颤,铅管样肌强直,手指扣纽扣、系鞋带困难,书写时字越写越小。

44. 该患者最可能的诊断是
    A. 肝豆状核变性   B. 帕金森病   C. 抑郁症
    D. 特发性震颤   E. 阿尔茨海默病

45. 对本病诊断价值最大的是
    A. 病史和体格检查   B. 肝功能和血清铜蓝蛋白测定   C. 腰穿脑脊液检查
    D. 头颅CT和MRI   E. 抑郁量表和智能量表测试

46. 该患者首选的治疗药物是
    A. 复方左旋多巴   B. 苯海索   C. 金刚烷胺
    D. 培高利特   E. 司来吉兰

47. 临床上最常见的癫痫类型是
    A. 症状性癫痫   B. 继发性癫痫   C. 特发性癫痫
    D. 隐源性癫痫   E. 妊娠性癫痫

48. 癫痫临床表现的共同特点不包括
    A. 发作性   B. 短暂性   C. 重复性
    D. 刻板性   E. 周期性

49. 单纯部分性发作不包括
    A. 部分运动性发作   B. 部分感觉性发作   C. 自主神经性发作
    D. 精神性发作   E. 自动症

50. 成人癫痫发作最常见的类型是
    A. 单纯部分性发作   B. 复杂部分性发作   C. 部分性继发全面性发作
    D. 强直性发作   E. 失神发作

51. 男孩,9岁。午餐时突发神志丧失,手中持碗falling落,碗打碎后即醒。脑电图示 3Hz/s 棘慢波规律性和对称性发放。最可能的诊断是
    A. 复杂部分性发作   B. 部分性发作   C. 杰克逊(Jackson)癫痫
    D. 失神发作   E. 不能分类的癫痫发作

52. 对癫痫患者应用脑电图检出痫性放电的阳性率约为
    A. 90%   B. 80%   C. 70%
    D. 60%   E. 50%

53. 癫痫持续状态最常见的类型是
    A. 单纯部分性发作   B. 复杂部分性发作   C. 失神发作
    D. 强直性发作   E. 全面强直-阵挛发作

54. 患儿,8岁,既往有脑炎病史。睡眠中发病,眼球上翻,牙关紧闭,四肢伸直,颈部后伸,面色发绀,持续30秒后停止。EEG 为暴发性多棘波。最可能的诊断为
    A. 单纯部分性发作   B. 复杂部分性发作   C. 失神发作
    D. 强直性发作   E. 全面强直-阵挛发作

55. 治疗成人癫痫部分性发作首选
    A. 奥卡西平   B. 卡马西平   C. 丙戊酸钠
    D. 乙琥胺   E. 地西泮

(56~58题共用题干)男,24岁。突然意识不清,跌倒,全身强直数秒后抽搐,咬破舌。2分钟后抽搐停止,醒后活动正常。

56. 首先应考虑的疾病是
    A. 脑出血   B. 脑血栓   C. 蛛网膜下腔出血
    D. 癫痫   E. 脑栓塞

57. 应进一步做的检查是
    A. 头颅X线片   B. 脑电图   C. 脑脊液检查
    D. 脑血管造影   E. 经颅超声多普勒(TCD)

58. 治疗的首选药物是

A. 降颅内压药 B. 溶栓治疗 C. 止血药
D. 扩血管药 E. 抗癫痫药

59. 急性脊髓炎最易损害的脊髓节段是
A. 颈膨大 B. 腰膨大 C. $T_1 \sim T_3$
D. $T_3 \sim T_5$ E. $T_{12} \sim L_1$

60. 急性脊髓炎的临床表现不包括
A. 脊髓休克 B. 脊髓横贯性损害 C. 脑脊液蛋白质含量增高
D. 充溢性尿失禁 E. 眼震颤

61. 急性脊髓炎与急性脊髓压迫症最重要的鉴别点在于有无
A. 神经根症状 B. 双下肢瘫痪 C. 传导束型感觉障碍
D. 尿便障碍 E. 椎管梗阻

62. 女性,30岁。2天来进行性双下肢瘫痪,尿、便障碍,体温正常。胸4水平以下深浅感觉丧失和截瘫。脑脊液检查压力正常,白细胞 $80\times10^6/L$,淋巴细胞占80%,蛋白轻度增高。最可能的诊断为
A. 脊髓出血 B. 急性脊髓炎 C. 脊髓肿瘤
D. 多发性硬化 E. 急性硬膜外脓肿

(63~66题共用题干)患者,男性,35岁。双下肢无力伴尿潴留1周。查体:双下肢肌力1级,肌张力减低,腱反射消失,脐以下深浅感觉均消失,双侧 Babinski 征阴性。脑脊液检查:无色透明,压力 $150mmH_2O$,细胞计数 $5\times10^6/L$,蛋白质 $0.25g/L$,糖 $2.8mmol/L$,氯化物 $124mmol/L$。

63. 最可能的诊断为
A. 脊髓空洞症 B. 脊髓压迫症 C. 急性脊髓炎
D. 脊髓出血 E. 脊柱转移癌

64. 本病最可能的病因是
A. 细菌感染 B. 疫苗接种 C. 肿瘤压迫
D. 自身免疫反应 E. 液化性坏死

65. 本例的治疗首选
A. 糖皮质激素 B. 免疫球蛋白 C. B族维生素
D. 抗生素 E. 胞磷胆碱

66. 若住院治疗2个月后患者生活无法自理,下一步应采取的治疗措施是
A. 糖皮质激素维持治疗 B. 给予大量免疫球蛋白 C. 加大B族维生素剂量
D. 加强肢体功能锻炼 E. 加强护理,防止压疮

67. 左侧特发性面神经麻痹常表现为
A. 眼睑闭合正常,示齿时口角歪向右侧 B. 眼睑闭合正常,示齿时口角歪向左侧
C. 左眼睑闭合不严,示齿时口角歪向右侧 D. 左眼睑闭合不严,示齿时口角歪向左侧
E. 左眼睑闭合不严,示齿时口角不歪

(68~69题共用题干)患者,男,30岁。右耳疼痛、闭目不全、左口角流涎5天。查体:右侧外耳道有较密集疱疹,右侧额纹消失,Bell 征阳性,右侧闭嘴无力,余神经系统检查无异常。

68. 最可能的诊断是
A. 偏头痛 B. 三叉神经痛 C. 面神经炎
D. 吉兰-巴雷综合征 E. 神经莱姆病

69. 下列治疗措施中,错误的是
    A. B族维生素   B. 糖皮质激素   C. 加巴喷丁
    D. 阿昔洛韦   E. 保护角膜

70. 关于吉兰-巴雷综合征临床特点的描述,错误的是
    A. 四肢对称性弛缓性瘫痪   B. 脑神经损害多为双侧面瘫   C. 主要危险是呼吸肌麻痹
    D. 肢体感觉障碍较重   E. 脑脊液有蛋白质-细胞分离

71. 吉兰-巴雷综合征的临床特点为四肢远端
    A. 感觉障碍比运动障碍明显   B. 感觉和运动障碍均十分严重   C. 仅有感觉障碍
    D. 感觉障碍比运动障碍轻   E. 疼痛明显(2015)

72. 女性患者,20岁。四肢进行性无力5天,伴气急1小时。入院查体:R35次/分,呼吸活动度差,说话声音低微。脑神经正常,四肢肌力1级,各腱反射消失,感觉正常。血钾3.8mmol/L。脑脊液检查示白细胞$5×10^6$/L,蛋白质0.65g/L,糖3.0mmol/L,氯化物128mmol/L。诊断应考虑为
    A. 周期性瘫痪   B. 急性脊髓炎   C. 重症肌无力
    D. 脊髓灰质炎   E. 吉兰-巴雷综合征(2020)

73. 男,21岁。手足麻木、双下肢无力1天,大小便正常。2周前曾有低热、腹泻。查体:神志清楚,脑神经无明显异常,四肢肌张力降低,双上肢肌力3级,双下肢肌力1~2级,远端重,腱反射消失,双侧腓肠肌压痛(+),病理征未引出,无明显感觉异常。心电图和头颅CT未见明显异常。最可能的诊断是
    A. 脑梗死   B. 周期性瘫痪   C. 吉兰-巴雷综合征
    D. 脑出血   E. 急性脊髓炎

74. 男,20岁。四肢肌无力4天,呼吸困难1天。无大小便障碍,无发热。查体:四肢肌力1级,腱反射消失,病理反射未引出。首先考虑的疾病是
    A. 脊髓灰质炎   B. 吉兰-巴雷综合征   C. 周期性瘫痪
    D. 重症肌无力   E. 急性脊髓炎

神经病学试题参考答案及详细解答

(正确答案为绿色的选项)

1. ABCD**E**　上运动神经元瘫痪是由于大脑皮层运动区神经元及其发出的下行纤维病变所致,常表现为整个肢体瘫痪,肌张力增高,腱反射亢进,浅反射消失,病理反射(Babinski 征)阳性,无或有轻度失用性肌萎缩,无肌束颤动。
2. ABCD**E**　Babinski 征是最经典的病理反射,阳性提示锥体束受损。
3. A**B**CDE　锥体束属于上运动神经系统,当锥体束受损时表现为深反射亢进,浅反射减弱或消失。
4. **A**BCDE　Oppenheim 征属于病理反射,阳性是指用拇指和示指沿胫骨前缘自上向下用力下滑,踇趾背屈,提示锥体束受损。
5. ABCD**E**　广义的锥体外系统是指锥体系统以外的所有躯体运动的神经系统结构,包括纹状体系统和前庭小脑系统。狭义的锥体外系统主要指纹状体系统,包括纹状体(尾状核、壳核和苍白球)、红核、黑质及丘脑底核,总称基底节。
6. ABCD**E**　苍白球和黑质病变主要表现为运动减少、肌张力增高症候群,如帕金森病。尾状核和壳核病变主要表现为运动增多、肌张力减低症候群,如小舞蹈病。丘脑底核病变主要表现为偏侧投掷运动。
7. ABC**D**E　8. ABCD**E**　①小脑受损常表现为小脑性共济失调,即协调运动障碍。②上运动神经元瘫痪常表现为 Babinski 征阳性。③Kernig 征属于脑膜刺激征,阳性提示脑膜炎。分离性感觉障碍常见于脊髓后角受损、脊髓前联合受损。屈颈试验阳性常见于上位颈神经根受刺激。
9. ABCD**E**　①感觉异常是指没有外界刺激而有自发感觉,如麻木感、蚁走感,客观检查无感觉障碍。②感觉过敏是指一般情况下对正常人不会引起不适觉或只能引起轻微感觉的刺激,患者却感觉非常强烈,甚至难以忍受。感觉过度是指由于刺激阈增高与反应时间延长,在刺激后,需经一潜伏期才能感到强烈的、定位不明确的不适感觉,并感到刺激向周围扩散,持续一段时间。感觉倒错是指对刺激产生的错误感觉。疼痛是指感觉纤维受到刺激时的躯体感受。
10. **A**BCDE　有先兆偏头痛最常见的先兆是视觉先兆,如暗点、闪光、亮点亮线、视物变形;其次为感觉先兆,言语先兆、运动先兆少见。
11. ABCD**E**　①头颅 CT 扫描是诊断脑出血的首选方法,可清楚显示出血部位、出血量大小、血肿形态等。②脑出血一般不宜行腰椎穿刺脑脊液检测,以免诱发脑疝。脑出血不宜行脑血管造影,除非疑有脑血管畸形需手术治疗。脑电图对脑出血诊断价值不大。头颅 MRI 对脑干、小脑出血的诊断价值优于 CT 扫描,但对急性脑出血的诊断价值不如 CT,故不答 E。
12. **A**BCDE　临床上,单纯依靠临床表现并不能完全区分缺血性脑梗死和出血性脑梗死,必须依靠颅脑 CT 检查等神经影像学检查才能作出鉴别诊断,见 8 版《神经病学》P187。
13. **A**BCDE　①患者 10 年前曾患"风湿热",心尖部闻及舒张期杂音,应考虑风湿性二尖瓣狭窄。患者心律绝对不整,脉搏短绌(脉率<心率),应考虑心房颤动,故患者最可能的诊断为风心二狭合并房颤。房颤患者常有左心房球形血栓,脱落后可造成脑栓塞,导致缺血性脑卒中,表现为中枢性瘫痪,言语不利,故答 A。②蛛网膜下腔出血、脑出血、烟雾病常有颅内压增高"三联征",颅脑 CT 常有阳性发现,故

不答 B、D、E。短暂性脑缺血发作不会出现颅脑阳性体征,故不答 C。

14. ABCDE 15. ABCDE 16. ABCDE 17. ABCDE ①脑血栓形成最常见的病因是脑动脉粥样硬化。②脑栓塞多为心源性脑栓塞,最常见的病因是心房颤动。心房颤动时,左心房收缩力降低,血流缓慢,易导致附壁血栓,栓子脱落后引起脑栓塞。③脑出血最常见的病因是高血压合并细小动脉硬化。④蛛网膜下腔出血最常见的病因是颅内动脉瘤,占 50%～80%。

18. ABCDE ①脑血栓形成好发于中老年,常在安静、睡眠中发病。患者一般意识清楚,当发生基底动脉血栓或大面积脑梗死时,可出现意识障碍,故不答 A。若累及大脑中动脉,可出现三偏综合征(对侧肢体瘫痪、偏身感觉障碍、偏盲),故不答 B。若优势半球受累可有失语症,故不答 D。②脑血栓形成无脑膜刺激征,故选 E。

19. ABCDE 大脑中动脉闭塞常表现为三偏综合征,即对侧肢体瘫痪、偏身感觉障碍、偏盲。

20. ABCDE ①椎-基底动脉血栓形成常表现为眩晕、呕吐、四肢瘫痪、共济失调。基底动脉尖端分出小脑上动脉、大脑后动脉,闭塞后可导致眼球运动障碍、瞳孔异常、觉醒和行为障碍。②失语为颈内动脉血栓形成的临床表现。

21. ABCDE ①脑血栓形成多见于 60 岁以上患有动脉粥样硬化的老年患者,常在安静状态发病,起病缓慢(数小时～2 天),多无明显头痛及意识障碍,生命体征稳定,因血栓形成的部位不同,可出现相应动脉支配区的神经功能障碍。结合病史及临床表现,本例应诊断为脑血栓形成。②脑出血多在活动、情绪激动时发病,起病急(数分钟～数小时),可有剧烈头痛、意识障碍,脑膜刺激征明显,定位体征明确。脑栓塞好发于青壮年,起病急(数秒至数分钟),多无头痛及意识障碍等。短暂性脑缺血发作常反复发生,10～20 分钟自行缓解,无神经系统阳性体征。蛛网膜下腔出血常在活动、情绪激动时发病,起病急(数分钟),常有剧烈头痛、恶心呕吐,一般无意识障碍等。

22. ABCDE 23. ABCDE ①短暂性脑缺血发作(TIA)一般发作突然,历时短暂,恢复完全,不留后遗症,可反复发作。本例发作仅 1 分钟,自行苏醒,醒后无后遗症,应诊断为 TIA。迷走神经张力异常增高常表现为心率减慢,房室传导阻滞,一般不会在 1 分钟之内自行缓解,故不答 A。分离(转换)性障碍好发于年轻女性,一般由精神因素诱发,本例无导致发作的精神因素,故不答 B。题干所述与心律失常无关,故不答 C。低血糖常表现为心慌、出冷汗等,进食、口服糖水可缓解,故不答 D。②TIA 是局部脑组织缺血引起的短暂性神经功能障碍,临床症状一般不超过 1 小时,且无责任病灶的证据,故 A、B、C、D 项检查均为阴性,确诊主要依靠临床表现。

24. ABCDE 25. ABCDE ①老年患者,安静状态下发病,症状逐渐加重,应首先考虑脑血栓形成。脑出血多于活动时发病,病情进展较快,故不答 A。脑栓塞起病急骤(数秒至数分钟),故不答 B。蛛网膜下腔出血起病急,常有剧烈头痛、明显脑膜刺激征,故不答 D。脑肿瘤起病缓慢,病程长达数月,常表现为颅内压增高及颅内占位性病变。②脑血栓形成 24 小时后头颅 CT 可见低密度病变,患者发病 36 小时后作头颅 CT 检查可有阳性发现,故答 B。

26. ABCDE 27. ABCDE 28. ABCDE ①老年患者安静状态下突然右侧肢体瘫痪,失语,血压不高,应考虑脑栓塞。蛛网膜下腔出血(SAH)起病急,常有剧烈头痛、明显脑膜刺激征。脑出血常有高血压病史,起病较急,常在活动中发病。脑血栓形成多于安静或休息时发病,起病缓慢。TIA 的临床症状多为一过性表现,可自行恢复,故不答 E。②脑栓塞患者多有心房颤动病史,"心律绝对不齐"常提示心房颤动,最支持脑栓塞的诊断。③脑栓塞可继发脑水肿,若治疗不及时可导致脑疝。患者突然抽搐,意识不清,两侧瞳孔不等大,应考虑合并脑疝。

29. ABCDE ①老年心房颤动患者,心房内栓子脱落后易发生脑栓塞。患者起病急,突发三偏综合征,应诊断为脑栓塞。②脑血栓形成常于安静中缓慢发病。脑出血常于活动中突然发病,起病较急。蛛网膜下腔出血起病急,常有剧烈头痛、明显脑膜刺激征。患者无明显脑膜刺激征,故不答 E。

30. ABCDE ①绝大多数高血压脑出血发生在基底节区,约占脑出血总数的 70%,其中壳核出血(内囊外侧型)占60%,丘脑出血(内囊内侧型)占10%~15%。②壳核出血系豆纹动脉外侧支破裂所致,豆纹动脉自脑底部由大脑中动脉呈直角发出,承受压力较大的血流冲击,容易导致血管破裂出血,故称为出血动脉,答案为D。③基底动脉脑桥支破裂常导致脑桥出血。大脑前动脉破裂常导致额叶出血。大脑后动脉破裂可引起蛛网膜下腔出血。室管膜下动脉破裂常导致脑室出血。

31. ABCDE ①小脑出血常表现为头痛、呕吐、眩晕、共济失调,可伴有枕部疼痛。重症者可出现昏迷、脑干受压征象,双侧瞳孔缩小,呼吸不规则。根据题干,本例应诊断为小脑出血。②颞叶出血常表现为失语、精神症状。顶叶出血常表现为偏身感觉障碍、轻偏瘫、对侧下象限盲。枕叶出血常表现为视野缺损。内囊出血常表现为三偏综合征。

32. ABCDE 33. ABCDE 34. ABCDE ①高血压是脑出血最常见的病因。高血压患者大便后突然颅内压增高(头痛、呕吐)、偏瘫,应考虑脑出血。患者为左侧偏瘫、偏身感觉障碍,应诊断为右侧内囊基底节区出血。脑血栓形成常在安静状态下发病,起病较缓,故不答C、D。小脑出血常表现为头痛、呕吐、眩晕、共济失调等。②脑出血首选头颅CT检查。③脑出血多为高血压、动脉粥样硬化所致,止血治疗对其作用不大。A、B、C、D均属于脑出血的常规治疗。

35. ABCDE 蛛网膜下腔出血的病人一般不行腰椎穿刺(腰穿),以免诱发脑疝。但若腰穿发现均匀一致的血性脑脊液,则为其特征性表现。A、B、C、D均无特异性,故不作为答案项。

36. ABCDE ①蛛网膜下腔出血常于活动中发病,多表现为剧烈头痛,呕吐,神志清楚,脑膜刺激征阳性,可无偏瘫。根据题干,本例应诊断为蛛网膜下腔出血。②脑出血、脑血栓形成、脑栓塞均可出现偏瘫。高血压脑病可有头痛、呕吐,但不会出现脑膜刺激征。

37. ABCDE 38. ABCDE 39. ABCDE 40. ABCDE ①中年男性,突发剧烈头痛,脑膜刺激征阳性,眼底检查见玻璃体下出血,应诊断为蛛网膜下腔出血。A、B、C、D均不会出现脑膜刺激征和玻璃体下出血。②蛛网膜下腔出血首选头颅CT检查。③蛛网膜下腔出血最常见的病因是颅内动脉瘤,结合CT所见,应诊断为脑动脉瘤破裂出血。④为明确脑动脉瘤的大小、部位、是否钙化等情况,目前首选CT血管成像(CTA),临床上已逐步取代了脑血管造影(DSA),因为DSA为有创检查。

41. ABCDE A、B、C、D、E均属于帕金森病的临床表现,其中静止性震颤常为首发症状。

42. ABCDE 帕金森病三个主要体征为:静止性震颤,肌张力增高,运动迟缓。

43. ABCDE 氯丙嗪属于吩噻嗪类药物,长期服用可导致继发性帕金森综合征,故不宜使用。A、B、C、D均属于治疗帕金森病的药物。

44. ABCDE 45. ABCDE 46. ABCDE ①老年患者有"静止性震颤、铅管样肌强直、动作迟缓"三大典型症状,应诊断为帕金森病。②中老年发病,缓慢进展性病程,运动迟缓(为必备项)及3项中至少1项(静止性震颤、肌强直、姿势平衡障碍)、偏侧起病、左旋多巴治疗有效,即可做出临床诊断。可见,帕金森病的诊断主要依靠病史和体格检查,而不是B、C、D、E项检查。③对于65岁以上的帕金森病患者,治疗首选复方左旋多巴。

47. ABCDE 按病因不同,临床上将癫痫分为症状性(继发性)癫痫、特发性癫痫、隐源性癫痫三类,其中以隐源性癫痫最常见,占全部癫痫的60%~70%。

48. ABCDE 癫痫临床表现的共同特征包括:发作性、短暂性、重复性、刻板性,不包括周期性。

49. ABCDE A、B、C、D均属于单纯部分性发作,自动症属于复杂部分性发作。

50. ABCDE 复杂部分性发作也称精神运动性发作,占成人癫痫发作的50%以上。

51. ABCDE ①癫痫失神发作常于儿童期起病,青春期前停止发作,表现为突然意识丧失3~15秒,可伴简单自动性动作、失张力(手中持物坠落),不会跌倒,醒后不能回忆,每日可发作数次或数百次。脑电图示双侧对称性3Hz棘慢波综合。根据病史及临床表现,本例应诊断为失神发作。②复杂部分性发作常表现为不同程度的意识障碍,可伴有自动症、运动症状等。部分性发作常表现为身体某一局部发生不自主抽动,或一侧肢体麻木感和针刺感,病变部位多在口角、舌、手指或足趾等。杰克逊(Jack-

son)癫痫是指异常运动从局部开始,沿大脑皮质运动区移动,表现为抽搐自手指—腕部—前臂—肘—肩—口角—面部逐渐发展。

52. ABCDE　　脑电图是诊断癫痫最重要的辅助检查,能记录到发作或发作间期痫样放电,阳性率约50%。

53. ABCDE　　任何类型的癫痫均可出现癫痫持续状态,其中,以全面强直-阵挛发作最常见。

54. ABCDE　　强直性发作好发于儿童,常睡眠中发作。表现为全身骨骼肌强直性收缩,常伴面色苍白等自主神经症状。发作持续数秒至数十秒。癫痫发作期EEG为暴发性多棘波。根据题干,本例应诊断为强直性发作。

55. ABCDE　　癫痫成人部分性发作首选卡马西平,儿童部分性发作首选奥卡西平,全面强直-阵挛发作首选丙戊酸钠,失神发作首选乙琥胺,癫痫持续状态首选地西泮静脉注射。治疗癫痫的首选药常考。

56. ABCDE　57. ABCDE　58. ABCDE　　①青年男性,阵发性全身强直,短暂发作后可自行停止,恢复如常人,应诊断为癫痫发作。A、B、C、E均不可能在2分钟之内恢复正常。②诊断癫痫的最重要辅助检查是脑电图(EEG)。③治疗癫痫首选抗癫痫药。

59. ABCDE　　急性脊髓炎多累及胸段脊髓,尤以$T_3 \sim T_5$最常见,其次为颈髓、腰髓。

60. ABCDE　　①眼震颤多由眼外肌麻痹、前庭器官、脑干、小脑病变引起,脊髓病变不会导致眼震颤。②急性脊髓炎是指各种感染后引起自身免疫反应所致的急性横贯性脊髓炎性病变,早期可表现为脊髓休克,出现肢体瘫痪、肌张力减退、腱反射减弱。可有自主神经功能障碍,出现充盈性尿失禁、充溢性尿失禁。脑脊液检查常表现为脑脊液压力正常,细胞数和蛋白质含量正常或轻度增高。

61. ABCDE　　①急性脊髓炎与急性脊髓压迫症两者均有A、B、C、D症状,故不能作为鉴别要点。②急性脊髓炎患者腰椎穿刺压颈试验通畅,无椎管梗阻;急性脊髓压迫症压颈试验多不通畅,有椎管梗阻,此为两者的鉴别要点。

62. ABCDE　　①髓外病变病程缓慢,常有根性疼痛。本例为年轻女性,急性起病,对称性瘫痪,尿、便障碍,胸4水平以下深浅感觉丧失和截瘫,缺乏根性刺激症状,应考虑髓内病变而不是髓外病变,可首先排除A、E。②本例急性起病,病程仅2天,脊髓肿瘤的可能性不大,故不答C。③患者单相病程,单一病灶,可排除多发性硬化,故不答D,因此正确答案为B。

63. ABCDE　64. ABCDE　65. ABCDE　66. ABCDE　　①患者急性起病,双下肢截瘫,病理征阴性,脑脊液检查无椎管梗阻,应诊断急性脊髓炎。脊髓空洞症起病隐匿,病程较长,多表现为病变节段支配区皮肤分离性感觉障碍,故不答A。B、D、E均可有椎管梗阻,故不答B、D、E。②急性脊髓炎是各种感染后引起自身免疫反应所致的急性横贯性脊髓炎性病变,故答D。③急性脊髓炎早期首选大剂量甲泼尼龙短程冲击治疗。④急性脊髓炎若无严重并发症,多于3~6个月基本恢复,生活自理。患者治疗2个月后生活仍不能自理,只能早期加强康复锻炼,以改善预后。

67. ABCDE　　面神经炎又称周围性面神经麻痹,可导致同侧上、下部面肌瘫痪,表现为患侧额纹消失、不能皱眉、眼裂不能闭合,示齿时口角歪向健侧。

68. ABCDE　69. ABCDE　　①Bell征阳性是指患侧闭眼时眼球向外上方转动,露出白色巩膜,是面神经炎的特征性体征,故答C。患者为耳痛而不是头痛,故不答A。三叉神经痛常表现为阵发性面部剧痛,持续数秒或1~2分钟,可自行缓解,恢复期宛如常人,无神经系统阳性体征,故不答B。面神经炎多为单侧面瘫,而吉兰-巴雷综合征多为双侧,故不答D。神经莱姆病常伴发热、皮肤游走性红斑等,故不答E。②A、B、D、E都是面神经炎的治疗措施,加巴喷丁为三叉神经痛的治疗药物,故答C。

70. ABCDE　　吉兰-巴雷综合征的首发症状多为四肢对称性弛缓性瘫痪,肢体感觉障碍一般较轻,呈手套-袜套样分布。严重病例可累及肋间肌、膈肌导致呼吸肌麻痹。脑神经损害以双侧面神经麻痹最常见。脑脊液检查有特征性蛋白质-细胞分离,即蛋白质增高而细胞数目正常。

71. ABCDE　　①吉兰-巴雷综合征也称急性炎症性脱髓鞘性多发性神经病,是自身免疫介导的周围神经病,主要表现为四肢远端呈下运动神经元瘫痪,首发症状多为肢体对称性无力,自远端向近端发展或

神经病学试题参考答案及详细解答

自近端向远端加重。感觉障碍一般比运动障碍轻,表现为肢体远端感觉异常,呈手套-袜套样分布。②疼痛不明显,少数患者有腓肠肌压痛。

72. **ABCDE** ①吉兰-巴雷综合征常表现为四肢对称性弛缓性瘫痪,腱反射减弱,感觉障碍较轻。脑脊液蛋白质-细胞分离是本病的特征之一,即表现为蛋白质增高而细胞数目正常,糖和氯化物正常。脑脊液正常值:蛋白质 0.20~0.45g/L(本病一般不超过 1.0g/L),细胞数(0~8)×10^6/L(本病一般<10×10^6/L),葡萄糖 2.5~4.5g/L,氯化物 120~130mmol/L。根据题干,本例应诊断为吉兰-巴雷综合征。②周期性瘫痪多伴有低钾血症,表现为迅速出现的四肢弛缓性瘫痪,无感觉障碍,呼吸肌一般不受累,脑脊液检查正常。急性脊髓炎发病前 1~2 周常有发热史,表现为截瘫,出现受损平面以下运动、感觉障碍及尿便障碍。重症肌无力常表现为受累骨骼肌病态疲劳,症状波动,晨轻暮重。脊髓灰质炎起病时多有发热,肢体瘫痪多局限于一侧,无感觉障碍。

73. **ABCDE** ①吉兰-巴雷综合征常急性起病,病前 1~3 周常有上呼吸道或胃肠道感染史。首发症状常为四肢对称性弛缓性瘫痪,自远端向近端发展。四肢腱反射减弱或消失,病理反射阴性。感觉障碍一般比运动障碍轻。少数患者可有腓肠肌压痛。根据题干,本例应诊断为吉兰-巴雷综合征。②脑梗死、脑出血常为偏瘫,且头颅 CT 检查常有阳性发现,故不答 A、D。周期性瘫痪常表现为反复发作性骨骼肌弛缓性瘫痪,下肢重于上肢,近端重于远端,可自行缓解或补充钾盐后缓解,故不答 B。急性脊髓炎起病急,常表现为截瘫,故不答 E。

74. **ABCDE** ①患者四肢肌无力,呼吸困难,腱反射消失,病理征阴性,应诊断为吉兰-巴雷综合征。②脊髓灰质炎常表现为一侧肢体瘫痪,而不是四肢肌无力。周期性瘫痪常表现为四肢弛缓性瘫痪,周期性发作,血钾降低。重症肌无力常表现为受累骨骼肌病态疲劳,症状波动,晨轻暮重。急性脊髓炎常表现为截瘫,而不是四肢瘫痪。

第十二篇　精神病学试题

1. 诊断精神障碍的最好方法是
   A. 实验室检查　　　　　　B. 心理测验　　　　　　C. 既往病史资料
   D. 现症精神状况检查　　　E. 现症精神状况结合病史资料
2. 感觉是指
   A. 对客观事物个别属性的反映　　B. 客观事物刺激人脑的过程　　C. 对客观事物的正确反映
   D. 对客观事物歪曲的知觉　　　　E. 对客观事物整体属性和本质的反映
3. 感觉减退常见于
   A. 精神分裂症　　　　　　B. 抑郁发作　　　　　　C. 神经症
   D. 人格障碍　　　　　　　E. 更年期综合征
4. 精神科最常见的幻觉是
   A. 幻听　　　　　　　　　B. 幻视　　　　　　　　C. 幻嗅
   D. 幻味　　　　　　　　　E. 幻触
5. 感知综合障碍不包括
   A. 内脏性不适　　　　　　B. 时间感知综合障碍　　C. 非真实感
   D. 视物变形症　　　　　　E. 空间感知综合障碍
6. 不属于思维形式障碍的是
   A. 思维贫乏　　　　　　　B. 思维破裂　　　　　　C. 病理性赘述
   D. 语词新作　　　　　　　E. 妄想
7. 抑郁发作常表现为
   A. 思维破裂　　　　　　　B. 思维迟缓　　　　　　C. 思维插入
   D. 强迫性思维　　　　　　E. 思维贫乏
8. 患者最近数月一直耳闻人语声,讲"要抓他",非常害怕,患者称:"家中有窃听器、摄像机,马路上有人跟踪,自己完全被控制了。"该患者的症状主要是
   A. 思维散漫　　　　　　　B. 被害妄想　　　　　　C. 被控制感
   D. 错觉　　　　　　　　　E. 关系妄想
9. 某男性站在窗前赏花,看到窗前落下一片纸屑,他突然意识到有人在散发传单陷害自己,并坚信不疑。这种症状是
   A. 原发性妄想　　　　　　B. 继发性妄想　　　　　C. 心因性幻觉
   D. 功能性幻觉　　　　　　E. 反射性幻觉
10. 被洞悉感常见于
    A. 抑郁发作　　　　　　　B. 精神分裂症　　　　　C. 躁狂症
    D. 分离障碍　　　　　　　E. 老年性痴呆
11. 重性精神障碍患者最常见的妄想类型是

A. 夸大妄想 B. 关系妄想 C. 疑病妄想
D. 钟情妄想 E. 被害妄想(2022)

12. 男,52岁。刚进屋时看见一人影,以为家人回来了,开灯一看是一个挂着衣服的衣架。该现象属于
    A. 幻觉 B. 错觉 C. 妄想
    D. 错构 E. 虚构(2022)

    A. 感觉缺失 B. 感觉过敏 C. 疑病妄想
    D. 虚无妄想 E. 内脏幻觉

13. 患者感到内脏被捏、拉、膨胀感、虫爬、刀割等,属于
14. 患者感到自己的胃肠已消失,因而不必吃饭,也没有饥饿感,属于(2022)
15. 逆行性遗忘常见于
    A. 精神分裂症 B. 躁狂发作 C. 脑外伤
    D. 分离障碍 E. 阿尔茨海默病
16. 假性痴呆
    A. 由大脑弥散性损害所致 B. 由大脑局限性损害所致 C. 由小脑弥散性损害所致
    D. 由小脑局限性损害所致 E. 脑组织结构无任何器质性损害
17. 情感低落常见于
    A. 躁狂发作 B. 抑郁发作 C. 阿尔茨海默病
    D. 精神分裂症 E. 精神发育迟滞
18. 脑器质性精神障碍的情感障碍是
    A. 情感高涨 B. 情感淡漠 C. 情感倒错
    D. 欣快 E. 焦虑
19. 意志增强常见于精神分裂症
    A. 单纯型 B. 青春型 C. 偏执型
    D. 紧张型 E. 混合型
20. 不协调性精神运动性兴奋常见于
    A. 抑郁发作 B. 躁狂发作 C. 精神分裂症
    D. 惊恐发作 E. 分离障碍
21. 蜡样屈曲常常是在什么行为障碍的基础上发生的?
    A. 木僵 B. 缄默症 C. 违拗症
    D. 协调性精神运动性兴奋 E. 不协调性精神运动性兴奋
22. 患者呆坐于一旁,对医师的任何提问均不作答,医师让其开口喝水,患者却故意用力紧闭双唇。该患者的症状为
    A. 木僵 B. 缄默症 C. 主动违拗
    D. 被动违拗 E. 蜡样屈曲
23. 模仿动作常见于
    A. 强迫症 B. 躁狂症 C. 抑郁症
    D. 精神分裂症 E. 脑器质性精神障碍
24. 关于自知力的描述,正确的是
    A. 自知力可用于判断精神疾病的严重程度 B. 重度精神病患者都没有自知力
    C. 自知力是对自己行为的控制能力 D. 分离障碍患者都有自知力
    E. 精神病性症状完全缓解后自知力就会完全恢复

25. 抑郁综合征的典型临床表现是
   A. 情绪低落、思维迟缓、意志活动减退   B. 木僵、思维迟缓、意志活动减退
   C. 情绪低落、思维迟缓、意志缺乏   D. 情绪低落、思维破裂、意志活动减退
   E. 情绪淡漠、思维迟缓、意志活动减退

26. 不属于阿尔茨海默病常见临床表现的是
   A. 记忆障碍   B. 社会功能受损   C. 可出现人格改变
   D. 可出现幻觉、妄想   E. 早期表现为多疑

27. 阿尔茨海默病的确诊依据是
   A. 病史   B. 智力量表检查   C. 头颅MRI
   D. 病理检查   E. 脑电图检查

28. 阿尔茨海默病的临床表现不包括
   A. 认知障碍   B. 记忆障碍   C. 精神障碍
   D. 行为异常   E. 昏迷

29. 女,68岁。进行性记忆力下降5年。近半年多次因忘记关天然气而引起厨房失火,想不起常用日用品的名称。整日在家找东西,将家里弄得乱七八糟,并怀疑儿媳妇偷东西。既往体健,家族无类似疾病者,查体无阳性体征。辅助检查:头颅CT示脑萎缩。Hachinski缺血指数量表(HIS)评分为3分。患者最可能的诊断是
   A. 血管性神经认知障碍   B. 妄想性障碍   C. 精神分裂症
   D. 阿尔茨海默病   E. 假性痴呆

30. 脑血管疾病时伴发的精神障碍主要表现为
   A. 幻觉   B. 妄想   C. 抑郁
   D. 焦虑、紧张   E. 思维迟钝

(31~32题共用题干)患者,男性,65岁。近5年来怀疑妻子有外遇,经常为小事激动,控制不住地哭泣。记忆力下降,曾走失1周找不到家,被警察送回。吃饭用手抓。高血压病史10余年。神经系统检查:血压220/114mmHg,说话口齿不清,右侧下肢轻度偏瘫,肌张力增高,Babinski征阳性。

31. 该患者最可能的诊断为
   A. 阿尔茨海默病   B. 血管性神经认知障碍   C. 脑肿瘤所致精神障碍
   D. 脑炎所致精神障碍   E. 精神分裂症

32. 为明确诊断,首选的检查是
   A. 脑电图   B. 脑血流图   C. 头颅CT
   D. 脑脊液检查   E. 智商测定

33. 药物依赖是指个体对药物产生
   A. 精神依赖   B. 躯体依赖   C. 耐受性增加
   D. 精神和躯体依赖   E. 耐受性降低

34. 我国的毒品不包括
   A. 海洛因   B. 大麻   C. 可卡因
   D. 咖啡因   E. 阿片

35. 与成瘾物质产生快感密切相关的是
   A. 乙酰胆碱系统   B. 多巴胺系统   C. 5-羟色胺系统
   D. 去甲肾上腺素系统   E. γ-氨基丁酸系统

36. 戒断综合征的临床表现不包括

A. 情绪改变 B. 幻觉或错觉 C. 判断力增强
D. 失眠 E. 人格改变

37. 不属于阿片类物质的是
    A. 吗啡 B. 哌替啶 C. 可待因
    D. 苯丙胺 E. 海洛因

38. 不属于中枢系统兴奋剂的成瘾物质是
    A. 苯丙胺 B. 冰毒 C. 摇头丸
    D. 麻黄碱 E. 美沙酮

39. 吗啡、海洛因等短效药物的戒断症状常出现于停药后
    A. 3~5 小时 B. 5~8 小时 C. 8~12 小时
    D. 12~24 小时 E. 48~72 小时

40. 男,56 岁。长期大量饮酒 30 年。因母亲去世忙于料理后事而停止饮酒,2 天后出现不识家人,不知自己身在何处,听见死去的亲人与他说话,看见房间里有很多蛤蟆。体温 39.5℃,四肢粗大震颤,表情惊恐。患者最可能的诊断是
    A. 急性应激障碍 B. 酒精性幻觉症 C. 精神分裂症
    D. 早老性痴呆 E. 震颤谵妄(2018)

41. 男,40 岁。有长期大量饮酒史。最近一段时间记忆障碍,做事丢三落四。1 天前开始不认识家人,不知道自己的家在哪里,胡言乱语。查体:患者明显眼球震颤。该患者最可能的诊断是
    A. 震颤谵妄 B. Wernicke 脑病 C. 酒精性痴呆
    D. 酒精性妄想症 E. Korsakoff 综合征

42. 长期大量饮酒者如突然断酒,震颤谵妄常出现在断酒后
    A. 4 小时 B. 8 小时 C. 12 小时
    D. 24 小时 E. 48 小时

43. 酒精依赖者出现记忆力下降、遗忘、错构、虚构和定向力障碍,称为
    A. Wernicke 脑病 B. Korsakoff 综合征 C. 阿尔茨海默病
    D. Ganser 综合征 E. 精神发育迟滞(2021)

44. Wernicke 脑病是由于缺乏
    A. 维生素 B_1 B. 维生素 B_6 C. 维生素 B_{12}
    D. 维生素 A E. 维生素 D

45. 患者,女性,40 岁。3 年来长期服用舒乐安定治疗失眠症,近 1 年来为了达到满意的睡眠效果,不断加大药物剂量。若患者睡前不服药或减少服用剂量则夜间难以入睡,第二天更是无精打采,无法集中注意力,影响正常工作和生活。该患者应考虑
    A. 焦虑症 B. 抑郁发作 C. 癔症
    D. 药物依赖 E. 心因性精神障碍

46. 患者,男,45 岁。嗜酒 20 年,断酒后 3 天凭空听到枪声和喊杀声。患者意识清晰,非常害怕,到处躲避,定向力完整。该患者的症状为
    A. 谵妄 B. 酒精性幻觉症 C. 酒精性妄想症
    D. 恐惧症 E. 科萨可夫综合征

47. 关于精神分裂症的神经生化假说,不正确的是
    A. 多巴胺功能异常假说 B. 中枢谷氨酸功能不足假说 C. 5-羟色胺功能异常假说
    D. GABA 能神经元减少假说 E. 去甲肾上腺素功能低下假说

48. 精神分裂症最重要的致病因素是

A. 环境因素 B. 遗传因素 C. 生化因素
D. 精神因素 E. 脑萎缩

49. 不属于精神分裂症阳性症状的是
    A. 联想散漫 B. 妄想 C. 幻觉
    D. 快感缺失 E. 行为紊乱

50. 不属于精神分裂症阴性症状的是
    A. 言语贫乏 B. 情感迟钝 C. 听幻觉
    D. 快感缺失 E. 意志减退

51. 精神分裂症的诊断要点不包括
    A. 起病于青壮年 B. 排除器质性或躯体疾病 C. 精神症状至少持续1个月
    D. 自知力丧失或不完整 E. 至少有两项精神病阳性或阴性症状

52. 目前诊断精神分裂症主要依靠的手段是
    A. 临床观察 B. 心理学测试 C. 遗传学测试
    D. 脑电图检查 E. 脑影像学检查

53. 女,20岁。近3个月来觉得同学们在背后议论和讥笑她,老师上课也对她指桑骂槐,在公共汽车上常常觉得有人跟踪监视她,不到预定车站就下车。该患者最可能的诊断是
    A. 疑病症 B. 躁狂症 C. 分离障碍
    D. 精神分裂症 E. 抑郁发作

54. 女,25岁。近半年来睡眠不好,疲乏无力,与家人和同事很少说话,工作效率明显下降,常常独自发笑,有时自言自语,怀疑邻居和同事说她的坏话,甚至监视她。头颅CT及体格检查均未见异常。该患者最可能的诊断是
    A. 焦虑症 B. 麻痹性痴呆 C. 精神分裂症
    D. 分离性障碍 E. 抑郁发作

55. 抗精神病药应用原则不包括
    A. 用药前进行常规体检 B. 尽可能单一用药 C. 足量足疗程
    D. 剂量个体化 E. 从小剂量开始,迅速加到治疗剂量

56. 抗精神病药导致的急性肌张力障碍常表现为
    A. 斜颈和眼上翻 B. 反复原地踏步 C. 面具脸
    D. 四肢抽搐 E. 震颤

57. 属于高效价抗精神病药的是
    A. 氯丙嗪 B. 氟哌啶醇 C. 利培酮
    D. 奥氮平 E. 氯氮平

58. 具有多巴胺受体部分激动作用的抗精神病药是
    A. 利培酮 B. 奥氮平 C. 喹硫平
    D. 阿立哌唑 E. 齐拉西酮

59. 抗精神病药的禁忌证是
    A. 室性期前收缩 B. 甲状腺功能亢进 C. 孕妇
    D. 白细胞减少 E. 闭角型青光眼

(60~62题共用题干)患者,女性,18岁。半年来不出门,怕见人,不去上课,要求做美容手术,因为照镜子发现鼻子变得又大又难看。说班上的同学和路上的行人看她的眼光很特别,而且能使她头痛和身体发凉。说自己不是父母亲生的,坚持要做亲子鉴定。说自己整天被电波控制而不能自主。

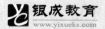
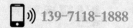

60. 该患者没有的症状是
   A. 关系妄想　　　　　　B. 非血统妄想　　　　　　C. 物理影响妄想
   D. 感知综合障碍　　　　E. 被洞悉妄想
61. 目前治疗的首选药物是
   A. 氯丙嗪　　　　　　　B. 氟哌啶醇　　　　　　　C. 奋乃静
   D. 奥氮平　　　　　　　E. 舒必利
62. 若足量使用了上述抗精神病药，至少需治疗多长时间无效，才考虑换药？
   A. 1~2 周　　　　　　　B. 2~4 周　　　　　　　　C. 4~6 周
   D. 6~8 周　　　　　　　E. 8~10 周

（63~64 题共用题干）男，30 岁。近 5 个月来变得少语，与同事和朋友接触少，睡眠差，疲乏无力，工作效率明显下降，有时自笑自语，怀疑有人监视他的言行，个人独处时听到有人议论他的衣着和打扮或批评他。体格检查及头颅 CT 均无异常发现。

63. 最可能的诊断是
   A. 焦虑症　　　　　　　B. 躁狂症　　　　　　　　C. 创伤后应激障碍
   D. 精神分裂症　　　　　E. 抑郁症
64. 应选择的治疗药物是
   A. 苯二氮䓬类药物　　　B. 抗精神病药　　　　　　C. 中枢兴奋剂
   D. 心境稳定剂　　　　　E. 选择性 5-羟色胺再摄取抑制剂
65. 精神分裂症与预后不良有关的因素是
   A. 已婚　　　　　　　　B. 急性或亚急性起病　　　C. 以阴性症状为主症
   D. 初发年龄较大　　　　E. 发病前人际关系好（2022）
66. 诊断抑郁症的首要症状是
   A. 精力明显减退、疲乏　B. 思维困难、联想缓慢　　C. 情绪低落、兴趣下降
   D. 自卑、自责、自杀观念　E. 失眠、早醒、体重减轻
67. 诊断抑郁症发作时，一般要求病程持续至少
   A. 1 周　　　　　　　　B. 2 周　　　　　　　　　C. 3 周
   D. 4 周　　　　　　　　E. 半年（2022）
68. 患者，女性，20 岁。最近半年表情忧愁，常常唉声叹气，心境苦闷，觉得自己前途灰暗，偶尔出现自杀念头。其核心症状为
   A. 情绪不稳　　　　　　B. 情感淡漠　　　　　　　C. 情绪低落
   D. 思维贫乏　　　　　　E. 思维散漫
69. 女，55 岁。近 1 个月来头痛、乏力、早醒、坐立不安，常担心家人会出事，怀疑自己得了不治之症，给家庭带来麻烦，悲观失望。最可能的诊断是
   A. 神经衰弱　　　　　　B. 焦虑症　　　　　　　　C. 抑郁症
   D. 疑病症　　　　　　　E. 癔症
70. 男，20 岁，大二学生。两周来突然兴奋话多，言语夸大，说自己是中国的乔布斯，能开很多家公司，每个都可以进入世界 500 强。连夜搞发明创造，吃饭时狼吞虎咽，说要分秒必争。家人朋友劝阻他就发脾气，说他们弱智，不配与自己说话。针对该患者宜首选的药物是
   A. 曲唑酮　　　　　　　B. 碳酸锂　　　　　　　　C. 氯氮平
   D. 米氮平　　　　　　　E. 布普品（2018）
71. 属于 5-羟色胺和去甲肾上腺素再摄取抑制剂代表药物的是

A. 文拉法辛 B. 舍曲林 C. 安非他酮
D. 氟西汀 E. 阿米替林

72. 女,22岁。半年前诊断为精神分裂症,平时服用利培酮治疗,病情稳定。半个月前因与男朋友分手,情绪低落、话少。近3天加重,整日躺在床上,不语不动,拒绝进食,常双眼含泪。家人反复询问下有时能用点头、摇头表示。患者目前首要的处理方法是
A. 暗示治疗 B. 认知治疗 C. 电抽搐治疗
D. 抗精神病药加量 E. 加用抗抑郁药(2018)

(73~75题共用题干)女性,22岁。1个月前因工作失误受到领导当众批评,感到委屈,出现失眠、早醒,觉得没有前途,整天闷闷不乐,少与人交往,认为人心难测,怀疑同事在背后议论她。1周来又表现为话多,信心十足,自我感觉良好,购买了多种复习资料说要考北京大学,通宵看书,说要把失去的时间补回来,认为领导当初批评她是因为嫉妒。

73. 该患者的基础治疗药物首选
A. 喹硫平 B. 地西泮 C. 碳酸锂
D. 奥氮平 E. 利培酮

74. 用药前的必做检查是
A. 血常规 B. 心电图 C. 肝功能
D. 肾功能 E. 胸片

75. 患者在服药2周后,出现恶心呕吐、腹泻、手指震颤、抽动。为明确是否为药物的不良反应,其首选的检查项目是
A. 肝功能 B. 肾功能 C. 血锂浓度检测
D. 脑电图 E. 心电图

76. 关于神经症,正确的叙述是
A. 多数伴有人格障碍 B. 多在强烈心理刺激下发病 C. 症状的特异性较差
D. 起病一般较急 E. 患者的社会功能不受影响

(77~79题共用题干)男,34岁。近1个月来多次因阵发性恐惧、胸闷、濒死感在医院急诊科就诊,症状持续约半小时后消失。多次查血常规、心电图及头颅CT等未见明显异常。患者为此担心苦恼,但仍能坚持工作。

77. 该患者的主要症状是
A. 心前区疼痛 B. 急性焦虑发作 C. 慢性焦虑症
D. 高血压危象 E. 转换症状

78. 最可能的诊断是
A. 二尖瓣脱垂 B. 甲状腺功能亢进症 C. 广泛性焦虑障碍
D. 疑病障碍 E. 惊恐障碍

79. 长期治疗最适当的药物是
A. 地西泮 B. 甲巯咪唑 C. 硝酸甘油
D. 帕罗西汀 E. 普萘洛尔

(80~82题共用题干)45岁,男性,经理,急诊入院,自述半小时前突然感到气急、胸闷、心悸、头晕、出汗,自认为生命垂危,要求紧急处理。近1个月来这种情况发生过3次,每次持续0.5~1小时,发病间歇期一切正常,发病与饮食无明显关系。

80. 该患者最可能的诊断是

A. 癔症发作　　　　　　B. 低钾血症　　　　　　C. 惊恐发作
D. 心肌梗死　　　　　　E. 癫痫

81. 最有助于鉴别诊断的项目是
 A. 追问起病诱因　　　　B. 心电图　　　　　　　C. 脑电图
 D. 血钾测定　　　　　　E. 脑CT

82. 最适宜的急诊处理是
 A. 输入葡萄糖　　　　　B. 补钾　　　　　　　　C. 暗示治疗
 D. 卡马西平治疗　　　　E. 注射地西泮

(83~85题共用题干)女性,18岁,大学新生。患者自幼被父母溺爱,从未离开过父母。2个月前远离家乡到某地读大学。入学初期,患者生活自理能力差,军训动作慢。约2周后,患者哭着给家人打电话,说不想读书,要求退学回家。经家人劝说后勉强坚持学习,但同学们发现患者经常不吃早餐,喜欢卧床,不修边幅,活动减少,不与他人谈话,有时旷课,有时独自流泪。精神检查:患者交谈切题,自诉心情不好,不想学习,食欲缺乏,住房条件差,因此想回家,自觉注意力难以集中,头脑昏昏沉沉,没有自杀念头。

83. 该患者的主要症状是
 A. 情感淡漠　　　　　　B. 幻觉　　　　　　　　C. 错觉
 D. 妄想　　　　　　　　E. 情绪低落

84. 该患者最可能的诊断是
 A. 广泛性焦虑障碍　　　B. 急性应激障碍　　　　C. 适应障碍
 D. 创伤后应激障碍　　　E. 抑郁症

85. 该疾病的病程一般不超过
 A. 1个月　　　　　　　 B. 3个月　　　　　　　 C. 6个月
 D. 1年　　　　　　　　 E. 2年

86. 患者,女,20岁。近1年来不愿去人多的地方,不愿与陌生人交往,担心被别人议论,但一直坚持上学,与同学、家人交流尚好。最可能的诊断是
 A. 惊恐障碍　　　　　　B. 广泛性焦虑障碍　　　C. 社交焦虑症
 D. 精神分裂症　　　　　E. 恐惧症

87. 女性,28岁。近1年来每到人多的地方即出现心慌、胸闷、紧张、多汗、烦躁不安。此患者最可能的诊断是
 A. 惊恐障碍　　　　　　B. 恐惧症　　　　　　　C. 广泛性焦虑障碍
 D. 强迫障碍　　　　　　E. 抑郁症

88. 广泛性焦虑障碍的临床症状不包括
 A. 预期性焦虑　　　　　B. 心动过速　　　　　　C. 紧张性头痛
 D. 入睡困难　　　　　　E. 疑人迫害

89. 下列疾病中,以强迫思维为特征的是
 A. 慢性酒精中毒　　　　B. 强迫障碍　　　　　　C. 精神分裂症
 D. 广泛性焦虑障碍　　　E. 疑病障碍

90. 女性,17岁,高中生。近半年来做数学题时反复核对答案,明知不对,但又无法控制,最可能的诊断是
 A. 癔症　　　　　　　　B. 妄想症　　　　　　　C. 强迫症
 D. 精神分裂症　　　　　E. 神经衰弱

91. 女,24岁,与同事发生口角后出现手舞足蹈、喊叫、打滚、一会儿又喊着对方的名字骂。约半小时恢复

正常,患者以前也有类似发作3次,脑电图等检查均未发现异常。最可能的诊断是
    A. 急性应激障碍   B. 躁狂症   C. 分离障碍
    D. 精神分裂症   E. 焦虑症

92. 女,25岁。2年来在遇到不开心的事情时,出现四肢强直和抽搐样表现,发作时能听清楚家人的呼唤但不予回答,无唇舌咬伤和大小便失禁。查体瞳孔无散大,对光反射存在。该患者最可能的诊断是
    A. 创伤后应激障碍   B. 适应障碍   C. 癫痫
    D. 神经衰弱   E. 分离障碍

93. 女,23岁。与路人争吵后四肢发抖,继而瘫在地上不能行走,被送到医院检查未发现器质性病变,该患者首选的治疗是
    A. 暗示治疗   B. 抗抑郁药物   C. 对症治疗
    D. 镇静催眠药物   E. 鼓励疏泄

(94~96题共用题干)25岁,农村妇女。与邻居发生口角,被对方打了一耳光,患者走回家中,取一菜刀追赶对方,被石头绊倒,当即神志不清,牙关紧闭,双手握拳,四肢僵硬,呼之不应。半小时后遂来急诊,尚未清醒。

94. 最急需的检查项目是
    A. 神经系统检查   B. 脑CT   C. 脑脊液检查
    D. EEG   E. ECG

95. 检查结果未见异常,此时应做的处理是
    A. 持续低流量给氧   B. 输液支持   C. 心电监护
    D. 暗示治疗   E. 电抽搐治疗

96. 经初步处理后,患者已清醒,下一步最宜采取的治疗措施是
    A. 生物反馈治疗   B. 物理治疗   C. 药物治疗
    D. 针灸治疗   E. 心理治疗

97. 应激相关障碍与分离障碍的共同点是
    A. 反复发作   B. 症状内容与创伤内容无关   C. 暗示治疗常有效
    D. 发病与精神因素有关   E. 症状表现为夸张色彩或表演色彩

98. 急性应激障碍的缓解时间通常为
    A. 1周   B. 2周   C. 4周
    D. 6周   E. 半年

99. 患者,男性,20岁。地震余生半年后,其半年来焦虑万分,经常被噩梦如逃跑、追踪、地震复现所惊醒。有时发作性惊恐,心慌,气闷,腿软,跌倒,精神崩溃,大汗淋漓。最可能的诊断是
    A. 急性应激障碍   B. 创伤后应激障碍   C. 适应障碍
    D. 惊恐发作   E. 广泛性焦虑症

100. 失眠症的诊断标准为每周至少
    A. 失眠2次,持续1个月   B. 失眠3次,持续1个月   C. 失眠2次,持续2个月
    D. 失眠3次,持续2个月   E. 失眠2次,持续3个月

101. 关于夜惊的叙述,错误的是
    A. 好发于儿童   B. 突然睡眠中惊醒   C. 每次持续1~10分钟
    D. 发作期容易唤醒   E. 可伴呼吸急促

102. 较少出现精神病性症状的疾病状态是
    A. 妄想状态   B. 强迫状态   C. 幻觉状态

D. 兴奋状态　　　　　　　　　　E. 谵妄状态(2018)

103. 广泛性焦虑障碍的主要临床表现是
   A. 对自己躯体的健康过分担心　　　　B. 与现实不符的过分紧张和担心
   C. 面临现实危险时的恐惧反应　　　　D. 濒死感,失控感
   E. 对一些无意义想法的反复出现的不安

104. 女,31岁。产后2个月出现怕脏,担心宝宝被细菌感染,因而反复洗手、反复清洗奶瓶。丈夫下班回来,要求其必须换洗所有衣物。有时出现把宝宝扔出窗外的冲动,但从未真的实施。患者明知这些想法和行为不合理,也试图控制,但没有效果,内心非常痛苦。该患者最可能的诊断为
   A. 抑郁症　　　　　　　　　　B. 恐惧症　　　　　　　　　　C. 疑病障碍
   D. 精神分裂症　　　　　　　　E. 强迫障碍(2018、2019)

105. 女,28岁。在与恋人的一次激烈争吵之后,倍感气愤、烦闷,次晨出现双下肢瘫痪、无法起立行走的症状,经查无神经系统器质性病变的临床依据。如欲对该患者实施尝试性心理治疗,首选的方法为
   A. 放松训练　　　　　　　　　B. 暗示疗法　　　　　　　　　C. 自由联想
   D. 认知疗法　　　　　　　　　E. 支持疗法(2018)

106. 女,17岁。因学习压力大,成绩下降,近1个月每天上学至校门口时感到紧张、害怕,发生非喷射性呕吐,将早餐尽数呕出,消化科检查未发现异常,体重无明显下降,请病假在家时从不呕吐,进食亦无异常,该患者可能的诊断是
   A. 社交恐惧症　　　　　　　　B. 神经性呕吐　　　　　　　　C. 惊恐障碍
   D. 特定恐惧症　　　　　　　　E. 应激相关障碍

107. 女,35岁。2个月前驾车发生重大交通事故致丈夫身亡,自己轻伤。近1个月频繁做噩梦,梦境中反复呈现车祸惨象,时常感到心悸不安。不敢看交通事故的新闻,不敢再驾车,情感麻木,郁郁寡欢。该患者的诊断是
   A. 抑郁症　　　　　　　　　　B. 焦虑症　　　　　　　　　　C. 创伤后应激障碍
   D. 急性应激障碍　　　　　　　E. 适应障碍(2023)

108. 男,23岁。3个月前劳务输出首次出国,出现紧张、心慌、易怒、失眠多梦,不愿上班,每天打电话向家人寻求安慰。回国1个月后症状自行缓解,恢复如常。该患者最可能的诊断是
   A. 创伤后应激障碍　　　　　　B. 广泛性焦虑障碍　　　　　　C. 急性应激障碍
   D. 社交焦虑障碍　　　　　　　E. 适应障碍(2022)

精神病学试题参考答案及详细解答

（正确答案为绿色的选项）

1. ABCDE　①临床上常见的精神疾病如精神分裂症、情感障碍等均无客观的实验室证据，也无特异性的心理测量学指标，因此很难根据实验室检查和心理测验结果来做出诊断。②不同的疾病有其自身发生、发展规律，同一疾病在不同时期也有不同的表现，因此，结合现症精神状况检查与病史资料是诊断精神障碍的最好方法。

2. ABCDE　感觉是指大脑对客观事物作用于感觉器官，所产生的对事物个别属性的反映，如形状、颜色、大小、重量、气味等。知觉是对某一具体事物的各种属性以及它们相互关系的整体反映。

3. ABCDE　感觉减退是指对刺激的感受性降低，感觉阈值提高，表现为对外界强烈的刺激产生轻微的感觉体验或完全不能感知，常见于抑郁发作、木僵状态、意识障碍、分离障碍等。

4. ABCDE　幻听是精神科临床最常见的幻觉，其中以言语性幻听最常见。

5. ABCDE　感知综合障碍是指患者对客观事物能感知，但对某些个别属性，如大小、形状、颜色、距离、空间位置等产生错误的感知。感知综合障碍包括时间感知综合障碍、空间感知综合障碍、自身感知综合障碍、视物变形症、非真实感等，不包括内脏性不适。内脏性不适属于感觉障碍。

6. ABCDE　A、B、C、D均属于思维形式障碍，妄想属于思维内容障碍。

7. ABCDE　①思维迟缓是指思维联想速度减慢、数量减少和转换困难，常见于抑郁发作。②思维破裂、思维插入、思维贫乏常见于精神分裂症。强迫性思维常见于强迫症。

8. ABCDE　①被害妄想的患者感到自己被人迫害、监视、跟踪、窃听、毁谤、诬陷、毒害，或即将被捕、遭到暗杀等，常见于精神分裂症。②思维散漫表现为患者失去正常的思维结构，联想范围广泛，内容很散乱，谈话混乱且不合逻辑。被控制感也称影响妄想，是指患者觉得自己的一言一行都受到外界某种力量的控制，如电波、仪器、光线等。错觉是指对客观事物歪曲的知觉，临床上以错听和错视多见。关系妄想是指患者感到周围的任何事物均与自己有关，或具有某种特殊意义。

9. ABCDE　①患者看到纸屑的同时联想到有人陷害自己，这是一种病态推理和判断，同时患者对此坚信不疑，应属于妄想。由于它的发生与既往经历和当前处境无关，因此属于原发性妄想。②继发性妄想是发生在其他病理心理基础上的妄想。心因性幻觉、功能性幻觉、反射性幻觉均属于虚幻的知觉体验，而不是思维障碍。

10. ABCDE　被洞悉感（内心被揭露）是指患者认为其内心所想的事，未经语言文字表达就被别人知道了，但是通过什么方式被人知道的，则不一定能描述清楚，常见于精神分裂症。

11. ABCDE　重性精神障碍患者最常见的妄想类型是被害妄想，患者感到正在被人迫害、监视、跟踪、窃听、诽谤、诬陷、毒害等。参阅3版8年制《精神病学》P15。

12. ABCDE　①错觉是对客观事物的一种错误感知。比如将草绳看成蛇；在光线暗淡时将挂着衣服的衣架错认为是一个人。②幻觉是一种缺乏外界相应的客观刺激作用于感觉器官时所出现的知觉体验。妄想是一种病理信念，其内容与事实不符，但患者仍坚信不疑。错构、虚构均属于记忆错误。

13. ABCDE　14. ABCDE　①内脏幻觉是指内脏产生异常感觉，如患者感到内脏被捏、拉、膨胀感、虫爬、

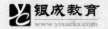
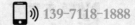

刀割等体验。②虚无妄想是指患者认为客观存在的物质已不复存在,一切都是虚假的,如患者感到自己的胃肠已消失,因而不必吃饭,也没有饥饿感。参阅3版8年制《精神病学》P15。

15. AB**C**DE　①逆行性遗忘是指对疾病发生之前一段时间内的经历不能回忆,多见于脑外伤、脑卒中发作后。②分离障碍多为界限性遗忘,阿尔茨海默病多为进行性遗忘。

16. ABCD**E**　在强烈的精神创伤后,可产生一种类似痴呆的表现,而大脑组织结构无任何器质性损害,称为假性痴呆,常见于癔症、反应性精神障碍。

17. AB**C**DE　①情感低落是指负性情感活动的明显增强,表现为忧愁、苦闷、唉声叹气、暗自落泪,有时感到前途灰暗,没有希望,严重时可因悲观绝望而出现自杀企图及行为,常见于抑郁发作。②躁狂发作常表现为情感高涨。精神分裂症常表现为情感淡漠、情感倒错、情感矛盾等。

18. AB**C**DE　①欣快是指在智能障碍基础上出现的与周围环境不协调的愉快体验,表现为患者自得其乐,似乎十分幸福,常见于脑器质性精神障碍。②情感高涨多见于躁狂发作,情感淡漠、情感倒错多见于精神分裂症,焦虑常见于焦虑症。

19. ABC**D**E　意志增强是指意志活动增多,表现为在病态情感或妄想的支配下,患者持续地坚持某些行为,具有极大的顽固性,常见于精神分裂症偏执型。

20. AB**C**DE　不协调性精神运动性兴奋表现为患者增多的动作行为及言语与思维、情感、意志等精神活动不协调,脱离周围现实环境。患者的整个精神活动不协调,动作行为杂乱无章,缺乏动机和目的,使人难以理解。多见于精神分裂症、谵妄状态。

21. **A**BCDE　蜡样屈曲是在木僵基础上出现的,患者肢体任人摆布,即使是不舒服的姿势,也较长时间似蜡塑一样维持不动,常见于紧张型精神分裂症。

22. AB**C**DE　违拗症是指患者对他人的要求加以抗拒。主动违拗表现为不但拒绝执行他人要求,而且作出与要求相反的行为。被动违拗表现为对他人的各种要求一概拒绝执行,但不作出相反的行为。

23. A**B**CDE　模仿动作是指患者无目的地模仿别人的动作,常与模仿言语同时存在,常见于精神分裂症。

24. **A**BCDE　①自知力是指患者对自己精神状态的认识和判断能力(C错)。不同精神疾病自知力的损害程度是不同的,神经症患者的自知力一般保持完整,重型精神障碍患者的自知力大多(不是全部)是缺乏的(B、D错)。②自知力缺乏是重型精神障碍的重要标志,临床上往往将有无自知力及自知力恢复的程度作为判断病情轻重和疾病好转程度的重要指标。自知力完全恢复是精神病康复的重要指标(A对E错)。

25. AB**C**DE　抑郁综合征主要表现为情绪低落、思维迟缓、意志活动减退的三低症状,常见于情感性精神障碍、脑器质性病变和躯体疾病。

26. ABCD**E**　阿尔茨海默病首发症状常为近记忆力减退,学习新事物的能力明显下降。患者可出现人格改变,常表现为兴趣减少、主动性差、社会性退缩。患者可有片段的幻觉、妄想。患者的社会功能常受损,对自己熟悉的工作不能完成。

27. ABC**D**E　A、B、C、E项表现均无特异性,故答D。

28. ABCD**E**　A、B、C、D项均属于阿尔茨海默病的常见临床表现,但不会出现昏迷,故答E。

29. **A**BCDE　①老年患者,记忆力进行性下降,被窃妄想,头颅CT示脑萎缩,Hachinski缺血指数量表评分≤4分,应诊断为阿尔茨海默病。②血管性神经认知障碍患者头颅CT检查示多发性脑梗死,Hachinski缺血指数量表评分≥7分。妄想性障碍曾称偏执性障碍,主要表现为一个或多个虚幻的信念,持续至少1个月。精神分裂症患者神志清楚,不会出现记忆力进行性下降。假性痴呆是指意识障碍状态下,出现的短暂性脑功能障碍,并非真正的智能缺损,常突发突止,一般维持时间较短。

30. **A**BCDE　脑血管疾病伴发精神障碍的典型例子是血管性神经认知障碍,其感知障碍主要表现为幻觉,以视幻觉和听幻觉多见,也可出现要素性幻觉。

31. **A**BCDE　32. ABCD**E**　①老年患者,高血压病史多年,血压高达220/114mmHg,有神经系统症状,伴精神障碍,应诊断为血管性神经认知障碍。阿尔茨海默病不会出现偏瘫等症状,故不答 A。根据题干,无脑肿瘤、脑炎、精神分裂症的相关症状,故不答 C、D、E。②血管性神经认知障碍头颅 CT 检查常可见脑梗死灶、软化灶等,故答 C。

33. AB**C**DE　①药物依赖是指患者对药物有一种强烈的渴求,并反复应用,以取得快感或避免断药后产生痛苦为特点的一种精神和躯体性病理状态。药物依赖包括精神依赖和躯体依赖。精神依赖是指患者对药物的渴求,以期获得服药后的特殊快感。躯体依赖是指反复用药后中枢神经系统发生了某些病理改变,以致需要药物持续地存在于体内,避免戒断现象的发生。②耐受性是指重复使用某种药物后,临床效应逐渐减低,如欲得到与用药初期相同的效应,必须加大剂量。

34. ABC**D**E　毒品是指具有很强成瘾性并在社会上禁止使用的化学物质,我国的毒品主要指阿片类、海洛因、可卡因、大麻、苯丙胺类兴奋剂等,不包括咖啡因。

35. A**B**CDE　多巴胺是一种与愉快情绪有关的神经递质,人在高兴时,有关犒赏通路上的神经细胞发出较多的兴奋性冲动,并释放出一定量的多巴胺。各种成瘾物质(如阿片、烟草、可卡因)尽管药理作用不同,但最后共同通路均是作用于中脑边缘多巴胺系统,增加多巴胺的释放,使吸食者主观上产生某种陶醉感和欣快感而成瘾。

36. AB**C**DE　成瘾物质的戒断症状不可能包括判断力增加,故答 C。

37. ABC**D**E　A、B、C、E 均属于阿片类物质,D 属于苯丙胺类兴奋剂。

38. **A**BCDE　苯丙胺类兴奋剂是指苯丙胺及其同类化合物,包括苯丙胺(安非他命)、甲基苯丙胺(冰毒)、3,4-亚甲二氧基甲基苯丙胺(摇头丸)、麻黄碱、芬氟拉明、哌甲酯(利他林)、匹莫林、伪麻黄碱等。美沙酮属阿片类成瘾物质。

39. ABCD**E**　吗啡、海洛因等短效药物的戒断症状一般于停药后 8~12 小时出现,极期在 48~72 小时。长效药物(如美沙酮)的戒断症状出现于停药后 1~3 天,极期在 3~8 天。

40. **A**BCDE　①长期大量饮酒者如果突然断酒,约 48 小时后可出现震颤谵妄,常表现为意识模糊,分不清东西南北,不知自己身在何处,出现幻觉(听见死去的亲人与他说话)、知觉异常(看见房间里有很多蛤蟆),可有四肢粗大震颤。根据题干,本例应诊断为震颤谵妄。②急性应激障碍是指以急剧、严重的精神刺激作为直接原因,患者在受刺激后立即发病,表现为强烈恐惧体验的精神运动性兴奋。酒精性幻觉症不会出现四肢粗大震颤,故不答 B。精神分裂症常表现为五个症状维度,即幻觉妄想症状群、阴性症状群、瓦解症状群、焦虑抑郁症状群及激越症状群。早老性痴呆又称阿尔茨海默病,主要表现为持续性、不可逆的智能衰退。

41. A**B**CDE　①A、B、C、D、E 均属于酒精所致的精神障碍。震颤谵妄为戒断反应,本例无戒酒病史,故不答 A。②Wernicke 脑病是由维生素 B_1 缺乏所致,表现为眼球震颤、眼球不能外展、明显意识障碍,可伴定向障碍、记忆障碍、震颤谵妄等,故本例应诊断为 Wernicke 脑病。③酒精性痴呆是指长期、大量饮酒后出现的持续性智力减退,表现为短期、长期记忆障碍,抽象思维及理解判断障碍,人格改变,部分患者有皮层功能受损表现,如失语、失认、失用等。④酒精性妄想症主要表现为在意识清晰状态下的妄想状态,特别是嫉妒妄想。⑤Korsakoff 综合征是指酒精依赖者特有的记忆障碍、虚构、定向障碍三大特征。

42. ABCD**E**　震颤谵妄常出现在断酒后 48 小时。

43. ABC**D**E　慢性酒精中毒可出现记忆障碍、虚构、定向障碍三大特征,称为 Korsakoff 综合征。

44. **A**BCDE　Wernicke 脑病为慢性酒精中毒常见的临床表现,是由维生素 B_1 缺乏所致,表现为眼球震颤、眼球不能外展和明显的意识障碍,可伴定向障碍、记忆障碍、震颤谵妄等。

45. ABCD**E**　药物依赖也称药物成瘾,是指带有强制性需求、追求与不间断地使用某种药物,借以避免断药时的戒断综合征的行为障碍。患者长期服用舒乐安定,减少剂量或停药就会出现戒断症状,应诊断为药物依赖。

46. ABCDE ①患者意识清晰,故不答A。患者定向力完整,可排除E。②酒精性幻觉症常表现为意识清晰的状态下出现生动、持续性视听幻觉。酒精性妄想症主要表现为在意识清晰状态下的妄想状态,特别是嫉妒妄想。根据题干,本例应诊断为酒精性幻觉症。③恐惧症为幻觉引起,故不答D。

47. ABCDE A、B、C、D均属于精神分裂症的发病机制假说。去甲肾上腺素功能低下假说主要与心境障碍有关,该假说认为去甲肾上腺素功能降低与抑郁发作有关,功能增高与躁狂发作有关。

48. ABCDE 国内外大量的研究表明,遗传因素是导致精神分裂症最重要的因素,心理社会应激因素在发病中不起决定性作用,但可起诱发作用。

49. ABCDE ①精神分裂症的阳性症状是指精神功能的异常亢进,包括幻觉、妄想、思维联想障碍(联想散漫)、不协调的情志活动(行为紊乱)。②快感缺失是精神分裂症的阴性症状。

50. ABCDE ①精神分裂症的阴性症状是指正常心理功能的缺失,涉及情感、社交、认知方面的缺陷。主要包括5条阴性症状,如意志减退、快感缺失、情感迟钝、社交退缩、言语贫乏,其中,以意志减退、快感缺失最常见。②听幻觉属于精神分裂症的阳性症状。

51. ABCDE 尽管90%的精神分裂症起病于15~55岁,但起病年龄并不是精神分裂症的诊断标准,故答A。B、C、D、E均属于精神分裂症的诊断要点。

52. ABCDE ①目前,精神分裂症主要通过精神状况检查发现的精神症状,结合病史与治疗反应等特点,按照国际通用的诊断标准进行诊断。②心理学测试的量表对精神病仅具有辅助诊断价值。遗传学测试在精神分裂症的诊断中很少用。脑电图检查、脑影像学检查主要用于排除器质性精神病。

53. ABCDE ①患者觉得同学们在背后议论和讥笑她,老师对她指桑骂槐,属于评论性幻听。患者觉得有人跟踪监视她,属于被害妄想。妄想是精神分裂症出现频率最高的症状。在意识清晰的状态下,出现评论性幻听、争论性幻听或命令性幻听基本可诊断为精神分裂症。②疑病症是指患者毫无根据地坚信自己患了某种严重的躯体疾病。躁狂症常表现为情感高涨、思维奔逸、活动增多的"三高"症状。分离障碍原称癔症,好发于年轻女性,一般由精神因素诱发,本例无导致患者发作的精神因素,故不答C。抑郁症主要表现为显著而持久的心境低落,常伴思维迟缓、意志活动减少、言语动作减少等。

54. ABCDE ①患者与家人、同事很少说话,此为"言语贫乏"。患者常常独自发笑,自言自语,此为不恰当的情感表现,属于"瓦解症状群"。患者怀疑邻居和同事说她的坏话,甚至监视她,此为"被害妄想"。可见患者有幻觉妄想症状群、阴性症状群、瓦解症状群,应诊断为精神分裂症。②焦虑症以焦虑为突出症状,常有不明原因的提心吊胆、紧张不安,无妄想等精神障碍。麻痹性痴呆常在感染梅毒后15~20年出现,表现为构音障碍、反射亢进、癫痫样发作,可伴记忆障碍、易激惹、情绪波动等。分离性障碍是指一种以分离症状为主要临床表现的精神障碍。抑郁发作以心境低落为主要临床表现,没有妄想等精神障碍表现。

55. ABCDE ①抗精神病药应用原则为:药物治疗应系统而规范,强调早期、足量、足疗程、单一用药、个体化用药。治疗应从小剂量开始逐渐加到有效推荐剂量(答E),维持剂量通常为巩固治疗剂量的1/3~1/2。一般情况下不能突然停药。②因为许多抗精神病药均可造成肝肾功能损害,因此用药前应进行常规的体检,检查血常规、肝肾功能、血糖等。

56. ABCDE 急性肌张力障碍属于锥体外系反应,常有不自主的、奇特的表现:眼上翻,斜颈,颈后倾,面部怪相和扭曲、吐舌,张口困难,角弓反张,脊柱侧弯等。

57. ABCDE ①氟哌啶醇属于第一代高效价抗精神病药,抗幻觉妄想作用突出,镇静作用弱,对心血管、肝脏毒性较小。②氯丙嗪属于第一代低效价抗精神病药。利培酮、奥氮平、氯氮平属于第二代抗精神病药。

58. ABCDE 第二代抗精神病药分为四类:①5-羟色胺和多巴胺受体拮抗剂(SDAs):利培酮、奥氮平、喹硫平、齐拉西酮。②多受体作用药(MARTAs):氯氮平。③选择性多巴胺D_2/D_3受体拮抗剂:氨磺必利。④多巴胺受体部分激动剂:阿立哌唑。

59. **ABCDE** 抗精神病药的禁忌证包括严重的心血管疾病、肝肾疾病、严重的全身感染、甲减、肾上腺皮质功能减退、重症肌无力、闭角型青光眼、既往使用同种药物过敏。白细胞过低者、老年人及妊娠、哺乳期妇女慎用。

60. **ABCDE** 61. **ABCDE** 62. **ABCDE** ①患者说路上的行人看她的眼光很特别,属于关系妄想。患者说自己不是父母亲生的,属于非血统妄想。患者说自己整天被电波控制而不能自主,属于物理影响妄想。患者照镜子发现鼻子变得又大又难看,属于自身感知综合障碍。被洞悉妄想是指患者认为其内心所想的事,未经语言文字表达就被别人知道了。可见,患者没有出现被洞悉妄想。②根据题干,患者应诊断为精神分裂症,首选第二代抗精神病药治疗,如利培酮、奥氮平、喹硫平等。氯丙嗪、氟哌啶醇、奋乃静、舒必利均属于第一代抗精神病药,不宜选用。③若足量使用抗精神病药4~6周无效,可考虑换药。

63. **ABCDE** 64. **ABCDE** ①患者怀疑有人监视他的言行,此为被害妄想。患者个人独处时听到有人议论他的衣着和打扮或批评他,此为评论性幻听。评论性幻听是诊断精神分裂症的重要症状,故答案为D。焦虑症是指患者在缺乏相应的客观因素下,出现内心极度不安的期待状态,伴有大祸临头的恐惧感。躁狂症的典型表现是情感高涨、思维奔逸、活动增多的"三高"症状。患者无情感创伤,故不应诊断为创伤后应激障碍。抑郁症常表现为三低(情绪低落、思维迟缓、意志活动减退)、三无(无望、无助、无价值)、三自(自责、自罪、自杀)症状。②精神分裂症的治疗首选抗精神病药。A常用于镇静催眠,C常用于治疗呼吸骤停,D常用于治疗双相障碍,E常用于治疗抑郁症。

65. **ABCDE** 精神分裂症提示预后良好的因素是女性、已婚、初发年龄较大、急性或亚急性起病、病前性格开朗、人际关系好、职业功能水平高、以阳性症状为主症、家庭社会支持多、治疗及时、系统等。

66. **ABCDE** 抑郁症的首要(核心)症状是情绪低落、兴趣下降和快感缺失。患者对日常生活兴趣显著减退,感到生活无意义,对前途悲观失望,常有三低(情绪低落、思维迟缓、意志活动减退)、三无(无望、无助、无价值)、三自(自责、自罪、自杀)症状。

67. **ABCDE** 诊断抑郁症发作时,一般要求病程持续至少2周。

68. **ABCDE** 年轻女性,近半年来表情忧愁,唉声叹气,心境苦闷,自觉前途灰暗,应考虑抑郁发作,其核心症状为情绪低落。

69. **ABCDE** ①患者病程超过2周,有心境低落(悲观失望)、疲劳(乏力)2条典型症状,再加上睡眠障碍(早醒)、自责感(给家庭带来麻烦)2条常见症状,按ICD-10诊断标准,应诊断为轻度抑郁症,答案为C。②神经衰弱的症状特异性差,为排除性诊断,只有排除其他精神疾病之后,才能诊断神经衰弱,故不答A。按焦虑症的诊断标准,病程应超过6个月,本例病程仅1个月,故不答B。疑病症的基本特征是持续存在的先占观念,必须以疑病症状为主要临床表现,故不答D。癔症现已改称分离障碍,常表现为分离性遗忘、漫游、木僵、出神与附体等。

70. **ABCDE** ①20岁男性,活动增加,兴奋话多,言语增多,自我评价过高,应诊断为躁狂发作,治疗首选碳酸锂,有效率约为70%。②曲唑酮、氯氮平、米氮平、布普品(丁胺苯丙酮)常用于抑郁症的治疗。

71. **ABCDE** ①5-羟色胺和去甲肾上腺素再摄取抑制剂的代表药物包括文拉法辛、度洛西汀。②舍曲林、氟西汀均属于选择性5-羟色胺再摄取抑制剂,安非他酮属于去甲肾上腺素和多巴胺再摄取抑制剂,阿米替林为三环类抗抑郁药。

72. **ABCDE** ①青年女性,精神分裂症药物治疗期间,与男朋友分手后,情绪低落、话少,常双眼含泪,应考虑抑郁障碍。患者整日躺在床上,不语不动,拒绝进食,家人反复询问下有时能用点头、摇头表示,应考虑木僵,故应诊断为抑郁发作呈木僵状态,其治疗首选电抽搐治疗。电抽搐治疗的适应证为严重消极自杀言行、抑郁性木僵者。②暗示治疗、认知治疗常用于神经症的治疗。本例不是精神分裂症病情加重所致,而是并发抑郁发作,故不答D。抑郁发作时,首选药物治疗,但若出现自杀倾向、木僵等严重抑郁,应先行电抽搐治疗,故不答E。

73. ABCDE 74. ABCDE 75. ABCDE ①青年女性,1个月前受批评后情绪低落、早醒,应考虑抑郁发作。1周来情绪高涨、活动增多,应考虑躁狂发作。故本例应诊断为双相障碍,目前处于躁狂发作期。其基础治疗以心境稳定剂为主,碳酸锂为首选药物。A、D、E均属于第二代抗精神病药,具有一定的心境稳定作用,可作为候选的心境稳定剂使用,但不作为首选,故不答A、D、E。地西泮为抗焦虑药,故不答B。②碳酸锂不能与蛋白质结合,可均衡分布于体内全部含水空间,无须生物转化,最终经肾脏排泄。锂盐的排泄受渗透因子的控制,需要肾功能的完好,故用药前应常规做肾功能检查。③患者服用碳酸锂2周后出现恶心呕吐、腹泻、手指震颤,此为碳酸锂的中毒症状。为明确诊断,应立即检测血锂浓度,若血锂浓度超过1.4mmol/L应减量。

76. ABCDE ①神经症原称神经官能症,是一组主要表现为焦虑、抑郁、恐惧、强迫、疑病症状或神经衰弱症状的精神障碍。神经症存在一定的人格基础,常常自感难以控制本可以控制的意识或行为。②神经症起病常与素质和心理社会因素有关。③神经症的症状几乎可以发生在任何一种精神疾病和一些躯体疾病中,特异性较差(C对)。④神经症多缓慢起病,病程较长,自知力完整,要求治疗。⑤神经症患者的社会功能相对完好,一般意识清楚,与现实接触良好,人格完整,无严重的行为紊乱。

77. ABCDE 78. ABCDE 79. ABCDE ①患者多次辅助检查均未发现异常,应排除器质性精神障碍,故不答A、D。焦虑是指缺乏相应客观因素时,出现内心极度不安的期待状态,伴有大祸临头的恐惧感,表现为惶惶不安、坐立不定、精神紧张等,严重者惊恐发作。本例病程1个月,故应诊断为急性焦虑发作而不是慢性焦虑症,慢性焦虑症常持续数月,故答案为B。转换症状主要为运动和感觉功能障碍。②二尖瓣脱垂、甲状腺功能亢进症均属于器质性疾病,可首先排除A、B。广泛性焦虑障碍是指患者一次发作中,焦虑症状持续数周甚至数月,而本例每次发作仅约半小时,故应诊断为惊恐障碍而不是广泛性焦虑障碍。疑病障碍显然不是正确答案。③帕罗西汀为选择性5-羟色胺再摄取抑制剂,对惊恐障碍有效。地西泮为镇静催眠药。甲巯咪唑为抗甲状腺药。硝酸甘油为扩血管药,主要用于冠心病的治疗。普萘洛尔为β受体阻滞剂,主要用于治疗心律失常。

80. ABCDE 81. ABCDE 82. ABCDE ①惊恐障碍的发作特点是患者在无特殊的恐惧性处境时,感到一种突如其来的惊恐体验,常伴严重的心血管症状。患者好像觉得死亡将至、大难临头,或冲动、惊叫、呼救,伴胸闷、心动过速、心律不齐、呼吸困难或过度换气、出汗、全身发抖等自主神经症状。惊恐发作通常起病急骤,终止迅速,一般历时5~20分钟,很少超过1小时。发作期间始终意识清晰,警觉度高。可再次发作,发作间歇宛如常人。根据病史及临床表现,本例应诊断为惊恐发作。癔症现已改称分离障碍,常因暗示而发病,也可因暗示而改变或消失,发作时常表现为分离性遗忘、漫游、木僵、出神与附体等。本题不要误答为A。低钾血症常表现为四肢无力软瘫、腹胀,无自主神经症状。心肌梗死常表现为突发性胸痛,不会自行缓解。癫痫大发作时意识丧失、口吐白沫,但本例意识清楚,故不答E。②本例诊断为惊恐发作,在上题所给5个选项中,最易与急性心肌梗死相混淆,因此最有助于鉴别诊断的检查是心电图,而不是追问起病诱因。因为惊恐发作是突发突止,无任何诱因;急性心肌梗死也可无明显诱因突然发作,可见起病诱因不是两者的鉴别依据,故本题的正确答案应为B而不是A,参阅2版8年制《精神病学》P176。脑电图常用于癫痫的诊断。血钾测定常用于周期性瘫痪的诊断。脑CT常用于排除脑器质性病变。③地西泮属苯二氮䓬类药物,治疗惊恐发作起效迅速,静脉注射可用于惊恐发作的急救处理。输入葡萄糖主要用于低血糖发作的急救。补钾常用于低钾血症的治疗。暗示疗法常用于癔症的治疗。卡马西平为癫痫部分性发作的首选药。

83. ABCDE 84. ABCDE 85. ABCDE ①情绪低落是指负性情感活动的明显增强,表现为忧愁、苦闷、唉声叹气、暗自落泪等。情感淡漠是指对外界刺激缺乏相应的情感反应,表现为面部表情呆板、对周围发生的事物漠不关心。患者独自流泪、兴趣减退,为情绪低落的主要表现,故答案为E而不是A。题干未叙述患者存在幻觉、错觉、妄想症状,故不答B、C、D。②适应障碍是指生活环境改变之后个体出现的烦恼状态和情绪失调,可表现为抑郁、焦虑、适应不良的行为或生理功能障碍等。患者在生活环境改变之后出现抑郁(活动减少、不与他人谈话、独自流泪)、行为和生理功能障碍(不修边幅、食欲缺乏),应诊断为适应障碍。广泛性焦虑障碍常以焦虑为核心症状,并有显著的自主神经功能紊乱、肌紧张、运动性不安等。急性应激障碍、创伤后应激障碍均在严重应激刺激后发病,而本例只是生活环境的改变,并没有严重的应激刺激,故不答 B、D。适应障碍和抑郁症均有抑郁症状,但抑郁症患者的抑郁症状一般较重,常有消极念头,甚至有自杀企图或自杀行为,故不答 E。③适应障碍病程至少 1 个月,最长不超过 6 个月。

86. ABCDE　①社交焦虑症也称社交恐惧症,是指害怕社交场合而出现的焦虑发作。②惊恐障碍无特定场景或危险因素,故不答 A。广泛性焦虑障碍常表现为无特定场合的慢性焦虑,故不答 B。精神分裂症患者回避社会是害怕被人议论、迫害,或表现为社会性退缩,无任何交往动机。恐惧症是一个大的概念,社交焦虑症是其中的一个亚型,更准确,故最佳答案为 C 而不是 E。

87. ABCDE　①恐惧症的核心症状是焦虑,恐惧发作时常伴有明显的自主神经紊乱症状。患者每到人多的地方,都会出现焦虑和自主神经紊乱症状,应诊断为恐惧症(社交焦虑症),故答案为 B。②惊恐障碍的特点是突然发作的、不可预测的、反复出现的、强烈的惊恐体验,一般历时 5~20 分钟,伴濒死感或失控感,故不答 A。广泛性焦虑障碍没有导致焦虑的特定对象或处境,常持续存在,而不呈境遇性发作。本例有特定的发作境遇,即人多的地方,故不答 C。强迫障碍的恐惧源于自己内心的某些思想或观念,而本例恐惧的是外界特定的环境(人多的地方),故不答 D。抑郁症的特点是心境低落,故不答 E。

88. ABCDE　①广泛性焦虑障碍的核心症状是焦虑,可伴有睡眠障碍,以入睡困难为主。可有躯体性焦虑症状,表现为运动性不安和肌紧张,如坐卧不安、紧张性头痛、颤抖等。也可有自主神经活动亢进的症状,如出汗、心动过速、呼吸急促、上腹部不适等。②严重焦虑障碍患者可有疑病症状,但不会有疑人迫害。疑人迫害为被害妄想,是精神分裂症的常见症状。

89. ABCDE　①强迫思维是指患者脑中反复出现某一概念或相同内容的思维,明知不合理和没有必要,但又无法摆脱,常伴有痛苦体验。强迫思维是强迫障碍的基本症状之一。②请注意:强制性思维是思维联想的自主性障碍,患者体验到思维不属于自己的联想,是被外力强加的,多见于精神分裂症。③慢性酒精中毒常表现为记忆障碍(Korsakoff 综合征)和智力障碍(酒精性痴呆)。广泛性焦虑障碍是一种以焦虑为主要表现的精神障碍。疑病障碍的患者由于对自身状况的过分关注,常坚信自己已经得病而表现出对疾病的恐惧。

90. ABCDE　①患者有强迫行为(反复核对答案),病程超过 3 个月,应诊断为强迫症。②癔症现已改称分离障碍,常因暗示而发作,也可因暗示而改变或消失,发作时常表现为分离性遗忘、漫游、木僵、出神与附体等。妄想是一种病理信念,其内容与事实不符,但患者仍坚信不疑,难以用摆事实、讲道理的方法加以纠正。精神分裂症常有原发性妄想。神经衰弱为排除性诊断,只有在排除其他精神病后才能确诊,故不答 E。

91. ABCDE　①分离障碍主要表现为部分或全部丧失对过去的记忆,或出现具有发泄特点的情感暴发。患者可以有遗忘、漫游、人格改变等表现,症状具有发作性。起病前心理因素常很明显,疾病的发作常有利于患者摆脱困境、发泄压抑的情绪、获取别人的注意和同情或得到支持和补偿,但患者本人否认。患者与同事发生口角后发作性情感暴发,应诊断为分离障碍。②急性应激障碍表现为患者受刺激后发生强烈恐惧体验的精神运动性兴奋,行为有一定的盲目性,一般于几天或一周内完全恢复。躁狂症常表现为情感高涨、思维奔逸、活动增多的"三高"症状。精神分裂症常有原发性妄想。按焦虑症的诊断标准,病程应超过 6 个月,故不答 E。

92. ABCDE　①分离障碍旧称癔症,分离性抽搐也称假性癫痫发作,是一种类似于癫痫发作的状态,但没有癫痫发作的临床特征和相应的电生理改变,常于情绪激动或受到暗示时突然发生。本例每次发作的诱因即为遇到不开心的事情。分离障碍的发作与癫痫不同,前者没有唇舌咬伤和大小便失禁,对光反射存在,后者则否,故答案为 E 而不是 C。②A、B、D 一般都为持续性发作,不会间歇性发作,故不答 A、B、D。

93. ABCDE　年轻女性,与路人争吵后四肢发抖,继而瘫在地上不能行走,应诊断为分离障碍,首选暗示治疗。大多数患者的症状可经行为治疗、暗示治疗、环境支持而缓解。

94. ABCDE　95. ABCDE　96. ABCDE　①年轻妇女,精神受刺激(被邻居打了一耳光),跌倒后当即神志不清,躯体障碍发作,脑外伤的可能性不大,脑外伤常有颅脑外伤史,偏瘫,神志及瞳孔变化,故应诊断为分离障碍。为排除躯体性疾病(脑外伤),首选的检查项目是头颅 CT。神经系统检查为一般性检查项目。脑脊液检查为有创检查,一般不作为首选。EEG(脑电图)检查常用于诊断癫痫。ECG(心电图)常用于诊断心律失常。②分离障碍的治疗首选暗示治疗,暗示治疗是治疗本病的经典方法,特别适用于急性发作而暗示性较高的患者。持续低流量给氧常用于慢性阻塞性肺疾病的治疗。输液支持、心电监护无特异性。电抽搐治疗常用于治疗精神分裂症患者的兴奋躁动、冲动伤人及严重抑郁症状。③为防止再次发作,对分离障碍患者应行心理治疗。生物反馈治疗常用于治疗焦虑症、惊恐障碍等。物理治疗、针灸治疗无特异性。目前尚无治疗分离障碍的特效药,故不答 C。

97. ABCDE　应激相关障碍与分离障碍的发病均与精神因素有关,此为两者的共同点。A、B、C、E 均为分离障碍的特点,应激相关障碍没有这些特点。

98. ABCDE　急性应激障碍的症状常在 24~48 小时开始减轻,一般不超过 1 周。若症状存在时间超过 4 周,应诊断为创伤后应激障碍。

99. ABCDE　急性应激障碍常在应激 1 周内缓解,最长 4 周内恢复。创伤后应激障碍的症状常持续半年至 1 年。适应障碍的症状常不超过 6 个月。本例创伤后半年多,症状仍未缓解,应诊断为创伤后应激障碍。

100. ABCDE　失眠症的诊断标准为每周失眠 3 次以上,持续 1 个月以上。

101. ABCDE　夜惊是一种常见的儿童睡眠障碍,主要表现为患儿在睡眠中突然惊醒,哭喊,伴有惊恐表情和动作、心率增快、呼吸急促、出汗、瞳孔扩大等。每次发作持续 1~10 分钟,难以唤醒。

102. ABCDE　神经症性障碍一般没有明显的精神病性症状,强迫状态属于神经症性障碍,故答 B。A、C、D、E 均不属于神经症性障碍,故不答 A、C、D、E。

103. ABCDE　①广泛性焦虑障碍是一种以焦虑为主要临床表现的精神障碍,患者常有不明原因的提心吊胆,紧张不安,但其担心、焦虑、烦恼的程度与现实极不相符(B 对)。②A 为疑病症的特点,C 为恐惧症的特点,D 为惊恐障碍的特点,E 为强迫思维的表现。

104. ABCDE　①产妇怕脏,担心宝宝被细菌感染,反复洗手、反复清洗奶瓶,应诊断为强迫洗涤,故答 E。②抑郁症可与强迫障碍并存,但该患者强迫障碍为原发症状,且占主要地位,故答 E 而不是 A。恐惧症常表现为过分、不合理地惧怕外界某种客观事物或情境,常伴有明显的焦虑和自主神经功能紊乱。强迫障碍和疑病障碍均可有重复行为,但强迫障碍的思维内容和反复行为在"自身疾病"以外,疑病障碍的思维内容是担心或怀疑自己患了某种严重的躯体疾病,相应的重复行为如反复核查、反复询问医师,都是围绕"疾病"进行的,故不答 C。精神分裂症常表现为古怪、特征性思维、联想障碍、情感不协调等,故不答 D。

105. ABCDE　①年轻女性,与人激烈争吵之后胸闷、双下肢瘫痪,神经系统检查无阳性发现,应诊断为分离障碍,首选暗示疗法。②放松训练常用于治疗紧张性头痛、失眠、高血压等。支持疗法常用于治疗焦虑性神经症、强迫性神经症、失眠症等。认知疗法常用于治疗抑郁症、焦虑症、恐惧症等。自由联想属于精神分析疗法的基本技术。

106. ABCDE　①应激相关障碍是指一类与应激源有明显因果关系的精神障碍。本例的应激源是学习压力大,成绩下降,病程 1 个月,故答 E。②社交恐惧症是指对社交、公开场合感到强烈恐惧,并竭力避免的一种心理疾病,症状至少持续 6 个月,故不答 A。神经性呕吐是指进食后出现自发的或故意诱发的反复呕吐，不影响下次进食的食欲，故不答 B。惊恐障碍无强烈的精神创伤史，常表现为发作性焦虑、恐惧感、窒息感，持续数分钟缓解，突发突止为其特点，故不答 C。特定恐惧症是指对特定物体、场景或活动的局限性恐惧，症状至少持续 6 个月，故不答 D。

107. **ABCDE** ①应激相关障碍是一类与应激源有明显因果关系的精神障碍，分为创伤后应激障碍、急性应激障碍和适应障碍 3 种，故可首先排除 A、B。②创伤后应激障碍常在创伤后数日至数月发病，急性应激障碍常在受刺激后立即发病。患者车祸后 1 个月出现频繁做噩梦、心悸不安、郁郁寡欢，应诊断为创伤后应激障碍，故答 C 而不是 D。③适应障碍是指明显的生活环境改变时产生的短期情绪失调，其应激源应为生活事件（如离婚、失业、迁居、转学、退休等），而不是灾难性或异乎寻常的天灾人祸（如车祸、地震等），不会反复重现创伤性体验，即出现有创伤性内容的噩梦，故不答 E。

108. **ABCDE** ①适应障碍是指患者在明显的生活改变或环境变化时产生的短期情绪失调，典型的生活事件包括离婚、失业、岗位变化、迁居、转学等。本例即为迁居所致的适应障碍。②创伤后应激障碍是指受到灾难性心理创伤后导致的精神障碍，常反复重现创伤性体验。广泛性焦虑障碍以焦虑为主要特征，常表现为不明原因的提心吊胆、紧张不安。急性应激障碍常在受刺激后立即发病，应激源消除后 3 天缓解，病程不超过 1 个月。社交焦虑障碍主要表现为显著而持续地害怕在公众面前可能出现羞辱和尴尬的社交行为。

第十三篇　内科学试题

第1章　呼吸系统疾病

1. 慢性阻塞性肺疾病患者最核心的特征是
   A. 长期大量吸烟　　　　B. 持续气流受限　　　　C. 慢性咳嗽、咳痰
   D. 小气道功能障碍　　　E. 与季节相关的症状反复发作(2023)

2. 慢性阻塞性肺疾病患者存在的"持续气流受限"是指
   A. 存在限制性通气功能障碍　　B. 支气管舒张试验阳性　　C. 支气管激发试验阳性
   D. 功能残气量显著增加　　　　E. 阻塞性通气功能障碍不能完全恢复(2019)

3. COPD 的标志性症状是
   A. 慢性咳嗽　　　　　　B. 咳痰　　　　　　　　C. 呼吸困难
   D. 喘息　　　　　　　　E. 胸闷

4. 男,75 岁。反复咳嗽、咳痰、喘憋 40 余年,加重伴发热 3 天。查体:呼吸 24 次/分,血压 145/85mmHg,昏睡,颈静脉怒张,双肺散在哮鸣音,双下肺可闻及湿啰音,心率 128 次/分,双下肢轻度凹陷性水肿。该患者目前应首先进行的检查是
   A. 头颅 CT　　　　　　B. 检眼镜　　　　　　　C. UCG
   D. 动脉血气分析　　　　E. 肝肾功能+电解质

5. 患者,男,55 岁。间断咳嗽、咳痰,反复发作 30 年,近 2 年来渐觉气短,发现高血压 3 年。吸烟 36 年,40 支/日。查体:血压 140/90mmHg,心肺无明显阳性体征。心脏彩超未发现异常。为明确诊断,首选的检查是
   A. 胸部 CT　　　　　　B. 肺功能　　　　　　　C. 运动心肺功能
   D. 冠状动脉造影　　　　E. 核素心肌显像

6. 患者,男,55 岁。8 年前始有咳嗽、咳痰,逐年加重,常持续数月。多次胸部 X 线检查提示两肺纹理增粗。应诊断为
   A. 肺结节病　　　　　　B. 支气管肺癌　　　　　C. COPD
   D. 肺结核　　　　　　　E. 气胸(2020)

7. 男,70 岁。因咳嗽、咳痰 30 年,气短 5 年,近期加重前来体检。胸部 X 线片示双肺透光度增加。其胸部查体最可能出现的体征是
   A. 语颤增强　　　　　　B. 呼吸音增强　　　　　C. 叩诊实音
   D. 叩诊过清音　　　　　E. 三凹征

8. COPD 患者的肺功能检查主要表现为
   A. 肺总量下降　　　　　B. 弥散功能下降　　　　C. FEV_1/FVC 下降
   D. 残气量下降　　　　　E. 支气管舒张试验阳性(2022)

9. 男性,40岁。慢性咳嗽、咳痰10年,突发左侧胸痛1天,呈针刺样疼痛,向左肩部放射,伴胸闷及气短,干咳,无发热。吸烟约10年,1包/天。查体:消瘦,神志清楚,气管居中,无颈静脉怒张,左下肺叩诊鼓音,左下肺呼吸音明显降低,右肺散在少量干啰音,心界叩诊不清,心率92次/分,律齐,无病理性杂音,双下肢不肿。最可能的疾病是
   A. 左侧气胸 B. 肺栓塞 C. 急性心肌梗死
   D. COPD E. 肺大疱(2024)

10. 慢性阻塞性肺疾病偶有轻微咳嗽,少量痰液,采取下列哪项治疗措施最为合适?
    A. 应用抗生素治疗 B. 应用少量镇咳剂 C. 应用支气管扩张剂以利排痰
    D. 应用少量激素 E. 提高机体抗病能力,避免上呼吸道感染

(11~13题共用题干)男,78岁。间断咳嗽、咳痰15年,活动后气短2年。曾行胸部X线检查示双肺纹理增粗、紊乱,膈肌低平。吸烟40年,20支/天,已戒烟3年。

11. 为了明确诊断,首选的检查是
    A. 肺功能 B. 纤维支气管镜 C. HRCT
    D. 动脉血气分析 E. 支气管舒张试验

12. 目前患者烦躁不安,动脉血气分析结果示PaO_2 55mmHg,$PaCO_2$ 62mmHg,其产生机制主要是
    A. 通气/血流比值失调 B. 肺泡通气不足 C. 肺内动-静脉解剖分流增加
    D. 肺泡膜弥散功能障碍 E. 机体耗氧量增加

13. 假设患者出现慢性肺源性心脏病的体征,典型心电图检查结果不包括
    A. 肺型P波 B. 重度顺钟向转位 C. $V_1 \sim V_3$导联呈QS、Qr或qr
    D. $R_{V_1}+S_{V_5} \geq 1.05mV$ E. 右房室传导阻滞(2022)

14. 患者,男性,45岁。发作性呼吸困难5年,再发3天,伴咳嗽、咳白色泡沫痰,无咯血、发热。有甲状腺功能亢进症病史1年。查体:血压135/90mmHg,呼气延长,双肺可闻及哮鸣音。发生呼吸困难最可能的机制是
    A. 大支气管狭窄 B. 大支气管梗阻 C. 小支气管狭窄
    D. 呼吸面积减少 E. 肺泡张力增高

15. 支气管哮喘的基本特征是
    A. 肺泡膜弥散功能障碍 B. 气道高反应性 C. 气道重构
    D. 变态反应 E. 支气管痉挛(2019)

16. 关于气道高反应性的叙述,错误的是
    A. 是支气管哮喘的基本特征 B. 常受遗传因素的影响 C. 上呼吸道感染时可出现
    D. 与气道炎症有关 E. 与长期吸烟无关

17. 关于支气管哮喘发作的临床表现,错误的是
    A. 强迫端坐位 B. 沉默肺 C. 胸腹反常运动
    D. 语音震颤减弱 E. 呼吸活动度增大,呈吸气位(2018)

18. 支气管哮喘的肺功能检查,主要表现在
    A. 肺活量减少 B. 最大通气量增加 C. 第一秒用力呼气容积减少
    D. 弥散量减少 E. 功能残气量减少(2019)

19. 咳嗽变异性哮喘正确诊断的依据是
    A. 咳嗽反复发作>2周 B. 抗生素治疗有效 C. 支气管扩张剂能缓解
    D. 无家族过敏史 E. 中性粒细胞增高

20. 不属于缓解哮喘急性发作的药物是

A. 静脉用糖皮质激素　　　B. 抗胆碱能药物　　　C. 短效茶碱
D. 白三烯调节剂　　　　　E. 速效β₂受体激动剂(2018)

21. 男,18岁。发作性胸闷3年、再发2天。发作多以凌晨为著,无咯血和发热,发作时不经药物治疗可逐渐缓解。查体:双肺呼吸音清晰。该患者最可能的诊断是
　　A. 胃食管反流病　　　　B. 支气管哮喘　　　　C. 左心衰竭
　　D. 过敏性肺炎　　　　　E. 慢性支气管炎

22. 患者,女,28岁。发作性干咳、胸闷3年,夜间明显,无咯血、发热。每年发作2~3次,1~2周可自行缓解。近2天来再次出现上述症状而就诊。查体:双肺呼吸音清晰,未闻及干、湿啰音,心率86次/分,心脏各瓣膜听诊区未闻及杂音。胸部X线片未见异常,肺通气功能正常。为明确诊断,应采取的进一步检查是
　　A. 支气管镜　　　　　　B. 胸部高分辨率CT　　C. 胸部MRI
　　D. 支气管舒张试验　　　E. 支气管激发试验

23. 某患者,因支气管哮喘住院治疗10余天,今晨突感左上胸短暂刺痛,逐渐感呼吸困难,不能平卧。心率120次/分,律不齐,左肺呼吸音减弱。对此患者首先应考虑并发了下列何种情况?
　　A. 支气管哮喘急性发作　B. 心绞痛　　　　　　　C. 自发性气胸
　　D. 肺不张　　　　　　　E. 急性心力衰竭

24. 男,18岁,支气管哮喘患者,每月偶尔发作1~2次,无夜间发作。其合理的治疗方案是
　　A. 必要时吸入β₂受体兴奋剂　　B. 规则吸入糖皮质激素　　C. 规则口服β₂受体兴奋剂
　　D. 规则口服泼尼松　　　　　　　E. 规则吸入抗胆碱药物

25. 防治支气管哮喘最好的方法是
　　A. 预防肺部感染　　　　B. 脱离变应原　　　　　C. 应用糖皮质激素
　　D. 应用酮替酚　　　　　E. 坚持体育锻炼

26. 治疗支气管哮喘最有效的药物是
　　A. 沙丁胺醇　　　　　　B. 布地奈德　　　　　　C. 色甘酸钠
　　D. 曲尼斯特　　　　　　E. 氨茶碱(2023)

27. 目前用于控制支气管哮喘患者气道高反应性最主要的措施是
　　A. 使用H₁受体拮抗剂　　B. 吸入支气管扩张剂　　C. 特异性免疫治疗
　　D. 吸入糖皮质激素　　　E. 使用白三烯调节剂

28. 女,34岁,哮喘患者。平时规律使用吸入激素,偶尔需要使用短效β₂受体激动剂治疗,症状控制较满意。近来过敏性鼻炎发作,喘息症状出现波动。此时为加强抗炎效果,宜首先选择的药物是
　　A. 茶碱缓释片　　　　　B. 长效β₂受体激动剂　　C. 白三烯调节剂
　　D. 口服激素　　　　　　E. H₁受体拮抗剂

29. 男,34岁,支气管哮喘患者。因急性加重就诊,静脉滴注氨茶碱治疗后效果欠佳,动脉血气分析示Ⅰ型呼吸衰竭。目前宜采用的药物治疗措施中最重要的是
　　A. 雾化吸入糖皮质激素　B. 口服白三烯调节剂　　C. 吸入长效β₂受体激动剂
　　D. 静脉滴注广谱抗生素　E. 静脉滴注糖皮质激素

(30~31题共用题干)男,28岁,图书管理员。整理馆藏图书后出现咳嗽、喘息、气短1天。自幼患有"过敏性鼻炎"。查体:双肺散在哮鸣音,未闻及湿啰音,心脏听诊无异常。

30. 该患者最可能的诊断是
　　A. 心源性哮喘　　　　　B. 急性呼吸窘迫综合征　C. 过敏性肺炎
　　D. 支气管哮喘急性发作　E. 嗜酸性粒细胞性支气管炎

31. 为明确诊断,最有意义的检查是
    A. 支气管舒张试验　　　　B. 动脉血气分析　　　　C. 胸部 X 线
    D. 胸部高分辨率 CT　　　 E. 超声心动图(2022)

(32～35 题共用题干)女性,20 岁。反复发作呼吸困难、胸闷、咳嗽 3 年,每年秋季发作,可自行缓解,此次已发作半天,症状仍继续加重而就诊。体检:双肺满布哮鸣音,心率 90 次/分,律齐,无杂音。

32. 该患者的诊断首先考虑为
    A. 慢性支气管炎　　　　　B. 阻塞性肺气肿　　　　C. 慢性支气管炎并肺气肿
    D. 支气管哮喘　　　　　　E. 心源性哮喘

33. 该患者的治疗应首选
    A. $β_2$ 受体激动剂　　　　B. $β_2$ 受体阻滞剂　　　C. α 受体激动剂
    D. α 受体阻滞剂　　　　　E. 广谱抗生素

34. 若给予足量特布他林(博利康尼)和氨茶碱治疗 1 天多病情仍无好转,呼吸困难严重,口唇发绀,此时应采取的治疗措施是
    A. 加大原有药物剂量　　　B. 静脉滴注氢化可的松　　C. 静脉滴注 5%碳酸氢钠
    D. 静脉滴注头孢菌素　　　E. 大剂量二丙酸倍氯米松气雾吸入

35. 若应用足量解痉平喘药和糖皮质激素等治疗无效,患者呼吸浅快,神志不清,PaO_2 50mmHg,$PaCO_2$ 70mmHg,此时应采取的救治措施为
    A. 高浓度吸氧　　　　　　B. 静脉滴注甲泼尼龙　　　C. 纠正水电解质和酸碱失衡
    D. 广谱抗生素静脉滴注　　E. 气管插管,机械通气

(36～38 题共用题干)男,18 岁。自幼年开始反复出现发作性喘息,可自行缓解或经使用"抗炎、平喘药"缓解,6 岁后症状逐渐消失。近 3 天来两次出现喘息,严重时影响睡眠。查体:体温 37.1℃,肥胖,双肺可闻及哮鸣音,心率 100 次/分,律齐,$P_2 > A_2$,双下肢无水肿。

36. 该患者最可能的诊断是
    A. 睡眠呼吸暂停综合征　　B. 先天性心脏病　　　　　C. 特发性肺动脉高压
    D. 支气管哮喘　　　　　　E. 慢性阻塞性肺疾病

37. 对明确诊断最有价值的检查是
    A. 肺功能检查　　　　　　B. 睡眠呼吸监测　　　　　C. 胸部 X 线
    D. 超声心动图　　　　　　E. 动脉血气分析

38. 患者出现喘息发作时,为迅速缓解症状,应首选的治疗是
    A. 吸入 M 受体拮抗剂　　　B. 吸氧　　　　　　　　　C. 舌下含服硝酸甘油
    D. 吸入糖皮质激素　　　　E. 吸入短效 $β_2$ 受体激动剂(2021)

39. 引起支气管扩张症的主要原因是
    A. 先天性 $α_1$-抗胰蛋白酶缺乏　B. 先天性支气管发育障碍　C. 囊性纤维化
    D. 机体免疫功能失调　　　E. 支气管感染和支气管阻塞(2022)

40. 干性支气管扩张症的主要症状是
    A. 反复咳嗽　　　　　　　B. 大量咳脓痰　　　　　　C. 反复咯血
    D. 营养不良　　　　　　　E. 肌肉酸痛

41. 支气管扩张症的典型 X 线表现为
    A. 残根征　　　　　　　　B. 双轨征　　　　　　　　C. 蜂窝肺
    D. 卷发样阴影　　　　　　E. 假空洞征

第十三篇 内科学试题
第1章 呼吸系统疾病

42. 男性,20岁,支气管哮喘患者。昨夜突然发作,气喘明显,口唇发绀,端坐呼吸,大汗淋漓。最能提示患者病情严重的体征是
    A. 呼吸急促,呼吸28次/分　　B. 心率100次/分　　C. 双肺广泛哮鸣音
    D. 双肺未闻及哮鸣音　　E. 桶状胸,双肺叩诊过清音

43. 男,56岁。反复咳嗽30年伴间断咯血,发作时使用"头孢菌素"及止血治疗可缓解。查体:左下肺可闻及湿啰音。胸部X线片示左下肺纹理增粗、紊乱。为明确咯血的病因,宜首先采取的检查是
    A. 支气管镜　　B. 胸部高分辨率CT　　C. 痰找癌细胞
    D. 肺通气/灌注扫描　　E. 支气管动脉造影

44. 男,48岁。近3年来反复咳嗽、咳痰,痰液为黏液脓性,使用"头孢菌素"治疗后症状可好转。2天来间断咯血,共5次,每次量20~50ml。查体:体温37.8℃,脉搏80次/分,呼吸18次/分,血压135/80mmHg。杵状指,右肺底可闻及湿啰音。该患者咯血的可能原因是
    A. 支气管静脉破裂　　B. 肺静脉破裂　　C. 肺毛细血管破裂
    D. 肺小动脉破裂　　E. 肺小静脉破裂(2023)

45. 支气管扩张症患者因感染反复加重多次住院,再次因感染加重行抗感染治疗时,应特别注意覆盖的病原体是
    A. 肠杆菌　　B. 耐青霉素肺炎链球菌　　C. 军团菌
    D. 铜绿假单胞菌　　E. 耐甲氧西林金黄色葡萄球菌(2018、2019)

46. 支气管扩张症合并感染的常见病原体不包括
    A. 肺炎链球菌　　B. 流感嗜血杆菌　　C. 铜绿假单胞菌
    D. 肺炎支原体　　E. 卡他莫拉菌(2024)

47. 患者,女,60岁,支气管扩张症病史20年。3天前受凉后咳嗽咳痰,并有间断咯血,每日量约100ml。查体:血压135/82mmHg,右下肺可闻及局限性湿啰音。为控制咯血症状,除抗感染外,还应施行的治疗措施是
    A. 口服卡巴克洛　　B. 静脉滴注垂体后叶素　　C. 介入治疗
    D. 手术治疗　　E. 支气管镜下止血

48. 双侧支气管扩张患者反复大咯血时,最佳的治疗手段是
    A. 长期口服抗生素预防感染　　B. 手术切除病变肺组织　　C. 支气管动脉栓塞术
    D. 支气管镜下介入治疗　　E. 口服止血药物

49. 支气管扩张症的手术适应证是
    A. 肺组织病变较轻　　B. 大量反复咯血但病变局限　　C. 合并慢性肺心病
    D. 合并肺部感染　　E. 双肺广泛病变(2022)

50. 患者,男,65岁。反复咯血15年,肺部高分辨率CT显示两肺弥漫性支气管扩张。外科医师认为不宜手术治疗,其原因是
    A. 患者年龄较大　　B. 咯血时间太长　　C. 咯血原因不明
    D. 咯血部位不明　　E. 病变范围太广(2018)

(51~53题共用题干)女性,50岁。慢性咳嗽、偶咯大量脓痰20年,有时咯大口鲜血,近1周加重。体检:双肺底可闻及局限性粗湿啰音,经治疗后可好转。多次胸片提示左下肺纹理增粗紊乱。

51. 本例最可能的诊断是
    A. 肺脓肿　　B. 慢性阻塞性肺疾病　　C. 支气管扩张症
    D. 肺癌　　E. 肺结核

52. 为确诊本病,首选的检查方法是

    A. 胸部断层扫描　　　　　　B. 支气管造影　　　　　　C. HRCT
    D. 胸腔镜检查　　　　　　　E. 纤维支气管镜检查
53. 本例的主要治疗措施是
    A. 保持呼吸道通畅　　　　　B. 使用支气管扩张剂　　　C. 控制感染
    D. 体位引流　　　　　　　　E. 介入治疗

54. 属于非典型病原体所致的肺炎是
    A. 肺炎链球菌肺炎　　　　　B. 肺炎克雷伯菌肺炎　　　C. 流感嗜血杆菌肺炎
    D. 军团菌肺炎　　　　　　　E. 鲍曼不动杆菌肺炎

55. 患者,男,40岁。发热、咳嗽、右侧胸痛3天。查体:体温38.8℃,右下肺语音震颤增强,呼吸音略减低。该患者最可能的诊断是
    A. 气胸　　　　　　　　　　B. 胸腔积液　　　　　　　C. 肺炎
    D. 肺气肿　　　　　　　　　E. 肺不张

56. 下列肺炎中最易并发肺脓肿的是
    A. 真菌性肺炎　　　　　　　B. 干酪性肺炎　　　　　　C. 金黄色葡萄球菌肺炎
    D. 肺炎支原体肺炎　　　　　E. 肺炎链球菌肺炎(2018、2022)

57. 某糖尿病患者,男性,68岁,突发高热、寒战、右胸痛,次日咯痰,为黄脓性带血丝,量多,X线显示右下肺叶实变,其中有多个液气囊腔,最可能的诊断是
    A. 干酪性肺炎　　　　　　　B. 肺炎支原体肺炎　　　　C. 肺炎克雷伯菌肺炎
    D. 葡萄球菌肺炎　　　　　　E. 军团菌肺炎

58. 老年患者,突然发生寒战、高热、咳嗽、咳痰,痰呈砖红色胶冻状,引起肺部感染最可能的病原菌是
    A. 葡萄球菌　　　　　　　　B. 肺炎克雷伯菌　　　　　C. 铜绿假单胞菌
    D. 流感嗜血杆菌　　　　　　E. 嗜肺军团杆菌

59. 男,32岁,3天前受凉后出现寒战、高热,随之咳嗽、咳少量脓痰伴右侧胸痛。查体:体温39℃,急性病容,左侧口角疱疹,心率110次/分,律齐。血白细胞11.0×10⁹/L,N0.78。最可能的诊断是
    A. 肺炎链球菌肺炎　　　　　B. 急性肺脓肿　　　　　　C. 金黄色葡萄球菌肺炎
    D. 干酪性肺炎　　　　　　　E. 肺炎支原体肺炎

60. 患者,男,52岁,急性起病,寒战、高热、咳嗽、咳痰1周,全身衰弱。胸部X线检查示右肺实变阴影及蜂窝状脓肿,叶间隙下坠。最可能的诊断为
    A. 金黄色葡萄球菌肺炎　　　B. 军团菌肺炎　　　　　　C. 支原体肺炎
    D. 肺炎克雷伯菌肺炎　　　　E. 厌氧菌肺炎

61. 患者,女,16岁。外出郊游后出现头痛、咽痛,伴低热和肌肉酸痛。3天后出现咳嗽和咳少量黏痰。胸部X线检查结果:双肺下叶边缘模糊的斑片状阴影。1周后查体发现鼓膜充血。最可能的诊断是
    A. 军团菌肺炎　　　　　　　B. 肺炎支原体肺炎　　　　C. 浸润性肺结核
    D. 厌氧菌肺炎　　　　　　　E. 金黄色葡萄球菌肺炎

62. 患者,女,37岁。发热、气短10天,伴明显刺激性咳嗽、咽痛、头痛。外周血白细胞计数增高。胸片示双下肺点片状浸润影。最有可能的诊断是
    A. 肺炎链球菌肺炎　　　　　B. 葡萄球菌肺炎　　　　　C. 肺结核
    D. 肺炎支原体肺炎　　　　　E. 肺孢子菌肺炎(2020)

    A. 少量铁锈色痰　　　　　　B. 砖红色胶冻样痰　　　　C. 脓痰带血丝或脓血状
    D. 黄绿色脓痰　　　　　　　E. 少量白色黏液痰
63. 肺炎克雷伯菌肺炎的典型痰液是

第十三篇 内科学试题
第1章 呼吸系统疾病

64. 金黄色葡萄球菌肺炎的典型痰液是
65. 肺炎链球菌肺炎的典型痰液是
66. 铜绿假单胞菌肺炎的典型痰液是
67. 病毒性肺炎的典型痰液是

A. 肺部多种形态的浸润影,呈节段性分布　　B. 肺叶或肺段实变影,可见空洞、液气囊腔
C. 大片炎性实变浸润影,可见支气管充气征　D. 肺大叶实变,蜂窝状脓肿,叶间裂下坠
E. 肺纹理增多,磨玻璃样阴影,小片状或广泛浸润

68. 肺炎链球菌肺炎的典型胸片表现是
69. 葡萄球菌肺炎的典型胸片表现是
70. 肺炎支原体肺炎的典型胸片表现是
71. 病毒性肺炎的典型胸片表现是
72. 肺炎克雷伯菌肺炎的典型胸片表现是

A. 青霉素 G　　　　　　　B. 红霉素　　　　　　　C. 氨基糖苷类抗生素
D. 喹诺酮类抗生素　　　　E. 耐青霉素酶的半合成青霉素

73. 肺炎链球菌肺炎的首选治疗药物是
74. 葡萄球菌肺炎的首选治疗药物是
75. 肺炎支原体肺炎的首选治疗药物是
76. 肺炎克雷伯菌肺炎的首选治疗药物是
77. 军团菌肺炎的首选治疗药物是

78. 女性,30 岁。发热、咳嗽、右胸痛 3 天。体检:体温 40℃,呼吸急促,右上肺叩诊呈浊音,可闻及支气管呼吸音。血白细胞计数 20×10^9/L,中性粒细胞 0.92。准备用青霉素治疗,但皮试阳性,此时应首先考虑使用的抗菌药物为

A. 氨苄西林　　　　　　　B. 庆大霉素　　　　　　C. 左氧氟沙星
D. 四环素　　　　　　　　E. 磺胺类药物

79. 血清冷凝集试验常用于诊断

A. 肺炎球菌肺炎　　　　　B. 葡萄球菌肺炎　　　　C. 肺炎支原体肺炎
D. 肺炎衣原体肺炎　　　　E. 肺炎克雷伯菌肺炎(2022)

80. 患者,女性,30 岁。干咳、发热 1 个月,伴低热、盗汗、乏力、食欲差、体重减轻。查体:体温 37.8℃,呼吸 14 次/分,双肺呼吸音清晰,未闻及干、湿啰音。痰涂片找到抗酸杆菌。PPD 试验强阳性。胸部 X 线片示双上肺散在低密度影,右上肺有一直径约 1.5cm 的空洞。该患者肺组织损伤的免疫机制是

A. Ⅰ型超敏反应　　　　　B. Ⅱ型超敏反应　　　　C. Ⅲ型超敏反应
D. Ⅳ型超敏反应　　　　　E. 病原体直接破坏(2023)

81. 男,56 岁。低热、咳嗽、咳痰 2 周。胸部 X 线片示右肺下叶背段可见不规则斑片状影及薄壁空洞,其内未见液平面。血常规正常,ESR56mm/h。该患者首先考虑为

A. 肺结核　　　　　　　　B. 肺癌　　　　　　　　C. 急性肺脓肿
D. 肺囊肿继发感染　　　　E. 金黄色葡萄球菌肺炎(2018、2019)

82. 男,40 岁。咳嗽、咳痰半年,加重 1 周。无发热、盗汗、消瘦。查体:浅表淋巴结未触及,右上肺散在湿啰音。为明确诊断,应该首选的检查是

A. 胸部 X 线　　　　　　　B. 动脉血气分析　　　　C. 痰涂片+药敏
D. 肺功能　　　　　　　　E. 痰涂片找抗酸杆菌(2018)

83. 女性,22岁。低热消瘦、间断咳嗽3个月就诊。体检无阳性发现。胸片示左上肺密度不均匀斑片状阴影。结核菌素试验5IU PPD 皮内注射72小时后测得硬结大小22mm×25mm。最可能的诊断是
   A. 慢性支气管炎　　　　　B. 支气管扩张　　　　　C. 急性结核性胸膜炎
   D. 肺结核　　　　　　　　E. 支气管肺癌

84. 女,43岁。近2周来发热、乏力、痰中带血,最高体温38℃,经"头孢菌素"抗感染治疗1周无效。查体:体温37.8℃,脉搏84次/分,左上肺语颤减弱,呼吸音低。实验室检查:血常规 WBC7.8×10^9/L,N0.73,L0.24。ESR43mm/h。胸部X线片示左上肺斑片状阴影,其内可见透亮区。该患者最可能的诊断是
   A. 肺脓肿　　　　　　　　B. 肺癌　　　　　　　　C. 肺炎
   D. 肺结核　　　　　　　　E. 支气管扩张症

85. 患者,男,24岁。低热、咳嗽3个月。胸部X线片示右肺下叶背段2cm×2cm球形阴影,密度明显不均,周围散在卫星灶。该病灶最可能的诊断是
   A. 肺结核　　　　　　　　B. 肺脓肿　　　　　　　C. 肺癌
   D. 肺炎性假瘤　　　　　　E. 肺囊肿 (2022)

86. 结核病化疗时采用联合用药的主要目的是
   A. 缩短疗程　　　　　　　B. 提高治愈率　　　　　C. 避免产生耐药性
   D. 避免产生副作用　　　　E. 减少副作用

   A. 异烟肼　　　　　　　　B. 利福平　　　　　　　C. 吡嗪酰胺
   D. 乙胺丁醇　　　　　　　E. 链霉素
87. 对结核分枝杆菌A菌群作用最强的药物是
88. 对结核分枝杆菌B菌群作用最强的药物是(2022)

   A. 乙胺丁醇　　　　　　　B. 对氨基水杨酸　　　　C. 异烟肼
   D. 吡嗪酰胺　　　　　　　E. 链霉素
89. 对巨噬细胞内外的结核分枝杆菌均有杀灭作用的药物是
90. 主要杀灭巨噬细胞内酸性环境中结核分枝杆菌的药物是
91. 主要杀灭巨噬细胞外碱性环境中结核分枝杆菌的药物是

92. 患者,男,30岁,确诊为初治涂阳肺结核。使用2HRZE/4HR方案治疗2个月后出现视力减退,视野缩小,应考虑停用的药物是
   A. 异烟肼　　　　　　　　B. 利福平　　　　　　　C. 吡嗪酰胺
   D. 乙胺丁醇　　　　　　　E. 链霉素

93. 女性,20岁,突然大咯血,已妊娠3个月。胸片示右上肺结核。不宜使用的药物是
   A. 垂体后叶素　　　　　　B. 氨基己酸　　　　　　C. 氨甲苯酸
   D. 止血敏　　　　　　　　E. 安络血

94. 慢性肺源性心脏病发病的主要因素,下列哪项不正确?
   A. 肺血管阻力增加　　　　B. 气道梗阻　　　　　　C. 肺动脉高压
   D. 血液黏度增加　　　　　E. 低氧血症及高碳酸血症

95. 慢性肺源性心脏病肺动脉高压形成最重要的原因是
   A. 肺小血管闭塞　　　　　B. 肺毛细血管床减少　　C. 血容量增加
   D. 血液黏度增加　　　　　E. 肺细小动脉痉挛

96. 男,70岁。咳嗽、咳痰30年,劳力性呼吸困难2年。加重伴双下肢水肿、尿少3天入院。胸部X线检

查最可能出现的心脏外形是
A. 心尖上凸 B. 烧瓶 C. 靴形
D. 普大形 E. 梨形

97. 慢性肺心病肺心功能代偿期的临床表现不包括
A. 活动后呼吸困难 B. 两肺干、湿啰音 C. 肝颈静脉回流征阳性
D. 咳嗽咳痰 E. 三尖瓣区闻及收缩期杂音

98. 不属于慢性肺源性心脏病典型胸片表现的是
A. 右下肺动脉干横径≥10mm B. 肺动脉段高度≥3mm C. 肺动脉圆锥部显著凸出
D. 肺动脉扩张呈"残根"征 E. 右心室增大

99. 男,65岁。反复咳嗽、咳痰 20 年,加重伴心悸、气短 1 周,咳大量脓痰,心悸、气短于夜间平卧时更明显,高血压病史 3 年。查体:血压 150/90mmHg,双肺呼吸音低,三尖瓣区可闻及 3/6 级收缩期杂音。脊柱后凸畸形,心电图示 $R_{V1}+S_{V5}=1.18mV$,右束支传导阻滞。该患者最可能的诊断是
A. 风湿性心脏瓣膜病 B. 原发性心肌病 C. 高血压心脏病
D. 冠心病 E. 慢性肺源性心脏病(2018)

100. 患者,男性,75岁。反复咳嗽、咳痰、喘憋 40 余年,加重伴发热 3 天。查体:体温 38.3℃,呼吸 24 次/分,血压 145/85mmHg,昏睡,颈静脉怒张,双肺散在哮鸣音,双下肺可闻及湿啰音,心率 128 次/分,双下肢轻度凹陷性水肿。该患者目前应首先进行的检查是
A. 头颅 CT B. 眼底检查 C. UCG
D. 动脉血气分析 E. 肝肾功能+电解质

101. 男,45 岁。进行性呼吸困难半年。无咳嗽、咯血及胸痛。查体:血压 110/75mmHg,口唇发绀,颈静脉怒张,双肺呼吸音清,心界无扩大,心率 92 次/分,P_2 亢进,三尖瓣区可触及抬举样搏动,双下肢轻度水肿。为明确诊断,首选的检查是
A. 超声心动图 B. 心电图 C. 肺通气/灌注扫描
D. 肺功能 E. CT 肺动脉造影(2018)

102. 慢性肺心病心力衰竭最重要的治疗是
A. 利尿药 B. 血管扩张药 C. 呼吸兴奋剂
D. 正性肌力药 E. 控制感染、改善呼吸功能

103. 患者,男性,66 岁。持续性呼吸困难 10 小时,3 个月前曾发生股骨颈骨折。高血压病史 10 年。体检:体温 36.5℃,血压 90/60mmHg,颈静脉充盈,P_2 亢进,心脏各瓣膜区未闻及杂音和心包摩擦音。心电图:电轴右偏。血清乳酸脱氢酶(LDH)增高,血清肌酸磷酸激酶同工酶(CK-MB)正常。该患者最可能的诊断是
A. 肺动脉栓塞 B. 急性心肌梗死 C. 急性心包炎
D. 主动脉夹层 E. 胸腔积液

104. 男,56 岁。5 小时前突发右侧胸痛伴咳嗽、憋气,否认其他病史。查体:呼吸 24 次/分,血压 130/80mmHg,双肺呼吸音清晰,未闻及干、湿啰音及胸膜摩擦音。心率 102 次/分,$P_2>A_2$,心脏各瓣膜听诊区未闻及杂音。胸部 X 线片未见异常。动脉血气分析:pH7.45,$PaCO_2$ 32mmHg,PaO_2 55mmHg。下列检查对明确诊断意义最大的是
A. CT 肺动脉造影 B. 心肌坏死标志物 C. 血 D-二聚体
D. UCG E. ECG

105. 明确诊断肺血栓栓塞症首选的检查是
A. CT 肺动脉造影 B. 血 D-二聚体 C. 肺动脉造影
D. 肺通气灌注扫描 E. 超声心动图(2018、2022)

106. 深静脉血栓形成最常见于
    A. 上肢深静脉   B. 上腔静脉   C. 下腔静脉
    D. 门静脉   E. 下肢深静脉

107. 患者,男性,38 岁。突发呼吸困难伴短暂意识丧失,无咳嗽、咳痰及咯血。既往体健。查体:血压 85/65mmHg,呼吸急促,口唇发绀,双肺可闻及少许哮鸣音,心率 110 次/分,P_2 亢进。心电图示窦性心动过速。对明确诊断意义最大的检查是
    A. CT 肺动脉造影   B. 胸部 X 线   C. 血 D-二聚体
    D. 动脉血气分析   E. 血心肌坏死标志物

108. 男,52 岁。突发呼吸困难 4 小时。糖尿病病史 10 年。查体:呼吸 32 次/分,血压 100/70mmHg,颈静脉怒张,双肺呼吸音清晰,未闻及干、湿啰音。心率 105 次/分,$P_2>A_2$。行 CTPA 示右下肺动脉内充盈缺损。该患者宜采取的治疗措施首选
    A. 口服华法林   B. 静脉滴注 rt-PA   C. 肺动脉内注射尿激酶
    D. 皮下注射低分子肝素   E. 手术取栓(2021)

109. 判断肺血栓栓塞症患者需要溶栓治疗的主要依据是
    A. 合并下肢深静脉血栓   B. 存在体循环功能障碍   C. 出现肺动脉高压
    D. 出现右心功能异常   E. 出现呼吸衰竭

110. 伴有血流动力学紊乱的大面积肺栓塞的溶栓治疗时间窗是
    A. ≤3 天   B. ≤7 天   C. ≤14 天
    D. ≤15 天   E. ≤30 天

111. 男性,45 岁,突发胸痛、呼吸困难 3 小时,CTPA 显示右下肺动脉干及左下肺动脉分支多处充盈缺损。查体:脉搏 105 次/分,血压 80/60mmHg,颈静脉怒张,双肺呼吸音清晰,$P_2>A_2$,三尖瓣区可闻及 2/6 级收缩期杂音,左下肢轻度水肿。此时应采取的主要治疗措施是
    A. 静脉滴注 rt-PA   B. 静脉滴注多巴胺   C. 皮下注射低分子肝素
    D. 手术治疗   E. 放置血管支架

112. 下列哪种疾病的胸腔积液是由胸膜毛细血管静水压增高所致?
    A. 缩窄性心包炎   B. 肺结核   C. 膈下脓肿
    D. 肝硬化   E. 淋巴管阻塞

113. 下列疾病中,不会引起漏出性胸腔积液的是
    A. 心力衰竭   B. 低蛋白血症   C. 肝硬化
    D. 肾病综合征   E. 系统性红斑狼疮

114. 女,58 岁。咳嗽、痰中带血、左胸痛 1 个月。胸部 X 线片示左侧大量胸腔积液。查体:左侧呼吸音消失、语颤减弱。有助于明确诊断的检查不包括
    A. 肺功能   B. 胸部 CT   C. 胸膜活检
    D. 支气管镜   E. 胸腔积液细胞学及生化

115. 女,23 岁。因"右侧胸痛伴发热 1 周"就诊,既往体健。体检:右侧第 8 后肋以下叩诊实音,呼吸音消失。胸部 X 线片示右下肺大片致密影,上缘呈外高内低弧形。为明确诊断应首选的检查措施是
    A. PPD 试验   B. 支气管镜   C. 胸部 CT
    D. 胸腔镜   E. 胸腔穿刺

    A. 肋膈角变钝   B. 大片状、边缘模糊阴影
    C. 斑片状、边缘模糊阴影   D. 凸面指向肺内呈"D"字征阴影
    E. 上缘呈外侧升高的反抛物线阴影

116. 胸腔积液量约 400ml,X 线片示
117. 包裹性积液 X 线片示

(118~120 题共用题干)男性,35 岁,3 个月来低热、盗汗、消瘦,1 个月来劳累后气短。查体:体温 37.6℃,右下肺触觉语颤减弱,叩诊呈浊音,呼吸音消失。心尖搏动向左移位,心音正常,心率 98 次/分,律整,无杂音,超声示右侧胸腔中等量积液。

118. 对患者进行初步诊断,首先考虑为
   A. 结核性胸腔积液　　　　B. 病毒性胸腔积液　　　　C. 化脓性胸腔积液
   D. 肿瘤性胸腔积液　　　　E. 风湿性胸腔积液
119. 入院后应采取的最主要诊断措施是
   A. 胸腔穿刺抽液检查　　　B. 血培养　　　　　　　　C. PPD 试验
   D. 胸部 CT 检查　　　　　E. X 线胸片检查
120. 该患者还可能出现的体征是
   A. 右侧肺底下移　　　　　B. 气管向左移位　　　　　C. 右上肺可闻及管样呼吸音
   D. 双侧胸廓肋间隙变窄　　E. 右肺可闻及湿啰音

   A. 肺炎伴胸腔积液　　　　B. 心衰伴胸腔积液　　　　C. 肺癌伴胸腔积液
   D. 结核性胸膜炎　　　　　E. 系统性红斑狼疮伴胸腔积液

121. 胸腔积液化验结果为:pH7.40,WBC1700×10⁶/L,多核细胞 30%,单核细胞 70%,葡萄糖 2.0mmol/L,ADA102U/L。应考虑诊断为
122. 胸腔积液化验结果为:pH7.28,WBC1200×10⁶/L,多核细胞 56%,单核细胞 44%,葡萄糖 2.4mmol/L,ADA15U/L,胸液/血清 CEA 比值为 2。应考虑诊断为

123. 女性,45 岁。呼吸困难、胸痛 1 个月。胸部 B 超发现右侧中等量胸腔积液。化验:血性胸腔积液,比重 1.020,蛋白定量 35g/L,WBC680×10⁶/L,ADA25U/L,最可能的诊断是
   A. 结核性胸腔积液　　　　B. 癌性胸腔积液　　　　　C. 肺栓塞所致胸腔积液
   D. 肺炎旁胸腔积液　　　　E. 肝硬化性胸腔积液

(124~126 题共用题干)男性,30 岁,发热乏力 1 周,呼吸困难 2 天。查体:体温 38.2℃,右中下肺叩诊浊音,呼吸音消失。

124. 该患者最可能的诊断为
   A. 大叶性肺炎　　　　　　B. 干酪性肺炎　　　　　　C. 结核性胸膜炎
   D. 阻塞性肺炎　　　　　　E. 胸膜肥厚粘连
125. 宜选用的治疗方法是
   A. 全身化疗　　　　　　　B. 联合使用抗生素　　　　C. 免疫治疗
   D. 手术治疗　　　　　　　E. 抗结核治疗+胸穿抽液
126. 若经 B 超检查证实为胸腔积液,行穿刺抽液过程中患者突然心悸、出汗、脉细、颜面苍白,应立即给予的治疗措施是
   A. 阿托品肌内注射　　　　B. 肾上腺素皮下注射　　　C. 地塞米松静脉注射
   D. 50%葡萄糖液静脉注射　E. 洋地黄缓慢静脉注射

127. 不符合恶性胸腔积液特点的是胸腔积液
   A. LDH>500U/L　　　　　B. ADA<45U/L　　　　　　C. CEA>20μg/L
   D. 比重<1.018　　　　　 E. 红细胞>500×10⁶/L

128. 下列哪种疾病不是慢性呼吸衰竭的病因?
   A. 重度肺结核　　　　　　　B. 肺间质纤维化　　　　　　C. 尘肺
   D. 胸廓畸形　　　　　　　　E. 严重感染

   A. 肺泡通气量下降　　　　　B. 通气/血流比例失调　　　　C. 弥散障碍
   D. 肺内动-静脉分流　　　　　E. 氧耗量增加

129. 肺栓塞患者出现低氧血症最主要的机制是
130. COPD患者出现低氧血症最主要的机制是

131. 关于缺氧和CO_2潴留对机体影响的比较,错误的是两者可
   A. 有肺通气量增加　　　　　B. 使呼吸频率加快　　　　　C. 引起呼吸性酸中毒
   D. 损害肾功能　　　　　　　E. 使心率增快

132. 急性呼吸衰竭最早出现的症状是
   A. 发绀　　　　　　　　　　B. 呼吸困难　　　　　　　　C. 精神错乱、昏迷
   D. 心动过速　　　　　　　　E. 心律失常

133. COPD合并Ⅱ型呼吸衰竭的患者,拟给予鼻导管吸入29%的氧,其氧流量应为
   A. 0.5L/min　　　　　　　　B. 1L/min　　　　　　　　　C. 1.5L/min
   D. 2L/min　　　　　　　　　E. 3L/min

134. 男,67岁。反复咳嗽、咳痰、喘息5年,再发加重1周。查体:嗜睡,口唇发绀,两肺可闻及哮鸣音和湿啰音,心率120次/分。动脉血气分析:pH7.10,$PaO_2$54mmHg,$PaCO_2$103mmHg。该患者发生呼吸衰竭最主要的机制是
   A. 肺泡通气量减少　　　　　B. 无效腔通气减少　　　　　C. 呼吸中枢抑制
   D. 胸廓扩张受限　　　　　　E. 弥散功能障碍

135. 男,68岁。既往有慢性支气管炎病史10年,1周前因感冒后咳嗽加重来诊。查体:神志模糊,两肺哮鸣音,心率110次/分。血气分析:pH7.30,$PaO_2$50mmHg,$PaCO_2$80mmHg。下列治疗措施正确的是
   A. 静脉滴注尼可刹米　　　　B. 静脉注射毛花苷丙　　　　C. 静脉滴注4%碳酸氢钠
   D. 静脉注射呋塞米　　　　　E. 人工机械通气

136. 男,58岁。因肺心病呼吸衰竭入院。入院查体:神志清晰。血气分析:$PaO_2$30mmHg,$PaCO_2$60mmHg。吸氧后神志渐不清,昏迷。血气分析:$PaO_2$70mmHg,$PaCO_2$80mmHg。病情恶化的原因最可能是
   A. 感染加重　　　　　　　　B. 心力衰竭加重　　　　　　C. 气道阻力增加
   D. 氧疗不当　　　　　　　　E. 周围循环衰竭

137. 患者,男,75岁。慢性支气管炎病史30年。2天前因着凉后发热、咳嗽加重,气急,呼吸困难。动脉血气分析:pH7.10,$PaO_2$50mmHg,$PaCO_2$80mmHg,BE-5mmol/L。本例血气分析结果为
   A. 失代偿性呼吸酸中毒　　　　　　　　　　　B. 呼吸性酸中毒合并代谢性酸中毒
   C. 失代偿性代谢酸中毒　　　　　　　　　　　D. 呼吸性酸中毒合并代谢性碱中毒
   E. 代谢性酸中毒合并呼吸性碱中毒

138. 慢性肺源性心脏病患者,血气分析结果:pH7.43,$PaO_2$47mmHg,$PaCO_2$73mmHg,HCO_3^-28mmol/L。此血气分析结果应诊断为
   A. 呼吸性酸中毒合并代谢性碱中毒　　　　　　B. 呼吸性碱中毒合并代谢性碱中毒
   C. 呼吸性酸中毒合并代谢性酸中毒　　　　　　D. 呼吸性碱中毒合并代谢性酸中毒
   E. 失代偿性代谢性碱中毒

139. 呼吸衰竭时,不符合慢性呼吸性酸中毒表现的是

A. $PaCO_2$ 上升   B. pH 可正常   C. pH 可降低
D. SB>AB   E. HCO_3^- 上升

(140~141题共用题干)男,72岁。间断咳嗽、咳痰20余年,加重伴喘憋1周。近2天出现嗜睡。查体:意识模糊,口唇发绀,球结膜水肿,双肺满布哮鸣音,双下肢水肿。

140. 该患者出现意识障碍的最主要机制是
     A. 脑出血   B. 电解质紊乱   C. 组织缺氧
     D. 二氧化碳潴留   E. 感染中毒性脑病

141. 患者经吸氧后呼吸困难进一步加重。血气分析示 pH7.10,PaO_2 58mmHg,$PaCO_2$ 102mmHg。查体:昏睡,口唇发绀,双肺散在干、湿啰音。此时,应首选的治疗措施是
     A. 糖皮质激素静脉滴注   B. 机械通气   C. 呼吸兴奋剂静脉滴注
     D. 静脉应用广谱抗生素   E. 大剂量呋塞米静脉滴注(2018)

第2章 循环系统疾病

142. 下列哪种疾病容易导致压力负荷过重而引起心力衰竭?
     A. 主动脉瓣关闭不全   B. 二尖瓣关闭不全   C. 动脉导管未闭
     D. 肺动脉瓣狭窄   E. 室间隔缺损

143. 心力衰竭最常见的诱因是
     A. 食盐摄入过多   B. 饮水过多   C. 运动量过大
     D. 输液过多   E. 肺部感染(2017)

144. 用于抢救急性左心衰竭患者的措施是
     A. 服用速效救心丸   B. 静脉滴注生理盐水   C. 静脉滴注葡萄糖液
     D. 静脉注射利尿剂   E. 服用丹参滴丸(2018)

145. 男性,72岁。因持续胸痛6小时入院,查体双肺底有少量湿啰音,诊断为急性心肌梗死。该患者心功能分级为
     A. NYHA分级Ⅰ级   B. NYHA分级Ⅱ级   C. NYHA分级Ⅲ级
     D. Killip分级Ⅱ级   E. Killip分级Ⅲ级

146. 患者,男性,60岁,心肌梗死病史15年。近1年来,每天从事原日常活动时出现心悸、气短,休息后好转,心功能应判定为
     A. NYHA分级Ⅰ级   B. NYHA分级Ⅱ级   C. NYHA分级Ⅲ级
     D. Killip分级Ⅱ级   E. Killip分级Ⅲ级

     A. 劳力性呼吸困难   B. 夜间阵发性呼吸困难   C. 端坐呼吸
     D. 急性肺水肿   E. 咳嗽咯血

147. 慢性左心衰竭最早出现的症状是
148. 左心衰竭呼吸困难最严重的形式是

     A. 肝大   B. 颈静脉怒张   C. 胸腔积液
     D. 肝颈静脉反流征   E. 呼吸困难

149. 临床上鉴别门静脉性肝硬化和右心衰竭的要点是
150. 诊断右心衰竭最可靠的体征是

151. 男,72岁。10年前因急性心肌梗死住院。5年前出现活动后气短,夜间憋醒。近1年双下肢水肿、少尿。查体:血压140/90mmHg,颈静脉怒张,双下肺可闻及细湿啰音。心界向两侧扩大,心率110次/分,肝肋下3cm,质中,压痛(+),双下肢水肿。该患者最可能的诊断为
    A. 左心衰竭   B. 右心衰竭   C. 心功能Ⅲ级(Killip分级)
    D. 心功能Ⅲ级(NYHA分级)   E. 全心衰竭

152. 急性肺水肿患者抢救时不宜选用
    A. 依那普利   B. 吗啡   C. 呋塞米
    D. 硝普钠   E. 氨茶碱(2018)

153. 男,59岁。活动后气短半年,夜间憋醒1周。既往陈旧性心肌梗死3年。查体:血压110/80mmHg,双下肺可闻及少许湿啰音,心率98次/分,心律齐。最有助于明确该患者气短原因的检查是
    A. 胸部X线   B. 超声心动图   C. 血常规
    D. 动脉血气分析   E. 肺功能

154. 治疗心力衰竭最常用的药物是
    A. 利尿剂   B. 洋地黄制剂   C. β受体阻滞剂
    D. 钙通道阻滞剂   E. 血管紧张素转换酶抑制剂

155. 男,35岁。入院诊断为扩张型心肌病,心功能Ⅳ级。心电图示心率96次/分,心房颤动。血清钾6.5mmol/L,血清钠130mmol/L。该患者不宜应用
    A. 硝普钠   B. 呋塞米   C. 螺内酯
    D. 地高辛   E. 阿司匹林

(156~158题共用题干)女性,75岁。半年来稍活动后心悸、气短,近1个月来夜间不能平卧、双下肢水肿来院,5年前患前壁心肌梗死,有高血压病史16年、糖尿病病史12年。查体:体温37.3℃,脉搏88次/分,血压135/60mmHg,半卧位,颈静脉怒张,双肺底可闻及湿啰音,心界向左下扩大,心率120次/分,心律不齐,A₂=P₂,脉短绌,腹壁厚,肝触诊不满意,双下肢凹陷性水肿(++)。

156. 该患者目前选用的治疗药物中,不恰当的是
    A. 噻嗪类利尿剂   B. β受体拮抗剂   C. 硝酸酯类制剂
    D. 洋地黄制剂   E. 降糖药

157. 针对该患者的心律不齐应首选的药物是
    A. 普罗帕酮   B. 胺碘酮   C. 维拉帕米
    D. 地高辛   E. 利多卡因

158. 患者检验结果:血白细胞 $12.4×10^9$/L,中性粒细胞82%,ALT42U/L,血肌酐300μmol/L,TC4.21mmol/L,LDL-C2.96mmol/L,血 K^+4.98mmol/L,血 Na^+138mmol/L,血糖6.5mmol/L。根据检验结果,该患者应调整的治疗药物中,不恰当的是
    A. 增加ACEI   B. 改用袢利尿剂   C. 加用抗生素
    D. 增加他汀类制剂   E. 加用阿司匹林

159. 治疗慢性心功能不全和逆转心肌肥厚并能降低病死率的药物是
    A. 强心苷   B. 哌唑嗪   C. 硝酸甘油
    D. 酚妥拉明   E. 卡托普利

160. 女,30岁。活动后心悸2年,1周前受凉后出现咳嗽、咳白痰。有风湿性心脏病二尖瓣狭窄史。查体:血压90/60mmHg,高枕卧位,双肺底可闻及较密的细湿啰音,心率140次/分,心律绝对不齐,S_1强弱不一。治疗首选
    A. 毛花苷丙   B. 青霉素   C. 硝普钠

D. 美托洛尔 E. 多巴酚丁胺

161. 洋地黄的禁忌证是
   A. 扩张型心肌病　　　B. 肥厚梗阻型心肌病　　　C. 缺血性心肌病
   D. 急性心肌炎　　　　E. 风湿性心脏病

162. 患者，男，52岁。患扩张型心肌病16年，呼吸困难、活动受限、下肢水肿4年，来院检查。查体：血压90/60mmHg，心率96次/分，心律整，双肺底多数湿啰音，左心室舒张末内径69mm，LVEF31%，尿蛋白微量，肾小球滤过率25ml/min。此时对患者进行治疗，最合适的药物是
   A. 卡托普利+呋塞米+美托洛尔　　　B. 卡托普利+氢氯噻嗪+硝酸酯
   C. 氯沙坦钾+呋塞米+螺内酯　　　　D. 氯沙坦钾+美托洛尔+硝酸酯
   E. 卡托普利+硝酸酯+美托洛尔

163. 风心病患者，突发呼吸困难，咳粉红色泡沫痰，血压120/80mmHg，心率140次/分，心律绝对不齐。该患者首选治疗药物是
   A. 普罗帕酮　　　B. 利多卡因　　　C. 毛花苷丙
   D. 尼可刹米　　　E. 胺碘酮

164. 男，63岁。高血压病史8年，突然心悸、气促、咳粉红色泡沫痰，不能平卧。查体：端坐位，口唇略发绀。血压220/130mmHg，双肺满布湿啰音。心界扩大，心率120次/分，心律齐，心尖区可闻及舒张早期奔马律，无杂音。对于该患者最恰当的治疗组合是
   A. 硝酸甘油、毛花苷丙、美托洛尔　　　B. 硝酸甘油、地尔硫䓬、呋塞米
   C. 硝普钠、毛花苷丙、呋塞米　　　　　D. 硝普钠、地尔硫䓬、呋塞米
   E. 尼卡地平、毛花苷丙、美托洛尔

165. 患者，男，64岁。突发心肌梗死10小时入院。排尿时突发呼吸困难，咳粉红色泡沫痰。查体：血压110/60mmHg，心率102次/分。下列处理措施不恰当的是
   A. 静脉注射毛花苷丙　　　B. 静脉注射硝普钠　　　C. 皮下注射吗啡
   D. 静脉注射呋塞米　　　　E. 静脉注射硝酸甘油（2020）

166. 心电图示：提前发生的P波，形态与窦性P波略不同，PR间期0.14秒，QRS波群形态和时限正常。该心律失常最可能是
   A. 房性期前收缩　　　B. 阵发性室性心动过速　　　C. 心房颤动
   D. 室性期前收缩　　　E. 阵发性室上性心动过速

167. 女，33岁。健康查体时心电图发现偶发房性期前收缩。既往体健。查体：心界不大，心率80次/分，心脏各瓣膜区未闻及杂音。该患者最恰当的处理措施是
   A. 寻找病因，定期随诊　　　B. 口服普罗帕酮　　　C. 口服美西律
   D. 口服胺碘酮　　　　　　　E. 静脉注射利多卡因

168. 男性，60岁。因扩张型心肌病、心脏扩大、心功能Ⅳ级、心电监测呈现频发室性期前收缩伴短阵发性室性心动过速来院就诊。首选治疗药物是
   A. 胺碘酮　　　B. 利多卡因　　　C. 美托洛尔
   D. 普罗帕酮　　E. 奎尼丁

169. 急性心肌梗死左心功能不全伴频发多源性室性期前收缩，用利多卡因无效，应选择的治疗药物是
   A. 普鲁卡因胺　　　B. 普罗帕酮　　　C. 维拉帕米
   D. 胺碘酮　　　　　E. 阿替洛尔

170. 男，35岁。阵发性心悸3年，发作时按摩颈动脉窦心悸可突然终止。发作时心电图示：心室率190次/分，逆行P波，QRS波群形态与时限正常。该患者最可能的诊断是
   A. 心房颤动　　　B. 窦性心动过速　　　C. 房性期前收缩

D. 阵发性室性心动过速 　　　　E. 阵发性室上性心动过速

171. 男,49 岁。发作劳力性胸痛 2 个月余,每次持续 5~10 分钟,休息 2~3 分钟可自行缓解。查体:血压 140/90mmHg,心率 110 次/分,心律齐。心电图示窦性心律。为控制心率宜首选的药物是
　　A. 美托洛尔 　　　　B. 普罗帕酮 　　　　C. 胺碘酮
　　D. 地高辛 　　　　E. 维拉帕米(2017)

172. 心房颤动时 f 波的频率为
　　A. 100~150 次/分 　　　　B. 150~300 次/分 　　　　C. 250~300 次/分
　　D. 300~500 次/分 　　　　E. 350~600 次/分

　　A. 首诊房颤 　　　　B. 阵发性房颤 　　　　C. 持续性房颤
　　D. 长期持续性房颤 　　　　E. 永久性房颤

173. 女性,45 岁。患风湿性心脏病二尖瓣狭窄 20 年。近 1 个月来多次突发心悸,心电图证实为心房颤动,持续几分钟至几小时不等,可自行恢复。应诊断为

174. 男性,47 岁。心悸 3 年。动态心电图检查示:快心室率心房颤动。曾服用胺碘酮转复为窦性心律并维持。1 个月前心房颤动再发,改用电复律成功。应诊断为

175. 男,65 岁。心房颤动及高血压病史 5 年,糖尿病病史 2 年,1 年前曾发作言语不利伴肢体活动障碍。该患者长期抗栓治疗的药物应首选
　　A. 华法林 　　　　B. 阿司匹林 　　　　C. 氯吡格雷
　　D. 低分子肝素 　　　　E. 双嘧达莫(2018)

176. 女性,62 岁。患高血压病 10 年,2 个月来发作性心悸,心电图诊断为心房颤动,持续 5~24 小时自行恢复。4 天前再次发作后持续不缓解来院。查体:血压 125/70mmHg,心率 90 次/分,对该患者正确的治疗措施是
　　A. 立即采取电转复 　　　　B. 立即静脉输注胺碘酮转复 　　　　C. 华法林抗凝 3 周后转复
　　D. 导管消融 　　　　E. 经胸 UCG 检查心房内无血栓即可转复

(177~179 题共用题干) 患者,男,55 岁。因心悸伴消瘦 1 周来诊。查体:脉搏 84 次/分,血压 148/60mmHg,甲状腺弥漫性Ⅱ度肿大,可闻及血管杂音,肺(-),心率 112 次/分,心律绝对不整,心音强弱不等,腹(-)。

177. 该患者的心律失常类型是
　　A. 心房颤动 　　　　B. 心房扑动 　　　　C. 频发房性期前收缩
　　D. 频发室性期前收缩 　　　　E. 三度房室传导阻滞

178. 产生心律失常的最可能原因是
　　A. 冠心病 　　　　B. 甲亢性心脏病 　　　　C. 心肌病
　　D. 高血压病 　　　　E. 风心病

179. 为明确诊断,首选的检查是
　　A. 超声心动图 　　　　B. 心肌酶谱 　　　　C. 血 T_3、T_4 测定
　　D. 冠状动脉造影 　　　　E. B 型超声

180. 下列哪种心律失常有器质性心脏病的可能性最大?
　　A. 三度房室传导阻滞 　　　　B. 室性心动过速 　　　　C. 窦性心动过缓
　　D. 心房扑动 　　　　E. 室性期前收缩

181. 二度Ⅰ型房室传导阻滞的心电图表现是
　　A. P 波与 QRS 群无关 　　　　B. PR 间期固定,时有 QRS 波群脱落

C. QRS 波群增宽　　　　　　　　D. PR 间期延长,间距≥0.20s

E. PR 间期逐渐延长,伴 QRS 波群脱落,呈周期性变化(2020)

182. 女,64 岁。持续胸痛 4 小时,突然出现头晕。查体:血压 95/65mmHg,心率 32 次/分,心律齐。心电图:Ⅱ、Ⅲ、aVF 导联 ST 段弓背向上抬高 0.3mV。V_1~V_5 导联 ST 段压低 0.2mV,QRS 波群时限 0.14秒。该患者最可能出现的心律失常是
　　A. 二度窦房传导阻滞　　　　B. 完全性右束支传导阻滞　　　　C. 三度房室传导阻滞
　　D. 心房扑动　　　　　　　　E. 窦性心动过缓(2016)

183. 男,55 岁。突发持续性胸痛 4 小时。查体:BP100/50mmHg,心率 30 次/分,心律齐。心电图示急性下壁、右室心肌梗死,三度房室传导阻滞。为提高心率应立即采取的治疗措施是
　　A. 静脉滴注异丙肾上腺素　　B. 植入临时性心脏起搏器　　C. 静脉注射肾上腺素
　　D. 同步直流电复律　　　　　E. 静脉滴注多巴酚丁胺

184. 男,50 岁。因持续心悸 5 天入院。既往体健。查体:血压 142/80mmHg,心界不大,心率 132 次/分,心律不齐。心电图示:P 波消失,代之以 f 波,心室律绝对不规则。控制心室率宜首选
　　A. 华法林　　　　　　　　　B. 腺苷　　　　　　　　　　C. 胺碘酮
　　D. 美托洛尔　　　　　　　　E. 普罗帕酮

185. 患者,女性,70 岁。反复晕厥伴抽搐 2 天。既往无胸痛、气促、发绀及下肢浮肿病史。查体:心率 40次/分,血压 180/90mmHg。心律齐,心尖部第一心音强弱不等。患者反复晕厥伴抽搐的原因可能是
　　A. 高血压脑病　　　　　　　B. 窦性心动过缓伴室性期前收缩
　　C. 二度Ⅱ型房室传导阻滞　　D. 完全性房室传导阻滞
　　E. 阵发性心房颤动伴房室传导阻滞

186. 属于冠状动脉粥样硬化性心脏病主要危险因素的是
　　A. 饮酒　　　　　　　　　　B. 水污染　　　　　　　　　C. 生活节奏加快
　　D. 吸烟　　　　　　　　　　E. 饮咖啡(2018)

187. 动脉粥样硬化最重要的危险因素是
　　A. 年龄　　　　　　　　　　B. 脂质代谢异常　　　　　　C. 高血压
　　D. 糖尿病　　　　　　　　　E. 肥胖症

188. 稳定型心绞痛患者发作时典型临床表现不包括
　　A. 血压下降　　　　　　　　B. 心率加快　　　　　　　　C. 第二心音逆分裂
　　D. 出现第四心音奔马律　　　E. 一过性心尖部收缩期杂音

189. 男性,56 岁。近 1 个月来反复出现发作性胸部压抑感,向咽喉部放射,持续 10 分钟左右自行缓解,既往有高血压、糖尿病病史,吸烟 35 年。为明确诊断,不宜进行的检查是
　　A. 心肌酶学　　　　　　　　B. 冠状动脉 CT　　　　　　　C. 冠状动脉造影
　　D. 24 小时动态心电图　　　　E. 心电图活动平板负荷试验

190. 患者,男性,70 岁。阵发性胸痛 5 年,发作时心尖部可闻及 3/6 收缩期吹风样杂音,症状缓解后消失。最可能的原因是
　　A. 二尖瓣腱索断裂　　　　　B. 合并风湿性心脏瓣膜病　　C. 乳头肌功能不全
　　D. 二尖瓣环扩张　　　　　　E. 退行性心脏瓣膜病(2019)

191. 心绞痛急性发作时,为迅速缓解症状,应该选用
　　A. 皮下注射阿托品　　　　　B. 肌内注射哌替啶　　　　　C. 口服对乙酰氨基酚
　　D. 舌下含化硝酸甘油　　　　E. 口服硝酸甘油

192. 对于稳定型心绞痛患者,既能减轻症状又能改善预后的药物是
　　A. β受体拮抗剂　　　　　　B. 硝酸酯类　　　　　　　　C. 钙通道阻滞剂

D. 阿司匹林　　　　　　　E. 血管紧张素转换酶抑制剂

193. 男,54岁。阵发性胸痛1个月余,均发生于夜间睡眠中,每次持续30分钟。胸痛发作时心电图示ST段一过性抬高。最可能的诊断是
    A. 急性心肌梗死　　　　B. 初发性劳力性心绞痛　　C. 稳定型心绞痛
    D. 变异型心绞痛　　　　E. 急性心包炎

194. 对于不稳定型心绞痛患者,只要没有禁忌,均应尽早使用
    A. 硝酸甘油　　　　　　B. 阿司匹林　　　　　　　C. 氯吡格雷
    D. 阿昔单抗　　　　　　E. 比伐卢定

195. 急性心肌梗死最常发生的心律失常是
    A. 心房颤动　　　　　　B. 房性期前收缩　　　　　C. 房室传导阻滞
    D. 室性期前收缩　　　　E. 心室颤动

196. 下列哪项不是急性心肌梗死的体征?
    A. 第一心音减弱　　　　B. 第三心音奔马律　　　　C. 第四心音奔马律
    D. 心尖部舒张期杂音　　E. 心包摩擦音

197. 心绞痛与急性心肌梗死临床表现的主要鉴别点是
    A. 疼痛部位　　　　　　B. 疼痛性质　　　　　　　C. 疼痛程度
    D. 疼痛放射部位　　　　E. 疼痛持续时间

198. 患者,男性,36岁。2天前突发持续性胸痛5小时,自行服止痛药略好转。今日心电图示Ⅱ、Ⅲ、aVF导联可见Q波。查体:呼吸16次/分,血压110/80mmHg,$P_2>A_2$。血清肌钙蛋白I升高。该患者最可能的诊断为
    A. 陈旧下壁心肌梗死　　B. 陈旧前壁心肌梗死　　　C. 急性下壁心肌梗死
    D. 急性前壁心肌梗死　　E. 肺血栓栓塞症

199. 心肌坏死的心电图特征性表现是
    A. ST段水平型下降　　　B. 病理性Q波　　　　　　C. T波低平
    D. 冠状T波　　　　　　 E. ST段抬高呈弓背向上型

200. 女,60岁。6小时前突发胸骨后疼痛,压榨性,含服硝酸甘油后可暂时缓解,然后疼痛持续加重。既往有高血压病史10年。查体:血压130/70mmHg,心率83次/分,律齐,$A_2>P_2$,双肺呼吸音清。心电图:$V_1 \sim V_6$导联ST段压低0.4mV。不宜施行的治疗是
    A. 口服氯吡格雷　　　　B. 口服阿司匹林　　　　　C. 静脉滴注硝酸甘油
    D. 静脉滴注尿激酶　　　E. 皮下注射低分子肝素(2019)

201. 男性,52岁。突发心前区闷痛4小时。心电图示$V_1 \sim V_4$导联ST段弓背向上抬高,有病理性Q波。该患者最可能的诊断是
    A. 急性下壁心肌梗死　　B. 急性前间壁心肌梗死　　C. 急性广泛前壁心肌梗死
    D. 急性高侧壁心肌梗死　E. 急性正后壁心肌梗死

202. 当患者发作剧烈胸痛时,下列哪项检查结果正常,可排除急性冠脉综合征的诊断?
    A. CK-MB　　　　　　　B. 肌钙蛋白　　　　　　　C. 超声心动图
    D. 18导联心电图　　　　E. 肌红蛋白

    A. 肌酸激酶　　　　　　B. 肌钙蛋白　　　　　　　C. 肌红蛋白
    D. 乳酸脱氢酶　　　　　E. 肌酸激酶同工酶

203. 急性心肌梗死后最早升高的血清标志物是

204. 对急性心肌梗死后诊断特异性最高的血清标志物是

第十三篇 内科学试题
第2章 循环系统疾病

205. 男性,60岁。因急性心肌梗死收入院。住院第二天心尖部闻及(2~3)/6级粗糙收缩期杂音,间断伴喀喇音,经抗缺血治疗后心脏杂音消失。该患者最可能的诊断为
    A. 心脏乳头肌功能失调   B. 心脏乳头肌断裂   C. 心脏游离壁破裂
    D. 心脏二尖瓣穿孔   E. 心室膨胀瘤

206. 患者,男,68岁,广泛前壁心肌梗死经治疗后疼痛缓解。发病72小时后突然呼吸困难,不能平卧。心率140次/分,胸骨左缘第4肋间可闻及4/6级响亮收缩期杂音,伴震颤,经积极抢救无效死亡。该患者死亡的原因可能是
    A. 心室壁瘤   B. 心肌梗死并发栓塞   C. 心脏破裂
    D. 主动脉夹层   E. 心室膨胀瘤

207. 男性,47岁,10天前患急性前壁心肌梗死入院,一天来胸痛再发,呈持续性,在吸气时及仰卧位时加重,坐位或前倾位时减轻。查体:体温37.5℃,血压正常,右肺底叩诊浊音,呼吸减弱,可闻及心包摩擦音,胸部X线片示右侧胸腔少量积液。WBC11×10^9/L,血沉28mm/h。最可能的诊断是
    A. 心肌梗死扩展   B. 不稳定型心绞痛   C. 变异型心绞痛
    D. 肺栓塞   E. 心肌梗死后综合征

208. 急性心肌梗死4小时,最适宜的治疗方案是
    A. 哌替啶   B. 介入治疗   C. 射频消融
    D. 静脉滴注硝酸甘油   E. 糖皮质激素+扩血管药物静脉滴注

209. 患者,男,50岁,持续胸痛8小时,喘憋2小时入院。既往无高血压病史。查体:BP150/70mmHg,端坐位,双肺可闻及少许湿啰音,心界不大,心率110次/分,律齐,P$_2$>A$_2$。心电图示Ⅰ、aVL、V$_1$~V$_6$导联ST段抬高0.1~0.4mV,可见病理性Q波。该患者应慎用的治疗药物为
    A. 皮下注射吗啡   B. 静脉注射毛花苷丙   C. 口服阿司匹林
    D. 静脉注射硝酸甘油   E. 静脉注射呋塞米(2020)

(210~212题共用题干)患者,女性,74岁,1周前因股骨颈骨折卧床行牵引治疗。8小时前在睡眠中突发心前区疼痛,持续伴阵发加重,出汗,口含硝酸甘油不缓解。既往有高血压、糖尿病病史。入院查体:脉搏62次/分,血压110/70mmHg,双肺(-),心脏不大,律齐,A$_2$>P$_2$,双侧脉搏对称。心电图提示V$_1$~V$_5$导联呈QS波,ST段弓背向上抬高。

210. 对该患者最可能的诊断是
    A. 肺栓塞   B. 主动脉夹层   C. 不稳定型心绞痛
    D. 急性心肌梗死   E. 变异型心绞痛

211. 为明确诊断,最有价值的检查是
    A. 肌酸激酶同工酶   B. D-二聚体   C. 肌钙蛋白T
    D. 脑钠肽   E. 肌酸激酶

212. 下面关于该患者的急诊处理措施,错误的是
    A. 溶栓治疗   B. 抗凝治疗   C. 抗血小板治疗
    D. 急诊介入治疗   E. 降血糖治疗

213. 男,65岁,患高血压多年。1年来血压波动在(170~180)/(110~120)mmHg。X线胸片示左心室增大,肺淤血。眼底检查为高血压3级改变。尿常规正常。该患者应诊断为
    A. 高血压1级   B. 高血压2级   C. 高血压3级
    D. 高血压危象   E. 高血压脑病

214. 男,26岁。发现高血压1年。查体:双上肢血压180/100mmHg,双下肢血压140/80mmHg,BMI20kg/m^2,腰围80cm,正力体型,心尖区可闻及2/6级收缩期杂音,肩胛间区可闻及血管杂音,余瓣膜区

未闻及杂音。该患者最可能的诊断是

A. 主动脉缩窄   B. 肾动脉狭窄   C. 嗜铬细胞瘤

D. 原发性醛固酮增多症   E. 皮质醇增多症

215. 患者,男,32岁。发现血压高1年,最高达到170/100mmHg,口服硝苯地平片治疗。近半年来出现头晕,发作性全身乏力,手足麻木,口渴,夜尿增多。查尿糖(-),尿蛋白(±),尿比重1.010,血钾3.01mmol/L。最可能的诊断是

A. 原发性高血压   B. 原发性醛固酮增多症   C. 肾血管性高血压

D. 肾实质性高血压   E. 嗜铬细胞瘤

216. 女,66岁。快步行走时右下肢疼痛,休息数分钟后缓解。其父亲52岁时被确诊为急性心肌梗死。血压170/106mmHg,血清总胆固醇6.0mmol/L,两次空腹血糖>9.0mmol/L,右足背动脉搏动未触及。该患者高血压诊断的分级是

A. 2级,高危   B. 2级,很高危   C. 1级,低危

D. 1级,高危   E. 1级,很高危

A. 120/80mmHg   B. 130/80mmHg   C. 140/90mmHg

D. 150/100mmHg   E. 160/100mmHg

217. 高血压的降压治疗对象是血压≥

218. 普通高血压患者降压治疗的目标值应<

219. 高血压合并糖尿病患者降压治疗的目标值应<

220. 高血压合并心力衰竭患者降压治疗的目标值应<

221. 高血压合并慢性肾脏病患者降压治疗的目标值应<

A. 钙通道阻滞剂   B. 血管紧张素转化酶抑制剂   C. 利尿剂

D. α受体拮抗剂   E. β受体拮抗剂

222. 高血压合并糖尿病的首选降压药是

223. 高血压合并甲状腺功能亢进症的首选降压药是(2020)

224. 使用血管紧张素转换酶抑制剂降压的患者血清肌酐水平不宜超过

A. 88μmol/L   B. 133μmol/L   C. 177μmol/L

D. 221μmol/L   E. 265μmol/L

225. 患者,女,50岁。糖尿病肾病伴高血压,血压170/100mmHg,心率54次/分,血肌酐158μmol/L。最适宜的治疗药物组合是

A. 氢氯噻嗪、吲达帕胺   B. 氨氯地平、缬沙坦   C. 美托洛尔、维拉帕米

D. 普萘洛尔、卡托普利   E. 螺内酯、福辛普利(2018)

226. β受体阻滞剂的主要副作用是

A. 咳嗽   B. 引起血钾增高   C. 导致高尿酸血症

D. 诱发哮喘   E. 引起血钠降低

227. 高血压患者长期使用血管紧张素转换酶抑制剂(ACEI)后,出现刺激性干咳的原因是

A. ACEI的刺激作用   B. ACEI能促进纤毛运动   C. ACEI使支气管分泌减少

D. 体内缓激肽增加   E. 体内缓激肽减少

228. 患者,男,59岁。头痛、头晕1周。感恶心,未呕吐。既往有支气管哮喘、痛风病史。查体:血压160/80mmHg,心率55次/分,律齐。该患者宜首选的降压药是

A. 美托洛尔   B. 氨氯地平   C. 维拉帕米

D. 卡维地洛 E. 氢氯噻嗪

229. 男,35岁。发现血压升高3个月。既往体健。查体:血压150/95mmHg,心率96次/分,双肺呼吸音清晰。该患者最适合的治疗药物是
A. 利血平 B. 普萘洛尔 C. 硝普钠
D. 哌唑嗪 E. 可乐定

230. 男性,50岁。突发剧烈头痛,呕吐,视物模糊,血压210/130mmHg,首选降压药物是
A. 呋塞米 B. 普萘洛尔 C. 卡托普利
D. 维拉帕米 E. 硝普钠

231. 男,50岁。突发呼吸困难,咳粉红色泡沫痰,血压190/100mmHg。该患者的最佳治疗药物是
A. 毛花苷丙 B. 氨茶碱 C. 硝普钠
D. 多巴酚丁胺 E. 硝酸甘油

232. 关于继发性高血压的错误叙述是
A. 慢性肾小球肾炎所致的高血压主要与水钠潴留及血容量增加有关
B. 肾血管性高血压在继发性高血压中属不常见的一种
C. 原发性醛固酮增多症仅少数病例可发展为重度或恶性高血压
D. 嗜铬细胞瘤在继发性高血压中是较少的一种
E. 对40岁以下的高血压者应着重考虑继发性高血压的可能

233. 患者,男,40岁。间断发作头痛伴苍白、出汗、心悸,发作性血压升高,发作时血压200/130mmHg。最可能的诊断是
A. 原发性醛固酮增多症 B. 肾动脉狭窄 C. 嗜铬细胞瘤
D. 库欣综合征 E. 原发性高血压(2020)

234. 患者,男,40岁。血压升高4年,半年前出现双下肢无力,夜尿增多,食欲较前无变化。查体:血压170/100mmHg,神志清,心率80次/分,双下肢无水肿。患者最可能合并
A. 低钙血症 B. 代谢性碱中毒 C. 低磷血症
D. 低钾血症 E. 低血糖(2020)

235. 男性,42岁。运动时胸闷1周。体检:胸骨左缘第3~4肋间可闻及粗糙的喷射性收缩期杂音。心电图示Ⅱ、Ⅲ、aVF导联出现病理性Q波。超声心动图示室间隔流出道部分向左心室内突出,二尖瓣前叶在收缩期前方运动。该患者最可能的诊断是
A. 室间隔缺损 B. 风湿性主动脉瓣狭窄 C. 肥厚型心肌病
D. 急性心肌梗死 E. 劳力性心绞痛

236. 扩张型心肌病超声心动图检查不可能出现
A. 二尖瓣反流 B. 三尖瓣反流 C. 二尖瓣狭窄
D. 心室扩大 E. 室壁运动普遍减弱

A. X线胸片 B. 冠状动脉造影 C. 超声心动图
D. CMR E. 心肌核素显像

237. 对诊断扩张型心肌病价值最大的辅助检查是

238. 对诊断扩张型心肌病价值最小的辅助检查是

(239~241题共用题干)男性,56岁。3年来劳累后心悸、气短进行性加重,多次出现夜间睡眠中呼吸困难,坐起后可缓解。半年来感腹胀、食欲下降、尿少、下肢水肿。既往无高血压、糖尿病、高脂血症。查体:脉搏88次/分,血压130/70mmHg,半卧位,颈静脉怒张,双肺底可闻及湿啰音,心前区搏

动弥散,心界向两侧扩大,心率110次/分,心律不齐,心音强弱不等,$P_2>A_2$,心尖部可闻及3/6级收缩期吹风样杂音,肝肋下2.0cm,肝颈静脉反流征(+),下肢水肿(++)。

239. 该患者最可能的诊断是
    A. 扩张型心肌病　　　　　　　B. 心瓣膜病　　　　　　　　C. 心包积液
    D. 冠状动脉粥样硬化性心脏病　E. 肥厚型心肌病

240. 为明确诊断,最有价值的检查是
    A. 动态心电图　　　　　　　　B. 超声心动图　　　　　　　C. 胸部X线片
    D. 冠状动脉CT　　　　　　　　E. CMR

241. 该患者心律不齐最可能的类型是
    A. 心房颤动　　　　　　　　　B. 窦性心律不齐　　　　　　C. 阵发性心动过速
    D. 频发期前收缩　　　　　　　E. 三度房室传导阻滞

(242~244题共用题干)男,28岁。劳动时出现胸部闷痛,多次晕倒,数分钟后意识恢复。体检:血压120/80mmHg,双肺(-),心界不大,胸骨左缘第4肋闻及喷射性收缩期杂音,屏气时杂音增强。

242. 最可能的诊断为
    A. 冠心病　　　　　　　　　　B. 风湿性心瓣膜病　　　　　C. 肥厚型梗阻性心肌病
    D. 先天性心脏病　　　　　　　E. 病态窦房结综合征

243. 应首选的检查是
    A. 心电图　　　　　　　　　　B. 超声心动图　　　　　　　C. 心肌核素显像
    D. 冠状动脉造影　　　　　　　E. X线胸片

244. 适宜治疗药物是
    A. 硝酸酯类　　　　　　　　　B. 洋地黄类　　　　　　　　C. 利尿剂
    D. β受体拮抗剂　　　　　　　E. 抗生素

245. 肥厚型心肌病最常见的症状是
    A. 充血性心力衰竭　　　　　　B. 劳力性呼吸困难　　　　　C. 晕厥
    D. 胸痛　　　　　　　　　　　E. 心律失常

246. 女,22岁。4周前发热、咳嗽、流涕,持续1周自愈。近1周心悸、气短。否认心脏病史。查体:体温36.2℃,血压110/65mmHg,心界不大。血清CK-MB水平增高。心电图示窦性心律,心率103次/分,PR间期0.21秒,余未见异常。最可能的诊断是
    A. 急性心肌梗死　　　　　　　B. 急性心包炎　　　　　　　C. 扩张型心肌病
    D. 肥厚型心肌病　　　　　　　E. 病毒性心肌炎

247. 因支气管静脉曲张破裂所致咯血最常见于
    A. 肺结核　　　　　　　　　　B. 肺脓肿　　　　　　　　　C. 肺栓塞
    D. 二尖瓣狭窄　　　　　　　　E. Wegener肉芽肿

248. 风湿性心脏病二尖瓣狭窄患者,早期呼吸困难常表现为
    A. 端坐呼吸　　　　　　　　　B. 劳力性呼吸困难　　　　　C. 夜间阵发性呼吸困难
    D. 心源性哮喘　　　　　　　　E. 急性肺水肿

249. 风湿性心内膜炎常累及的心瓣膜是
    A. 三尖瓣　　　　　　　　　　B. 肺动脉瓣　　　　　　　　C. 二尖瓣
    D. 主动脉瓣　　　　　　　　　E. 二尖瓣和肺动脉瓣(2018)

250. 心影呈梨形常见于
    A. 肺动脉段膨出　　　　　　　B. 左心室、右心室增大　　　C. 右心室增大

D. 右心房、右心室增大 E. 主动脉弓膨出（2020）

(251~254题共用题干）女，27岁。劳累后心悸、气短5年，近1周间断咯血，无发热。查体：双颊紫红，口唇轻度发绀，颈静脉无怒张。两肺未闻及干、湿啰音。心浊音界在胸骨左缘第3肋间向左扩大。心尖部局限性舒张期隆隆样杂音，第一心音亢进，可闻及开瓣音。肝脏不大，下肢无水肿。

251. 本病诊断应首先考虑
 A. 肺结核　　　　　　　B. 风心病二尖瓣狭窄　　　C. 室间隔缺损
 D. 扩张型心肌病　　　　E. 风心病二尖瓣关闭不全

252. 本病最易发生的心律失常是
 A. 一度房室传导阻滞　　B. 心房颤动　　　　　　　C. 心室颤动
 D. 室性期前收缩　　　　E. 窦性心动过缓

253. 本病致死的主要原因是
 A. 心功能不全　　　　　B. 心律失常　　　　　　　C. 肺栓塞
 D. 亚急性感染性心内膜炎　E. 呼吸道感染

254. 该患者首选的治疗措施是
 A. 内科治疗　　　　　　B. 经皮球囊二尖瓣成形术　C. 闭式二尖瓣分离术
 D. 直视二尖瓣分离术　　E. 人工瓣膜置换术

255. 男性，53岁。1个月来活动后气短、心悸，自觉体力明显下降。偶有夜间憋醒，坐起休息后可缓解，有高血压病史1年，最高血压达150/90mmHg，吸烟25年。查体：脉搏88次/分，血压130/80mmHg，平卧位，颈静脉充盈，双肺底可闻及湿啰音，心界向两侧扩大，心率108次/分，心律不齐，心音强弱不等，心尖部可闻及2/6级收缩期吹风样杂音，肝肋下可及，下肢水肿(±)。首先可以排除的疾病是
 A. 心包积液　　　　　　B. 扩张型心肌病　　　　　C. 冠心病
 D. 风湿性心脏瓣膜病　　E. 心力衰竭

(256~258题共用题干）女性，35岁，因心悸1个月就诊。查体：脉搏78次/分，血压130/85mmHg，心界向左扩大，心律不齐，心率96次/分，心尖部可闻及3/6级收缩期吹风样杂音及舒张期隆隆样杂音，P_2亢进，胸骨左缘第2肋间可闻及柔和的舒张期杂音。

256. 该患者最可能的心脏器质性疾病诊断是风心病
 A. 二尖瓣狭窄伴肺动脉瓣关闭不全　　B. 二尖瓣狭窄伴二尖瓣关闭不全
 C. 二尖瓣关闭不全伴肺动脉瓣关闭不全　D. 二尖瓣狭窄及关闭不全伴肺动脉瓣关闭不全
 E. 主动脉瓣狭窄伴主动脉瓣关闭不全

257. 该患者听诊不可能出现的心音特点是
 A. 心尖部第一心音强弱不等　B. 心尖部可闻及舒张早期开瓣音　C. 心尖部可闻及第四心音
 D. P_2分裂　　　　　　　E. P_2亢进

258. 该患者首选的治疗措施是
 A. 内科治疗　　　　　　B. 经皮球囊二尖瓣成形术　C. 闭式二尖瓣分离术
 D. 直视二尖瓣分离术　　E. 人工瓣膜置换术

259. 重度主动脉瓣狭窄患者最早出现且最常见的临床症状是
 A. 呼吸困难　　　　　　B. 心力衰竭　　　　　　　C. 晕厥
 D. 心绞痛　　　　　　　E. 猝死

260. 关于主动脉瓣狭窄心脏听诊的特点，不正确的是
 A. 第一心音亢进　　　　B. 第二心音可有逆分裂　　C. 可出现第四心音

D. 杂音呈递增-递减型　　　　E. 杂音可向颈部传导

(261～263题共用题干)男性,70岁。3个月前出现活动后胸闷伴头晕,曾晕厥1次,近1周来上一层楼即感心前区疼痛。2小时前因再次感到胸痛伴短暂晕厥来院。既往有糖尿病史12年,吸烟35年。入院查体:脉搏82次/分,血压100/85mmHg,神清,颈静脉无怒张,双肺(-),心尖搏动呈抬举状,心界向左下扩大,心律整,S_1低钝,胸骨右缘第2肋间可闻及3/6级收缩期吹风样杂音,粗糙,呈喷射样,向颈部放散,$A_2<P_2$,下肢不肿。

261. 导致患者出现上述临床表现最可能的心脏疾病是
  A. 肥厚型梗阻性心肌病　　B. 主动脉瓣狭窄　　C. 不稳定型心绞痛
  D. 病态窦房结综合征　　　E. 主动脉瓣关闭不全

262. 对明确诊断意义最大的无创性检查是
  A. 常规体表心电图　　　　B. 24小时动态心电图　　C. 冠状动脉CT
  D. 超声心动图　　　　　　E. X线胸片

263. 为缓解胸痛、晕厥症状,应选用的最佳治疗方法是
  A. 长期口服硝酸酯类药物　B. 应用β受体拮抗剂　　C. 冠状动脉介入治疗
  D. 心脏瓣膜置换术　　　　E. 长期服用阿司匹林

264. 关于急性主动脉瓣关闭不全的体征,错误的是
  A. 心尖搏动增强　　　　　B. 周围血管征阴性　　　C. 可闻及第三心音
  D. 第一心音减弱或消失　　E. 肺动脉瓣区第二心音亢进

265. 男,65岁。活动后心悸、胸痛1年。查体:血压140/50mmHg。双侧桡动脉脉搏骤起骤落,双肺呼吸音清,心率84次/分,律齐,胸骨左缘第3肋间可闻及舒张期叹气样杂音。该患者最可能的诊断是
  A. 主动脉瓣狭窄　　　　　B. 主动脉瓣关闭不全　　C. 二尖瓣狭窄
  D. 二尖瓣关闭不全　　　　E. 肺动脉瓣狭窄(2018)

266. 下列临床上常见出现脉压减小的病变,不正确的是
  A. 心包积液　　　　　　　B. 心力衰竭　　　　　　C. 主动脉瓣狭窄
  D. 主动脉瓣关闭不全　　　E. 早期休克

267. 女,40岁。因持续胸痛1天就诊。10天前曾发热伴咳嗽。查体:血压120/70mmHg,心界不大,心率84次/分,律齐,胸骨左缘第3～4肋间可闻及性质粗糙、高音调、与心搏一致的双期搔抓样音,与呼吸无关。该患者最可能的诊断是
  A. 肥厚型心肌病　　　　　B. 急性心包炎　　　　　C. 限制型心肌病
  D. 急性胸膜炎　　　　　　E. 病毒性心肌炎

268. 男,24岁。因气促1周就诊。查体:颈静脉怒张,血压90/75mmHg,心界向两侧扩大,心率120次/分,律齐,心音遥远,肝肋下3指,移动性浊音(-)。最可能的诊断为
  A. 冠心病　　　　　　　　B. 肝硬化　　　　　　　C. 急性纤维蛋白性心包炎
  D. 急性渗出性心包炎　　　E. 肺栓塞

269. 心脏压塞最具特征性的临床表现是
  A. 颈静脉压降低、心音低钝、动脉压降低　　B. 颈静脉压升高、心音低钝、动脉压升高
  C. 颈静脉压降低、心音低钝、动脉压升高　　D. 颈静脉压升高、心音有力、动脉压降低
  E. 颈静脉压升高、心音低钝、动脉压降低(2019)

270. 不属于心包穿刺的指征是
  A. 心脏压塞　　　　　　　B. 为证实心包积液的存在　　C. 为明确心包积液的性质
  D. 心包积脓　　　　　　　E. 心包内药物治疗

(271~273题共用题干)男性,60岁。3个月来自觉乏力,1个月来出现渐进性呼吸困难、气短、腹胀、尿少、下肢水肿,体重无明显变化,无胸痛、发热等。既往有慢性支气管炎病史30年,饮酒史20年。查体:体温36.5℃,脉搏102次/分,血压90/80mmHg,轻度贫血貌,颈静脉怒张,双肺(-),心界明显向两侧扩大,心音低,肝肋下3.0cm,双下肢水肿(++),深吸气时脉搏消失。

271. 根据患者病史及体检,导致目前临床表现的最可能原因是
    A. 心脏压塞   B. 呼吸衰竭   C. 肝衰竭
    D. 全心衰竭   E. 病毒性心肌炎

272. 应首先考虑的疾病诊断是
    A. 渗出性心包炎   B. 酒精性心肌病   C. 扩张型心肌病
    D. COPD   E. 纤维蛋白性心包炎

273. 为明确诊断,应选用最简便且有价值的检查是
    A. 动态心电图   B. 胸部CT   C. 胸部X线
    D. 超声心动图   E. 心肌酶学测定

    A. 慢性心脏压塞   B. 急性心包炎   C. 感染性心内膜炎
    D. 病毒性心肌炎   E. 糖尿病酮症酸中毒

274. Beck三联征常见于
275. Kussmaul征常见于
276. Kussmaul呼吸常见于

    A. 贫血   B. 心瓣膜区杂音   C. 脾大
    D. 环形红斑   E. 血红蛋白含量降低

277. 亚急性感染性心内膜炎一般不出现的临床表现是
278. 急性风湿热一般不出现的临床表现是

279. 亚急性感染性心内膜炎患者不应出现的体征是
    A. 杵状指   B. Osler结   C. Roth点
    D. 瘀点   E. Duroziez征

280. 感染性心内膜炎最常见的临床表现是
    A. 发热   B. 心脏杂音   C. 周围体征
    D. 动脉栓塞   E. 贫血

281. 女性,60岁,风湿性心脏病主动脉瓣关闭不全患者。8周前感冒后持续低热,首先应考虑的诊断是
    A. 结缔组织病   B. 急性感染性心内膜炎 C. 亚急性感染性心内膜炎
    D. 急性心包炎   E. 慢性心包炎

282. 一位28岁男性风湿性心脏病患者,近半个月来发热,体温38.3℃,右下睑结膜见一出血点,双肺无啰音。脾肋下可扪及边缘,双下肢皮肤少数紫癜。血红蛋白100g/L,白细胞12×10^9/L,中性粒细胞75%,血小板150×10^9/L,可能的诊断是
    A. 脾功能亢进   B. 过敏性紫癜   C. 急性白血病
    D. 再生障碍性贫血   E. 亚急性感染性心内膜炎

283. 患者,女性,心脏联合瓣膜病10年,发热1个月,体温为37.2~37.6℃,厌食,消瘦,贫血貌。确诊的手段首选
    A. 胸部X线   B. 血培养   C. 测定血红蛋白
    D. 心肌酶检查   E. 测定血沉

284. 风湿性心瓣膜病并发感染性心内膜炎时,最支持感染性内心膜炎诊断的是
    A. 体温 38.5℃   B. 胸痛并有胸膜摩擦音   C. 超声心动图显示有赘生物
    D. 白细胞增高   E. 心电图 ST-T 改变
285. 感染性心内膜炎的抗生素治疗原则是
    A. 需联合使用 2 种抗生素   B. 体温正常后需及时停药   C. 连续使用足量敏感抗生素
    D. 应尽量使用抗生素 4~8 周   E. 在血培养结果回报之前避免使用抗生素

(286~289 题共用题干)患者,女,22 岁。5 岁前发现心脏杂音。2 个月来乏力、头晕、食欲下降,四肢关节疼痛。1 周来活动后气短,夜间反复憋醒而来院就诊。查体:体温 37.8℃,脉搏 96 次/分,血压 120/60mmHg,消瘦,睑结膜苍白,可见小出血点,右肺底少许小水泡音,心界不大,心律整,心尖部 S_1 减弱,胸骨左缘第 3 肋间可闻及舒张期叹气样杂音,肝脾肋下均可及,下肢不肿。血红蛋白 84g/L,白细胞 $12.1×10^9$/L,血沉 38mm/h,尿常规红细胞 2~4 个/HP。

286. 该患者最主要的疾病是
    A. 风湿热   B. 肺炎   C. 缺铁性贫血
    D. 感染性心内膜炎   E. 肺结核
287. 该患者最不可能出现的体征是
    A. Roth 斑   B. 贫血   C. Ewart 征
    D. Osler 结节   E. 脾大
288. 对确诊意义最大的检查是
    A. CRP   B. 胸部 X 线   C. 血培养
    D. 血清铁蛋白   E. 超声心动图
289. 该患者心脏杂音最可能的瓣膜异常是
    A. 主动脉瓣关闭不全   B. 肺动脉瓣关闭不全   C. 二尖瓣关闭不全
    D. 三尖瓣关闭不全   E. 二尖瓣狭窄

290. 下列因素最易导致心脏骤停的是
    A. 高血压伴左室肥厚   B. 急性心肌梗死后左室射血分数降低
    C. 甲状腺功能亢进症伴心房颤动   D. 纤维蛋白性心包炎伴心包摩擦音
    E. 慢性支气管炎伴房性期前收缩(2016)
291. 心脏骤停一旦确诊,应立即
    A. 清理呼吸道   B. 气管内插管   C. 人工呼吸
    D. 口对口呼吸   E. 心脏按压
292. 下列关于口对口人工呼吸操作的叙述,不恰当的是
    A. 头极度后仰,托起下颌   B. 吹气时向后压环状软骨   C. 吹气要看到胸廓抬起
    D. 吹气不少于 20 次/分   E. 吹气时应以拇指和示指将病人的鼻孔捏闭
293. 抢救由心室颤动引起的心脏骤停时,最有效的方法是
    A. 静脉注射利多卡因   B. 皮下注射肾上腺素   C. 植入心脏起搏器
    D. 非同步直流电除颤   E. 口对口人工呼吸
294. 女,68 岁。清晨锻炼时突发心肌梗死,心脏骤停 3 分钟后实施心肺复苏,5 分钟后心跳、呼吸恢复,10 分钟后到医院。查体:脉搏 100 次/分,血压 100/65mmHg,浅昏迷,两侧瞳孔不等大,不必要的治疗措施是
    A. 足量抗生素静脉滴注   B. 20%甘露醇 250ml 快速静脉注射
    C. 呋塞米 20mg 静脉注射   D. 高压氧疗

E. 物理降温使体温降至 33~35℃

(295~296题共用题干)男,60岁。突发心前区疼痛4小时,心电图示急性前壁心肌梗死,既往无高血压病史、癫痫史和出血性疾病史。入院时心率80次/分,律齐,血压150/100mmHg,入院后2小时突然出现短暂意识丧失,抽搐,听不到心音。

295. 最可能的心电图表现是
   A. 心房颤动　　　　　　B. 心室颤动　　　　　　C. 窦房传导阻滞
   D. 房室传导阻滞　　　　E. 室性心动过速

296. 如果并发乳头肌断裂,最可能出现的体征是
   A. 心包摩擦音　　　　　　　　　　B. 心尖部出现舒张期奔马律
   C. 室性心律失常　　　　　　　　　D. 心尖收缩中晚期喀喇音和响亮收缩期杂音
   E. 心尖区 S_1 降低,出现第四心音

第3章　消化系统疾病

297. 胃食管反流病患者,由反流物引起的临床表现不包括
   A. 癔球症　　　　　　　B. 咽喉炎、声嘶　　　　C. 非季节性哮喘
   D. 反复发生肺炎　　　　E. 吞咽困难

298. 男,57岁。胸痛、吞咽困难2周。既往反酸、烧心10余年,口服抑酸剂可缓解。为明确诊断,首选的检查是
   A. 胸部X线　　　　　　B. 胃镜　　　　　　　　C. 腹部B超
   D. 上消化道X线钡剂造影　E. 胸部CT

299. 男性,40岁。胸痛、反酸、胃灼热、嗳气2个月,胃镜检查食管黏膜未见明显异常,最有助于明确诊断的检查是
   A. 上消化道气钡双重造影　B. ^{13}C 尿素呼气试验　C. 24小时胃食管 pH 监测
   D. 腹部B超　　　　　　　E. 24小时心电监测

300. 胃食管反流病的诊断性药物是
   A. 奥美拉唑　　　　　　B. 法莫替丁　　　　　　C. 氢氧化铝
   D. 枸橼酸铋钾　　　　　E. 多潘立酮(2022)

301. 男,65岁。反复反酸、烧心、上腹胀4年,加重1个月。胃镜检查:食管下段见3条纵行黏膜破损,相互融合。目前最主要的治疗药物是
   A. 硫糖铝　　　　　　　B. 西咪替丁　　　　　　C. 铝碳酸镁
   D. 奥美拉唑　　　　　　E. 枸橼酸铋钾

(302~304题共用题干)女性,55岁。2个月来反复发作夜间入睡时胸骨下段疼痛,性质呈刺痛、烧灼样,向后背、胸部、颈部放射,持续30分钟以上,坐起后症状可减轻,偶在饱餐后1小时左右发生,口含硝酸甘油无效。既往有高血压、胃病史,否认糖尿病史。其父有冠心病史。

302. 该患者发作性胸痛最可能的病因是
   A. 心绞痛　　　　　　　B. 胆囊炎　　　　　　　C. 主动脉夹层
   D. 胃食管反流病　　　　E. 急性心肌梗死

303. 选用的最佳治疗药物是

A. 多潘立酮 B. 硝酸甘油 C. 氢氧化铝
D. 奥美拉唑 E. 法莫替丁

304. 若需维持治疗,选用的最佳药物是
    A. 雷尼替丁 B. 奥美拉唑 C. 枸橼酸铋钾
    D. 莫沙比利 E. 钙通道阻滞剂

A. 口服非甾体抗炎药 B. 应激 C. 幽门螺杆菌感染
D. 自身免疫 E. 十二指肠-胃反流

305. 急性胃炎最常见的病因是
306. 慢性胃炎最常见的病因是

A. 酒精 B. 幽门螺杆菌 C. 严重烧伤
D. 中枢神经系统严重损伤 E. 非甾体抗炎药

307. Curling 溃疡的病因是
308. Cushing 溃疡的病因是(2018、2019、2021)

A. 球部 B. 胃窦及胃体 C. 胃窦及球部
D. 胃窦 E. 胃角及胃窦小弯

309. 急性胃炎的好发部位是
310. 慢性胃炎的好发部位是
311. 胃溃疡的好发部位是
312. 十二指肠溃疡的好发部位是
313. 胃癌的好发部位是(2022)

314. 女,56 岁。1 小时前无诱因呕血一次,量约 400ml,混有食物。既往体健,否认胃肠道疾病病史。1 年前因风湿性关节疼痛开始服用吲哚美辛。查体:T36.5℃,P90 次/分,R18 次/分,BP120/80mmHg。双肺呼吸音清,未闻及干、湿啰音,心律齐,腹软,无压痛。粪常规:未见白细胞,粪隐血(+)。除停用吲哚美辛外,应首选的治疗是
    A. 口服胃黏膜保护剂 B. 静脉滴注 H_2 受体拮抗剂 C. 静脉滴注质子泵抑制剂
    D. 静脉滴注氨甲苯酸 E. 肌内注射维生素 K_1(2018)

315. 胃镜检查对诊断慢性萎缩性胃炎最有意义的征象是
    A. 胃黏膜糜烂 B. 黏膜肥厚增粗 C. 粗糙不平、可见出血点
    D. 充血水肿呈花斑状 E. 黏膜苍白平坦、黏膜下血管透见(2019)

316. 幽门螺杆菌在胃内的定植部位是
    A. 胃腺体内 B. 胃黏膜层 C. 胃固有层
    D. 胃黏膜表面 E. 胃肌层

317. 慢性胃炎的常见病因不包括
    A. Hp 感染 B. 自身免疫 C. 精神刺激
    D. 胃黏膜营养因子缺乏 E. 十二指肠液反流入胃

318. 可出现血液中抗壁细胞抗体阳性的疾病是
    A. 慢性非萎缩性胃炎 B. 急性胃炎 C. 慢性萎缩性胃炎
    D. 反流性食管炎 E. 十二指肠溃疡(2018)

319. 女,56 岁。间断上腹胀 10 年,加重 1 周。无腹泻、便秘、恶心、呕吐。既往体健。查体:T36.5℃,P80 次/分,R18 次/分,BP120/80mmHg。双肺呼吸音清,未闻及干、湿啰音,心律齐。腹软,无压痛。胃

镜检查：胃黏膜菲薄，黏膜下血管透见。黏膜活组织病理检查可见肠上皮化生，恰当的治疗措施是
　A. 应用抗胆碱能药物　　　　B. 内镜下治疗肠上皮化生病灶　　C. 胃大部切除术
　D. 应用质子泵抑制剂　　　　E. 应用促胃肠动力药物(2018、2019)

(320~322题共用题干) 女性，51岁。间断上腹疼痛2年，疼痛发作与情绪、饮食有关。查体：上腹部轻压痛。胃镜：胃窦皱襞平坦，黏膜粗糙无光泽，黏膜下血管透见。

320. 此病例考虑诊断为
　A. 急性胃炎　　　　　　　　B. 慢性浅表性胃炎　　　　　　C. 慢性萎缩性胃炎
　D. 慢性肥厚性胃炎　　　　　E. 感染性胃炎

321. 判断该患者炎症活动的客观依据是胃黏膜
　A. 肠上皮化生　　　　　　　B. 出血　　　　　　　　　　　C. 中性粒细胞增多
　D. 淋巴细胞增多　　　　　　E. 浆细胞增多

322. 该患者如考虑为A型胃炎，正确的是
　A. 壁细胞抗体阴性　　　　　B. 胃酸升高　　　　　　　　　C. 主要位于胃体部
　D. 不出现恶性贫血　　　　　E. 内因子分泌正常

323. 不能用于根除幽门螺杆菌的抗生素是
　A. 克拉霉素　　　　　　　　B. 阿莫西林　　　　　　　　　C. 头孢克洛
　D. 替硝唑　　　　　　　　　E. 呋喃唑酮

324. 与幽门螺杆菌感染关系密切的疾病是
　A. 十二指肠溃疡　　　　　　B. 急性胃肠炎　　　　　　　　C. 急性胰腺炎
　D. 溃疡性结肠炎　　　　　　E. 慢性胆囊炎(2019)

325. 十二指肠溃疡的发病主要是因为
　A. 长期服用非甾体抗炎药　　B. 黏膜屏障减弱　　　　　　　C. 黏膜血流量减低
　D. 黏膜细胞更新能力减弱　　E. 胃酸和胃蛋白酶等侵袭因素增强

326. 男，28岁。间歇性上腹痛3年，空腹及夜间加重，进餐后可缓解。与其发病机制有关的因素主要是
　A. 胃酸　　　　　　　　　　B. 黏液　　　　　　　　　　　C. 组胺
　D. 胃蛋白酶原　　　　　　　E. 促胃液素(2022)

327. 消化性溃疡所致腹痛的特征是
　A. 中上腹疼痛　　　　　　　B. 饥饿性疼痛　　　　　　　　C. 反复发作性疼痛
　D. 节律性疼痛　　　　　　　E. 长期疼痛

328. 消化性溃疡最主要的症状是
　A. 嗳气反酸　　　　　　　　B. 恶心呕吐　　　　　　　　　C. 节律性上腹痛
　D. 无规律性上腹痛　　　　　E. 粪便黑色

329. 不符合十二指肠溃疡疼痛特点的叙述是
　A. 节律性上腹痛　　　　　　B. 周期性疼痛　　　　　　　　C. 疼痛多在餐后1小时开始
　D. 部分患者有午夜痛　　　　E. Hp感染率极高

330. 复合性溃疡是指同时具有
　A. 胃大弯与胃小弯溃疡　　　B. 胃体与胃窦溃疡　　　　　　C. 胃小弯与幽门管溃疡
　D. 胃底与胃体溃疡　　　　　E. 胃与十二指肠溃疡

331. 巨大溃疡是指溃疡直径大于
　A. 0.5cm　　　　　　　　　 B. 1.0cm　　　　　　　　　　 C. 1.5cm
　D. 2.0cm　　　　　　　　　 E. 2.5cm

332. 长期服用非甾体抗炎药物不易引起的消化性溃疡是
    A. 胃溃疡   B. 十二指肠溃疡   C. 巨大溃疡
    D. 老年人溃疡   E. 无症状性溃疡

    A. 无症状性溃疡   B. 幽门管溃疡   C. 巨大溃疡
    D. 球后溃疡   E. 老年人溃疡

333. 夜间痛多见且易发生出血的消化性溃疡是
334. 最易导致幽门梗阻的消化性溃疡是
335. 多见于胃体上部且易误诊为胃癌的消化性溃疡是
336. 易导致急性胰腺炎的消化性溃疡是

(337~340题共用题干)患者,男,35岁。3个月来间断上腹痛,有时夜间痛醒,反酸。1天前黑便1次,无呕血,但腹痛减轻。化验大便隐血强阳性。

337. 最可能的诊断是
    A. 慢性胃炎   B. 胃溃疡   C. 十二指肠溃疡
    D. 胃癌   E. 急性胃炎

338. 为了明确诊断,首选的检查是
    A. 胃镜检查   B. 钡剂透视   C. 腹部CT
    D. 腹部B超   E. 血尿淀粉酶测定

339. 若患者出现大便隐血试验阳性,每日出血量应超过
    A. 1ml   B. 5ml   C. 10ml
    D. 50ml   E. 100ml

340. 若患者出现黑便,每日出血量应超过
    A. 30ml   B. 50ml   C. 150ml
    D. 300ml   E. 500ml

(341~343题共用题干)患者,男,36岁。反复中、上腹饥饿性隐痛伴反酸、嗳气3年,进食和服用抑酸药物可缓解。

341. 该患者的可能诊断是
    A. 慢性胆囊炎   B. 胃癌   C. 十二指肠溃疡
    D. 胃溃疡   E. 慢性胰腺炎

342. 为明确诊断,首选的检查是
    A. 腹部B超   B. 腹部立位X线平片   C. 腹部CT
    D. 纤维胃镜   E. 血清淀粉酶

343. 该病的特点是
    A. 糖尿病是危险因素   B. 发作呈季节性   C. 急性发作时常合并黄疸
    D. 进食油腻食物可诱发 E. 常伴脂肪泻(2022)

344. 确诊消化性溃疡的直接证据是X线钡剂检查提示
    A. 龛影   B. 局部激惹   C. 局部变形
    D. 胃小弯痉挛   E. 胃大弯痉挛

345. 正在用PPI治疗的溃疡病患者,用下列方法检查幽门螺杆菌(Hp)感染时,最不易出现假阴性的是
    A. ^{13}C尿素呼气试验 B. 快速尿素酶试验   C. 血清学Hp抗体检测
    D. Hp培养   E. 胃黏膜组织切片镜检

346. 男,45岁。上腹部间断疼痛10余年。多于餐后半小时出现上腹饱胀、疼痛。平素常有反酸、嗳气,偶有大便颜色发黑。近半年来疼痛不规律,餐前、餐后均可发生。能够进行确诊的检查是
 A. 超声内镜　　　　　　B. 腹部CT　　　　　　　C. 腹部MRI
 D. 上消化道X线钡剂造影　E. 胃镜及组织活检病理(2018)

347. 男,36岁。反复饥饿性上腹痛4年,加重10天。既往体健。查体:T36.5℃,P80次/分,R18次/分,BP120/80mmHg,双肺呼吸音清,未闻及干、湿啰音,心律齐,腹软,上腹部压痛,未触及包块,肝脾肋下未触及。最可能的诊断是
 A. 胃溃疡　　　　　　　B. 十二指肠溃疡　　　　　C. 慢性胆囊炎
 D. 慢性胰腺炎　　　　　E. 胃癌

 A. 持续性上腹部疼痛,阵发性加重　　　　B. 周期性餐后上腹部疼痛,至下一餐前缓解
 C. 周期性空腹及夜间上腹痛,进食后可缓解　D. 渐进加重的上腹部疼痛,向后背放射
 E. 反复上腹部胀痛,餐后加重伴嗳气,无节律性

348. 符合慢性胃炎临床表现的是

349. 典型的胃溃疡疼痛特点是

350. 消化性溃疡的治疗目标不包括
 A. 控制症状　　　　　　B. 去除病因　　　　　　　C. 预防癌变
 D. 促进溃疡愈合　　　　E. 避免并发症

351. 降低胃内酸度最有效的药物是
 A. H_2受体阻滞剂　　　B. 含铝抗酸剂　　　　　　C. 抗胆碱能药物
 D. 质子泵抑制剂　　　　E. 促胃液素受体阻滞剂

352. 治疗消化性溃疡的药物中,抑酸最强、疗效较好的是
 A. 西咪替丁　　　　　　B. 阿托品　　　　　　　　C. 硫糖铝
 D. 奥美拉唑　　　　　　E. 枸橼酸铋钾

353. 下列哪种药物既能保护胃黏膜,又能根除幽门螺杆菌?
 A. 氢氧化铝　　　　　　B. 枸橼酸铋钾　　　　　　C. 硫糖铝
 D. 泮托拉唑　　　　　　E. 西咪替丁

354. 男,36岁。间断上腹痛5年,空腹出现,餐后缓解。查^{13}C尿素呼气试验阳性。最适合该患者的用于联合治疗方案的药物是
 A. 颠茄　　　　　　　　B. 西咪替丁　　　　　　　C. 法莫替丁
 D. 铝碳酸镁　　　　　　E. 奥美拉唑

355. 男性,45岁。间断上腹痛3年,加重2个月,胃镜检查发现胃角切迹溃疡,幽门螺杆菌阳性。其治疗方案首选
 A. 黏膜保护剂治疗,6周复查胃镜　　　　　B. H_2受体拮抗剂治疗,6周复查胃镜
 C. 抗幽门螺杆菌治疗,2周复查胃镜　　　　D. 质子泵抑制剂+黏膜保护剂治疗,4周复查胃镜
 E. 抗幽门螺杆菌治疗+质子泵抑制剂治疗,6周复查胃镜

356. 根除幽门螺杆菌后,不宜选用的复查方法是
 A. ^{13}C尿素呼气试验　B. 血清幽门螺杆菌抗体检查　C. 组织学检查
 D. 快速尿素酶试验　　　E. 幽门螺杆菌培养

357. 下列药物属于胃黏膜保护剂的是
 A. 替硝唑　　　　　　　B. 雷尼替丁　　　　　　　C. 奥美拉唑
 D. 硫糖铝　　　　　　　E. 西咪替丁

358. 男,45岁。因高脂血症服用阿司匹林3个月,1个月来反复出现上腹疼痛。查体:腹软,中上腹压痛。腹部B超未见异常。下列治疗药物中首选的是
    A. 克拉霉素　　　　　　　B. 铝碳酸镁　　　　　　　C. 奥美拉唑
    D. 阿莫西林　　　　　　　E. 多潘立酮

359. 结核性腹膜炎腹痛的特点是
    A. 早期腹痛明显　　　　　B. 呈持续性绞痛　　　　　C. 疼痛多位于脐周、下腹
    D. 多表现为急腹症　　　　E. 呈转移性疼痛

360. 男,32岁。发热、乏力、纳差、腹胀2个月。体温最高37.9℃。查体:体温37.5℃,脉搏80次/分,呼吸18次/分,血压120/80mmHg。双肺呼吸音清,未闻及干、湿啰音,心律齐,腹壁柔韧感,移动性浊音阳性。实验室检查:血沉60mm/h;腹腔积液:比重1.025,蛋白质35g/L,白细胞850×10⁶/L,单核0.80,多核0.20。首先考虑的诊断是
    A. 系统性红斑狼疮　　　　B. 结核性腹膜炎　　　　　C. 肝硬化并原发性腹膜炎
    D. 腹膜转移癌　　　　　　E. Budd-Chiari综合征

361. 女,18岁。低热、腹痛、腹泻伴腹胀2个月。查体:腹壁揉面感,腹部移动性浊音阳性。腹腔积液为渗出液。对诊断最有意义的检查是
    A. 血培养　　　　　　　　B. 结核菌素试验　　　　　C. 腹膜活检
    D. 腹腔积液细菌培养　　　E. 血沉

    A. 肠瘘　　　　　　　　　B. 肠出血　　　　　　　　C. 肠梗阻
    D. 腹腔脓肿　　　　　　　E. 中毒性巨结肠
362. 结核性腹膜炎最常见的并发症是
363. 重症溃疡性结肠炎最常见的并发症是

(364~366题共用题干)女性,26岁。腹胀、腹痛伴低热、盗汗3个月。查体发现腹部移动性浊音阳性。化验血HBsAg(+)。腹腔积液常规:比重1.023,蛋白定量38g/L,白细胞数610×10⁶/L,其中单个核细胞为80%。
364. 该患者最可能的诊断是
    A. 肠结核　　　　　　　　B. 结核性腹膜炎　　　　　C. 肝炎后肝硬化失代偿期
    D. 肝癌腹膜转移　　　　　E. 肝硬化合并自发性腹膜炎
365. 下列检查结果支持上述诊断的是
    A. 腹腔积液腺苷脱氨酶80U/L　　　　　　　B. SAAG12g/L
    C. 腹腔积液病理检查见到癌细胞　　　　　D. 腹腔积液检查提示漏出液
    E. 腹腔积液培养见到来自肠道的革兰氏阴性菌
366. 该患者最宜选用的治疗是
    A. 对症支持治疗　　　　　B. 应用广谱抗生素　　　　C. 抗结核治疗
    D. 全身化疗　　　　　　　E. 介入治疗
367. 溃疡性结肠炎的好发部位是
    A. 直肠、乙状结肠　　　　B. 结肠脾曲　　　　　　　C. 横结肠
    D. 回盲肠　　　　　　　　E. 升结肠(2018)
368. 溃疡性结肠炎的典型临床表现是
    A. 腹痛、腹泻、脓血便　　B. 排便困难伴腹痛,无便血　C. 腹泻与便秘交替伴发热
    D. 腹痛便后缓解,无便血　E. 腹痛、腹泻、高热

第十三篇 内科学试题
第3章 消化系统疾病

369. 下列哪项不是溃疡性结肠炎的常见临床症状?
    A. 黏液脓血便　　　　　　B. 腹痛于便后缓解　　　　C. 肛周瘘管
    D. 结节性红斑　　　　　　E. 外周关节炎

370. 不符合重度溃疡性结肠炎的叙述是
    A. 腹泻每日6次以上　　　B. 体温达38℃以上　　　C. 脉搏>90次/分
    D. 血沉>30mm/h　　　　E. 血红蛋白<105g/L

371. 男,32岁。左下腹痛2个月。伴腹泻,大便为黄稀便,时有黏液血便,每日3次。查体:T36.5℃,P80次/分,R18次/分,BP120/80mmHg。双肺呼吸音清,未闻及干、湿啰音,心律齐,腹软,左下腹轻压痛,无反跳痛。结肠镜检查:直肠、乙状结肠黏膜弥漫充血、水肿,粗颗粒样改变,多发糜烂及浅溃疡。最可能的诊断是
    A. 肠结核　　　　　　　　B. 溃疡性结肠炎　　　　C. 克罗恩病
    D. 结肠癌　　　　　　　　E. 慢性结肠炎

372. 男,45岁。慢性腹泻6年。每日大便3~4次,便中有少量黏液脓血,抗生素治疗无效。查体:体温36.5℃,脉搏80次/分,呼吸18次/分,血压120/80mmHg。双肺呼吸音清,未闻及干、湿啰音,心律齐,腹软,无压痛。结肠镜检查:直肠、乙状结肠多发糜烂及浅溃疡。首选的药物是
    A. 口服硫唑嘌呤　　　　　B. 口服泼尼松　　　　　C. 口服柳氮磺吡啶
    D. 静脉应用环孢素　　　　E. 静脉应用甲泼尼龙

373. 溃疡性结肠炎X线钡剂灌肠检查提示
    A. 鹅卵石征　　　　　　　B. 铅管征　　　　　　　C. 反3字征
    D. 鸟嘴征　　　　　　　　E. 激惹征

(374~376题共用题干)患者,女,45岁。反复发作脓血便10余年,每日2~3次,此期间有时伴膝关节疼痛。多次大便细菌培养阴性。X线钡剂检查见乙状结肠袋消失,肠壁变硬,肠管变细。

374. 该患者最可能的诊断是
    A. 溃疡性结肠炎　　　　　B. 克罗恩病　　　　　　C. 肠结核
    D. 慢性细菌性痢疾　　　　E. 肠易激综合征

375. 该病腹痛的特点是
    A. 腹痛—进食—缓解　　　B. 腹痛—进食—加痛　　C. 腹痛—便意—便后缓解
    D. 腹痛—便意—便后无变化　E. 腹痛—便意—便后加重

376. 该患者的治疗首选
    A. 柳氮磺吡啶　　　　　　B. 泼尼松　　　　　　　C. 布地奈德
    D. 环孢素　　　　　　　　E. 替硝唑

377. 溃疡性结肠炎的相对特异性抗体是
    A. PSA　　　　　　　　　B. p-ANCA　　　　　　C. ASCA
    D. ANA　　　　　　　　　E. CRP

378. 患者,男,50岁,既往体健,查体时发现肝在右肋下2cm,质硬,无压痛,脾可触及。锌浊度试验20单位,ALT正常范围。肝穿刺病理有假小叶形成,应诊断为
    A. 慢性活动性肝炎　　　　B. 慢性持续性肝炎　　　C. 代偿期肝硬化
    D. 肝淤血　　　　　　　　E. 多囊肝

    A. 黄疸　　　　　　　　　B. 肝大　　　　　　　　C. 腹壁静脉曲张
    D. 皮肤紫癜　　　　　　　E. 脾脏缩小

379. 肝硬化代偿期的体征是
380. 肝硬化失代偿期门静脉高压的体征是

381. 下列属于肝硬化门静脉高压表现的是
   A. 肝掌   B. 蜘蛛痣   C. 脾大
   D. 营养不良   E. 男性乳房发育

382. 肝硬化失代偿期最突出的临床表现是
   A. 食欲不振   B. 腹腔积液   C. 乏力
   D. 腹泻   E. 消瘦

383. 肝硬化患者内分泌失调不会表现为
   A. 雌激素过多   B. 肾上腺皮质激素合成不足   C. 促黑素分泌增加
   D. 血清 T_3 浓度增高   E. 醛固酮分泌过多

384. 男,43 岁。肝炎肝硬化病史 15 年,反复少尿、腹胀 1 年,1 周来腹痛伴低热。腹腔积液常规:比重 1.020,蛋白 35g/L,细胞总数 920×10⁶/L,白细胞 800×10⁶/L,多形核细胞 0.80。最可能的诊断是
   A. 门静脉血栓形成   B. 结核性腹膜炎   C. 原发性肝癌
   D. 自发性腹膜炎   E. 肝肾综合征

385. 男,51 岁。腹胀、乏力 8 个月,加重伴憋气、尿量明显减少 2 周。尿量 200~300ml/d。查体:脉搏 78 次/分,呼吸 20 次/分,神清,颈部可见蜘蛛痣,巩膜黄染。腹膨隆,无压痛及反跳痛,肝肋下未触及,脾平脐,移动性浊音(+)。双下肢凹陷性水肿。实验室检查:血 WBC3.5×10⁹/L,N0.60,HBsAg(+),ALT45U/L,AST95U/L,TBil56μmol/L,BUN16.5mmol/L,Scr198.1μmol/L。最可能的诊断为乙肝肝硬化合并
   A. 肝肾综合征   B. 肝癌   C. 自发性腹膜炎
   D. 肝肺综合征   E. 肝性脑病

386. 肝硬化患者突然出现剧烈腹痛,发热,腹腔积液迅速增加,脾大,最可能的并发症是
   A. 肝破裂   B. 自发性腹膜炎   C. 门静脉血栓形成
   D. 肝肾综合征   E. 肝肺综合征

387. 患者,男,45 岁。5 年前曾患乙型肝炎,ALT 时有波动,近 1 个月来腹胀加重,食欲减退,下肢浮肿。体检:可见肝掌、蜘蛛痣,腹部有移动性浊音。若患者突然发生食管曲张静脉破裂大出血,下列说法错误的是
   A. 脾脏增大   B. 血尿素氮增高   C. 腹腔积液增多
   D. 可诱发肝性脑病   E. 可出现肝肾综合征

(388~389 题共用题干)男性,47 岁,腹胀、纳差半年,6 小时前突然呕血约 1000ml 来急诊,既往 HBsAg(+)。查体:脉搏 125 次/分,血压 70/50mmHg,巩膜轻度黄染,肝脾肋下未触及,移动性浊音(+),下肢有可凹性水肿。

388. 引起呕血的最可能病因是
   A. 胃癌   B. 肝硬化   C. 消化性溃疡
   D. 胆囊结石   E. 急性胃炎

389. 应首选的处理措施是
   A. 急诊胃镜止血   B. 剖腹探查   C. 紧急输血和输液
   D. 三腔二囊管压迫   E. TIPS

(390~394 题共用题干)患者,男,42 岁。5 年前曾患乙型肝炎,ALT 时有波动。近月来腹胀加重,食

欲减退,下肢浮肿。体检:肝掌,蜘蛛痣,脾肋下 3cm,腹部移动性浊音(+)。外周血 RBC2.5×10^{12}/L,WBC2.0×10^9/L,Plt90×10^9/L。

390. 促进患者腹腔积液形成最主要的内分泌激素是
    A. 雌激素 B. 雄激素 C. 醛固酮
    D. 心钠肽 E. 前列腺素

391. 下列哪项实验室检查结果是最重要的诊断依据?
    A. ALT 增高 B. ALP 增高 C. 血糖降低
    D. 胆红素增高 E. A/G 比例倒置

392. 患者全血细胞减少的主要原因是
    A. 血容量增加而稀释 B. 脾功能亢进 C. 肝肾综合征
    D. 营养吸收不良 E. 上消化道大出血

393. 若患者突然发生上消化道大出血,不会出现的临床征象是
    A. 脾脏增大加剧 B. 血尿素氮增高 C. 腹腔积液增多
    D. 诱发肝性脑病 E. 出现肝肾综合征

394. 此时最有效的止血急救措施是
    A. 静脉注射维生素 K$_1$ B. 静脉滴注生长抑素 C. 静脉滴注法莫替丁
    D. 肌内注射酚磺乙胺 E. 胃管内注入去甲肾上腺素

395. 巨块型肝癌是指肿瘤直径
    A. >3cm B. >5cm C. 5~10cm
    D. >10cm E. >15cm

396. 对肝癌的临床诊断最具特异性的是
    A. 肝区疼痛 B. 进行性肝大,质硬 C. 恶病质
    D. 梗阻性黄疸 E. 肺部转移病灶

397. 男,55 岁。右季肋部疼痛 2 个月,逐渐加重,并伴乏力,体重下降 6kg。慢性乙型肝炎病史 18 年。对明确诊断最有意义的实验室检查是
    A. 甲胎蛋白 B. 碱性磷酸酶 C. 谷氨酰转移酶
    D. 丙氨酸氨基转移酶 E. 白蛋白

398. 男,70 岁。食欲不振、消瘦、腹胀 5 个月。查体:颈部可见蜘蛛痣,肝掌(+),腹膨隆,肝肋下 5cm,剑下 6cm,质硬,压痛,肝颈回流征(-),脾肋下 3cm,移动性浊音(+)。血 AFP 明显增高。最可能的诊断是
    A. 淤血性肝硬化 B. 肝脓肿 C. 慢性肝炎
    D. 肝结核 E. 原发性肝癌(2017)

399. 男性,48 岁。右季肋区疼痛半年。CT 检查示:肝右叶 12cm×10cm 肿块,包绕、压迫下腔静脉,肝左叶内多个小的低密度结节。进一步检查确诊为原发性肝癌。考虑的治疗方法不包括
    A. 肝动脉结扎术 B. 肝动脉栓塞术 C. 肝动脉灌注化疗
    D. 肝移植手术 E. 肝叶切除术

(400~402 题共用题干)患者,男,50 岁。肝区疼痛 2 个月,伴乏力,消瘦明显,消化不良,腹胀,食欲减退,无黄疸。查体:心、肺无阳性体征,肝肋下 3.0cm,质硬,移动性浊音(-)。腹部 B 超示肝右叶占位性病变,大小 5cm×4cm。

400. 下列哪项检查对本病的诊断价值不大?
    A. CT B. MRI C. ECT

D. ERCP   E. 肝动脉造影

401. 为明确诊断,最有价值的实验室检查项目是
    A. ALT、AST   B. AFP   C. CA19-9
    D. A/G 比值   E. 肝炎标志物

402. 若最后确诊为本病,其最佳治疗方法是
    A. 手术治疗   B. 肝动脉结扎   C. 肝动脉栓塞
    D. 化学治疗   E. 放射治疗

403. 肝性脑病最常见的病因是
    A. 原发性肝癌   B. 肝硬化   C. 重症肝炎
    D. 重症胆道感染   E. 消化道出血

    A. 扑翼样震颤无法引出   B. 轻度性格改变和行为失常   C. 昏睡和精神错乱
    D. 意识错乱和睡眠倒错   E. 脑电图正常

404. 肝性脑病 2 期的临床表现是
405. 肝性脑病 4 期的临床表现是

    A. 精氨酸   B. 谷氨酸钾   C. 支链氨基酸
    D. 乳果糖   E. 甘露醇

406. 治疗肝性脑病时,可减少假神经递质形成的药物是
407. 治疗肝性脑病时,可减少氨生成与吸收的药物是

408. 男性,53 岁。肝硬化病史 6 年,近日出现腹痛、腹胀和低热,表情淡漠,嗜睡,诊断考虑为肝性脑病,对诊断帮助最大的体征是
    A. 腹壁反射消失   B. 腱反射亢进   C. 肌阵挛
    D. 扑翼样震颤   E. Babinski 征阳性

(409~411 题共用题干)男性,56 岁。2 年来消瘦、乏力,近 5 天来发热、嗜睡,1 天来意识障碍急诊入院,既往患乙型肝炎多年,吸烟史 20 年。查体:T37.5℃,P86 次/分,R20 次/分,BP120/80mmHg,神志不清,巩膜轻度黄染,颈软,心肺检查未见异常,腹平软,肝肋下未及,脾肋下 4cm,移动性浊音阳性。尿常规无异常,化验血 Hb110g/L,WBC3.4×10^9/L,Plt92×10^9/L。

409. 该患者最可能的诊断是
    A. 肺性脑病   B. 肝性脑病   C. 尿毒症昏迷
    D. 脑血管意外   E. 糖尿病酮症酸中毒

410. 为明确诊断,首选的检查是
    A. 肝功能   B. 肾功能   C. 血气分析
    D. 血氨   E. 头颅 CT

411. 针对该患者的发病机制,应选择的治疗措施是
    A. 降血氨药物   B. 纠正水电解质紊乱   C. 机械通气
    D. 降颅内压治疗   E. 抗感染治疗

    A. 消化性溃疡   B. 胆道出血   C. 痔、肛裂
    D. 急性胃炎   E. 肠道肿瘤

412. 上消化道出血最常见的原因是
413. 下消化道出血最常见的原因是

A. 鲜血样大便 B. 呕大量鲜血,可伴有血块 C. 强烈呕吐,先胃液后鲜血
D. 柏油样大便 E. 周期性出血,很少引起休克

414. 胆道出血的特点是

415. Mallory-Weiss 综合征的特点是

416. 男,62 岁。半日前进食苹果后呕鲜血约 300ml,随后排黑便约 400g。慢性乙型肝炎病史 30 余年。查体:脉搏 112 次/分,血压 100/60mmHg。神志清楚,腹软,无压痛,肠鸣音 12 次/分。该患者消化道出血最有可能的原因是
A. 糜烂性胃炎 B. 胃癌 C. 食管贲门黏膜撕裂综合征
D. 消化性溃疡 E. 食管胃底静脉曲张破裂(2017)

417. 男,35 岁。呕血并黑便 3 小时。既往有十二指肠溃疡病史 5 年。目前不宜选择的检查是
A. 腹部 B 超 B. 上消化道 X 线钡剂造影 C. 胃镜
D. 肝功能 E. 凝血功能

418. 女,25 岁。进食生冷食物后上腹痛,恶心,剧烈呕吐,初为胃内容物,后为少量新鲜血。引起呕血最可能的原因是
A. 贲门黏膜撕裂 B. 十二指肠溃疡合并出血 C. 反流性食管炎合并出血
D. 急性糜烂出血性胃炎 E. 应激性溃疡

419. 上消化道出血时,为寻找出血的病因,首选的检查方法是
A. 胃镜检查 B. 上消化道钡剂检查 C. 胃液分析
D. 便隐血试验 E. 选择性动脉造影

420. 患者,男性,66 岁。食用坚果后突发呕血 4 小时,伴心悸、胸闷、气短。既往慢性乙型肝炎病史 20 年,冠心病史 8 年。查体:血压 90/50mmHg,心率 110 次/分,心律不齐,房性期前收缩 10 次/分。最适合的治疗药物是
A. 西咪替丁 B. 硝酸甘油 C. 普萘洛尔
D. 血管加压素 E. 生长抑素

421. 男,25 岁。上腹痛 2 年,加重 1 周,呕血 5 小时。胃镜检查见十二指肠球部前壁溃疡,底部见红色血栓并有少量活动性出血。最合适的治疗是
A. 口服去甲肾上腺素盐水 B. 口服凝血酶 C. 手术治疗
D. 胃镜下止血治疗 E. 口服 H_2 受体阻断剂

422. 男,62 岁。1 小时前呕血 1000ml。既往史:HBsAg 阳性 20 年,冠心病史 10 年,近期有心绞痛发作。不宜应用的药物是
A. 血管加压素 B. 生长抑素 C. 支链氨基酸
D. 奥美拉唑 E. 法莫替丁

423. 男,32 岁。十二指肠溃疡病史 1 年,口服药物治疗,因 12 小时前呕吐鲜血来诊。血压 80/50mmHg,输血 1000ml 后,血压仍有波动。查体:贫血貌,剑突下压痛,腹软,此患者最适宜的治疗方法是
A. 快速补液、输血 B. 静脉注射止血药 C. 胃镜电凝止血
D. 急诊剖腹手术 E. 应用血管活性药物

(424~426 题共用题干)男性,26 岁。排柏油便 2 天,加重伴头晕、心慌半天急诊入院。既往无肝病史、近期无服药史。查体:血压 70/40mmHg,心率 120 次/分,腹平软,无压痛,肝、脾肋下未触及,四肢末梢发凉。

424. 该患者最可能的诊断是
A. 胃癌 B. 十二指肠溃疡 C. 胆道出血

D. 急性胃炎　　　　　　　　E. 肝硬化食管曲张静脉破裂出血

425. 首选的处理是
　　A. 三腔二囊管压迫止血　　B. 补充血容量　　　　　C. 急诊手术治疗
　　D. 胃镜止血　　　　　　　E. 静脉滴注奥美拉唑

426. 为明确诊断,最重要的检查方法是
　　A. 血清 CEA 测定　　　　　B. 稳定后胃镜检查　　　C. 稳定后 X 线钡剂检查
　　D. 腹部 B 型超声检查　　　E. ERCP 检查

第4章　泌尿系统疾病

　　A. 肾小球性蛋白尿　　　　B. 肾小管性蛋白尿　　　C. 溢出性蛋白尿
　　D. 组织性蛋白尿　　　　　E. 假性蛋白尿

427. 尿中出现以白蛋白为主的蛋白尿属于
428. 尿中出现以溶菌酶为主的蛋白尿属于
429. 尿中出现以肌红蛋白为主的蛋白尿属于

　　A. 肾小管性蛋白尿　　　　B. 混合性蛋白尿　　　　C. 肾小球性蛋白尿
　　D. 溢出性蛋白尿　　　　　E. 生理性蛋白尿

430. 多发性骨髓瘤患者出现的本-周蛋白尿属于
431. 原发性肾病综合征患者出现的蛋白尿属于(2019、2022)

432. 对鉴别是否为肾小球源性血尿最有意义的是
　　A. 全程血尿　　　　　　　B. 合并尿道刺激征　　　C. 尿潜血阳性
　　D. 肉眼血尿　　　　　　　E. 变形红细胞血尿

433. 下列提示肾小球源性血尿的是
　　A. 伴尿路刺激征　　　　　B. 肉眼血尿　　　　　　C. 伴有血凝块
　　D. 尿沉渣可见红细胞管型　E. 尿相差显微镜示均一形态红细胞

434. 肾小球源性血尿产生的主要原因是
　　A. 肾小球基底膜断裂　　　B. 脏层上皮细胞受损　　C. 壁层上皮细胞受损
　　D. 近端小管受损　　　　　E. 远端小管受损

435. 用相差显微镜观察尿沉渣红细胞形态是为了鉴别
　　A. 前尿道血尿和后尿道血尿　　　　　　　　B. 肾源性血尿和膀胱源性血尿
　　C. 肾小球源性血尿和非肾小球源性血尿　　　D. 肾小球源性血尿和肾小管性血尿
　　E. 急性肾衰竭和慢性肾衰竭

436. 链球菌感染后急性肾小球肾炎必有的临床表现是
　　A. 肉眼血尿　　　　　　　B. 镜下血尿　　　　　　C. 水肿
　　D. 高血压　　　　　　　　E. 肾功能异常

(437~439 题共用题干)患者,男,30 岁。咽痛、咳嗽、发热,2 周后发现尿色红,眼睑水肿,尿量 1000ml/24h。体检:全身皮肤未见皮疹,血压 150/100mmHg。化验:尿蛋白(++),红细胞 50~60 个/HP,血白蛋白 32g/L,血肌酐 123μmol/L。

437. 该患者最可能的诊断是

A. 急性链球菌感染后肾炎　　B. 急性肾盂肾炎　　C. 过敏性紫癜
D. 系统性红斑狼疮　　　　　E. 急性肾小管坏死

438. 该患者的治疗,错误的是
A. 控制血压　　　　　　　　B. 消肿　　　　　　　C. 低盐饮食
D. 抗生素　　　　　　　　　E. 补充白蛋白

439. 按上述治疗2个月后,病情无好转,血肌酐300μmol/L,对诊断最有价值的进一步检查是
A. 清洁中段尿培养　　　　　B. 肾穿刺活检　　　　C. 肾脏ECT
D. 肾脏B型超声　　　　　　E. 静脉尿路造影

440. 男,15岁。扁桃体炎2周,颜面部水肿、尿量减少3天。查体:BP160/80mmHg。实验室检查:尿蛋白(++),尿红细胞20~30个/高倍,红细胞管型1~2个/低倍,血补体C3降低。该患者肾脏病变最可能的病理类型是
A. 微小病变型肾炎　　　　　B. 系膜增生性肾小球肾炎　　C. 系膜毛细血管性肾小球肾炎
D. 膜性肾病　　　　　　　　E. 毛细血管内增生性肾小球肾炎

441. 男性,16岁。少尿、水肿1周,气促不能平卧伴咳粉红色泡沫样痰1天入院,既往体健。查体:体温37.5℃,脉搏120次/分,呼吸24次/分,血压165/105mmHg,端坐呼吸,全身水肿明显,双肺底可闻及湿啰音,心律整,无杂音。化验血Hb120g/L,尿蛋白(++),尿比重1.025,尿沉渣镜检RBC30~40个/HP,颗粒管型0~1个/HP,血肌酐178μmol/L。该患者发生急性心力衰竭最可能的病因是
A. 急性肾小球肾炎　　　　　B. 急进性肾小球肾炎　　C. 脂性肾病
D. 膜性肾病　　　　　　　　E. 高血压病

442. 女,16岁。咽痛2周后出现肉眼血尿1天。查体:血压150/90mmHg,颜面部轻度水肿。尿常规:蛋白(+),红细胞20~30个/高倍,血肌酐65μmol/L,补体C3下降。其不适宜的治疗措施是
A. 卧床休息　　　　　　　　B. 控制血压　　　　　　C. 应用糖皮质激素
D. 控制感染　　　　　　　　E. 低盐饮食(2016)

(443~446题共用题干)患者,男,25岁,发现血尿、蛋白尿2年。查体:血压150/90mmHg,双下肢无水肿。实验室检查:尿蛋白定量0.5~0.8g/d,尿RBC5~10个/HP,血肌酐125μmol/L,血胆固醇6.0mmol/L。B超示双肾大小正常。

443. 该患者最可能的临床诊断为
A. 肾病综合征　　　　　　　B. 无症状性蛋白尿和/或血尿　　C. 高血压肾病
D. 慢性肾小球肾炎　　　　　E. 急性肾小球肾炎

444. 首选的进一步检查项目是
A. 肾穿刺病理检查　　　　　B. 双肾CT　　　　　　C. 肾小管功能检查
D. 肾动脉造影　　　　　　　E. 24小时尿钠测定

445. 该患者最重要的治疗措施是
A. 注意休息　　　　　　　　B. 控制血脂　　　　　　C. 消除血尿
D. 控制血压　　　　　　　　E. 低蛋白饮食

446. 该患者目前首选的治疗药物是
A. 糖皮质激素　　　　　　　B. 他汀类降脂药　　　　C. 血管紧张素转换酶抑制剂
D. 利尿剂　　　　　　　　　E. 阿司匹林

(447~448题共用题干)女性,36岁,1年来乏力、易疲倦、腰部不适,有时下肢浮肿,未检查。2个月来加重,伴纳差,血压增高为150/100mmHg,下肢轻度浮肿。尿蛋白(+),沉渣RBC5~10个/HP,偶

见颗粒管型。血化验 Hb90g/L,血肌酐 400μmol/L。

447. 最可能的诊断是
    A. 慢性肾盂肾炎　　　　　　B. 慢性肾小球肾炎　　　　　　C. 肾病综合征
    D. 狼疮性肾炎　　　　　　　E. 高血压肾损害

448. 进行降压治疗时,下列药物不宜选用的是
    A. 贝那普利　　　　　　　　B. 氯沙坦　　　　　　　　　　C. 氢氯噻嗪
    D. 氨氯地平　　　　　　　　E. 维拉帕米

449. 慢性肾炎合并感染时慎用的抗生素是
    A. 青霉素　　　　　　　　　B. 庆大霉素　　　　　　　　　C. 氨苄西林
    D. 红霉素　　　　　　　　　E. 头孢哌酮

450. 患者,男,45 岁。血尿、蛋白尿 8 年。查体:血压 150/90mmHg。实验室检查:尿蛋白定量 1.2~1.8 g/d,血肌酐 110μmol/L。该患者最可能的诊断是
    A. 急性肾小球肾炎　　　　　B. 肾病综合征　　　　　　　　C. 隐匿性肾小球肾炎
    D. 高血压肾损害　　　　　　E. 慢性肾小球肾炎(2018、2020)

451. 患者,男,35 岁。镜下血尿伴蛋白尿 3 年。辅助检查:尿 RBC20~25 个/HP,为异形红细胞;尿蛋白定量 1.5g/d。血肌酐 90μmol/L。B 超示双肾大小正常。为明确诊断,需要进一步采取的检查是
    A. ANCA　　　　　　　　　　B. 肾盂造影　　　　　　　　　C. 肾活检
    D. 腹部 X 线平片　　　　　　E. 尿细菌培养(2021)

452. 男性,50 岁。因肾病综合征入院做肾活检,病理显示膜性肾病。治疗过程中突然出现双侧肾区疼痛,尿量减少,低热,蛋白尿显著增多伴肉眼血尿,下肢水肿加重,肾功能较前稍有减退。B 超示双肾大小较前有所增大。此时最可能的原因是
    A. 伴发肾石症　　　　　　　B. 原有膜性肾病加重　　　　　C. 伴发泌尿系统肿瘤
    D. 肾静脉血栓形成　　　　　E. 泌尿系统结核

453. 男,18 岁。进行性全身水肿 1 周,无发热、皮疹及关节痛。查体:血压 110/70mmHg,颜面及双下肢重度凹陷性水肿,移动性浊音(+)。尿沉渣镜检:红细胞 0~2 个/HP。尿蛋白定量 5.6g/d。血肌酐 68μmol/L,血清白蛋白 21g/L。乙型肝炎病毒标志物阴性。该患者最可能的肾脏病理诊断为
    A. 膜增生性肾小球肾炎　　　B. 毛细血管内增生性肾炎　　　C. 膜性肾病
    D. 微小病变型肾病　　　　　E. IgA 肾病(2018)

(454~456 题共用题干)男性,55 岁。间断水肿 1 年,加重半个月,伴气短、纳差 2 天入院。查体:血压 150/90mmHg,心肺检查未见异常,腹软,肝脾肋下未触及,双下肢凹陷性水肿(++)。化验:尿蛋白(++++),尿糖(±),尿沉渣镜检 RBC0~2 个/HP。B 超示双肾静脉主干有血栓。

454. 最可能的诊断是
    A. 糖尿病肾病　　　　　　　B. 慢性肾炎急性发作　　　　　C. 高血压肾损害
    D. 肾病综合征　　　　　　　E. 慢性肾盂肾炎

455. 肾穿刺检查,最可能的病理结果是
    A. 系膜毛细血管性肾炎　　　B. 结节性肾小球硬化　　　　　C. 入球动脉玻璃样变
    D. 膜性肾病　　　　　　　　E. 脂性肾病

456. 最主要的治疗用药是
    A. 利尿剂　　　　　　　　　B. 糖皮质激素　　　　　　　　C. ACEI
    D. ARB　　　　　　　　　　E. 胰岛素

A. 脂性肾病 B. 系膜增生性肾炎 C. 系膜毛细血管性肾炎
D. 膜性肾病 E. 局灶节段性肾小球硬化

457. 应用糖皮质激素治疗效果最好的肾病综合征类型是
458. 最易发生急性肾损伤的肾病综合征类型是
459. 最易发生血栓并发症的肾病综合征类型是

A. 心力衰竭 B. 肾性贫血 C. 高血压脑病
D. 肾静脉血栓 E. 肾周脓肿

460. 肾病综合征易出现的并发症是
461. 急性肾盂肾炎易出现的并发症是(2020)

462. 男性,35岁。因蛋白尿原因待查入院,24小时尿蛋白定量3.8g,血白蛋白30g/L。该患者最不常见的并发症是
A. 水、电解质紊乱 B. 肾静脉血栓形成 C. 急性肾衰竭
D. 呼吸道感染 E. 蛋白质代谢紊乱

463. 肾病综合征预防性抗凝治疗的指征是
A. 出现尿频、尿急、尿痛 B. 出现血尿时 C. 蛋白尿>5g/L
D. 血浆白蛋白<20g/L E. 出现肾静脉栓塞

464. 鉴别肾盂肾炎和膀胱炎最有意义的是
A. 尿频、尿急、尿痛 B. 白细胞计数 C. 尿细菌培养阳性
D. 尿中白细胞管型 E. 血尿

465. 女,35岁。寒战、发热伴腰痛、尿频1天。查体:体温39.2℃,左肾区叩击痛(+)。血WBC明显升高。尿常规RBC25~30个/高倍,WBC50~60个/高倍,尿蛋白(+),亚硝酸盐(+)。最可能的诊断是
A. 急性肾盂肾炎 B. 肾乳头坏死 C. 急性肾小球肾炎
D. 急性间质性肾炎 E. 肾结核

466. 急性肾盂肾炎的好发人群是
A. 未婚女性 B. 育龄女性 C. 老年女性
D. 青年男性 E. 老年男性

467. 尿路感染最常见的感染途径是
A. 血液感染 B. 淋巴道感染 C. 下行感染
D. 上行感染 E. 直接感染(2018)

468. 患者,女,28岁。尿急、尿频、尿痛2天。查体:体温36.5℃,双肾区无叩痛。尿沉渣镜检:RBC5~10个/HP,WBC20~30个/HP。该患者最可能的诊断为
A. 急性肾盂肾炎 B. 急性膀胱炎 C. 急性间质性肾炎
D. 急性肾小球肾炎 E. 急进性肾小球肾炎(2018)

469. 女,35岁。尿频、尿痛伴肉眼血尿1天。既往体健。查体无异常。尿亚硝酸盐阳性,尿沉渣镜检红、白细胞满视野。抗生素疗程一般为
A. 14天 B. 10天 C. 7天
D. 5天 E. 3天

470. 静脉尿路造影,有诊断价值的疾病是
A. 急性肾小球肾炎 B. 急性肾盂肾炎 C. 慢性肾小球肾炎
D. 慢性肾盂肾炎 E. 肾病综合征

471. 慢性肾盂肾炎早期肾功能减退的主要指标是

A. 血尿素氮升高　　　　　B. 血肌酐升高　　　　　　C. 尿浓缩功能减退
D. 肌酐清除率下降　　　　E. 肾小球滤过率降低

472. 女性,30岁。腰痛、尿频、尿急,血压160/100mmHg。尿蛋白(+),沉渣红细胞8~10个/HP,白细胞15~20个/HP。肾盂造影示右肾缩小,肾盏扩张。最可能的诊断是
    A. 慢性肾炎　　　　　　B. 慢性肾盂肾炎　　　　　C. 多囊肾
    D. 肾结核　　　　　　　E. 肾盂积液

473. 男,60岁。因肝硬化一次排放腹腔积液3000ml而无尿,诊断应首先考虑为
    A. 急性肝衰竭　　　　　B. 急性心衰　　　　　　　C. 肾前性肾衰竭
    D. 肾后性肾衰竭　　　　E. 肾性肾衰竭

474. 患者,女,56岁。行盆腔手术后12天,尿少,尿量<10ml/h,血肌酐326μmol/L。尿量减少的可能原因是
    A. 急进性肾小球肾炎　　B. 肾前性肾损伤　　　　　C. 肾后性肾损伤
    D. 肾间质性肾炎　　　　E. 急性肾小球肾炎(2020)

475. 急性肾性肾衰竭的最常见原因是
    A. 急性肾炎　　　　　　B. 急性间质性肾炎　　　　C. 急进性肾炎
    D. 急性肾小管坏死　　　E. 肾动脉栓塞(2020)

476. 血钾浓度过高时,可以降低血K^+浓度的措施不包括
    A. 静脉注射5%碳酸氢钠　B. 静脉注射葡萄糖酸钙溶液　C. 静脉滴注葡萄糖+胰岛素
    D. 口服阳离子交换树脂　E. 血液透析

477. 患者,男,28岁。少尿、水肿1个月余,7岁时曾发现尿蛋白阳性。血压180/120mmHg,尿蛋白(-),红细胞5~10个/HP,白细胞3~5个/HP,血尿素氮30mmol/L,血肌酐860μmol/L,血红蛋白65g/L。该患者最可能的诊断是
    A. 急性肾小球肾炎　　　B. 慢性肾小球肾炎,肾衰竭　C. 肾病综合征
    D. 慢性肾盂肾炎,肾衰竭　E. 高血压肾病

(478~480题共用题干)男性,55岁,患慢性肾炎10余年,经中西医结合治疗病情稳定,但近1年来逐渐加重,食欲下降、贫血,化验血肌酐已进入肾功能衰竭期。

478. 该患者血肌酐的水平是
    A. 133~177μmol/L　　　B. 186~442μmol/L　　　　C. 278~451μmol/L
    D. 451~707μmol/L　　　E. ≥707μmol/L

479. 相当于国际公认的CKD分期的
    A. 1期　　　　　　　　 B. 2期　　　　　　　　　 C. 3期
    D. 4期　　　　　　　　 E. 5期

480. 估计该患者肾小球滤过率为
    A. <15ml/min　　　　　 B. 15~29ml/min　　　　　 C. 30~59ml/min
    D. 60~89ml/min　　　　 E. ≥90ml/min

481. 典型慢性肾功能不全时的水电解质紊乱是
    A. 代谢性酸中毒、低血钙、高血磷、高血钾　　B. 代谢性酸中毒、低血钙、低血磷、高血钾
    C. 代谢性酸中毒、低血钙、低血磷、高血钠　　D. 代谢性酸中毒、低血钙、低血磷、低血钠
    E. 代谢性碱中毒、低血钙、高血磷、高血钾

482. 尿毒症患者最常见的死亡原因是
    A. 高钾血症　　　　　　B. 代谢性酸中毒　　　　　C. 心力衰竭

第十三篇 内科学试题
第4章 泌尿系统疾病

D. 尿毒症性心肌病　　　　　　E. 脑出血

483. 患者,男,35岁。反复水肿伴血压高5年,近半年来夜尿增多,有时牙龈出血、口渴、气促、面色逐渐苍白,曾化验血红蛋白为65g/L,1天前稀便多次后逐渐神志不清。2年前曾患急性甲型肝炎已愈。为明确昏迷原因,除全面查体外,首选的检查是
　　A. 肝功能　　　　　　B. 血肌酐　　　　　　C. 血糖
　　D. 骨髓穿刺　　　　　E. 血氨

484. 女,56岁。间断水肿8年,加重伴头痛、恶心、呕吐10天。查体:体温36.5℃,脉搏110次/分,血压170/100mmHg,贫血貌,双中下肺可闻及湿啰音,双下肢中度凹陷性水肿。尿常规:蛋白(+++)。尿沉渣镜检:RBC10~15个/HP。血红蛋白68g/L,血肌酐892μmol/L,钾6.2mmol/L,二氧化碳结合力10mmol/L。该患者最重要的治疗为
　　A. 降压　　　　　　　B. 血液透析　　　　　C. 碳酸氢钠
　　D. 利尿　　　　　　　E. 输血

(485~487题共用题干)患者,男性,45岁。间断双下肢水肿伴蛋白尿10年,乏力、纳差、恶心1周,刷牙时牙龈出血伴皮肤碰后发青3天入院。入院时测血压150/90mmHg。实验室检查:外周血Hb80g/L,WBC6.4×10⁹/L,Plt192×10⁹/L。尿蛋白(++),尿比重1.010,尿糖(±),偶见颗粒管型。血肌酐707μmol/L。

485. 该患者血肌酐升高的最可能病因是
　　A. 慢性肾小球肾炎　　B. 肾病综合征　　　　C. 高血压肾损害
　　D. 糖尿病肾病　　　　E. 慢性肾盂肾炎

486. 该患者贫血最可能的原因是
　　A. 失血因素　　　　　B. 慢性溶血　　　　　C. 红细胞生成素减少
　　D. 营养性造血原料不足　E. 原位溶血

487. 该患者出血倾向最可能的原因是
　　A. 血管脆性增加　　　B. 血小板功能减低　　C. 凝血因子缺乏
　　D. 纤溶亢进　　　　　E. 血小板数量减少

(488~490题共用题干)患者,男性,45岁。间断全身轻度水肿5年,加重伴视物模糊1天入院。查体:血压180/135mmHg。实验室检查:尿沉渣镜检RBC8~10个/HP,尿蛋白(++),24小时尿蛋白定量1.3g,血肌酐337μmol/L。

488. 该患者首选的治疗措施是
　　A. 血液透析　　　　　B. 低蛋白饮食　　　　C. 限制钠盐摄入
　　D. 降压药物治疗　　　E. 利尿治疗

489. 该患者目前不适宜选用的治疗药物是
　　A. 卡托普利　　　　　B. 硝苯地平　　　　　C. 氢氯噻嗪
　　D. 维拉帕米　　　　　E. 硝普钠

490. 病情稳定后,为明确诊断,最重要的检查是
　　A. 眼底检查　　　　　B. 肾动态显像　　　　C. 肾穿刺活检
　　D. 双肾B型超声　　　E. 头颅CT

第5章 血液系统疾病

A. 再生障碍性贫血　　B. 慢性失血所致的贫血　　C. 叶酸缺乏所致贫血
D. 维生素 B_{12} 缺乏所致贫血　　E. 骨髓增生异常综合征

491. 属于小细胞低色素性贫血的是
492. 属于正常细胞性贫血的是（2020）

493. 一孕妇，26岁。妊娠7个月，贫血，头昏，乏力，纳差，Hb45g/L，RBC2.5×10^{12}/L。血常规提示：小细胞低色素性贫血。其贫血属于

A. 再生障碍性贫血　　B. 缺铁性贫血　　C. 稀释性贫血
D. 巨幼细胞贫血　　E. 自身免疫性溶血性贫血

494. 确诊贫血的可靠检查方法是

A. 血常规　　B. 骨髓穿刺　　C. 骨髓活检
D. 网织红细胞计数　　E. 细胞形态学检查

495. 适合行脾切除治疗的贫血是

A. 遗传性球形细胞增多症　　B. 巨幼细胞贫血　　C. 缺铁性贫血
D. 肾性贫血　　E. 再生障碍性贫血

496. 关于体内铁代谢的叙述，错误的是

A. 乳铁蛋白属于功能铁　　B. 铁蛋白属于贮存铁　　C. 肠黏膜主要吸收亚铁离子
D. 铁主要经尿液排出　　E. 铁在十二指肠及空肠上段被吸收

A. 缺铁性贫血　　B. 溶血性贫血　　C. 巨幼细胞贫血
D. 再生障碍性贫血　　E. 骨髓增生异常综合征

497. 外科手术切除空肠可导致
498. 外科手术切除回肠可导致

499. 缺铁性贫血患者最可能出现的体征是

A. 肝脾大　　B. 淋巴结肿大　　C. 舌乳头肥大
D. 指甲变薄变脆　　E. 胸骨压痛

500. 缺铁性贫血患者组织缺铁的临床表现不包括

A. 异食癖　　B. 口角炎、舌炎　　C. 匙状甲
D. 心悸、气短　　E. 毛发干枯、脱落（2019）

501. 下列哪一项不符合缺铁性贫血？

A. 血清铁蛋白减低　　B. 血清铁减低　　C. 总铁结合力减低
D. 转铁蛋白饱和度减低　　E. 骨髓有核红细胞内铁减低

（502~504题共用题干）男性，45岁。逐渐乏力、心慌2个月来诊，病后偶有上腹部不适，进食正常，体重略有下降，大小便正常，既往体健。查体：贫血貌，皮肤未见出血点，浅表淋巴结不大，巩膜无黄染，心肺腹检查未见明显异常。化验 Hb78g/L，MCV75fl，MCHC29%，WBC7.2×10^9/L，分类见中性粒细胞 70%，淋巴细胞 30%，Plt260×10^9/L。粪便隐血阳性。

502. 该患者最可能的诊断是

A. 肾性贫血 B. 铁粒幼细胞性贫血 C. 慢性病性贫血
D. 缺铁性贫血 E. 再生障碍性贫血

503. 为明确诊断,下列哪项检查价值最小?
A. 尿常规 B. 血清铁和铁蛋白测定 C. 消化道内镜
D. 骨髓细胞学 E. 外周血涂片

504. 下列符合该患者铁代谢异常的结果是
A. 骨髓细胞内铁减低、外铁增高 B. 骨髓细胞内、外铁均增高
C. 骨髓细胞内铁增高、外铁减低 D. 骨髓细胞内、外铁均减低
E. 骨髓细胞内铁、外铁不确定

(505~507题共用题干)男,50岁。头晕、乏力、心悸2个月。查体:贫血貌,皮肤干燥,指甲脆裂,浅表淋巴结未触及,肝脾不大。实验室检查:血红蛋白70g/L,网织红细胞0.005,血片示小细胞低色素性贫血改变。血清铁6.2μmol/L,总铁结合力92μmol/L,粪便检查钩虫卵(+)。

505. 该病病因治疗最主要的措施应该是
A. 驱钩虫 B. 口服铁剂 C. 注射铁剂
D. 口服维生素C E. 进食含铁量高的饮食

506. 该患者采用铁剂治疗,显示疗效最早的指标是
A. 血红蛋白升高 B. 网织红细胞增高 C. 红细胞计数升高
D. 红细胞平均体积增大 E. 血清铁上升

507. 本病铁剂治疗的最终目的是
A. 血常规恢复正常 B. 红细胞形态恢复正常 C. 血清铁恢复正常
D. 总铁结合力恢复正常 E. 补足贮存铁

508. 患者,女性,22岁。面色苍白1年余。既往月经量多2年。血常规:Hb75g/L,WBC6.7×10^9/L,Plt220×10^9/L。骨髓细胞学检查:增生活跃,红系增生为主,中、晚幼红比值增高,成熟红细胞大小不均,以小细胞为主,中心淡染区扩大。首选的治疗是
A. 口服铁剂 B. 输注红细胞 C. 口服雄性激素
D. 口服泼尼松 E. 补充维生素B_{12}、叶酸(2018)

509. 应用铁剂治疗缺铁性贫血的停药指征为
A. 血红蛋白恢复正常 B. 血清铁恢复正常 C. 骨髓铁恢复正常
D. 铁蛋白恢复正常 E. 网织红细胞计数恢复正常

510. 非重型再生障碍性贫血患者最常见的感染部位是
A. 皮肤软组织 B. 泌尿系统 C. 肠道
D. 上呼吸道 E. 血液(2018)

511. 女,35岁。血常规检查发现三系细胞减少1个月余,发热3天。查体:体温38.5℃,肝脾肋下未触及。骨髓细胞学检查:增生极度低下,可见较多脂肪滴。首先考虑的诊断是
A. 淋巴瘤 B. 骨髓增生异常综合征 C. 再生障碍性贫血
D. 急性白血病 E. 阵发性睡眠性血红蛋白尿症(2018)

512. 女,20岁。头晕、乏力3个月,加重1周。近期月经量多。查体:四肢皮肤散在出血点,浅表淋巴结不大,胸骨压痛(-),肝脾未触及。血常规:血红蛋白50g/L,白细胞1.5×10^9/L,中性粒细胞0.20,淋巴细胞0.80,网织红细胞0.001,血小板11×10^9/L。最可能的诊断是
A. 急性白血病 B. 骨髓增生异常综合征 C. 再生障碍性贫血
D. 巨幼细胞贫血 E. 自身免疫性溶血性贫血

(513~515题共用题干)患者,女,28岁。3个月来乏力,1周来发热伴皮肤紫癜和口腔颊黏膜血疱,浅表淋巴结及肝脾均不大,胸骨无压痛。化验:Hb65g/L,RBC2.2×10^{12}/L,Ret 0.2%,WBC2.4×10^9/L,分类:N24%,L70%,M6%,Plt10×10^9/L。胸部X线片检查示右下肺炎症。

513. 对该患者最可能的血液病学诊断是
    A. 骨髓增生异常综合征　　B. 再生障碍性贫血　　C. 急性淋巴细胞白血病
    D. 巨幼细胞贫血　　E. 缺铁性贫血

514. 为确定诊断,首选的检查是
    A. 血清铁和铁蛋白　　B. 血清叶酸和维生素 B$_{12}$　　C. 骨髓穿刺
    D. 骨髓活检　　E. 骨髓涂片铁染色

515. 根据病史,该患者最急需的治疗是
    A. 抗生素治疗　　B. 补充叶酸和维生素 B$_{12}$　　C. 雄激素治疗
    D. 血小板成分输注　　E. EPO 治疗

    A. 骨髓病态造血　　B. 骨髓造血功能衰竭　　C. 免疫性破坏过多
    D. 分布异常　　E. 释放障碍

516. 假性粒细胞减少是由于
517. 系统性红斑狼疮的白细胞减少是由于
518. 再生障碍性贫血的白细胞减少是由于

519. 按FAB分型,急性早幼粒细胞白血病的类别是
    A. M$_1$　　B. M$_2$　　C. M$_3$
    D. M$_4$　　E. M$_5$

520. 不属于白血病细胞浸润表现的是
    A. 皮肤瘀斑　　B. 淋巴结肿大　　C. 牙龈增生
    D. 关节痛　　E. 绿色瘤

521. 急性白血病出血的主要原因是
    A. DIC　　B. 血小板数量减少　　C. 血小板功能减退
    D. 凝血因子减少　　E. 血管被瘤细胞浸润破坏

522. 急性白血病最常见的髓外浸润部位是
    A. 肝脾　　B. 淋巴结　　C. 中枢神经系统
    D. 睾丸　　E. 皮下

523. 急性白血病并发感染最多见于
    A. 口腔感染　　B. 腹腔感染　　C. 颅内感染
    D. 呼吸道感染　　E. 泌尿系统感染

524. 急性白血病并发感染最常见的致病菌是
    A. 革兰氏阳性杆菌　　B. 革兰氏阴性杆菌　　C. 革兰氏阳性球菌
    D. 革兰氏阴性球菌　　E. 厌氧菌

525. 初治急性早幼粒细胞白血病首选的化疗药物是
    A. 阿糖胞苷　　B. 高三尖杉酯碱　　C. 羟基脲
    D. 全反式维A酸　　E. 1,25-(OH)$_2$维生素 D$_3$

526. 患者,女性,28岁。发热、皮肤出血点2周。查体:贫血貌,四肢皮肤散在出血点,胸骨压痛(+),左肺可闻及少许湿啰音,腹软,脾肋下1cm。实验室检查:外周血 Hb71g/L,WBC3.0×10^9/L,Plt6×10^9/L。骨髓细胞学检查见原始细胞占90%,细胞化学染色:MPO(-),PAS(+),骨髓染色体检查为正常核

型。应首选的治疗是
  A. 环孢素口服
  B. VDLP 方案化疗
  C. 全反式维 A 酸口服
  D. DA 方案化疗
  E. 甲磺酸伊马替尼口服

527. 骨髓细胞内出现 Auer 小体常见于
  A. 急性淋巴细胞白血病
  B. 急性粒细胞白血病
  C. 慢性粒细胞白血病
  D. 溶血性贫血
  E. 系统性红斑狼疮

528. 女性,18 岁。发热伴鼻出血 5 日。查体全身淋巴结肿大,皮肤散在出血斑,肝肋下 2cm,脾肋下 3cm,血红蛋白 80g/L,白细胞 12×10⁹/L,血小板 40×10⁹/L,骨髓增生活跃,原始细胞占 80%,髓过氧化物酶染色阴性,非特异性酯酶染色阴性。首选的治疗方案为
  A. HA
  B. DA
  C. VP
  D. CHOP
  E. MOPP

(529~531 题共用题干)男性,35 岁。牙龈出血、皮肤瘀斑及间断鼻出血 10 天入院。既往体健。化验血常规:Hb64g/L,WBC10.5×10⁹/L,Plt26×10⁹/L。骨髓增生明显活跃,可见胞质中有较多颗粒及 POX 染色强阳性的细胞,部分可见成堆 Auer 小体,计数此种细胞占 65%。

529. 该患者最可能的诊断是
  A. 急性淋巴细胞白血病
  B. 急性早幼粒细胞白血病
  C. 急性单核细胞白血病
  D. 急性巨核细胞白血病
  E. 急性红白血病

530. 支持上述诊断的细胞免疫学表型是
  A. CD10 阳性、CD19 阳性
  B. CD13 阳性、HLA-DR 阳性
  C. CD13 阳性、HLA-DR 阴性
  D. CD41 阳性、CD61 阳性
  E. CD34 阳性、HLA-DR 阳性

531. 该患者临床最容易出现的并发症是
  A. 高尿酸性肾病
  B. 弥散性血管内凝血
  C. 严重感染
  D. 中枢神经系统白血病
  E. 睾丸白血病

(532~534 题共用题干)患者,女,18 岁。全身多处浅表淋巴结肿大伴头晕、乏力、纳差 1 个月。双侧颌下、颈部、腋窝、腹股沟淋巴结均肿大。胸骨轻压痛,肝肋下 1cm,脾肋下 2cm。实验室检查:外周血 Hb65g/L,WBC18×10⁹/L,Plt65×10⁹/L。骨髓穿刺检查:骨髓增生活跃,原始细胞占 84%,胞质未见 Auer 小体,MPO 染色阴性,涂片中有较多退化细胞。NAP 阳性率 0.70,积分 175。

532. 本例最可能的诊断是
  A. 急性淋巴细胞白血病
  B. 急性粒细胞白血病
  C. 急性单核细胞白血病
  D. 急性早幼粒细胞白血病
  E. 急性粒-单细胞白血病

533. 该患者首选的化疗方案是
  A. 长春新碱+泼尼松
  B. 高剂量阿糖胞苷
  C. 全反式维 A 酸
  D. 伊马替尼
  E. 去甲氧柔红霉素+阿糖胞苷

534. 患者若累及中枢神经系统,则鞘内注射的首选药物是
  A. 苯丁酸氮芥
  B. 环磷酰胺
  C. 甲氨蝶呤
  D. 伊马替尼
  E. 干扰素

535. 患者,男性,17 岁。发热、皮肤紫癜、齿龈肿胀 1 个月。查体:皮肤散在紫癜,淋巴结、肝脾大。外周血白细胞 4.2×10⁹/L,分类可见原始细胞。非特异性酯酶染色强阳性,能被 NaF 抑制,髓过氧化物酶染色弱阳性。最可能的诊断是
  A. 急性单核细胞白血病
  B. 急性粒细胞白血病
  C. 急性淋巴细胞白血病

D. 类白血病反应　　　　　E. 淋巴瘤

536. 对于急性白血病白细胞淤滞症患者的急救不宜采用
　　 A. 白细胞单采　　　　B. 化学治疗　　　　　C. 水化治疗
　　 D. 输红细胞悬液　　　E. 预防高尿酸血症

537. 中性粒细胞碱性磷酸酶降低见于
　　 A. 再生障碍性贫血　　B. 急淋白血病　　　　C. 急单白血病
　　 D. 慢粒白血病　　　　E. 类白血病反应

538. 慢性粒细胞白血病的临床特点不包括
　　 A. 约 90% 出现 Ph 染色体　　B. 肝大　　　　C. 骨髓内大量原始粒细胞
　　 D. 脾明显肿大　　　　　　　E. 周围血白细胞数量明显增高

(539~541 题共用题干)男,25 岁。乏力、消瘦、腹胀 2 个月。查体:心肺未见异常,肝肋下 1cm,脾肋下 8cm。化验:Hb138g/L,WBC96×10^9/L,Plt385×10^9/L。分子生物学检查可见 *BCR-ABL* 融合基因。

539. 该患者的诊断是
　　 A. 慢性粒细胞白血病　　B. 急性淋巴细胞白血病　　C. 急性粒细胞白血病
　　 D. 肝硬化,门静脉高压症　E. 慢性淋巴细胞白血病

540. 该患者应出现的染色体异常是
　　 A. t(9;11)　　　　　　B. t(15;17)　　　　　　C. t(9;22)
　　 D. inv(16)　　　　　　E. t(8;21)

541. 该患者最有效的治疗是
　　 A. 口服伊马替尼　　　　B. VLDP 方案化疗　　　C. 脾切除
　　 D. DA 方案化疗　　　　 E. 口服苯丁酸氮芥(2016)

542. 经典霍奇金淋巴瘤最常见的病理类型是
　　 A. 结节硬化型　　　　　B. 富于淋巴细胞型　　　C. 混合细胞型
　　 D. 淋巴细胞消减型　　　E. 结节性淋巴细胞为主型

543. 淋巴瘤最有诊断意义的临床表现
　　 A. 肝、脾大　　　　　　B. 周期性发热　　　　　C. 盗汗、体重减轻
　　 D. 无痛性淋巴结肿大　　E. 局限性淋巴结肿大并有粘连

544. 男,59 岁。反复发热半个月。查体:体温 38.5℃,双侧颈部和腹股沟淋巴结肿大,最大者 2cm×2cm,无压痛,肝脾不大。CT 示右侧胸腔中等量积液,穿刺后胸腔积液细胞学检查见大量淋巴瘤细胞。根据目前资料,该患者的临床分期是
　　 A. Ⅳ期 A　　　　　　　B. Ⅳ期 B　　　　　　　C. Ⅲ期 A
　　 D. Ⅲ期 B　　　　　　　E. Ⅱ期 B

(545~547 题共用题干)男,20 岁。发热、淋巴结肿大 2 个月。体温 38~39℃,体重减轻 10kg。既往体健。查体:体温 39℃,脉搏 104 次/分,呼吸 20 次/分,血压 100/70mmHg。两侧颈部及两侧腹股沟淋巴结肿大,双肺听诊未见异常,腹软,肝脾肋下未触及。辅助检查:胸部 X 线示纵隔增宽。血常规:Hb110g/L,WBC11.5×10^9/L,Plt500×10^9/L。左颈部淋巴结病理检查:正常结构破坏,并发现 Reed-Sternberg(R-S)细胞。

545. 该患者最可能的诊断为
　　 A. 间变性大细胞淋巴瘤　B. 边缘区淋巴瘤　　　　C. 套细胞淋巴瘤
　　 D. 霍奇金淋巴瘤　　　　E. 滤泡淋巴瘤

546. 该患者临床分期为
　　A. ⅠA 期　　　　　　　　B. ⅡA 期　　　　　　　　C. ⅡB 期
　　D. ⅢA 期　　　　　　　　E. ⅢB 期

547. 首选的治疗方案是
　　A. CHOP　　　　　　　　B. VDLP　　　　　　　　C. ABVD
　　D. MOPP　　　　　　　　E. DA

548. 来源于 B 细胞的淋巴瘤类型是
　　A. 滤泡性淋巴瘤　　　　B. 间变性大细胞淋巴瘤　　　　C. 蕈样霉菌病
　　D. Sézary 综合征　　　　E. 扭曲性淋巴细胞淋巴瘤

549. 应用染色体易位检测技术辅助 NHL 分型，下列选项中错误的是
　　A. 检出 t(14;18) 提示滤泡性淋巴瘤　　　　B. 检出 t(8;14) 提示 Burkitt 淋巴瘤
　　C. 检出 t(11;14) 提示套细胞淋巴瘤　　　　D. 检出 t(2;5) 提示间变性大细胞淋巴瘤
　　E. 检出 t(11;18) 提示弥漫性大 B 细胞淋巴瘤

550. 非霍奇金淋巴瘤最常见的临床类型是
　　A. 弥漫性大 B 细胞淋巴瘤　　　　B. 间变性大细胞淋巴瘤　　　　C. 套细胞淋巴瘤
　　D. Burkitt 淋巴瘤　　　　E. 滤泡性淋巴瘤

(551~553 题共用题干) 男,46 岁。右颈部无痛性淋巴结肿大 4 个月,伴上腹疼痛,食欲不佳,发热、盗汗、体重减轻。行剖腹探查见末端回肠与腹膜有粘连,周围有多个肿大的淋巴结,病理检查为非霍奇金淋巴瘤,免疫染色 CD20(+)、CD22(+)、CD5(-),有 t(8;14)。

551. 临床分期属
　　A. ⅡB　　　　　　　　B. ⅢA　　　　　　　　C. ⅢB
　　D. ⅣA　　　　　　　　E. ⅣB

552. 最可能的血液病学诊断是
　　A. 边缘区淋巴瘤　　　　B. 滤泡性淋巴瘤　　　　C. Burkitt 淋巴瘤
　　D. 蕈样肉芽肿　　　　　E. 套细胞淋巴瘤

553. 化疗方案首选
　　A. CHOP　　　　　　　　B. COP　　　　　　　　C. MOPP
　　D. EPOCH　　　　　　　E. BVD

(554~555 题共用题干) 患者,女性,45 岁。两侧颈部淋巴结无痛性肿大 1 个月,无原因发热 3 天入院,既往体健。查体:体温 38.5℃,双颈部各触及 2 个肿大淋巴结,最大者为 2.5cm×1.5cm 大小,左腹股沟可触及 1 个 1.5cm×1cm 大小淋巴结,均活动无压痛,巩膜无黄染,心肺检查未见异常,肝肋下 0.5cm,脾肋下 1cm。化验 Hb115g/L,WBC8.2×10^9/L,Plt149×10^9/L,颈部淋巴结活检病理见弥漫性小至中等大小细胞浸润,细胞免疫表型 CD5(+),CD20(+),有 t(11;14)。

554. 该患者的诊断是
　　A. 滤泡性淋巴瘤　　　　B. 套细胞淋巴瘤　　　　C. Burkitt 淋巴瘤
　　D. 脾边缘区细胞淋巴瘤　　E. 间变性大细胞淋巴瘤

555. 该患者治疗的最佳方案是
　　A. CHOP　　　　　　　　B. ABVD　　　　　　　　C. MOPP
　　D. COP　　　　　　　　 E. CHOP+利妥昔单抗

556. 多发性骨髓瘤的临床表现不包括

A. 贫血 B. 高钙血症 C. 高黏滞综合征
D. 淀粉样变性 E. Plummer-Vinson 综合征

557. 男,60 岁。恶心、呕吐 1 周。查体:血压 160/100mmHg,肋骨压痛。尿常规:蛋白(+)。尿沉渣镜检:RBC(-)。尿蛋白定量 3.2g/d。血肌酐 350μmol/L,血钙 3.3mmol/L,B 超示双肾增大。其最可能出现的血清学异常是
    A. 抗中性粒细胞胞质抗体阳性 B. 抗肾小球基底膜抗体阳性
    C. 抗核抗体阳性 D. 蛋白电泳示多种免疫球蛋白升高
    E. 免疫固定电泳示单克隆免疫球蛋白(2018)

(558~560 题共用题干)患者,男性,65 岁。腰痛 2 个月。查体:轻度贫血貌,巩膜皮肤无黄染,浅表淋巴结无肿大,胸骨无压痛,肝脾肋下未触及,第 2 腰椎局部压痛。实验室检查:外周血 Hb80g/L, WBC3.5×10^9/L, N0.60, L0.40, Plt140×10^9/L。ESR105mm/h。尿蛋白(+++)。血生化:A/G = 28/78,尿素氮 10.8mmol/L,血肌酐 255μmol/L,电解质正常,肝炎免疫标志物阴性。腰椎正侧位片示 L$_2$ 压缩性骨折。

558. 该患者最可能的诊断为
    A. 腰椎转移癌 B. 腰椎原发癌 C. 腰椎结核
    D. 多发性骨髓瘤 E. 慢性肾小球肾炎

559. 为明确诊断,首选的检查是
    A. 肾穿刺活组织检查 B. CT 引导腰椎穿刺活检 C. 腰椎 CT
    D. 全身 ECT E. 骨髓穿刺+血、尿蛋白鉴定

560. 该患者的治疗方案为
    A. 化学治疗 B. 放射治疗 C. 手术治疗
    D. 单克隆抗体治疗 E. 干细胞移植

561. 血小板破坏过多导致的血小板减少性疾病是
    A. ITP B. DIC C. 再生障碍性贫血
    D. 白血病 E. 脾功能亢进

562. 下列凝血因子中,如缺陷不会引起 APTT 延长的是
    A. 纤维蛋白原 B. 凝血酶原 C. 凝血因子Ⅶ
    D. 凝血因子 X E. 凝血因子 XI

563. 男性,18 岁。因头痛针刺合谷穴后,次日局部形成血肿。半年前曾因右膝关节轻度外伤而出血。该患者出血最可能的机制是
    A. 血管壁功能异常 B. 凝血功能异常 C. 血小板数量减少
    D. 血小板功能缺陷 E. 纤维蛋白溶解异常

564. 下列哪项在严重的特发性血小板减少性紫癜患者中最常见到?
    A. BT 延长 B. CT 延长 C. 束臂试验阴性
    D. 血小板功能正常 E. 骨髓巨核细胞数量减少

565. 下列属于抗纤溶药物的是
    A. 氨基己酸 B. 曲克芦丁 C. 维生素 K
    D. 垂体后叶素 E. 去氨加压素

566. 过敏性紫癜最常见的临床类型是
    A. 单纯型 B. 腹型 C. 关节型
    D. 肾型 E. 混合型

567. 女,16岁。发热、皮肤紫癜5天,伴腹痛、便血、关节肿痛。查体:血压110/70mmHg,四肢及臀部皮肤呈对称分布红色斑丘疹。实验室检查:尿红细胞(+++),蛋白(++),可见管型。血小板计数及出凝血时间均正常。首先应考虑
   A. 急性肾小球肾炎 B. 风湿热 C. 过敏性紫癜
   D. 血友病 E. 系统性红斑狼疮

(568~571题共用题干)患者,女,12岁。阵发性腹痛伴黑便2天。双下肢散在出血点,双膝关节肿胀,腹软,右下腹压痛。外周血 Hb110g/L,WBC12.8×10^9/L,Plt200×10^9/L。尿常规:蛋白质(+),红细胞3~5个/HP,颗粒管型0~3个/HP。

568. 该患者最可能的诊断是
   A. 急性阑尾炎 B. 肠套叠 C. 急性肾小球肾炎
   D. 过敏性紫癜 E. 原发免疫性血小板减少症

569. 常见病因不包括
   A. 细菌感染 B. 病毒感染 C. 蛋白质类食物
   D. 花粉 E. 放射性物质

570. 首选治疗药物是
   A. 头孢类抗生素 B. 维生素C C. 糖皮质激素
   D. 法莫替丁 E. 氯苯那敏

571. 若上述治疗无效,可酌情使用
   A. 环磷酰胺 B. 山莨菪碱 C. 输血
   D. 奥美拉唑 E. 卡托普利

572. 原发免疫性血小板减少症较少出现
   A. 肌肉血肿 B. 鼻出血 C. 月经过多
   D. 口腔黏膜出血 E. 皮肤瘀点

573. 原发免疫性血小板减少症首选的治疗措施是
   A. 静脉滴注长春新碱 B. 口服糖皮质激素 C. 脾切除手术
   D. 输注血小板 E. 输注免疫球蛋白

(574~576题共用题干)患者,女,30岁。8个月来月经量增多,1周来皮肤瘀斑伴牙龈出血,不挑食,无光过敏和口腔溃疡。查体:脾侧位肋下刚触及。化验血 Hb85g/L,RBC4.0×10^{12}/L,WBC5.1×10^9/L,Plt25×10^9/L,尿常规(-)。骨髓检查:粒红比例正常,全片见巨核细胞138个,其中产板型4个。

574. 最可能的诊断是
   A. 再生障碍性贫血 B. ITP C. 脾功能亢进
   D. MDS E. 过敏性紫癜

575. 最有助于诊断的进一步检查是
   A. 血小板抗体 B. 腹部B超 C. 腹部CT
   D. 骨髓干细胞培养 E. 骨髓活检

576. 若化验血清铁(SI)、铁蛋白(SF)和总铁结合力(TIBC),该患者的检查结果可能是
   A. SI↓,SF↓,TIBC↓ B. SI↓,SF↓,TIBC↑ C. SI↑,SF↑,TIBC↑
   D. SI↑,SF↑,TIBC↓ E. SI↑,SF↓,TIBC↑

(577~579题共用题干)女性,25岁。无明显诱因月经量增多2个月,出现牙龈出血2天入院,既往体健。查体:胸腹部及四肢皮肤散在出血点和少量瘀斑,浅表淋巴结不大,牙龈少量渗血,心肺腹检

查未见明显异常。化验血：Hb100g/L，RBC3.3×10^{12}/L，WBC8.2×10^9/L，Plt9×10^9/L，Ret1%。

577. 为警惕颅内出血的危险，查体中还应特别注意检查的是
    A. 关节肿胀　　　　　　B. 关节血肿　　　　　　C. 鼻出血
    D. 口腔血疱　　　　　　E. 严重内脏出血

578. 为确定诊断，首选的检查是
    A. 白细胞分类　　　　　B. 骨髓检查　　　　　　C. 抗人球蛋白试验
    D. 凝血功能　　　　　　E. 腹部B超检查

579. 该患者的急救措施为
    A. 输注红细胞悬浮液　　B. 输注血小板悬液　　　C. 静脉滴注糖皮质激素
    D. 静脉注射丙种球蛋白　E. 静脉注射长春新碱

580. 鉴别严重肝病出血与DIC出血最有价值的实验室检查项目是
    A. 凝血酶原时间　　　　B. AT-Ⅲ含量及活性　　　C. 血浆FⅧ:C活性
    D. 纤溶酶原　　　　　　E. 纤维蛋白原

(581~583题共用题干)患者，男性，68岁。咳嗽伴发热1周。表情淡漠，气急，近2天全身散在出血点及瘀斑。查体：血压60/40mmHg，浅表淋巴结未触及肿大。实验室检查：外周血Hb120g/L，WBC12×10^9/L，Plt30×10^9/L。血涂片可见少量红细胞碎片。凝血酶原时间18s(对照13s)。骨髓穿刺示增生活跃，巨核细胞多。

581. 该患者可能的诊断是
    A. 再生障碍性贫血　　　B. 急性白血病　　　　　C. 过敏性紫癜
    D. 弥散性血管内凝血　　E. 特发性血小板紫癜

582. 为明确诊断，还须做的检查是
    A. 血小板功能测定　　　B. 骨髓活检　　　　　　C. 骨髓液细胞化学染色
    D. 血细菌培养　　　　　E. 3P试验

583. 目前最合适的治疗药物是
    A. 糖皮质激素　　　　　B. TPO　　　　　　　　　C. 环磷酰胺
    D. 肝素　　　　　　　　E. 氨基己酸

584. 普通冰冻血浆与新鲜冰冻血浆相比，含量明显降低的凝血因子是
    A. FⅤ和FⅦ　　　　　　B. FⅤ和FⅧ　　　　　　C. FⅡ和FⅧ
    D. FⅡ和FⅩ　　　　　　E. FⅦ和FⅧ

585. 去除血液中白细胞可有效预防的输血不良反应是
    A. 非溶血性发热性输血反应　B. 过敏反应　　　　　C. 细菌污染反应
    D. 迟发性溶血性输血反应　　E. 急性溶血性输血反应

586. 男性，35岁。因慢性再生障碍性贫血2年，头晕、乏力、心悸2天入院。入院时检查：贫血外貌，Hb50g/L，患者既往有多次输血史，1个月前在输血过程中曾出现发热反应，体温达39.5℃，经对症处理缓解。此次给予输血治疗，首选的血液制品是
    A. 全血　　　　　　　　B. 洗涤红细胞　　　　　C. 浓缩红细胞
    D. 红细胞悬液　　　　　E. 少白细胞的红细胞

587. 男，57岁。患原发性肝癌拟行肝癌切除术。术前血常规：Hb70g/L，WBC3.0×10^9/L，Plt150×10^9/L。为纠正贫血，术前给其输注红细胞。在输注约50ml时，患者出现寒战、发热、腰痛、头痛及心前区不适，面色潮红、呼吸困难和焦虑不安。查体：血压85/50mmHg。患者发生的输血不良反应最可能为

第十三篇 内科学试题
第6章 内分泌和营养代谢性疾病

A. 循环超负荷   B. 非溶血性输血反应   C. 肺微血管栓塞
D. 急性溶血性输血反应   E. 输血相关移植物抗宿主病

588. 女,28岁,妊娠38周。B超示胎儿脐带绕颈2周,拟行剖宫产术。4年前曾因外伤住院,接受输血后出现严重过敏反应。孕妇一般状况良好,心、肝、肾功能正常。化验Hb100g/L。术前拟申请备血400ml,应选择的血液成分是
   A. 冷沉淀   B. 洗涤红细胞   C. 新鲜冰冻血浆
   D. 悬浮红细胞   E. 浓缩血小板

589. 一产妇分娩时产道出血400ml,血压100/65mmHg,血红蛋白110g/L,因平时身体虚弱,其家属要求输血以补充营养和加快恢复体力。此时正确的处理是
   A. 输注全血2单位   B. 输注红细胞悬液2单位   C. 输注新鲜冰冻血浆400ml
   D. 输注血白蛋白   E. 加强饮食营养,但不输注任何血液制品

590. 女,45岁。黑便、头晕1个月入院,入院诊断为上消化道出血。入院当日给予输注悬浮红细胞2单位。输血开始后15分钟,患者突然出现寒战、发热、腰背疼痛、呼吸困难、胸闷、发绀、多汗。查体:体温39.9℃,血压90/60mmHg,脉细弱。经治疗后发现尿液呈酱油色。患者发生的输血不良反应是
   A. 细菌污染反应   B. 输血相关急性肺损伤   C. 严重过敏反应
   D. 输血相关循环超负荷   E. 急性溶血反应(2018)

591. 一位术后贫血合并心功能不全的老年患者,宜输入的血液制品是
   A. 浓缩红细胞   B. 洗涤红细胞   C. 冰冻红细胞
   D. 少白细胞的红细胞   E. 库存全血

592. 急性溶血性输血反应的最常见原因是
   A. ABO血型不合的血小板输注   B. ABO亚型不合的红细胞输注
   C. 稀有血型不合的红细胞输注   D. Rh血型不合的红细胞输注
   E. ABO血型不合的红细胞输注(2018)

593. 对血液进行辐照用于预防输血相关移植物抗宿主病,下列成分需要进行辐照的是
   A. 普通冰冻血浆   B. 新鲜冰冻血浆   C. 冷沉淀
   D. 洗涤红细胞   E. 冰冻红细胞(2018)

594. 患者,男,38岁。因胃癌行胃大部切除术,术中估计失血1200ml,术后患者感胸闷、心悸。血常规:Hb70g/L,Plt100×10⁹/L。给患者输注的血液成分首选的是
   A. 洗涤红细胞   B. 悬浮红细胞   C. 辐照红细胞
   D. 冰冻红细胞   E. 浓缩红细胞

595. 男,12岁。患再生障碍性贫血半年,因重度贫血,需要反复输血。应输注的血液成分是
   A. 洗涤红细胞   B. 去除白细胞的红细胞   C. 悬浮红细胞
   D. 浓缩红细胞   E. 冰冻红细胞(2018)

第6章 内分泌和营养代谢性疾病

596. 不属于经典内分泌腺的器官是
   A. 甲状腺   B. 肾上腺   C. 前列腺
   D. 垂体   E. 性腺(2020)

597. 对于内分泌疾病的诊断,首先易于确定的是

A. 病理诊断 B. 病因诊断 C. 定位诊断
D. 功能诊断 E. 鉴别诊断

598. 女,45岁。1天前感冒后出现发热,全身无力,厌食,腹泻。既往Sheehan综合征15年,口服泼尼松5mg/d治疗。查体:体温38.1℃,血压82/40mmHg,神志淡漠,肺部听诊未见异常,心率92次/分,空腹血糖3.3mmol/L。目前最有效的治疗是
A. 静脉补液治疗 B. 静脉注射葡萄糖 C. 静脉注射升压药物
D. 静脉注射氢化可的松 E. 口服泼尼松增加剂量(2018)

599. Sheehan综合征的临床表现不包括
A. 外生殖器萎缩 B. 血压低 C. 闭经
D. 产后乳汁减少 E. 皮肤色素沉着

600. 下列不是诱发垂体危象因素的是
A. 腹泻 B. 感染 C. 手术
D. 饱餐 E. 使用镇静药

601. 女,38岁。10年前分娩后出现无乳,闭经,食欲减退,怕冷,面色苍白,毛发脱落。最可能的诊断是
A. 腺垂体功能减退症 B. 原发性甲状腺功能减退症 C. 神经性厌食症
D. 肾上腺皮质功能减退症 E. 卵巢功能早衰症

602. 女,50岁。畏寒、消瘦、食欲减退、便秘、毛发脱落10年余。有产后大出血史。查体:水肿,皮肤粗糙,反应迟钝,心率56次/分,律齐。实验室检查:血 $FT_3\downarrow$、$FT_4\downarrow$、$TSH\downarrow$。考虑主要诊断为
A. 垂体瘤 B. 原发性甲状腺功能减退症 C. 甲状腺肿瘤
D. Sheehan综合征 E. 原发性慢性肾上腺皮质功能减退症(2018)

603. 诊断Graves病最有价值的体征是
A. 皮肤湿润多汗,手颤 B. 阵发性心房纤颤 C. 甲状腺弥漫性肿大
D. 窦性心动过速 E. 收缩压升高,舒张压降低,脉压增大

604. 预测Graves病停用抗甲状腺药物是否易复发的指标是
A. 甲状腺^{131}I摄取率 B. 抗甲状腺抗体 C. 血 TSH、T_3、T_4 及 FT_3
D. 血 T_4 E. 甲状腺刺激免疫球蛋白

605. Graves病的主要临床表现不包括
A. 甲状腺毒症 B. 结节性甲状腺肿 C. 单纯性突眼
D. 浸润性突眼 E. 胫前黏液性水肿

606. 女,32岁。心悸、烦躁、怕热伴消瘦2个月。查体:血压130/60mmHg,心率112次/分,心尖部闻及收缩期柔和吹风样杂音。最可能的诊断是
A. 心肌炎 B. 心血管神经症 C. 甲状腺功能亢进症
D. 风湿性心脏病 E. 糖尿病

(607~609题共用题干)患者,男,55岁。因心悸伴消瘦1周来诊。查体:脉搏84次/分,血压148/60mmHg,甲状腺弥漫性Ⅱ度肿大,可闻及血管杂音,肺(-),心率112次/分,心律绝对不整,心音强弱不等,腹(-)。

607. 该患者的心律失常类型是
A. 心房颤动 B. 心房扑动 C. 频发期前收缩
D. 心室颤动 E. 二度Ⅱ型房室传导阻滞

608. 产生心律失常的最可能原因是
A. 冠心病 B. 甲亢性心脏病 C. 心肌病

第十三篇 内科学试题
第6章 内分泌和营养代谢性疾病

  D. 高血压   E. 风湿性心脏病

609. 为明确诊断，首选的检查是
  A. 超声心动图   B. 心肌酶谱   C. 血 T_3、T_4 测定
  D. 冠状动脉造影   E. 甲状腺穿刺活检

610. 甲状腺功能亢进合并低钾性软瘫多见于
  A. 少年儿童   B. 老年男性   C. 老年女性
  D. 青壮年男性   E. 青壮年女性

611. 甲状腺危象的诱发因素不包括
  A. 感染   B. 抗甲状腺药物量过少   C. 手术创伤
  D. 精神刺激   E. 术前准备不充分

612. 患者血清 T_3、T_4 正常，TSH 降低的疾病是
  A. 甲亢性心脏病   B. 亚临床甲亢   C. 淡漠型甲亢
  D. 妊娠甲亢   E. 甲状腺危象

613. ^{131}I 摄取率测定主要用于
  A. 甲状腺毒症病因的鉴别   B. 甲亢程度的估计   C. 观察抗甲状腺药物的疗效
  D. 为是否手术提供依据   E. 诊断甲状腺功能亢进症

(614~616题共用题干) 女性，35岁。乏力、心悸1年余，近2个月症状加重，伴厌食、消瘦、手颤。查体：甲状腺弥漫性肿大，心率126次/分，心律整。实验室检查提示 FT_3、FT_4 显著增高，TSH 降低。

614. 该患者最可能的诊断是
  A. Graves 病   B. 自身免疫性甲状腺炎   C. 结节性毒性甲状腺肿
  D. 亚急性甲状腺炎   E. 单纯性甲状腺肿

615. 为进一步确诊，下列检查项目中意义最大的是
  A. 促甲状腺激素受体抗体   B. ^{131}I 摄取率   C. 甲状腺 B 超
  D. 甲状腺核素显像   E. 甲状腺穿刺活检

616. 对该患者治疗，应首选的方法是
  A. 手术治疗   B. 咪唑类药物   C. 硫脲类药物
  D. ^{131}I 治疗   E. 碘制剂

617. 硫脲类药物治疗甲状腺功能亢进的主要作用是
  A. 抑制碘的吸收   B. 抑制甲状腺激素的合成   C. 抑制甲状腺激素的释放
  D. 抑制促甲状腺激素的释放   E. 降低靶细胞对 T_3、T_4 的敏感性

618. 抗甲状腺药物丙硫氧嘧啶、甲巯咪唑最严重的不良反应是
  A. 永久性甲低   B. 皮疹   C. 胃肠道反应
  D. 粒细胞缺乏   E. 药物性肝炎

619. 治疗甲状腺功能亢进症时粒细胞减少多见于
  A. 放射性核素 ^{131}I 治疗   B. 复方碘溶液治疗   C. 抗甲状腺药物治疗
  D. 甲状腺次全切除术   E. 甲状腺素片治疗

620. 在外周组织能抑制 T_4 转换为 T_3 的药物是
  A. 甲硫氧嘧啶   B. 丙硫氧嘧啶   C. 甲巯咪唑
  D. 左甲状腺素片   E. 复方碘剂

621. 妊娠期甲状腺功能亢进症患者的药物治疗首选

A. 普萘洛尔 B. 丙硫氧嘧啶 C. 甲巯咪唑
D. 地塞米松 E. 复方碘剂

622. 哺乳期甲状腺功能亢进症患者的药物治疗宜选择
A. 普萘洛尔 B. 丙硫氧嘧啶 C. 甲巯咪唑
D. 复方碘剂 E. 丙硫氧嘧啶或甲巯咪唑

A. 硫脲类制剂 B. 碘制剂 C. 普萘洛尔
D. ^{131}I E. 手术

623. 女性,40 岁,中度甲状腺功能亢进症合并慢性活动性肝炎,且对抗甲状腺药物过敏,首选治疗措施是

624. 女性,56 岁,结节性甲状腺肿合并甲状腺功能亢进症,首选治疗措施是

625. 丙硫氧嘧啶治疗甲亢过程中,需停药处理的是
A. 中性粒细胞<1.5×10^9/L B. 甲状腺较治疗前明显增大 C. T_3、T_4 恢复正常
D. 突眼情况加重 E. 规则用药已 6 个月,甲亢仍未控制

626. 女性,18 岁。心慌、怕热、多汗、体重下降 3 个月,双手有细颤,突眼不明显,甲状腺Ⅱ度弥漫性肿大、质地软、有血管杂音,心率 108 次/分,两肺呼吸音清,考虑为 Graves 病。为明确诊断,首先要检查
A. 甲状腺^{131}I 摄取率 B. 血 TSH、FT_3、FT_4 C. 甲状腺放射性核素扫描
D. 甲状腺 B 型超声 E. 抗甲状腺抗体 TG-Ab、TPO-Ab

627. 甲状腺危象的处理中,不恰当的是
A. 首选丙硫氧嘧啶 B. 口服复方碘溶液 C. 静脉滴注氢化可的松
D. 口服普萘洛尔 E. 高热时选用乙酰水杨酸类解热药

628. 糖尿病的基本发病机制是
A. 糖原分解过多 B. 靶细胞膜胰岛素受体减少 C. 糖异生增强
D. 胰岛素拮抗激素异常增多 E. 胰岛素分泌绝对或相对不足,可伴胰岛素抵抗(2018)

629. 女,64 岁。2 型糖尿病病史 10 年,近 2 个月出现双下肢水肿。查体:血压 140/100mmHg,神志清楚,营养差,甲状腺无肿大,双肺未闻及干、湿啰音,心率 70 次/分,律齐,肝脾未触及,双下肢明显水肿。实验室检查:空腹血糖 9.6mmol/L,血清胆固醇 7.6mmol/L,低密度脂蛋白胆固醇 4.6mmol/L,血浆白蛋白 28g/L。为明确水肿原因,首先应进行的检查是
A. 双肾 CT B. 双肾 B 超 C. 糖化血红蛋白
D. 胰岛素释放试验 E. 尿微量白蛋白

630. 糖尿病患者眼底检查提示视网膜病变Ⅲ期的表现为
A. 微血管瘤 B. 硬性渗出 C. 软性渗出
D. 新生血管形成 E. 玻璃体机化

631. 患者,女,60 岁。多饮多食 15 年,空腹血糖常波动于 10.5mmol/L 左右。近 2 个月来眼睑及下肢轻度水肿,血压 160/98mmHg,尿蛋白定量 250mg/d。该患者最可能的诊断是
A. 高血压肾损害 B. 糖尿病合并慢性肾炎 C. 糖尿病肾病
D. 糖尿病合并急性肾炎 E. 糖尿病合并肾盂肾炎

A. 胰岛素释放试验 B. 血糖测定 C. 糖化血红蛋白测定
D. 糖化血浆白蛋白测定 E. 尿糖测定

632. 可用于评价胰岛 β 细胞功能的检查是

633. 可反映糖尿病患者近 2~3 周平均血糖水平的检查是

634. 可反映糖尿病患者近 8~12 周平均血糖水平的检查是

第十三篇 内科学试题
第6章 内分泌和营养代谢性疾病

635. 可作为诊断糖尿病主要依据的检查方法是
636. 可作为诊断糖尿病重要线索的检查方法是

637. 女,57岁。近来外阴瘙痒,无多饮、多食、多尿。查体:血压160/100mmHg,肥胖,无满月脸、水牛背和紫纹。空腹血糖6.2mmol/L。为明确诊断,首选的检查是
   A. 酚妥拉明试验 B. 地塞米松抑制试验 C. ACTH兴奋试验
   D. 口服葡萄糖耐量试验 E. 禁水-加压素试验

638. 男,45岁。身高171cm,体重85kg,口服葡萄糖耐量试验血糖结果:空腹血糖6.7mmol/L,1小时血糖9.8mmol/L,2小时血糖7.0mmol/L,结果符合
   A. 正常胰岛素释放曲线 B. 空腹血糖受损 C. 糖耐量减低
   D. 1型糖尿病 E. 2型糖尿病

   A. 磺脲类 B. 双胍类 C. α-葡萄糖苷酶抑制剂
   D. 格列酮类 E. 格列奈类

639. 通过抑制小肠黏膜对葡萄糖吸收而降低血糖的药物是
640. 通过增强靶细胞对胰岛素敏感性而降低血糖的药物是
641. 通过促进残存胰岛β细胞释放胰岛素而降低血糖的药物是
642. 通过促进外周组织利用葡萄糖、抑制肝葡萄糖输出而降低血糖的药物是
643. 通过刺激胰岛素的早时相分泌而降低血糖的药物是

   A. 低血糖 B. 乳酸性酸中毒 C. 胃肠道反应
   D. 头痛和超敏反应 E. 水肿和体重增加

644. 磺脲类最常见的不良反应是
645. α-葡萄糖苷酶抑制剂的常见不良反应是
646. 双胍类的最严重不良反应是
647. 噻唑烷二酮类的常见不良反应是
648. 胰岛素的主要不良反应是

   A. 双胍类 B. 磺脲类 C. α-葡萄糖苷酶抑制剂
   D. 格列奈类 E. 胰岛素

649. 治疗肥胖的2型糖尿病宜选用
650. 治疗非肥胖的2型糖尿病宜选用
651. 治疗肥胖的餐后高血糖宜选用
652. 治疗非肥胖的餐后高血糖宜选用
653. 治疗1型糖尿病宜选用

654. 患者,男性,52岁。确诊2型糖尿病1年,予以合理饮食和运动治疗并口服二甲双胍500mg,每日3次。查体:身高173cm,体重78kg,血压130/90mmHg,心、肺、腹阴性。复查空腹血糖5.2mmol/L,三餐后2小时血糖分别为11.4mmol/L、13.1mmol/L和12.6mmol/L,下一步最合理的治疗是
   A. 二甲双胍加大剂量 B. 改用胰岛素 C. 改用磺脲类降血糖药
   D. 加用磺脲类降血糖药 E. 加用α-葡萄糖苷酶抑制剂

655. 男,56岁。口渴、多饮、多尿3个月。查空腹血糖9.5mmol/L,餐后血糖14.0mmol/L。肝功能、肾功能正常。患者体重75kg,身高168cm。降血糖治疗可选用
   A. 普通胰岛素 B. 中效胰岛素 C. 磺脲类降糖药

D. 双胍类降糖药　　　　　　E. α-葡萄糖苷酶抑制剂

656. 男,50岁,肥胖,2型糖尿病5年,口服二甲双胍250mg,3次/日。5个月前因外伤发生左足溃疡至今未愈。空腹血糖7.2mmol/L,三餐后血糖分别为9.2mmol/L,8.7mmol/L,8.6mmol/L。控制糖尿病的最佳治疗方案应选择
   A. 增加二甲双胍剂量　　　B. 换用胰岛素制剂　　　C. 加用磺脲类口服降糖药
   D. 加用α-葡萄糖苷酶抑制剂　　E. 加用噻唑烷二酮类药

657. 患者,女性,46岁,糖尿病病史3年,经饮食治疗并服用二甲双胍,病情控制良好。近日受凉后发热、咳嗽、咳黄痰。X线检查为右下肺炎。血糖18.6mmol/L,尿糖(++++)。对该患者除治疗肺炎外,糖尿病的处理应
   A. 用胰岛素治疗　　　　　B. 增加二甲双胍剂量　　　C. 改用格列吡嗪
   D. 加用格列吡嗪　　　　　E. 加用α-葡萄糖苷酶抑制剂

658. 男性,17岁。糖尿病2个月,有酮症酸中毒病史。每日进主食量400g,血糖波动大,身高172cm,体重46kg。最适宜的治疗应选择
   A. 控制饮食　　　　　　　B. 加强运动　　　　　　　C. 胰岛素
   D. 双胍类降糖药　　　　　E. 磺脲类降糖药

659. 经肾脏排泄最少,可在轻中度肾功能不全情况下使用的磺脲类药物是
   A. 格列本脲　　　　　　　B. 格列喹酮　　　　　　　C. 格列吡嗪
   D. 格列美脲　　　　　　　E. 格列齐特

(660~662题共用题干)男性,65岁,患糖尿病15年,高血压10年。查体:双下肢轻度水肿。尿蛋白(++),血肌酐160μmol/L,眼底检查示视网膜出现棉絮状软性渗出。

660. 为明确该患者是否出现糖尿病肾病,应进行的检查是
   A. 尿渗透压测定　　　　　B. 尿白蛋白排泄率　　　　C. 糖化血红蛋白测定
   D. 血、尿β$_2$微球蛋白测定　E. 果糖胺测定

661. 该患者首选的降糖药物是
   A. 胰岛素　　　　　　　　B. 阿卡波糖　　　　　　　C. 格列喹酮
   D. 二甲双胍　　　　　　　E. 罗格列酮

662. 为延缓该患者糖尿病肾病的进展,不宜采用的措施是
   A. 使用糖皮质激素　　　　B. 控制血压　　　　　　　C. 低蛋白饮食
   D. 控制血糖　　　　　　　E. 尽早使用EPO

(663~665题共用题干)男,56岁。患糖尿病10年,一直采用饮食控制疗法,空腹血糖持续在10mmol/L以上。近5年来口服降糖药物格列本脲和阿卡波糖仍未获得良好控制,需采用胰岛素治疗。

663. 下列选项中,属于长效胰岛素的是
   A. 普通胰岛素　　　　　　B. 慢胰岛素锌悬液　　　　C. 精蛋白锌胰岛素
   D. 低精蛋白胰岛素　　　　E. 半慢胰岛素锌混悬液

664. 近1个月来,采用强化胰岛素治疗,有时发现空腹血糖仍较高。为查明原因,最有意义的检查是
   A. 夜间多次血糖测定　　　B. 睡前血糖测定　　　　　C. 血浆胰岛素测定
   D. 血浆C肽测定　　　　　E. OGTT

665. 该患者易发生并发症。下列选项中,属于微血管病变并发症的是
   A. 糖尿病足　　　　　　　B. 冠心病　　　　　　　　C. 糖尿病肾病
   D. 糖尿病酮症酸中毒　　　E. 高渗高血糖综合征

666. 女性,45 岁,1 周前查体发现空腹血糖 9.2mmol/L,诊断为 2 型糖尿病,给予口服降糖药治疗。患者饮食欠规律。家属晨起时发现患者呼之不应即来急诊。查体:心率 108 次/分,呼吸 21 次/分,幅度较浅,血压 140/70mmHg,皮肤潮湿。引起患者昏迷最可能的原因是
   A. 酮症酸中毒　　　　　　B. 乳酸酸中毒　　　　　　C. 高渗高血糖综合征
   D. 低血糖　　　　　　　　E. 肝性脑病

667. 主要表现为餐前(午、晚)低血糖的疾病是
   A. 腺垂体功能减退症　　　B. 肝硬化　　　　　　　　C. 胰岛素瘤
   D. 糖原累积症　　　　　　E. 2 型糖尿病早期

668. 高尿酸血症是指血尿酸浓度(μmol/L)超过
   A. 200　　　　　　　　　　B. 320　　　　　　　　　　C. 420
   D. 580　　　　　　　　　　E. 600

669. 抑制尿酸合成的药物是
   A. 非布司他　　　　　　　B. 苯溴马隆　　　　　　　C. 丙磺舒
   D. 拉布立酶　　　　　　　E. 普瑞凯希

670. 骨质疏松症的高危因素不包括
   A. 高龄　　　　　　　　　B. 绝经后　　　　　　　　C. 肥胖
   D. 吸烟　　　　　　　　　E. 长期服用糖皮质激素

(671~674 题共用题干)患者,女性,59 岁。全身性骨痛 3 年伴身材变矮 1 年。患者 5 年前身高 161cm。查体:身高 156cm,体重 60kg,颈前未触及甲状腺肿大,心、肺、腹无明显阳性体征。脊柱胸段后凸畸形,无明显压痛,腰椎无异常。实验室检查:血清钙、磷正常。

671. 该患者最可能的诊断是
   A. 肥胖症　　　　　　　　B. 甲状旁腺功能亢进症　　C. 甲状腺功能亢进症
   D. 骨质疏松症　　　　　　E. 强直性脊柱炎

672. 为明确诊断,首选的检查是
   A. 血 PTH 测定　　　　　　B. 骨密度测定　　　　　　C. 血甲状腺激素测定
   D. 血尿酸测定　　　　　　E. 脊椎 X 线片

673. 本病的诊断标准是 BMD 低于同性别 PBM 的
   A. 1 个 SD 以上　　　　　　B. 1.5 个 SD 以上　　　　　C. 2 个 SD 以上
   D. 2.5 个 SD 以上　　　　　E. 3 个 SD 以上

674. 本病确诊后主要的治疗措施是
   A. 口服非甾体抗炎药　　　B. 口服糖皮质激素　　　　C. 口服钙剂和维生素 D
   D. 口服双膦酸盐　　　　　E. 胸椎成形术

第 7 章　风湿性疾病

675. 下列属于退行性变的风湿性疾病是
   A. 强直性脊柱炎　　　　　B. 骨性关节炎　　　　　　C. Reiter 综合征
   D. 银屑病关节炎　　　　　E. 类风湿关节炎

676. 下列与感染相关的风湿性疾病是
   A. 风湿热　　　　　　　　B. 类风湿关节炎　　　　　C. 多肌炎

D. Reiter综合征　　　　　　　E. 强直性脊柱炎

A. 晨僵　　　　　　　B. 关节痛　　　　　　　C. 关节肿
D. 关节炎　　　　　　E. 关节畸形

677. 类风湿关节炎最早出现的症状是
678. 类风湿关节炎晚期的临床表现是

A. 类风湿关节炎　　　B. 系统性红斑狼疮　　　C. 骨关节炎
D. 强直性脊柱炎　　　E. 痛风关节炎

679. 常累及近端指间关节的风湿病是
680. 常累及远端指间关节的风湿病是
681. 最常累及单侧第一跖趾关节的风湿病是

682. 下列关于类风湿关节炎关节受累的描述,正确的是
A. 常单关节受累　　　B. 常游走性关节受累　　　C. 常双手远端指间关节受累
D. 常上肢对称性小关节受累　　E. 常下肢不对称性大关节受累

683. 女性,48岁。发热伴对称性多关节肿痛,晨僵3个月,查ANA低效价阳性,RF(+),IgG和补体升高。最可能的诊断是
A. 多肌炎　　　　　　B. 系统性红斑狼疮　　　C. 类风湿关节炎
D. 干燥综合征　　　　E. 混合性结缔组织病

684. 女,50岁。掌指和腕关节反复肿痛2年余,近1个月病情加重,晨起时出现关节僵硬,活动后可缓解。对诊断最有意义的实验室检查是
A. 血尿酸测定　　　　B. 抗核抗体　　　　　　C. 类风湿因子
D. 抗角蛋白抗体　　　E. 抗环瓜氨酸多肽抗体

685. 下列与类风湿关节炎活动无关的是
A. 晨僵　　　　　　　B. 关节畸形　　　　　　C. 类风湿结节
D. 血沉增快　　　　　E. C反应蛋白增高

686. 类风湿关节炎的关节X线检查结果属Ⅲ期的特点是
A. 关节周围软组织肿胀阴影　　B. 关节间隙狭窄　　　C. 关节半脱位和骨性强直
D. 关节端的骨质破坏　　　　　E. 关节面出现虫蚀样破坏性改变

A. 布洛芬　　　　　　B. 泼尼松　　　　　　　C. 柳氮磺吡啶
D. 青霉胺　　　　　　E. 甲氨蝶呤

687. 类风湿关节炎对症治疗的常用药物是
688. 能迅速缓解类风湿关节炎关节肿痛症状和全身炎症的药物是
689. 治疗类风湿关节炎首选的改变病情抗风湿药是

690. 治疗类风湿关节炎的改善病情抗风湿药联合治疗方案是
A. 甲氨蝶呤+来氟米特　　　　B. 双氯芬酸钠+来氟米特　　　C. 甲氨蝶呤+硫酸氨基葡萄糖
D. 双氯芬酸钠+泼尼松　　　　E. 对乙酰氨基酚+硫酸氨基葡萄糖(2020)

691. Libman-Sacks血栓性心内膜炎常发生于
A. 休克　　　　　　　B. 败血症　　　　　　　C. 癌症晚期
D. 系统性红斑狼疮　　E. 类风湿关节炎

692. 抗ENA抗体谱中不包括的抗体是

第十三篇 内科学试题
第7章 风湿性疾病

A. 抗 RNP 抗体 B. 抗 SSB(La) 抗体 C. 抗 dsDNA 抗体
D. 抗 Sm 抗体 E. 抗 rRNP 抗体

693. 继发于 SLE 的干燥综合征患者中,出现的特异性抗体是
A. 抗 SSA 抗体 B. 抗磷脂抗体 C. 抗 RNP 抗体
D. 抗组蛋白抗体 E. 抗 dsDNA 抗体

694. 患者,女性,20 岁,间断低热伴关节痛半年,1 周来高热,关节痛加重,轻度头晕。查体:血压 120/80mmHg,皮肤无出血点,肝肋下 1cm,脾侧位可触及,化验血:Hb95g/L,Ret6.5%,WBC4.2×10^9/L,Plt76×10^9/L。尿蛋白(+++),RBC3~8 个/HP,偶见颗粒管型。为明确诊断,最有意义的检查是
A. 抗核抗体谱 B. 抗中性粒细胞胞质抗体 C. 抗磷脂抗体
D. 抗组织细胞抗体 E. 抗 RNP 抗体

695. 女,22 岁。因多关节疼痛 2 个月就诊,近 1 周出现双手指间关节及掌指关节肿胀,晨僵 30 分钟。血白细胞 3.2×10^9/L,血小板 83×10^9/L。24 小时尿蛋白定量 1.9g,血沉 48mm/h,血抗核抗体阳性,补体 C3 轻度下降。最可能的诊断是
A. 类风湿关节炎 B. 骨关节炎 C. 系统性红斑狼疮
D. 原发性干燥综合征 E. 系统性血管炎

(696~697 题共用题干)女性,32 岁。发热、多关节疼痛、双侧胸腔积液、尿蛋白(+)半年。实验室检查发现 ANA(+),抗 SSA(+),抗 Sm(+)。

696. 最可能的诊断是
A. 原发性干燥综合征 B. 系统性红斑狼疮 C. 原发性血管炎
D. 类风湿关节炎 E. 结核性胸膜炎

697. 首选治疗的药物是
A. 非甾体抗炎药 B. 镇痛剂,如对乙酰氨基酚 C. 小剂量糖皮质激素
D. 免疫抑制剂 E. 糖皮质激素联合免疫抑制剂

698. 在 SLE 应用激素冲击疗法中,下列哪项一般不是适应证?
A. 急性肾衰竭 B. 狼疮脑病的癫痫发作 C. 狼疮脑病的明显精神症状
D. 严重溶血性贫血 E. 严重血小板减少性紫癜

A. 滑膜 B. 关节软骨 C. 骶髂关节
D. 椎体 E. 椎弓根

699. 骨关节炎的病变最早发生于
700. 类风湿关节炎的早期病变位于
701. 脊柱转移癌首先侵犯
702. 中心型脊柱结核病变早期侵犯

703. 以关节活动弹响(骨摩擦音)为特征性体征的风湿病是
A. 类风湿关节炎 B. 强直性脊柱炎 C. 风湿热关节受累
D. 骨性关节炎 E. 痛风性关节炎

704. 不符合骨关节炎临床特点的是
A. 好发于青壮年 B. 晨僵不超过 30 分钟 C. 关节摩擦感
D. 关节肿痛 E. 关节压痛和被动痛

705. 对于膝关节骨关节炎的叙述,正确的是
A. 负重较少 B. 尽早行人工关节表面置换术 C. 晚期可出现关节畸形

    D. 膝内翻时可行软组织松解　　E. 主要病变是关节滑膜的退行性变
706. 痛风患者合并的泌尿系统结石，最可能的是
    A. 草酸钙结石　　　　　　B. 磷酸盐结石　　　　　　C. 碳酸盐结石
    D. 黄嘌呤结石　　　　　　E. 尿酸结石
707. 富含嘌呤的食物是
    A. 牛奶　　　　　　　　　B. 鸡蛋　　　　　　　　　C. 动物内脏
    D. 黄瓜　　　　　　　　　E. 米饭

(708～709题共用题干)患者，男，50岁。1年前体检发现血尿酸增高，当时无症状，未予重视，平时也不注意饮食控制。患者1天前参加同学聚餐，吃了较多海鲜和肉食，并饮啤酒约500ml，晨起感右跖趾关节疼痛，局部肿胀发热。

708. 该患者最可能的诊断是
    A. 类风湿关节炎　　　　　B. 风湿性关节炎　　　　　C. 骨关节炎
    D. 痛风　　　　　　　　　E. 脓性趾头炎
709. 不适宜的治疗是
    A. 禁酒　　　　　　　　　B. 口服吲哚美辛　　　　　C. 口服秋水仙碱
    D. 口服苯溴马隆　　　　　E. 口服泼尼松

第8章　理化因素所致疾病

710. 呼吸呈蒜味的毒物是
    A. 阿托品　　　　　　　　B. 地西泮　　　　　　　　C. 酒糟
    D. 有机磷农药　　　　　　E. 亚硝酸盐
711. 误服下列哪种药物应禁忌洗胃？
    A. 东莨菪碱　　　　　　　B. 水杨酸盐　　　　　　　C. 氢氧化钠
    D. 盐酸麻黄碱　　　　　　E. 亚硝酸盐类

    A. 1:5000高锰酸钾溶液　　B. 2%碳酸氢钠溶液　　　　C. 0.3%H_2O_2
    D. 0.3%氧化镁溶液　　　　E. 5%硫酸钠溶液

712. 对硫磷中毒者洗胃禁用
713. 敌百虫中毒者洗胃禁用

714. 对危重急性中毒患者，应立即采取的措施是
    A. 吸氧，保护脑组织　　　B. 终止毒物接触　　　　　C. 导泻，迅速排出体内毒物
    D. 使用特效解毒药　　　　E. 洗胃，迅速排出消化道毒物(2018)
715. 抢救急性口服毒物中毒时，最常使用的吸附剂是
    A. 鸡蛋清　　　　　　　　B. 牛奶　　　　　　　　　C. 树脂
    D. 活性炭　　　　　　　　E. 氢氧化铝凝胶
716. 不明原因的中毒洗胃液宜选用
    A. 生理盐水　　　　　　　B. 1:5000高锰酸钾溶液　　C. 2%碳酸氢钠溶液
    D. 0.3%H_2O_2　　　　　E. 5%硫酸钠溶液
717. 下列急性中毒毒物与解毒剂的组合，错误的是

第十三篇　内科学试题
第8章　理化因素所致疾病

A. 二巯丙醇——砷中毒
B. 二巯丙醇——汞中毒
C. 依地酸钙钠——锑中毒
D. 二巯丁二钠——锑中毒
E. 奥曲肽——磺酰脲类中毒

718. 急性有机磷中毒的下列临床表现中，能提示中度中毒的是
A. 出汗、流涎
B. 呕吐、腹泻
C. 胸背部肌肉颤动
D. 瞳孔缩小
E. 尿失禁

719. 女性，20岁。误服有机磷农药后半小时家人送来急诊。查体：神志不清，皮肤潮湿多汗，面部肌肉束颤动，瞳孔缩小，双肺布满湿啰音。该患者最可能的中毒程度是
A. 轻度
B. 中度
C. 重度
D. 极重度
E. 不能确定

720. 男性，30岁。因昏迷入院。查体：浅昏迷，呼吸有蒜味，瞳孔缩小，皮肤多汗，两肺布满湿啰音，心率130次/分。为明确诊断，首选的检测项目是
A. 血液碳氧血红蛋白测定
B. 尿酮体测定
C. 血胆碱酯酶活力测定
D. 脑脊液常规检查
E. 排泄物毒物分析

721. 女，35岁。误服有机磷农药50ml，立即被其家人送往医院，该病人抢救成功的关键是
A. 彻底洗胃
B. 早期应用解磷定
C. 早期应用阿托品
D. 解磷定与阿托品合用
E. 静脉注射毛花苷丙

722. 治疗急性有机磷农药中毒时，下列哪项不属于"阿托品化"的临床表现？
A. 瞳孔扩大
B. 颜面潮红
C. 心率减慢
D. 肺部啰音消失
E. 皮肤干燥

723. 女，31岁。口服有机磷农药30ml后出现口吐白沫、呼吸困难立即入院，经洗胃、碘解磷定及阿托品治疗后症状有所缓解，但24小时后再次出现呼吸困难。查体：呼吸6~8次/分，血压112/65mmHg，昏迷，呼吸浅慢，皮肤湿冷，瞳孔针尖样，双肺可闻及湿啰音，心率50~60次/分。急诊处理措施正确的是
A. 立即给予呼吸兴奋剂+解毒治疗
B. 立即解毒治疗，导泻，必要时气管插管
C. 立即解毒治疗，重复洗胃，必要时气管插管
D. 立即气管插管机械通气，强心、利尿治疗
E. 立即气管插管机械通气治疗，然后给予解毒治疗(2018)

724. 男，50岁。被发现昏倒在煤气热水器浴室内。查体：浅昏迷，血压160/90mmHg，口唇樱红色，四肢无瘫痪。尿糖（++），尿酮体（-），最可能的诊断是
A. 脑出血
B. 脑梗死
C. 急性心肌梗死
D. 急性一氧化碳中毒
E. 糖尿病酮症酸中毒

(725~729题共用题干)患者，女性，65岁。神志不清3小时入院。家属代述家中生煤火，室内有农药瓶。既往有糖尿病病史14年，COPD病史20年。

725. 造成患者昏迷的原因，最不可能的是
A. 农药中毒
B. 一氧化碳中毒
C. 糖尿病酮症酸中毒
D. 肺性脑病
E. 肝性脑病

726. 若怀疑一氧化碳中毒，首先应做的检查是
A. 血红蛋白测定
B. 血液碳氧血红蛋白测定
C. 血气分析
D. 脑电图
E. 头颅CT

727. 若检查确诊为一氧化碳中毒，则首要急救措施为
A. 低温疗法
B. 高压氧舱治疗
C. 鼻导管吸氧
D. 给予呼吸兴奋剂
E. 气管切开、机械通气

728. 若怀疑有机磷农药中毒,首要的实验室检查项目是
    A. 尿有机磷农药成分检测　　B. 尿有机磷农药代谢物测定　　C. 血有机磷农药成分检测
    D. 血有机磷农药代谢物测定　　E. 血胆碱酯酶活力测定

729. 若确诊为有机磷农药中毒,则首选的治疗是
    A. 洗胃　　B. 导泻　　C. 静脉注射阿托品
    D. 静脉注射氯解磷定　　E. 吸氧

730. 中暑的病因不包括
    A. 汗腺功能障碍　　B. 散热障碍　　C. 饮水过多
    D. 人体产热增加　　E. 环境温度过高(2023)

731. 在高温环境中运动时,排汗量激增,致使血液中电解质的浓度大大降低,若得不到及时的补充,则可引起肌肉痉挛,称为
    A. 热痉挛　　B. 热衰竭　　C. 热射病
    D. 中暑热　　E. 痉挛

732. 患者,男,48岁,建筑工人。下午3时于露天工作中发现大汗、头痛、腹痛、呕吐、抽搐,无尿便失禁、流涎、吐白沫。当日天气闷热,气温38℃。既往体健。查体:体温40℃,心率126次/分,血压140/80mmHg,浅昏迷,多汗,唇无发绀,双侧瞳孔等大等圆,对光反射灵敏,直径约3mm,双肺未闻及干、湿啰音,四肢无活动障碍,急诊头颅CT未见异常。最可能的诊断为
    A. 热衰竭　　B. 热射病　　C. 热痉挛
    D. 癫痫发作　　E. 蛛网膜下腔出血(2024)

733. 快速降温是治疗中暑的基础,应在"黄金半小时"内将患者体温降至
    A. 36℃　　B. 37℃　　C. 38℃
    D. 39℃　　E. 40℃

内科学试题参考答案及详细解答

(正确答案为绿色的选项)

1. ABCDE 慢性阻塞性肺疾病是持续气流受限导致的阻塞性通气功能障碍,故答 B。A、C、D、E 都是慢性阻塞性肺疾病的非特异性表现。

2. ABCDE ①慢性阻塞性肺疾病的特点是持续气流受限导致的阻塞性通气功能障碍,随着病情的发展,肺组织弹性日益减退,不能完全恢复。②慢性阻塞性肺疾病常表现为阻塞性通气功能障碍,而不是限制性通气功能障碍,故不答 A。B、C 均为支气管哮喘的特点。D 无特异性。

3. ABCDE A、B、C、D、E 都是 COPD 的临床表现,其中,气短或呼吸困难是 COPD 的标志性症状。

4. ABCDE ①老年患者长期咳嗽、咳痰、喘憋,应考虑慢性阻塞性肺疾病(COPD)。3 天来发热,双肺湿啰音,应考虑 COPD 急性加重期。患者颈静脉怒张,双肺湿啰音,双下肢水肿,应考虑慢性肺心病肺心功能失代偿期。患者昏睡,应考虑合并肺性脑病,因此本例应诊断为 COPD 急性加重期,慢性肺心病肺心功能失代偿期,肺性脑病。为明确诊断,首选动脉血气分析。②头颅 CT 常用于诊断颅内占位性病变,本例昏睡为肺性脑病所致,并无颅内占位性病变,故不答 A。检眼镜检查常用于诊断慢性颅内压增高症。心脏超声心动图(UCG)常用于诊断心肌病。肝肾功能+电解质检测无特异性。

5. ABCDE ①"反复咳嗽、咳痰 30 年",应考虑 COPD,为明确诊断,首选肺功能检查。若检查发现不可逆性气流受限,可诊断为 COPD。②胸部 CT 为影像学检查,对于 COPD 的诊断价值不大。运动心肺功能检查可了解心脏功能。冠状动脉造影为确诊冠心病的金标准。核素心肌显像为了解心肌缺血范围的检查。这些检查对 COPD 的诊断帮助不大。

6. ABCDE ①老年男性,长期咳嗽、咳痰,胸部 X 线片示肺纹理增粗,应诊断为 COPD。②肺结节病常表现为多系统损害,胸部 X 线片示双肺门淋巴结肿大。患者病程长达 8 年,显然不是支气管肺癌和气胸,故不答 B、E。肺结核好发于年轻人,多表现为低热、盗汗、咳嗽、咳痰,胸部 X 线片示肺尖阴影。

7. ABCDE ①老年患者,咳嗽、咳痰 30 年,胸部 X 线片示双肺透光度增加,应诊断为 COPD。体检可有双侧语颤减弱,两肺呼吸音减低,叩诊肺部过清音,心浊音界缩小,肺界下移(D 对)。②三凹征提示吸气性呼吸困难,常见于气管、大支气管阻塞,而 COPD 主要表现为呼气性呼吸困难。

8. ABCDE ①COPD 的典型肺功能检查结果为肺总量(TLC)增高、FEV_1/FVC 下降、残气量(RV)增高。②弥散功能下降常见于间质性肺疾病,支气管舒张试验阳性常见于支气管哮喘。

9. ABCDE ①患者咳嗽、咳痰 10 年,应考虑 COPD。突发胸痛,呼吸困难,患肺叩诊鼓音,呼吸音降低,应考虑并发自发性气胸,此为 COPD 的常见并发症。②肺栓塞多有手术、长期卧床等病史,常有咯血症状。急性心梗可突发胸痛,但一般无呼吸困难,肺部叩诊鼓音、呼吸音降低等表现。单纯 COPD 无胸痛表现。肺大疱一般无症状。

10. ABCDE 慢性阻塞性肺疾病(COPD)偶有轻微咳嗽,少量痰液,表明处于缓解期,而不是急性加重期,治疗主要是提高机体抗病能力,避免上呼吸道感染。A、B、C、D 都是 COPD 急性加重期的治疗措施。

11. ABCDE 12. ABCDE 13. ABCDE ①老年男性,长期咳嗽、咳痰,胸片示双肺纹理增粗、紊乱,膈肌低平,吸烟 40 年,应考虑慢性阻塞性肺疾病。为明确诊断,首选的检查是肺功能测定。纤维支气管镜是

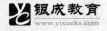 207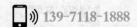

中央型肺癌的首选检查。高分辨率CT(HRCT)是支气管扩张症的首选检查。动脉血气分析是诊断呼吸衰竭的首选检查。支气管舒张试验是支气管哮喘的首选检查。②患者动脉血气分析示$PaO_2<60mmHg$，$PaCO_2>50mmHg$，应诊断为Ⅱ型呼吸衰竭，系肺泡通气不足所致。A、C、D属于Ⅰ型呼吸衰竭的发病机制。③慢性肺心病的典型心电图表现包括：额面平均电轴≥+90°；$V_1R/S≥1$；重度顺钟向转位($V_5R/S≤1$)；$R_{V1}+S_{V5}≥1.05mV$；aVR R/S 或 R/Q≥1；$V_1～V_3$导联呈QS、Qr或qr；肺型P波。

14. ABCDE ①患者发作性呼吸困难5年，双肺哮鸣音，可诊断为支气管哮喘，其呼气性呼吸困难主要由细小支气管痉挛所致。②大支气管狭窄、大支气管梗阻主要导致吸气性呼吸困难。呼吸面积减少、肺泡张力增高主要见于COPD。

15. ABCDE 气道高反应性(AHR)是指气道对各种刺激因子呈高度敏感状态，表现为患者接触这些刺激因子时气道出现过强或过早的收缩反应。AHR是支气管哮喘的基本特征，气道重构是哮喘的重要病理特征。

16. ABCDE 气道高反应性(AHR)是指气道对各种刺激因子如变应原、理化因素、运动等呈现的高度敏感状态。AHR是支气管哮喘的基本特征，有症状的哮喘患者几乎都存在AHR。气道慢性炎症是导致AHR的重要机制之一，AHR常有家族倾向，受遗传因素的影响。长期吸烟、病毒性上呼吸道感染、慢性阻塞性肺疾病等均可出现AHR，故答E。

17. ABCDE 支气管哮喘发作时出现严重的呼气性呼吸困难，患者强迫端坐位，大汗淋漓，胸廓胀满，呈呼气位，呼吸动度变小，语音震颤减弱(答E)。重症患者可出现心率增快，奇脉，胸腹反常运动，哮鸣音减弱甚至完全消失，表现为沉默肺。

18. ABCDE ①支气管哮喘发作时呈阻塞性通气功能障碍改变，反映呼气流速的指标(如第一秒用力呼气容积)在早期即显著下降，而反映肺容量的指标(如肺活量)在晚期时才降低，故最佳答案为C而不是A。②支气管哮喘发作时，最大通气量减少、功能残气量增大、弥散量正常。

19. ABCDE ①咳嗽变异性哮喘是指发作时以咳嗽为唯一症状的哮喘，可自行缓解或经支气管扩张剂治疗后缓解。②A肯定错误，因老年慢性支气管炎患者反复咳嗽的时间均>2周。支气管哮喘主要由小气道痉挛狭窄引起，因此中性粒细胞不高，抗生素治疗无效。调查资料表明，遗传因素与哮喘发病有关。

20. ABCDE 治疗支气管哮喘的药物分为两类：A、B、C、E均属于缓解性药物，D为控制性药物。

21. ABCDE ①支气管哮喘的典型症状是发作性呼吸困难，可自行缓解或使用支气管扩张剂后缓解，夜间、凌晨发作或加重是哮喘的临床特点。本例发作性胸闷，可自行缓解，发作多以凌晨为著，应诊断为支气管哮喘。②胃食管反流病常表现为反流和烧心。左心衰竭常表现为咳嗽，咳粉红色泡沫痰，双肺湿啰音。过敏性肺炎以弥漫性间质性肺炎为病理特征，常表现为接触抗原数小时后出现发热、干咳、呼吸困难、胸痛、发绀等。慢性支气管炎多表现为长期咳嗽、咳痰。

22. ABCDE ①夜间、凌晨发作为支气管哮喘的特点。青年患者反复发作性干咳，夜间明显，可自行缓解，发作间歇期肺部体检正常，应诊断为咳嗽变异性哮喘。为明确诊断，应首选支气管舒张试验，次选支气管激发试验，故答D。②支气管镜常用于气管、大支气管占位性病变的诊断。胸部高分辨率CT常用于确诊支气管扩张症。胸部MRI常用于诊断胸部占位性病变。

23. ABCDE ①支气管哮喘患者突发胸痛、呼吸困难、呼吸音减弱，应考虑并发自发性气胸。②哮喘急性发作、肺不张、急性心力衰竭均不会出现胸痛。心绞痛可有胸痛，但一般不会出现呼吸困难。

24. ABCDE 支气管哮喘患者，每月偶尔发作1~2次，无夜间发作，说明患者处于支气管哮喘慢性持续期。其治疗首先应按需使用短效$β_2$受体兴奋剂，故答案为A而不是C。若上述治疗无效，再加用抗胆碱药物、糖皮质激素等。

25. ABCDE ①尽管目前支气管哮喘的发病机制尚不清楚，但某些变应原引起的变态反应与哮喘的发病密切相关。目前支气管哮喘的治疗尚无特效药物，因此，部分患者若能找到引起哮喘发作的变应原，使患者彻底脱离变应原，这是防治支气管哮喘最有效的方法。②糖皮质激素能迅速缓解哮喘症状，酮替酚只能预防季节性哮喘发作。

26. **ABCDE** ①支气管哮喘的本质是气道慢性非特异性炎症,糖皮质激素是目前消除炎症、控制哮喘发作最有效的药物,布地奈德属于新型糖皮质激素。②沙丁胺醇为 β_2 受体激动剂,可迅速舒张支气管平滑肌,是控制哮喘急性发作的首选药。色甘酸钠为非糖皮质激素抗炎药,主要用于预防因变应原引起的外源性哮喘。曲尼斯特为 H_1 受体拮抗剂,对于轻症哮喘和季节性哮喘有一定效果。氨茶碱是目前治疗哮喘的有效药物之一。

27. **ABCDE** ①气道高反应性是哮喘的基本特征,因此题干要求作答的是控制支气管哮喘发作的最主要措施。治疗哮喘的药物分为控制性药物和缓解性药物,糖皮质激素是目前控制哮喘发作最有效的药物,吸入剂型副作用少,是目前哮喘长期治疗的首选药。②吸入支气管扩张剂(如 β_2 受体激动剂)为缓解哮喘急性发作的首选药。H_1 受体拮抗剂(如苯海拉明)主要用于皮肤黏膜变态反应性疾病的治疗。特异性免疫治疗具有一定的辅助疗效。白三烯调节剂常用于轻度哮喘的治疗。

28. **ABCDE** ①β_2 受体激动剂均属于支气管扩张剂,不能控制气道炎症,而题干要求回答的是"加强抗炎效果",因此可首先排除选项 B。②白三烯调节剂具有抗炎作用,常单独用于治疗轻度哮喘,或作为中、重度哮喘的联合治疗药物,尤其适用于阿司匹林哮喘、运动性哮喘、伴有过敏性鼻炎的哮喘患者。本例伴有过敏性鼻炎,故答 C。茶碱类均有抗炎作用,但不适用于过敏性鼻炎,故答 C 而不是 A。③口服糖皮质激素(泼尼松、泼尼松龙)主要用于吸入激素无效的哮喘患者。H_1 受体拮抗剂常用于预防季节性哮喘的发作。

29. **ABCDE** ①支气管哮喘急性发作若静脉滴注氨茶碱无效,则应改用支气管哮喘的特效药糖皮质激素静脉滴注。②糖皮质激素雾化吸入通常需规律吸入 1 周以上方可生效,多作为控制性药物使用。口服白三烯调节剂起效缓慢,不能用于控制急性发作。控制哮喘发作多吸入短效 β_2 受体激动剂,而不是长效制剂。支气管哮喘的本质是支气管痉挛,而不是细菌感染,故一般不用抗生素。

30. **ABCDE** 31. **ABCDE** ①患者自幼患有"过敏性鼻炎",说明为过敏性体质。患者整理馆藏图书时,可能吸入粉尘,之后发作咳嗽、喘息、气短,双肺散在哮鸣音,应诊断为支气管哮喘急性发作。心源性哮喘多见于心脏病患者,体检心脏多有异常体征。急性呼吸窘迫综合征常有明显诱因,多表现为极度呼吸困难,经吸氧后不能缓解。过敏性肺炎常于接触过敏原数小时发病,表现为发热、干咳、呼吸困难、胸痛、发绀等。嗜酸性粒细胞性支气管炎属于间质性肺疾病,常表现为肺部嗜酸性粒细胞浸润。②为明确支气管哮喘的诊断,最有意义的检查是支气管舒张试验,吸入支气管扩张剂后 20 分钟重复测定肺功能,FEV_1 较用药前增加≥12%,且其绝对值增加≥200ml,即可确诊。

32. **ABCDE** 33. **ABCDE** 34. **ABCDE** 35. **ABCDE** ①患者反复发作呼吸困难、胸闷、咳嗽,可自行缓解,发作有季节性,发作期间双肺满布哮鸣音,可诊断为支气管哮喘。慢性支气管炎主要表现为"咳痰喘",不会自行缓解,发作时不会满肺哮鸣音。阻塞性肺气肿多见于老年人,不会阵发性发作,自行缓解。心源性哮喘多见于心脏病患者,体检心脏多有异常体征。②β_2 受体激动剂可迅速舒张支气管,是控制哮喘发作的首选药。β_2 受体阻滞剂可加重支气管哮喘,应禁用。抗生素对支气管哮喘发作无效。③若使用 β_2 受体激动剂及茶碱类药物无效,则只能改用支气管哮喘的特效药糖皮质激素静脉滴注,故答 B 而不是 A。支气管哮喘患者不宜使用 5%碳酸氢钠纠酸,否则易导致氧解离曲线左移,加重组织缺氧,故不答 C。头孢菌素对缓解支气管哮喘无效,故不答 D。本例患者哮喘持续状态已超过 24 小时,不能使用糖皮质激素(倍氯米松)吸入治疗,因吸入药量少,不能达到满意控制哮喘的目的,故不答 E。④重症哮喘发作行机械通气的指征包括呼吸肌疲劳、$PaCO_2$≥45mmHg、意识改变。患者神志不清、$PaCO_2$ 70mmHg,应行气管插管、机械通气。

36. **ABCDE** 37. **ABCDE** 38. **ABCDE** ①患者反复发作性喘息,可自行缓解,发作时双肺可闻及哮鸣音,应诊断为支气管哮喘。睡眠呼吸暂停综合征常表现为睡眠时反复出现低通气和/或呼吸中断,引起间歇性低氧血症伴高碳酸血症。先天性心脏病常可闻及特征性心脏杂音,故不答 B。特发性肺动脉高压常表现为呼吸困难、胸痛、头晕、晕厥、咯血等，故不答 C。慢性阻塞性肺疾病多见于老年人，表现为长期咳嗽、咳痰。②为明确支气管哮喘的诊断，首选肺功能检查。睡眠呼吸监测常用于确诊睡眠呼吸暂停综合征。胸部 X 线、超声心动图均对支气管哮喘的诊断价值不大。动脉血气分析常用于了解重症哮喘患者酸碱失衡情况。③缓解支气管哮喘急性发作，应首选吸入短效 β_2 受体激动剂。中度哮喘可联合雾化吸入短效 M 受体拮抗剂。重度哮喘可联合吸入糖皮质激素。吸氧为一般性治疗，故不答 B。舌下含服硝酸甘油常用于治疗心绞痛，故不答 C。

39. ABCDE　①支气管扩张症是指急、慢性支气管感染和支气管阻塞后，反复发生支气管化脓性炎症，致使支气管壁结构破坏，管壁增厚，引起支气管异常和持久性扩张的一类异质性疾病的总称。根据支气管扩张症的定义，即可得出正确答案为 E。②A、B、C、D 是引起先天性支气管扩张症的病因，但少见。

40. ABCDE　典型支气管扩张好发于引流不畅的下叶肺段，其症状为慢性咳嗽、大量臭脓痰、反复咯血。部分患者支气管扩张发生于上叶肺段，由于引流效果好，没有慢性咳嗽、咳痰、反复感染的症状，仅以反复咯血为唯一症状，临床上称为干性支气管扩张症。

41. ABCDE　①支气管柱状扩张的典型 X 线表现为"双轨征"，这是由于受累肺实质通气不足、萎陷，扩张的气道往往聚拢，导致纵切面呈"双轨征"，横切面呈"环形阴影"。②"残根征"为肺动脉高压的典型 X 线表现，蜂窝肺为间质性肺疾病的典型 X 线表现，卷发样阴影为支气管囊状扩张的典型 X 线表现，假空洞征为肺炎链球菌肺炎的典型 X 线表现。

42. ABCDE　①重度支气管哮喘常表现为呼吸>30 次/分、心率>120 次/分、奇脉，故不答 A、B。②支气管哮喘的典型体征是双肺广泛哮鸣音，但在非常严重的哮喘发作时，哮鸣音反而减弱，甚至完全消失，称为"沉默肺"，是病情危重的表现，故正确答案为 D 而不是 C。③"桶状胸，双肺叩诊过清音"为肺气肿的临床表现。

43. ABCDE　①患者长期反复咳嗽、咯血，左下肺湿啰音，胸片示左下肺纹理增粗、紊乱，应考虑支气管扩张症。为明确诊断，首选高分辨率 CT（HRCT）检查。②支气管镜主要用于确诊气管、大支气管病变。痰找癌细胞主要用于确诊肺癌。肺通气/灌注扫描、支气管动脉造影主要用于肺血栓栓塞症的诊断。

44. ABCDE　患者长期咳嗽、咳痰，近 2 天咯血，杵状指，右肺底可闻及湿啰音，应考虑支气管扩张症。50%~70% 的支气管扩张症患者可发生咯血，大咯血为肺小动脉被侵蚀或增生的血管被破坏所致。

45. ABCDE　支气管扩张症患者发生铜绿假单胞菌感染的高危因素包括：①近期住院；②每年 4 次以上或近 3 个月以内应用抗生素；③重度气流阻塞（$FEV_1<30\%$ 预计值）；④最近 2 周每日口服泼尼松<10mg。以上 4 条中含 2 条即易发生铜绿假单胞菌感染，故答 D。

46. ABCDE　支气管扩张症合并感染的常见病原体为铜绿假单胞菌、金黄色葡萄球菌、流感嗜血杆菌、肺炎链球菌、卡他莫拉菌等，无肺炎支原体。

47. ABCDE　①垂体后叶素可收缩内脏小动脉，常用于治疗支气管扩张症（支扩）大咯血。②口服卡巴克洛（安络血）常用于治疗少量咯血。介入治疗、手术治疗常用于大咯血经内科治疗无效者。支扩大咯血不能进行支气管镜下止血，故不答 E。

48. ABCDE　①患者双侧支气管扩张，病变范围广泛，为手术禁忌证，故不答 B。②对于反复大咯血的支扩患者，经内科治疗无效，可行支气管动脉栓塞术。③抗生素主要适用于支扩合并急性感染者，故不答 A。支气管镜下不能对支扩进行介入治疗，故不答 D。口服止血药物仅用于支扩少量咯血者。

49. ABCDE　①支气管扩张症患者大量反复咯血，但病变局限，可行手术治疗，切除病变肺组织，故答 B。②肺组织病变较轻，可行保守治疗。支气管扩张症合并慢性肺心病者，不能耐受手术，不宜手术治疗。支气管扩张症合并肺部感染者，手术易导致感染扩散，加重病情，不宜手术治疗。双肺广泛病变，无法做两肺切除，故为手术禁忌证。

50. ABCDE　支气管扩张症手术治疗仅适用于病变局限者，不适合病变范围广泛者。患者高分辨率 CT（HRCT）显示两肺弥漫性支气管扩张，不宜手术治疗。

51. ABCDE 52. ABCDE 53. ABCDE ①咳大量脓痰的常见疾病有两个,即支气管扩张症和肺脓肿,故可首先排除选项B、D、E。1/3的吸入性肺脓肿患者有不同程度咯血。本例患者体检可闻及双肺底局限性粗湿啰音,此为支气管扩张症的典型体征。②支气管造影为确诊支气管扩张症的经典方法,但由于属于有创检查,现已被敏感性更高的高分辨率CT(HRCT)所取代。胸部断层扫描、胸腔镜、纤维支气管镜检查均不能用于支气管扩张症的诊断。③支气管扩张症的治疗原则是治疗基础疾病、控制感染、改善气流受限、清除气道分泌物等。患者近1周病情加重,说明为急性感染期。支气管扩张症急性感染期的主要治疗措施是控制感染而不是介入治疗控制出血,故答C。使用支气管扩张剂、体位引流都是保持呼吸道通畅的方法。

54. ABCDE 非典型病原体所致的肺炎包括军团菌、支原体、衣原体等所致的肺炎。A、B、C、E均属于细菌性肺炎。

55. ABCDE 患者近期发热,胸痛,说明为炎性病变,故答C而不是A、D、E。胸腔积液常表现为呼吸音消失而不是减低,故不答B。

56. ABCDE ①金黄色葡萄球菌肺炎可引起肺实变、化脓、组织破坏,导致肺脓肿。②真菌性肺炎易形成慢性肉芽肿,干酪性肺炎易形成结核空洞,而不是肺脓肿。肺炎支原体肺炎主要累及肺间质,很少引起肺脓肿。

57. ABCDE "肺叶实变,其中有液气囊腔"为葡萄球菌肺炎的特征性X线表现,故答D。干酪性肺炎的X线影像呈大叶性密度均匀磨玻璃状阴影。肺炎支原体肺炎的胸片示多种形态浸润影,呈节段性分布。肺炎克雷伯菌肺炎的典型胸片表现为肺小叶实变、蜂窝状脓肿。军团菌肺炎的X线表现为肺下叶斑片状浸润,无空洞。

58. ABCDE ①砖红色胶冻状痰是肺炎克雷伯菌肺炎的特征性痰液,故答B。②葡萄球菌肺炎为脓痰或脓血性痰,铜绿假单胞菌肺炎为黄绿色痰或翠绿色痰,流感嗜血杆菌肺炎为脓痰,嗜肺军团杆菌肺炎为黏液、脓性或血性痰。

59. ABCDE ①肺炎链球菌肺炎好发于青年,常于受凉后突发寒战高热,咳嗽咳痰,"口角疱疹"为其重要体征,故本例最可能的诊断为肺炎链球菌肺炎。②急性肺脓肿常表现为咳嗽,咳大量臭脓痰,很少出现胸痛及口角疱疹,故不答B。金黄色葡萄球菌肺炎常急性起病,突发寒战高热、胸痛,咳脓痰,毒血症状明显,如关节酸痛、精神萎靡、周围循环衰竭等,无口角疱疹,故不答C。干酪性肺炎好发于体质衰弱者,常表现为结核中毒症状,咳嗽咳痰,呼吸困难,故不答D。肺炎支原体肺炎好发于儿童,常表现为剧烈咳嗽,无痰或少痰,咽部充血,颈淋巴结肿大,故不答E。

60. ABCDE "胸片示蜂窝状脓肿,叶间隙下坠"为肺炎克雷伯菌肺炎的特征性表现,故本例诊断为肺炎克雷伯菌肺炎。

61. ABCDE ①肺炎支原体肺炎好发于儿童及青年,主要症状为乏力、咽痛、头痛、发热、腹泻、肌痛、耳痛等,可有阵发性刺激性咳嗽,咳少量黏痰。本例有咽痛、肌痛、咳少量黏痰的典型症状,可诊断为肺炎支原体肺炎。②军团菌肺炎常为亚急性起病,疲乏、无力、肌痛、畏寒、高热、咳嗽进行性加剧,咳黏痰带少量血丝或血痰。其基本病理改变为急性纤维蛋白性化脓性炎,因此病情危重。③本例起病急,病程短,无盗汗等结核病中毒症状,不符合浸润性肺结核。④厌氧菌肺炎患者常有误吸史,高热、咳臭脓痰,X线表现为脓胸、多发性肺脓肿等,与本例不符。⑤金黄色葡萄球菌肺炎常表现为咳嗽,咳黄色脓痰,胸片示肺段或肺叶实变,早期可形成空洞。

62. ABCDE ①刺激性咳嗽是间质性肺炎的临床特点,常见于肺炎支原体肺炎、病毒性肺炎。肺炎支原体肺炎患者胸片常显示肺部多种形态的浸润影。根据题干,本例应诊断为肺炎支原体肺炎。②肺炎链球菌肺炎好发于年轻人,多于着凉、淋雨后发病,突发寒战、高热、咳嗽、咳铁锈色痰。葡萄球菌肺炎常表现为寒战、高热、胸痛、咳脓痰,胸片示多发液气囊腔。肺结核常表现为低热、盗汗、咳嗽、咳少量白色黏痰,胸片示肺尖部浸润影。肺孢子菌肺炎常合并艾滋病,临床上少见。

63. ABCDE　64. ABCDE　65. ABCDE　66. ABCDE　67. ABCDE　肺炎克雷伯菌肺炎的特征性痰液为砖红色胶冻样痰。金黄色葡萄球菌肺炎的典型痰液为脓痰，量多，带血丝或呈脓血状。铁锈色痰为肺炎链球菌肺炎的特征性痰液。黄绿色脓痰为铜绿假单胞菌（绿脓杆菌）肺炎的典型痰液。病毒性肺炎多表现为刺激性咳嗽，咳少量白色黏液痰或无痰。

68. ABCDE　69. ABCDE　70. ABCDE　71. ABCDE　72. ABCDE　①肺炎链球菌肺炎早期表现为肺纹理增粗、肺段、肺叶稍模糊，随着病情进展，表现为大片炎性浸润影或实变影，在实变影中可见支气管充气征。②葡萄球菌肺炎的典型胸片表现为肺叶或肺段实变影，早期可形成空洞，或呈小叶状浸润，其中有单个或多个液气囊腔。③肺炎支原体肺炎的典型胸片表现为肺部多种形态的浸润影，呈节段性分布，以肺下叶多见。④病毒性肺炎的典型胸片表现为肺纹理增多，磨玻璃样阴影，小片状或广泛浸润、实变。⑤肺炎克雷伯菌肺炎的典型胸片表现为肺大叶实变，蜂窝状脓肿，水平叶间裂弧形下坠。

73. ABCDE　74. ABCDE　75. ABCDE　76. ABCDE　77. ABCDE　①肺炎链球菌肺炎首选青霉素G；若过敏，可选用氟喹诺酮类、头孢噻肟、头孢曲松等；耐药菌株（MDR）可选用万古霉素、替考拉宁。②葡萄球菌肺炎近年来对青霉素G的耐药率已高达90%左右，故宜选用耐青霉素酶的半合成青霉素，或头孢菌素；对于MRSA，可选用万古霉素、替考拉宁。③肺炎支原体肺炎、军团菌肺炎首选大环内酯类抗生素，如红霉素、罗红霉素、阿奇霉素等。④肺炎克雷伯菌肺炎首选氨基糖苷类抗生素。

78. ABCDE　青年女性，突发高热、咳嗽，右上肺实变征，白细胞总数及中性粒细胞比例均增高，可诊断为肺炎链球菌肺炎，应首选青霉素治疗。青霉素过敏者可选用氟喹诺酮类（如左氧氟沙星）、头孢噻肟或头孢曲松。

79. ABCDE　血清冷凝集试验是诊断肺炎支原体感染的传统方法，其敏感性与特异性均不理想。现已淘汰。起病2周后，约2/3的肺炎支原体肺炎患者血清冷凝集试验阳性，滴度>1∶32，如滴度逐步升高，有诊断价值。

80. ABCDE　年轻女性，长期干咳、低热、盗汗，痰涂片找到抗酸杆菌，应考虑肺结核。肺结核是结核分枝杆菌引起的Ⅳ型超敏反应所致。

81. ABCDE　①患者血常规正常，说明无化脓性细菌感染，故可首先排除选项C、D、E。②肺癌多为偏心性、厚壁空洞，而不是薄壁空洞，故不答B。患者低热、咳嗽、咳痰、血沉增快，应考虑肺结核。肺下叶背段为肺结核的好发部位，根据题干，本例应诊断为肺结核。

82. ABCDE　①青年男性，咳嗽、咳痰，右上肺散在湿啰音，应考虑肺结核。为明确诊断，首选的检查是胸部X线。②不要误答E，因为痰涂片找抗酸杆菌为确诊肺结核的主要方法，不是首选方法。动脉血气分析常用于呼吸衰竭的诊断。痰涂片+药敏常用于细菌性肺炎的诊断。肺功能检查常用于COPD的诊断。

83. ABCDE　青年女性患者，低热消瘦、间断咳嗽3个月；胸片提示左上肺斑片状阴影；结核菌素试验强阳性，应诊断为肺结核。可作痰涂片以找抗酸杆菌以明确诊断。

84. ABCDE　①患者应用头孢菌素无效，可首先排除A、C，因为肺脓肿、肺炎抗生素治疗常有效。支气管扩张症常表现为反复咳嗽、咳痰，咳大量臭脓痰，病情迁延，故不答E。②患者低热、咳嗽，痰中带血，左上肺语颤减弱，呼吸音减低，胸片示斑片状阴影，其内可见透亮区（此为结核空洞），应诊断为肺结核。③肺癌多见于老年人，可有阻塞性肺炎表现，但外周血白细胞总数及中性粒细胞比例应增高。

85. ABCDE　①患者长期低热，为结核中毒症状。肺结核球内常有钙化或空洞形成，80%以上的结核球有卫星灶，此为结核球的特征之一。本例右下肺球形阴影，周围散在卫星灶，应诊断为肺结核。②肺脓肿的脓腔为圆形透亮区，有液平面，四周被炎性阴影浸润环绕，脓腔内壁光整或略不规则。肺鳞癌可发生坏死液化，形成空洞，空洞壁较厚，偏心性，内壁凹凸不平，空洞四周炎症病变较少，一般无中毒症状。肺炎性假瘤临床上少见。肺囊肿可有气液平面，四周炎症反应轻，无明显中毒症状。

86. ABCDE　结核病化疗的原则是早期、规律、全程、适量、联合。"联合"用药是指同时采用多种抗结核药治疗可提高疗效,同时通过交叉杀菌作用减少或防止耐药性的产生。"全程"的目的是提高治愈率和降低复发率。"适量"的目的是减少药物毒副作用。

87. ABCDE 88. ABCDE 结核分枝杆菌根据代谢状态,分为4个菌群。①A菌群:快速繁殖,多位于巨噬细胞外、肺空洞干酪液化部分,细菌数量大,易产生耐药变异菌,抗结核药敏感性:异烟肼>链霉素>利福平>乙胺丁醇。②B菌群:处于半静止状态,多位于巨噬细胞内、空洞壁坏死组织中,抗结核药敏感性:吡嗪酰胺>利福平>异烟肼。③C菌群:处于半静止状态,可突然间歇性短暂的生长繁殖,抗结核药敏感性:利福平>异烟肼。④D菌群:处于休眠状态,不繁殖,无任何药物敏感。

89. ABCDE 90. ABCDE 91. ABCDE ①异烟肼可抑制细菌DNA合成,对巨噬细胞内外的结核分枝杆菌均有强大的杀灭作用。②吡嗪酰胺对结核分枝杆菌具有独特的杀菌作用,主要是杀灭巨噬细胞内酸性环境中的B菌群。③链霉素对巨噬细胞外碱性环境中的结核分枝杆菌有杀灭作用,故答E。④乙胺丁醇、对氨基水杨酸均属于抑菌剂,而不能杀灭结核分枝杆菌。

92. ABCDE ①2HRZE/4HR方案强化治疗期的药物为异烟肼(H)、利福平(R)、吡嗪酰胺(Z)和乙胺丁醇,故可首先排除选项E。乙胺丁醇的常见副作用是球后视神经炎,可表现为视力减退、视野缩小、视物模糊等。②异烟肼的常见副作用为周围神经炎。利福平的常见副作用为肝损害、过敏反应。吡嗪酰胺的常见副作用为肝损害、高尿酸、关节痛等。

93. ABCDE 垂体后叶素可收缩小动脉,使肺循环血量减少而常用于肺结核大咯血的治疗,但高血压、冠心病、心力衰竭患者及孕妇禁用。B、C、D、E项药物均可使用。

94. ABCDE 慢性肺源性心脏病是指由支气管-肺组织、胸廓或肺血管病变所致肺血管阻力增加,产生肺动脉高压,继而右心室结构和/或功能改变的疾病。发生肺源性心脏病的先决条件是肺动脉高压,血液黏度增加、低氧血症和高碳酸血症都可导致肺动脉高压而最终导致肺源性心脏病,但气道梗阻增加不是诱发慢性肺源性心脏病的主要因素。

95. ABCDE ①缺氧性肺细小动脉痉挛是肺动脉高压形成最重要的因素,答案为E。②肺小血管闭塞、肺毛细血管床减少均为引起肺动脉高压的解剖学因素,不占重要地位。此外,血液黏度增加、血容量增加也是引起肺动脉高压的少见病因。

96. ABCDE ①患者咳嗽、咳痰30年,应考虑慢性阻塞性肺疾病(COPD)。患者双下肢水肿、尿少,应考虑慢性肺源性心脏病(肺心病)合并右心衰竭。慢性肺心病的基本病理改变是肺动脉高压,其胸部正位片表现为右下肺动脉干增宽,肺动脉段凸出,心尖上凸。②烧瓶心多见于双心室扩大。靴形心多见于左心室肥大。普大形心常见于心房心室同时增大、心包积液。梨形心又称二尖瓣型心,是指左心房显著增大,肺动脉段凸出,心尖上翘,使心腰消失,主动脉结缩小,状如梨形。

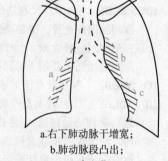

a.右下肺动脉干增宽;
b.肺动脉段凸出;
c.心尖上凸

慢性肺源性心脏病胸部正位片

97. ABCDE 肝颈静脉回流征阳性为右心衰竭的体征,此为慢性肺心病肺心功能失代偿期的临床表现之一。A、B、D、E均属于肺心病肺心代偿期的临床表现。

98. ABCDE 慢性肺心病的胸片表现:①右下肺动脉干扩张,其横径≥15mm;②肺动脉段明显凸出或其高度≥3mm;③中心肺动脉扩张和外周分支纤细,形成"残根"征;④圆锥部显著凸出;⑤右心室增大。

99. ABCDE ①老年患者反复咳嗽、咳痰20年,应考虑慢性阻塞性肺疾病(COPD)。患者1周来心悸、气短、咳大量脓痰,应诊断为COPD急性加重期。患者心电图示$R_{V_1}+S_{V_5}>1.05mV$,右束支传导阻滞,应考虑右心室肥大。右心室肥大可造成相对性三尖瓣关闭不全,可于三尖瓣区闻及收缩期杂音。COPD患者,右心室肥大,应诊断为慢性肺源性心脏病。②患者三尖瓣区闻及收缩期杂音,为右心室肥大造成的相对性三尖瓣关闭不全,故不答A。题干所述与B、C、D项关系不大。

100. ABCDE ①老年患者长期咳嗽、咳痰、喘憋,应考虑慢性阻塞性肺疾病(COPD)。3天来发热,双肺湿啰音,应考虑COPD急性加重期。患者颈静脉怒张,双肺湿啰音,双下肢水肿,应考虑慢性肺心病肺心功能失代偿期。患者昏睡,应考虑合并肺性脑病,因此本例应诊断为COPD急性加重期、慢性肺心病肺心功能失代偿期、肺性脑病。为明确诊断,首选动脉血气分析。②头颅CT常用于诊断颅内占位性病变,本例昏睡为肺性脑病所致,并无颅内占位性病变,故不答A。眼底检查常用于诊断慢性颅内压增高症。心脏超声心动图(UCG)常用于诊断心肌病。肝肾功能+电解质检测无特异性。

101. **ABCDE** ①慢性肺源性心脏病(肺心病)常表现为呼吸困难、不同程度的发绀、右心室肥厚(P_2亢进、三尖瓣区可触及抬举样搏动)、颈静脉怒张、下肢水肿。根据题干,本例应诊断为慢性肺心病。为明确诊断,应首选超声心动图检查,因超声心动图诊断慢性肺心病的阳性率为60.6%~87%,较心电图、X线检查的敏感性高,故答A而不是B。②肺通气/灌注扫描、CT肺动脉造影常用于诊断肺血栓栓塞症。肺功能检查常用于诊断慢性阻塞性肺疾病。

102. **ABCDE** 呼吸系统感染是引起慢性肺心病急性加重致肺心功能失代偿的常见原因,因此慢性肺心病心力衰竭患者一般在积极控制感染、改善呼吸功能、纠正缺氧和CO_2潴留后,心力衰竭便能得到改善,无须常规使用利尿药、正性肌力药、血管扩张药、呼吸兴奋剂。

103. **ABCDE** ①肺动脉栓塞的临床表现缺乏特异性,常见症状为不明原因的持续性呼吸困难,典型症状为呼吸困难、胸痛、咯血三联征。肺动脉栓塞可有肺动脉高压,颈静脉充盈,P_2亢进。股骨颈骨折患者需长期卧床休息,可发生下肢深静脉血栓形成,血栓脱落可导致肺动脉栓塞。根据病史及临床表现,本例应考虑肺动脉栓塞。②急性心梗常表现为突发性胸痛,心肌酶增高,一般无呼吸困难。急性心包炎常可闻及心包摩擦音。主动脉夹层常表现为胸部撕裂样剧痛,血压增高。胸腔积液为进行性呼吸困难,进展缓慢。

104. **ABCDE** ①肺栓塞常表现为胸痛、呼吸困难、咯血三联征,可有肺动脉高压($P_2>A_2$)。肺动脉阻塞可造成严重的低氧血症;早期过度通气,可导致低碳酸血症,故常表现为PaO_2和$PaCO_2$均降低。根据题干,本例应首先考虑肺血栓栓塞症。为明确诊断,应首选CT肺动脉造影(CTPA)检查,故答A。②心肌坏死标志物、ECG常用于诊断急性心肌梗死,故不答B、E。血D-二聚体为肺血栓栓塞症的初筛检查,不能确诊本病,故不答C。超声心动图(UCG)常用于诊断心肌病和心脏瓣膜病。

105. **ABCDE** ①CT肺动脉造影(CTPA)是确诊肺血栓栓塞症(PTE)的首选检查,能够准确发现段以上肺动脉内的血栓。②肺动脉造影虽是确诊PTE的"金标准",但为有创性检查,故不作为首选。血D-二聚体因特异性差,对PTE无诊断价值。肺通气灌注扫描是过去诊断PTE的重要方法,现已少用。超声心动图主要用于排除引起PTE的心血管疾病。

106. **ABCDE** 深静脉血栓形成最常见于下肢深静脉(占50%~90%),其他静脉少见。

107. **ABCDE** ①患者突发呼吸困难,呼吸急促,口唇发绀,肺部哮鸣音,肺动脉瓣区第二心音亢进(P_2亢进),窦性心动过速,应考虑肺血栓栓塞症。为明确诊断,最有价值的检查是CT肺动脉造影(CTPA)。②胸部X线对肺血栓栓塞症诊断价值不大。血D-二聚体常用于肺血栓栓塞症的筛查。动脉血气分析常用于诊断呼吸衰竭。血心肌坏死标志物测定常用于诊断急性心肌梗死。

108. **ABCDE** ①患者突发呼吸困难,颈静脉怒张,P_2亢进,CT肺动脉造影(CTPA)示右下肺动脉内充盈缺损,应诊断为肺血栓栓塞症。②肺血栓栓塞的治疗原则:溶栓是最重要的治疗方法,抗凝是基础治疗方法,手术是补救治疗方法:a.高危患者(右心室功能不全伴低血压的大块肺动脉栓塞)先行溶栓治疗,再行抗凝治疗;b.中危患者(血压正常,但右心功能不全的次大块肺动脉栓塞)是否溶栓尚无定论,无论是否溶栓均应行抗凝治疗;c.低危患者(血压正常,右心功能正常的肺动脉栓塞)无须溶栓,直接行抗凝治疗;d.内科治疗无效者,行手术取栓。按照此原则,本例血压正常,无右心功能不全的表现,属于低危患者,应直接行抗凝治疗,不宜溶栓治疗,故不答B、C。③抗凝治疗时应先给予肝素治疗4~5天,再转为口服华法林3~6月,因为华法林需数天才能在体内发挥抗凝作用,故正确答案为D而不是A。④手术取栓适用于大块肺动脉栓塞者,由于死亡率高达30%~44%,因此仅用于溶栓治疗无效或溶栓治疗禁忌的患者,故不答 E。

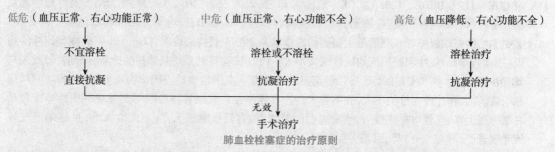
肺血栓栓塞症的治疗原则

109. ABCDE　肺血栓栓塞症行溶栓治疗的适应证:①大面积肺血栓栓塞症伴休克、低血压、右心功能不全。②血压正常,但超声心动图提示右心室功能减退或临床表现为右心功能不全者。参阅13版《实用内科学》P1862。

110. ABCDE　大面积肺栓塞溶栓治疗的时间窗一般为14天以内。

111. ABCDE　①螺旋CT是确诊肺血栓栓塞症的首选检查。本例突发胸痛、呼吸困难,有肺动脉高压的表现($P_2 > A_2$),CT肺动脉造影(CTPA)显示右下肺动脉干及左下肺动脉分支多处充盈缺损,应诊断为肺血栓栓塞症。患者合并休克,收缩压<90mmHg,表明为大面积肺栓塞。对于发病14天以内的大面积肺栓患者首选溶栓治疗,以重组组织型纤溶酶原激活物(rt-PA)静脉滴注效果最佳。②多巴胺为升压药,低分子肝素为抗凝剂,均不能溶解血栓,故不答B、C。本病手术治疗风险极大,病死率极高,故不答D。肺血栓栓塞症无须放置血管支架,故不答E。

112. ABCDE　①缩窄性心包炎可使胸膜毛细血管静水压增高,导致胸腔积液。②肺结核、膈下脓肿可使胸膜通透性增加导致胸腔积液。肝硬化造成的低蛋白血症,可使胸膜毛细血管内胶体渗透压降低导致胸腔积液。淋巴管阻塞可使壁层胸膜淋巴引流障碍而导致胸腔积液。

113. ABCDE　胸腔积液从性质上分为渗出性和漏出性两类。①渗出性胸腔积液的病因主要有3类:a. 炎性病变(如细菌、病毒或真菌感染胸膜等)引起的胸腔积液;b. 非炎性病变(如肺栓塞、结缔组织病等)引起的胸腔积液;c. 肿瘤(如胸膜间皮瘤、肺癌、乳腺癌等)累及胸膜引起的胸腔积液。②漏出性胸腔积液的病因可以是全身性疾病(如低蛋白血症、肾病综合征、过敏性疾病等),也可以是某器官的病变(如充血性心力衰竭、肝硬化、上腔静脉阻塞)。系统性红斑狼疮属于结缔组织病,可出现渗出性胸腔积液,而不会引起漏出性胸腔积液。

114. ABCDE　①胸腔积液可做胸部CT检查以了解有无肺癌、淋巴瘤等占位性病变。②可行胸膜活检,以明确胸膜病变性质。③可行支气管镜检查,以了解有无支气管肺癌。④胸腔积液患者可行胸腔穿刺抽液、胸腔积液细胞学及生化检查,以明确胸腔积液性质。⑤肺功能检查对明确胸腔积液性质无帮助。

115. ABCDE　①患者胸痛伴发热,右下肺叩诊实音,呼吸音消失。胸部X线片示右下肺大片致密影,上缘呈外高内低弧形(此为胸腔积液的特征X线表现),应诊断为右侧大量胸腔积液。为明确积液性质,首选胸腔穿刺+胸腔积液检查。②PPD试验对成人结核的诊断价值有限,故不答A。支气管镜检查主要用于了解支气管占位性病变的性质。胸部CT主要用于了解胸部有无占位性病变。胸腔镜检查对恶性胸腔积液的病因诊断率较高。

116. ABCDE　117. ABCDE　①胸腔积液的X线片表现与积液量、是否有包裹有关。较少量胸腔积液时胸部X线检查不易发现。300~500ml胸腔积液X线片显示肋膈角变钝。中量积液显示外高内低的弧形影。大量积液呈大片状致密影,边缘模糊阴影。参阅3版8年制《内科学》P153。②包裹性积液的X线片表现为自胸壁向肺野凸出的半圆形或梭形致密影,呈"D"字形,边缘光滑,密度均匀,其上、下缘与胸壁的夹角成钝角。③C为大叶性肺炎的胸片征象。

118. ABCDE **119.** ABCDE **120.** ABCDE ①青年患者，低热、盗汗、消瘦3个月，此为结核的典型中毒症状。超声示右侧胸腔积液，应诊断为结核性胸腔积液。B、C、D、E均不会出现典型结核中毒症状。②中等量胸腔积液患者入院后最主要的诊断措施是胸腔穿刺抽液检查，以进一步明确胸腔积液的病因。血培养对结核性胸腔积液的确诊意义不大。PPD试验只对婴幼儿结核的诊断有价值，对成人只具有参考意义。胸部CT有助于排除肺部占位性病变。本例超声检查确为胸腔积液，若需明确胸腔积液病因，胸片检查价值不大，故不答E。③右侧胸腔积液患者体检时可能发现的阳性体征包括右侧肺底上移、气管向左移位、右侧胸廓肋间隙增宽、右侧积液区上方（不是右上肺）可能闻及支气管呼吸音（管样呼吸音）等，肺部无湿啰音。

121. ABCDE **122.** ABCDE ①结核性胸腔积液时，因细胞免疫受刺激，T淋巴细胞活性增强，故胸腔积液中腺苷脱氨酶（ADA）多高于45U/L，且对诊断的敏感性较高。②癌胚抗原（CEA）在恶性胸腔积液早期即可升高，且比血清更显著。若胸液/血清 CEA 比值>1，90%以上为恶性。

123. ABCDE ①本例胸腔积液比重>1.018，蛋白定量>30g/L，白细胞计数>500×10^6/L，应考虑渗出性胸腔积液，故可首先排除E，因肝硬化胸腔积液为漏出液。②结核性胸腔积液多为草黄色渗出液，腺苷脱氨酶（ADA）>45U/L。癌性胸腔积液多为血性，ADA25～45U/L，CEA升高。肺炎旁胸腔积液多为草黄色或脓性渗出液。本例为血性胸腔积液，ADA25U/L，应首先考虑癌性胸腔积液。③肺栓塞所致胸腔积液少见，故不答C。

124. ABCDE **125.** ABCDE **126.** ABCDE ①青年患者低热，此为结核中毒症状。呼吸困难为胸腔积液最常见的症状。右下肺叩诊浊音，呼吸音消失，应考虑胸腔积液，以结核性胸膜炎可能性最大。A、B、D、E一般不会出现胸腔积液及呼吸音消失。②结核性胸膜炎导致的胸腔积液多为渗出性胸腔积液，量大，蛋白质含量高，容易引起粘连，原则上应尽快抽尽胸腔积液，故答E。③患者抽液过程中突发头晕、心悸、出冷汗、颜面苍白、脉细等，应考虑胸膜反应，应立即停止抽液，使患者平卧，皮下注射肾上腺素，密切观察病情变化。

127. ABCDE 恶性肿瘤引起的胸腔积液是渗出液，胸腔积液比重应>1.018，故答D。恶性胸腔积液CEA>20μg/L，LDH>500U/L（且以LDH_2为主），腺苷脱氨酶（ADA）<45U/L。恶性胸腔积液多为血性，红细胞计数常超过 500×10^6/L。

128. ABCDE 严重感染是慢性呼吸衰竭最常见的诱因而不是病因。A、B、C、D都是慢性呼吸衰竭的病因。

129. ABCDE **130.** ABCDE ①通气/血流比例是指每分钟肺泡通气量和每分钟肺血流量的比值，是影响肺换气的重要因素。肺栓塞患者栓塞部位血流减少，通气/血流比例增大，肺泡通气不能被充分利用，将导致低氧血症而无CO_2潴留。②慢性阻塞性肺疾病（COPD）由于肺泡通气量下降，造成肺泡氧分压降低和CO_2分压升高，从而引起低氧血症和CO_2潴留，导致Ⅱ型呼吸衰竭。③弥散障碍为Ⅰ型呼吸衰竭的主要发病机制。肺内动-静脉分流是通气/血流比例失调的特例，为Ⅰ型呼吸衰竭的发病机制之一。

131. ABCDE ①呼吸衰竭时发生低氧血症和高碳酸血症（CO_2潴留）。缺氧时通过兴奋颈动脉体和主动脉体化学感受器，反射性增强呼吸，使呼吸频率加快，肺通气量增加，心率加快。由于CO_2是强有力的呼吸中枢兴奋剂，因此CO_2潴留将导致呼吸加深加快，使肺通气量增加，心率加快。②缺氧和CO_2潴留均可影响肾功能。③持续缺氧时，组织细胞能量代谢的中间过程，如三羧酸循环、氧化磷酸化作用受限，能量生成减少，导致体内乳酸和无机磷酸产生增多而引起代谢性酸中毒。CO_2潴留引起的是呼吸性酸中毒，故选C。

132. ABCDE A、B、C、D、E都是急性呼吸衰竭的临床表现，其中呼吸困难是呼吸衰竭最早出现的症状。多数患者有明显的呼吸困难，较早表现为呼吸频率加快，病情加重时出现呼吸困难，辅助呼吸肌活动加强,如出现三凹征等。

133. **ABCDE** 吸入氧浓度(%)= 21+4×氧流量(L/min)。本例吸入氧浓度=29%,故氧流量应为2L/min。

134. **ABCDE** ①患者$PaO_2<60mmHg$,$PaCO_2>50mmHg$,应诊断为Ⅱ型呼吸衰竭,系肺泡通气不足所致。②无效腔通气减少不是呼吸衰竭的发生机制。呼吸中枢抑制常导致Ⅱ型呼吸衰竭,但与本例无关。胸廓扩张受限、弥散功能障碍常导致Ⅰ型呼吸衰竭。

135. **ABCDE** ①患者$PaO_2<60mmHg$,$PaCO_2>50mmHg$,可诊断为Ⅱ型呼吸衰竭(呼衰)。患者$PaCO_2>70mmHg$,说明CO_2严重潴留,应行气管插管、机械通气。②Ⅱ型呼衰患者一般不宜使用呼吸兴奋剂(尼可刹米),因其疗效较差,且会增加氧耗。COPD患者多合并肺心病,心脏对洋地黄的耐受性极差,容易导致洋地黄中毒,故应慎用。使用碳酸氢钠纠酸,可使pH升高,氧解离曲线左移,加重组织缺氧,故很少应用。COPD患者使用排钾性利尿剂呋塞米,可造成低钾低氯性碱中毒,且可造成水分大量丢失,使痰液黏稠不易咳出,加重呼吸道堵塞,不宜应用。

136. **ABCDE** ①Ⅱ型呼衰患者经过氧疗后,PaO_2从30mmHg提高到70mmHg,但$PaCO_2$从60mmHg上升到了80mmHg,说明氧疗时造成了体内CO_2的大量潴留。②肺心病患者易发生Ⅱ型呼衰,即缺氧伴CO_2潴留,宜采用持续低流量氧疗,严禁采用高浓度给氧,因患者多伴CO_2潴留,呼吸中枢对CO_2反应性差,呼吸的维持主要依靠低氧血症对外周化学感受器的兴奋作用,输入高浓度氧后可导致CO_2潴留,$PaCO_2$增高,使病情恶化,本例就是如此。③肺部感染加重病情进展不会如此迅速,一般不会导致昏迷。心力衰竭、周围循环衰竭均与题干所述关系不大。气道阻力增加常见于支气管哮喘。

137. **ABCDE** ①$PaCO_2$为呼吸性指标,正常值为35~45mmHg。若$PaCO_2>45mmHg$为呼吸性酸中毒(酸多),若$PaCO_2<35mmHg$为呼吸性碱中毒(酸少)。本例$PaCO_2$为80mmHg,应判断为呼吸性酸中毒。②剩余碱(BE)为代谢性指标,正常值为−2.3~+2.3mmol/L。若BE>+2.3mmol/L为代谢性碱中毒,若BE<−2.3mmol/L为代谢性酸中毒。本例BE−5mmol/L,应判断为代谢性酸中毒。故本例应诊断为呼吸性酸中毒合并代谢性酸中毒。

138. **ABCDE** ①$PaCO_2$为呼吸性指标,正常值为35~45mmHg。若$PaCO_2>45mmHg$为呼吸性酸中毒,若$PaCO_2<35mmHg$为呼吸性碱中毒。本例$PaCO_2$为73mmHg,应判断为呼吸性酸中毒。②HCO_3^-为代谢性指标,正常值为22~27mmol/L,若$HCO_3^->27mmol/L$为代谢性碱中毒,若$HCO_3^-<22mmol/L$为代谢性酸中毒。本例HCO_3^-为28mmol/L,应判断为代谢性碱中毒。故本例应诊断为呼吸性酸中毒合并代谢性碱中毒。

139. **ABCDE** ①呼吸衰竭伴呼吸性酸中毒时,体内CO_2蓄积,因此$PaCO_2$、HCO_3^-均升高。②由于是酸中毒,故pH可降低;若为代偿性,则pH可维持在正常范围。③AB为实际碳酸氢盐含量,是指隔绝空气时测得的HCO_3^-含量。SB为标准碳酸氢盐含量,是指标准状态下测得的HCO_3^-含量。呼吸性酸中毒时,由于CO_2潴留,故AB>SB,并不是SB>AB。SB>AB表示CO_2呼出过多,见于呼吸性碱中毒。

140. **ABCDE** 141. **ABCDE** ①老年患者咳嗽、咳痰20余年,应考虑慢性阻塞性肺疾病(COPD)。近2天出现神志改变,应诊断为COPD合并肺性脑病。由呼吸衰竭所致的缺氧、CO_2潴留而引起的神经精神障碍综合征,称为肺性脑病,又称CO_2麻醉。可见,缺氧和CO_2潴留均可导致意识障碍,但以CO_2潴留为主,故最佳答案为D而不是C。参阅5版《内科学》P51。A、B、E显然不是正确选项。②呼吸衰竭行机械通气的指征为$PaO_2<40mmHg$,$PaCO_2>70mmHg$。本例氧疗后呼吸困难加重,$PaCO_2$达102mmHg,应行机械通气。糖皮质激素静脉滴注常用于治疗持续性支气管哮喘。COPD所致的呼吸衰竭一般不宜使用呼吸兴奋剂,以免导致呼吸肌疲劳,加重组织缺氧。患者目前的主要治疗是氧疗,以改善组织缺氧和CO_2潴留,而不是抗感染,故不答D。大剂量静脉滴注呋塞米可导致COPD患者水、电解质紊乱,不宜使用。

142. **ABCDE** 前负荷也称容量负荷,是指心肌收缩前所承载的负荷。后负荷也称压力负荷,是指心肌开始收缩时所承载的负荷。引起前负荷增加的病因：①瓣膜关闭不全，如主动脉瓣关闭不全、二尖瓣关闭不全；②分流性先心病，如间隔缺损、动脉导管未闭；③循环血量增加，如慢性贫血、甲亢等。引起后负荷增加的病因包括高血压、主动脉瓣狭窄、肺动脉高压、肺动脉瓣狭窄等。

143. ABCDE 慢性心力衰竭的诱因包括感染、心律失常、血容量增加、过劳、情绪激动、治疗不当、原有心脏病加重等，其中肺部感染是最常见、最重要的诱因。

144. ABCDE ①静脉注射利尿剂呋塞米可减轻心脏前负荷，扩张静脉，有利于缓解肺水肿，常用于急性左心衰竭患者的急救。②服用速效救心丸、丹参滴丸常用于冠心病患者的急救。静脉滴注生理盐水、葡萄糖液常用于补液和补充电解质。

145. ABCDE 患者为急性心肌梗死，应行 Killip 分级，首先排除选项 A、B、C。患者双肺底有少量湿啰音，说明啰音范围<1/2肺野，应诊断为 Killip 分级 Ⅱ 级。

146. ABCDE ①患者此时并无心肌梗死，只是既往有心肌梗死病史，应行 NYHA 分级而不是 Killip 分级，故可首先排除选项 D、E。②患者日常活动受限，休息后可缓解，应诊断为 NYHA 分级 Ⅱ 级。

147. ABCDE 148. ABCDE 左心衰竭时，呼吸困难出现的顺序一般为：劳力性呼吸困难→端坐呼吸→夜间阵发性呼吸困难→急性肺水肿。因此慢性左心衰竭最早出现的症状是劳力性呼吸困难，最严重的形式是急性肺水肿。

149. ABCDE 150. ABCDE ①门静脉性肝硬化和右心衰竭均可导致肝大、颈静脉怒张、胸腔积液，故不答 A、B、C。门静脉性肝硬化和右心衰竭均可导致大量腹腔积液，引起呼吸困难，故不答 E。肝颈静脉反流征阳性是右心衰竭特征性的体征，可据此与门静脉性肝硬化鉴别。②肝颈静脉反流征阳性是右心衰竭的特征性体征，故答 D。

151. ABCDE ①患者有心肌梗死病史，但目前尚无心肌梗死，不宜行 Killip 分级，故可首先排除 C。患者夜间憋醒，应诊断为心功能 NYHA 分级 Ⅳ 级，故不答 D。②患者有双肺湿啰音，说明有急性左心衰竭。患者有颈静脉怒张、肝大、双下肢水肿，说明有右心衰竭，故目前患者应诊断为全心衰竭。

152. ABCDE ①依那普利为血管紧张素转换酶抑制剂，起效缓慢，作用持久，临床上可用于慢性充血性心衰的治疗，不适用于急性肺水肿的治疗。②抢救急性肺水肿患者时，可以给予吗啡使患者安静，以减轻心脏负荷；给予呋塞米快速利尿，以减轻心脏前负荷；给予硝普钠扩张小动静脉，以降低心脏前后负荷；若心源性哮喘与支气管哮喘无法鉴别时，则可给予氨茶碱，先缓解哮喘症状。

153. ABCDE ①患者有心肌梗死病史，夜间阵发性呼吸困难，双肺闻及湿啰音，应考虑左心衰竭。为明确诊断，应首选超声心动图检查，若测定左室射血分数（LVEF）<50%，即可确诊左心衰竭。②胸部X线检查不能确诊左心衰竭。血常规检查无特异性。动脉血气分析常用于诊断呼吸衰竭。肺功能检查常用于诊断慢性阻塞性肺疾病。

154. ABCDE A、B、C、D、E 都是治疗心力衰竭的药物，其中利尿剂是最常用的药物。利尿剂通过排钠排水，减轻心脏的容量负荷，对缓解肺淤血症状、减轻水肿有十分显著的效果。

155. ABCDE 该患者为扩张型心肌病+心房颤动+心力衰竭，心率增快，可给予强心、扩血管、利尿、抗凝等治疗。硝普钠可扩张小动脉和小静脉，减轻前后负荷，若血压很高，则可以使用。该患者血钾为 6.5mmol/L，属于高钾血症（血钾正常值为 3.5~5.5mmol/L），故应给予排钾性利尿剂呋塞米，而不能给予保钾性利尿剂螺内酯，答案为 C。地高辛适用于心率较快的收缩期心力衰竭患者，故本例可以应用。本例合并心房颤动，为预防血栓栓塞，应给予阿司匹林抗凝治疗。

156. ABCDE 157. ABCDE 158. ABCDE ①患者夜间不能平卧，双肺底湿啰音，颈静脉怒张，双下肢凹陷性水肿，应为全心衰竭 NYHA Ⅳ 级。β受体拮抗剂具有心肌负性作用，禁用于严重心衰患者。患者有颈静脉怒张，说明容量超载，可使用噻嗪类利尿剂以减少液体潴留。慢性心衰合并高血压的患者可联合使用硝酸酯类制剂。慢性心衰合并心房颤动者可使用洋地黄制剂。患者有糖尿病病史12年，可给予降糖药。②患者心律不齐，脉搏短绌（脉率<心率），应考虑心房颤动。心房颤动伴心衰

首选洋地黄制剂。普罗帕酮和胺碘酮均为心房颤动复律药,本例心房颤动超过 24 小时,不宜直接使用复律药,故不答 A、B。维拉帕米常用于心房颤动心功能代偿期。利多卡因常用于室性心律失常。③本例血肌酐>265μmol/L,禁用血管紧张素转换酶抑制剂(ACEI),故答 A。患者有水肿,可使用袢利尿剂以减少水钠潴留。患者白细胞计数增高,应加用抗生素。患者 5 年前已发生急性心肌梗死,合并糖尿病,故属于血脂异常危险分层的极高危患者,应常规服用阿司匹林。当血清总胆固醇(TC) ≥4.14mmol/L、低密度脂蛋白胆固醇(LDL-C)≥2.07mmol/L 时,应开始药物调脂治疗。故本例应增加他汀类制剂,以降低血清 TC 和 LDL-C。

159. **ABCDE** ①卡托普利属于血管紧张素转换酶抑制剂(ACEI),不仅可以抑制血管紧张素系统,扩张血管,改善心衰时血流动力学状态,还可以降低心衰患者代偿性神经-体液的不利影响,限制心肌、小血管的重塑,以达到维持心肌功能,推迟充血性心衰进展,降低远期死亡率的目的。②循证医学证据表明,洋地黄(强心苷)虽然可改善心衰患者的近期症状,降低住院率,提高运动耐量,但不能降低远期死亡率。③哌唑嗪为选择性 α_1 受体拮抗剂,可降低血压。硝酸甘油为扩血管药,主要用于冠心病的治疗。酚妥拉明为非选择性 $\alpha_1+\alpha_2$ 受体拮抗剂,主要用于血管痉挛性疾病的治疗。

160. **ABCDE** ①患者活动后心悸,高枕卧位,咳嗽咳痰,双肺湿啰音,应考虑急性左心衰竭。患者"心律绝对不齐,S_1 强弱不一",应考虑心房颤动。伴有心房颤动的收缩期心衰,且心率较快,为洋地黄的最佳适应证,因此本例治疗首选毛花苷丙。②患者咳嗽、咳痰为左心衰竭肺水肿所致,并不是肺部感染的征象,无须使用青霉素。③硝普钠为强效的血管扩张剂,具有较强的降压作用,该患者血压仅 90/60mmHg,不宜使用。美托洛尔为 β 受体阻滞剂,仅适合于慢性心衰稳定期的治疗。多巴酚丁胺为升压药,不能作为本例的首选药。

161. **ABCDE** ①肥厚梗阻型心肌病以左心室肥厚为特征,常伴左心室流出道梗阻。洋地黄可加强心肌收缩,故不能用于肥厚梗阻型心肌病,以免加重流出道梗阻。②对于扩张型心肌病合并心衰的患者,使用洋地黄可以增加心排血量,迅速改善心衰症状,是洋地黄治疗的适应证。③缺血性心肌病、心肌炎、风湿性心脏病等导致的心衰,由于心肌本身有病变,洋地黄可以使用但不是最佳适应证。

162. **ABCDE** ①正常肾小球滤过率(GFR)为 120~160ml/min,本例为 25ml/min,说明患者已进入肾衰竭期,严禁使用 ACEI(卡托普利),故可首先排除选项 A、B、E。②患者双肺底多数湿啰音、左室射血分数(LVEF)<50%,说明合并严重心衰,严禁使用 β 受体阻滞剂(美托洛尔),故不答 D。③血管紧张素受体抑制剂(氯沙坦)可保护肾功能,大部分经肝脏排泄,因此可用于肾衰竭患者。患者下肢水肿 4 年,应联合使用排钾型利尿剂(呋塞米)+保钾型利尿剂(螺内酯),故答 C。

163. **ABCDE** ①患者突发呼吸困难,咳粉红色泡沫痰,应考虑为急性左心衰竭。患者心律绝对不齐,应考虑为心房颤动。故本例诊断为风心病+心房颤动+左心衰竭,心率增快,治疗首选洋地黄(毛花苷丙)。②利多卡因为治疗室性心律失常的首选药。普罗帕酮、胺碘酮可用于心房颤动转复窦性心律,但本例为风心病永久性心房颤动患者,很难转复窦性心律。尼可刹米为呼吸中枢兴奋剂,不能控制心力衰竭。

164. **ABCDE** 患者突发心悸,咳粉红色泡沫痰,端坐位,双肺湿啰音,应考虑急性左心衰竭,治疗首选呋塞米,以降低心脏前负荷。患者有高血压病史,入院血压高达 220/130mmHg,属于高血压危象,应立即应用硝普钠降低血压。患者左心衰竭,心率较快可选用洋地黄(毛花苷丙)强心,故答 C。患者为急性左心衰竭,严禁使用美托洛尔,故不答 A、E。

165. **ABCDE** ①心肌梗死患者排尿时突发呼吸困难,咳粉红色泡沫痰,应诊断为急性心肌梗死合并急性左心衰竭,治疗以应用吗啡、利尿剂为主,不宜使用毛花苷丙,因为急性心肌梗死 24 小时内严禁使用洋地黄。②B、C、D、E 均可使用。

166. **ABCDE** ①心电图示提前发生的 P 波,QRS 波群形态和时限正常,应诊断为房性期前收缩。②室性心动过速心电图表现为房室分离,心室夺获或室性融合波。心房颤动常表现为 P 波消失,代之以 f

波,且节律不整。室性期前收缩常表现为提前出现的宽大畸形的 QRS 波群,无窦性 P 波。室上性心动过速包括房性心动过速及房室交界性心动过速。

167. ABCDE　①偶发房性期前收缩,若无临床症状,仅需去除诱因即可,无须治疗。若症状明显,则给予普罗帕酮、β 受体阻滞剂等。②美西律、利多卡因均为Ⅰb 类抗心律失常药,主要用于室性心律失常的治疗。胺碘酮为Ⅲ类广谱抗心律失常药,可用于房性(心房扑动、心房颤动)、室性(室性期前收缩、室性心动过速)、室上性(室上性期前收缩、室上性心动过速)等心律失常的治疗。

168. ABCDE　①利多卡因、普罗帕酮、奎尼丁均为Ⅰ类,美托洛尔为Ⅱ类,胺碘酮为Ⅲ类抗心律失常药。②对于有器质性心脏病的室性期前收缩患者,Ⅰ类药物并不能降低死亡率,应避免使用。Ⅲ类药物胺碘酮治疗效果良好,应作为首选。③对于室性心动过速的治疗,Ⅰ类药物虽能有效抑制心律失常的发生,但可增加心律失常的相关死亡和总体死亡率;现在所有指南都推荐Ⅲ类药物为首选。可见,无论室性期前收缩还是室性心动过速,目前都不主张首选Ⅰ类药物,而应首选Ⅲ类药物。本例合并有器质性心脏病(扩张型心肌病),心电图示室性期前收缩伴短阵发性室性心动过速,故应首选Ⅲ类药物胺碘酮。④美托洛尔为Ⅱ类药物,可用于无器质性心脏病的偶发室性期前收缩患者。

169. ABCDE　①频发多源性室性期前收缩易诱发心室颤动,应积极治疗。胺碘酮为Ⅲ类抗心律失常药,主要作用于房室结,可延长动作电位时程,对室性期前收缩、室性心动过速有效。②普鲁卡因胺、普罗帕酮均为Ⅰ类抗心律失常药,可致恶性室性心动过速,不宜使用。维拉帕米、阿替洛尔对急性心力衰竭者禁用。

170. ABCDE　①刺激迷走神经(按摩颈动脉窦)可终止发作,是室上性心动过速的特点。心电图示逆行 P 波(此为交界区性心动过速的特点),QRS 波群正常,可确诊为交界区性心动过速,其属于室上性心动过速。②心房颤动主要表现为心律绝对不整,P 波消失。窦性心动过速常表现为心律整齐,心率 100~150 次/分,无逆行 P 波。房性期前收缩常表现为 P 波提前出现,P 波直立不倒。室性心动过速常表现为宽大畸形的 QRS 波群,无 P 波。

171. ABCDE　①患者窦性心律,心律>100 次/分,应诊断为窦性心动过速。②窦性心动过速的治疗应针对病因,去除诱因,必要时给予 β 受体阻滞剂(美托洛尔)或非二氢吡啶类钙通道阻滞剂,故答 A。

172. ABCDE　心房颤动时,P 波消失,代之以 f 波,频率为 350~600 次/分。

173. ABCDE　174. ABCDE　心房颤动(房颤)分为 5 类:①首诊房颤指首次发作而确诊的房颤;②阵发性房颤指持续时间≤7 天,能自行终止;③持续性房颤指持续时间>7 天,非自限性;④长期持续性房颤指持续时间≥1 年,患者有转复愿望;⑤永久性房颤指持续时间>1 年,不能终止或终止后又复发,患者无转复愿望。

175. ABCDE　①心房颤动患者栓塞的发生率较高,应行抗凝治疗。对于非瓣膜病患者,需使用 $CHA_2DS_2\text{-}VASc$ 评分系统进行血栓栓塞的危险分层。$CHA_2DS_2\text{-}VASc$ 评分≥2 分者,需行华法林抗凝治疗;评分为 1 分者,优选华法林或阿司匹林抗凝治疗;评分为 0 分者,无须抗凝治疗。本例 $CHA_2DS_2\text{-}VASc$ 评分=高血压病史 1 分+糖尿病病史 1 分+脑卒中病史 2 分=4 分,应给予华法林抗凝治疗。②阿司匹林抗凝治疗适用于 $CHA_2DS_2\text{-}VASc$ 评分=1 分的患者。氯吡格雷、双嘧达莫均属于抗血小板制剂,而不是抗凝药物。低分子肝素常用于心房颤动紧急复律的抗凝治疗。

176. ABCDE　①患者心房颤动病史未超过 1 年,每次发作不超过 7 天,能自行缓解,应诊断为阵发性心房颤动。②心房颤动复律方法包括药物转复、电转复、导管消融。电转复主要适用于心房颤动伴血流动力学障碍者,本例血压正常,故不答 A。导管消融为二线治疗,不作为首选。③心房颤动持续不超过 24 小时,药物复律前无须抗凝治疗;否则应在复律前接受 3 周华法林抗凝治疗。本例心房颤动持续时间超过 24 小时,复律前需行华法林抗凝 3 周,不能直接给予胺碘酮复律,故答 C 而不是 B。

177. ABCDE　178. ABCDE　179. ABCDE　①患者脉搏短绌(心率>脉率)、心律不齐、心音强弱不等,此为心房颤动的三大典型体征。心房扑动、频发期前收缩、三度房室传导阻滞均不会有这三大体征。

②本例心悸伴消瘦、甲状腺弥漫性Ⅱ度肿大，可诊断为甲亢，故产生心律失常的最可能原因是甲亢性心脏病。本例无冠心病、心肌病、高血压病、风心病的相关病史及相应临床表现，故不答A、C、D、E。③要确诊甲亢，首选血T_3、T_4测定。超声心动图主要用于确诊肥厚型或扩张型心肌病。心肌酶谱主要用于诊断急性心肌梗死。冠状动脉造影主要用于确诊冠心病。B型超声仅可明确甲状腺大小，不能确诊甲亢，故不答E。

180. ABCDE 三度房室传导阻滞只见于器质性心脏病患者，而B、C、D、E既可见于无器质性心脏病的正常人，也可见于器质性心脏病患者。

181. ABCDE 二度Ⅰ型房室传导阻滞（文氏阻滞）的心电图表现：①P波规律出现；②PR间期逐渐延长，直至P波下传受阻，脱漏1个QRS波群，呈周期性变化。A为三度房室传导阻滞的特点。B为二度Ⅱ型房室传导阻滞的特点。QRS波群增宽常见于希氏束-浦肯野系统传导阻滞。D为一度房室传导阻滞的特点。

182. ABCDE ①老年患者，持续胸痛4小时，心电图示Ⅱ、Ⅲ、aVF导联弓背向上抬高0.3mV，应诊断为急性下壁心肌梗死。急性下壁心梗最易并发房室传导阻滞。②患者心律整齐，心率32次/分，为三度房室传导阻滞的典型心电图表现，故答C。

183. ABCDE 三度房室传导阻滞患者，心率仅30次/分，首选植入临时性心脏起搏器。

184. ABCDE ①患者心电图示P波消失，代之以f波，心室律绝对不规则，应诊断为心房颤动（房颤）。患者病史仅5天，应诊断为首诊房颤。②首诊房颤的最初治疗目标是减慢心室率。患者血压正常，无血流动力学紊乱，可静脉注射β受体阻滞剂（美托洛尔）。③华法林为抗凝药，常在房颤转复前后使用。腺苷为阵发性室上性心动过速的首选药。胺碘酮、普罗帕酮为房颤的复律药物，而不是控制心室率的常用药物。

185. ABCDE 心尖部第一心音强弱不等常见于完全性房室传导阻滞、心房颤动。患者心率40次/分、心律整齐，应排除心房颤动，诊断为完全性房室传导阻滞。

186. ABCDE ①吸烟是冠状动脉粥样硬化性心脏病（冠心病）的高危因素，与不吸烟者相比，吸烟者冠心病的发病率增高2~6倍。吸烟者前列环素释放减少，血小板易在动脉壁黏附聚集。吸烟还可降低血浆HDL-C、增加胆固醇浓度，从而导致动脉硬化。②饮酒不是冠心病的高危因素，少量低浓度饮酒甚至能提高HDL，减少冠状动脉粥样硬化的发生。B、C、E均不是冠心病的常见危险因素。

187. ABCDE A、B、C、D、E项为动脉粥样硬化的危险因素，其中脂质代谢异常是最重要的危险因素。总胆固醇（TC）、甘油三酯（TG）、LDL、VLDL增高等均是危险因素。

188. ABCDE 稳定型心绞痛是在冠状动脉狭窄的基础上，由心肌负荷增加引起心肌急剧的、暂时的缺血与缺氧的临床综合征。平时一般无症状，心绞痛发作时常见心率增快、血压升高，有时出现第四或第三心音奔马律。可有暂时性心尖部收缩期杂音，此为乳头肌缺血以致功能失调引起二尖瓣关闭不全所致。第二心音可有逆分裂。心绞痛发作时血压不下降，反会升高，如血压下降应考虑急性心肌梗死的可能。

189. ABCDE ①患者反复出现发作性胸部压抑感，持续10分钟左右可自行缓解，应考虑稳定型心绞痛。为明确诊断，可行24小时动态心电图检查。心肌酶学检查可排除急性心肌梗死。冠状动脉CT可无创性判断冠状动脉管腔狭窄程度，近年来应用逐渐增多。冠状动脉造影为诊断冠心病的"金标准"，但为有创检查方法。②做心电图活动平板负荷试验时，需增加心脏负荷以激发心肌缺血或心绞痛的发作，具有一定的危险性，近年来应用逐渐减少，故本例不宜进行此项检查。

190. ABCDE ①老年人，阵发性胸痛5年，应考虑稳定型心绞痛。发作时可有暂时性心尖部收缩期杂音，是乳头肌缺血以致功能不全引起的二尖瓣关闭不全所致。②A、B、D、E均属于器质性病变，所产生的心脏杂音不会在短期内消失。

191. ABCDE ①硝酸甘油可扩张冠状动脉和周围血管，减少静脉回流，降低心脏前后负荷和心肌氧耗，从而缓解心绞痛。硝酸甘油舌下含化,可迅速为唾液溶解吸收,1~2分钟即可发挥作用,半小时后作用消失,有效率约92%。②治疗心绞痛急性发作时,硝酸甘油不宜口服,因为口服发挥作用缓慢,且吸收后要通过肝脏,当硝酸甘油进入肝脏后易被灭活而降低药效,故不答E。③皮下注射阿托品,将使心率加快,增加心肌氧耗,加重胸痛。肌内注射哌替啶为急性心肌梗死的止痛方法。对乙酰氨基酚仅对轻、中度关节性疼痛效果好,对心绞痛发作效果不佳。

192. ABCDE 对于稳定型心绞痛患者,能改善心肌缺血、减轻症状的药物包括β受体拮抗剂、硝酸酯类、钙通道阻滞剂;能预防心肌梗死、改善预后的药物包括β受体拮抗剂、阿司匹林、他汀类、ACEI或ARB。因此既能减轻稳定型心绞痛症状又能改善其预后的药物是β受体拮抗剂。

193. ABCDE ①患者发作性胸痛每次不超过30分钟,可首先排除急性心肌梗死,故不答A。患者每次于夜间睡眠发作,而不是劳累后发作,故不答B。患者发作时心电图示ST段一过性抬高,应诊断为变异型心绞痛,而不是稳定型心绞痛,故答案为D。稳定型心绞痛发作时心电图示ST段压低。②急性心包炎的胸痛为持续性隐痛,而不是阵发性发作,故不答E。

194. ABCDE 阿司匹林通过抑制环氧化酶和TXA_2的合成,达到抗血小板聚集的作用,可预防心肌梗死,改善预后。对于不稳定型心绞痛患者,只要没有禁忌,均应尽早使用。

195. ABCDE 75%~95%的急性心肌梗死患者可发生心律失常,其中以室性心律失常(尤其是室性期前收缩)最多见,房室传导阻滞较多见,室上性心律失常少见。

196. ABCDE 急性心肌梗死时,心尖区第一心音减弱。可出现第四心音(心房性)奔马律,少数有第三心音(心室性)奔马律。10%~20%患者起病2~3天出现心包摩擦音,为反应性纤维蛋白性心包炎所致。心尖区可出现粗糙的收缩期杂音或伴收缩中晚期喀喇音,此为乳头肌功能失调所致。

197. ABCDE 心绞痛发作时胸痛常在3~5分钟内自行消失,含服硝酸甘油能在几分钟内缓解。急性心肌梗死胸痛持续时间较长,可达数小时或更长时间,一般超过30分钟,不能被硝酸甘油缓解,这是两者胸痛的主要鉴别点。

198. ABCDE ①患者突发持续性胸痛>30分钟,血清肌钙蛋白升高,应诊断为急性心肌梗死。患者心电图示Ⅱ、Ⅲ、aVF导联病理性Q波,应诊断为急性下壁心肌梗死。②陈旧性心肌梗死一般不会出现持续性胸痛及血清肌钙蛋白升高,故不答A、B。急性前壁心肌梗死常表现为心电图V_1、V_2、V_3导联病理性Q波。肺血栓栓塞症常表现为呼吸困难、胸痛、咯血三联征。

199. ABCDE ①心肌坏死时,该部位的心肌细胞丧失了电活动,不再产生心电向量,而正常心肌仍照常除极,从而产生一个与梗死部位相反的综合向量,故面向坏死部位的导联记录到的是负向波,所以"坏死型"图形改变主要表现为面向坏死区的导联出现异常Q波(时间≥0.4s,振幅≥1/4R),称为病理性Q波。此为急性心肌梗死的特征性心电图改变,故答B。②ST段水平型下降≥0.1mV,是心肌缺血的可靠指标,常伴T波低平、双向或倒置。正常T波一般是正立的。心肌梗死后T波倒置且对称,称为冠状T波。ST段弓背上抬高常见于心肌梗死急性期。A、C、D、E都不是心肌梗死的特征性表现。

200. ABCDE ①老年患者,持续胸痛超过30分钟,心电图示V_1~V_6导联ST段压低,应诊断为非ST段抬高型心肌梗死,不宜溶栓治疗,故答D。②非ST段抬高型心肌梗死低危组以阿司匹林、氯吡格雷、肝素治疗为主;中高危组以介入治疗为主;可给予硝酸甘油缓解症状。

201. ABCDE ①患者突发心前区闷痛4小时,ST段背向上抬高+病理性Q波,应考虑急性心肌梗死(心梗)。由于心电图定位于V_1~V_4导联,因此应诊断为广泛前壁心梗,答案为C。②急性下壁心梗定位于Ⅱ、Ⅲ、aVF导联。急性前间壁心梗定位于V_1~V_3导联。急性高侧壁心梗定位于Ⅰ、aVL导联。急性正后壁心梗定位于V_7~V_8导联。

202. ABCDE ①血清肌酸激酶同工酶(CK-MB)、肌钙蛋白、肌红蛋白均在急性心肌梗死后2~10小时才开始升高,故不能用于急性冠脉综合征的早期诊断。超声心动图为形态学检查方法,急性冠脉综合征患者多正常,故不答 C。②18 导联心电图在心肌缺血数分钟后即可出现异常改变,因此当患者发作急性胸痛,心电图正常时,可排除急性冠脉综合征。

203. ABCDE 204. ABCDE ①血清标志物在急性心肌梗死(心梗)后开始升高的时间分别为：肌红蛋白 2 小时,肌钙蛋白 3~4 小时,肌酸激酶同工酶 4 小时,肌酸激酶和乳酸脱氢酶均为 6~10 小时。②肌钙蛋白是诊断急性心梗的确定性标志物,诊断特异性最高。

205. ABCDE ①心脏乳头肌功能失调是急性心肌梗死最常见的并发症,发生率可达 50%,于心尖部可闻及收缩中晚期喀喇音和吹风样收缩期杂音,经治疗后可恢复正常。结合病史及临床表现,本例应诊断为急性心梗后心脏乳头肌功能失调。②心脏乳头肌断裂极少见,不可能在短期治疗后杂音消失,恢复正常,故不答 B。心脏游离壁破裂常在心肌梗死后 1 周内出现,于胸骨左缘第 3~4 肋间闻及响亮收缩期杂音,伴震颤。心脏二尖瓣穿孔可导致二尖瓣关闭不全,常于心尖部闻及收缩期杂音,但无喀喇音,经治疗后杂音不会在短期内消失。心室膨胀瘤可见左侧心界扩大,可有收缩期杂音。

206. ABCDE 心脏破裂常发生在急性心梗 1 周以内。在胸骨左缘第 3~4 肋间出现响亮的收缩期杂音,常伴震颤,可引起心衰和休克,在数日内死亡。本例的临床特点符合急性心梗后心脏破裂的诊断。

207. ABCDE ①心绞痛患者常有胸痛,由于无心肌组织坏死,常无发热、白细胞升高、血沉增快、心包摩擦音等表现,因此可首先排除 B、C。急性肺栓塞常表现为胸痛、咯血、呼吸困难三联征,与本例不符。心肌梗死的胸痛一般持续数小时或 1~2 天,胸痛与体位及呼吸关系不大,因此可排除心肌梗死扩展。②"10 天前心肌梗死,1 天来加重+心包摩擦音+胸腔积液",可诊断为心肌梗死后综合征。心肌梗死后综合征发生率约 10%,常于心肌梗死后数周至数月内发生,表现为心包炎、胸膜炎或肺炎,可有发热、胸痛等症状。

208. ABCDE ①在急性心肌梗死 3~6 小时内,最重要的治疗措施是介入治疗(即心肌再灌注),可使闭塞的冠状动脉再通。②哌替啶可解除胸痛,为对症治疗措施。射频消融主要用于治疗快速性心律失常,不适合急性心肌梗死的治疗。静脉滴注硝酸甘油主要用于扩张外周血管和冠脉,减轻心脏负荷。在治疗急性心肌梗死时,现已很少使用糖皮质激素,故不答 E。

209. ABCDE ①患者持续胸痛超过半小时,心电图示多个导联 ST 段抬高、病理性 Q 波,应诊断为急性心肌梗死。急性心肌梗死 24 小时内不宜使用洋地黄,故答 B。②A、C、D、E 均可用于冠心病急性心肌梗死的治疗。

210. ABCDE 211. ABCDE 212. ABCDE ①老年患者,有高血压、糖尿病病史,突发心前区疼痛 8 小时,口含硝酸甘油无效,心电图提示 V_1~V_5 导联呈 QS 波,ST 段弓背向上抬高,应诊断为急性心肌梗死。患者虽有胸痛,但无呼吸困难、咯血等症状,可排除肺栓塞。主动脉夹层常表现为撕裂样胸骨后疼痛,血压显著增高,与本例不符。患者心电图表现有心肌梗死的证据,可以排除 C、E。②肌钙蛋白是诊断急性心肌梗死的确定性标志物,故答 C。肌酸激酶、肌酸激酶同工酶对急性心肌梗死的诊断价值不如肌钙蛋白。D-二聚体主要用于诊断肺血栓栓塞症。脑钠肽主要用于诊断心力衰竭。③近期有创伤史为急性心肌梗死溶栓治疗的禁忌证,本例 1 周前有股骨颈骨折,因此不宜行溶栓治疗,可给予抗凝治疗、抗血小板治疗、急诊介入治疗等。患者有糖尿病病史,应行降血糖治疗。

213. ABCDE ①患者血压≥180/110mmHg,应诊断为高血压 3 级。②高血压危象常表现为头痛、烦躁、眩晕、恶心呕吐、心悸、气急、视物模糊等。高血压脑病常有脑水肿,多表现为严重头痛、呕吐、意识障碍、抽搐、昏迷等。

214. ABCDE ①主动脉缩窄的特点是上、下肢血压不相等,常表现为上肢血压增高,而下肢血压不高或降低,在肩胛间区、胸骨旁、腋部有侧支循环的动脉搏动和杂音。根据题干,本例应诊断为主动脉缩窄。②肾动脉狭窄常表现为高血压迅速发展或突然加重,在上腹部或背部肋脊角处可闻及血管杂音。嗜铬细胞瘤常表现为阵发性高血压,伴心动过速、头痛、出汗、面色苍白。原发性醛固酮增多症的特点是高血压伴低钾血症。皮质醇增多症常表现为高血压、向心性肥胖、满月脸、水牛背、皮肤紫纹、毛发增多等。

215. ABCDE 醛固酮的作用是保钠、保水、排钾。原发性醛固酮增多症（原醛症）患者由于水钠潴留可致高血压，由于尿中排钾增多可致低钾血症，因此原醛症的特点就是低血钾+高血压，本例可诊断为原醛症。血钾的正常值为 3.5~5.5mmol/L。A、C、D、E 均无低钾血症的表现。

216. ABCDE 患者血压 170/106mmHg，属高血压 2 级。患者有 3 个危险因素（女性>65 岁、血胆固醇>5.72mmol/L、家族史），1 个并发症（外周血管病），属很高危。

217. ABCDE 218. ABCDE 219. ABCDE 220. ABCDE 221. ABCDE ①高血压降压治疗的对象为高血压 2 级或以上患者(≥160/100mmHg)。②降压治疗一般主张血压目标值应<140/90mmHg。高血压合并糖尿病、慢性肾脏病、心力衰竭、病情稳定的冠心病，血压目标值<130/80mmHg。

222. ABCDE 223. ABCDE ①血管紧张素转化酶抑制剂（ACEI）既可降低血压，又可改善胰岛素抵抗，是高血压合并糖尿病的首选治疗药物。②β受体拮抗剂既可降低血压，又可减慢心率，减弱心肌收缩，是高血压合并甲状腺功能亢进症的首选治疗药物。

224. ABCDE 血管紧张素Ⅱ对肾小球入球小动脉和出球小动脉均有收缩作用，且对出球小动脉的收缩作用大于入球小动脉，从而维持肾灌注压。可见，血管紧张素Ⅱ在维持肾灌注压的过程起重要作用。交感-肾素-血管紧张素-醛固酮系统是一个调节轴，血管紧张素转换酶抑制剂（ACEI）可减少血管紧张素Ⅱ的合成，造成肾灌注压降低，导致肾小球滤过率降低。因此肾功能中、重度不全（血清肌酐>265μmol/L）者不宜使用 ACEI。

225. ABCDE ①糖尿病肾病伴高血压的降压治疗首选血管紧张素转换酶抑制剂（ACEI）或血管紧张素Ⅱ受体拮抗剂（ARB）。患者血肌酐尚未超过 265μmol/L，故可选用 ACEI（福辛普利），或 ARB（缬沙坦），可见，答案只可能在 B、E 中产生。②患者心率较慢，仅 54 次/分。氨氯地平为二氢吡啶类钙通道阻滞剂，可致窦性心动过速，引起心率轻度增快；螺内酯为利尿剂，不能引起心率增快，故最佳答案为 B 而不是 E。③患者心率仅 54 次/分，β受体阻滞剂（美托洛尔、普萘洛尔）具有负性心率作用，不宜选用，故不答 C、D。④吲达帕胺具有利尿和钙拮抗作用，为强效降压药，但不能改善胰岛素抵抗，也不能降低尿蛋白，故不选 A。

226. ABCDE ①β受体阻滞剂可阻断支气管平滑肌的 $β_2$ 受体，引起支气管痉挛，诱发支气管哮喘。②咳嗽（干咳）、血钾增高是 ACEI 的主要副作用。高尿酸血症、血钠降低是利尿剂的常见副作用。

227. ABCDE 高血压患者长期使用 ACEI 后，其不良反应主要是刺激性干咳和血管性水肿。干咳的发生率为 10%~20%，可能与体内缓激肽增加有关，停药后可消失。

228. ABCDE ①钙通道拮抗剂分为二氢吡啶类和非二氢吡啶类两种类型。二氢吡啶类（如氨氯地平）可引起反射性交感活性增强，使心率增快；非二氢吡啶类（如维拉帕米）可抑制心脏传导，使心率减慢。患者心率仅 55 次/分，因此其降压治疗首选氨氯地平，而不是维拉帕米，故答 B。②美托洛尔、卡维地洛均为β受体拮抗剂，可导致心率减慢、支气管痉挛，禁用于窦性心动过缓、支气管哮喘，故不答 A、D。氢氯噻嗪属于噻嗪类利尿剂，可影响血脂、血糖、血尿酸代谢，禁用于痛风患者，故不答 E。

229. ABCDE ①普萘洛尔为非选择性β受体阻滞剂，具有心肌负性作用，既可降低血压，又可减慢心率。高血压患者，心率较快，应选用普萘洛尔进行治疗。②利血平、可乐定为中枢神经系统抑制剂，副作用严重，现已少用。硝普钠常用于高血压危象的治疗。哌唑嗪为 $α_1$ 受体阻滞剂，副作用较多，很少作为降压药物使用。

230. ABCDE ①患者突发剧烈头痛、呕吐，视物模糊，血压 210/130mmHg，应诊断为高血压危象，治疗首选硝普钠静脉滴注。②A、B、C、D 项药物均不能立即降压。

231. ABCDE ①患者突发呼吸困难，咳粉红色泡沫痰，应诊断为急性左心衰竭。该患者血压 190/100mmHg，故引起急性左心衰竭的原因最可能为血压过高。为迅速降低血压，应首选硝普钠静脉滴注。②其他药物，如硝酸甘油、呋塞米等可以使用，但不是首选。多巴酚丁胺为升压药，禁用。

232. ABCDE　①慢性肾小球肾炎为双肾弥漫性肾小球病变,其所致的高血压主要与水钠潴留及血容量增加有关。②肾血管性高血压是指单侧或双侧肾动脉狭窄所致的高血压,属于较常见的继发性高血压之一,其病因在国外以动脉硬化最常见,在国内以大动脉炎最常见,肾动脉造影可以确诊。③原发性醛固酮增多症是由肾上腺皮质肿瘤或增生引起,大多表现为轻、中度高血压,少数可发展为重度或恶性高血压。④嗜铬细胞瘤的典型表现是阵发性高血压,在继发性高血压中是较少见的一种。⑤对40岁以下的高血压者应着重考虑继发性高血压的可能。

233. ABCDE　①青年男性,间断性高血压,发作时伴头痛、苍白、出汗、心悸,应诊断为嗜铬细胞瘤。②原发性醛固酮增多症常表现为高血压合并低血钾。肾动脉狭窄常于上腹部闻及连续性高调血管杂音。库欣综合征常表现为高血压、满月脸、水牛背、紫纹、多毛等。原发性高血压多见于老年人,除血压增高外,一般无其他症状。

234. ABCDE　①年轻男性,高血压多年,双下肢无力可能为低钾血症所致,应诊断为原发性醛固酮增多症。②A、B、C、E均不会出现双下肢无力。

235. ABCDE　①梗阻性肥厚型心肌病患者可在胸骨左缘第3～4肋间闻及粗糙的喷射性收缩期杂音。心电图Ⅱ、Ⅲ、aVF导联可出现病理性Q波。超声心动图显示室间隔非对称性肥厚,室间隔流出道部分向左心室内突出,二尖瓣前叶在收缩期前移。根据题干,本例应诊断为肥厚型心肌病。②室间隔缺损可于胸骨左缘第3～4肋间闻及响亮粗糙的收缩期杂音,超声心动图可见室间隔回声连续性中断。风心病主动脉瓣关闭不全可于胸骨左缘第3肋间闻及收缩期杂音,超声心动图可显示主动脉瓣口狭窄。急性心肌梗死常表现为突发持续性胸痛,超声心动图显示室壁运动减弱和左心室功能下降。劳力性心绞痛常表现为突发胸痛,但一般不超过半小时。

236. ABCDE　扩张型心肌病的主要病理改变为左、右心室扩大,但常以左心室扩大为主。左心室扩大可造成二尖瓣反流,右心室扩大可造成三尖瓣反流。由于左心室扩大,故不可能出现二尖瓣狭窄。

237. ABCDE　238. ABCDE　①扩张型心肌病的诊断首选超声心动图,早期表现为左心室轻度扩张,后期各心腔均扩大,以左心室扩大为著。②扩张型心肌病的冠状动脉造影检查常为阴性,其诊断价值不大,主要用于排除冠心病。

239. ABCDE　240. ABCDE　241. ABCDE　①患者心界向两侧扩大,应考虑扩张型心肌病、心包积液、心瓣膜病,可首先排除D、E,因为冠心病、肥厚型心肌病一般无心界扩大。心包积液可有心界扩大、颈静脉怒张、肝大、腹腔积液、下肢水肿等,但一般无心脏杂音,且心音低而遥远,故不答C。患者有夜间阵发性呼吸困难,双肺底湿啰音,可诊断为左心衰竭;患者有颈静脉怒张、肝大、肝颈静脉反流征(+)、下肢水肿,可诊断为右心衰竭,故本例应诊断为扩张型心肌病合并全心衰竭。扩张型心肌病由于心腔扩大,可有相对性二尖瓣关闭不全所致的心尖部收缩期杂音,不要因此误诊为二尖瓣关闭不全而错答为B。②诊断扩张型心肌病,最有价值的检查是超声心动图。③患者脉搏短绌(心率>脉率)、心律不齐、心音强弱不等,为典型心房颤动的三大体征。B、C、D、E均不会出现此三大体征。

242. ABCDE　243. ABCDE　244. ABCDE　①肥厚型梗阻性心肌病由于心排血量减低可产生运动性晕厥,左室流出道梗阻患者可于胸骨左缘第3～4肋间闻及粗糙的喷射性收缩期杂音。屏气时,左室容量减少,心肌前负荷下降,使左室流出道压差增大,从而使心脏杂音增强,故答C。冠心病很少发生晕厥,少有心脏杂音。风湿性主动脉瓣狭窄可有晕厥,可于胸骨左缘第3肋间闻及喷射性收缩期杂音,但屏气常使杂音减弱(B错)。先天性室间隔缺损可于胸骨左缘第3～4肋间闻及粗糙的收缩期杂音,屏气对杂音强度无明显影响,患者常表现为反复肺部感染,晕厥罕见。病态窦房结综合征可因心动过缓引起晕厥,但无胸骨左缘特征性杂音。②肥厚型心肌病的诊断首选超声心动图。③β受体拮抗剂是肥厚型梗阻性心肌病的一线治疗药物,可改善心室松弛,增加心室舒张期充盈时间,减少室性及室上性心动过速。硝酸酯类可减少回心血流,加重肥厚型心肌病症状。肥厚型心肌病主要表现为舒张功能不良,严禁使用正性肌力药物洋地黄。利尿剂仅用于伴有左心衰竭的患者,故不答C。

本例无明显感染,故不答 E。

245. **ABCDE** ①肥厚型心肌病最常见的症状是劳力性呼吸困难,约占 90%。②充血性心力衰竭是扩张型心肌病最常见的临床表现。部分肥厚型心肌病患者可有晕厥,1/3 患者可有劳力性胸痛,最常见的持续性心律失常为心房颤动。

246. **ABCDE** ①患者有上呼吸道感染病史,然后出现心悸气短,心电图示Ⅰ度房室传导阻滞(PR 间期>0.20秒),反映心肌损伤的指标 CK-MB 水平增高,故应诊断为病毒性心肌炎。②急性心肌梗死常表现为突发持续性胸痛,但病程不会超过 1 个月,心电图示 ST 段抬高、病理性 Q 波,易并发室性期前收缩。急性心包炎常表现为心前区疼痛,心包摩擦音,CK-MB 正常。扩张型心肌病无上呼吸道感染史,以左室或双室扩大为特征,CK-MB 正常。肥厚型心肌病无上呼吸道感染史,以左室肥厚为特征。

247. **ABCDE** ①严重二尖瓣狭窄患者,左心房血液进入左心室受阻,左心房压力增高,肺静脉压增高,支气管静脉破裂可导致大咯血。②肺结核咯血是肺毛细血管破裂所致。肺脓肿小量咯血是由于肺部感染导致微血管壁通透性增加,红细胞渗出所致。肺栓塞可因栓子脱落阻塞肺动脉,血液淤留,造成肺组织水肿及血液外渗,进入肺泡而咯出。Wegener 肉芽肿常表现为鼻炎、咳嗽咯血、局灶坏死性肾小球肾炎三联征。

248. **ABCDE** 风湿性心脏病二尖瓣狭窄患者最常见的早期症状为呼吸困难,初为劳力性呼吸困难,随着病情发展,出现休息时呼吸困难、夜间阵发性呼吸困难、端坐呼吸,甚至发生急性肺水肿。

249. **ABCDE** 风湿性心内膜炎常累及的心瓣膜是二尖瓣(占 70%),其次是二尖瓣合并主动脉瓣(占 20%~30%)、主动脉瓣(占 2%~5%)、三尖瓣、肺动脉瓣很少受累。

250. **ABCDE** 左心房与肺动脉段均增大膨大,表现为胸骨左缘第 2~3 肋间心界增大,心腰丰满或膨出,心影呈梨形,常见于二尖瓣狭窄。

251. **ABCDE** 252. **ABCDE** 253. **ABCDE** 254. **ABCDE** ①患者二尖瓣面容(双颊紫红),心尖部舒张期隆隆样杂音,第一心音亢进,可诊断为风心病二尖瓣狭窄。肺结核常表现为低热盗汗、咳嗽咳痰等症状,无心尖部杂音。室间隔缺损常于胸骨左缘 3~4 肋间闻及响亮而粗糙的收缩期吹风样杂音。扩张型心肌病常表现为气急、水肿、肝大、心界扩大等征象。风心病二尖瓣关闭不全常于心尖部闻及收缩期吹风样杂音。②二尖瓣狭窄最常见的心律失常为心房颤动,这是由于二尖瓣狭窄时,左心房压力增高而代偿性肥大和风湿性炎症引起左心房壁纤维化的结果。二尖瓣狭窄时,其他心律失常,如房室传导阻滞、心室颤动、室性期前收缩、窦性心动过缓等少见。③二尖瓣狭窄晚期,50%~75%的患者可发生充血性心力衰竭,以右心室衰竭最常见,也是本病最主要的死因。心律失常、肺栓塞、亚急性感染性心内膜炎、呼吸道感染都是二尖瓣狭窄相对少见的并发症。④对于单纯性二尖瓣狭窄患者,心脏听诊可闻及开瓣音,说明瓣膜活动度好,有弹性,无明显钙化,可行经皮球囊二尖瓣成形术。C、D、E 术式损伤大,现已少用。人工瓣膜置换术适用于二尖瓣狭窄合并二尖瓣关闭不全者。

255. **ABCDE** ①患者活动后气短、心悸,颈静脉怒张,心界向两侧扩大,应考虑心包积液、扩张型心肌病。②患者活动后气短、心悸,夜间憋醒,双肺底可闻及湿啰音,应考虑左心衰竭;患者颈静脉怒张,肝大,下肢水肿,应考虑右心衰竭;故本例可能为全心衰竭,冠心病所致的心衰不能排除。③器质性心脏病的收缩期杂音常在 3/6 级以上,本例心尖部收缩期杂音为 2/6 级,故可首先排除风湿性心脏瓣膜病。

256. **ABCDE** 257. **ABCDE** 258. **ABCDE** 心尖部闻及收缩期吹风样杂音,为二尖瓣关闭不全的典型体征。心尖部闻及舒张期隆隆样杂音,为二尖瓣狭窄的典型体征,故本例应诊断为二尖瓣狭窄合并二尖瓣关闭不全。当二尖瓣狭窄时,血流从左心房至左心室受阻,可造成左房压和肺静脉压增高,最终导致肺动脉压增高,肺动脉扩张,引起相对性肺动脉瓣关闭不全,可在胸骨左缘第 2 肋间闻及舒张早期吹风样杂音,称 Graham-Steell 杂音。因此,"胸骨左缘第 2 肋间可闻及柔和的舒张期杂音"为二尖瓣狭窄的体征之一,不能据此单独诊断为"伴肺动脉瓣关闭不全",因为肺动脉瓣本身无器质性病变。②本例有风湿性心脏瓣膜病,心律不齐,脉搏短绌(心率>脉率),可诊断为心房颤动,说明心房不会有正常收缩功能,因此心尖部不可能闻及第四心音。心房颤动可有心尖部第一心音强弱不等。当二尖瓣狭窄时,若前叶柔顺、活动度好,心尖部可闻及舒张早期开瓣音。当二尖瓣狭窄出现肺动脉高压时,可出现 P_2 亢进或伴 P_2 分裂。③二尖瓣狭窄合并二尖瓣关闭不全,应行二尖瓣人工瓣膜置换术。经皮球囊二尖瓣成形术适用于单纯性二尖瓣狭窄,C、D 术式损伤大,现已少用。

259. **ABCDE** 劳力性呼吸困难是晚期主动脉瓣狭窄常见的首发症状,心绞痛是重度主动脉瓣狭窄最早出现也是最常见的症状。心力衰竭为主动脉瓣狭窄的晚期表现,不可能是最常见的临床症状,故不答 B。晕厥见于 15%～30% 的有症状主动脉瓣狭窄患者,故不答 C。猝死少见。

260. **ABCDE** ①由于主动脉瓣狭窄,心室收缩期从左心室射入主动脉的血液量减少,当然第一心音不会亢进,常表现为正常,故选 A。②严重主动脉瓣狭窄患者,左心室射血时间延长,主动脉瓣第二心音成分减弱或消失,可有第二心音逆分裂。肥厚的左心房强有力收缩可产生明显的第四心音。主动脉瓣狭窄患者可于胸骨右缘第 1～2 肋间闻及粗糙而响亮的射流性杂音,3/6 级以上,呈递增-递减型,可向颈部传导。

261. **ABCDE** 262. **ABCDE** 263. **ABCDE** ①主动脉瓣狭窄常表现为呼吸困难、心绞痛、晕厥、左心室肥大(心尖搏动呈抬举状,心界向左下扩大),于胸骨右缘第 1～2 肋间可闻及 3/6 级以上收缩期吹风样杂音。根据题干,本例应诊断为主动脉瓣狭窄。肥厚型梗阻性心肌病常于胸骨左缘第 3～4 肋间闻及粗糙的收缩期杂音。不稳定型心绞痛常表现为发作性胸痛,心尖部可闻及一过性收缩期杂音,故不答 C。病态窦房结综合征多有心动过缓、心脑供血不足的表现,故不答 D。主动脉瓣关闭不全常于主动脉瓣听诊区闻及舒张期叹气样杂音,故不答 E。②为明确主动脉瓣狭窄的诊断,首选超声心动图。常规体表心电图、24 小时动态心电图、冠状动脉 CT 常用于诊断冠心病。X 线胸片常用于了解心脏的形态学改变。③主动脉瓣狭窄患者一旦出现症状,均需手术治疗,首选心脏瓣膜置换术。A、B、C、E 都是冠心病的常用治疗方法。

264. **ABCDE** 急性主动脉瓣关闭不全时,无明显周围血管征,心尖搏动正常,故选 A。舒张期二尖瓣提前关闭,导致第一心音减弱或消失。肺动脉高压时,可闻及肺动脉瓣区第二心音亢进,常可闻及病理性第三心音和第四心音。请注意:急性主动脉瓣关闭不全与慢性主动脉瓣关闭不全的临床症状相差很大,不要混淆。

265. **ABCDE** ①双侧桡动脉脉搏骤起骤落为水冲脉。"胸骨左缘第 3 肋间可闻及舒张期叹气样杂音"为主动脉瓣关闭不全的特征性杂音,故答 B。②主动脉瓣狭窄可于胸骨左缘第 3 肋间闻及收缩期杂音。二尖瓣狭窄可于心尖部闻及舒张期隆隆样杂音。二尖瓣关闭不全可于心尖部闻及收缩期杂音。肺动脉瓣狭窄常于肺动脉瓣区闻及喷射性收缩期杂音。

266. **ABCDE** ①脉压=收缩压-舒张压。脉压增大常见于甲亢、主动脉瓣关闭不全、重度二尖瓣关闭不全、动脉硬化等。②脉压减小常见于心包积液、严重心力衰竭、主动脉瓣狭窄、早期休克。

267. **ABCDE** ①胸骨左缘第 3～4 肋间可闻及性质粗糙、高音调、与心搏一致的双期搔抓样音,与呼吸无关,为心包摩擦音,此为纤维蛋白性心包炎的特征性体征,应诊断为急性心包炎。②A、C、D、E 项疾病都不会出现心包摩擦音,急性胸膜炎可出现胸膜摩擦音,但与呼吸有关,屏气时消失。

268. **ABCDE** ①患者心界向两侧扩大,心音遥远,有心脏压塞征(颈静脉怒张、肝大),说明心包积液量大,不可能诊断为急性纤维蛋白性心包炎,而应诊断为急性渗出性心包炎。前者心包积液量少,心包摩擦音典型;后者心包积液量大,心脏压塞症状重。②冠心病常表现为发作性胸痛,无心力衰竭时不会出现体循环淤血征。③肝硬化病情迁延,病程漫长,本例急性发病,故不答 B。④肺栓塞常表现为呼吸困难、胸痛、咯血三联征,与本例不符。

269. **ABCDE** 心脏压塞特征性临床表现为 Beck 三联征,即动脉压降低、心音低弱、颈静脉怒张(颈静脉压升高)。

270. **ABCDE**　心包穿刺术的指征：①用于心包积液性质的判断；②协助心包积液病因的诊断；③缓解心脏压塞的症状；④对于化脓性心包炎行排脓、冲洗、注药等治疗。临床上常采用 B 超探查、胸部透视（或拍摄胸片）来证实心包积液的存在。心包穿刺术为有创操作，且有一定危险性，不能为证实心包积液的存在而盲目进行心包穿刺。

271. **ABCDE**　272. **ABCDE**　273. **ABCDE**　①患者心界明显向两侧扩大，可排除呼吸衰竭、肝衰竭、病毒性心肌炎，因为呼吸衰竭、肝衰竭、病毒性心肌炎一般不会出现心界增大。心脏压塞和全心衰竭都可出现心界增大、颈静脉怒张、肝大、双下肢水肿，但心脏压塞可有奇脉（深吸气时脉搏消失），全心衰竭不会出现奇脉，故答案为 A 而不是 D。②心脏压塞是由心包大量积液所致，在所给 5 个选项中，只有渗出性心包炎能产生大量心包积液，故答案为 A。③确诊渗出性心包炎首选的检查是超声心动图，该方法简单易行，迅速可靠，并可在超声引导下行心包穿刺抽液。动态心电图主要用于诊断阵发性心律失常。胸部 CT 价格昂贵，不作为首选检查。胸部 X 线可以诊断心包积液，但一般不作为首选检查。心肌酶学测定常用于急性心肌梗死的诊断。

274. **ABCDE**　275. **ABCDE**　276. **ABCDE**　①Beck 三联征是指颈静脉压升高、心音低钝、动脉压降低，常见于心脏压塞。②Kussmaul 征是指吸气时颈静脉充盈更明显，常见于亚急性或慢性心脏压塞。③Kussmaul 呼吸也称酸中毒大呼吸，是指深长而规则的呼吸，可伴有鼾音，常见于糖尿病酮症酸中毒、尿毒症等。

277. **ABCDE**　278. **ABCDE**　①亚急性感染性心内膜炎多有轻、中度贫血，晚期可有重度贫血。80%～85%的患者可闻及心脏杂音，脾大见于 15%～50%的患者。亚急性感染性心内膜炎一般不会出现环形红斑。②风湿热是 A 组乙型溶血性链球菌感染后反复发作的全身结缔组织炎症，可累及心脏导致心肌炎出现心脏杂音，故不答 B。急性风湿热常有轻度红细胞计数和血红蛋白含量降低，呈正细胞正色素性贫血，故不答 A，参阅 13 版《实用内科学》P2695。环形红斑是急性风湿热具有诊断意义的病变，故不答 D。急性风湿热一般不出现脾大，答案为 C。

279. **ABCDE**　亚急性感染性心内膜炎患者可有许多非特异性周围体征：①约 1/3 有杵状指，但一般无发绀；②Osler 结，为指和趾垫出现的豌豆大小的红或紫色痛性结节；③Roth 点，为视网膜的卵圆形出血斑；④瘀点，可出现在任何部位，但以锁骨以上皮肤、口腔黏膜和睑结膜多见。Duroziez 征为周围血管征，常见于脉压增大的疾病，如主动脉瓣关闭不全，不见于亚急性感染性心内膜炎。

280. **ABCDE**　A、B、C、D、E 都是感染性心内膜炎的临床表现，但以发热最常见，几乎所有患者均有发热。

281. **ABCDE**　主动脉瓣关闭不全是感染性心内膜炎的常见病因。低热是感染性心内膜炎患者几乎都有的症状。本例病史长达 8 周，故答案为 C 而不是 B。

282. **ABCDE**　①患者有感染性心内膜炎的基础病变风湿性心脏病，长期低热，有周围体征（瘀点）、轻度脾大、贫血、白细胞计数增高，应诊断为亚急性感染性心内膜炎。②脾功能亢进常表现为巨脾、外周血三系减少，无发热、睑结膜瘀点。过敏性紫癜可有皮肤紫癜，但一般无发热、贫血、白细胞计数增高。急性白血病常表现为贫血、感染、出血、肝脾淋巴结肿大。再生障碍性贫血常表现为贫血、感染、出血，无肝脾淋巴结肿大。

283. **ABCDE**　该患者有感染性心内膜炎的基础病变心脏瓣膜病，长期低热，贫血，应考虑亚急性感染性心内膜炎，确诊首选血培养。A、C、E 项检查无特异性。D 项检查为确诊急性心肌梗死的方法。

284. **ABCDE**　①感染性心内膜炎为心脏内膜表面的微生物（细菌、真菌、病毒、立克次体、衣原体等）感染，伴赘生物形成。赘生物是由血小板和纤维蛋白组成的白色血栓。故超声心动图检查发现赘生物对明确诊断有重要价值。②虽然感染性心内膜炎患者几乎均有发热，但发热对其诊断无特异性。胸痛并有胸膜摩擦音为纤维蛋白性胸膜炎的特点。白细胞增高见于细菌感染，无特异性。心电图 ST-T 改变为心肌缺血的表现，对诊断感染性心内膜炎无帮助。

285. **ABCDE**　①感染性心内膜炎抗生素应用的原则：早期用药，足量用药，静脉用药为主，选用敏感抗生素。②感染性心内膜炎的治疗不一定使用两种抗生素,如草绿色链球菌感染者,使用青霉素一种抗生素即可(A 错)。③为杀灭隐藏在心瓣膜赘生物中的细菌,应相应延长疗程,不应在体温正常后停药(B 错)。④抗生素疗程一般为 4~6 周,但真菌感染者,疗程可长达半年(D 错)。⑤在血培养结果回报之前,应根据常见致病菌行经验性治疗(E 错)。

286. ABCDE 287. ABCDE 288. ABCDE 289. ABCDE ①患者有心脏病史多年,四肢关节受累,1 周来低热、贫血、睑结膜瘀点、白细胞增高,可诊断为感染性心内膜炎。风湿热主要累及心脏及其瓣膜,与本例不符。本例多系统、多部位受累的症状不能用肺炎、缺铁性贫血、肺结核来解释。②Roth 斑、Osler 结节、脾大、贫血均属于亚急性感染性心内膜炎的典型临床表现,Ewart 征(心包积液征)常见于大量心包积液。③确诊感染性心内膜炎,最有意义的检查是血培养,超声心动图为次选检查,故答 C 而不是 E。C 反应蛋白(CRP)增高见于急性细菌感染。胸部 X 线对感染性心内膜炎无确诊价值。血清铁蛋白测定常用于缺铁性贫血的辅助诊断。④胸骨左缘第 3 肋间闻及舒张期叹气样杂音,为主动脉瓣关闭不全的典型杂音。肺动脉瓣关闭不全为胸骨左缘第 2~4 肋间舒张早期叹气样高调递减型杂音。二尖瓣关闭不全为全收缩期吹风样杂音。三尖瓣关闭不全为胸骨左下缘全收缩期吹风样杂音。二尖瓣狭窄为心尖部舒张期杂音。

290. ABCDE ①约 80% 的心脏骤停由冠心病引起,而急性心肌梗死多由冠心病所致,因此急性心肌梗死后左室射血分数降低最易导致心脏骤停。②A、C、D、E 患者可长期存活,不易发生心脏骤停。

291. ABCDE 心脏骤停后进行心肺复苏的顺序:人工胸外按压("C")→开通气道("A")→人工呼吸("B")。

292. ABCDE 施行口对口人工呼吸时,应先将病人的头后仰,下颌向上托起,轻轻后压环状软骨以保持呼吸道通畅。同时以拇指和示指将病人的鼻孔捏闭。然后术者深吸一口气,对准病人口部用力吹气。吹气频率一般不应超过 20 次/分,过频的吹气会造成操作者疲乏,不能保证吹入气体的氧浓度较高。吹气时看到病人胸廓抬起表示气体已进入肺部。每次吹气完毕,即将口移开并做深吸气,此时病人凭其胸肺的弹性被动地完成呼气。

293. ABCDE 心脏骤停最常见的心律失常是心室颤动(约占 85%)。虽然及时胸外按压和人工呼吸可部分维持心脑功能,但极少能将心室颤动转复为正常心律,而迅速恢复有效的心律是复苏成功至关重要的一步。终止心室颤动最有效的方法是电除颤,如果能在心脏骤停后 6~10 分钟内进行电除颤,多数患者可无神经系统损害。每延迟 1 分钟除颤,复苏成功率下降 7%~10%。一旦心电监测确定为心室颤动,应立即用 360J 能量进行非同步直流电除颤。

294. ABCDE ①对于心肺复苏的后期治疗,高压氧疗可保证心脑的供氧,物理降温可减少脑组织氧耗;呋塞米利尿可保护肾脏功能;20% 甘露醇脱水治疗有利于防治脑水肿。②心肺复苏的后期治疗无须使用抗生素。

295. ABCDE 296. ABCDE ①患者心电图示急性前壁心肌梗死(心梗),75%~95% 的患者可发生心律失常,尤其是室性心律失常。该患者突然出现短暂意识丧失,抽搐,听不到心音,提示已发生心室颤动,最可能的心电图表现为心室颤动。心房颤动、窦房传导阻滞、房室传导阻滞及室性心动过速,均不会出现意识障碍、心音消失。②急性心梗并发乳头肌断裂,可造成二尖瓣脱垂而关闭不全,于心尖部可闻及收缩中晚期喀喇音和响亮的收缩期杂音。心包摩擦音常见于心肌梗死后综合征。心尖部出现舒张期奔马律常见于心力衰竭。室性心律失常是急性心梗常见的心律失常类型。心尖区 S_1 降低,出现第四心音,常见于房性奔马律,提示心室肥厚。

297. ABCDE ①反流是指胃内容物在无恶心和不用力的情况下涌入咽部或口腔的感觉。胃食管反流病患者,可因反流物刺激咽部,感到咽部不适、异物感、棉团感,但无真正吞咽困难,称癔球症;反流物刺激咽喉部可致咽喉炎、声嘶;反流物进入肺部可致非季节性哮喘、反复发生肺炎等。②吞咽困难不是胃内容物反流所致,而是食管痉挛或功能紊乱所致。

298. ABCDE ①反酸、烧心是胃食管反流病最常见的典型症状,胸痛、吞咽困难为非典型症状,故本例应考虑胃食管反流病。为明确诊断,应首选胃镜检查。②胸部X线、腹部B超、胸部CT对本病的诊断价值不大。上消化道X线钡剂造影诊断敏感性不高,仅用于排除食管癌。

299. ABCDE ①该患者胸痛、反酸、胃灼热,应考虑胃食管反流病,胃镜检查是最准确的方法。但胃镜检查阴性时,可次选24小时胃食管pH监测,此检查是诊断反流性食管炎的重要检查方法,可提供食管是否存在过度酸反流的客观证据,多在内镜检查阴性时采用,故答案为C。②上消化道气钡双重造影对诊断胃食管反流病敏感性不高,主要用于排除食管癌。^{13}C尿素呼气试验主要用于检查有无幽门螺杆菌感染。腹部B超主要用于实质性脏器的检查。24小时心电监测主要用于心律失常的诊断。

300. ABCDE ①奥美拉唑为质子泵抑制剂,抑酸效果好,疗效最好,可作为胃食管反流病的诊断性治疗药物。②B、C、D、E均属于胃食管反流病的辅助治疗药物。

301. ABCDE ①患者反酸、烧心4年,应考虑胃食管反流病。胃镜示食管黏膜破损,相互融合,应诊断为重症反流性食管炎,治疗首选质子泵抑制剂奥美拉唑。质子泵抑制的疗效优于H_2受体阻滞剂西咪替丁。②硫糖铝、铝碳酸镁、枸橼酸铋钾均属于胃黏膜保护剂,可作为消化性溃疡的二线治疗药物。

302. ABCDE 303. ABCDE 304. ABCDE ①心绞痛可表现为胸骨下段刺痛,但持续时间一般不超过30分钟,口含硝酸甘油可缓解,与本例不符合。胆囊炎一般于脂肪餐后发病,常为右上腹持续性疼痛,30分钟内不会自行缓解。主动脉夹层常急性起病,撕裂样胸痛一开始即达高峰,不可能自行缓解,两上肢血压和脉搏可有明显差别,也与本例不符。患者病程2个月,不可能为急性心肌梗死,故不答E。本例最可能的诊断为胃食管反流病。胃食管反流病的非典型症状为胸骨后疼痛,使用硝酸甘油无效,可放射到后背、胸部、肩部,酷似心绞痛,症状常于餐后1小时发生,坐起可减轻,平卧可加重。②奥美拉唑为质子泵抑制剂,抑酸效果好,疗效最好,是胃食管反流病的首选治疗药物。③胃食管反流病具有慢性复发倾向,为减少复发,往往需要长程维持治疗。质子泵抑制剂和H_2受体阻滞剂均可用于维持治疗,但前者效果更优。

305. ABCDE 306. ABCDE ①非甾体抗炎药可抑制环氧合酶,使胃肠黏膜正常再生的前列腺素E合成不足,黏膜修复障碍,出现糜烂、出血,导致急性胃炎,此为急性胃炎的主要发病机制。②幽门螺杆菌感染是慢性胃炎最常见的病因。

307. ABCDE 308. ABCDE ①Curling溃疡是指严重烧伤所致的急性胃黏膜病变(溃疡)。Cushing溃疡是指中枢神经系统疾病所致的急性胃黏膜病变(溃疡)。②非甾体抗炎药、酒精可引起急性胃炎。幽门螺杆菌感染常引起慢性胃炎。

309. ABCDE 310. ABCDE 311. ABCDE 312. ABCDE 313. ABCDE ①急性胃炎好发于胃窦及球部,也可见于全胃。②慢性胃炎好发于胃窦和胃体,前者多为幽门螺杆菌感染所致,后者多与自身免疫有关。③胃溃疡好发于胃角和胃窦小弯。④十二指肠溃疡好发于球部,约占90%。⑤胃癌的好发部位依次为胃窦(58%)、贲门(20%)、胃体(15%)、全胃或大部分胃(7%)。

314. ABCDE ①病人长期服用非甾体抗炎药物吲哚美辛,现呕血1次,粪隐血试验阳性,应诊断为急性胃炎伴上消化道出血,首选治疗为静脉应用质子泵抑制剂。②A、B虽可用于本病的治疗,但疗效不如质子泵抑制剂。急性胃炎所致的上消化道出血,应用氨甲苯酸、维生素K_1效果不佳,故不答D、E。

315. ABCDE ①慢性萎缩性胃炎胃镜下可见黏膜色泽变淡,皱襞变细而平坦,黏膜变薄,黏膜下血管透见。②胃黏膜糜烂、粗糙不平,可见出血点是急性胃炎的胃镜征象。胃黏膜肥厚增粗是慢性肥厚性胃炎的胃镜征象。充血水肿呈花斑状是慢性浅表性胃炎的胃镜征象。

316. ABCDE 幽门螺杆菌经口进入胃内,部分可被胃酸杀灭,部分则附着于胃窦部黏液层,依靠其鞭毛穿过黏液层,定植在黏液层与胃窦黏膜上皮细胞表面,一般不侵入胃腺和固有层内。

317. ABCDE 慢性胃炎的病因:①幽门螺杆菌(Hp)感染,为主要病因。②自身免疫性胃炎的自身抗体攻击壁细胞,使壁细胞总数减少,导致胃酸分泌减少;内因子抗体与内因子结合,阻碍维生素B_{12}的吸收,从而导致恶性贫血。③幽门括约肌功能不全时,含胆汁和胰液的十二指肠液反流入胃,可削弱胃黏膜屏障功能,导致慢性胃炎。④营养缺乏可使胃黏膜修复再生功能降低,炎症慢性化,上皮增殖异常,胃腺萎缩。慢性胃炎的发病与精神刺激无关,精神刺激是消化性溃疡的常见诱因。

318. **AB**CDE　①慢性萎缩性胃炎分为两类:A型胃炎好发于胃体、胃底部,多为自身免疫异常所致,其血清抗壁细胞抗体、内因子抗体常为阳性;B型胃炎好发于胃窦部,多为幽门螺杆菌感染所致,其血清抗壁细胞抗体、内因子抗体常为阴性。②A、B、D、E均表现为血清抗壁细胞抗体阴性。

319. A**B**CDE　①病人间断上腹胀10年,胃镜检查示胃黏膜菲薄,黏膜下血管透见,应考虑为慢性萎缩性胃炎。黏膜组织活检示肠上皮化生,应诊断为慢性萎缩性胃炎伴肠上皮化生。肠上皮化生属于癌前病变,主要行内镜下治疗,如内镜下黏膜切除术、内镜下黏膜剥离术、内镜下激光治疗等。参阅14版《实用内科学》P1914。②抗胆碱能药物可造成胃蠕动减弱,很少应用。胃大部切除术常用于消化性溃疡的治疗。质子泵抑制剂常用于抗幽门螺杆菌的治疗。促胃肠动力药物主要用于对症治疗。

320. AB**C**DE　321. ABC**D**E　322. ABCD**E**　①"胃镜示胃窦皱襞平坦,黏膜粗糙无光泽,黏膜下血管透见"为慢性萎缩性胃炎的特点。②慢性萎缩性胃炎胃黏膜内中性粒细胞增多肯定表明炎症处于活动期。③A型胃炎位于胃体部,壁细胞抗体常阳性,胃酸降低,内因子分泌减少,使维生素B_{12}吸收障碍,导致巨幼细胞贫血(恶性贫血)。

323. ABCDE　临床上可用于根除幽门螺杆菌的抗生素包括:克拉霉素、阿莫西林、甲硝唑、替硝唑、喹诺酮类抗生素、呋喃唑酮、四环素等。

324. **A**BCDE　①十二指肠溃疡的发病与幽门螺杆菌感染密切相关,十二指肠溃疡患者幽门螺杆菌的检出率约为90%,人群中感染幽门螺杆菌者约15%发生消化性溃疡。②急性胃肠炎多与肠道感染有关。急性胰腺炎多与胆道疾病、饮酒等有关。溃疡性结肠炎多与自身免疫性因素有关。慢性胆囊炎多与胆囊结石有关。可见,B、C、D、E的发病均与幽门螺杆菌感染无关。

325. ABCD**E**　消化性溃疡是胃十二指肠黏膜侵袭因素与黏膜保护作用失衡的结果。正常情况下,黏膜能够抵御这些侵袭因素的损害作用,维持黏膜的完整性。十二指肠溃疡多由胃酸、胃蛋白酶等侵袭因素增强造成,胃溃疡多由黏膜保护性因素减弱造成。虽然长期服用非甾体抗炎药、黏膜血流量减低、黏膜细胞更新能力减弱都是引起消化性溃疡的病因,但都不是十二指肠溃疡的主要病因。

326. A**B**CDE　青年男性,间歇性上腹痛3年,为夜间痛、空腹痛,应考虑十二指肠溃疡,由胃酸过度分泌所致。

327. ABC**D**E　消化性溃疡的腹痛特点:①慢性过程,病史可达数年或十余年;②周期性发作,发作期可为数周或数月,缓解期长短不一;③部分患者有与进餐相关的节律性上腹痛,如饥饿痛或餐后痛;④腹痛可被抑酸剂缓解。B项说法不全面,E项说法无特异性,故正确答案为D。

328. ABCDE　①消化性溃疡最主要的症状是慢性、节律性、周期性上腹痛。其中,胃溃疡多为餐后1小时疼痛→1~2小时逐渐缓解→下次进餐再痛,具有进食—疼痛—缓解的规律。十二指肠溃疡多为餐前痛→进餐后缓解→餐后3~4小时再痛,具有疼痛—进食—缓解的规律。②部分患者无典型症状,仅表现为无规律性上腹隐痛,可伴有反酸、嗳气。恶心呕吐是并发幽门梗阻的表现。黑便是并发出血的表现,这些症状均缺乏特异性。

329. ABCD**E**　十二指肠溃疡的疼痛常在两餐之间发生,呈节律性饥饿痛,下餐进食后缓解。胃溃疡常表现为餐后痛:餐后1小时开始疼痛,经1~2小时后缓解,至下餐进食后再重复上述节律性疼痛。十二指肠溃疡幽门螺杆菌(Hp)感染率高达90%~100%,胃溃疡为80%~90%。

330. ABCDE　复合性溃疡是指胃和十二指肠均有活动性溃疡,多见于男性。

331. ABC**D**E　巨大溃疡是指直径>2.0cm的溃疡。

332. A**B**CDE　①非甾体抗炎药物(NSAIDs)是导致胃黏膜损伤最常见的药物,10%~20%的患者可发生胃溃疡,但很少发生十二指肠溃疡。②巨大溃疡、无症状性溃疡常见于有 NSAIDs 服用史的老年患者,故不答 C、D、E。

333. ABCDE　**334.** ABCDE　**335.** ABCDE　**336.** ABCDE　①球后溃疡是指发生于十二指肠球部后方的溃疡,夜间痛、背部放射痛常见,易出血。②幽门管溃疡易出现幽门梗阻,表现为呕吐隔夜宿食,不含胆汁,易导致机体水电解质失衡。③老年人溃疡临床表现多不典型,胃溃疡多位于胃体上部,溃疡较大,易误诊为胃癌。④球后溃疡多位于十二指肠降段的初始部及乳头附近,溃疡多在后内侧壁,可穿透入胰腺。由于溃疡靠近胆胰共同通道开口处,故易导致胰管梗阻,引起急性胰腺炎。

337. ABCDE　**338.** ABCDE　**339.** ABCDE　**340.** ABCDE　①夜间痛是十二指肠溃疡的典型表现,黑便是并发出血的表现。慢性胃炎多无症状,有症状者表现为上腹痛或不适,饱胀、恶心等,一般无夜间痛、反酸、黑便等症状。胃溃疡多表现为饱餐痛,具有进食—疼痛—缓解的规律,少有夜间痛。胃癌无典型节律性腹痛特点。患者病史3个月,不可能诊断为急性胃炎。②确诊十二指肠溃疡首选纤维胃镜检查。钡剂透视检查虽可确诊消化性溃疡,但不是首选检查,仅适用于对胃镜检查有禁忌或不愿接受胃镜检查者。腹部CT、B超、血尿淀粉酶测定均不能确诊消化性溃疡。③出血是消化性溃疡最常见的并发症。若出血量>5ml/d,可有大便隐血试验阳性。若出血量>50ml/d,可出现黑便。

341. ABCDE　**342.** ABCDE　**343.** ABCDE　①青年男性,长期中、上腹饥饿痛,进食、服用抑酸药物可缓解,应考虑十二指肠溃疡。慢性胆囊炎、胃癌、胃溃疡、慢性胰腺炎均不会出现节律性饥饿痛。②为明确十二指肠溃疡的诊断,首选检查是纤维胃镜。③十二指肠溃疡的发病与糖尿病无关,故不答 A。十二指肠溃疡患者腹痛发作具有季节性,多在季节变化时发生,如秋冬和冬春之交发病,故答 B。发作时易合并黄疸的是球后溃疡,而不是十二指肠溃疡,故不答 C。进食油腻食物可诱发腹痛是慢性胆囊炎的特点,常伴脂肪泻为慢性胰腺炎的特点。

344. ABCDE　钡剂检查为确诊消化性溃疡的次选检查方法。龛影是确诊消化性溃疡的直接征象,而局部压痛、十二指肠球部激惹和球部变形、胃大弯侧痉挛性切迹均为间接征象,仅提示有溃疡的可能。

345. ABCDE　A、B、C、D、E均可检查幽门螺杆菌,因质子泵抑制剂(PPI)可根除幽门螺杆菌,因此正在使用 PPI 治疗的患者,除血清学 Hp 抗体检测(定性检测血清抗幽门螺杆菌 IgG 抗体)外,其他几项检查均可能呈假阴性反应。

346. ABCDE　①中年男性,长期间断上腹痛,多为餐后痛,应考虑胃溃疡。为明确诊断,首选胃镜+活组织检查。②超声内镜常用于了解胃癌的浸润深度。腹部 CT、MRI、上消化道钡剂造影均属于影像学检查,不能确诊胃溃疡。

347. ABCDE　①青年男性,反复饥饿性上腹痛4年,应诊断为十二指肠溃疡。②胃溃疡常表现为饱餐痛。慢性胆囊炎、慢性胰腺炎常表现为脂肪餐后腹痛。胃癌常表现为无规律性上腹痛。

348. ABCDE　**349.** ABCDE　①慢性胃炎多无症状,有症状者主要表现为非特异性消化不良,如上腹不适、饱胀、钝痛、烧灼痛,无明显节律性,进食可加重或减轻。此外,还可有食欲减退、嗳气、反酸、恶心等症状。②典型的胃溃疡疼痛特点是周期性餐后上腹部疼痛,至下一餐前缓解("进食→疼痛→缓解"),即餐后1小时疼痛→1~2小时逐渐缓解→下次进餐再痛。③C 为十二指肠溃疡的腹痛特点。D 为急性胰腺炎的腹痛特点。

350. ABCDE　①消化性溃疡的治疗目标:去除病因,控制症状,促进溃疡愈合,预防复发,避免并发症。②十二指肠溃疡不会癌变,故预防癌变不可能是其治疗目标。

351. ABCDE　①质子泵抑制剂是目前抑酸作用最强、作用最持久、疗效最好的抑酸药物。②H_2受体阻滞剂虽可抑制胃酸分泌,但抑酸作用不如质子泵抑制剂。含铝抗酸剂(如氢氧化铝、铝碳酸镁等)为碱性抗酸剂,主要通过碱性药物来中和胃酸,其抑酸作用非常弱。抗胆碱能药物虽可抑制胃酸分泌,但其抑酸作用不强。促胃液素受体阻滞剂(如丙谷胺)可抑制经胃泌素途径的胃酸分泌,抑酸作用不强,临床上已淘汰。

352. ABCDE ①质子泵抑制剂奥美拉唑可抑制壁细胞胃酸分泌终末步骤中的关键酶 H^+-K^+-ATP 酶,使其不可逆失活,是抑酸作用最强、作用最持久、疗效最好的抑酸药物。②西咪替丁为 H_2 受体阻滞剂,其抑酸作用不如奥美拉唑。阿托品为抗胆碱药,虽可抑制胃酸分泌,但因抑酸作用不强,且可引起胃排空障碍,临床上已淘汰。硫糖铝、枸橼酸铋钾属于胃黏膜保护剂,不能抑制胃酸分泌。

353. ABCDE ①目前根除幽门螺杆菌的药物包括质子泵抑制剂(如奥美拉唑、泮托拉唑)、胶体铋剂(如枸橼酸铋钾)、抗菌药物(如克拉霉素、阿莫西林、甲硝唑等)。②胃黏膜保护剂包括硫糖铝、枸橼酸铋钾、米索前列醇等。可见既能保护胃黏膜,又能根除幽门螺杆菌的药物是枸橼酸铋钾。③氢氧化铝是碱性抗酸剂。西咪替丁为抑制胃酸分泌的药物。

354. ABCDE ①"空腹痛,餐后缓解"为十二指肠溃疡的特点。患者间断上腹痛 5 年,应考虑十二指肠溃疡。查 ^{13}C 尿素呼气试验阳性,说明存在幽门螺杆菌(Hp)感染,应首先进行抗 Hp 治疗。目前多采用四联疗法,即质子泵抑制剂+胶体铋剂+2 种抗生素(克拉霉素、阿莫西林、甲硝唑),疗程 10~14 天。奥美拉唑为质子泵抑制剂,故答 E。②颠茄合剂为解痉剂,西咪替丁、法莫替丁为 H_2 受体阻滞剂,铝碳酸镁为碱性抗酸剂,均可用于消化性溃疡的治疗,但均不属于抗 Hp 四联疗法的药物。

355. ABCDE 胃溃疡且幽门螺杆菌(Hp)阳性患者,应先行抗幽门螺杆菌治疗,疗程 10~14 天;然后行消化性溃疡的药物治疗。临床上,胃溃疡的治疗可给予质子泵抑制剂常规剂量,疗程 4~6 周,或 H_2 受体阻滞剂常规剂量,疗程 6~8 周。本例的治疗方案应为 E 选项,总疗程 5~7 周后复查胃镜。

356. ABCDE ①幽门螺杆菌(Hp)感染机体后可刺激机体产生 IgG 抗体,该 IgG 抗体可在体内存在很长一段时间,因此无论 Hp 是否被根除,其血清 IgG 抗体仍可为阳性,故血清幽门螺杆菌 IgG 抗体检测只能提示近期是否感染 Hp,不能确定是否为现症感染,也不能用于根除 Hp 治疗后的疗效复查,只能用于流行病学调查。②根除 Hp 治疗后复查首选无创的 ^{13}C 尿素呼气试验,也可选用 C、D、E 项检查,但 C、D、E 均为有创检查,临床上少用。

357. ABCDE ①临床上常用的胃黏膜保护剂包括铋剂(枸橼酸铋钾)和弱碱性抗酸剂(铝碳酸镁、硫糖铝、氢氧化铝凝胶),故答 D。②替硝唑为抗 Hp 药物,雷尼替丁、西咪替丁为 H_2 受体阻滞剂,奥美拉唑为质子泵抑制剂。

358. ABCDE ①患者长期服用非甾体抗炎药阿司匹林,现感上腹痛,中上腹压痛,应考虑胃溃疡。对于不能停用非甾体抗炎药的胃溃疡患者,治疗首选质子泵抑制剂奥美拉唑。②克拉霉素、阿莫西林为根除幽门螺杆菌的常用药物,阿司匹林所致的胃溃疡一般无幽门螺杆菌感染,故无须使用。铝碳酸镁属于胃黏膜保护剂,偶用于胃溃疡的治疗。多潘立酮属于促胃动力药,偶用于胃食管反流病的治疗。

359. ABCDE 结核性腹膜炎早期腹痛不明显,以后可出现持续性隐痛或钝痛,也可始终没有腹痛。疼痛多位于脐周、下腹,有时在全腹。当并发不完全性肠梗阻时,有阵发性绞痛。偶可表现为急腹症。转移性腹痛是急性阑尾炎的典型表现。

360. ABCDE ①腹壁柔韧感为结核性腹膜炎、腹膜转移癌具有诊断价值的体征,故不答 A、C、E。患者低热,乏力,腹腔积液征阳性,渗出性腹腔积液(腹腔积液比重>1.018、蛋白质>30g/L、WBC>500×10^6/L、以单核细胞为主),血沉增快,应诊断为结核性腹膜炎。②腹膜转移癌病程进展较快,常有原发灶症状,多为血性腹腔积液,腹腔积液以红细胞为主。

361. ABCDE 腹壁揉面感为结核性腹膜炎的典型体征,根据题干,本例应诊断为结核性腹膜炎。对诊断最有意义的检查是腹膜活检。

362. ABCDE 363. ABCDE 结核性腹膜炎最常见的并发症是肠梗阻。重症溃疡性结肠炎最常见的并发症是中毒性巨结肠。

364. ABCDE 365. ABCDE 366. ABCDE ①年轻女性,长期低热、盗汗,此为结核中毒症状。患者腹痛腹胀,腹腔积液比重>1.018、蛋白定量>30g/L、白细胞计数>500×10^6/L,以单个核细胞为主,应考虑渗出性腹腔积液,故本例应诊断为结核性腹膜炎。肠结核很少出现腹腔积液,故不答 A。肝炎后肝硬化失代偿期多无腹痛、发热、盗汗,可出现漏出性腹腔积液。肝癌腹膜转移多无发热、盗汗,病情进展快,血性腹腔积液。肝硬化合并自发性腹膜炎常表现为腹痛,发热,全腹压痛,腹膜刺激征,渗出性腹腔积液,细胞分类以中性粒细胞为主。②结核性腹膜炎时,因细胞免疫受刺激,淋巴细胞明显增多,故腹腔积液ADA多高于45U/L,其诊断结核性腹膜炎的敏感度较高。血清-腹腔积液白蛋白梯度(SAAG)是指同日所测血清白蛋白与腹腔积液白蛋白的差值。SAAG≥11g/L的腹腔积液为漏出液,多见于肝硬化、酒精性肝病、心源性腹腔积液等;SAAG<11g/L的腹腔积液多为渗出液,常见于结核性腹膜炎、腹腔恶性肿瘤、胰源性腹腔积液等。腹腔积液病理检查见到癌细胞多提示腹膜癌转移。结核性腹膜炎所致的腹腔积液多为渗出液,肝硬化腹腔积液多为漏出液。腹腔积液培养见到来自肠道的革兰氏阴性菌多提示合并自发性腹膜炎。③结核性腹膜炎首选抗结核治疗。

367. ABCDE 溃疡性结肠炎可累及全结肠,但以直肠、乙状结肠最常见,其次为降结肠、横结肠等。

368. ABCDE 溃疡性结肠炎的典型临床表现是腹痛、腹泻、脓血便,典型粪便为黏液脓血便。粪便中的黏液脓血为炎症渗出、黏膜糜烂及溃疡所致。黏液脓血便是本病活动期的重要表现。

369. ABCDE ①黏液脓血便是溃疡性结肠炎活动期的重要表现。②患者常有疼痛—便意—便后缓解的规律,伴里急后重。③溃疡性结肠炎病变常位于黏膜与黏膜下层,很少深入肌层,所以很少并发结肠穿孔、肠瘘。肛周瘘管是克罗恩病的常见临床症状之一。④结节性红斑、外周关节炎都是溃疡性结肠炎的肠外表现。

370. ABCDE 溃疡性结肠炎根据病情程度分轻、中、重三度。①轻度:排便≤3次/日,便血轻或无,体温<37.8℃,脉搏<90次/分,血红蛋白>105g/L,血沉<20mm/h;②中度:介于轻度与重度之间;③重度:腹泻≥6次/日,明显血便,体温>37.8℃,脉搏>90次/分,血红蛋白<105g/L,血沉>30mm/h。参阅10版《内科学》P389。

371. ABCDE ①溃疡性结肠炎好发于直肠、乙状结肠,多表现为左下腹痛,黏液脓血便,结肠镜检查可见肠黏膜充血水肿,颗粒状,多发糜烂及浅溃疡。根据题干,本例应诊断为溃疡性结肠炎。②肠结核好发于回盲部,多表现为低热、盗汗,右下腹隐痛,触痛性包块。克罗恩病好发于末段回肠,多表现为右下腹痛,结肠镜可见节段性病变,纵行溃疡。结肠癌行结肠镜检查可见癌块。慢性结肠炎是指结肠的非特异性炎症,常表现为慢性腹泻,反复腹痛。

372. ABCDE ①患者长期腹泻,黏液脓血便,直肠、乙状结肠多发糜烂及浅溃疡,应诊断为溃疡性结肠炎。患者腹泻3~4次/天,应诊断为轻度溃疡性结肠炎,治疗首选口服柳氮磺吡啶。②糖皮质激素常用于中、重度溃疡性结肠炎的治疗,故不答B、E。硫唑嘌呤、环孢素为免疫抑制剂,常用于激素抵抗型溃疡性结肠炎的治疗,故不答A、D。

373. ABCDE ①溃疡性结肠炎X线钡剂灌肠检查提示肠管缩短,结肠袋消失,肠壁变硬,呈铅管征。②克罗恩病钡剂灌肠可见鹅卵石征。晚期胰腺癌行低张十二指肠钡剂造影检查可见反3字征。乙状结肠扭转行钡剂灌肠可见扭转部位钡剂受阻,尖端呈鸟嘴征。溃疡型肠结核钡剂灌肠检查提示激惹征。

374. ABCDE 375. ABCDE 376. ABCDE ①女性患者,反复脓血便十余年,有肠外表现(膝关节疼痛),大便培养无痢疾杆菌生长,可诊断为炎症性肠病。X线检查提示病变位于乙状结肠,因此溃疡性结肠炎的可能性大。克罗恩病好发于回肠末端,脓血便少见。肠结核好发于回盲部,常表现为腹泻与便秘交替。慢性细菌性痢疾无肠外症状,大便培养常有阳性发现。肠易激综合征为功能性肠病,绝无脓血便。②溃疡性结肠炎常有"腹痛—便意—便后缓解"的规律,常伴里急后重。③患者每日腹泻<3次,应考虑轻度溃疡性结肠炎,首选柳氮磺吡啶治疗。糖皮质激素常用于中、重度患者的治疗,故不答B、C。环孢素为免疫抑制剂,常用于激素疗效不佳者。替硝唑仅用于重症有继发感染者。

377. ABCDE 外周血中性粒细胞胞质抗体(p-ANCA)、酿酒酵母抗体(ASCA)分别是溃疡性结肠炎和克罗恩病的相对特异性抗体。前列腺特异性抗原(PSA)主要用于诊断前列腺癌。抗核抗体(ANA)为系统性红斑狼疮的相对特异性抗体。C反应蛋白(CRP)常用于诊断急性细菌感染。

378. **A**BCDE "假小叶"为肝硬化的特征性病理变化,故答 C。

379. AB**C**DE 380. AB**C**DE ①肝硬化代偿期的体征可有肝脾大,肝脏质地偏硬。请注意:肝硬化早期肝大,肝硬化晚期为肝体积缩小。②肝硬化失代偿期可有门静脉高压,导致门-体侧支循环开放,表现为食管胃底静脉曲张、腹壁静脉曲张。黄疸、皮肤紫癜为肝硬化失代偿期肝功能减退的表现,与门静脉高压无关。

381. ABCD**E** ①正常情况下,雌激素在肝脏灭活。当肝硬化肝功能减退时,雌激素灭活减少,在体内浓度增高,可导致肝掌、蜘蛛痣、男性乳房发育。营养不良与肝功能减退密切相关。②脾大为门静脉高压时,脾脏长期淤血所致。

382. ABC**D**E ①食欲不振和乏力是肝硬化代偿期和失代偿期均可出现的临床表现,无特异性,不可能为正确答案,可首先排除 A、C。②失代偿期肝硬化患者对脂肪和蛋白质耐受差,可致腹泻。长期吸收不良可导致消瘦。这些临床表现均无特异性,故不答 D、E。③腹腔积液是门静脉高压和肝功能减退共同作用的结果,为肝硬化失代偿期最突出的临床表现。

383. ABCD**E** ①肝硬化患者肝功能减退,对雌激素、醛固酮灭活减少,导致雌激素、醛固酮增多。胆固醇是合成肾上腺皮质激素的原料,肝硬化时,胆固醇合成减少,可致肾上腺皮质激素合成不足;促皮质素释放因子受抑,促黑素分泌增加。②肝硬化患者血清总 T_3、游离 T_3 降低,游离 T_4 正常或增高。

384. **A**BCDE ①自发性腹膜炎为肝硬化腹腔积液的常见并发症,多表现为低热、腹胀或腹腔积液增长明显。本例为肝硬化腹腔积液,且为渗出性腹腔积液(比重>1.018、蛋白定量>30g/L,白细胞总数>$500×10^6$/L,细胞分类以多形核细胞为主),故应诊断为自发性腹膜炎。②门静脉血栓形成常表现为重度腹胀、剧烈腹痛、脾大、顽固性腹腔积液等。结核性腹膜炎也可表现为渗出性腹腔积液,但与题干所述的肝硬化腹腔积液病史不符,故不答 B。原发性肝癌晚期可出现血性腹腔积液,但本例腹腔积液以白细胞为主,故不答 C。根据题干所给条件,不能诊断为肝肾综合征,故不答 E。

385. ABCD**E** ①乙肝肝硬化患者腹胀、腹膨隆,移动性浊音阳性,说明存在大量腹腔积液。患者无腹痛,腹部无压痛、反跳痛,可排除自发性腹膜炎。患者肝肋下未触及、未触及肝脏肿块,可排除肝癌。患者无呼吸困难、发绀、杵状指,可排除肝肺综合征。患者神志清楚,可排除肝性脑病。②患者尿量明显减少,血尿素氮、血肌酐增高,故应考虑合并肝肾综合征。

386. ABCD**E** 肝硬化并发门静脉血栓形成常表现为突发腹部剧痛、脾大、顽固性腹腔积液、肠坏死、消化道出血及肝性脑病,腹穿可抽出血性腹腔积液。

387. **A**BCDE ①乙肝患者,出现肝掌、蜘蛛痣、腹部移动性浊音阳性,应考虑乙肝肝硬化,可导致门静脉高压症,出现脾脏充血性肿大。若发生上消化道大出血,则循环血量减少,脾脏可缩小,故选 A。②上消化道出血患者由于消化道积血,可导致肠源性氮质血症,使血尿素氮增高。肝硬化患者上消化道出血,可造成肝功能损害,诱发肝性脑病、腹腔积液增多、肝肾综合征等并发症。

388. A**B**CDE 389. AB**C**DE ①本例为上消化道出血,要求判断上消化道出血的病因。胆囊结石常表现为脂肪餐后右上腹阵发性疼痛,Murphy 征阳性,故不答 D。胃癌、消化性溃疡、急性胃炎所致的上消化道出血,每次出血量一般不超过 500ml,很少引起休克,故不答 A、C、E。因此,最可能的诊断是肝硬化导致的门静脉高压症引起的上消化道出血,这种出血来势凶猛,一次出血量可达 500~1000ml,常可引起休克。此外,肝硬化时由于肝功能减退,可有轻度黄疸、腹腔积液征,晚期因肝萎缩变小而于肋下不能触及。脾大可因大出血而缩小。②该患者肝功能差,已经处于失血性休克状态,因此急救措施是紧急输血和输液。

390. ABCD**E** 391. ABCD**E** 392. AB**C**DE 393. **A**BCDE 394. A**B**CDE ①患者长期乙肝病史,肝掌、蜘蛛痣、脾大、腹腔积液、全血细胞减少,应诊断为乙肝肝硬化。由于肝功能减退,肝脏对醛固酮的灭活作用减弱,导致继发性醛固酮增多,腹腔积液形成。②白蛋白由肝细胞合成,γ球蛋白由浆细胞产生。肝硬化患者白蛋白合成减少,γ球蛋白产生增加,导致 A/G 比值倒置,可作为肝硬化失代偿的重要诊断依据。ALT增高、胆红素增高常提示肝细胞急性受损。碱性磷酸酶(ALP)增高常提示胆道梗阻。血糖降低常提示胰岛素分泌过多。③肝硬化患者全血细胞减少主要与脾功能亢进有关。④肝硬化患者由于门静脉高压,常导致脾脏淤血性肿大。由于脾静脉是门静脉的主要属支,因此食管静脉曲张破裂大出血后,循环血量骤减,门静脉压降低,将导致脾脏缩小,故选A。B、C、D、E在肝硬化门静脉高压症发生上消化道出血后均可出现。⑤肝硬化门静脉高压食管胃底曲张静脉破裂大出血首选治疗药物是生长抑素,可减少门静脉血流量,降低门静脉压力,止血效果最佳。A、C、D、E均属于止血措施,但疗效不如生长抑素。

395. ABCDE 块状型肝癌是指肿瘤直径5~10cm,直径>10cm者称为巨块型肝癌。

396. ABCDE ①肝区疼痛为肝癌最常见的症状,约50%患者有肝区疼痛,但很多疾病(如肝炎、肝硬化)均可出现肝区疼痛,故无特异性。②肝脏进行性肿大为肝癌最常见的特征性体征之一,肝质地坚硬,表面凹凸不平,结节状,常有不同程度的压痛,故答B。③很多晚期肿瘤均可有恶病质表现,无特异性。梗阻性黄疸为晚期肝癌的表现,也无特异性。很多晚期消化道肿瘤,如胃癌、结直肠癌,均可出现肺部转移病灶,故E项也无特异性。

397. ABCDE ①长期慢性乙肝可演变为肝硬化,继而发展为肝癌。老年患者右季肋部疼痛,体重下降,应考虑原发性肝癌,最有价值的实验室检查是血清甲胎蛋白(AFP)测定。②碱性磷酸酶、谷氨酰转移酶常用于诊断阻塞性黄疸。丙氨酸氨基转移酶、白蛋白测定主要用于了解肝功能。

398. ABCDE ①血清甲胎蛋白(AFP)明显增高常见于原发性肝细胞癌。老年患者颈部蜘蛛痣、肝掌、肝脾大、腹腔积液征阳性,应考虑肝硬化。长期肝硬化可演变为肝细胞癌。根据题干,本例应诊断为原发性肝癌。②A、B、C、D均不会出现AFP明显增高。

399. ABCDE 巨块型肝癌患者,肝内广泛转移,且已侵犯下腔静脉,已失去肝癌根治性切除机会,故不能行肝叶切除术。可行姑息性手术,如肝动脉结扎或栓塞、肝动脉灌注化疗等。由于常规肝移植手术需切除门静脉及部分下腔静脉,因此对于已有下腔静脉浸润者可行肝移植手术。

400. ABCDE 401. ABCDE 402. ABCDE ①患者肝区疼痛,肝大,肝脏占位性病变,应考虑肝癌。内镜逆行胰胆管造影术(ERCP)主要用于低位梗阻性黄疸原因的鉴别,而对肝癌的诊断价值不大。A、B、C、E均可用于肝癌的定位诊断。②对原发性肝细胞癌最有价值的实验室检查项目是甲胎蛋白(AFP)测定。③肝癌的首选治疗是早期手术切除。肝动脉结扎或栓塞常用于不能切除肝癌的治疗,故不答B、C。化学治疗、放射治疗对肝癌效果不佳,故不答D、E。

403. ABCDE A、B、C、D均属于肝性脑病的病因,其中以肝硬化最常见。E为肝性脑病的诱因。

404. ABCDE 405. ABCDE 肝性脑病可分为5期。①0期(潜伏期)无行为、性格异常,无神经系统病理征,脑电图正常。②1期(前驱期)表现为轻度性格改变和精神异常,如焦虑、欣快激动、淡漠、睡眠倒错、健忘等,可有扑翼样震颤。③2期(昏迷前期)表现为嗜睡、行为异常、言语不清、书写障碍、定向力障碍,有腱反射亢进、肌张力增强、踝阵挛、Babinski征阳性,有扑翼样震颤。④3期(昏睡期)表现为昏睡,但可唤醒,有扑翼样震颤,肌张力高,腱反射亢进,锥体束征常阳性。⑤4期(昏迷期)表现为昏迷,不能唤醒,扑翼样震颤无法引出。A为4期表现,B为1期表现,C为3期表现,D为2期表现,E为0期表现。

406. ABCDE 407. ABCDE ①支链氨基酸制剂富含亮氨酸、异亮氨酸和缬氨酸,可竞争性抑制芳香族氨基酸(酪氨酸、苯丙氨酸)进入大脑,从而减少假性神经递质(β-羟酪胺、苯乙醇胺)的形成,用于肝性脑病的治疗。②乳果糖口服后在小肠不会被分解,到达结肠后可被乳酸杆菌、粪肠球菌等细菌分解为乳酸、乙酸等,可降低肠道pH。肠道酸化后对产尿素酶的细菌生长不利,但有利于不产尿素酶的乳酸杆菌的生长,使肠道细菌产氨减少。此外,酸性肠道环境可减少氨的吸收,促进氨的排出。③精氨酸、谷氨酸钾理论上具有降氨作用,但至今无证据肯定其疗效。甘露醇主要用于治疗脑水肿。

408. ABCDE 诊断肝性脑病最有意义的体征是扑翼样震颤。腹壁反射消失见于同侧锥体束受损。

409. ABCDE 410. ABCDE 411. ABCDE ①患者有乙肝病史多年,消瘦、乏力、黄疸、脾大、腹腔积液征阳性,应考虑乙肝肝硬化失代偿期。患者近5天意识障碍,应考虑合并肝性脑病。题干所述与A、C、D、E无关。②氨代谢紊乱是肝性脑病的重要发病机制,肝硬化肝性脑病患者多有血氨升高。为明确诊断,首选的检查是血氨测定而不是肝肾功能检查。血气分析主要用于诊断肺性脑病。头颅CT主要用于诊断脑血管意外。③肝性脑病的主要发病机制是氨中毒,因此针对发病机制的治疗措施是降低血氨。纠正水电解质紊乱为一般性治疗。机械通气为肺性脑病的治疗措施。降低颅内压为脑血管意外的治疗措施。肝性脑病不是感染所致,故不答E。

412. ABCDE 413. ABCDE ①上消化道出血最常见的原因是消化性溃疡,约占50%。②下消化道出血最常见的原因是痔和肛裂,其他病因有肠息肉、结肠癌、静脉曲张等。

414. ABCDE 415. ABCDE ①胆道出血的特点:每次出血200~300ml,很少引起休克;周期性出血,间隔1~2周出血1次;具有胆道出血三联征(胆绞痛、梗阻性黄疸、消化道出血)。②食管贲门黏膜撕裂伤(Mallory-Weiss综合征)是指因剧烈呕吐,食管内高压导致的贲门黏膜撕裂引起的出血,出血凶猛,出血量大,常表现为强烈呕吐,先呕吐胃液后呕吐鲜血。③鲜血样大便提示出血来自下消化道。柏油样大便提示出血来自上消化道。"呕大量鲜血和血块"多为食管胃底曲张静脉破裂出血。

416. ABCDE ①患者乙型肝炎病史多年,很可能发展为肝硬化门静脉高压症,导致食管胃底静脉曲张。患者进食苹果后呕吐鲜血、黑便,应诊断为食管胃底静脉曲张破裂。②糜烂性胃炎常于应激后发生。胃癌、消化性溃疡与题干所述不符。食管贲门黏膜撕裂综合征常表现为剧烈呕吐后上消化道出血。

417. ABCDE ①十二指肠溃疡出血急性期严禁行上消化道X线钡剂造影,因可促使休克发生,或使原已停止的出血复发。②腹部B超、肝功能、凝血功能均为一般性检查。上消化道出血首选胃镜检查。

418. ABCDE ①贲门黏膜撕裂综合征(Mallory-Weiss综合征)是指因剧烈呕吐,使腹压或胃内压骤然升高,而导致食管下端和胃连接处的黏膜纵行裂伤。本例剧烈呕吐后,呕吐新鲜胃液,应首先考虑贲门黏膜撕裂。②十二指肠溃疡合并出血多见于长期周期性上腹痛患者,由于出血量少,一般表现为便血,呕咖啡色胃内容物。反流性食管炎合并出血,多见于长期反酸、烧心患者。急性糜烂出血性胃炎多由长期口服非甾体抗炎药引起。应激性溃疡多由严重创伤、大手术、大面积烧伤、颅内病变等引起。这些均与本例剧烈呕吐后出血的特点不符,故不答B、C、D、E。

419. ABCDE ①急诊胃镜是目前诊断上消化道出血病因的首选检查方法,应在出血24~48小时内进行。②上消化道钡剂检查仅用于胃镜有禁忌或不愿进行胃镜检查者,且需在出血停止数天后进行,不作为首选检查。胃液分析现已少用,主要用于胃泌素瘤的辅助诊断。便隐血试验主要用于判断有无消化道出血,但不能确定出血病因和部位。选择性动脉造影仅用于胃镜检查无法判断出血病灶者。

420. ABCDE ①长期慢性乙肝易演变为肝硬化,引起门静脉高压症,导致食管胃底静脉曲张。患者食用坚硬食物时,易刺破曲张静脉引起上消化道大出血。故本例应诊断为乙肝肝硬化门静脉高压症食管胃底曲张静脉破裂出血,最合适的治疗药物是生长抑素。②H_2受体拮抗剂(西咪替丁)主要用于治疗消化性溃疡所致的上消化道出血,故不答A。硝酸甘油常用于治疗冠心病,而本例现在的主要矛盾是上消化道出血,故不答B。普萘洛尔为预防食管胃底曲张静脉破裂出血的首选药,而不是治疗药物,故不答C。血管加压素可收缩内脏小血管,严禁用于冠心病的患者,故不答D。

421. ABCDE ①十二指肠球溃疡出血患者,且在胃镜下见活动性出血,最合适的止血措施当然是胃镜下止血,其止血效果确切、可靠、直观。②口服去甲肾上腺素盐水、凝血酶均为局部止血措施,其止血效果不及静脉滴注质子泵抑制剂,故不答A、B。70%以上的消化性溃疡出血均可保守治疗痊愈,且本例呕血仅5小时,正行胃镜检查,说明生命体征稳定,故暂不手术治疗。消化性溃疡的急性出血期,应静脉给药,故不答E。

422. ABCDE ①患者乙肝病史20年,突然呕血1000ml,应考虑为乙肝肝硬化门静脉高压食管胃底静脉曲张破裂出血。血管加压素可收缩内脏小血管,减少门静脉血流量,降低门静脉压力,而达到止血目的的。但血管加压素也可收缩冠状动脉,因此冠心病、心绞痛患者禁用。②生长抑素为近年来治疗食管胃底静脉曲张出血的常用药物。支链氨基酸可预防肝性脑病的发生。奥美拉唑、法莫替丁可降低胃酸,加强止血效果。

423. **ABCDE** 十二指肠溃疡大出血患者,短期内输血超过800ml血压仍不稳定,说明出血量大且为活动性出血,应急诊手术治疗。

424. **ABCDE** 425. **ABCDE** 426. **ABCDE** ①青年患者排柏油便2天,伴头晕、心慌,血压降低,心率增快,应诊断为上消化道大出血。十二指肠溃疡多见于青年人,故答B。胃癌常见于老年人,故不答A。胆道出血少,一般不引起休克,故不答C。急性胃炎近期常有非甾体抗炎药服用史,且出血量一般不大,不会导致休克,故不答D。本例无肝病史,肝脾不大,故肝硬化门静脉高压食管胃底曲张静脉破裂出血的可能性小。②患者十二指肠溃疡大出血并休克,血压不稳定(70/40mmHg),首选处理应是积极补充血容量,抗休克治疗,然后才是病因治疗,故答B而不是E。三腔二囊管压迫止血多用于肝硬化食管胃底曲张静脉破裂出血。绝大多数消化性溃疡出血均可保守治疗止血,只有积极内科治疗6~8小时无效时才考虑急诊手术,故不答C。胃镜止血一般应在抗休克治疗,血压稳定后进行,故不答D。③上消化道出血最常见的病因是消化性溃疡,为明确诊断,应在休克纠正,病情稳定后行胃镜检查。血清CEA测定多用于诊断结肠癌。上消化道大出血急性期不宜做钡剂检查。腹部B超、ERCP检查对十二指肠溃疡出血诊断价值不大。

427. **ABCDE** 428. **ABCDE** 429. **ABCDE** ①肾小球滤过膜受损,通透性增高,血浆白蛋白从滤过膜滤出超过了肾小管的重吸收能力,导致尿中出现以白蛋白为主的蛋白质,称为肾小球性蛋白尿。②肾小管受损后,肾小管对正常从滤过膜滤过的小分子量蛋白质(如溶菌酶、β_2微球蛋白)重吸收障碍,导致蛋白质从尿中排出,称为肾小管性蛋白尿。③血中小分子量蛋白质(如肌红蛋白、血红蛋白、本周蛋白)异常增多,从肾小球滤过,超过了肾小管重吸收阈值所致的蛋白尿,称为溢出性蛋白尿。④组织性蛋白尿从尿中排出的是Tamm-Horsfall蛋白。假性蛋白尿是指尿中混有大量血、脓、黏液等成分而导致尿蛋白定性阳性。

430. **ABCDE** 431. **ABCDE** ①溢出性蛋白尿的主要成分是血红蛋白、肌红蛋白、本-周蛋白。本-周蛋白尿常见于多发性骨髓瘤。②肾病综合征患者由于肾小球滤过膜受损,通透性增高,当血浆蛋白质滤出并超过肾小管重吸收能力时,可形成大量蛋白尿,称为肾小球性蛋白尿。

432. **ABCDE** ①血尿分为肾小球源性血尿和非肾小球源性血尿,前者是指红细胞通过肾小球滤过膜时受到挤压损伤,在肾小管中呈多形性改变;后者尿红细胞形态类似外周血中的红细胞。尿沉渣相差显微镜检测,若变形红细胞>80%,为肾小球源性血尿;若变形红细胞<50%,为非肾小球源性血尿,因此变形红细胞血尿为鉴别两者最有意义的指标。②全程血尿提示出血部位在膀胱或其以上部位。合并尿道刺激征提示下尿路感染。尿潜血阳性提示有血尿或血红蛋白尿。肉眼血尿提示每1000ml尿液中含血液量>1ml。

433. **ABCDE** ①红细胞管型由肾小球滤过的红细胞在肾小管内凝固聚集而成,常提示肾小球源性血尿,故答D。②尿路刺激征提示下尿路感染。肉眼血尿仅提示出血量大,而不能区分肾小球源性血尿和非肾小球源性血尿。伴有血凝块常提示下尿路病变。尿相差显微镜示均一形态红细胞,见于非肾小球源性血尿。

434. **ABCDE** 肾小球源性血尿的主要原因是肾小球基底膜断裂,红细胞通过该断裂缝时,受到血管内压力挤压受损,受损的红细胞之后通过肾小管各段又受不同渗透压和pH作用,呈现变形红细胞血尿。

435. **ABCDE** 血尿分为肾小球源性血尿和非肾小球源性血尿。用相差显微镜观察新鲜尿沉渣,发现尿变形红细胞>80%为肾小球源性血尿;发现尿变形红细胞<50%为非肾小球源性血尿。

436. **ABCDE** 链球菌感染后急性肾小球肾炎也称急性肾炎,几乎全部患者均有肾小球源性镜下血尿,约30%有肉眼血尿。95%以上的患者有轻、中度蛋白尿。80%以上患者有水肿和高血压。大多数患者有短暂的程度不等的肾功能不全。

437. ABCDE 438. ABCDE 439. ABCDE ①患者2周前有上呼吸道感染史,表现为急性肾炎综合征(血尿、蛋白尿、水肿、高血压),血肌酐轻度增高(正常值76.0~88.4μmol/L),应诊断为急性肾炎,即急性链球菌感染后肾炎。急性肾盂肾炎常表现为发热、尿频、尿急、尿痛,一般无肾功能减退。过敏紫癜性常表现为皮肤紫癜、腹痛、血尿、蛋白尿等。系统性红斑狼疮常表现为多系统损害,临床表现多样,肾脏常受损。急性肾小管坏死常表现为急性肾衰竭。②治疗急性肾炎时,应给予低盐饮食(NaCl<3g/d)。患者有高血压、水肿,应首选利尿剂控制血压、消除水肿。若咽喉部炎症仍未控制,应给予抗生素治疗。急性肾炎可有尿蛋白丢失而造成血浆白蛋白降低,但多为一过性降低,故无须输注白蛋白。③为确诊急性肾炎,最有价值的检查当然是肾穿刺活检。清洁中段尿培养常用于确诊尿路感染。肾脏ECT、B型超声均为影像学检查方法,对确诊本病价值不大。静脉尿路造影常用于诊断慢性肾盂肾炎。

440. ABCDE ①患者发病前2周有上呼吸道感染史,表现为水肿、高血压、血尿、蛋白尿、少尿、血补体C3降低,应诊断为急性肾小球肾炎,其病理类型为毛细血管内增生性肾小球肾炎。②本题尿蛋白仅(++),未提及血浆蛋白浓度,且有血尿,故不能诊断为肾病综合征,因此不答A、B、C、D,A、B、C、D均为肾病综合征的常见类型。

441. ABCDE ①患者起病急,有血尿(尿沉渣镜检RBC30~40个/HP)、水肿、高血压(血压165/105mmHg)、肾功能减退(血肌酐178μmol/L),应诊断为急性肾小球肾炎。重症急性肾炎患者可发生充血性心力衰竭,严重水钠潴留和高血压为其诱发因素,常表现为急性肺水肿(咳粉红色泡沫样痰、双肺底湿啰音、端坐呼吸),故答A。②急进性肾小球肾炎常以急性肾炎综合征起病,以肾功能急剧衰退为特点,但本例肾功能减退不明显(本例血肌酐正常值为76.0~88.4μmol/L,处于肾功能代偿期),故不答B。肾病综合征的诊断标准为尿蛋白>3.5g/d(或>+++)、血浆白蛋白<30g/L,本例尿蛋白仅(++),故不答C、D。高血压病不会在1周内造成肾功能的损害,故不答E。

442. ABCDE 青春期女性,2周前有上呼吸道感染史,现出现血尿、蛋白尿、水肿、高血压、血清补体C3降低,肾功能正常,应诊断为急性肾炎。急性肾炎是自限性疾病,不宜使用糖皮质激素进行治疗。A、B、D、E均属于急性肾炎的治疗措施。

443. ABCDE 444. ABCDE 445. ABCDE 446. ABCDE ①患者病程超过3个月,表现为血尿、蛋白尿、高血压、血肌酐轻度增高,应诊断为慢性肾小球肾炎(慢性肾炎)。患者尿蛋白<3.5g/d,不能诊断为肾病综合征。患者有高血压、血肌酐增高,不能诊断为无症状性蛋白尿和/或血尿。高血压肾病多表现为长期高血压后肾功能的轻微改变,而题干未叙述患者有长期高血压病史,故不答C。患者病程2年,不可能诊断为急性肾小球肾炎。②为确诊慢性肾炎,最有意义的检查当然是肾穿刺病理检查。双肾CT为影像学检查,不能确诊慢性肾炎。肾小管功能检查常用于诊断慢性肾盂肾炎。肾动脉造影常用于诊断肾动脉狭窄。24小时尿钠测定常用于鉴别肾前性肾衰竭和急性肾小管坏死。③慢性肾炎的治疗应以防止或延缓肾功能进行性恶化,改善临床症状,防治心脑血管并发症为主要目的,不以消除尿红细胞、轻微尿蛋白为目标,故不答C。高血压是加速肾小球硬化、促进肾功能恶化的重要因素,因此该患者最重要的治疗措施是控制血压。注意休息、低蛋白饮食为慢性肾炎的一般性治疗措施。控制血脂为慢性肾衰竭的治疗措施。④血管紧张素转换酶抑制剂(ACEI)不仅可以降低血压,而且还有减少蛋白尿、延缓肾功能恶化的肾脏保护作用,因此为慢性肾炎高血压、蛋白尿的首选治疗药物。慢性肾炎病理类型各异,一般不主张应用糖皮质激素。他汀类降脂药主要降低血清胆固醇。利尿剂为对症治疗药物。阿司匹林不用于慢性肾炎的治疗。

447. ABCDE 448. ABCDE ①患者高血压、蛋白尿、血尿、贫血、血肌酐增高,病史超过3个月,应诊断为慢性肾小球肾炎。慢性肾盂肾炎多有反复尿感史,且肾功能损害一般较轻,在发作期可有白细胞尿。肾病综合征常表现为大量蛋白尿(+++~++++)、血浆白蛋白<30g/L、水肿、高血脂等,无血尿。本病无

系统性红斑狼疮的临床表现,不支持狼疮性肾炎的诊断,故不答 D。高血压肾损害常表现为先有长期高血压病史,然后才出现肾功能减退,且以远端小管功能受损为主,如尿浓缩功能减退、夜尿增多等。②贝那普利为血管紧张素转换酶抑制剂,为治疗慢性肾炎伴高血压或尿蛋白的首选药,但血肌酐>264μmol/L 时应慎用。本例血肌酐 400μmol/L,不宜使用。氯沙坦为血管紧张素Ⅱ受体阻滞剂,可延缓肾功能恶化,可用于慢性肾炎的治疗。氢氯噻嗪是各种轻、中度高血压的基础治疗药物。氨氯地平、维拉帕米属于钙通道阻滞剂,临床使用的禁忌证很少(急性心力衰竭除外)。

449. ABCDE ①氨基糖苷类是诱发药源性肾衰竭的最常见因素。此类药物可导致肾小管,尤其是近端小管受损,表现为蛋白尿、管型尿、血尿、尿量减少,甚至氮质血症。因此慢性肾炎患者严禁使用氨基糖苷类抗生素庆大霉素。氨基糖苷类抗生素的肾毒性大小依次为:新霉素>卡那霉素>庆大霉素>妥布霉素>阿米卡星>奈替米星>链霉素。②青霉素类(包括氨苄西林)、三代头孢(头孢哌酮)一般无肾毒性。红霉素主要副作用为肝损害,而不是肾损害。

450. ABCDE ①患者尿检发现蛋白尿、血尿,伴或不伴高血压、水肿病史达 3 个月以上,无论有无肾功能损害,均应考虑慢性肾小球肾炎。中年男性,血尿、蛋白尿 8 年,伴高血压、肾功能轻度受损,应诊断为慢性肾小球肾炎。②患者病程已 8 年,不可能诊断为急性肾小球肾炎。肾病综合征的诊断标准是尿蛋白>3.5g/d,血清白蛋白<30g/L。隐匿性肾小球肾炎也称无症状性血尿和/或蛋白尿,无水肿、高血压、肾功能受损,故不答 C。高血压肾损害常表现为高血压病史数十年,近年出现肾功能受损。

451. ABCDE ①患者长期血尿和蛋白尿,尿中存在异形红细胞,说明为肾小球源性血尿。患者尿蛋白<3g/d,不能诊断为肾病综合征,故本例应考虑 IgA 肾病、无症状性血尿和/或蛋白尿。为明确诊断,需行肾活检检查。②抗中性粒细胞胞质抗体(ANCA)常用于诊断Ⅲ型急进性肾炎。肾盂造影常用于诊断慢性肾盂肾炎。腹部 X 线平片常用于诊断急性肠梗阻。尿细菌培养常用于诊断尿路感染。

452. ABCDE ①肾病综合征容易形成血栓、栓塞并发症,尤其膜性肾病最易发生肾静脉血栓形成,常表现为突发腰痛、血尿、少尿、尿蛋白增加、肾脏增大、肾功能减退。根据题干,本例应诊断为肾病综合征并发肾静脉血栓形成。②伴发肾石症常表现为发作性腰痛伴血尿,B 超可见结石影。原有膜性肾病加重常表现为尿蛋白增加,一般不会出现肾区疼痛、少尿等。泌尿系统肿瘤常表现为无痛性肉眼血尿。泌尿系统结核常表现为慢性膀胱刺激征。

453. ABCDE ①患者尿蛋白定量>3.5g/d,血浆白蛋白<30g/L,应诊断为肾病综合征,故可首先排除 B、E。②儿童最常见的肾病综合征为微小病变型肾病,老年人最常见的肾病综合征为膜性肾病,故答 D 而不是 C。

454. ABCDE 455. ABCDE 456. ABCDE ①肾病综合征患者易发生肾静脉血栓形成。患者大量蛋白尿,双下肢水肿提示血浆蛋白降低,B 超示双肾静脉血栓,故应诊断为肾病综合征。糖尿病肾病常见于糖尿病病程 10 年以上者,根据题干所述,不能确诊糖尿病,故不答 A。慢性肾炎急性发作常表现为血尿、蛋白尿、高血压、水肿、不同程度的肾功能受损,不会出现肾静脉栓塞,故不答 B。高血压肾损害常表现为多年高血压后肾功能轻度损害。慢性肾盂肾炎常表现为反复发作性尿频、尿急、尿痛,均与本例不符。②儿童肾病综合征最常见的病因是脂性肾病,中老年肾病综合征最常见的病因是膜性肾病,且肾静脉血栓发生率高达 40%~50%。本例为中老年男性,有肾静脉血栓,故最可能的病理诊断为膜性肾病。系膜毛细血管性肾炎好发于青壮年,几乎所有患者均有血尿,但本例为中老年男性,且无血尿,故不答 A。结节性肾小球硬化是糖尿病肾病的特征性病变,故不答 B。入球动脉玻璃样变为高血压肾损害的常见病变,故不答 C。③糖皮质激素是治疗肾病综合征的首选药物,60%~70%的膜性肾病经糖皮质激素和细胞毒药物治疗后可达临床缓解。利尿剂主要用于利尿消肿;ACEI/ARB 可降低血压,减少尿蛋白,均属于对症治疗措施,故不答 A、C、D。胰岛素主要用于治疗糖尿病肾病,故不答 E。

457. ABCDE 458. ABCDE 459. ABCDE ①脂性肾病病理改变轻微,对于糖皮质激素的治疗效果最好,有效率约为90%。糖皮质激素对其他类型肾病综合征的有效率:系膜增生性肾炎约为50%,系膜毛细血管性肾炎治疗困难,膜性肾病为60%~70%,局灶节段性肾小球硬化为30%~50%。②少数肾病综合征患者可出现急性肾损伤,尤以脂性肾病居多。③膜性肾病极易发生血栓、栓塞并发症,肾静脉血栓发生率高达40%~50%。

460. ABCDE 461. ABCDE ①肾病综合征的常见并发症包括感染、肾静脉血栓形成、急性肾损伤、蛋白质及脂肪代谢紊乱等。②急性肾盂肾炎的常见并发症包括肾乳头坏死、肾周围脓肿。超纲题,大纲不要求掌握肾盂肾炎的并发症。③心力衰竭是小儿急性肾小球肾炎的并发症。肾性贫血是慢性肾衰竭的常见临床表现。高血压脑病是高血压的常见并发症。

462. ABCDE ①患者尿蛋白>3.5g/L,血浆白蛋白30g/L,应诊断为肾病综合征。肾病综合征常见的并发症包括感染、血栓和栓塞、急性肾衰竭、蛋白质及脂肪代谢紊乱。其中,栓塞并发症以肾静脉血栓最常见。②肾病综合征患者可因有效血容量不足而致肾血流量下降,诱发肾前性氮质血症,常经扩容、利尿后恢复,故较少发生水、电解质紊乱。

463. ABCDE 肾病综合征患者血浆白蛋白<20g/L时,提示存在高凝状态,应开始预防性抗凝治疗。可给予肝素以维持凝血时间于正常值的1倍。抗凝药一般应持续应用半年以上。

464. ABCDE ①尿中出现白细胞管型提示肾盂肾炎,膀胱炎不会出现白细胞管型,故尿中白细胞管型是鉴别肾盂肾炎和膀胱炎最有意义的检查。②肾盂肾炎和膀胱炎均可出现尿频、尿急、尿痛、白细胞计数增高,故不答A、B。尿细菌培养阳性只能确诊尿路感染(尿感),不能进行尿感定位,故不答C。肾盂肾炎和膀胱炎均可出现血尿,因此血尿不能作为尿感定位诊断的依据,故不答E。

465. ABCDE ①患者尿频、脓尿、血尿,应考虑尿路感染。患者寒战高热,肾区叩痛,血白细胞增高,应诊断为急性肾盂肾炎。②肾乳头坏死多见于老年人,临床上少见,主要表现为暴发过程的肾盂肾炎。急性肾小球肾炎寒战高热、脓尿少见。急性间质性肾炎常表现为肾小管功能受损、肾性糖尿、低比重尿、低渗透压尿。肾结核常表现为慢性膀胱刺激征。

466. ABCDE 急性肾盂肾炎可发生于各年龄段,但以育龄女性最多见,因为性生活时可将尿道口周围的细菌挤压入膀胱引起尿路感染。

467. ABCDE 尿路感染的感染途径:①上行感染占95%,即病原菌经由尿道上行至膀胱、输尿管、肾盂引起的感染。②血液感染(血行感染)也称下行感染,少见。③直接感染少见。④淋巴道感染罕见。

468. ABCDE ①青年女性,尿频、尿急、尿痛2天,脓尿,应考虑急性尿路感染。患者无发热,双肾区无叩痛,应诊断为急性膀胱炎而不是急性肾盂肾炎。②急性间质性肾炎常表现为肾小管功能损害,如夜尿增多、低比重尿等。急性肾小球肾炎常表现为血尿、蛋白尿、水肿、高血压、肾功能一过性受损。急进性肾小球肾炎常表现为血尿、蛋白尿、水肿、高血压、肾功能急剧损害。

469. ABCDE 中年女性,尿频、尿痛伴血尿,脓尿,应考虑尿路感染。查体无肾区叩痛,应诊断为急性膀胱炎,一般采用3日疗法。

470. ABCDE ①慢性肾盂肾炎的诊断需结合影像学及肾功能检查,最有价值的检查是静脉尿路造影,常提示肾盂肾盏变形、缩窄。②急性肾炎、慢性肾炎和肾病综合征主要损害肾小球,而不是肾盂。急性肾盂肾炎由于病程短,对肾盂损害较轻,一般无肾盂肾盏变形,因此无须行静脉尿路造影检查。

471. ABCDE ①慢性肾盂肾炎是主要累及肾盂、肾间质、肾小管的慢性炎症,早期主要表现为肾小管功能减退,晚期才累及肾小球。尿浓缩功能试验主要检测远端肾小管、集合管的稀释-浓缩功能,因此,慢性肾盂肾炎早期肾功能减退主要表现为尿浓缩功能减退。②血尿素氮、血肌酐、肌酐清除率、肾小球滤过率测定都是检测肾小球功能的方法,主要用于了解肾小球肾炎时肾功能的改变。慢性肾盂肾炎只有在晚期合并肾小球受累时,这些指标才会有异常改变。

472. ABCDE 育龄期女性,有尿路刺激征,白细胞尿,应考虑尿路感染。肾盂造影提示肾盂变形,应诊断为慢性肾盂肾炎。

473. ABCDE 急性肾衰竭分为肾前性、肾性和肾后性3类。肾前性肾衰竭的常见原因包括血容量减少、肾内血流动力学改变等。肾性肾衰竭的常见病因是肾缺血或肾毒性物质所致的肾实质损伤。肾后性肾衰竭是指急性尿路梗阻引起的肾衰竭。本例大量放腹腔积液后，可导致血容量不足而引起肾前性肾衰竭，常表现为无尿。本题题干要求回答的是"无尿的原因"，故答案不可能为急性肝衰竭、急性心衰，可首先排除选项A、B。

474. ABCDE ①急性肾损伤分为肾前性、肾性和肾后性3类。肾后性肾损伤是指急性尿路梗阻引起的肾损伤。盆腔手术容易误扎输尿管，导致肾后性肾损伤，造成少尿。②A、D、E可导致肾性肾损伤。

475. ABCDE 急性肾性肾衰竭最常见的类型是急性肾小管坏死，占75%～80%，通常由肾缺血、肾毒性因素所致。参阅15版《实用内科学》P1924。A、B、C、E均可导致急性肾性肾衰竭，但不常见。

476. ABCDE 治疗高钾血症时，可以降低血K^+浓度的措施：①静脉注射5%碳酸氢钠100ml，可使血容量增加，不仅可使血K^+得到稀释，降低血K^+浓度，还可使K^+移入细胞内或由尿排出。②输注葡萄糖及胰岛素：25%葡萄糖溶液200ml，每5g糖加入1U胰岛素，静脉输注，可使K^+转入细胞内，暂时降低血K^+浓度。③口服阳离子交换树脂，可从消化道带走K^+排出。④血液透析是降低血K^+最有效的方法。请注意：静脉注射葡萄糖酸钙，可以对抗高钾对心脏的毒性作用，但不能降低血K^+。

477. ABCDE ①慢性肾炎起病隐匿，病情迁延，好发于青年男性，常表现为蛋白尿、血尿、水肿、高血压、不同程度的肾功能减退，可渐进性发展为慢性肾衰竭。本例有少尿、水肿、尿常规检查轻度异常，肾功能明显减退，病史长达20年，应诊断为慢性肾小球肾炎。患者血肌酐>707μmol/L，属于慢性肾衰竭尿毒症期，故答B。②急性肾炎为自限性疾病，1～4周症状好转，逐渐恢复，本例7岁发病，不可能诊断为急性肾炎，故不答A。肾病综合征常表现为蛋白尿，低蛋白血症，无血尿，故不答C。慢性肾盂肾炎常表现为肾小管及肾间质的化脓性炎症，肾小球损害较轻，与题干所述不符，故不答D。高血压肾病多见于老年人，多有长期高血压病史，肾损害及肾功能减退较轻。

478. ABCDE 479. ABCDE 480. ABCDE ①我国根据血肌酐(μmol/L)水平，将慢性肾功能不全分4期：肾功能代偿期(133～177μmol/L)、肾功能失代偿期(186～442μmol/L)、肾功能衰竭期(451～707μmol/L)和尿毒症期(≥707μmol/L)。②我国肾功能代偿期、肾功能失代偿期、肾功能衰竭期、尿毒症期分别相当于CKD2、3、4、5期，故答D。③A、B、C、D、E分别为CKD5、4、3、2、1期。CKD4期患者肾小球滤过率为15～29ml/min，故答B。

481. ABCDE ①慢性肾功能不全患者由于体内酸性代谢产物(磷酸、硫酸等)因肾排泄障碍而潴留，可发生代谢性酸中毒。②肾功能不全患者由于钙摄入不足，活性维生素D缺乏，可导致低钙血症。③肾功能不全患者肾小球滤过率下降，尿磷排泄减少，可导致血磷逐渐升高。④当肾小球滤过率降低时，肾脏排钾能力降低，易出现高钾血症。

482. ABCDE 尿毒症患者最常见的死亡原因是心力衰竭，随着肾功能的不断恶化，心力衰竭的患病率明显增加，至尿毒症晚期可达65%～70%。

483. ABCDE ①本例为中年男性患者，反复水肿伴血压高5年，说明有慢性肾脏病史。近半年来夜尿增多，贫血，1天前昏迷，可初步诊断为慢性肾衰竭尿毒症期。为明确昏迷原因，可首选血肌酐测定。②患者2年前曾患急性甲型肝炎，不要据此诊断为肝性脑病，而错选A、E。因为甲肝治愈后一般不会复发，且本例无肝功能受损的表现。③题干未叙及糖尿病或血糖过低的临床表现，不符合低血糖昏迷或高渗性昏迷，首选检查不可能为血糖测定。④题干仅叙及贫血、出血症状，也不符合血液病，因为血液病一般不会在早期出现肾衰竭和昏迷，因此首选检查也不可能是骨髓穿刺。

484. ABCDE ①女性患者，间断水肿8年，高血压、蛋白尿、血尿、贫血、血肌酐显著增高，应诊断为慢性肾衰竭。患者血肌酐>442μmol/L，二氧化碳结合力<13mmol/L，应行血液透析治疗。②A、C、D都是慢性肾衰竭的一般性治疗措施。患者血钾过高，不宜输入库存血。

485. ABCDE 486. ABCDE 487. ABCDE ①患者血肌酐≥707μmol/L，应诊断为慢性肾衰竭尿毒症期。

在我国慢性肾衰竭最常见的病因为慢性肾小球肾炎而不是慢性肾盂肾炎。患者水肿、蛋白尿10年，有消化道症状、出血倾向、贫血，应诊断为慢性肾小球肾炎合并肾衰竭。肾病综合征常表现为大量蛋白尿（+++~++++）、血浆蛋白<30g/L，很少发生肾衰竭，故不答B。患者无长期高血压病史，入院时血压仅150/90mmHg，不能诊断为高血压肾损害。糖尿病肾病常发生于糖尿病病史10年以上者，且有血糖升高、尿糖阳性，故不答D。②红细胞生成素（EPO）由肾间质产生，因此慢性肾衰竭时，肾脏产生EPO减少，可导致肾性贫血。本例无明显失血病史及症状，故不答A。本例也无黄疸、肝脾大等表现，故不考虑慢性溶血。营养性造血原料不足常见于缺铁性贫血，题干并未述及，故不答D。原位溶血常见于骨髓增生障碍综合征、巨幼细胞贫血，故不答E。③晚期肾衰竭患者有出血倾向，其原因多与血小板功能减低有关，部分患者也可有凝血因子Ⅷ缺乏，最佳答案为B。慢性肾衰竭的出血倾向与A、D、E项无关。

488. ABCDE 489. ABCDE 490. ABCDE ①高血压急症是指短时间内血压>180/120mmHg，患者水肿5年，视物模糊1天，入院血压180/135mmHg，可诊断为高血压急症，应行紧急降压处理，首选硝普钠静脉滴注。血液透析的指征为血肌酐>442μmol/L，本例无须透析治疗。患者有水肿、高血压、蛋白尿、血肌酐337μmol/L，应诊断为慢性肾衰竭肾功能失代偿期，宜采用低蛋白、低磷饮食，患者水肿明显，应限制钠盐摄入，给予利尿治疗。②卡托普利为血管紧张素转换酶抑制剂，血肌酐>265μmol/L时禁用，本例血肌酐337μmol/L，不宜使用。③为明确是高血压引起的肾损害还是慢性肾衰竭导致的高血压，待病情稳定后，最重要的检查当然是肾穿刺活检。眼底检查只能了解高血压眼底损害的情况，肾动态显像只能了解肾功能情况，双肾B超检查只能了解其形态学改变，头颅CT检查主要用于诊断颅内占位病变。

491. ABCDE 492. ABCDE ①慢性失血所致的贫血属于小细胞低色素性贫血。②再生障碍性贫血属于正常细胞性贫血。③C、D、E属于大细胞性贫血。

493. ABCDE ①缺铁性贫血常表现为小细胞低色素性贫血。②再生障碍性贫血、稀释性贫血、自身免疫性溶血性贫血多为正常细胞性贫血。维生素B_{12}缺乏导致的巨幼细胞贫血为大细胞性贫血。

494. ABCDE 血红蛋白和红细胞计数是确诊贫血的可靠指标，因此确诊贫血的可靠检查是血常规，而不是骨髓检查。

495. ABCDE ①遗传性球形细胞增多症行脾切除治疗效果较好。②巨幼细胞贫血可补充叶酸或维生素B_{12}。缺铁性贫血是由于原料铁的缺乏所致，最有效的治疗是补充铁剂，而不是行脾切除。肾性贫血给予红细胞生成素（EPO）治疗最有效。再生障碍性贫血的治疗重点是刺激骨髓造血。

496. ABCDE ①体内铁分为功能铁和贮存铁两部分。功能铁包括血红蛋白铁、肌红蛋白铁、转铁蛋白铁、乳铁蛋白、酶和辅因子结合的铁，贮存铁包括铁蛋白和含铁血黄素。②人体每天排铁不超过1mg，主要通过肠黏膜脱落细胞随粪便排出，少量经尿、汗液排出。铁主要在十二指肠、空肠上段以亚铁离子的形式被吸收。

497. ABCDE 498. ABCDE 铁的吸收部位在十二指肠及空肠上段，而维生素B_{12}的吸收部位在回肠末端，因此手术切除空肠可引起铁的吸收障碍而导致缺铁性贫血，切除回肠可引起维生素B_{12}吸收障碍而导致巨幼细胞贫血。

499. ABCDE ①缺铁性贫血患者由于组织缺铁，可出现指甲缺乏光泽、脆薄易裂，重者指甲变平，甚至凹下呈勺状（匙状甲），答案为D。②缺铁性贫血可表现为口腔炎、舌炎、舌乳头萎缩（而不是肥大）。A、B、E均为白血病的体征。

500. ABCDE ①心悸、气短为贫血的临床表现。②A、B、C、E均属于组织缺铁的临床表现。

501. ABCDE 缺铁性贫血患者由于体内缺铁，可导致血清铁降低、骨髓有核红细胞内铁减少、血清铁蛋白降低、转铁蛋白饱和度降低、总铁结合力升高。

502. ABCDE 503. ABCDE 504. ABCDE ①患者有贫血的症状（乏力、心慌、贫血貌），Hb78g/L，应诊断

为中度贫血。患者血常规检查示MCV(红细胞平均体积)<80fl、MCHC(红细胞平均血红蛋白浓度)<32%,应诊断为小细胞低色素性贫血,临床上以缺铁性贫血最常见。患者粪便隐血阳性,应考虑长期便血导致的缺铁性贫血。肾性贫血常见于慢性肾衰竭晚期,而题干未提及患者肾功能,故不答A。铁粒幼细胞性贫血常由遗传或不明原因的红细胞铁利用障碍引起,但临床上少见,故不答B。慢性病性贫血常由慢性炎症、感染、肿瘤等导致的铁代谢异常所致,与题干不符,故不答C。再生障碍性贫血多为正常细胞性贫血,故不答E。②对于缺铁性贫血患者,测定血清铁和铁蛋白有利于病因诊断。消化道内镜检查有助于明确出血原因(如消化性溃疡、痔出血等)。骨髓细胞学检查为缺铁性贫血的基本检查。外周血涂片可了解骨髓增生代偿情况。尿常规检查对缺铁性贫血的诊断价值不大。③缺铁性贫血患者可表现为骨髓细胞内、外铁均减低。

505. ABCDE 506. ABCDE 507. ABCDE ①患者有贫血的一般临床表现(头晕、乏力、心悸、贫血貌),血红蛋白70g/L,应诊断为贫血。患者有组织缺铁表现(指甲脆裂),血清铁降低(<8.95μmol/L),总铁结合力升高(>64μmol/L),血片示小细胞低色素性贫血,应诊断为缺铁性贫血。缺铁性贫血最常见的病因是慢性胃肠道失血,患者粪便检查提示钩虫卵阳性,故导致缺铁性贫血最可能的病因是钩虫病。贫血的治疗首先是病因治疗,故本例最主要的治疗措施是驱钩虫。在此基础上,可给予含铁量高的饮食,口服铁剂+维生素C,若口服铁剂不能耐受或吸收障碍时,可肌内注射右旋糖酐铁。②缺铁性贫血患者采用铁剂治疗后,首先是外周血网织红细胞计数增高,一般在治疗后3~4天开始升高,5~10天达高峰;2周后血红蛋白升高,约2个月恢复正常。③待血红蛋白正常后,还需继续服用铁剂4~6个月,待铁蛋白正常后才能停药,以补足贮存铁。贮存铁包括铁蛋白和含铁血黄素。

508. ABCDE ①青年女性,面色苍白,既往月经量多,Hb75g/L,应诊断为中度贫血。骨髓细胞学检查示增生活跃,以红系增生为主,成熟红细胞以小细胞为主,中心淡染区扩大,应诊断为缺铁性贫血,治疗首选口服铁剂。②只有严重贫血时,才会输注红细胞悬液。口服雄性激素、泼尼松是过去治疗再生障碍性贫血的方法,现已少用。补充维生素B₁₂、叶酸常用于治疗巨幼细胞贫血。

509. ABCDE 治疗缺铁性贫血时,口服补充铁剂后,首先是外周血网织红细胞增多,5~10天达高峰,2周后血红蛋白开始升高,一般2个月左右恢复正常。血红蛋白正常后,仍需服用铁剂4~6个月,待铁蛋白正常后才能停药,以补足贮存铁。

510. ABCDE 再生障碍性贫血由于中性粒细胞减少,可导致各种感染,以上呼吸道感染最常见,其次为牙龈炎、支气管炎、扁桃体炎,而肺炎、败血症少见。

511. ABCDE ①再生障碍性贫血是骨髓造血功能衰竭所致,常表现为骨髓增生极度低下,外周血三系细胞减少,肝脾淋巴结无肿大。由于中性粒细胞缺乏,抗感染能力下降,可导致发热。根据题干,本例应诊断为再生障碍性贫血。②淋巴瘤常表现为多处浅表淋巴结,外周血三系细胞多正常。骨髓增生异常综合征常表现为骨髓增生活跃,而外周血三系细胞减少。急性白血病常表现为骨髓增生活跃,外周血红细胞、血小板减少,而白细胞增多,肝脾大。阵发性睡眠性血红蛋白尿症常表现为外周血三系减少,但骨髓增生活跃,Ham试验阳性。

512. ABCDE ①再生障碍性贫血(再障)由于骨髓造血功能衰竭,故外周血三系细胞减少,即红细胞、粒细胞、血小板减少,分别出现贫血、感染、出血等症状。由于再障不是恶性疾病,因此不会有肝脾淋巴结受累征象,即无肝脾淋巴结肿大。本例外周血三系细胞减少,肝脾不大,应首先考虑再障。②急性白血病常有肝脾淋巴结肿大,故不答A。骨髓增生异常综合征常表现为骨髓增生异常活跃,但外周血三系细胞减少,根据题干所给病史,不能确诊本病,故不答B。巨幼细胞贫血、自身免疫性溶血性贫血只涉及红系,粒系和巨核系应正常,但本例外周血三系细胞均减少,故不答D、E。

513. ABCDE 514. ABCDE 515. ABCDE ①患者临床表现为贫血、出血、感染(发热及右下肺炎),外周血象示全血细胞(RBC、WBC、Plt)减少,无肝脾大,应诊断为再生障碍性贫血。骨髓增生异常综合征也可有全血细胞减少,但外周血一般可出现原始细胞,脾大常见。急性淋巴细胞白血病多有肝脾大,大多数患者白细胞增多,超过$10×10^9$/L。巨幼细胞贫血、缺铁性贫血只影响红系,对粒系和单核系影响较小,故不答A、C、D、E。②确诊再生障碍性贫血首选多部位骨髓穿刺(常提示骨髓增生低下),有条件者可行骨髓活检,但不是首选检查方法。血清铁和铁蛋白测定、骨髓涂片铁染色检查常用于缺铁性贫血的诊断。血清叶酸和维生素B_{12}测定常用于巨幼细胞贫血的诊断。③患者血小板仅$10×10^9$/L,有颅内出血的可能性,故应急行血小板成分输注。抗生素、雄激素、红细胞生成素(EPO)均可用于本例的治疗,但不是急需的治疗。补充叶酸和维生素B_{12}为巨幼细胞贫血的治疗。

516. ABCDE 517. ABCDE 518. ABCDE ①假性粒细胞减少是中性粒细胞转移至边缘池导致循环池的粒细胞相对减少,但粒细胞总数并不减少。②系统性红斑狼疮为自身免疫性疾病,其白细胞减少是由于免疫性破坏过多所致。③再生障碍性贫血患者由于骨髓造血功能衰竭,可导致全血细胞减少。

519. ABCDE M_1为急性粒细胞白血病未分化型,M_2为急性粒细胞白血病部分分化型,M_3为急性早幼粒细胞白血病,M_4为急性粒-单核细胞白血病,M_5为急性单核细胞白血病。

520. ABCDE ①白血病属于恶性疾病,因此具有浸润症状。如白血病细胞浸润淋巴结,可导致淋巴结肿大,常见于急淋白血病。M_4和M_5型白血病细胞浸润可使牙龈增生肿胀。白血病细胞浸润关节可导致关节疼痛。白血病细胞浸润眼眶可导致粒细胞肉瘤(绿色瘤)。②白血病患者由于骨髓中白血病细胞大量增殖,正常骨髓造血功能受抑制,可导致外周血小板减少,出现皮肤瘀点、瘀斑、鼻出血、牙龈出血等。可见,皮肤瘀斑是正常骨髓造血受抑的表现,而不是白血病细胞浸润的表现,故答A。

521. ABCDE 急性白血病常表现为贫血、发热、出血三大症状,出血的主要原因是血小板数量减少。

522. ABCDE 急性白血病最常见的髓外浸润部位是中枢神经系统,其次为睾丸。

523. ABCDE 急性白血病并发感染可发生在各个部位,以口腔感染最常见,如口腔炎、牙龈炎、咽峡炎等。

524. ABCDE 急性白血病并发感染最常见的致病菌是革兰氏阴性杆菌,如肺炎克雷伯杆菌、铜绿假单胞菌、大肠埃希菌、产气杆菌等。注意:普通口腔感染以厌氧菌多见,急性白血病的口腔感染以革兰氏阴性杆菌多见。

525. ABCDE ①急性早幼粒细胞白血病(M_3)首选化疗药物是全反式维A酸。99%的M_3有t(15;17)(q22;q12),该易位使15号染色体上的*PML*(早幼粒白血病基因)与17号染色体上*RARA*(维A酸受体基因)形成*PML-RARA*融合基因。这是M_3发病及用全反式维A酸治疗有效的分子基础。②阿糖胞苷常用于急淋白血病缓解后治疗。高三尖杉酯碱常用于急性髓系白血病缓解后治疗。羟基脲常用于慢性粒细胞白血病的治疗。1,25-$(OH)_2$维生素D_3为维生素D的活性形式。

526. ABCDE ①患者外周血三系减少,骨髓细胞学检查见原始细胞>30%,应诊断为急性白血病。骨髓液细胞化学染色示髓过氧化物酶(MPO)阴性,糖原染色(PAS)阳性,应诊断为急性淋巴细胞白血病,其治疗首选VDLP方案(长春新碱VCR+柔红霉素DNR+门冬酰胺酶L-ASP+泼尼松P)。②环孢素口服常用于治疗激素抵抗型肾病综合征。全反式维A酸常用于急性早幼粒细胞白血病的治疗。DA方案常用于急性髓系白血病的治疗。甲磺酸伊马替尼常用于慢性粒细胞白血病的治疗。

527. ABCDE Auer小体也称棒状小体,为白细胞胞质中出现的细杆状物质,它是一种免疫球蛋白。Auer小体主要见于急性髓系白血病,其中以急性粒细胞白血病最常见,其次为急性粒-单核细胞白血病、急性单核细胞白血病,急性淋巴细胞白血病无Auer小体。

528. ABCDE ①患者骨髓象原始细胞≥30%(占80%),应诊断为急性白血病。"髓过氧化物酶染色阴性,非特异性酯酶染色阴性",应诊断为急性淋巴细胞白血病。急性淋巴细胞白血病的诱导缓解首选VP方案(长春新碱VCR+泼尼松P)。②HA(高三尖杉酯碱+阿糖胞苷)、DA(柔红霉素+阿糖胞苷)为急性粒细胞白血病的诱导缓解方案,CHOP(环磷酰胺+多柔比星+长春新碱+泼尼松)为非霍奇金淋巴瘤的化疗方案,MOPP(氮芥+长春新碱+丙卡巴肼+泼尼松)为霍奇金淋巴瘤的化疗方案。

529. ABCDE 530. ABCDE 531. ABCDE ①患者骨髓穿刺细胞化学染色见成堆Auer小体,可首先排除

A、D。"胞质中有较多颗粒及POX染色强阳性的细胞",应诊断为急性早幼粒细胞白血病(APL)。②APL细胞通常表达CD13、CD33和CD117,但不表达HLA-DR和CD34。③异常的APL细胞颗粒中含有促凝物质,故容易并发弥散性血管内凝血(DIC),尤其在大剂量化疗后更易发生,发生率约为33%。高尿酸性肾病是急性白血病化疗的常见并发症。严重感染是急性白血病的常见临床表现。中枢神经系统白血病、睾丸白血病常见于急性淋巴细胞白血病化疗后缓解期。

532. ABCDE 533. ABCDE 534. ABCDE ①患者骨髓原始细胞≥30%,应确诊为急性白血病。患者多处浅表淋巴结肿大,Auer小体阴性,髓过氧化物酶(MPO)阴性,应诊断为急性淋巴细胞白血病。急性粒细胞白血病、急性单核细胞白血病均表现为Auer小体阳性,故不答B、C、D、E。②急性淋巴细胞白血病诱导缓解的化疗首选VP方案(长春新碱+泼尼松)。高剂量阿糖胞苷为缓解后的治疗药物,故不答B。全反式维A酸为急性早幼粒细胞白血病的首选化疗药物。伊马替尼为慢性粒细胞白血病的首选化疗药物。IA方案(去甲氧柔红霉素+阿糖胞苷)为急性髓系白血病诱导缓解的首选化疗方案。③急性淋巴细胞白血病的化疗缓解期易累及中枢神经系统,治疗时鞘内注射的首选药物是甲氨蝶呤,其他药物还包括阿糖胞苷等。苯丁酸氮芥为慢性淋巴细胞白血病最常用的化疗药物。环磷酰胺较少用于白血病的化疗。伊马替尼为慢性粒细胞白血病的首选化疗药物。干扰素为慢性粒细胞白血病的次选化疗药物。

535. ABCDE ①患者有感染(发热)、出血(皮肤紫癜)两大症状,有浸润体征(牙龈肿胀、肝脾淋巴结肿大),外周血可见原始细胞,应诊断为急性白血病。②髓过氧化物酶染色弱阳性常见于急性粒细胞白血病、急性单核细胞白血病,阴性见于急性淋巴细胞白血病,故不答C。③非特异性酯酶染色强阳性,阳性反应可被NaF抑制见于急性单核细胞白血病,阳性反应不能被NaF抑制见于急性粒细胞白血病,故答A而不是B。④类白血病反应常见于严重感染,外周血白细胞计数显著增高,故不答D。淋巴瘤常表现为外周浅表淋巴结肿大,但骨髓检查多为阴性,故不答E。

536. ABCDE 当循环血液中白细胞数>200×10^9/L时,白血病患者可产生白细胞淤滞,表现为呼吸困难、低氧血症、反应迟钝、颅内出血等。此时应进行急救,可使用血细胞分离机,单采清除过高的白细胞,同时给予化疗药物和水化,并预防高尿酸血症、酸中毒、电解质紊乱、凝血异常等。但不宜立即输注红细胞悬液,以免进一步增加血液黏度。

537. ABCDE ①中性粒细胞碱性磷酸酶(NAP)阳性百分率增高见于再生障碍性贫血、类白血病反应、严重化脓性感染、急性淋巴细胞白血病、急性单核细胞白血病、慢性粒细胞白血病急性变、骨髓纤维化、真性红细胞增多症。②NAP阳性百分率降低见于单纯性病毒性感染、阵发性睡眠性血红蛋白尿症、系统性红斑狼疮、急性粒细胞白血病、慢性粒细胞白血病。

538. ABCDE ①骨髓内出现大量原始粒细胞(>30%)为急性粒细胞白血病或慢性粒细胞白血病急性变,并非慢性粒细胞白血病特点。②慢性粒细胞白血病患者外周血白细胞明显升高,常超过20×10^9/L。③脾大是慢性粒细胞白血病最突出的临床表现之一。慢性粒细胞白血病可有肝大,但明显肿大者少见。④90%以上的慢性粒细胞白血病细胞中可出现Ph染色体,显带分析为t(9;22)。

539. ABCDE 540. ABCDE 541. ABCDE ①慢性粒细胞白血病患者9号染色体长臂上C-ABL原癌基因易位至22号染色体长臂的断裂点簇集区(BCR)形成BCR-ABL融合基因。其编码的蛋白主要为P_{210}。P_{210}具有酪氨酸激酶活性,导致慢性粒细胞白血病的发生。巨脾和BCR-ABL融合基因是慢性粒细胞白血病的特点,故答A。B、C、E都不会出现巨脾及BCR-ABL融合基因。门静脉高压症虽可有巨脾,但不会出现BCR-ABL融合基因。②95%的慢性粒细胞白血病Ph染色体阳性,其显带分析为t(9;22)(q34;q11),故答C。③慢性粒细胞白血病的化疗首选伊马替尼,其完全细胞遗传学缓解率为83%,故答A。VLDP为急性淋巴细胞白血病的化疗方案。慢性粒细胞白血病虽有巨脾,但本质上属于恶性血液病,故不宜行脾切除。DA为急性粒细胞白血病的化疗方案。口服苯丁酸氮芥常用于治疗慢性淋巴细胞白血病。

542. ABCDE 霍奇金淋巴瘤(HL)分为结节性淋巴细胞为主型 HL 和经典 HL 两大类。经典 HL 中,混合细胞型最为常见,其次为结节硬化型、富于淋巴细胞型、淋巴细胞消减型。

543. ABCDE ①无痛性进行性淋巴结肿大是淋巴瘤的共同临床表现,具有诊断意义,答案为 D。②淋巴瘤晚期可有肝、脾大。周期性发热(Pel-Ebstein 热)约见于 1/6 的霍奇金淋巴瘤患者。盗汗、体重减轻为淋巴瘤的一般性全身症状。肿大的淋巴结可以相互粘连、融合成块,但无特异性,故不答 E。

544. ABCDE (1)淋巴瘤临床分 4 期:①Ⅰ期:单个淋巴结区域(Ⅰ)或局灶性单个结外器官(ⅠE)受侵犯。②Ⅱ期:在横膈同侧的两组或多组淋巴结受侵犯(Ⅱ),或局灶性单个结外器官及其区域淋巴结受侵犯,伴或不伴横膈其他淋巴区域受侵犯(ⅡE)。③Ⅲ期:横膈上下淋巴结同时受累(Ⅲ),可伴有局灶性相关结外器官(ⅢE)、脾受侵犯(ⅢS)或两者皆有(ⅢS+E)。④Ⅳ期:弥漫性(多灶性)单个或多个结外器官受侵犯,伴或不伴相关淋巴结肿大,或孤立性结外器官受侵犯伴远处(非区域性)淋巴结肿大。如肝或骨髓受累,即使局限也属于Ⅳ期。(2)每个临床分期按全身症状的有无分 A、B 两组:无全身症状者为 A 组,有全身症状者(不明原因发热>38℃、盗汗、半年内体重下降 10%以上)为 B 组。本例有全身症状,属于 B 组;有胸腔积液和远处淋巴结肿大,属于Ⅳ期,故答 B。

545. ABCDE 546. ABCDE 547. ABCDE ①R-S 细胞是霍奇金淋巴瘤具有诊断意义的细胞,非霍奇金淋巴瘤无 R-S 细胞。本例颈部淋巴结活检发现 R-S 细胞,应诊断为霍奇金淋巴瘤,而不是非霍奇金淋巴瘤。A、B、C、E 项均属于非霍奇金淋巴瘤,故不答 A、B、C、E。②本例颈部淋巴结、纵隔淋巴结、腹股沟淋巴结肿大,病变位于横膈上、下两侧,无肝脾受累,无广泛浸润,故属于Ⅲ期。患者有发热、体重减轻等全身症状,应为 B 组,故答 E。③本例确诊为霍奇金淋巴瘤,其化疗首选 ABVD 方案(阿霉素+博来霉素+长春花碱+甲氮咪胺)。MOPP 为过去霍奇金淋巴瘤的化疗方案,现已被 ABVD 方案取代。CHOP 为侵袭性非霍奇金淋巴瘤的标准化疗方案。VDLP 为急性淋巴细胞白血病的化疗方案。DA 为急性髓系白血病的化疗方案。

548. ABCDE A 属于 B 细胞淋巴瘤,B、C、D、E 均属于 T 细胞淋巴瘤。

549. ABCDE 弥漫性大 B 细胞淋巴瘤染色体易位为 t(14;18),参阅 8 版《内科学》P597,10 版《内科学》已删除。t(11;18) 为边缘区淋巴瘤的染色体易位,E 错,其他选项均正确。

550. ABCDE 弥漫性大 B 细胞淋巴瘤是最常见的非霍奇金淋巴瘤,占 35%~40%。

551. ABCDE 552. ABCDE 553. ABCDE ①非霍奇金淋巴瘤的临床分期与霍奇金淋巴瘤相同,患者右颈部和腹腔多个淋巴结肿大,应为Ⅳ期。患者有发热、盗汗,应为 B 组,故答 E。②t(8;14) 为 Burkitt 淋巴瘤的特征性染色体易位,患者"免疫染色 CD20$^{(+)}$、CD22$^{(+)}$、CD5$^{(-)}$,有 t(8;14)",应诊断为 Burkitt 淋巴瘤。③Burkitt 淋巴瘤属于侵袭性非霍奇金淋巴瘤,不论分期,均应以化疗为主,首选 CHOP 方案(环磷酰胺+阿霉素+长春新碱+泼尼松),该方案疗效高而毒性较低,为侵袭性非霍奇金淋巴瘤的标准化疗方案。ABVD 为霍奇金淋巴瘤的首选化疗方案。

554. ABCDE 555. ABCDE ①t(11;14) 为套细胞淋巴瘤的特异染色体异常标记,故本例应诊断为套细胞淋巴瘤。滤泡性淋巴瘤为 t(14;18),Burkitt 淋巴瘤为 t(8;14),脾边缘区细胞淋巴瘤为 t(11;18),间变性大细胞淋巴瘤为 t(2;5)。②套细胞淋巴瘤为 B 细胞侵袭性淋巴瘤,化疗方案首选 CHOP(环磷酰胺+阿霉素+长春新碱+泼尼松)。对于 CD20(+) 的 B 细胞非霍奇金淋巴瘤,均可加用 CD20 单抗(利妥昔单抗)治疗,故答 E 而不是 A。ABVD 为霍奇金淋巴瘤的首选化疗方案,MOPP 为其次选化疗方案。COP 为惰性非霍奇金淋巴瘤的化疗方案。

556. ABCDE Plummer-Vinson 综合征是指缺铁性吞咽困难,常见于缺铁性贫血,不属于多发性骨髓瘤的临床表现。

557. ABCDE ①老年男性,有骨骼损害(肋骨压痛)、肾损害(蛋白尿、血肌酐增高、双肾增大)、高钙血症(血钙>2.75mmol/L),应考虑多发性骨髓瘤,最可能出现的血清学异常是免疫固定电泳示单克隆免疫球蛋白异常增多。②急进性肾炎可有肾功能急剧受损,但多无高钙血症、骨骼受累,故不答 A、B。

抗中性粒细胞胞质抗体阳性、抗肾小球基底膜抗体阳性分别见于Ⅲ型、Ⅰ型急进性肾炎。系统性红斑狼疮可有肾损害，但多无高钙血症，肋骨受累少见，故不答 C。抗核抗体阳性常见于系统性红斑狼疮。多发性骨髓瘤虽然可有血清多种免疫球蛋白升高，但其特征是血清中出现 M 蛋白，免疫固定电泳示单克隆免疫球蛋白，故答 E 而不是 D。

558. ABCDE   559. ABCDE   560. ABCDE   ①患者贫血，L_2 受累，肾脏受损，大量蛋白尿，球蛋白增加，应考虑多发性骨髓瘤。腰椎转移癌一般椎间隙正常，不会出现压缩性骨折，故不答 A。腰椎原发癌罕见，故不答 B。腰椎结核可有腰椎压缩性骨折，但不会出现肾脏受累，大量蛋白尿，故不答 C。慢性肾小球肾炎可出现大量蛋白尿，肾功能不全，但不会出现腰椎骨折，故不答 E。②确诊多发性骨髓瘤有赖于骨髓穿刺检查、血浆免疫球蛋白和尿本周蛋白测定。③有症状的多发性骨髓瘤首选化学治疗。

561. ABCDE   ①原发免疫性血小板减少症(ITP)是由于血小板免疫性破坏所致，故答 A。②弥散性血管内凝血(DIC)为血小板过度消耗所致，再生障碍性贫血、白血病为血小板生成减少所致，脾功能亢进为血小板分布异常所致。

562. ABCDE   ①活化部分凝血活酶时间(APTT)是指在受检血浆中加入 APTT 试剂(接触因子激活剂、部分磷脂)和 Ca^{2+}，观察血浆凝固所需要的时间。APTT 是反映内源性凝血途径较为敏感的指标。APTT 延长见于凝血因子Ⅻ、Ⅺ、Ⅸ、Ⅷ、Ⅹ、Ⅴ、Ⅱ(凝血酶原)、Ⅰ(纤维蛋白原)缺陷。②凝血因子Ⅶ为外源性凝血途径的凝血因子，若缺陷常表现为凝血酶原时间(PT)延长，故答 C。

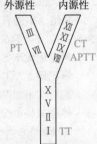

凝血途径简图

563. ABCDE   从出血特征大致推测出血性疾病的类型。皮肤黏膜出血点、紫癜等多为血管、血小板异常所致，而深部血肿、关节出血多与凝血功能障碍有关。本例针刺后血肿形成、膝关节外伤后出血，应首先考虑为凝血功能异常。

564. ABCDE   出血时间(BT)检查的是皮肤血管的止血功能，包括血管壁收缩和黏合、血小板黏附、积聚和释放，故原发免疫性血小板减少症(ITP)可导致 BT 延长。而凝血时间(CT)反映的是内源性凝血系统的功能，与血小板功能无关，故 CT 正常。ITP 骨髓巨核细胞数量增加，但巨核细胞发育成熟障碍。ITP 患者尽管血小板数量减少，但血小板的功能一般正常。

565. ABCDE   ①氨基己酸为抗纤溶药物。②曲克芦丁、垂体后叶素为收缩血管、增加毛细血管致密度、改善其通透性的药物。维生素 K 为合成凝血因子Ⅱ、Ⅶ、Ⅸ、Ⅹ所需的药物。去氨加压素为促进止血因子释放的药物。

566. ABCDE   过敏性紫癜分为 A、B、C、D、E 五种类型，其中以单纯型过敏性紫癜最常见。

567. ABCDE   ①患者四肢及臀部对称性分布斑丘疹，皮肤紫癜，伴血尿、蛋白尿、管型尿，应考虑肾型过敏性紫癜。过敏性紫癜为血管变态反应性疾病，其血管内有形成分(血小板、凝血因子)正常，故凝血时间正常，出血时间可正常或延长。②A、B、D、E 项疾病一般无皮肤紫癜，系统性红斑狼疮为颊部蝶形红斑。

568. ABCDE   569. ABCDE   570. ABCDE   571. ABCDE   ①患者双下肢出血点，膝关节肿胀、腹痛，右下腹压痛，应诊断为混合型过敏性紫癜(紫癜型+腹型+关节型)，故答 D。急性阑尾炎、肠套叠、急性肾炎均不能解释题干所述的关节肿胀、皮肤出血点等症状，故不答 A、B、C。患者血小板计数正常，不能诊断为原发免疫性血小板减少症，故不答 E。②A、B、C、D 都是过敏性紫癜的常见病因，E 不是其病因。③过敏性紫癜的首选治疗药物是糖皮质激素，维生素 C、氯苯那敏都是一般性治疗药物，故不答 B、E。头孢类抗生素、法莫替丁不宜用于过敏性紫癜的治疗。④若糖皮质激素无效，可酌情使用免疫抑制剂环磷酰胺、硫唑嘌呤等。

572. ABCDE   原发免疫性血小板减少症属于血小板数量异常所致的出血性疾病，故常表现为皮肤黏膜(包括口腔黏膜)出血点、紫癜，鼻出血和月经过多较常见，但深部肌肉血肿罕见。深部肌肉血肿为凝血功能障碍所致。

573. **ABCDE** ①原发免疫性血小板减少症(ITP)是血小板免疫性破坏所致,治疗首选糖皮质激素,有效率约为80%。②免疫抑制剂长春新碱不宜作为首选,仅用于糖皮质激素或脾切除疗效不佳者。脾切除用于糖皮质激素治疗无效,病程迁延6个月以上者。对于血小板<20×10⁹/L者,为预防颅内出血,可输注浓缩血小板、静脉注射丙种球蛋白等。

574. **ABCDE** 575. **ABCDE** 576. **ABCDE** ①患者外周血RBC基本正常,WBC正常,Plt显著降低[正常值为(100~300)×10⁹/L],骨髓检查粒红比例正常,巨核细胞增多,应诊断为原发免疫性血小板减少症(ITP)。再生障碍性贫血、脾功能亢进、骨髓增生异常综合征(MDS)常表现为全血细胞减少,与本例不符,故不答A、C、D。患者血小板显著减少,可排除过敏性紫癜。②80%的ITP患者血小板相关抗体(PAIg)和相关补体(PAC3)阳性,因此检查血小板抗体有助于明确诊断。腹部B超、CT对本病的诊断帮助不大。骨髓干细胞培养、骨髓活检目前仅用于科研,临床上少用。③长期月经量过多可导致缺铁性贫血,表现为血清铁和铁蛋白减少、总铁结合力增高。

577. **ABCDE** 578. **ABCDE** 579. **ABCDE** ①出血性疾病分为血管性疾病、血小板疾病、凝血障碍性疾病三类。皮肤及黏膜出血点、紫癜常提示血管、血小板异常,深部血肿、关节出血常提示凝血障碍。患者月经量增多,皮肤出血点、少量瘀斑,牙龈渗血,血常规示血小板减少,应诊断为原发免疫性血小板减少症(ITP)。因此可首先排除A、B,因为关节肿胀、血肿多为凝血障碍所致。ITP常表现为皮肤、黏膜出血,鼻出血也很常见,严重内脏出血少见。口腔血疱属于黏膜出血,故最佳答案为D而不是C。②为确诊ITP,当然首选骨髓检查。白细胞分类为细菌感染性疾病的常用初筛检查。抗人球蛋白试验(Coombs试验)为温抗体型自身免疫性溶血性贫血的特异性检查。凝血功能检测为凝血障碍性疾病的常用检查。腹部B超检查对ITP诊断价值不大。③ITP患者若血小板<20×10⁹/L,应紧急输注血小板悬液,以防颅内出血。

580. **ABCDE** 目前认为FⅧ可能由肝间质组织等单核巨噬细胞系统合成,在肝病时尽管大多数凝血因子合成减少,活性降低,但由于库普弗细胞功能亢进,FⅧ活性增强。而弥散性血管内凝血(DIC)时,由于大量凝血因子的消耗,FⅧ水平下降。因此,FⅧ活性高低是鉴别严重肝病出血与DIC出血最有价值的实验室检查项目。FⅧ:C活性测定称为FⅧ促凝活性测定。

581. **ABCDE** 582. **ABCDE** 583. **ABCDE** ①感染是弥散性血管内凝血(DIC)最常见的病因。患者1周前上呼吸道感染,近2天全身皮肤黏膜出血,血小板<100×10⁹/L,凝血酶原时间(PT)延长3s以上,应考虑DIC而不是原发免疫性血小板减少症(ITP),因为ITP患者PT正常。患者骨髓增生活跃,可排除再生障碍性贫血。患者外周血红蛋白正常,淋巴结无肿大,可排除急性白血病。患者血小板计数显著降低,可排除过敏性紫癜。②3P试验是诊断DIC的常用检查。③DIC早期(高凝期)应给予肝素行抗凝治疗。A、B、C均是ITP的治疗药物。氨基己酸为抗纤溶药物,仅用于DIC晚期明显纤溶亢进者。

584. **ABCDE** 普通冰冻血浆(FP)与新鲜冰冻血浆(FFP)的主要区别是前者FⅧ、FV及纤维蛋白原的含量较后者低,答案为B。

585. **ABCDE** ①输血发热反应常见于多次接受输血后,体内产生了白细胞抗体,当再次输血时,可与输入的白细胞发生抗原抗体反应而引起发热。因此去除血液中的白细胞(如少白细胞的红细胞LPRBC)即可有效预防其发生。②过敏反应(变态反应)主要由血浆蛋白引起,故去除血液的血浆成分(如洗涤红细胞)即可有效预防其发生。采血、贮存、输血过程中严格无菌操作,可预防细菌污染反应的发生。溶血反应主要见于血型不符的输血,因此输血前后的三查七对可预防其发生。

586. **ABCDE** 请牢记结论:以前输血曾发生发热反应者,应选用少白细胞的红细胞(LPRBC);以前输血曾发生变态反应(过敏反应)者,应选用洗涤红细胞。LPRBC是血液采集后,用滤器去除白细胞而制备的红细胞制剂,内含白细胞极少。输注LPRBC可预防白细胞抗体引起的发热反应,故答E。

587. **ABCDE** ①患者输血50ml后出现寒战、发热、腰痛、头痛、呼吸困难、血压下降,应诊断为急性溶血性输血反应。②循环超负荷多由大量快速输血所致,本例仅输血50ml,故不答A。非溶血性输血反应常表现为寒战、发热、头痛,但无血压降低。肺微血管栓塞少见。输血相关移植物抗宿主病常表现为发热,皮疹,肝损害,腹泻,全血细胞减少。

588. ABCDE　①输注洗涤红细胞可预防由血浆蛋白引起的变态反应(过敏反应),故答B。②冷沉淀、新鲜冰冻血浆主要是补充凝血因子。普通输血使用悬浮红细胞。浓缩血小板主要是加强止血功能。

589. ABCDE　临床输血指征:急性失血量>800ml,Hb<70g/L。血液制品不是营养液,患者出血量仅400ml,Hb110g/L,故无须输注血液制品。

590. ABCDE　①急性溶血反应常表现为腰背部疼痛、低血压、休克、急性肾衰竭、血红蛋白尿(酱油色尿)。根据题干,本例应诊断为急性溶血反应。②细菌污染反应常表现为败血症。输血相关急性肺损伤多于输血后1~6小时内发生,常表现为胸闷、呼吸困难,严重者可发生急性肺水肿、低氧血症。过敏反应常发生于输血过程中或输血后,多表现为皮肤瘙痒、荨麻疹等。输血相关循环超负荷是由于大量快速输血导致的急性左心衰竭。

591. ABCDE　浓缩红细胞适用于各种急性失血、慢性贫血、心功能不全者输血。

592. ABCDE　急性溶血性输血反应是指输血开始后24小时内发生的溶血性输血反应,最常见的原因是ABO血型不相容的红细胞或血浆输注,也可见于受血者体内存在红细胞自身抗体、非免疫性因素(如输血加压泵、血液加温器故障,使用低渗溶液等)导致的溶血,故答E。

593. ABCDE　辐照血液是指血液经γ射线照射灭活其中的淋巴细胞,而保留其他血液成分。因此,凡是具有淋巴细胞活性的血液成分,如红细胞、血小板、白细胞,均需要辐照。淋巴细胞已经失去活性的血液成分,如冰冻解冻去甘油红细胞、冰冻血浆、冷沉淀等,则无须辐照。辐照血液可预防输血相关移植物抗宿主病。

594. ABCDE　①2000年卫生部规定:Hb>100g/L不输血;Hb<70g/L输浓缩红细胞;Hb为70~100g/L时,根据具体情况决定。患者Hb70g/L,应输注浓缩红细胞。但浓缩红细胞临床上很少使用,普通失血临床上首选悬浮红细胞,故根据临床习惯答B。②洗涤红细胞常用于输血后发生变态反应者。辐照红细胞常用于预防输血相关移植物抗宿主病。冰冻红细胞主要用于稀有红细胞的长期保存。

595. ABCDE　①多次输血者易产生白细胞抗体,输血时应首选去除白细胞的红细胞。②输血后过敏反应是由于血浆蛋白引起,因此多次输血后发生过敏反应,则应首选去除血浆蛋白的洗涤红细胞。悬浮红细胞、浓缩红细胞、冰冻红细胞均含有少量白细胞,故不宜用于反复输血者。

596. ABCDE　内分泌器官包括垂体、甲状腺、肾上腺、性腺、甲状旁腺、松果体、胸腺等,前列腺不属于内分泌腺。

597. ABCDE　内分泌疾病的诊断包括功能诊断、定位诊断和病因诊断,可首先根据某些特殊的临床表现进行功能诊断,然后借助于影像学检查等进行定位诊断,最后可行病因诊断。

598. ABCDE　①围生期女性因腺垂体缺血坏死所致的腺垂体功能减退症,称为希恩(Sheehan)综合征。腹泻为垂体危象的常见诱因。希恩综合征患者,口服泼尼松维持治疗,感冒后出现发热、腹泻、低血压、神志淡漠,应诊断为垂体危象。抢救垂体危象时,应首先静脉注射50%葡萄糖溶液40~80ml,继而以5%葡萄糖氯化钠溶液持续静脉滴注,补液中加入氢化可的松,故答B而不是D。②垂体危象经上述治疗后,血压一般可以回升,无须使用升压药物。请注意:腺垂体功能减退症最有效的治疗是口服糖皮质激素行替代治疗。

599. ABCDE　Sheehan综合征是指女性腺垂体缺血性坏死,由于腺垂体激素分泌减少,患者可有A、B、C、D项临床表现。由于缺乏黑素细胞刺激素,故患者皮肤色素减退,面色苍白、乳晕色素浅淡。

600. ABCDE　垂体危象也称垂体功能减退性危象,其常见诱发因素包括感染、败血症、腹泻、呕吐、失水、饥饿、寒冷、急性心肌梗死、脑血管意外、手术、外伤、麻醉、使用镇静药物等。

601. ABCDE　①产后出现无乳、闭经、毛发脱落,提示性腺功能减退;食欲减退、怕冷,提示甲状腺功能减退;面色苍白提示肾上腺皮质功能减退,应诊断为腺垂体功能减退症,答案为A。结合10年前分娩史(很可能发生了产后大出血),应考虑引起腺垂体功能减退的原因为希恩综合征。请牢记,此知识点常考。②原发性甲状腺功能减退症可有食欲减退、怕冷,但不会出现无乳、闭经、面色苍白等性腺功能减退的表现。神经性厌食症仅表现为食欲减退。肾上腺皮质功能减退症常表现为皮肤色素沉着,而不是苍白。卵巢功能早衰症是指卵巢功能衰竭所导致的40岁以前闭经的现象。

602. ABCDE　①围生期女性因腺垂体缺血坏死所致的腺垂体功能减退症,称为希恩综合征(Sheehan综合征),常有产后大出血病史,其临床表现与原发性甲减相似。但Sheehan综合征常表现为血$FT_3↓$、$FT_4↓$、$TSH↓$,原发性甲减常表现为血$FT_3↓$、$FT_4↓$、$TSH↑$,故答D而不是B。②垂体瘤不会有产后大出血史,故不答A。甲状腺肿瘤表现为甲状腺肿块,一般不会出现全身症状,故不答C。原发性慢性肾上腺皮质功能减退症常表现为皮肤色素加深,故不答E。

603. ABCDE　①Graves病常有甲状腺弥漫性对称性肿大,质地不等,左右叶上、下极可触及震颤,伴血管杂音,为本病的特征之一。②甲亢时,由于机体高代谢,产热增多,常有皮肤潮湿多汗;由于神经系统亢进,可有手眼震颤;由于心血管系统功能亢进,可有窦性心动过速、收缩压升高、舒张压降低、脉压增大等。若合并有甲亢性心脏病,则可有心律失常,其中以心房颤动最常见。但A、B、D、E项临床表现均无特征性,故最佳答案为C。

604. ABCDE　①甲状腺刺激免疫球蛋白(TSI)常用于评价抗甲状腺药物治疗的疗效、确定停药时机、预测复发等。必须TSI明显降低才能停用抗甲状腺药物,否则易复发。参阅1版《内科学》P642。②甲状腺^{131}I摄取率测定现在常用于甲状腺毒症病因的鉴别。抗甲状腺抗体检测常用于诊断桥本甲状腺炎。C、D均为诊断甲亢的重要指标,但不能预测甲亢的复发。

605. ABCDE　Graves病也称弥漫性毒性甲状腺肿,其临床表现为甲状腺毒症、弥漫性甲状腺肿(并非结节性甲状腺肿)、眼征(包括单纯性突眼和浸润性突眼),少数病人可出现胫前黏液性水肿。

606. ABCDE　①青年女性,心悸、烦躁、怕热、消瘦,脉压高达70mmHg,心率增快,应诊断为甲状腺功能亢进症(甲亢)。②甲亢患者以高动力循环为特征,常有持续性心动过速,第一心音亢进,可闻及心尖部收缩期杂音。不要仅凭"心尖部闻及收缩期柔和吹风样杂音"而误诊为心肌炎、风湿性心脏病。B、E显然不是正确答案。

607. ABCDE　608. ABCDE　609. ABCDE　①患者脉搏短绌(心率>脉率)、心律不齐、心音强弱不等,此为心房颤动的三大典型体征。心房扑动、频发期前收缩、心室颤动、二度Ⅱ型房室传导阻滞均不会有这三大体征。②本例心悸伴消瘦、甲状腺弥漫性Ⅱ度肿大,可诊断为甲状腺功能亢进症,故产生心律失常的最可能原因是甲亢性心脏病。本例无冠心病、心肌病、风湿性心脏病、高血压的相关病史及相应临床表现。③要确诊甲状腺功能亢进症,当然首选血T_3、T_4测定,而不是甲状腺穿刺活检。超声心动图主要用于确诊肥厚型或扩张型心肌病。心肌酶谱主要用于诊断急性心肌梗死。冠状动脉造影主要用于确诊冠心病。

610. ABCDE　甲状腺功能亢进合并低钾性软瘫发于20~40岁男性。甲亢好发于20~50岁女性。Graves眼病好发于男性。

611. ABCDE　甲状腺危象的常见诱因包括术前准备不充分、感染、手术创伤、精神刺激等。

612. ABCDE　①在排除其他能抑制TSH因素的前提下,若血清T_3、T_4正常,TSH降低,可诊断为亚临床甲亢。②甲亢性心脏病、淡漠型甲亢、妊娠甲亢、甲状腺危象都不可能表现为血清T_3、T_4正常。

613. ABCDE　^{131}I摄取率测定是诊断甲亢的传统方法,但目前已被甲状腺激素测定所取代,现在主要用于甲状腺毒症病因的鉴别:如甲亢时^{131}I摄取率增加,吸^{131}I高峰提前;非甲状腺功能亢进类的甲状腺毒症^{131}I摄取率降低。

614. ABCDE　615. ABCDE　616. ABCDE　①青年女性,有甲亢典型症状(乏力、心悸、厌食、消瘦、手颤)、甲状腺弥漫性肿大、FT_3 和 FT_4 显著增高、TSH 降低,应诊断为 Graves 病(原发性甲状腺功能亢进症)。自身免疫性甲状腺炎常表现为甲状腺功能减退。结节性毒性甲状腺肿常表现为甲状腺结节性肿大,而不是弥漫性肿大。亚急性甲状腺炎患者病前常有上呼吸道感染史,表现为基础代谢率增高,但甲状腺^{131}I 摄取率显著降低。单纯性甲状腺肿 FT_3、FT_4 应正常,而不是显著增高。②Graves 病患者血清中存在针对甲状腺细胞促甲状腺激素(TSH)受体的特异性自身抗体,称为 TSH 受体抗体(TRAb)。TRAb 分两种类型,即 TSH 受体刺激性抗体(TSAb)和 TSH 受体刺激阻断性抗体(TSBAb)。TSAb 为 Graves 病的致病性抗体,95%的 Graves 病患者 TSAb 阳性。为确诊 Graves 病,诊断意义最大的检查项目是促甲状腺激素受体抗体(TRAb)。^{131}I 摄取率测定对甲亢具有辅助诊断价值。甲状腺 B 超、穿刺活检主要用于甲状腺肿块的诊断。甲状腺核素显像主要用于高功能腺瘤的诊断。③青年甲亢患者,病史较短,病情不重,应首选抗甲状腺药物治疗。因硫脲类药物的肝毒性大于咪唑类,故临床上首选咪唑类药物。手术治疗常用于中、重度甲亢,长期药物治疗无效者。^{131}I 治疗在国外应用较多,国内少用。碘制剂一般用于甲亢的术前准备,不手术者严禁使用碘制剂治疗。

617. ABCDE　①硫脲类抗甲状腺药物可抑制甲状腺过氧化物酶,从而减少甲状腺激素的生物合成,硫脲类没有 A、C、D、E 项药理作用。②碘剂可抑制甲状腺激素的释放。

618. ABCDE　①抗甲状腺药物最严重的不良反应是粒细胞减少,发生率约为 0.7%。②抗甲状腺药物只抑制甲状腺激素的合成,不会对甲状腺组织造成损害,因此不会导致永久性甲状腺功能减退症。③使用抗甲状腺药物后,皮疹发生率约为 5%,一般不严重;很少发生胃肠道反应;药物性肝炎发生率为 0.4%~2.7%。

619. ABCDE　①抗甲状腺药物最严重的不良反应是粒细胞减少,发生率约为 0.7%。②^{131}I 在体内主要积蓄在甲状腺内,不会造成血液系统损害,因此放射性^{131}I 治疗后不会导致粒细胞减少。③复方碘溶液主要抑制甲状腺激素的释放,甲状腺次全切除术主要是毁损甲状腺组织,甲状腺素片主要用于抗甲状腺药物治疗后发生甲状腺功能减退或甲状腺明显肿大者,这些治疗都不会造成粒细胞减少。

620. ABCDE　丙硫氧嘧啶具有在外周组织抑制 T_4 转换为 T_3 的独特作用,且半衰期短,起效迅速,因此控制甲亢症状较快。

621. ABCDE　妊娠期甲状腺功能亢进症患者的药物治疗首选丙硫氧嘧啶,因为丙硫氧嘧啶和清蛋白结合后不易通过胎盘。此为 10 版《内科学》P693 观点,与 9 版《内科学》不同。

622. ABCDE　哺乳期甲状腺功能亢进症患者的药物治疗,丙硫氧嘧啶或甲巯咪唑均可选择。此为 10 版《内科学》P693 观点,与 9 版《内科学》不同。

623. ABCDE　624. ABCDE　①碘制剂和普萘洛尔都是甲亢的术前准备药物,不用于甲亢的治疗,故可首先排除 B、C。患者对抗甲状腺药物过敏,不宜药物治疗,故不答 A。患者合并慢性活动性肝炎,不能耐受手术治疗,故不答 E。患者只能行^{131}I 治疗,因为^{131}I 在体内主要积蓄在甲状腺内,对甲状腺以外的肝脏无明显影响。②结节性甲状腺肿合并甲状腺功能亢进症首选手术治疗。

625. ABCDE　①抗甲状腺药物最严重的不良反应是粒细胞减少,停药指征为外周血白细胞<$3.0×10^9$/L 或中性粒细胞<$1.5×10^9$/L。②若治疗过程出现甲状腺明显增大,可加服甲状腺素片,同时减小抗甲状腺药物的剂量。③药物治疗甲亢的疗程长达 1~2 年,分为初治、减量、维持三个阶段,当 T_3、T_4 恢复正常时,可进入减量阶段。④Graves 眼病为自身免疫性疾病,突眼加重表示甲亢病情未完全控制,不能停药。⑤抗甲状腺药物应用 3 个月左右一般可控制甲亢症状,规则用药 6 个月仍未控制症状,可能为剂量不足、服用含碘食物或药物、精神紧张、劳累等,并不是停药指征。

626. ABCDE　①诊断 Graves 病首选甲状腺激素检测,即测定血清 FT_3、FT_4 和 TSH 含量。②甲状腺^{131}I 摄取率是诊断甲状腺功能亢进症的传统方法,现已淘汰。抗甲状腺抗体检测常用于诊断桥本甲状腺炎。甲状腺 B 超可了解甲状腺形态,但不能确诊甲状腺功能亢进症。甲状腺放射性核素扫描常用于诊断自主高功能腺瘤。

627. ABCDE ①丙硫氧嘧啶可抑制甲状腺激素的合成,抑制外周组织 T_4 转换为 T_3,发挥作用较迅速,可较快地控制甲亢症状,因此治疗甲状腺危象时首选丙硫氧嘧啶。②甲状腺危象时,可使用复方碘溶液以抑制甲状腺激素的释放。③甲状腺危象患者多有高热、大汗、心动过速、心律失常等症状,而且处于肾上腺皮质功能相对不足状态。糖皮质激素可改善机体反应性、提高应激能力、防止肾上腺皮质低功。④甲状腺危象时,使用普萘洛尔可阻断甲状腺激素对心脏的刺激作用、抑制外周组织 T_4 向 T_3 转换。⑤水杨酸类药物可以抑制甲状腺球蛋白与甲状腺激素的结合,使游离 T_3、T_4 增高;增加患者出汗、加重脱水,因此对于高热者可给予物理降温,但不能使用乙酰水杨酸类解热药。

628. ABCDE 糖尿病分为两型,1 型糖尿病的发病机制是胰岛 β 细胞破坏,导致胰岛素分泌绝对不足;2 型糖尿病的发病机制是胰岛素抵抗伴胰岛素相对分泌不足,故答 E。

629. ABCDE ①糖尿病病史 10 年以上者,易并发糖尿病微血管病变,尤以糖尿病肾病最为重要。糖尿病肾病早期表现为微量白蛋白尿,晚期表现为持续性白蛋白尿。因此行尿微量白蛋白检查可明确有无糖尿病肾病。患者糖尿病病史 10 年,血糖控制不佳(空腹血糖 9.6mmol/L),出现双下肢水肿,应首先考虑糖尿病肾病,故首选检查为尿微量白蛋白测定。②双肾 CT 和 B 超都是形态学检查,不能确诊糖尿病肾病,故不答 A、B。糖化血红蛋白测定主要用于监测血糖的长期控制是否满意,故不答 C。胰岛素释放试验主要用于检测胰岛 β 细胞的功能,故不答 D。

630. ABCDE 糖尿病视网膜病变Ⅰ期:微血管瘤、小出血点;Ⅱ期:出现硬性渗出;Ⅲ期:出现棉絮状软性渗出;Ⅳ期:新生血管形成,玻璃体积血;Ⅴ期:纤维血管增殖、玻璃体机化;Ⅵ期:牵拉性视网膜脱离、失明。

631. ABCDE ①老年患者,长期多饮多食,空腹血糖>7.0mmol/L,应诊断为糖尿病。糖尿病病史超过 10 年,易并发糖尿病肾病,其特点是持续微量白蛋白尿,可伴有水肿和高血压,故本例应诊断为糖尿病肾病。②高血压肾损害多表现为长期高血压后出现肾损害,故不答 A。患者虽有糖尿病病史 15 年,但题干中尚无慢性肾炎的病史,故不答 B。题干中未涉及急性肾炎的表现,故不答 D。肾盂肾炎常表现为膀胱刺激征、高热、肾区叩痛,故不答 E。

632. ABCDE 633. ABCDE 634. ABCDE 635. ABCDE 636. ABCDE ①葡萄糖是最强的胰岛 β 细胞分泌胰岛素的刺激物。胰岛素释放试验是指行 OGTT(口服葡萄糖耐量试验)的同时测定血浆胰岛素的浓度,因此胰岛素释放试验可评价胰岛 β 细胞的功能。②血浆蛋白(主要是白蛋白)可与葡萄糖发生非酶催化的糖化反应而形成果糖胺(FA),其形成的量与血糖浓度、持续时间相关。由于白蛋白在血中的半衰期为 19 天,故糖化血浆白蛋白测定可反映患者近 2~3 周平均血糖水平。③糖化血红蛋白(GHbA1)是葡萄糖与血红蛋白的氨基发生非酶催化反应的产物,其量与血糖浓度正相关。由于红细胞在血液循环中的寿命为 120 天,因此糖化血红蛋白测定可反映患者近 8~12 周平均血糖水平。④诊断糖尿病的主要依据是静脉血浆血糖测定。⑤尿糖阳性只能作为诊断糖尿病的重要线索,不能作为诊断依据,因为尿糖是否阳性不仅受血糖浓度的影响,还受肾糖阈的影响。

637. ABCDE ①空腹血糖(FPG)正常值<6.1mmol/L,若 FPG6.1~7.0mmol/L 应为空腹血糖受损(IFG),若 FPG≥7.0mmol/L 可诊断为糖尿病。患者具有糖尿病的高危因素:真菌性阴道炎(可表现为外阴瘙痒)、高血压、肥胖、空腹血糖受损。为明确有无糖尿病,应首选口服葡萄糖耐量试验。②酚妥拉明试验常用于诊断嗜铬细胞瘤。地塞米松抑制试验、ACTH 兴奋试验常用于诊断库欣综合征。禁水-加压素试验常用于诊断尿崩症。

638. ABCDE 按糖尿病诊断标准,患者空腹血糖 6.7mmol/L,2 小时血糖 7.0mmol/L,应诊断为空腹血糖受损。

639. ABCDE 640. ABCDE 641. ABCDE 642. ABCDE 643. ABCDE ①α-葡萄糖苷酶抑制剂可抑制小肠黏膜细胞的 α-葡萄糖苷酶,从而延缓葡萄糖的吸收,降低餐后高血糖。②格列酮类(噻唑烷二酮类)主要通过激活过氧化物酶增殖体增殖物激活受体起作用,增加靶细胞对胰岛素作用的敏感性而降低血糖。③磺脲类可促进残存的胰岛β细胞分泌胰岛素而降低血糖,因此磺脲类发挥降糖作用的前提是机体至少残存30%有功能的β细胞。④双胍类的降糖机制主要为抑制肝葡萄糖输出,改善外周组织对胰岛素的敏感性,增加外周组织对葡萄糖的摄取和利用。⑤格列奈类主要通过刺激胰岛素的早时相分泌而降低餐后高血糖。

644. ABCDE　645. ABCDE　646. ABCDE　647. ABCDE　648. ABCDE　①磺脲类不良反应包括低血糖(最常见)、体重增加、皮肤过敏反应等。②α-葡萄糖苷酶抑制剂的常见不良反应是胃肠道反应,如腹胀腹泻等。③双胍类的不良反应包括胃肠道反应(主要副作用)、皮肤过敏反应、乳酸性酸中毒(最严重副作用)。④噻唑烷二酮类(格列酮类)的常见不良反应是水肿和体重增加。⑤胰岛素的不良反应主要是低血糖,与剂量过大、饮食失调有关。

649. ABCDE　650. ABCDE　651. ABCDE　652. ABCDE　653. ABCDE　①双胍类可增加外周组织(如肌肉、脂肪)对葡萄糖的摄取和利用,抑制糖异生和糖原分解,降低脂肪酸氧化率,降低体重,不增加胰岛素水平,因此尤其适用于肥胖的2型糖尿病。②磺脲类可促进残存的胰岛β细胞分泌胰岛素,增加体重,故适用于非肥胖的2型糖尿病。③α-葡萄糖苷酶抑制剂可抑制小肠黏膜细胞的α-葡萄糖苷酶,延缓葡萄糖的吸收,故适用于降低肥胖者的餐后高血糖。④格列奈类可刺激胰岛素的早时相分泌而降低餐后高血糖,主要用于降低非肥胖者的餐后高血糖。⑤1型糖尿病也称胰岛素依赖型糖尿病,须使用胰岛素治疗。

654. ABCDE　①α-葡萄糖苷酶抑制剂可抑制小肠黏膜细胞的α-葡萄糖苷酶,延缓碳水化合物的吸收,降低餐后高血糖。尤其适合空腹血糖正常而餐后血糖明显升高者,可单用,也可与其他降糖药合用。本例空腹血糖正常(正常值3.9~6.0mmol/L),而三餐的餐后2小时血糖均增高(>11.1mmol/L),故应加用α-葡萄糖苷酶抑制剂,以降低餐后高血糖。②加大二甲双胍的剂量将导致乳酸性酸中毒。2型糖尿病非应激期不是胰岛素的适应证。磺脲类不是降低餐后高血糖的首选药。

655. ABCDE　①本例空腹血糖及餐后血糖均增高,因此不能选用α-葡萄糖苷酶抑制剂(AGI),AGI主要降低餐后高血糖,故不答E。②体质(体重)指数(BMI)<18.5kg/m²为体重过低,18.5~23.9kg/m²为体重正常,24.0~27.9kg/m²为超重,≥28kg/m²为肥胖。患者体重75kg,身高1.68m,BMI=体重(kg)/[身高(m)]²≈26.6kg/m²,为超重体型,考虑为2型糖尿病。对2型糖尿病的治疗首选口服降糖药,只有在应激、合并并发症等情况下,才使用胰岛素治疗,故不答A、B。③2型糖尿病的口服药物可以选用双胍类或磺脲类,双胍类适合肥胖者,磺脲类适合非超重者。本例为超重型糖尿病患者,故应首选双胍类降糖药。

656. ABCDE　①2型糖尿病患者处于外科感染期(左足溃疡未愈),说明患者处于应激状态,故控制糖尿病应选用胰岛素。②二甲双胍250mg,3次/日,剂量已足够,再加大剂量将增加不良反应(如乳酸性酸中毒)的发生率,故不答A。糖尿病患者处于应激期时,血糖波动大,且不易控制,不宜选用口服降糖药,故不答C、D、E。

657. ABCDE　糖尿病患者处于感染应激期,尿糖强阳性,应改用胰岛素控制血糖,不宜使用口服降糖药。

658. ABCDE　糖尿病出现急性并发症酮症酸中毒,说明病程已到晚期,应以胰岛素控制血糖。

659. ABCDE　①格列喹酮的代谢产物主要由胆汁排泄(占95%),极少由肾排泄(5%),故可在轻、中度肾功能不全的情况下使用。②格列本脲、格列吡嗪、格列美脲、格列齐特的代谢产物经肾脏的排泄率分别为50%、89%、60%和80%,即大部经肾脏排泄,故肾功能不全者应慎用或禁用。

660. ABCDE　661. ABCDE　662. ABCDE　①糖尿病肾病主要累及肾小球,早期表现为尿白蛋白排泄率增高,晚期表现为白蛋白尿、血肌酐升高等,因此为明确糖尿病肾病的诊断,可行尿白蛋白排泄率测定。尿渗透压测定主要用于判断远端肾小管和集合管的稀释-浓缩功能。血、尿$β_2$微球蛋白主要用于检测近端肾小管的功能。糖化血红蛋白、果糖胺测定分别用于了解患者近8~12周、2~3周平均血糖水平。②糖尿病患者出现并发症,应选用胰岛素控制血糖。本例合并有糖尿病肾病及视网膜病变,因此首选胰岛素治疗。③控制血糖是治疗糖尿病,延缓糖尿病肾病的基本措施。抗高血压治疗可延缓肾小球滤过率的下降。采用低蛋白饮食,减少蛋白质摄入,对早期肾病及肾功能不全的防治均有利。尽早使用红细胞生成素(EPO)可纠正肾性贫血,改善预后。糖尿病肾病患者长期使用糖皮质激素可增加感染概率,促进病情恶化。

663. ABCDE　664. ABCDE　665. ABCDE　①短效胰岛素包括普通胰岛素、半慢胰岛素锌混悬液。中效胰岛素包括低精蛋白胰岛素、慢胰岛素锌混悬液。长效胰岛素包括精蛋白锌胰岛素、特慢胰岛素锌混悬液。②强化胰岛素治疗后,若早晨空腹血糖较高,可能的原因为夜间胰岛素作用不足、黎明现象或Somogyi效应等。夜间多次血糖测定有助于鉴别空腹血糖过高的原因。睡前血糖、血浆胰岛素和C肽测定、口服葡萄糖耐量试验(OGTT)对判断空腹血糖过高的原因意义不大。③糖尿病微血管病变主要累及视网膜、肾、神经和心肌组织,其中尤以糖尿病肾病、视网膜病变为主。冠心病属于大血管病变。糖尿病足是糖尿病的慢性并发症,糖尿病酮症酸中毒、高渗高血糖综合征是糖尿病的急性代谢并发症,可见A、D、E既不属于微血管病变,也不属于大血管病变。

666. ABCDE　患者为2型糖尿病,口服降糖药治疗,突发昏迷,可能为低血糖症。患者心率加快,呼吸浅快,皮肤潮湿,收缩压轻度升高等,都是低血糖发作时交感神经过度兴奋的表现。酮症酸中毒、乳酸酸中毒常表现为呼吸深快、皮肤干燥、血压降低等,与本例不符。高渗高血糖综合征起病缓慢,就诊时常有严重脱水、休克,血糖≥33.3mmol/L,都与本例不符。题干所述与肝性脑病无关,故不答E。

667. ABCDE　①胰岛素瘤患者由于胰岛素释放过多,可导致餐前低血糖,即空腹低血糖。②腺垂体功能减退症、肝硬化晚期也可表现为空腹低血糖,但临床上少见。糖原累积症、2型糖尿病常表现为餐后低血糖。

668. ABCDE　高尿酸血症是指血尿酸浓度超过420μmol/L。

669. ABCDE　①非布司他为黄嘌呤氧化酶抑制药,可抑制嘌呤分解为尿酸的生化过程,故答A。②B、C为促进尿酸排泄的药物。D、E是促进尿酸分解的药物。

670. ABCDE　①瘦高身材常伴峰值骨量降低,是骨质疏松症的高危因素,肥胖不属于本病的高危因素,故答C。②高龄女性、绝经后女性雌激素减少,破骨细胞功能增强,骨丢失加速,容易发生骨质疏松症。吸烟、长期服用糖皮质激素等不良生活方式,也易导致骨质疏松症。

671. ABCDE　672. ABCDE　673. ABCDE　674. ABCDE　①绝经后女性,全身骨痛,身材变矮,应考虑骨质疏松症。肥胖症、甲状旁腺功能亢进症、甲状腺功能亢进症都不会导致身材变矮,故不答A、B、C。强直性脊柱炎多见于青年男性,且病情进展缓慢,故不答E。②为明确骨质疏松症的诊断,首选检查是骨密度测定。血甲状旁腺激素(PTH)测定常用于诊断甲状旁腺功能亢进症。血甲状腺激素测定常用于诊断甲状腺功能亢进症。血尿酸测定常用于诊断高尿酸血症。脊椎X线片常用于诊断强直性脊柱炎。③骨质疏松症的诊断标准是骨密度(BMD)低于同性别峰值骨量(PBM)的2.5个标准差(SD)以上。④骨质疏松症的治疗主要是补充钙剂和维生素D。

675. ABCDE　①骨性关节炎是一种以关节软骨退行性变、纤维化、断裂、溃疡及整个关节面损害为主的关节疾病。②强直性脊柱炎、Reiter综合征、银屑病关节炎均属于脊柱关节病,类风湿关节炎属于弥漫性结缔组织病。

676. ABCDE　风湿热是A组乙型溶血性链球菌感染引起的变态反应性疾病,属于与感染相关的风湿性疾病。类风湿关节炎、多肌炎属于弥漫性结缔组织病,Reiter综合征、强直性脊柱炎属于脊柱关节病。

677. ABCDE　678. ABCDE　A、B、C、D、E均是类风湿关节炎的临床表现,其中关节痛是最早出现的症状,关节畸形属于晚期表现。

679. ABCDE　680. ABCDE　681. ABCDE　①类风湿关节炎最常累及的关节是腕关节、掌指关节和近端指间关节。②骨关节炎最常累及远端指间关节,也可累及近端指间关节、第一腕掌关节。③痛风关节炎最常累及单侧第一跖趾关节,也可累及趾、踝、膝、腕、指、肘关节。骨关节炎也可累及第一跖趾关节,但少见,故最佳答案为 E 而不是 C。

682. **ABCDE** ①类风湿关节炎常为对称性多关节受累,不呈游走性,常累及双手近端指间关节,上肢或下肢对称性小关节受累为其特点。②风湿性关节炎呈游走性受累,骨关节常累及双手远端指间关节。

683. **ABCDE** ①类风湿关节炎常表现为晨僵、对称性、持续性多关节肿痛,抗核抗体(ANA)低效价阳性,类风湿因子(RF)阳性,急性活动期补体增高,与题干相符,故选 C。②多肌炎虽有晨僵、关节痛、发热等表现,但主要症状是远端肢体肌无力。系统性红斑狼疮患者抗核抗体(ANA)常强阳性,抗 dsDNA 抗体及抗 Sm 抗体阳性。干燥综合征常表现为口腔干燥、溃疡等。混合性结缔组织病临床表现多样,抗 RNP 抗体阳性。

684. **ABCDE** ①类风湿关节炎常表现为腕关节、掌指关节、近端指间关节肿胀疼痛,反复发作,伴晨僵。根据题干,本例应考虑类风湿关节炎。②目前认为抗环瓜氨酸多肽(CCP)抗体对类风湿关节炎诊断的敏感性和特异性均高于类风湿因子,故最佳答案为 E 而不是 C。③血尿酸测定主要用于诊断痛风。抗核抗体主要用于诊断系统性红斑狼疮。抗角蛋白抗体对类风湿关节炎的诊断价值不大。

685. **ABCDE** 关节畸形是类风湿关节炎的晚期表现,属于后遗症,与其急性期活动无关。A、C、D、E 均为类风湿关节炎活动期的表现。

686. **ABCDE** 关节 X 线检查对类风湿关节炎的诊断、分期、病变演变的监测均有重要意义,临床上多采用手指及腕关节 X 线片检查。Ⅰ期为关节周围软组织的肿胀阴影,关节端的骨质疏松;Ⅱ期为关节间隙因软骨的破坏而变得狭窄;Ⅲ期为关节面出现虫蚀样破坏性改变;Ⅳ期为关节半脱位和关节破坏后的纤维性和骨性强直。

687. **ABCDE** 688. **ABCDE** 689. **ABCDE** ①用于治疗类风湿关节炎的药物包括非甾体抗炎药、改善病情的抗风湿药和糖皮质激素。布洛芬为非甾体抗炎药,具有镇痛消肿作用,是改善关节炎症状的常用药,但不能控制病情。②泼尼松具有强大的抗炎作用,能迅速缓解类风湿关节炎的关节肿痛症状和全身炎症,但由于副作用较大,临床上少用。③柳氮磺吡啶、青霉胺、甲氨蝶呤均属于改变病情抗风湿药,首选甲氨蝶呤。

690. **ABCDE** ①甲氨蝶呤是治疗类风湿关节炎的首选药物,也是联合治疗的基本药物,因此正确答案中必须包含甲氨蝶呤,故可首先排除 B、D、E。②硫酸氨基葡萄糖是治疗骨关节炎的常用药物,故不答 C。③类风湿关节炎一经确诊,应早期使用改善病情抗风湿药,可单用,也可两种或两种以上联合应用,甲氨蝶呤和来氟米特均属于改善病情抗风湿药,两者可联合使用,故答 A。

691. **ABCDE** Libman-Sacks 血栓性心内膜炎也称疣状心内膜炎,约半数系统性红斑狼疮患者有心脏受累,以 Libman-Sacks 血栓性心内膜炎最典型,表现为非感染性瓣膜赘生物,常累及二尖瓣或三尖瓣。

692. **ABCDE** ①抗可提取核抗原(ENA)抗体包括抗 RNP 抗体、抗 SSA(Ro)抗体、抗 SSB(La)抗体、抗 Sm 抗体、抗 rRNP 抗体。②抗 dsDNA 抗体属于抗核抗体,是系统性红斑狼疮的标记性抗体之一,不属于抗 ENA 抗体谱。

693. **ABCDE** 系统性红斑狼疮(SLE)患者可出现多种自身抗体。抗 SSA 抗体见于继发 SLE 的干燥综合征(即继发性干燥综合征)、亚急性皮肤型红斑狼疮(SCLE);抗磷脂抗体见于抗磷脂抗体综合征;抗 RNP 抗体与 SLE 的雷诺现象和肌炎相关。抗组蛋白抗体属于抗核抗体,几乎见于所有 SLE 患者,缺乏特异性。抗 dsDNA 抗体为 SLE 的标记性抗体,与疾病活动性有关。

694. **ABCDE** 本例初步诊断为系统性红斑狼疮(SLE),依据为:①发病年龄相符,SLE 好发于 20~40 岁的育龄妇女。②SLE 临床表现多样,几乎可累及全身各系统。本例累及骨骼、血液、消化及肾等诸系统或器官。抗核抗体(ANA)是筛选结缔组织病的主要试验,见于几乎所有的 SLE 患者,由于特异性仅 65%左右,因此只能作为筛选,为最佳筛选试验。抗磷脂抗体主要用于诊断抗磷脂抗体综合征。抗组织细胞抗体有助于诊断免疫性血细胞减少。抗 RNP 抗体对 SLE 的诊断特异性不高,仅用于回顾性诊断。抗中性粒细胞胞质抗体(ANCA)常用于血管炎的诊断。

695. **ABCDE**　①青年女性，多系统受损（多关节肿痛、晨僵、外周血两系减少、肾脏受累），抗核抗体阳性，补体降低，应诊断为系统性红斑狼疮，答案为 C。②类风湿关节炎常表现为双手指间关节、掌指关节肿痛，但晨僵时间多超过 1 小时，无血液系统和肾脏受累。骨关节炎多累及承重大关节。原发性干燥综合征常表现为口腔干燥、溃疡等。系统性血管炎的临床表现多样，ANCA 常阳性。

696. **ABCDE**　697. **ABCDE**　①抗 Sm 抗体为系统性红斑狼疮（SLE）的标记性抗体，特异性高达 99%，故答 B。A、C、D、E 均不会出现抗 Sm 抗体阳性。②狼疮肾炎的诊断标准为持续性蛋白尿[>0.5g/d 或>(+++)]或蛋白管型，本例尿蛋白仅(+)，不能诊断为狼疮肾炎。本例表现为发热、关节痛、胸腔积液、轻度蛋白尿，为一般型 SLE，其治疗首选泼尼松口服，每日 0.5~1.0mg/kg，即给予小剂量糖皮质激素。故答 C 而不是 E，若将本例误诊为狼疮肾炎，则会误选 E。

698. **ABCDE**　①系统性红斑狼疮（SLE）是一种自身免疫性疾病，因此首选糖皮质激素治疗。冲击疗法主要适用于急性暴发性危重病例，如急性肾衰竭、狼疮脑病的癫痫发作或明显精神症状、严重溶血性贫血等。②严重血小板减少性紫癜虽首选糖皮质激素治疗，但一般不采用大剂量冲击疗法，使用的剂量要远小于冲击治疗剂量。

699. **ABCDE**　700. **ABCDE**　701. **ABCDE**　702. **ABCDE**　①骨关节炎是关节软骨的退行性变和继发性骨质增生，最早的病理变化是关节软骨局部发生软化、糜烂，导致软骨下骨外露。②类风湿关节炎是一种非特异性滑膜炎。早期滑膜充血、水肿，有单核细胞、淋巴细胞和浆细胞浸润，纤维蛋白渗出。③脊柱转移癌首先侵犯椎弓根，后累及椎体。④中心型脊柱结核好发于 10 岁以下儿童的胸椎椎体。

703. **ABCDE**　膝关节的骨关节炎早期以疼痛和僵硬为主，多发生于上下楼梯时。体检可见膝关节肿胀、压痛、关节活动弹响（骨摩擦音）、膝内翻等。A、B、C、E 项都不会出现关节活动弹响。

704. **ABCDE**　骨关节炎好发于中老年，强直性脊柱炎好发于青壮年。B、C、D、E 均属于骨关节炎的典型临床表现。

705. **ABCDE**　膝关节为负重关节，当发生骨关节炎时，可出现关节肿胀、疼痛，有不同程度的活动受限。晚期可出现关节畸形，如膝内翻。对于早中期患者，保守治疗无效时，可行关节清理术；出现膝内翻畸形时，可行胫骨上端高位截骨术，以减轻症状；晚期可选用人工关节置换术。膝关节骨关节炎的主要病变是关节软骨的退行性变。

706. **ABCDE**　痛风是单钠尿酸盐沉积于骨关节、肾脏和皮下等部位引发的急、慢性炎症和组织损伤，与嘌呤代谢紊乱和/或尿酸排泄减少所致的高尿酸血症直接相关。痛风患者合并的泌尿系统结石多为尿酸结石。

707. **ABCDE**　动物内脏（如心、肝、肾等）富含嘌呤。

708. **ABCDE**　709. **ABCDE**　①痛风的发病基础是高尿酸血症，好发于中老年人，常累及单侧第一跖趾关节，常见诱因有劳累、饮酒、高蛋白高嘌呤饮食。根据题干，本例应诊断为痛风。A、B、C、E 均不会出现高尿酸血症。②饮酒是痛风急性发作的诱因之一，故应禁酒。非甾体抗炎药（吲哚美辛）、秋水仙碱、糖皮质激素均可用于痛风急性期的治疗，以控制症状。痛风急性发作期不宜进行降尿酸治疗，以免引起血尿酸波动。苯溴马隆可增加尿酸排泄，急性期禁用。

710. **ABCDE**　有机磷农药中毒者呼吸气味呈蒜味。

711. **ABCDE**　吞服强酸、强碱所致的急性腐蚀性胃炎，严禁洗胃，以免胃穿孔。氢氧化钠为强碱；东莨菪碱、盐酸麻黄碱虽然名称中含"碱"，但不是碱；水杨酸盐也不是酸（水杨酸是弱酸）；亚硝酸盐类不属于强酸。

712. **ABCDE**　713. **ABCDE**　①有机磷农药中毒的洗胃液一般选用 1:5000 高锰酸钾或 2% 碳酸氢钠溶液。但对硫磷中毒者禁用 1:5000 高锰酸钾溶液洗胃，宜选用 2% 碳酸氢钠溶液，因对硫磷经高锰酸钾氧化后可转化为对氧磷，后者对乙酰胆碱酯酶的抑制作用比对硫磷强 300 倍。②敌百虫中毒者禁用2%碳酸氢钠溶液洗胃,因碱性溶液能使敌百虫转变为毒性更强的敌敌畏。③0.3%H_2O_2主要用于阿片类、士的宁、氰化物、高锰酸钾等中毒的洗胃。0.3%氧化镁溶液主要用于阿司匹林、草酸中毒的洗胃。5%硫酸钠溶液主要用于氯化钡、碳酸钡中毒的洗胃。

714. ABCDE ①对于危重急性中毒患者,首先应迅速对呼吸循环功能、生命体征进行检查,并采用有效的紧急措施维持生命体征;同时立即停止毒物接触。②A、C、D、E均属于急性中毒的治疗措施,但应在生命体征稳定的情况下进行。

715. ABCDE 在抢救口服毒物急性中毒时,活性炭是最常用的强有力的吸附剂,可吸附多种毒物。一般可用1~2g/kg,加水200ml,由胃管注入,2~4小时重复应用。鸡蛋清、牛奶、食用油都是胃肠黏膜保护剂。氢氧化铝凝胶为中和剂。

716. ABCDE 不明原因的中毒洗胃液宜选用生理盐水。

717. ABCDE 二巯丙醇是砷、汞、锑中毒的解毒剂。二巯丁二钠主要用于砷、汞、锑、铅或铜中毒等的治疗。依地酸钙钠主要用于铅、锰中毒的治疗。奥曲肽可降低胰岛β细胞的作用,用于治疗磺酰脲类引起的低血糖。

718. ABCDE ①急性有机磷中毒分级诊断依据:轻度中毒仅有M样症状;中度中毒为M样症状加重,出现N样症状;重度中毒具有M、N样症状,并伴有肺水肿、抽搐、昏迷、呼吸肌麻痹和脑水肿。可见开始出现N样症状为中度中毒。②出汗、流涎、呕吐、腹泻、瞳孔缩小、尿失禁均为M样症状,胸背部肌肉颤动为N样症状,故答C。

719. ABCDE 急性有机磷中毒分为轻度、中度、重度中毒三度。患者昏迷,应诊断为重度有机磷农药中毒。皮肤潮湿多汗、瞳孔缩小、双肺湿啰音为M样症状,面部肌肉束颤动为N样症状。

720. ABCDE ①呼吸有蒜味为有机磷农药中毒的特征性表现。患者昏迷、瞳孔缩小、多汗、两肺湿啰音,为M样症状,故本例应诊断为有机磷农药中毒。为明确诊断,首选全血胆碱酯酶活力测定,该检查是有机磷农药中毒的特异性实验室诊断方法,对判断中毒程度、疗效和预后均有重要意义,答案为C。②血液碳氧血红蛋白测定主要用于急性CO中毒的诊断。尿酮体测定主要用于糖尿病酮症酸中毒的诊断。脑脊液常规检查对诊断有机磷农药中毒无帮助。③在体内,对硫磷和甲基对硫磷氧化分解为对硝基酚,敌百虫代谢为三氯乙醇。尿液对硝基酚或三氯乙醇测定有助于诊断上述毒物中毒,但不是首选检查。

721. ABCDE ①有机磷农药中毒后,应迅速清除毒物,口服毒物中毒者应反复洗胃,直至洗出液清亮为止。然后用硫酸钠导泻以尽快排除毒物。同时尽早应用有机磷解毒药(阿托品+解磷定)。及早彻底洗胃是抢救有机磷农药中毒的关键,故答A。②毛花苷丙静脉注射主要用于救治急性左心衰竭。

722. ABCDE 阿托品是抢救急性有机磷农药中毒的常用药,主要用于缓解M样症状。阿托品化的指征为瞳孔较前扩大、口干、皮肤干燥、颜面潮红、心率增快、肺湿啰音消失。

723. ABCDE ①有机磷农药中毒后24小时突然再次出现呼吸困难,应考虑中间综合征。治疗措施包括立即人工机械通气,同时应用氯解磷定,积极对症治疗。②病人出现呼吸困难是呼吸肌麻痹所致,并不是呼吸中枢受抑制,不宜给予呼吸兴奋剂,故不答A。有机磷农药中毒已24小时,导泻、洗胃均不能排出毒物,故不答B、C。病人双肺可闻及湿啰音,是有机磷中毒的M样症状,并不是左心衰竭,故无须强心、利尿治疗。

724. ABCDE ①患者有煤气热水器使用史,口唇樱红色为CO中毒的特异性表现,故本例应诊断为急性CO中毒。②脑出血、脑梗死可有昏迷、偏瘫,但口唇不会呈樱红色。急性心肌梗死常表现为突发持续性心前区疼痛,口唇发绀,而不是呈樱红色。糖尿病酮症酸中毒患者尿糖、尿酮均呈强阳性。

725. ABCDE 726. ABCDE 727. ABCDE 728. ABCDE 729. ABCDE ①患者家中生煤火,可能为一氧化碳中毒。室内有农药瓶,可能为自服有机磷农药中毒。患者糖尿病病史14年,可能为糖尿病酮症酸中毒。患者COPD病史20年,可能为肺性脑病引起的昏迷。排除A、B、C、D,正确答案为E。

②CO中毒主要引起组织缺氧。CO进入人体后,可与血液中Hb结合,形成稳定的COHb。COHb不能携带氧,且不易解离,从而导致组织缺氧。因此测定血液碳氧血红蛋白浓度,可确诊一氧化碳中毒。A、C、D、E均属于一般性检查。③CO中毒的急救首选终止CO吸入,给予高压氧舱治疗。④血胆碱酯酶活力测定有助于确诊有机磷农药中毒、判断中毒程度。⑤对于口服有机磷农药中毒者,首选治疗是彻底洗胃。

730. **ABCDE**　中暑的病因如下。①汗腺功能障碍:人体主要通过皮肤汗腺散热,系统性硬化病、广泛皮肤瘢痕、先天性无汗症等患者可出现中暑。②散热障碍:如湿度大、肥胖、穿透气不良的衣服等。③人体产热增加:重体力劳动、发热性疾病、甲状腺功能亢进症等可使产热增加。④环境温度过高:人体能从外界获取热量。中暑时需要大量饮水,因此饮水过多不是中暑的病因。

731. **ABCDE**　通常将中暑分为热痉挛、热衰竭和热射病三种。①热痉挛是指在高温环境下进行剧烈运动大量出汗,引起肌肉痉挛,无神志障碍。②热衰竭常见于严重热应激时,多因体液和体钠丢失过多而引起循环容量不足所致。③热射病主要表现为高热(直肠温度≥41℃)和神志障碍。

732. **ABCDE**　中暑分为热痉挛、热衰竭、热射病三种类型,故可首先排除D、E。热射病常有意识障碍,热衰竭和热痉挛无意识障碍。根据题干,患者浅昏迷,应诊断为热射病。

733. **ABCDE**　治疗中暑时,应在"黄金半小时"内将患者体温降至39℃。

第十四篇 外科学试题

第1章 外科学总论

1. 临床上,纤维胃镜使用后常采用的灭菌方法是
   A. 高压蒸汽灭菌法　　　　B. 煮沸法　　　　　　　C. 干热灭菌法
   D. 化学气体灭菌法　　　　E. 药液浸泡法

2. 经高压蒸汽灭菌的物品一般可保留
   A. 5天　　　　　　　　　B. 7天　　　　　　　　C. 10天
   D. 14天　　　　　　　　 E. 21天

3. 有关术中的无菌原则,正确的是
   A. 消毒剂应由手术区中心部向四周涂擦　　B. 无菌巾铺设完成后,不可移动
   C. 术者颈部属于无菌区域　　　　　　　　D. 手术台边缘以下的布单属于无菌区域
   E. 不应越过术者背后传递手术器械

4. 甲状腺手术后,术者手套有破口,接连施行手术时,术者双手应如何消毒?
   A. 加戴无菌手套、穿无菌衣　　B. 仅更换手套　　　　　C. 更换手套,更换手术衣
   D. 重新洗手　　　　　　　　　E. 重新洗手,时间缩短为1分钟

5. 等渗性脱水常发生于
   A. 进水量不足　　　　　　　　B. 水分丧失量过多　　　C. 原发性脱水后
   D. 胃肠消化液急性丢失　　　　E. 长期胃肠减压后

6. 男,35岁。矿工。体重60kg。被困井下8天,获救后口渴、躁狂,体重降至55kg,血清钠155mmol/L。应初步诊断为
   A. 等渗性脱水　　　　　　　　B. 轻度脱水　　　　　　C. 中度脱水
   D. 重度脱水　　　　　　　　　E. 低渗性脱水

7. 急性肠梗阻患者,男,35岁。恶心、呕吐,少尿,眼窝凹陷,肢端湿冷,血压偏低,尿比重增高,血清Na^+正常。首选的补液种类应是
   A. 生理盐水　　　　　　　　　B. 平衡盐溶液　　　　　C. 5%葡萄糖溶液
   D. 5%氯化钠溶液　　　　　　 E. 5%碳酸氢钠溶液

8. 患者,女性,38岁。腹痛、腹胀伴恶心、呕吐、肛门无排气排便7天入院。2年前曾因急性肠梗阻行剖腹探查。查体:体温37.8℃,脉搏110次/分,呼吸20次/分,血压88/64mmHg,眼窝凹陷,舌干燥,皮肤弹性差,松弛,四肢发凉。实验室检查:RBC $6.2×10^{12}$/L,HCT63%,血清Na^+138mmol/L,Cl^-97mmol/L。血浆渗透压298mOsm/L,尿比重1.027。患者目前存在的体液代谢失调类型是
   A. 低渗性脱水　　　　　　　　B. 高渗性脱水　　　　　C. 等渗性脱水
   D. 继发性脱水　　　　　　　　E. 稀释性脱水

第十四篇 外科学试题
第1章 外科学总论

9. 低渗性脱水的病因不包括
   A. 长期胃肠减压　　　　　　B. 慢性肠梗阻　　　　　　C. 大量使用利尿酸类利尿剂
   D. 长期反复呕吐　　　　　　E. 大量出汗

10. 低渗性脱水时,在血清钠尚未明显降低之前,尿钠含量
    A. 正常　　　　　　　　　　B. 略高　　　　　　　　　C. 时高时低
    D. 逐渐升高　　　　　　　　E. 减少

11. 患者,男,50岁。昨日在全麻下行右半结肠切除术,全天胃肠减压量800ml,尿量2000ml,今晨电解质正常。今日输液的最佳方案应是
    A. 5%葡萄糖盐水1500ml+10%葡萄糖2500ml　　B. 5%葡萄糖盐水2000ml+10%葡萄糖2800ml
    C. 5%葡萄糖盐水1000ml+10%葡萄糖2500ml　　D. 5%葡萄糖盐水1300ml+10%葡萄糖1500ml
    E. 5%葡萄糖盐水1500ml+10%葡萄糖3500ml

12. 低渗性脱水引起血压下降的主要原因是
    A. 外周血管重度扩张　　　　B. 低钠血症导致血管张力更低　　C. 细胞内、外液同时大量丢失
    D. 细胞内液急剧减少　　　　E. 细胞外液量急剧减少导致循环血量减少

13. 治疗重度缺钠首先应输入的液体是
    A. 平衡盐液　　　　　　　　B. 5%氯化钠溶液　　　　　　C. 5%葡萄糖溶液
    D. 羟乙基淀粉　　　　　　　E. 0.45%氯化钠溶液

14. 高渗性脱水最早的临床表现是
    A. 口渴　　　　　　　　　　B. 精神萎靡　　　　　　　　C. 皮肤弹性差
    D. 眼窝凹陷　　　　　　　　E. 烦躁不安

15. 高渗性脱水的临床表现为
    A. 口渴、尿少、尿比重高　　B. 口渴、尿少、尿比重低　　C. 口渴、尿量正常、尿比重高
    D. 口不渴、尿少、尿比重低　E. 口不渴、尿少、尿比重高

16. 高渗性脱水不会出现的临床表现是
    A. 口渴　　　　　　　　　　B. 尿比重增加　　　　　　　C. 恶心、呕吐
    D. 烦躁不安　　　　　　　　E. 血细胞比容增加

17. 男,30岁。不洁饮食后出现反复大量呕吐,最可能出现的水、电解质失调是
    A. 等渗性脱水　　　　　　　B. 低镁血症　　　　　　　　C. 高渗性脱水
    D. 稀释性低钠血症　　　　　E. 高钾血症

18. 患者,女性,体重40kg。因幽门梗阻入院。实验室检查:血清钠112mmol/L,其第1日的补钠量应为
    A. 6g　　　　　　　　　　　B. 8g　　　　　　　　　　　C. 12g
    D. 18g　　　　　　　　　　 E. 22g

19. 与水中毒相关的是
    A. 高钠血症　　　　　　　　B. 低血容量血症　　　　　　C. 稀释性低钠血症
    D. 浓缩性低钠血症　　　　　E. 高钾血症

20. 男,36岁。慢性上腹痛12年。上腹胀、呕吐宿食3天。缺失最明显的电解质可能是
    A. 钾　　　　　　　　　　　B. 钙　　　　　　　　　　　C. 铁
    D. 磷　　　　　　　　　　　E. 铜

21. 不符合低钾血症临床表现的是
    A. 精神萎靡　　　　　　　　B. 心律失常　　　　　　　　C. 肠鸣音消失
    D. 腹胀　　　　　　　　　　E. 腱反射亢进

22. 低钾血症时,最早出现的临床表现是

A. 心电图改变 B. 肌乏力 C. 口苦、恶心
D. 心脏传导阻滞 E. 心脏节律异常

23. 女性,20岁。因十二指肠溃疡幽门梗阻反复呕吐15天入院,测血清钾3mmol/L,动脉血pH7.5。首选补液种类应为
    A. 碳酸氢钠+氯化钾溶液 B. 氯化钾溶液 C. 等渗盐水
    D. 葡萄糖盐水 E. 5%葡萄糖盐水+氯化钾溶液(2023)

24. 下列不属于高钾血症病因的是
    A. 挤压综合征 B. 代谢性酸中毒 C. 急性肾衰竭
    D. 大量输入库存血 E. 盐皮质激素分泌过多

25. 患者,男,38岁。结肠破裂修补术后第5天,24小时尿量为520ml。测得血清钠136.0mmol/L,血清钾6.8mmol/L,血浆pH7.3。应诊断为
    A. 低渗性脱水 B. 高渗性脱水 C. 低钾血症
    D. 高钾血症 E. 低钾合并等渗性脱水

26. 高钾血症一旦确诊,首先采取的关键性措施是
    A. 停用一切含钾药物 B. 给予5%碳酸氢钠溶液 C. 输注葡萄糖+胰岛素溶液
    D. 透析治疗 E. 口服阳离子交换树脂

27. 高钾血症和低钾血症均可引起
    A. 代谢性酸中毒 B. 代谢性碱中毒 C. 肾小管泌氢增加
    D. 肾小管泌钾增加 E. 心律失常

28. 代谢性酸中毒患者的呼吸变化是
    A. 浅而快 B. 浅而慢 C. 深而快
    D. 深而慢 E. 不规则

29. 下列关于代谢性酸中毒的叙述,哪项是错误的?
    A. 由体内[HCO_3^-]减少所致 B. 最突出表现是呼吸变慢变浅 C. 呼气中可有酮味
    D. 血清pH降低 E. 症状较轻者,一般不需应用碱剂治疗

30. 女,40岁。因幽门梗阻致反复呕吐7天。查体:血压95/75mmHg,上腹膨隆,无压痛、反跳痛、肌紧张,肠鸣音减弱。实验室检查:血清Na^+ 130.2mmol/L,血清K^+ 2.9mmol/L,血清Cl^- 90.1mmol/L,pH7.5。最可能的酸碱失衡是
    A. 代谢性碱中毒 B. 代谢性酸中毒 C. 呼吸性碱中毒
    D. 呼吸性酸中毒 E. 呼吸性碱中毒合并代谢性酸中毒

31. 代谢性酸中毒的常见原因不包括
    A. 休克 B. 急性肾衰竭 C. 肠瘘
    D. 频繁呕吐 E. 腹泻

A. 低钾血症 B. 高钾血症 C. 低钙血症
D. 低钠血症 E. 高钠血症

32. 心电图示T波高尖的是
33. 大量输注葡萄糖和胰岛素后出现(2020)

34. 长期胃肠减压易引起
    A. 代谢性酸中毒 B. 高钾性酸中毒 C. 低氯性碱中毒
    D. 低钙性碱中毒 E. 高钙性碱中毒

35. 男性,28岁。因外伤性脾破裂行脾切除术后1天。查体:体温36.5℃,呼吸30次/分,脉搏128次/分,血

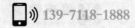

第十四篇 外科学试题
第1章 外科学总论

压 88/48mmHg。动脉血气分析:pH7.28,$PaO_2$100mmHg,$PaCO_2$32mmHg,BE-6mmol/L,HCO_3^-16mmol/L,血乳酸 4.0mmol/L。患者酸碱平衡失调的类型是
　　A. 失代偿性呼吸性酸中毒　　B. 代偿性呼吸性酸中毒　　C. 失代偿性呼吸性碱中毒
　　D. 代偿性呼吸性碱中毒　　E. 代谢性酸中毒合并呼吸性碱中毒失代偿(2022)

36. 患者,女性,22 岁。腹痛伴频繁呕吐 3 天,以肠梗阻收入院,血清 Na^+ 133mmol/L,血清 K^+ 3mmol/L,血压 80/60mmHg。治疗应首先采取
　　A. 纠正酸中毒　　　　　　B. 纠正低血钾　　　　　　C. 纠正低血钠
　　D. 急诊手术,解除肠梗阻　　E. 纠正低血容量

37. 关于休克的叙述,下列哪项是错误的?
　　A. 休克的本质是血压下降　　　　　　B. 休克时机体有效循环血量急剧减少
　　C. 休克时脑动脉和冠状动脉收缩不明显　　D. 休克时肾血流量减少、肾小球滤过率降低
　　E. 休克抑制期微循环的病理改变是毛细血管容积增大

38. 休克代偿期,大量儿茶酚胺释放,但不减少血液供应的器官是
　　A. 肺　　　　　　　　　　B. 心　　　　　　　　　　C. 肾
　　D. 肝　　　　　　　　　　E. 肠

39. 纠正休克合并酸中毒的关键措施是
　　A. 给予碱性药物　　　　　B. 加大通气量　　　　　　C. 排酸治疗
　　D. 改善组织灌注　　　　　E. 使用血管收缩剂

40. 患者,男性,55 岁。因外伤性脾破裂急诊入院。查体:脉搏 120 次/分,血压 86/60mmHg,神志清楚,面色苍白,手足冰冷,双肺呼吸音清晰,心率 120 次/分,心律整齐。尿量 25ml/h。最可能的诊断为
　　A. 休克代偿期　　　　　　B. 休克抑制期轻度　　　　C. 休克抑制期中度
　　D. 休克抑制期重度　　　　E. 休克抑制期极重度

41. 休克的一般监测不包括
　　A. 精神状态　　　　　　　B. 尿量　　　　　　　　　C. 中心静脉压
　　D. 皮肤温度色泽　　　　　E. 脉率

42. 判断休克已经纠正,除血压正常外,尿量应稳定在
　　A. 25ml/h 以上　　　　　B. 30ml/h 以上　　　　　　C. 35ml/h 以上
　　D. 40ml/h 以上　　　　　E. 45ml/h 以上

43. 男,19 岁。被人踢伤腹部,腹痛 8 小时,尿少 2 小时。查体:血压 68/50mmHg,意识模糊,面色苍白,四肢厥冷,脉搏细速,全腹压痛,有肌紧张,反跳痛(+),移动性浊音(+)。该患者目前的病情为
　　A. 神经性休克　　　　　　B. 心源性休克　　　　　　C. 过敏性休克
　　D. 感染性休克　　　　　　E. 低血容量性休克

44. 关于休克的治疗,错误的是
　　A. 尽早去除休克病因　　　B. 补充血容量　　　　　　C. 改善心功能
　　D. 尽早使用血管收缩剂　　E. 处理代谢障碍

45. 血管扩张剂常用于休克的治疗,其使用的前提是
　　A. 血容量补足之后　　　　B. 心功能良好　　　　　　C. 收缩压≥65mmHg
　　D. CVP 在 $5cmH_2O$ 左右　E. 肾衰竭纠正后

46. 患者休克,血压低,脉搏 130 次/分,尿量 20ml/h。最适宜的血管活性药物是
　　A. 多巴胺　　　　　　　　B. 去甲肾上腺素　　　　　C. 异丙肾上腺素
　　D. 肾上腺素　　　　　　　E. 苯肾上腺素

47. 男,50岁,因局部脓肿发生休克,经补足血容量、纠正酸中毒后,血压、脉搏仍未好转,但无心衰现象,测中心静脉压为15cmH₂O。其下一步治疗首选
  A. 应用血管扩张剂   B. 应用血管收缩剂   C. 补充高渗盐溶液
  D. 给予小剂量糖皮质激素   E. 给予5%碳酸氢钠溶液

  A. 适当补液   B. 补液试验   C. 强心纠酸扩管
  D. 舒张血管   E. 大量补液

48. 休克患者中心静脉压为5cmH₂O,血压80/65mmHg,处理原则为
49. 休克患者中心静脉压为20cmH₂O,血压120/80mmHg,处理原则为
50. 患者,男性,60岁。右半结肠切除术后2天,大便陈旧性血块100ml。测中心静脉压5cmH₂O,血压90/60mmHg。既往有心力衰竭病史。目前最恰当的处理措施是
  A. 大量补液   B. 适当补液   C. 补液试验
  D. 舒张血管   E. 使用强心药物(2023)

51. 男,55岁。被重物砸伤双下肢2小时。查体:脉搏108次/分,血压113/64mmHg,神志清楚,双肺呼吸音清,未闻及干、湿啰音,心律齐,腹软,无压痛,双下肢肿胀、广泛软组织挫裂伤。最佳处理方法是
  A. 快速输入平衡盐溶液   B. 输血   C. 使用升压药
  D. 输血浆代用品   E. 输葡萄糖溶液

52. 休克扩容治疗后,出现下列哪项应警惕肾衰竭?
  A. 尿少,中心静脉压低,血压低   B. 尿少,中心静脉压高,血压低
  C. 尿少,中心静脉压正常,血压正常   D. 尿少,中心静脉压低,血压正常
  E. 尿少,中心静脉压正常,血压低

53. 暖休克的临床特点是
  A. 多为革兰氏阴性菌所致   B. 脉压常<30mmHg   C. 脉搏细弱
  D. 尿量>30ml/h   E. 毛细血管充盈时间延长

54. 为感染性休克患者迅速纠正血容量不足时,首选的液体是
  A. 全血配合葡萄糖   B. 以胶体溶液为主   C. 生理盐水加代血浆
  D. 葡萄糖溶液加代血浆   E. 以平衡盐溶液为主,配合适量血浆和全血

55. 心源性休克最常见的病因是
  A. 充血性心力衰竭   B. 严重心律失常   C. 急性心肌梗死
  D. 大块肺栓塞   E. 急性心肌炎

56. 患者,女性,40岁。肌内注射青霉素80万U后迅速出现面色苍白,神志不清,血压50/20mmHg。其首要的抢救措施是
  A. 人工呼吸   B. 皮下注射肾上腺素   C. 面罩吸氧
  D. 静脉滴注平衡盐溶液   E. 应用糖皮质激素

57. 创伤后人体代谢变化为
  A. 蛋白分解增加、糖异生增加、脂肪分解增加   B. 蛋白分解增加、糖异生减少、脂肪分解减少
  C. 蛋白分解增加、糖异生减少、脂肪分解增加   D. 蛋白分解减少、糖异生增加、脂肪分解增加
  E. 蛋白分解减少、糖异生减少、脂肪分解减少

58. 男性,50岁。体重60kg,行胃癌根治术,其术后每日需要的合适热量是
  A. 1500kcal   B. 1650kcal   C. 1800kcal
  D. 1950kcal   E. 2500kcal

59. 在肠外营养液中不能加入

第十四篇 外科学试题
第1章 外科学总论

A. 葡萄糖 B. 脂肪乳剂 C. 氨基酸
D. 抗生素 E. 维生素

60. 不宜采用完全胃肠外营养治疗的是
   A. 短肠综合征 B. 溃疡性结肠炎长期腹泻 C. 胆囊造瘘术后
   D. 坏死性胰腺炎 E. 癌肿化疗致严重呕吐

61. 临床上PICC插管常选择的血管是
   A. 股静脉 B. 颈内静脉 C. 锁骨下静脉
   D. 贵要静脉 E. 头皮静脉

A. 体重指数 B. 氮平衡试验 C. 血浆蛋白
D. 三头肌皮皱厚度 E. 淋巴细胞计数

62. 评价机体蛋白质代谢状况的可靠指标是
63. 可反映机体蛋白质营养状况的常用指标是
64. 可反映机体细胞免疫功能的指标是

A. 气胸 B. 空气栓塞 C. 肝脏损害
D. 腹胀、腹泻 E. 吸入性肺炎

65. 施行肠外营养最严重的并发症是
66. 施行肠外营养最常见的并发症是
67. 施行肠内营养最严重的并发症是
68. 施行肠内营养最常见的并发症是

(69~70题共用题干)患者,男,51岁。腹痛伴腹胀1天。暴饮暴食后突发剧烈上腹痛,之后出现腹胀,停止排气、排便。查体:体温38.2℃,脉搏120次/分,呼吸25次/分,血压135/73mmHg。腹部明显膨隆,双侧腰肋部皮下瘀斑,全腹肌紧张,压痛和反跳痛(+),肠鸣音消失。实验室检查:血清淀粉酶180U/L,WBC17×10^9/L。

69. 关于该患者的肠外营养支持,正确的是
   A. 以外周静脉输注为主 B. 加入谷氨酰胺以保护肠黏膜屏障
   C. 各种营养成分应单瓶输注 D. 加入白蛋白作为肠外营养的氮源
   E. 在施行肠外营养时,可同时应用生长激素

70. 关于该患者的肠内营养支持,正确的原则是
   A. 在该患者病程中都不能实施肠内营养 B. 肠功能恢复后尽早实施肠内营养
   C. 早期以肠内营养为主 D. 生命体征平稳后方可实施肠内营养
   E. 血清淀粉酶恢复正常后即可以实施肠内营养

71. 短肠综合征患者行肠内营养应选用的制剂是
   A. 非要素型 B. 要素型 C. 组件型
   D. 疾病专用型 E. 混合型

72. 手术前后外科患者营养支持的选择,错误的是
   A. 消化道功能正常者,以口服为主 B. 昏迷或不能进食的患者可用管饲
   C. 结肠手术前准备和术后处理可用要素饮食 D. 口服或管饲有困难者,可采用胃肠外营养
   E. 大手术后患者尽量先行肠外营养,再行肠内营养

A. 头面部 B. 下肢 C. 胸腹部

D. 项背部　　　　　　　　E. 臀部
73. 痈的好发部位是
74. 丹毒的好发部位是(2018)

(75~76题共用题干)女,18岁。上唇红肿、头痛5天,加重伴寒战、高热2天。检查:表情淡漠,体温39.5℃,脉搏120次/分,上唇隆起呈紫红色,中心组织坏死塌陷,有多个脓栓,鼻部、眼部及其周围广泛肿胀,发硬触痛。血常规 WBC25×10⁹/L,N0.90。

75. 本例应考虑的诊断是
   A. 唇部蜂窝织炎　　　　B. 唇痈　　　　　　　　C. 唇静脉瘤继发感染
   D. 唇部肿瘤　　　　　　E. 唇痈并发化脓性海绵状静脉窦炎
76. 本例治疗措施错误的是
   A. 输液,少量多次输血　　B. 限制张口,少言语　　C. 早期联合静脉滴注抗生素
   D. 过氧化氢局部湿敷　　　E. 切开引流

77. 患者,女性,59岁。背部皮肤红肿7天,感局部疼痛、畏寒、发热1天,糖尿病病史10年。查体:体温39℃,脉搏100次/分,背部红肿,范围6cm×5cm,皮肤有多个脓点。实验室检查:外周血Hb120g/L,WBC18.6×10⁹/L,Plt200×10⁹/L。切开引流方法不正确的是
   A. 每天换敷料一次　　　　B. 清除脓点　　　　　　C. 做"+"或"++"切口
   D. 切口深度到筋膜　　　　E. 切口边缘在病灶范围之内(2020)
78. 颌下急性蜂窝织炎最严重的并发症是
   A. 化脓性海绵状静脉窦炎　　B. 败血症　　　　　　C. 纵隔化脓性炎
   D. 喉头水肿、窒息　　　　　E. 脓毒血症
79. 患者,女,20岁。足癣多年,近1周发热,右小腿出现片状红斑,腹股沟淋巴结肿大,疼痛。最可能的致病菌是
   A. 乙型溶血性链球菌　　　B. 铜绿假单胞菌　　　　C. 梭状芽胞杆菌
   D. 金黄色葡萄球菌　　　　E. 表皮葡萄球菌
80. 下列感染性疾病中,创面不需做清创引流的是
   A. 气性坏疽　　　　　　　B. 急性丹毒　　　　　　C. 破伤风
   D. 急性皮下蜂窝织炎　　　E. 痈
81. 女,28岁。右中指末节红肿8天,疼痛剧烈,掌侧肿胀明显,予切开引流,正确的切口是
   A. 关节皱褶处切开　　　　B. 手指掌侧横行切开　　C. 甲根处切开
   D. 手指背侧切开　　　　　E. 手指侧面纵行切开
82. 软组织急性化脓性感染在脓肿出现前,需早期切开引流的是
   A. 疖　　　　　　　　　　B. 痈　　　　　　　　　C. 脓性指头炎
   D. 丹毒　　　　　　　　　E. 急性蜂窝织炎
83. 男,25岁,左手示指指甲旁红肿、疼痛1天。3天前该处曾被木刺刺伤。实验室检查:血WBC15.0×10⁹/L,N0.79。引起该患者感染的常见细菌是
   A. 金黄色葡萄球菌　　　　B. 草绿色链球菌　　　　C. 大肠埃希菌
   D. 破伤风梭菌　　　　　　E. 铜绿假单胞菌
84. 掌中间隙感染手术切口一般不应超过远侧掌横纹,以免损伤
   A. 正中神经　　　　　　　B. 尺神经　　　　　　　C. 桡神经
   D. 掌浅动脉弓　　　　　　E. 掌深动脉弓
85. 患者示指微屈,拇指不能对掌,掌中凹存在,应诊断为

第十四篇 外科学试题

第1章 外科学总论

A. 桡侧滑囊炎 B. 尺侧滑囊炎 C. 掌中间隙感染
D. 鱼际间隙感染 E. 脓性指头炎

86. 男性,20岁。右下肢局部皮肤红、肿、热、痛,中央部缺血坏死,流出脓液稀薄,呈粉红色,致病菌是
    A. 金黄色葡萄球菌 B. 乙型溶血性链球菌 C. 大肠埃希菌
    D. 铜绿假单胞菌 E. 变形杆菌

(87~88题共用题干)男,60岁。发热伴寒战、心悸7天,体温最高39℃,头痛、咳嗽,右大腿肿痛,病情渐重入院。查体:体温38℃,脉搏100次/分,呼吸24次/分,血压100/75mmHg。神志清楚,巩膜轻度黄染,双肺呼吸音粗,无啰音,心脏无异常,腹平软,无压痛,肝区无叩痛。右大腿中段红肿,范围约10cm,压痛明显,有波动感。血 WBC20×10⁹/L,Hb100g/L,多次培养(-)。

87. 该患者目前最可能的诊断是
    A. 脓毒症 B. 肝脓肿 C. 菌血症
    D. 急性肺炎 E. 感染性休克

88. 对该患者,最恰当的处理是
    A. 切开引流 B. 适当输注新鲜血 C. 应用糖皮质激素
    D. 抗休克治疗 E. 应用针对G⁻菌抗生素

89. 治疗脓毒症时,抗生素的使用原则是
    A. 早期联合使用窄谱抗生素 B. 早期联合使用广谱抗生素 C. 疗程一般为3~5天
    D. 与糖皮质激素联合使用 E. 待致病菌培养和药敏试验结果出来后开始使用(2023)

90. 革兰氏阴性杆菌脓毒症的临床特点是
    A. 易并发心肌炎 B. 休克发生早,持续时间长 C. 热型为稽留热或弛张热
    D. 常可见转移性脓肿 E. 皮疹多见

91. 破伤风是
    A. 败血症 B. 菌血症 C. 毒血症
    D. 脓血症 E. 脓毒症

92. 下列关于破伤风的叙述,哪项是正确的?
    A. 是非特异性感染 B. 临床症状主要是溶血毒素所致
    C. 典型症状是肌紧张性收缩 D. 伤口的厌氧菌培养是诊断依据
    E. 注射破伤风抗毒素是预防破伤风的最可靠方法

93. 男,50岁。干农活时刺伤右足10天,当时未就医,伤口已愈合良好,伤口内无异物残留。感张口困难2天,颈项紧,饮水可诱发手足痉挛。病情逐渐加重,抽搐频繁,用药物未能控制,呼吸道分泌物较多,有窒息的危险。为保持呼吸道的通畅,最有效的措施是
    A. 协助拍背咳痰 B. 环甲膜穿刺 C. 气管插管
    D. 气管切开 E. 吸痰、吸氧(2018)

94. 属于闭合伤的是
    A. 擦伤 B. 火器伤 C. 刺伤
    D. 直肠破裂 E. 撕脱伤

95. 严重胸腹联合损伤后,必须首先处理的是
    A. 轻度血压下降 B. 呼吸骤停 C. 急性弥漫性腹膜炎
    D. 闭合性液气胸 E. 粉碎性胸腰椎骨折

96. 关于创伤时应用止血带,正确的是
    A. 止血带一般使用时间不超过4小时 B. 止血带每隔2小时松开2~3分钟

C. 紧急时可用电线充当止血带 D. 止血带的位置应在伤处的上一个关节处
E. 松开止血带时,伤口处不应加压,以免影响血供(2018)

97. 清创时错误的操作是
   A. 过氧化氢溶液、生理盐水冲洗伤口 B. 清创时应清除创腔内凝血块、异物
   C. 切除1~2mm不整齐的创缘皮肤 D. 清创后直接缝合创口
   E. 可在创口内放置皮片引流

98. 下列开放性创伤中可以进行清创缝合的是
   A. 面部锐器伤6小时的伤口 B. 已有脓性分泌物的伤口
   C. 四肢损伤超过18小时的伤口 D. 刚被手术缝针刺伤的伤口
   E. 有明显局部红、肿、热、痛的伤口(2018)

99. 男性,20岁。右股刀刺伤18小时,刀口处红肿,有渗出液。目前最适当的治疗措施是
   A. 清创缝合 B. 抗生素治疗 C. 理疗
   D. 清理伤口后换药 E. 局部固定

100. 下列按伤情分类属于重伤的是
    A. 肱骨骨折 B. 膀胱破裂 C. 脾被膜下破裂
    D. 开放性胫腓骨骨折 E. 股骨干骨折合并肺脂肪栓塞

    A. Ⅰ度烧伤 B. 浅Ⅱ度烧伤 C. 深Ⅱ度烧伤
    D. Ⅲ度烧伤 E. 不能确定烧伤深度

101. 未损伤生发层的皮肤烧伤是
102. 去除水疱后创面湿润,但感觉迟钝的皮肤烧伤是
103. 创面可见脂肪组织的皮肤烧伤是
104. 创面可见大水疱的皮肤烧伤是

105. 深Ⅱ度烧伤损伤深度已达
    A. 皮下脂肪层 B. 皮肤全层及肌肉 C. 真皮深层
    D. 表皮浅层 E. 表皮生发层和真皮乳头层

106. 深Ⅱ度烧伤的特点不包括
    A. 有皮肤附件残留 B. 有大水疱形成 C. 创面红白相间
    D. 3~4周愈合 E. 愈合后常有瘢痕

107. 男,18岁。右足和右小腿被开水烫伤,有水疱伴剧痛,创面基底部肿胀发红。该患者烧伤面积和烧伤深度为
    A. 5%,浅Ⅱ度 B. 5%,深Ⅱ度 C. 10%,浅Ⅱ度
    D. 10%,深Ⅱ度 E. 15%,浅Ⅱ度

108. 烧伤现场急救时,下列哪种做法不正确?
    A. 迅速脱离热源,用凉水浸泡或冲淋局部 B. 剪去伤处衣、袜,用清洁被单覆盖
    C. 酌情使用安定、哌替啶等药镇静止痛 D. 有严重复合伤时,应先施行相应的急救处理
    E. 呼吸道灼伤者,应在严重呼吸困难时行气管切开、吸氧

109. 大面积烧伤24小时内的患者,首选的主要治疗措施是
    A. 处理创面 B. 镇静止痛 C. 液体复苏
    D. 控制感染 E. 补充营养,增强免疫

110. 成人胸、腹、会阴和两侧大腿前侧烧伤时,烧伤面积估计是
    A. 25% B. 28% C. 30%

第十四篇 外科学试题
第1章 外科学总论

D. 32% E. 34%

111. 女,22岁。臀部及双下肢(包括双足)烧伤1小时。烧伤创面有水疱,表面红润,明显疼痛。该患者烫伤深度和面积分别是
   A. Ⅰ度,41%   B. 浅Ⅱ度,41%   C. 浅Ⅱ度,46%
   D. 深Ⅱ度,41%   E. 深Ⅱ度,46%(2023)

112. 女,28岁。左上肢不慎被开水烫伤1小时。查体:左前臂约患者手掌大小皮肤红肿明显,有大小不一的水疱,水疱无破裂,创面无明显异物污染。关于患者的治疗,正确的是
   A. 创面周围注射止痛药物   B. 注射破伤风类毒素   C. 消毒后局部加压包扎
   D. 去除水疱皮,消毒包扎   E. 抽去水疱液,消毒包扎

113. 一名25岁消防队员,体重65kg,在救火中不幸烧伤了面部、双上肢、躯干前方和会阴部。该患者伤后8小时内应补充的液体总量约为
   A. 1500ml   B. 2000ml   C. 2500ml
   D. 2700ml   E. 5500ml

114. 烧伤全身性感染,抗生素治疗首选
   A. 红霉素   B. 青霉素   C. 克林霉素
   D. 氟康唑   E. 头孢他啶(2022)

(115~117题共用题干)患者,女性,50岁。烧伤3小时。体重60kg,双小腿及双足有水疱,创面湿润,疼痛明显。

115. 该患者烧伤深度为
   A. Ⅰ度   B. 浅Ⅱ度   C. 深Ⅱ度
   D. Ⅲ度   E. 无法判断

116. 该患者烧伤面积为
   A. 13%   B. 19%   C. 20%
   D. 21%   E. 25%

117. 该患者第一个24小时的补液量为
   A. 1700ml   B. 2700ml   C. 3700ml
   D. 4700ml   E. 5700ml(2022)

   A. 嵌顿疝还纳修补术   B. 胃癌根治术   C. 甲状腺腺瘤切除术
   D. 脾破裂后脾切除术   E. 十二指肠溃疡穿孔修补术

118. 属择期手术的是
119. 属限期手术的是

120. 女,60岁。因便血和大便习惯改变1个月,以高位直肠癌收入院,准备行Dixon手术。心电图检查示二度Ⅱ型房室传导阻滞,心率50次/分,阿托品试验阳性。下列术前准备措施,错误的是
   A. 交叉配血,备红细胞悬液800ml   B. 术前1日和手术当天清晨行清洁灌肠
   C. 术前2~3天开始口服新霉素及甲硝唑   D. 安装临时心脏起搏器
   E. 术前3天开始给予抗肿瘤药物灌肠

121. 下列关于结肠癌患者术前准备的叙述,错误的是
   A. 术前2日进流食   B. 口服肠道抗生素   C. 口服泻剂
   D. 抗肿瘤药物灌肠   E. 术前12~24h行肠道灌洗

122. 患者,男性,60岁。右下腹隐痛伴低热1个月,常排黏液及暗红色便。查体:体温37.8℃,心率78

次/分,贫血貌,腹软,脐右侧轻压痛。外周血 Hb80g/L,WBC8×10⁹/L。入院后确诊为升结肠癌,其术前准备不应包括
- A. 半流质饮食
- B. 口服抗生素
- C. 口服泻药
- D. 清洁灌肠
- E. 配血

123. 下列幽门梗阻患者术前准备措施中,不合理的是
- A. 应用广谱抗生素
- B. 纠正水、电解质失衡
- C. 禁食
- D. 胃肠减压
- E. 温盐水洗胃

124. 下列高血压患者的术前处理中,正确的是
- A. 术前2周停用降压药
- B. 入手术室,血压骤升者应停止手术
- C. 血压降至正常后再手术
- D. 血压<160/100mmHg 可不予处理
- E. 血压>180/100mmHg 者应使用硝普钠降压

125. 对糖尿病患者进行术前准备,说法正确的是
- A. 禁食患者需维持血糖轻度升高状态
- B. 能以饮食控制病情者还需应用降糖药
- C. 口服长效降糖药者需在术前一天停药
- D. 平时应用胰岛素者,术晨不能停用
- E. 酮症酸中毒患者无须处理,可接受急症手术

126. 择期手术患者需进行营养支持治疗的是血浆白蛋白低于
- A. 30g/L
- B. 31g/L
- C. 32g/L
- D. 33g/L
- E. 34g/L(2019)

127. 术前准备中,下列哪项处理不正确?
- A. 心力衰竭患者需控制3~4周后才施行手术
- B. 经常发作哮喘的患者,可每日三次口服地塞米松 0.75mg
- C. 肝功能严重损害者,一般不宜施行任何手术
- D. 肾功能重度损害者,只要进行有效的透析疗法处理,就能安全地耐受手术
- E. 糖尿病患者大手术前,必须将血糖控制到正常、尿糖阴性的水平,才能手术

128. 下腹部手术拆线时间一般为术后
- A. 4~5日
- B. 6~7日
- C. 7~9日
- D. 10~12日
- E. 13~14日(2018)

129. 手术后,胃肠减压管拔除的指征是
- A. 术后3天
- B. 腹痛消失
- C. 已经肛门排气
- D. 可闻及肠鸣音
- E. 腹胀消失

130. 阑尾切除术后,肠道恢复蠕动的表现是
- A. 肛门排气排便
- B. 腹痛消失
- C. 腹胀消失
- D. 有饥饿感
- E. 腹部压痛、反跳痛消失(2022)

131. 手术后乳胶片引流拔除时间一般在术后
- A. 1~2天
- B. 3天
- C. 4天
- D. 5天
- E. 5天以后(2016)

- A. 头低卧位
- B. 高半坐位
- C. 低半坐位
- D. 侧卧位
- E. 平卧位

132. 食管癌手术全麻清醒后,患者应采取的体位是

133. 胃大部切除术全麻清醒后,患者应采取的体位是

134. 化脓性阑尾炎行阑尾切除术,术后3天切口红肿,有脓性分泌物,10天后再次缝合而愈合,切口愈合

类型应记为
- A. Ⅱ/乙
- B. Ⅱ/丙
- C. Ⅲ/甲
- D. Ⅲ/乙
- E. Ⅲ/丙(2024)

135. 女,30岁。胆囊结石行腹腔镜胆囊切除术后1周,切口无红肿硬结,切口愈合类型应记为
- A. Ⅰ/甲
- B. Ⅰ/乙
- C. Ⅱ/甲
- D. Ⅱ/乙
- E. Ⅲ/甲

136. 男,63岁。因小肠穿孔行小肠部分切除吻合术后5天,诉切口疼痛。查体:敷料上少量脓性分泌物,切口下端红肿,压痛,挤压时有少量脓性分泌物。正确的处理是
- A. 拆开皮肤缝线,彻底清创后再次缝合
- B. 伤口全层拆开,彻底清创后缝合
- C. 无须拆开皮肤缝线,直接塞入引流物
- D. 无须拆开皮肤缝线,用酒精湿敷伤口
- E. 拆开皮肤缝线,清创后放置引流物

137. 直肠癌根治术后第一天,患者突然寒战、高热,体温达39℃。最可能的原因是
- A. 伤口感染
- B. 肺炎
- C. 腹腔感染
- D. 输液反应
- E. 盆腔感染

138. 下列预防和治疗术后肺不张的措施中,哪项是不恰当的?
- A. 鼓励咳痰
- B. 防止呕吐
- C. 术前锻炼深呼吸
- D. 术前2周禁烟
- E. 术后用腹带紧紧固定上腹部切口

139. 男性,45岁。外伤致骨盆骨折、会阴部撕裂伤,术后尿潴留,烦躁不安,最佳处理方法是
- A. 肌内注射安定10毫克
- B. 下腹部热敷
- C. 口服止痛药
- D. 静脉注射氨甲酰甲胆碱
- E. 留置导尿管

(140~143题共用题干)患者,女性,68岁。转移性右下腹痛10小时入院。查体:右下腹压痛明显,反跳痛不明显,外周血 WBC$18.0×10^9$/L,N0.85。尿常规检查未见异常。

140. 最可能的诊断是
- A. 急性胃穿孔
- B. 急性阑尾炎
- C. 急性胆囊炎
- D. 右侧输尿管结石
- E. 克罗恩病

141. 若行手术治疗,其术前准备错误的是
- A. 应用抗生素
- B. 会阴部备皮
- C. 禁食水
- D. 必要时胃肠减压
- E. 低压灌肠

142. 术后第3天,患者体温38.8℃,切口处红肿,触痛明显,可能的原因是
- A. 皮下脂肪液化
- B. 切口感染
- C. 吸收热
- D. 盆腔脓肿
- E. 肺部感染

143. 切口的正确处理方法是
- A. 敞开切口,清创后一期缝合
- B. 敞开切口,清创后理疗
- C. 敞开切口,清创后放置引流条
- D. 不敞开切口,直接理疗
- E. 不敞开切口,直接塞入引流物

第2章 脑外科疾病

- A. 头痛
- B. 呕吐
- C. 视乳头水肿
- D. 意识障碍
- E. 头痛、呕吐、视乳头水肿

144. 颅内压增高最常见的症状是

145. 颅内压增高的重要客观体征是

146. 颅内压增高的典型表现是

147. 男,31岁。头痛进行性加重1个月。入院前3天出现喷射状呕吐3次,抽搐1次。查体:神志清楚,双侧视乳头水肿,颈软。最可能的诊断是
    A. 脑血管畸形
    B. 颅内压增高
    C. 陈旧性脑梗死
    D. 蛛网膜下腔出血
    E. 脑软化(2018)

148. 占位性病变引起颅内压增高时,最佳的治疗方法是
    A. 甘露醇脱水
    B. 脑脊液体外引流
    C. 亚低温治疗
    D. 气管切开
    E. 切除病变

149. 对颅内高压患者的处理,错误的是
    A. 密切监测意识变化
    B. 密切观察瞳孔变化
    C. 甘露醇降低颅内压
    D. 腰穿放脑脊液
    E. 必要时气管切开

150. 对颅内压增高的患者,不适宜的处理是
    A. 留院观察
    B. 意识不清者应维持其呼吸道通畅
    C. 必要时行颅内压监测
    D. 频繁呕吐者予以输液,维持水、电解质平衡
    E. 便秘者行灌肠治疗

151. 患者,男性,36岁。不慎从3m高处坠落,昏迷15分钟后清醒,诉头痛,恶心、呕吐2次,非喷射性。神经系统检查尚无阳性体征发现。在随后的治疗观察过程中出现下列情况,与颅内血肿无关的是
    A. 呕吐次数增多
    B. 瞳孔不等大
    C. 异常剧烈的头痛
    D. 尿量增多
    E. 脉搏变慢,血压升高,呼吸变慢

152. 巨大帽状腱膜下血肿的处理原则是
    A. 热敷
    B. 冷敷
    C. 预防感染
    D. 抽吸后加压包扎
    E. 切开引流

    A. 头颅 X 线片
    B. 临床表现
    C. 头颅 CT
    D. 头颅 MRI
    E. 脑血管造影

153. 诊断颅盖骨线形骨折首选

154. 诊断颅底骨折首选

155. 定位颅底骨折首选

156. 确诊颅内血肿首选

157. 颅骨线形骨折的治疗方法
    A. 无须特殊治疗
    B. 降低颅内压
    C. 手法复位外固定
    D. 手术复位内固定
    E. 颅骨成形

158. 颅骨凹陷骨折需手术复位的指征是凹陷深度
    A. >0.5cm
    B. >1cm
    C. >2cm
    D. >2.5cm
    E. >3cm

    A. 颅前窝骨折引起的眶周青紫
    B. 颅中窝骨折引起的脑脊液鼻漏和耳漏
    C. 颅中窝骨折引起的搏动性突眼
    D. 颅后窝骨折引起的乳突部皮下淤血斑
    E. 颅后窝骨折引起的脑脊液鼻漏和耳漏

159. Battle 征是指

160. "熊猫眼"是指

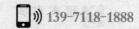

A. "熊猫眼"+脑脊液鼻漏　　B. 脑脊液鼻漏+脑脊液耳漏　　C. Battle 征阳性
D. 脑脊液鼻漏+Battle 征阳性　　E. 脑脊液耳漏+Battle 征阳性

161. 颅前窝骨折的临床特点是
162. 颅中窝骨折的临床特点是
163. 颅后窝骨折的临床特点是

164. 下列诊断中属于开放性颅脑损伤的是
    A. 脑内血肿　　B. 脑脊液鼻漏　　C. 头皮血肿
    D. 脑挫裂伤　　E. 头皮血肿合并颅骨骨折(2018)

165. 下列提示颅后窝骨折的临床表现是
    A. "眼镜征"　　B. 视神经损伤　　C. 脑脊液鼻漏
    D. Battle 征　　E. 嗅神经损伤(2018)

166. 单独作为诊断颅底骨折的依据中,错误的是
    A. 脑脊液漏　　B. 迟发性乳突部皮下淤血斑　　C. CT 显示神经管骨折
    D. 单纯鼻出血　　E. "熊猫眼"

167. 女,16 岁。脑外伤后,双眼睑皮下和球结膜下出血,鼻腔流出血性脑脊液,临床诊断最大可能是
    A. 颅顶骨凹陷性骨折　　B. 颅前窝骨折　　C. 颅中窝骨折
    D. 颅后窝骨折　　E. 鼻骨骨折

168. 关于颅底骨折的治疗,错误的是
    A. 若无脑脊液漏则无须治疗　　B. 若有脑脊液漏需预防感染　　C. 脑脊液鼻漏者严禁堵塞鼻腔
    D. 严禁腰椎穿刺　　E. 脑脊液漏超过 2 个月未停止则需手术

(169~171 题共用题干)患者,男性,30 岁。右额部被木棒击中 2 天。查体:神志清楚,右眼眶周围肿胀青紫,右鼻腔内有淡血性液体流出。

169. 该患者最可能的诊断是
    A. 颅前窝骨折,脑脊液鼻漏　　B. 颅中窝骨折,脑脊液鼻漏　　C. 颅后窝骨折,脑脊液鼻漏
    D. 颅前窝骨折,鼻骨骨折　　E. 颅中窝骨折,鼻骨骨折

170. 该患者诊断的主要依据是
    A. 头颅 CT　　B. 头颅 X 线片　　C. 头颅 MRI
    D. 脑脊液检查　　E. 临床表现

171. 该患者的主要治疗方案是
    A. 保持头低位,引流脑脊液　　B. 保持头高位,预防感染　　C. 纱布条填塞鼻腔
    D. 脱水治疗,预防感染　　E. 立即行手术治疗

172. 下列哪种脑损伤属于原发性脑损伤?
    A. 脑震荡　　B. 脑水肿　　C. 脑肿胀
    D. 硬脑膜下血肿　　E. 硬脑膜外血肿

173. 脑对冲伤的好发部位是
    A. 额颞叶　　B. 枕叶　　C. 顶叶
    D. 小脑半球　　E. 大脑半球

174. 脑震荡的意识障碍一般不超过
    A. 5 分钟　　B. 10 分钟　　C. 半小时
    D. 12 小时　　E. 24 小时

175. 患者,男,30 岁。头部外伤 5 小时收入院,拟诊为脑挫裂伤,其特点不包括
    A. 可无意识障碍　　　　　B. 意识障碍可为突出表现　　　C. 腰穿脑脊液常为血性
    D. 多有中间清醒期　　　　E. 常需 CT 检查确诊(2017)

    A. 头痛　　　　　　　　　B. 头痛+恶心、呕吐　　　　　C. 视乳头水肿
    D. 意识障碍　　　　　　　E. 偏瘫

176. 脑挫裂伤最突出的症状是
177. 脑挫裂伤最常见的症状是

178. 头部外伤后慢性硬脑膜下血肿的时限,定义为
    A. 3 天内　　　　　　　　B. 1 周内　　　　　　　　　　C. 3 天至 3 周内
    D. 3 周至数月内　　　　　E. 1 年以后

179. 男性,35 岁。左颞部被木棒击伤后昏迷半小时清醒,3 小时后又转入昏迷状态。头颅 CT 检查示左颞颅骨内侧双面凸透镜形密度增高影。应诊断为
    A. 左颞硬脑膜外血肿　　　B. 左颞硬脑膜下血肿　　　　　C. 左颞骨膜下血肿
    D. 左颞帽状腱膜下血肿　　E. 左颞蛛网膜下腔出血

180. 患者,男性,21 岁。车祸头部外伤,昏迷 30 分钟后清醒。查体:神志清楚,右颞头皮血肿,神经系统检查无阳性发现。入院观察,5 小时后又转入昏迷,伴右侧瞳孔逐渐散大,左侧肢体瘫痪。该患者最可能的诊断是
    A. 脑挫伤　　　　　　　　B. 脑内血肿　　　　　　　　　C. 脑水肿
    D. 急性硬脑膜下积液　　　E. 急性硬脑膜外血肿

181. 一建筑工人由高空坠落,左枕着地,伤后出现进行性意识障碍,右侧瞳孔逐渐散大,诊断应首先考虑
    A. 小脑血肿　　　　　　　B. 左枕部急性硬脑膜外血肿　　C. 右枕部急性硬脑膜下血肿
    D. 左侧额颞部脑挫裂伤　　E. 右侧额颞极挫裂伤伴硬脑膜下血肿

(182~184 题共用题干)女性,30 岁。4 小时前跌伤后昏迷 5 分钟,清醒后步行回家。1 小时前因剧烈头痛,呕吐 3 次来诊。查体:昏迷,脉搏 64 次/分,呼吸 18 次/分,血压 180/90mmHg。左颞部头皮血肿,右侧瞳孔直径 4mm,左侧瞳孔直径 2mm。下肢肌力Ⅲ级。

182. 诊断应考虑
    A. 脑震荡　　　　　　　　B. 脑挫伤　　　　　　　　　　C. 急性硬脑膜外血肿
    D. 急性硬脑膜下血肿　　　E. 急性脑内血肿

183. 应立即采取的检查方法是
    A. 脑电图　　　　　　　　B. 脑血管造影　　　　　　　　C. 头部 CT
    D. 眼底检查　　　　　　　E. 心电图

184. 应立即采取的急救措施是
    A. 应用促苏醒剂　　　　　B. 应用降血压药　　　　　　　C. 亚低温治疗
    D. 严密观察病情变化　　　E. 静脉滴注甘露醇,同时做开颅准备

第 3 章　甲状腺与乳腺疾病

185. 女性,30 岁,行甲状腺大部切除术后,出现饮水时呛咳,声音无改变,可能的原因是
    A. 喉返神经前支损伤　　　B. 喉返神经后支损伤　　　　　C. 喉上神经内支损伤

第3章 甲状腺与乳腺疾病

  D. 喉上神经外支损伤   E. 交感神经损伤

186. 下列甲状腺疾病通常需要手术治疗的是
  A. 甲状腺高功能腺瘤 B. 青少年甲状腺功能亢进症 C. 亚急性甲状腺炎
  D. 甲状腺功能减退症 E. 甲状腺1cm囊性肿物（2018）

187. 女性,30岁。妊娠6周发生甲状腺功能亢进,甲状腺肿大伴有局部压迫症状,最恰当的治疗措施是
  A. 服用抗甲状腺药物 B. 终止妊娠后,手术治疗 C. 不终止妊娠,手术治疗
  D. 终止妊娠后,^{131}I治疗 E. 终止妊娠后,服用抗甲状腺药物

188. 关于甲亢手术治疗的适应证,不正确的是
  A. 高功能腺瘤 B. 中度以上原发性甲亢 C. 甲状腺肿大有压迫症状
  D. 青少年患者 E. 抗甲状腺药物治疗无效者

189. 甲状腺功能亢进症术前准备通常不包括
  A. T_3、T_4测定 B. 喉镜检查 C. 控制心率
  D. 给予氢化可的松 E. 测基础代谢率

190. 关于甲亢患者术前准备服用碘剂的作用,错误的是
  A. 抑制甲状腺素的合成 B. 使甲状腺缩小变硬 C. 抑制甲状腺素释放
  D. 可以减少甲状腺的血流量 E. 抑制蛋白水解酶,减少甲状腺球蛋白的分解

191. 对于不准备行甲状腺大部切除术的甲亢患者,不能给予下列哪项治疗？
  A. 甲硫氧嘧啶 B. 普萘洛尔 C. ^{131}I治疗
  D. 碘剂 E. 甲巯咪唑

192. 下列关于甲亢术前的药物准备,正确的是
  A. 普萘洛尔不能与碘剂合用
  B. 硫脲类药物和碘剂不能合并应用
  C. 服用硫脲类药物控制甲亢症状后再手术
  D. 使用碘剂2~3周,甲亢症状基本控制便可手术
  E. 服用普萘洛尔时应每8小时给药一次,术后应继续服用2~3周

193. 原发性甲亢行甲状腺大部切除术决定手术时机的关键因素是
  A. 脉率<90次/分 B. 基础代谢率<+20% C. 患者情绪稳定
  D. 患者体重增加 E. 甲状腺变小变硬

194. 女,28岁。发现左颈前包块1个月。无多食、易饥、怕热、消瘦。查体:体温36.5℃,脉搏80次/分,呼吸18次/分,血压120/80mmHg,甲状腺左叶可触及直径约1cm质硬肿物,表面不光滑,颈部未触及肿大淋巴结。双肺呼吸音清,未闻及干、湿啰音,心律齐,腹软,无压痛。最有助于确诊的检查是
  A. 颈部增强CT B. 甲状腺核素静态显像 C. 颈部彩色多普勒超声
  D. 细针穿刺细胞学检查 E. 血清甲状腺激素水平测定（2018）

195. 患者,男性,45岁。甲状腺肿块4个月入院。查体:甲状腺右下叶可扪及2.5cm×2.5cm×3.5cm的肿块,质地硬,表面不光滑,无压痛,肿块随吞咽活动度差。查血T_3、T_4正常,摄^{131}I率2小时为22%,24小时为40%。甲状腺核素扫描提示为冷结节。此病例最可能的诊断为
  A. 甲状腺腺瘤 B. 甲状腺癌 C. 单纯性甲状腺肿
  D. 桥本甲状腺肿 E. 结节性甲状腺肿

196. 甲状腺未分化癌的治疗选用
  A. 左甲状腺素片 B. ^{131}I C. 手术
  D. 化学治疗 E. 放射外照射

197. 女性,29岁。因右侧甲状腺结节行手术治疗,术中见甲状腺右叶直径1.5cm囊实性结节,未触及肿

大淋巴结,冰冻切片提示甲状腺乳头状癌。应采取的手术方式是
A. 甲状腺近全切除　　　B. 甲状腺全切+颈淋巴结清扫　　　C. 右侧腺叶切除
D. 右侧腺叶+峡部切除　　E. 单纯肿瘤切除

198. 女性,29岁。因右侧甲状腺结节手术治疗,术中见甲状腺右叶多个囊实性结节,颈部无肿大淋巴结,行右叶全切除术。术后病理报告提示甲状腺内有5mm乳头状癌灶。进一步的处理应是
A. 峡部及左叶部分切除术　　B. 口服甲状腺素　　C. 甲状腺近全切除术
D. 放射外照射治疗　　E. 甲状腺全切及颈淋巴结清扫术

(199~201题共用题干)女,30岁,初产。哺乳期间左侧乳房胀痛、发热3天。查体:体温39.2℃,脉搏106次/分,左乳房外上象限6cm×4cm红肿,有明显压痛和波动感。

199. 最可能的病原菌是
A. 腐生葡萄球菌　　　B. 金黄色葡萄球菌　　　C. 溶血性链球菌
D. 表皮葡萄球菌　　　E. 厌氧菌

200. 该患者下一步最主要的治疗措施是
A. 止痛对症治疗　　　B. 切开引流　　　C. 穿刺抽脓
D. 局部应用鱼石脂软膏　　　E. 局部热敷

201. 该患者经治疗后康复,避免再次发生的预防措施不包括
A. 注意婴儿口腔卫生　　　B. 防止乳头损伤　　　C. 避免乳汁淤积
D. 预防性应用抗生素　　　E. 养成定时哺乳习惯

202. 乳腺囊性增生病的临床表现最突出的特点是
A. 肿块质韧　　　B. 肿块呈颗粒状或结节状　　　C. 肿块大小不一
D. 可有乳头溢液　　　E. 乳房胀痛与月经周期有关

203. 患者,女性,38岁。因双乳胀痛伴肿块数年而就诊。查体:双乳可扪及多个大小不等之结节,质韧,同侧腋窝淋巴结无明显肿大,挤压乳头时有乳白色液体溢出,细胞学检查未发现异常细胞。该患者最可能的诊断是
A. 乳腺癌　　　B. 乳腺囊性增生病　　　C. 导管内乳头状瘤
D. 乳房肉瘤　　　E. 乳房纤维腺瘤

204. 乳腺囊性增生病的主要处理措施是
A. 中药治疗　　　B. 手术　　　C. 定期复查
D. 激素治疗　　　E. 对症治疗

205. 患者,女,25岁。发现右乳房肿块3个月余。查体:右乳外上象限触及3cm结节,无压痛,淋巴结无肿大。超声检查示低回声结节,形态规则,边界清楚,内部无钙化灶。该患者最可能的诊断是
A. 乳房肉瘤　　　B. 导管内乳头状瘤　　　C. 乳腺囊性增生病
D. 乳腺癌　　　E. 乳房纤维腺瘤(2020)

206. 女性,48岁。左乳头刺痒伴乳晕发红、糜烂3个月。查体:双侧腋窝无肿大淋巴结。乳头分泌物涂片细胞学检查见癌细胞。其最可能的病理类型为
A. 导管细胞癌　　　B. 乳头状癌　　　C. 髓样癌
D. Paget病　　　E. 腺癌

A. 乳腺外上象限　　　B. 乳腺外下象限　　　C. 乳腺内上象限
D. 乳头和乳晕区　　　E. 乳腺中央区

207. 乳腺癌好发于

208. Paget 病好发于(2016)

   A. 酒窝征　　　　　　　B. 橘皮征　　　　　　　C. 卫星结节
   D. 乳头凹陷　　　　　　E. 炎性乳腺癌

209. 乳腺癌侵犯乳管产生
210. 乳腺癌侵犯 Cooper 韧带产生
211. 乳腺癌侵犯皮下淋巴管产生
212. 乳腺癌侵犯皮肤淋巴管产生
213. 乳腺癌侵犯相邻毛细血管产生

214. 女性,46 岁,左乳外上象限无痛性肿物,直径 3cm,与皮肤轻度粘连,左腋下可触及 2 个可活动的淋巴结,诊断为乳腺癌。其 TNM 分期应为

   A. $T_1N_0M_0$　　　　　　B. $T_1N_1M_0$　　　　　　C. $T_2N_0M_0$
   D. $T_2N_1M_0$　　　　　　E. $T_2N_2M_0$

215. 恶性程度最高的乳腺癌类型是

   A. 浸润性导管癌　　　　　B. 浸润性小叶癌　　　　　C. 湿疹样癌
   D. 炎性乳腺癌　　　　　　E. 髓样癌

216. 下列选项中,不属于乳腺癌手术后辅助化疗指征的是

   A. 雌、孕激素受体阴性　　B. 腋窝淋巴结转移阳性　　C. 导管内癌
   D. 脉管癌栓形成　　　　　E. 原发肿瘤直径>2cm

(217~224 题共用题干)女性,40 岁。左乳房外上象限可触及一直径 3cm 包块,距乳头 5cm,同侧腋窝触到肿大淋巴结 2 枚,大小 1.0cm×1.0cm,质硬,可推动,其他器官系统未见异常。

217. 该患者最佳的定性诊断方法是

   A. 粗针穿刺活检　　　　　B. 细针穿刺细胞学检查　　C. 切取肿块活检
   D. 钼靶 X 线摄片　　　　　E. MRI 检查

218. 该患者若确诊为乳腺癌,则其 TNM 分期为

   A. $T_1N_1M_0$　　　　　　B. $T_2N_1M_0$　　　　　　C. $T_1N_2M_0$
   D. $T_2N_2M_0$　　　　　　E. $T_3N_2M_0$

219. 该患者若确诊为乳腺癌,则其临床分期为

   A. Ⅰ期　　　　　　　　　B. Ⅱ期　　　　　　　　　C. Ⅲ期
   D. Ⅳ期　　　　　　　　　E. Ⅴ期

220. 该患者若确诊为乳腺癌,手术方式应选择

   A. 乳腺癌根治术　　　　　B. 乳腺癌扩大根治术　　　C. 乳腺癌改良根治术
   D. 全乳房切除术　　　　　E. 单纯肿块切除术

221. 若术后选择 EC 方案化疗,则该方案的化疗药物包括

   A. 表柔比星、环磷酰胺　　B. 多西他赛、环磷酰胺　　C. 紫杉醇、环磷酰胺
   D. 多西他赛、多柔比星　　E. 紫杉醇、甲氨蝶呤

222. 若手术切除标本经病理检查示雌激素受体阴性,则术后首选的治疗措施是

   A. 放射治疗　　　　　　　B. 化学治疗　　　　　　　C. 生物治疗
   D. 口服阿那曲唑　　　　　E. 中医中药治疗

223. 若手术切除标本经病理检查示雌激素受体阳性,则术后首选的治疗措施是

   A. 静脉滴注妥珠单抗　　　B. 口服他莫昔芬　　　　　C. 口服泼尼松

D. 口服来曲唑　　　　　　　E. EC 方案化疗

224. 若手术切除标本经病理检查示 HER2 阳性，则术后首选的治疗措施是

A. 静脉滴注曲妥珠单抗　　B. 口服他莫昔芬　　C. 口服泼尼松

D. 口服来曲唑　　　　　　E. TC 方案化疗

(225~226 题共用题干) 女, 40 岁。右乳肿物 1 年。病初约花生米大小, 近半年肿物增大, 无特殊不适。查体: 右乳外上象限可触及 4cm×3cm×3cm 质硬肿物, 皮肤无粘连。右侧腋窝可触及肿大淋巴结, 质硬, 融合成团, 右侧锁骨上淋巴结未触及。其余检查未见异常。乳房 X 线摄影显示右乳 4cm×3cm 高密度影, 周边呈毛刺状, 中央可见强回声钙化点。

225. 该患者疾病 TNM 分期为

A. $T_1N_0M_0$　　　　　　B. $T_2N_1M_0$　　　　　　C. $T_2N_2M_0$

D. $T_3N_1M_0$　　　　　　E. $T_3N_2M_0$

226. 该患者行乳房改良根治术, 术后病理检查结果为乳腺浸润性导管癌, 腋窝淋巴结转移 4/20, ER(-), PR(-), HER2(-)。其术后治疗方案首选

A. 放疗　　　　　　　　　B. 化疗　　　　　　　　　C. 放疗+化疗

D. 靶向治疗　　　　　　　E. 内分泌治疗 (2022)

第 4 章　胸外科疾病

227. 单根单处肋骨骨折的主要临床表现是

A. 局部畸形　　　　　　　B. 骨擦感　　　　　　　　C. 呼吸困难

D. 局部疼痛　　　　　　　E. 皮下气肿

228. 女性, 28 岁。车祸伤及右胸 1 小时。查体: 脉搏 96 次/分, 呼吸 24 次/分, 血压 140/95mmHg。右前胸未见反常呼吸运动, 局部肿胀, 压痛明显, 右肺呼吸音降低, 胸部 X 线片示右侧第 8、9 肋骨后端骨折, 错误的处理是

A. 腹部 B 超　　　　　　　B. 镇静止痛　　　　　　　C. 牵引固定

D. 多头胸带固定　　　　　E. 弹性胸带固定

229. 关于开放性肋骨骨折的治疗措施, 错误的是

A. 胸壁悬吊牵引　　　　　B. 清创缝合　　　　　　　C. 骨折对端固定

D. 胸腔闭式引流　　　　　E. 使用抗生素

A. 开放性气胸　　　　　　B. 闭合性气胸　　　　　　C. 进行性血气胸

D. 张力性气胸　　　　　　E. 单根多处肋骨骨折

230. 急需开胸探查的胸部损伤是

231. 可引起纵隔扑动的胸部损伤是

232. 对生命威胁最大的胸部损伤是

A. 肺萎缩　　　　　　　　B. 反常呼吸运动　　　　　C. 纵隔扑动

D. 左心室射血受阻　　　　E. 心肌缺血

233. 多根多处肋骨骨折导致呼吸衰竭的主要原因是

234. 开放性气胸导致循环衰竭的主要原因是

第十四篇 外科学试题
第4章 胸外科疾病

A. 无菌纱布覆盖加压包扎
B. 加压包扎固定胸廓
C. 粗针头穿刺抽气
D. 胸腔闭式引流
E. 开胸探查

235. 闭合性多根多处肋骨骨折的急救处理措施是
236. 开放性气胸的急救处理措施是
237. 张力性气胸的急救处理措施是

238. 女,22岁。突发右侧胸痛伴胸闷1小时。搬重物时突发右侧胸痛,疼痛剧烈,深呼吸时加重,伴刺激性咳嗽,继之出现胸闷,进行性加重。血压100/65mmHg。最可能的诊断是
    A. 肺栓塞
    B. 自发性气胸
    C. 主动脉夹层
    D. 肋间神经痛
    E. 心肌梗死(2018)

239. 男,20岁。闭合性胸外伤5小时。查体:口唇发绀,端坐呼吸,左侧胸壁触及皮下气肿,气管右偏,左侧呼吸音消失。正确的急救措施是
    A. 加压吸氧
    B. 左侧胸腔穿刺排气
    C. 心包穿刺
    D. 急诊开胸探查
    E. 气管插管

240. 开放性气胸引起的病理生理紊乱表现为
    A. 患侧肺萎缩,呼吸功能减退
    B. 患侧胸膜腔压力高于大气压,纵隔移向健侧
    C. 吸气时,纵隔移向患侧
    D. 呼气时,患侧胸膜腔压力低于大气压
    E. 引起反常呼吸运动,导致呼吸、循环衰竭(2018)

241. 中央型肺癌伴肺门及纵隔淋巴结肿大最常见于
    A. 小细胞肺癌
    B. 腺癌
    C. 鳞状细胞癌(鳞癌)
    D. 大细胞肺癌
    E. 类癌

242. 可导致抗利尿激素分泌异常的肺癌类型是
    A. 鳞癌
    B. 腺癌
    C. 小细胞肺癌
    D. 大细胞肺癌
    E. 肉瘤样癌(2023)

243. 肺癌最常见的转移途径是
    A. 血行转移
    B. 淋巴转移
    C. 直接扩散
    D. 种植转移
    E. 经椎旁静脉系统转移

244. 原发性支气管肺癌早期最常见的表现是
    A. 刺激性咳嗽
    B. 顽固性胸痛
    C. 声音嘶哑
    D. 锁骨上淋巴结肿大
    E. Horner综合征

245. 肺癌的早期临床表现是
    A. 胸痛
    B. 肺部局限性哮鸣音
    C. 胸腔积液
    D. 右锁骨上淋巴结肿大
    E. 上腔静脉压迫综合征(2014)

246. 属于肺癌副肿瘤综合征的表现是
    A. 杵状指
    B. 面颈部水肿
    C. 吞咽困难
    D. 一侧瞳孔缩小
    E. 锁骨上淋巴结肿大

247. 下列哪项不属于Horner综合征的临床表现?
    A. 病侧眼睑下垂
    B. 病侧瞳孔散大
    C. 病侧额部少汗
    D. 病侧眼球内陷
    E. 颈交感神经受压

248. 周围型肺癌$T_2N_0M_0$首选的治疗是
    A. 化学治疗
    B. 免疫治疗
    C. 手术治疗
    D. 介入治疗
    E. 放射治疗(2018)

(249~251题共用题干)男性,64岁,反复咳嗽、咳痰、痰中带血2周。体温38.3℃。外周血白细胞计数 $12\times10^9/L$。胸部X线片示右肺门肿块影,伴远端大片状阴影,抗感染治疗阴影不吸收。

249. 有助于尽快明确诊断的检查首选
   A. CT
   B. 磁共振
   C. 胸腔镜
   D. 纤支镜
   E. 核素扫描

250. 最可能的诊断是
   A. 肺炎
   B. 肺脓肿
   C. 肺癌
   D. 肺结核
   E. 支气管扩张症

251. 首先考虑的治疗方案是
   A. 抗感染治疗
   B. 抗炎止血治疗
   C. 手术治疗
   D. 抗结核治疗
   E. 门诊随访

252. 女,34岁。干咳1个月,无发热、盗汗,反复静脉滴注头孢菌素半个月未见效。查体:体温36.8℃,右侧颈部均可触及黄豆大淋巴结,质硬,活动,双肺未闻及干、湿啰音。为明确诊断,首选的检查是
   A. 血沉
   B. 胸部X线片
   C. 痰找结核分枝杆菌
   D. 结核菌素试验
   E. 肺功能

253. 患者,男,58岁。发现肺门肿块5个月。近1个月来出现声音嘶哑、吞咽困难。痰液细胞学检查发现鳞癌细胞。治疗选择应是
   A. 手术治疗
   B. 化学治疗
   C. 放射治疗
   D. 免疫治疗
   E. 中医中药治疗

254. 患者,女性,50岁。常规体检胸部X线片发现左肺上叶孤立性肿块影,直径2.0cm,边缘模糊。痰液检查可见腺癌细胞。支气管镜检查未见肿物。该患者治疗首选
   A. 肿瘤切除术
   B. 左上肺叶切除
   C. 化学治疗
   D. 放射治疗
   E. 放射治疗+化学治疗

   A. 硬化型
   B. 髓质型
   C. 蕈伞型
   D. 溃疡型
   E. 胶样型

255. 较早出现梗阻症状的食管癌是
256. 梗阻程度较轻的食管癌是

   A. 手术治疗
   B. 放射治疗
   C. 化学治疗
   D. 放化疗联合
   E. 免疫治疗

257. 上段食管癌的治疗多采用
258. 中、下段食管癌的首选治疗方法是

259. 男,70岁。吞咽困难半个月。查体无明显阳性体征。上消化道钡剂造影示食管中段黏膜紊乱,管壁僵硬,管腔狭窄,该患者最可能的初步诊断是
   A. 食管癌
   B. 食管憩室
   C. 食管平滑肌瘤
   D. 贲门失弛缓症
   E. 食管炎

第5章 普通外科疾病

260. 临床上最常见的腹外疝是

A. 腹股沟斜疝 B. 腹股沟直疝 C. 股疝
D. 腹壁切口疝 E. 脐疝

261. 由肠壁一部分构成了疝内容物的疝,称为
A. 滑动疝 B. Richter 疝 C. 嵌顿疝
D. 直疝 E. 股疝

262. 无须急诊手术治疗的腹外疝是
A. Littre 疝 B. Richter 疝 C. 难复性疝
D. 嵌顿性股疝 E. Maydl 疝

263. 腹股沟斜疝和直疝最重要的鉴别点是
A. 疝内容物是否有嵌顿史 B. 疝囊颈与腹壁下动脉的关系 C. 疝块外形
D. 发病年龄 E. 疝内容物是否容易还纳(2018、2022)

264. 腹股沟直疝患者精索在疝囊的
A. 前方 B. 后方 C. 前外方
D. 后外方 E. 前下方

265. 女,45岁。1年来久站或长时间行走觉左下腹部胀痛不适。查体:体温36.5℃,脉搏80次/分,呼吸18次/分,血压120/80mmHg,双肺呼吸音清,未闻及干、湿啰音,心律齐,腹软,无压痛,立位左腹股沟韧带下方内侧突起半球形肿物,平卧时可缩小,咳嗽时无明显冲击感,压迫内环后肿物仍可突出。该患者最适宜的手术方法是
A. Shouldice 法疝修补术 B. McVay 法疝修补术 C. Bassini 法疝修补术
D. Halsted 法疝修补术 E. Ferguson 法疝修补术(2018)

266. 男性,23岁。右侧腹股沟可复性包块2年。查体:肿块还纳后,压迫内环口肿物不再突出,无压痛。手术中最有可能发现
A. 直疝三角部位腹壁薄弱 B. 疝囊颈位于腹壁下动脉外侧 C. 盲肠组成疝囊壁的一部分
D. 疝内容物常为大网膜 E. 精索在疝囊的前外方

267. 疝内容物已经进入阴囊,最可能的腹外疝是
A. 腹股沟斜疝 B. 腹股沟直疝 C. 股疝
D. 肠管壁疝 E. 切口疝

A. 保守治疗 B. 单纯疝囊高位结扎术 C. 无张力疝修补术
D. 腹腔镜疝修补术 E. 疝囊高位结扎+疝修补术

268. 1岁以内婴幼儿腹股沟斜疝的治疗采用
269. 小儿腹股沟斜疝的治疗采用
270. 绞窄性腹股沟斜疝行坏死肠管切除后的治疗方法是
271. 成人腹股沟直疝的传统手术方法是

A. Halsted 法 B. Bassini 法 C. Lichtenstein 手术
D. McVay 法 E. Ferguson 法

272. 常用于股疝修补的手术方法是
273. 常用于加强腹股沟管前壁的手术方法是
274. 属于无张力疝修补术的手术方法是(2023)

275. 男性,50岁。右阴囊可复性肿物14年,不能还纳1天,伴呕吐,停止排气排便。查体:心率108次/分,血压150/100mmHg,右阴囊肿大,压痛明显,腹膨隆,肠鸣音亢进,白细胞$14×10^9$/L,中性粒细

胞 85%。对该患者的最佳处理是
    A. 立即剖腹探查   B. 急诊室留观察   C. 止痛,抗感染治疗
    D. 胃肠减压,择期行修补术   E. 急做腹股沟疝手术,并做肠切除准备

276. 下列哪项不是股疝的常见特点?
    A. 多见于中老年妇女   B. 疝块较小   C. 疝块呈半球形
    D. 咳嗽冲击感明显   E. 易嵌顿,易绞窄

277. 腹膜刺激征最轻的急腹症是
    A. 消化道穿孔   B. 脾破裂   C. 急性胆囊炎
    D. 急性重症胰腺炎   E. 肝破裂

278. 男性,34 岁。腹部砸伤 4 小时。查体见四肢湿冷,腹肌紧张,全腹压痛、反跳痛,有移动性浊音,肠鸣音消失。该患者目前应进行的处理不包括
    A. 诊断性腹腔穿刺   B. 密切监测基本生命体征   C. 补充血容量,抗休克治疗
    D. 给予镇痛剂和镇静剂   E. 抗感染治疗

279. 腹部闭合性损伤中最容易受到损伤的内脏器官是
    A. 胃   B. 脾   C. 横结肠
    D. 肝   E. 胰腺(2018)

280. 以下关于腹部闭合性损伤导致肠损伤的描述,错误的是
    A. 小肠损伤后腹腔穿刺多呈阳性   B. 小肠损伤后易出现腹膜刺激征
    C. 肠损伤后均有膈下游离气体   D. 小肠损伤多于结肠损伤
    E. 结肠损伤后的感染表现一般较晚出现但严重(2018)

281. 肝损伤后早期出现休克最主要的原因是
    A. 急性腹膜炎   B. 全身感染   C. 胆瘘
    D. 腹腔内出血   E. 麻痹性肠梗阻(2020)

282. 男性,25 岁。左侧腹部及左下胸部撞击伤 3 小时。检查:神志清,体温 37℃,脉搏 120 次/分,血压 80/60mmHg。左侧腹压痛,有轻度反跳痛及肌紧张,血白细胞 20×10^9/L。尿镜检红细胞 20 个/HP。正确的急救处理是
    A. 大剂量抗菌药物治疗   B. 输血、输液   C. 密切观察
    D. 静脉滴注 25%甘露醇溶液   E. 纠正休克的同时,考虑立即剖腹探查(2022)

283. 患者,男,36 岁。腹部闭合性损伤 3 小时。查体:腹部明显压痛、反跳痛、肌紧张。行剖腹探查,术中依次探查肝、脾、膈均无损伤或出血,若继续探查,应首先探查的脏器是
    A. 胰腺   B. 胃   C. 空肠
    D. 回肠   E. 十二指肠(2022)

284. 男,32 岁。右上腹闭合性损伤 1 小时。查体:体温 36.5℃,脉搏 100 次/分,呼吸 26 次/分,血压 100/65mmHg,双肺呼吸音清,未闻及干、湿啰音,心率 100 次/分,心律齐。诊断性腹腔穿刺抽出不凝血。急症手术探查,正确的腹腔探查顺序是首先探查
    A. 右肾   B. 胃、十二指肠   C. 肝脏
    D. 小肠   E. 胃后壁及胰腺

285. 腹部闭合性损伤 X 线检查发现右膈肌抬高,活动受限,最可能的损伤是
    A. 胃破裂   B. 脾破裂   C. 肝破裂
    D. 十二指肠破裂   E. 结肠肝曲破裂

286. 男性,10 岁。因车祸来诊。查体:血压 90/60mmHg,心率 80 次/分,呼吸 22 次/分,左上腹轻压痛。CT 示脾上极血肿,无其他损伤。最合适的处理措施是

第十四篇 外科学试题
第5章 普通外科疾病

    A. 住院观察   B. 回家,1周后复查   C. 剖腹探查,脾修补术

    D. 剖腹探查,脾切除术   E. 血管造影脾动脉栓塞治疗

287. 男,26岁。因车祸2小时就诊,诊断脾破裂、腹腔大量积血。就诊时血压100/60mmHg,心率110次/分。输血、输液共2000ml后血压90/50mmHg,心率130次/分。除继续输血外,最佳治疗方法是

    A. 注射升压药   B. 腹腔引流   C. 行脾切除手术

    D. 血管造影并行脾动脉栓塞   E. 静脉输注白蛋白

(288~291题共用题干)男,23岁。突然晕倒2小时。5天前因车祸撞伤左下胸部,曾卧床休息2天。查体:脉搏140次/分,呼吸30次/分,血压75/60mmHg。神志清,面色苍白,左下胸有皮肤瘀斑,腹部膨隆,轻度压痛、反跳痛,移动性浊音阳性,肠鸣音减弱。

288. 最可能的诊断是

    A. 小肠破裂   B. 结肠破裂   C. 胃破裂

    D. 脾破裂   E. 肾破裂

289. 为尽快明确诊断,首选的辅助检查是

    A. 腹部MRI   B. 胸部X线片   C. 腹部B超

    D. 腹部CT   E. 腹部X线片

290. 该患者手术探查的顺序是

    A. 先探查胰腺后探查肝、脾   B. 先探查肝、脾后探查胃肠道   C. 先探查盆腔器官后探查肝、脾

    D. 最先探查肠系膜大血管   E. 先探查胃肠道后探查肝脾

291. 最佳的处理方法是

    A. 小肠修补术   B. 结肠修补术   C. 胃修补术

    D. 脾切除术   E. 肾切除术

    A. 右下腹柔软无压痛   B. 腹胀、肠鸣音消失   C. 腹式呼吸基本消失

    D. 腹肌强直呈板样   E. 腹部压痛最显著的部位

292. 消化性溃疡急性穿孔的典型体征是

293. 判断弥漫性腹膜炎病因时最有意义的是(2018)

294. 患者,女性,40岁。突发上腹痛、恶心8小时。疼痛由局部逐渐波及全腹,伴发热。既往有十二指肠溃疡病史20年。查体:体温38.4℃,脉搏104次/分,呼吸26次/分,血压110/70mmHg。双肺呼吸音清,未闻及干、湿啰音,心律齐。全腹肌紧张,压痛和反跳痛阳性,肠鸣音消失。对这种疾病的描述中错误的是

    A. 保守治疗无效后需剖腹探查   B. 若诊断和治疗延误易致中毒性休克

    C. 常常伴有代谢性碱中毒   D. 继发性腹膜炎较原发性腹膜炎多见

    E. 大多数合并麻痹性肠梗阻(2018)

295. 腹腔内液体至少达多少毫升时,腹腔穿刺才可能阳性?

    A. 20ml   B. 50ml   C. 100ml

    D. 250ml   E. 500ml

296. 诊断出急性化脓性腹膜炎后,进一步要明确的重要环节是

    A. 患者有无脱水   B. 是否合并酸碱平衡紊乱   C. 引起腹膜炎的原因

    D. 感染的主要细菌   E. 有无贫血

297. 急性化脓性腹膜炎患者术后,采用半卧位的目的不包括

    A. 减少肺部并发症   B. 减少毒素吸收   C. 腹肌松弛,减少切口张力

D. 减少膈下脓肿发生的机会　　　　E. 渗出物流入盆腔,吸收快,避免形成盆腔脓肿

(298~299题共用题干)患者,男性,40岁。因胃溃疡急性穿孔行Billroth Ⅰ式胃大部切除术后第5天,体温逐渐升高,波动于38.5~39.6℃之间。患者感右上腹疼痛,并向右肩部放射。查体:呼吸急促,右上腹明显压痛,未触及包块。胸腹部联合透视见右侧膈肌抬高,活动度差,右肋膈角消失,右膈下可见少量游离气体。

298. 该患者术后可能出现的并发症是
　　A. 右下肺炎　　　　　　　　B. 右膈下脓肿　　　　　　　C. 胃肠吻合口瘘
　　D. 肝脓肿　　　　　　　　　E. 胃溃疡再次穿孔

299. 该患者最主要的治疗方法是
　　A. 经皮穿刺置管引流　　　　B. 切开引流　　　　　　　　C. 剖腹探查
　　D. 抗感染治疗　　　　　　　E. 穿孔修补术

(300~302题共用题干)女性,34岁,已婚。消化性溃疡穿孔行修补术后10天,体温39.5℃,黏液便4~6次/天,伴有里急后重及尿频、排尿困难。

300. 该患者术后恢复不顺利的原因,应考虑合并
　　A. 细菌性痢疾　　　　　　　B. 肠道功能紊乱　　　　　　C. 膀胱炎
　　D. 盆腔脓肿　　　　　　　　E. 直肠癌

301. 为明确诊断,最简便的检查方法是
　　A. 腹部透视　　　　　　　　B. 腹部B超　　　　　　　　C. 大便常规
　　D. 大便细菌培养　　　　　　E. 直肠指检

302. 若经上述检查发现直肠前壁有一波动性触痛肿物,大小约8cm×8cm,则首选治疗为
　　A. 大量联合使用广谱抗生素　B. 经皮穿刺置管引流　　　　C. 腹腔镜下切开引流
　　D. 经直肠前壁切开引流　　　E. 经阴道后穹隆穿刺切开引流

303. 胃大部切除术治疗消化性溃疡的主要理论依据是
　　A. 降低体液性胃酸分泌　　　B. 降低神经性胃酸分泌　　　C. 切除溃疡的好发部位
　　D. 切除了溃疡本身　　　　　E. 降低胃的张力和蠕动

304. 十二指肠溃疡外科治疗的适应证不包括
　　A. 合并急性穿孔　　　　　　B. 合并大出血　　　　　　　C. 合并瘢痕性幽门梗阻
　　D. 顽固性溃疡　　　　　　　E. 溃疡直径>2.5cm

305. 远端胃大部切除术胃切断线的解剖标志是小弯侧胃左动脉第一降支至大弯侧胃网膜左动脉的最下第一垂直分支的连线,按此连线可以切除远端胃组织的
　　A. 40%　　　　　　　　　　B. 50%　　　　　　　　　　C. 55%
　　D. 60%　　　　　　　　　　E. 80%

306. 女,50岁。腹痛、腹胀5天。呕吐物为隔夜酸酵食物,见胃肠型。既往有十二指肠球部溃疡病史10年。最适宜的治疗措施是
　　A. 口服奥美拉唑　　　　　　B. 温盐水洗胃　　　　　　　C. 胃大部切除术
　　D. 高选择性迷走神经切断术　E. 选择性迷走神经切断术+幽门成形术 (2019)

307. 治疗消化性溃疡的各种术式中,下列哪种术式需附加幽门成形术以解决胃潴留?
　　A. 毕(Billroth)Ⅰ式胃大部切除术　B. 毕(Billroth)Ⅱ式胃大部切除术　C. 迷走神经干切断术
　　D. 选择性迷走神经切断术　　　E. 高选择性迷走神经切断术 (2016)

308. 男性,40岁。顽固性十二指肠溃疡2年,拟行手术治疗,该患者可选择的手术方式不包括

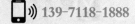

A. 毕Ⅰ式胃大部切除术　　　B. 毕Ⅱ式胃大部切除术　　　C. Bancroft 法胃大部切除术
D. 选择性迷走神经切断术　　E. 高选择性迷走神经切断术

309. 选择性迷走神经切断术(SV)与高选择性迷走神经切断术(HSV)的主要区别为是否切断
A. 迷走神经左、右干　　　　B. 肝支　　　　　　　　　C. 腹腔支
D. 胆囊支　　　　　　　　　E. 鸦爪支(2020)

310. 十二指肠球部溃疡合并幽门梗阻可选择的手术方式为
A. 毕Ⅰ式胃大部切除术　　　B. 毕Ⅱ式胃大部切除术　　　C. 胃空肠吻合术
D. 迷走神经干切断术　　　　E. 高选择性迷走神经切断术

311. 下列胃大部切除术后并发症中,用手术治疗基本无效的是
A. 吻合口溃疡　　　　　　　B. 术后胃瘫　　　　　　　C. 早期十二指肠残端破裂
D. 吻合口梗阻　　　　　　　E. 严重碱性反流性胃炎

312. 男性,25 岁。因十二指肠溃疡急性穿孔行胃大部切除术,术后顺利恢复进食。术后第 8 天,在进半流食鸡蛋时,突然出现频繁呕吐。治疗错误的是
A. 禁食、胃肠减压　　　　　B. 输液　　　　　　　　　C. 应用糖皮质激素
D. 肌内注射新斯的明　　　　E. 紧急手术治疗(2019)

(313~314 题共用题干)患者,男,56 岁。胃小弯溃疡穿孔行 Billroth Ⅱ式胃大部切除术后第 3 天,剧烈咳嗽后突发上腹部剧痛,呈持续性,无阵发加剧。后发热,最高体温 39.5℃。查体:上腹明显压痛、反跳痛,尤以右上腹为甚,腹部无移动性浊音,肠鸣音寂然。

313. 本例最可能的诊断是
A. 膈下脓肿　　　　　　　　B. 急性完全性输出袢梗阻　　C. 急性完全性输入袢梗阻
D. 十二指肠残端破裂　　　　E. 术后胃排空障碍

314. 最恰当的治疗为
A. 持续胃肠减压,保守治疗　B. B 超引导下穿刺抽液　　　C. 急诊手术治疗
D. 经直肠前壁穿刺引流　　　E. 先做腹腔穿刺,根据结果制订治疗方案

315. 多见于毕Ⅱ式胃大部切除术后的并发症是
A. 倾倒综合征　　　　　　　B. 碱性反流性胃炎　　　　　C. 营养性并发症
D. 溃疡复发　　　　　　　　E. 残胃癌(2020)

316. 胃大部切除术后患者发生晚期倾倒综合征的机制主要是
A. 反应性高血糖　　　　　　B. 反应性低血糖　　　　　　C. 交感神经兴奋
D. 迷走神经兴奋　　　　　　E. 生长抑素大量分泌

317. 胃大部切除术后数月或数年发生的并发症多为
A. 腹泻　　　　　　　　　　B. 碱性反流性胃炎　　　　　C. 出血
D. 呕吐　　　　　　　　　　E. 吻合口溃疡

318. 男,42 岁。毕Ⅱ式胃大部切除术后 2 年,上腹部有烧灼痛,抗酸剂治疗无效,有时呕吐,内含胆汁,吐后腹痛无缓解,体重减轻。胃镜下黏膜充血、水肿、易出血。最可能的诊断是
A. 输入袢梗阻　　　　　　　B. 输出袢梗阻　　　　　　　C. 碱性反流性胃炎
D. 吻合口梗阻　　　　　　　E. 吻合口溃疡

319. 男性,35 岁。突发上腹刀割样剧痛 2 小时来诊。既往有十二指肠溃疡病史 5 年。查体:患者表情痛苦,腹式呼吸消失、板状腹,全腹压痛、反跳痛,以右上腹最明显,听诊肠鸣音消失。为明确诊断,首选检查是
A. 立位 X 线腹部透视　　　　B. 腹部 B 超　　　　　　　C. 腹部 CT

D. 急诊胃镜检查　　　　　　　　E. 诊断性腹腔灌洗

(320~322题共用题干)男性,25岁,上腹部突发刀割样剧痛1小时急诊入院。查体:强迫体位,板状腹,全腹压痛、反跳痛,肌紧张,以右上腹为著,肝浊音界减小,肠鸣音减弱。

320. 若行诊断性腹腔穿刺,穿刺液性质最可能是
A. 草绿色、透明　　　　　　　B. 血性、恶臭　　　　　　　C. 血性、无臭、淀粉酶含量高
D. 稀脓性,略带臭气　　　　　E. 黄色、浑浊,含胆汁或食物残渣

321. 下列非手术疗法中无必要的是
A. 禁食、胃肠减压　　　　　　B. 输液、纠正电解质紊乱　　C. 抗生素治疗
D. 针刺治疗　　　　　　　　　E. 抗胰酶疗法

322. 假设术后1周患者出现持续性高热,右肋缘下疼痛伴呃逆。WBC24×10⁹/L。胸部X线片示右侧中量胸腔积液。最可能的并发症是
A. 肺部感染　　　　　　　　　B. 切口感染　　　　　　　　C. 膈下脓肿
D. 盆腔脓肿　　　　　　　　　E. 肠间脓肿

323. 瘢痕性幽门梗阻最突出的临床表现是
A. 消瘦　　　　　　　　　　　B. 呕吐胃内容物及胆汁　　　C. 移动性浊音阳性
D. 持续呃逆　　　　　　　　　E. 呕吐宿食、不含胆汁(2018)

324. 关于瘢痕性幽门梗阻临床表现的叙述,错误的是
A. 呕吐量大　　　　　　　　　B. 可有低钾低氯性碱中毒　　C. 上腹隆起,可有蠕动波
D. 可有振水音　　　　　　　　E. 呕吐物多为宿食,有酸臭味,含有胆汁(2020)

325. 患者,男,40岁。间断上腹痛3年,加重1周。1周前腹胀痛明显,进食后加重,伴恶心、呕吐,呕吐物量大,有酸臭味,呕吐后症状有所缓解,排便排气较前减少。查体时,最可能发现的体征是
A. 腹肌紧张　　　　　　　　　B. 液波震颤　　　　　　　　C. 肠型
D. 振水音阳性　　　　　　　　E. 肠鸣音减弱(2020)

326. 不能作为幽门梗阻诊断依据的是
A. 上腹部胀痛　　　　　　　　B. 呕吐大量宿食　　　　　　C. 胃型和蠕动波
D. 空腹振水音　　　　　　　　E. 代谢性酸中毒

327. 女性,45岁,反复上腹痛20年,近1周出现频繁呕吐,呕吐量大,呕吐物为宿食,不含胆汁。查体:可见胃型,振水音阳性。最可能的诊断是
A. 十二指肠憩室　　　　　　　B. 幽门梗阻　　　　　　　　C. 十二指肠梗阻
D. 小肠梗阻　　　　　　　　　E. 食管裂孔疝

328. 男,58岁。反复上腹痛20年,近2个月出现进食后腹胀、恶心、呕吐隔夜宿食,体重减轻15kg。为明确诊断,应首选的检查方法是
A. 腹部CT　　　　　　　　　　B. B超　　　　　　　　　　C. 立位腹部透视
D. 胃镜　　　　　　　　　　　E. 腹部ECT

A. 急性穿孔　　　　　　　　　B. 癌变　　　　　　　　　　C. 幽门梗阻
D. 胰腺炎　　　　　　　　　　E. 出血

329. 十二指肠球部前壁溃疡最常发生的并发症是

330. 十二指肠球部后壁溃疡最常发生的并发症是

331. 下列哪种疾病与胃癌发病无关?
A. 萎缩性胃炎　　　　　　　　B. 胃溃疡　　　　　　　　　C. 胃息肉

第5章 普通外科疾病

    D. 胃平滑肌瘤　　　　　　　　E. 胃大部切除术后残胃

332. 胃癌最好发的部位
    A. 胃窦　　　　　　　　B. 幽门　　　　　　　　C. 贲门
    D. 胃体　　　　　　　　E. 胃底(2018)

333. 恶性程度较高的胃癌可以发生跳跃式淋巴结转移,其中最常转移至
    A. 脾门淋巴结　　　　　　B. 肝总动脉淋巴结　　　　C. 腹腔淋巴结
    D. 左锁骨上淋巴结　　　　E. 右锁骨上淋巴结

334. 胃癌晚期血行转移最多见的部位是
    A. 骨　　　　　　　　　　B. 胰　　　　　　　　　　C. 肺
    D. 肝　　　　　　　　　　E. 盆腔

    A. 皮革胃　　　　　　　　B. 直径<0.5cm 的胃癌　　C. 直径2cm 侵入肌层的胃癌
    D. 直径2cm 浸出浆膜的胃癌　E. 侵入黏膜下层并有淋巴结转移的胃癌

335. 属于早期胃癌的是

336. 属于微小胃癌的是

337. 预后最差的胃癌是

338. 双侧卵巢肿大,活检发现腺癌细胞,首先考虑癌细胞来源于
    A. 子宫　　　　　　　　　B. 肠　　　　　　　　　　C. 胃
    D. 卵巢　　　　　　　　　E. 肝

339. 女,50岁。间断上腹痛11个月,进食后半小时为重,近2个月来转为持续性上腹痛伴恶心、乏力,抑酸治疗效果不佳,持续粪便隐血试验强阳性。首先考虑的诊断是
    A. 应激性溃疡　　　　　　B. 门静脉高压症　　　　　C. 十二指肠溃疡
    D. 胃癌　　　　　　　　　E. 慢性胃炎

340. 男,56岁。反复上腹痛2年,加重3个月。腹痛无明显规律性,伴乏力,间断黑便。3个月以来体重减轻10kg。查体:体温36.5℃,脉搏80次/分,呼吸18次/分,血压120/80mmHg。皮肤巩膜无黄染,双肺呼吸音清,未闻及干、湿啰音,心律齐。腹软,无压痛。血常规:Hb110g/L, WBC9.6×10^9/L, N0.86, Plt158×10^9/L。对明确诊断最有价值的检查是
    A. 腹部B超　　　　　　　B. 胃液分析　　　　　　　C. 胃脱落细胞学检查
    D. 胃镜　　　　　　　　　E. 腹部CT(2018)

    A. 低位肠梗阻　　　　　　B. 高位肠梗阻　　　　　　C. 麻痹性肠梗阻
    D. 绞窄性肠梗阻　　　　　E. 痉挛性肠梗阻

341. 持续腹痛血便,肠鸣音消失,有腹膜刺激征的原因是

342. 呕吐粪样内容物,腹部高度膨胀的原因是(2018)

343. 患者腹痛、恶心、呕吐,肠鸣音亢进,排便、排气停止,应考虑为
    A. 急性胃肠炎　　　　　　B. 急性阑尾炎　　　　　　C. 急性胆囊炎
    D. 急性肠梗阻　　　　　　E. 急性胰腺炎(2020)

344. 属于绞窄性肠梗阻的是
    A. 肠腔堵塞　　　　　　　B. 肠管扭转　　　　　　　C. 肠管痉挛
    D. 肠管血运障碍　　　　　E. 肠管受压

345. 单纯性机械性肠梗阻的临床表现不包括
    A. 阵发性腹部绞痛　　　　B. 腹部压痛轻或无　　　　C. 腹痛时伴肠鸣音亢进

D. 全身症状较轻   E. 有腹膜炎体征

346. 下列肠梗阻表现中,提示发生肠绞窄可能性较小的是
   A. 腹痛剧烈而持续   B. 腹膜刺激征明显   C. 呕吐物为血性液体
   D. 早期出现休克   E. 有多次腹部手术史,反复发作腹痛

347. 男性,26岁,餐后打篮球,半小时后剧烈腹痛,6小时后来院,伴恶心、呕吐。查体:全腹腹膜炎体征,以中腹部明显,肠鸣音弱。血淀粉酶64U/L,腹腔穿刺抽出淡血性液,淀粉酶64U/L。考虑诊断为
   A. 急性出血坏死性胰腺炎   B. 急性胆囊炎   C. 急性阑尾炎
   D. 上消化道穿孔   E. 绞窄性肠梗阻

348. 关于粘连性肠梗阻的描述,正确的是
   A. 先天性腹内粘连较为常见   B. 梗阻部位以结肠较为常见   C. X线检查可见小肠内多个液平面
   D. 多数应立即手术   E. 早期临床表现为腹胀、腹痛、停止排气和肠鸣音减退

349. 多需急诊手术的肠梗阻是
   A. 动力性肠梗阻   B. 粘连性肠梗阻   C. 蛔虫性肠梗阻
   D. 肠扭转   E. 肠套叠

350. 关于肠套叠的描述,错误的是
   A. 属于单纯性肠梗阻   B. 好发于2岁以下男孩
   C. 以腹痛、便血、腹部肿块为特征   D. 幼儿肠套叠48小时内者可试行空气灌肠复位
   E. 慢性复发性肠套叠为手术适应证之一

351. 肠梗阻非手术治疗中,矫正全身生理紊乱的主要措施是
   A. 抗感染治疗   B. 胃肠减压   C. 禁食
   D. 吸氧   E. 纠正水、电解质紊乱和酸碱失衡(2018)

352. 男,70岁。腹部绞痛伴腹胀4小时。腹部X线片显示马蹄状巨大的双腔充气肠袢。钡剂灌肠见直肠上段钡剂受阻,钡影尖端呈"鸟嘴"形。最可能的诊断是
   A. 小肠扭转   B. 直肠癌   C. 乙状结肠扭转
   D. 乙状结肠癌   E. 肠套叠

(353~354题共用题干)男性,80岁,6小时前晨练后突发左下腹痛,恶心未吐,2天来尚未排便,既往无大病。查体:腹胀,左下腹有压痛,未触及明显肿块,肠鸣音亢进,直肠指检阴性。

353. 该患者最可能的诊断是
   A. 缺血性肠病   B. 乙状结肠扭转   C. 小肠扭转
   D. 肠系膜动脉栓塞   E. 肠套叠

354. 对该患者的诊断和治疗有价值的措施是
   A. 扩血管药物   B. 选择性动脉造影   C. 钡剂灌肠
   D. 胃肠减压   E. 腹部B超

   A. 胆汁性呕吐   B. 粪性呕吐   C. 血性呕吐
   D. 呕吐物为宿食   E. 咖啡样呕吐物

355. 低位肠梗阻常表现为

356. 肠扭转常表现为

357. 十二指肠溃疡伴幽门梗阻常表现为

358. 碱性反流性胃炎多表现为

359. 上消化道出血常表现为

第十四篇　外科学试题

第5章　普通外科疾病

360. 当阑尾发生血运障碍时,易导致其坏疽的解剖学特点是
    A. 阑尾淋巴组织丰富　　　　　B. 阑尾体积小　　　　　　　C. 阑尾开口小
    D. 阑尾腔小　　　　　　　　　E. 阑尾动脉为无侧支终末动脉

361. 男,18岁。转移性右下腹痛16小时,伴恶心、呕吐。16小时前右下腹有局限性压痛,4小时前疼痛范围扩大。查体:体温38.8℃,脉搏92次/分。腹部膨胀,全腹肌紧张,压痛和反跳痛(+),右下腹为重,肠鸣音消失。血常规:WBC18.6×10⁹/L,N0.91。病情加重的主要解剖学原因是
    A. 阑尾壁内淋巴组织丰富易化脓　　　　B. 阑尾与盲肠相通的开口狭窄易梗阻
    C. 阑尾系膜短而阑尾本身长,易坏死　　D. 阑尾动脉是终末血管,易痉挛坏死
    E. 阑尾蠕动弱而慢,阻塞的粪便残渣不易排出

362. 男,22岁。上腹痛1日,次日转至右下腹痛,伴恶心,无呕吐。查体:体温38.5℃,双肺呼吸音清,未闻及干、湿啰音,心律齐,腹平软,右下腹明显压痛,反跳痛(+),未触及包块。血 WBC15.6×10⁹/L,N0.86。尿沉渣镜检:RBC1～3个/HP,WBC2～3个/HP。最可能的诊断是
    A. 急性肠系膜淋巴结炎　　　　B. 右侧输尿管结石　　　　　C. 急性胆囊炎
    D. 急性化脓性阑尾炎　　　　　E. 十二指肠溃疡急性穿孔(2018)

363. 急性阑尾炎的临床表现中,最具诊断价值的是
    A. 转移性腹痛　　　　　　　　B. 畏寒发热　　　　　　　　C. 脐周压痛
    D. 右下腹固定性压痛　　　　　E. 结肠充气试验阳性

364. 急性阑尾炎手术治疗后最常见的并发症是
    A. 阑尾残株炎　　　　　　　　B. 切口感染　　　　　　　　C. 粪瘘
    D. 粘连性肠梗阻　　　　　　　E. 出血(2019)

365. 男性,10岁,腹痛1天,伴恶心、呕吐、稀便2次。查体:体温38℃,右下腹肌紧张,有明显压痛。外周血白细胞15×10⁹/L。最恰当的治疗是
    A. 给予镇静剂　　　　　　　　B. 给予解痉剂　　　　　　　C. 服用肠道抗生素
    D. 输入广谱抗生素　　　　　　E. 急诊手术

366. 无须急诊手术的阑尾炎是
    A. 小儿急性阑尾炎　　　　　　B. 老年人急性阑尾炎　　　　C. 妊娠35周的急性阑尾炎
    D. 急性坏疽性阑尾炎　　　　　E. 右下腹可触到包块的阑尾炎

367. 患者,女,28岁。宫内孕27周,右下腹痛30小时,伴发热(体温38℃),恶心,未吐。查体:宫底脐上二指,右侧腹部压痛(+),无包块,白细胞计数10.8×10⁹/L,诊断为急性阑尾炎。下列处理中,不恰当的是
    A. 使用广谱抗生素　　　　　　B. 剖宫产加阑尾切除术　　　C. 使用黄体酮
    D. 阑尾切除术　　　　　　　　E. 术中操作应轻柔

368. 确诊慢性阑尾炎首选的检查是
    A. 腹部B超　　　　　　　　　B. 纤维结肠镜　　　　　　　C. 腹部CT
    D. 钡剂灌肠　　　　　　　　　E. 腹部平片

369. 目前认为与直肠癌发生无关的因素是
    A. 痔　　　　　　　　　　　　B. 日本血吸虫病　　　　　　C. 溃疡性结肠炎
    D. 高蛋白高脂肪饮食　　　　　E. 直肠腺瘤

370. 关于结肠癌的叙述,错误的是
    A. 大体类型以溃疡型多见　　　B. 左侧以浸润型多见　　　　C. 右侧以隆起型多见
    D. 组织学分型以黏液癌多见　　E. 淋巴转移是主要扩散途径

371. 降结肠癌最常见的临床表现是

A. 贫血,黏液血便 　　　　　　B. 恶心、呕吐 　　　　　　C. 大量频繁腹泻
D. 排便习惯改变 　　　　　　　E. 左腹部触及肿块

372. 男,65 岁。低热伴右侧腹部隐痛不适半年。查体:贫血貌,右侧中腹部扪及 6cm×4cm 质硬肿块,可推动,压痛不明显。最可能的诊断是
A. 肠结核 　　　　　　　　　　B. 盲肠套叠 　　　　　　　C. 右肾肿瘤
D. 升结肠癌 　　　　　　　　　E. 阑尾周围脓肿

373. 女性,50 岁。左侧腹胀、腹痛,粪便不成形,每日 3~4 次,有脓血。查体:左下腹可扪及包块,边界不清。为明确诊断,首选的检查是
A. B 超 　　　　　　　　　　　B. CT 　　　　　　　　　　C. CEA
D. 纤维结肠镜 　　　　　　　　E. 大便潜血试验

374. 结肠癌诊断和术后监测最有意义的肿瘤标志物是
A. AFP 　　　　　　　　　　　B. CEA 　　　　　　　　　　C. CA199
D. CA125 　　　　　　　　　　E. AKP

375. 男性,45 岁。横结肠癌约 4cm×4cm 大小,已累及浆膜层。CT 检查示左肝外叶 3cm 大小转移灶,胰腺正常。该患者的治疗应首选
A. 仅行全身化疗 　　　　　　　B. 根治性结肠癌切除术 　　　C. 结肠造瘘术
D. 左肝外叶切除术 　　　　　　E. 根治性结肠癌切除+左肝外叶切除术

376. 患者,75 岁。肠梗阻 5 天急行手术探查,术中发现结肠脾曲癌致结肠梗阻,无转移征象,横结肠扩张、水肿。恰当的手术方式是
A. 横结肠造口术,二期左半结肠切除 　　B. 左半结肠切除,横结肠-乙状结肠吻合术
C. 肿瘤切除,横结肠造口术 　　　　　　D. 横结肠-乙状结肠侧侧吻合术
E. Hartmann 手术

377. 女性,35 岁。便血伴排便不尽感半个月就诊,既往有内痔病史。首选的检查方法是
A. 大便潜血试验 　　　　　　　B. 直肠指检 　　　　　　　C. 直肠镜检
D. 结肠镜检 　　　　　　　　　E. 钡剂灌肠检查

378. 目前认为 Dixon 手术的远端切缘至肿瘤最短的距离应是
A. 2cm 　　　　　　　　　　　B. 3cm 　　　　　　　　　　C. 4cm
D. 5cm 　　　　　　　　　　　E. 6cm

A. 经腹直肠癌切除术 　　　　　B. 经腹会阴联合直肠癌根治术 　C. 乙状结肠造口术
D. 拉下式直肠癌切除术 　　　　E. 经腹直肠癌切除、人工肛门、远端封闭术

379. 直肠癌肿块下缘距肛门 12cm 适用
380. 直肠癌患者发生急性肠梗阻时适用

381. 男性,73 岁。因肠梗阻 4 天手术探查,术中发现直肠、乙状结肠交界部直径约 3cm 肿瘤,尚活动,近端结肠扩张、水肿。合理的手术方式是
A. 横结肠造口术 　　　　　　　B. Miles 手术 　　　　　　　C. Dixon 手术
D. Hartmann 手术 　　　　　　 E. Bacon 手术

382. 女性,48 岁。排便带血 3 个月,排便有下坠感,里急后重。直肠镜检查距肛门 12cm 处 3cm×3cm 肿块,菜花状,质脆,易出血,病理诊断直肠腺癌。若选择手术,最佳术式为
A. 经腹会阴联合直肠癌根治术 　B. 经腹直肠癌切除术 　　　　C. 局部切除加放疗术
D. 拉下式直肠癌切除术 　　　　E. 经腹直肠癌切除、人工肛门、远端封闭术

383. 患者,女性,28 岁。肛门持续剧痛 1 天。查体:体温 36.5℃,脉搏 80 次/分,呼吸 18 次/分,血压

120/80mmHg,双肺呼吸音清,未闻及干、湿啰音,心律齐,腹软,无压痛,未触及包块,肛门口有直径 0.7cm 的肿物,呈暗紫色,质硬、触痛明显。最可能的诊断是

  A. 血栓性外痔   B. 肛周脓肿   C. 直肠息肉
  D. 内痔脱出   E. 肛裂（2018）

  A. 外痔   B. 肛周脓肿   C. 肛裂
  D. 内痔   E. 肛瘘

384. 排便时肛门刀割样疼痛,便后数分钟疼痛缓解,随后又出现肛门剧痛,临床表现符合
385. 肛周有暗紫色长圆形肿物,质硬、压痛明显,临床表现符合

  A. 肛周肿痛伴发热   B. 排便可加重肛门疼痛,伴大便带鲜血
  C. 排便时出血无痛   D. 肛门疼痛,伴局部暗紫色肿块
  E. 反复发作的肛周红肿热痛,窦道外口流出脓性分泌物

386. 肛裂的特点是
387. 直肠肛管周围脓肿的特点是

388. 内痔的早期症状是
  A. 排便时疼痛   B. 内痔脱出   C. 里急后重
  D. 肛门瘙痒   E. 排便时出血

389. 男性,30 岁。肛周剧痛伴发热 3 天。查体:肛门旁右侧红肿,触痛明显,有波动感。最佳治疗为
  A. 痔切除   B. 肛裂切除   C. 切开引流
  D. 结肠造口   E. 局部温水坐浴

390. 肛瘘治疗中,最重要的是确定
  A. 肛瘘有几个外口   B. 肛瘘分泌物细菌培养结果   C. 肛瘘有几个内口
  D. 肛周皮肤是否有外口   E. 肛瘘与肛门括约肌解剖关系

391. 患者,男,32 岁。1 周来发热伴会阴部疼痛,逐渐加重,大便有里急后重感,且排尿困难,直肠指诊因疼痛不合作未能进行,外周血白细胞 $17.5×10^9/L$。最可能的诊断是
  A. 急性膀胱炎   B. 肛旁脓肿   C. 血栓性外痔
  D. 坐骨直肠窝脓肿   E. 肛瘘

(392~393 题共用题干)男性,35 岁。肛周持续性剧烈疼痛 2 天,局部有肿物突出,无便血。查体:肛周 1.0cm 直径的肿物,呈暗紫色,表面光滑,水肿,质硬,有触痛。

392. 该患者最可能的诊断是
  A. 肛裂前哨痔   B. 直肠肛管黑色素瘤   C. 内痔脱出嵌顿
  D. 血栓性外痔   E. 直肠癌

393. 对该患者正确的处理方法是
  A. 肿物切除活检   B. 肿物还纳   C. 血栓外痔剥离
  D. 胶圈套扎   E. 环痔切除

394. 为确定肝脓肿穿刺点或手术引流径路,首选的辅助检查方法是
  A. 腹部 X 线片   B. B 超   C. CT
  D. MRI   E. 肝动脉造影

395. 下列哪项不是阿米巴性肝脓肿的临床特点?
  A. 脓液呈棕褐色   B. 全身中毒症状严重   C. 脓肿单发

D. 多见于肝右叶　　　　　　　E. 以非手术治疗为主

396. 男,49岁。寒战、高热伴肝区疼痛半个月。既往体健。查体:体温38.5℃,脉搏110次/分,血压100/70mmHg。皮肤无黄染。肝肋下可触及,肝区叩击痛阳性。血常规:WBC16×10⁹/L,N0.89。B超示肝左叶10cm×7cm液性暗区。最可能的诊断是
   A. 肝血管瘤　　　　　　　　B. 肝包虫病　　　　　　　　C. 细菌性肝脓肿
   D. 肝癌　　　　　　　　　　E. 肝囊肿

(397~399题共用题干)患者,男,45岁。5天前突起寒战高热,最高体温40.6℃,伴肝区持续性胀痛。查体:皮肤巩膜无黄染,右上腹肌紧张,压痛明显,肝肋缘下3cm,质地稍硬,触痛明显,表面无结节。肝B超示肝右叶3cm×2cm大小之液性暗区,未见结节影。

397. 本例最可能的诊断是
   A. 细菌性肝脓肿　　　　　　B. 阿米巴性肝脓肿　　　　　　C. 肝血管瘤并发感染
   D. 肝癌并发感染　　　　　　E. 肝被膜下破裂

398. 本例最常见的感染途径是
   A. 肝动脉　　　　　　　　　B. 门静脉　　　　　　　　　C. 胆道
   D. 肝静脉　　　　　　　　　E. 淋巴系统

399. 最常见的致病菌是
   A. 大肠埃希菌　　　　　　　B. 铜绿假单胞菌　　　　　　C. 肺炎链球菌
   D. 溶组织阿米巴　　　　　　E. 溶血性链球菌

400. 以下哪支静脉不属于门静脉属支?
   A. 胃短静脉　　　　　　　　B. 肛管静脉　　　　　　　　C. 腰静脉
   D. 脐旁静脉　　　　　　　　E. 胃冠状静脉

401. 患者,男性,40岁。10年前曾经患肝炎,近几天劳累,今晚进食后突然大量呕血,有暗红色血块。体检:脉搏100次/分,血压84/64mmHg,腹部稍膨隆,肝未触及,脾在肋下两指,移动性浊音(+)。诊断首先考虑
   A. 胃十二指肠溃疡大出血　　B. 应激性溃疡　　　　　　　　C. 胃癌出血
   D. 胆道出血　　　　　　　　E. 食管胃底静脉曲张破裂出血(2016)

402. 门静脉高压症手术治疗最主要的目的是
   A. 消除脾功能亢进　　　　　B. 防治上消化道出血　　　　　C. 消除腹腔积液
   D. 防治肝性脑病　　　　　　E. 治疗门静脉高压性胃病

403. 肝炎后肝硬化患者,有黄疸和大量腹腔积液,因大量呕血入院。下列治疗措施中,不应采取
   A. 三腔管压迫　　　　　　　B. 立即手术　　　　　　　　C. 输血,静脉滴注垂体加压素
   D. 静脉滴注生长抑素　　　　E. 曲张静脉套扎、硬化

404. 男性,45岁。10年前患乙型肝炎,保肝治疗后病情缓解,近来查体发现脾大至肋缘,胃镜见食管中下段静脉中度曲张。肝功能化验大致正常,血Hb124g/L,WBC2.9×10⁹/L,Plt40×10⁹/L。对此患者恰当的处理方法是
   A. 脾切除术　　　　　　　　B. 脾切除、贲门周围血管离断术　　C. 脾切除、脾肾分流术
   D. 保肝治疗、观察　　　　　E. TIPS

   A. 非选择性门体分流术　　　B. 选择性门体分流术　　　　　C. 贲周血管离断术
   D. 肝移植　　　　　　　　　E. 单纯脾切除

405. 阻断门、奇静脉间反常血流的手术方式是

第十四篇 外科学试题
第5章 普通外科疾病

406. 对于门静脉高压症的治疗,术后降低门静脉压最显著的手术方式是
407. 对于门静脉高压症的治疗,术后肝性脑病发生率最高的手术方式是
408. 对于门静脉高压症的治疗,急诊手术常选用的手术方式是
409. 对于门静脉高压症顽固性腹腔积液最有效的手术方式是
410. 对于晚期血吸虫病肝硬化、脾大脾功能亢进患者首选的手术方式是

411. 患者,男性,70岁。健康体检时B超发现胆囊内有一直径约0.8cm结石,随体位活动。口服法胆囊造影胆囊显影,充盈缺损不明显。既往无胃病史,无胆囊炎发作史,无心脏病、糖尿病病史。目前的治疗建议是
   A. 观察、随诊　　　　　　　B. 溶石疗法　　　　　　　　C. 中药排石
   D. 择期行胆囊切除术　　　　E. 择期行腹腔镜胆囊切除术(2017)

412. 女性,40岁。右上腹阵发性绞痛伴恶心、呕吐3小时来院急诊。体温37℃,右上腹轻压痛,Murphy征(-)。既往检查胆囊内有小结石,对该患者首先考虑胆囊结石合并
   A. 急性胆囊炎　　　　　　　B. 急性胆管炎　　　　　　　C. 急性胆绞痛
   D. 急性胰腺炎　　　　　　　E. 急性胃炎

413. 男性,48岁,肥胖。餐后阵发性右上腹痛,每次发作持续1~4小时,伴恶心和腹胀。为明确诊断,首选的检查方法是
   A. B超　　　　　　　　　　B. CT　　　　　　　　　　　C. 胃镜
   D. 口服法胆囊造影　　　　　E. 上消化道造影(2015)

414. 女性,45岁。胆囊结石5年,曾胆绞痛发作3次。B超示胆囊结石5枚,直径1~2cm。该患者首选的治疗方法是
   A. 胆囊切除　　　　　　　　B. 溶石治疗　　　　　　　　C. 体外震波碎石治疗
   D. 抗感染治疗　　　　　　　E. 排石治疗

415. 女,40岁。腹腔镜胆囊切除术后1周,腹胀伴皮肤黄染、粪便呈陶土样1天。查体:皮肤、巩膜黄染,右上腹轻度压痛,移动性浊音(-)。最可能的原因是
   A. 结肠肝曲损伤　　　　　　B. 胃损伤　　　　　　　　　C. 胆囊管残端漏
   D. 十二指肠损伤　　　　　　E. 胆总管损伤(2015)

416. 女性,60岁,因突发性右上腹痛8小时入院。查体:体温38.5℃,心率90次/分,血压110/80mmHg,右上腹压痛、肌紧张、反跳痛,WBC16×10⁹/L。B超提示胆囊增大壁厚,内有结石多个,胆总管直径1.2cm,拟行急诊手术。此患者应选择的手术方式是
   A. 胆囊切除术　　　　　　　B. 胆囊切除加胆总管探查术　C. 胆囊造瘘术
   D. 胆肠吻合术　　　　　　　E. PTCD

417. 胆总管探查术后所置T形引流管(T管)拔除指征中,下列哪项不正确?
   A. 术后1周　　　　　　　　B. 血红素正常　　　　　　　C. 患者体温正常
   D. 患者无腹痛、腹胀等症状　E. T管造影示肝内、外胆管显影正常

418. 患者,男,35岁。因胆囊结石、胆总管结石行胆囊切除、胆总管切开取石及T管引流术后第12天拔出T管。拔管后患者出现持续性右上腹痛伴肌紧张,最可能的原因是
   A. 胆道痉挛　　　　　　　　B. 胆汁性腹膜炎　　　　　　C. 急性胆管炎
   D. 急性胰腺炎　　　　　　　E. 胆道损伤

419. 胆总管切开取石后,T管造影发现胆总管下端结石残留,T管至少需保留多长时间,以便后期胆道镜取石?
   A. 3周　　　　　　　　　　B. 4周　　　　　　　　　　　C. 5周

D. 6周 E. 8周

420. 与急性梗阻性化脓性胆管炎实验室检查结果不符合的是
    A. 碱性磷酸酶升高 B. 尿胆红素阳性 C. 尿胆原升高
    D. 血清结合胆红素升高 E. 白细胞计数升高(2018)

421. 下列疾病中,可不出现梗阻性黄疸的是
    A. 肝内胆管结石 B. 肝门部胆管癌 C. 胰头癌
    D. 壶腹部肿瘤 E. 下段胆管癌

(422~423题共用题干)患者,男,75岁。7天前因胆囊多发小结石行腹腔镜胆囊切除术,近2天来发现巩膜黄染。

422. 患者出现黄疸最可能的原因是
    A. 术中胆总管损伤 B. 胆管水肿狭窄 C. 急性胆管炎
    D. 甲型肝炎 E. 胆囊内结石手术时落入胆总管

423. 此时最好的处理方法是
    A. ERCP 加 EST 取石 B. 保肝治疗 C. 消炎利胆治疗
    D. 开腹胆总管探查 E. 腹腔镜胆总管探查

424. 女性,35岁,右上腹痛2天,伴恶心、呕吐,今起疼痛阵发性加剧,伴畏寒发热。体检:体温38℃,巩膜无黄染,右上腹有压痛,诊断首先考虑
    A. 急性阑尾炎 B. 急性胆囊炎 C. 急性胰腺炎
    D. 胃十二指肠溃疡 E. 胆总管结石,胆管炎

425. 急性非结石性胆囊炎的临床特点不包括
    A. 好发于老年女性 B. 病情发展迅速 C. 长期肠外营养者易发生
    D. 坏疽发生率高 E. 应及早手术治疗

(426~429题共用题干)女,44岁。上腹绞痛伴高热1天,皮肤黄染2小时。呕吐1次,伴寒战、高热。发病后小便色深。既往反复发作上腹部隐痛3年,向右肩背部放射。查体:体温39.1℃,脉搏108次/分,呼吸30次/分,血压150/95mmHg。皮肤、巩膜黄染。上腹部肌紧张,压痛,反跳痛(+)。

426. 为明确诊断,首选的检查是
    A. 腹部 B 超 B. 腹部 CT C. 腹部 MRI
    D. 经皮肝穿刺胆管造影 E. 内镜逆行胰胆管造影

427. 该病最可能的原因是
    A. 肿瘤 B. 结石 C. 蛔虫
    D. 炎性狭窄 E. 先天畸形

428. 最可能的检查结果是
    A. 胆囊缩小 B. 壶腹部占位 C. 胆总管直径增粗
    D. 胰头增大 E. 胰管扩张

429. 若患者出现休克,最有效的治疗措施是
    A. 应用多巴胺 B. 应用有效足量抗生素 C. 应用糖皮质激素
    D. 急诊胆管引流 E. 急诊胆囊切除

(430~431题共用题干)患者,女性,82岁。上腹痛、尿黄1周,1天来寒战、高热。有高血压、糖尿病病史,药物控制,半年前心肌梗死。查体:体温39.5℃,脉搏120次/分,血压86/60mmHg,神志淡漠,皮肤、巩膜黄染,右上腹部压痛。血常规:Hb115g/L,WBC 22×10^9/L。B超提示肝内外胆管扩张,胆

囊增大,胆总管远端显示不清。

430. 此病症最符合
    A. Charcot 三联征   B. Reynolds 五联征   C. Whipple 三联征
    D. Grey-Turner 征   E. Murphy 征

431. 下列治疗方法中不宜采取的是
    A. ENBD   B. 急诊探查胆总管并引流   C. PTCD
    D. 大剂量抗生素治疗   E. 先保守治疗,待休克纠正后手术

432. 在急性胰腺炎发病过程中,起关键作用的酶是
    A. 胰蛋白酶   B. 溶菌酶   C. 脂肪酶
    D. 淀粉酶   E. 磷脂酶 A_2

433. 急性胰腺炎的典型症状是
    A. 阵发上腹部钻顶样疼痛,辗转体位   B. 脐周阵发性疼痛,停止排便和排气
    C. 上腹部剧烈疼痛,向左上臂内侧放射   D. 上腹部持续性剧烈疼痛,向腰背部放射
    E. 上腹部烧灼样疼痛,进食后可缓解(2018)

434. 急性重症胰腺炎的临床表现一般不包括
    A. 休克   B. 呼吸衰竭   C. 发热
    D. 腹泻   E. 消化道出血

435. 男,31 岁。饮酒后上腹痛 20 小时,呕吐后疼痛不减轻,查体:左上腹压痛,无肌紧张。血淀粉酶 820U/L。最可能的诊断是
    A. 急性胰腺炎   B. 急性肠梗阻   C. 急性胆囊炎
    D. 急性肝炎   E. 急性胃炎(2018)

436. 对出血坏死性胰腺炎最具诊断价值的实验室检测指标是
    A. 血淀粉酶升高   B. 血清胆红素升高   C. 血糖降低
    D. 血钙降低   E. 血镁降低(2020)

    A. 2 小时   B. 10 小时   C. 24 小时
    D. 48 小时   E. 72 小时

437. 急性胰腺炎时,血淀粉酶升高达到高峰的时间一般是在发病后
438. 急性胰腺炎时,尿淀粉酶升高达到高峰的时间一般是在发病后(2018)

439. 男,40 岁。8 小时前开始上腹剧烈疼痛。查体:上腹部有压痛。此时对确诊价值不大的检查是
    A. 血淀粉酶   B. 尿淀粉酶   C. 心电图
    D. 腹部平片   E. 腹部 CT

440. 治疗急性胰腺炎时,下列属于抑制胰酶活性的药物是
    A. 抑肽酶   B. 胰升糖素   C. 降钙素
    D. 生长抑素   E. 奥曲肽

(441~443 题共用题干)女性,56 岁。2 天前突发持续上腹痛,阵发加剧,伴腰背部胀痛、恶心、呕吐,急诊入院。既往有胆囊结石病史 3 年。查体:T36.9℃,P104 次/分,R20 次/分,BP130/80mmHg,巩膜无黄染,上腹较膨隆,压痛,轻度肌紧张及反跳痛,肠鸣音弱。化验:Hb128g/L,WBC16.7×10^9/L,血淀粉酶 786U/L,尿淀粉酶 1600U/L。

441. 此患者最可能的诊断是
    A. 急性胰腺炎   B. 急性胆管炎   C. 急性胆囊炎

D. 消化性溃疡穿孔　　　　　E. 急性心肌梗死

442. 为明确诊断,最简单有效的腹部检查方法是
   A. CT　　　　　　　　　B. B超　　　　　　　　　C. MRI
   D. X线片　　　　　　　　E. 心电图

443. 诊断确定后,首先采取的治疗措施是
   A. 腹痛加重时手术探查　　B. 急诊胆总管探查　　　　C. 急诊手术切除胆囊
   D. 急诊胰周坏死组织清除　E. 禁食、补液、胃肠减压等保守治疗

444. 胰头癌伴梗阻性黄疸时,查体的特点是
   A. Murphy征阳性　　　　　B. 胆囊表面光滑,无压痛　　C. 胆囊表面不平,压痛明显
   D. 胆囊表面不平,无压痛　E. 胆囊表面光滑,伴局部肌紧张

445. 男性,60岁。黄疸、尿色变深、皮肤瘙痒2周。查体:体温36.5℃,皮肤巩膜黄染。右上腹无痛性圆形肿块,随呼吸上下活动。其肿块最可能是
   A. 肝脏下缘　　　　　　　B. 胆囊　　　　　　　　　C. 胰头癌
   D. 壶腹部癌　　　　　　　E. 胆总管囊肿

446. 男性,55岁。巩膜皮肤黄染进行性加重2个月余,胆囊肿大呈圆形,可推动,无触压痛。首先考虑的疾病是
   A. 胆囊癌　　　　　　　　B. 急性胆囊炎　　　　　　C. 胆囊结石
   D. 急性病毒性肝炎　　　　E. 胰头癌

447. 最常用于胰腺癌辅助诊断和术后随访的实验室指标是
   A. CA199　　　　　　　　　B. POA　　　　　　　　　C. PaA
   D. AFP　　　　　　　　　E. CA50

第6章　血管外科疾病

   A. Perthes试验　　　　　　B. Trendelenburg试验　　　C. Pratt试验
   D. Buerger试验　　　　　　E. Homans试验

448. 有助于判断大隐静脉瓣膜功能的检查是

449. 有助于判断交通支瓣膜功能的检查是

450. 有助于判断下肢深静脉是否阻塞的检查是

451. 有助于诊断小腿深静脉血栓形成的检查是

452. 下列哪支不属于大隐静脉的属支?
   A. 阴部内静脉　　　　　　B. 腹壁浅静脉　　　　　　C. 旋髂浅静脉
   D. 股内侧静脉　　　　　　E. 股外侧静脉

453. 女,45岁。右下肢静脉迂曲、扩张15年。长期站立有酸胀感,近1年右足靴区颜色加深、肿胀,大隐静脉瓣膜功能试验(+),深静脉通畅试验(-),最可能的诊断是
   A. 动静脉瘘　　　　　　　B. 血栓性浅静脉炎　　　　C. 下肢深静脉血栓形成
   D. 单纯性下肢静脉曲张　　E. 原发性下肢深静脉瓣膜功能不全

454. 患者,女性,42岁,售货员。右下肢静脉迂曲、扩张8年。长时间站立有小腿酸胀,轻度可凹性水肿,近年来常有小腿皮肤瘙痒。查体:右小腿色素沉着,Trendelenburg试验(+)、Perthes试验(-)。该患

者最可能的诊断是

A. 原发性下肢静脉曲张　　B. 下肢深静脉瓣膜功能不全　　C. 下肢深静脉血栓形成

D. 下肢栓塞性浅静脉炎　　E. 下肢动脉栓塞

455. 观察下肢深静脉血栓形成的病程变化及治疗效果最常选用的检查是

A. MRI　　B. 静脉造影　　C. CT

D. 超声多普勒　　E. X线平片（2018）

456. 下肢深静脉血栓形成可有

A. 5P 表现　　B. Buerger 试验阳性　　C. 静脉血氧含量明显增高

D. Perthes 试验阳性　　E. 大隐静脉瓣膜功能试验阳性

457. 男，60岁。直肠癌切除术后4天，晨起时突发左下肢肿胀，左腿皮温增高，股三角有深压痛。最可能的诊断是左下肢

A. 动脉栓塞　　B. 淋巴水肿　　C. 大隐静脉曲张

D. 血栓性浅静脉炎　　E. 深静脉血栓形成

458. 不能预防术后下肢深静脉血栓形成的方法是

A. 口服阿司匹林　　B. 口服华法林　　C. 皮下注射低分子肝素

D. 静脉滴注普通肝素　　E. 术后尽早下床活动（2020）

(459~460题共用题干) 女，63岁。宫颈癌术后第5天，晨起时突发左小腿疼痛，左足不能着地踏平，行走时疼痛加重。查体：左小腿肿胀，深压痛，足背动脉搏动存在。

459. 对确诊最有意义的体征是

A. 深静脉通畅试验阳性　　B. 交通静脉瓣膜功能试验阳性　　C. 直腿抬高试验阳性

D. 踝关节过度背屈试验阳性　　E. 大隐静脉瓣膜功能试验阳性

460. 错误的治疗措施是

A. 应用止血药　　B. 口服阿司匹林　　C. 静脉输注右旋糖酐

D. 卧床休息　　E. 抬高患肢

(461~462题共用题干) 患者，男，60岁。10天前行胃癌根治术，近3天来体温38℃左右。查体：腹部伤口愈合好，已拆线。左小腿微肿，腓肠肌有压痛。胸部X线片正常。尿常规未见异常。上腹部B超未见积液。

461. 可能的诊断是

A. 左下肢肌筋膜炎　　B. 左膝关节炎　　C. 左下肢深静脉血栓形成

D. 左下肢浅静脉炎　　E. 左下肢动脉栓塞

462. 对该患者不宜采取的措施是

A. 手术　　B. 抗凝　　C. 抬高患肢

D. 多做下肢运动　　E. 卧床休息

第7章　泌尿外科疾病

463. 一患者于3小时前从2m高处跌下，左腰部撞击伤，无昏迷，血压正常，左腰部疼痛伴轻压痛，无包块。尿常规 RBC5~10个/HP。最可能的诊断是

A. 肾挫伤　　B. 肾部分裂伤　　C. 肾全层裂伤

D. 肾蒂断裂
E. 输尿管损伤

464. 闭合性肾损伤的病理分型不包括
    A. 肾挫伤
    B. 肾部分裂伤
    C. 肾盂裂伤
    D. 肾全层裂伤
    E. 肾蒂血管损伤

465. 肾损伤的常见临床表现不包括
    A. 休克
    B. 血尿
    C. 尿痛
    D. 发热
    E. 腰腹部肿块

466. 大多数肾损伤采取的治疗方法是
    A. 非手术治疗
    B. 肾部分切除术
    C. 肾切除术
    D. 肾周引流术
    E. 肾修补术

467. 肾损伤不宜做下列哪项检查?
    A. B超
    B. CT
    C. DSA
    D. RP
    E. CTU

(468~469题共用题干)患者,女,35岁。2米高处跌落伤3小时。伤后自解小便1次,量约500ml,为全程肉眼血尿。查体:体温37.0℃,呼吸15次/分,脉搏90次/分,血压110/70mmHg。心、肺、腹未见明显阳性体征,骨盆分离征和挤压征阴性。

468. 最可能的损伤部位是
    A. 输尿管
    B. 肾
    C. 尿道
    D. 膀胱
    E. 脾

469. 初期不适宜的治疗措施为
    A. 维持水、电解质平衡
    B. 密切观察生命体征
    C. 应用抗生素预防感染
    D. 补液,预防休克
    E. 肾动脉造影,血管栓塞止血(2022)

    A. 后尿道
    B. 尿道球部
    C. 腹膜内膀胱
    D. 腹膜外膀胱
    E. 尿道前列腺部

470. 会阴部骑跨伤后出现排尿困难、尿道滴血,泌尿系统外伤的常见部位是

471. 骨盆多处骨折后出现排尿困难,泌尿系统外伤的常见部位是

472. 男,30岁,建筑工人。从脚手架跌下伤及会阴部,3小时后不能自行排尿且有尿外渗。尿外渗的范围多局限在
    A. 腹腔
    B. 会阴及阴囊
    C. 膀胱周围
    D. 前列腺周围
    E. 耻骨后间隙

473. 尿道膜部外伤后血肿最常见的部位是
    A. 会阴部
    B. 阴囊部
    C. 尿生殖膈以上
    D. 下腹壁
    E. 阴茎部

474. 患者,男,骨盆骨折后,下腹胀痛,排尿困难。检查:下腹膨隆,压痛明显,叩诊浊音。此时应考虑
    A. 肠破裂
    B. 后尿道损伤
    C. 膀胱破裂
    D. 前尿道损伤
    E. 输尿管损伤

475. 尿道损伤合并尿外渗及阴囊血肿时,有效的治疗方法是
    A. 导尿
    B. 经会阴尿道修补
    C. 清除会阴部血肿
    D. 耻骨上膀胱造瘘
    E. 经会阴尿道吻合+清除血肿及尿外渗(2018)

476. 骑跨伤导致尿道断裂时,最有效的治疗方法是

第十四篇 外科学试题
第7章 泌尿外科疾病

A. 导尿 B. 耻骨上膀胱造瘘 C. 清除会阴部血肿
D. 经会阴尿道修补 E. 保守观察、抗感染治疗（2018）

477. 患者，男，30岁。近半年来出现尿频、尿不尽、尿道滴白及肛周隐痛不适，多次检查尿常规 WBC1～3 个/HP。前列腺液常规：WBC>10个/HP，卵磷脂小体（++）/HP。前列腺液培养阴性，血常规无异常。该患者应该诊断为
    A. 慢性膀胱炎 B. 泌尿系统结核 C. 非淋菌性尿道炎
    D. 慢性前列腺炎 E. 膀胱结石（2020）

478. 治疗慢性前列腺炎首选
    A. 氨基糖苷类 B. 青霉素 C. 红霉素
    D. 头孢菌素 E. 喹诺酮类

479. 急性前列腺炎的治疗不宜采用
    A. 卧床休息 B. 喹诺酮类 C. 头孢菌素类
    D. 经会阴切开引流 E. 前列腺按摩

480. 急性附睾炎最常见的病原体是
    A. 大肠埃希菌 B. 金黄色葡萄球菌 C. 衣原体
    D. 支原体 E. 病毒

481. 肾结核的原发病灶多位于
    A. 骨关节 B. 肺 C. 消化道
    D. 腹腔 E. 盆腔

482. 肾结核的感染途径多为
    A. 血行感染 B. 上行感染 C. 直接感染
    D. 接触感染 E. 淋巴感染

483. 泌尿系统结核最早受到感染的是
    A. 单侧肾脏 B. 双侧肾脏 C. 输尿管
    D. 膀胱 E. 尿道

A. 尿频 B. 排尿困难 C. 无痛性肉眼血尿
D. 有痛性肉眼血尿 E. 慢性膀胱刺激征

484. 肾结核最早的临床表现是
485. 良性前列腺增生最常见的早期症状是
486. 肾结核最重要的临床表现是
487. 良性前列腺增生最重要的症状是
488. 上尿路结石的典型临床表现是
489. 肾细胞癌的常见症状是
490. 膀胱癌的典型症状是

A. 初始血尿 B. 中段血尿 C. 终末血尿
D. 全程血尿 E. 活动后血尿

491. 肾损伤的血尿多为
492. 肾结核的血尿多为
493. 肾结石的血尿特点是

(494～495题共用题干)女性，32岁。有进行性膀胱刺激症状，经抗生素治疗不见好转，且伴有右侧

腰部胀痛及午后潮热。

494. 尿液检查对诊断有决定性意义的是
    A. 血尿　　　　　　　　　　B. 脓尿　　　　　　　　　　C. 尿普通细菌培养阳性
    D. 尿沉渣找到抗酸杆菌　　　E. 尿细胞学检查找到癌细胞

495. 为了解患者肾功能及形态的病理改变,最有价值的检查是
    A. B超　　　　　　　　　　B. 静脉尿路造影　　　　　　C. 逆行肾盂造影
    D. CT　　　　　　　　　　　E. MRI

496. 肾结核的基本治疗手段是
    A. 抗结核药物治疗　　　　　B. 肾切除术　　　　　　　　C. 肾造瘘术
    D. 膀胱扩大术　　　　　　　E. 解除输尿管梗阻

(497~500题共用题干)患者,男,30岁。尿频、尿急、尿痛1年,症状反复,抗感染治疗效果不明显。近2个月出现脓尿及血尿,膀胱刺激征加重,伴恶心、发热,左侧腰部胀痛。

497. 最可能的诊断是
    A. 慢性肾盂肾炎　　　　　　B. 慢性膀胱炎　　　　　　　C. 肾结石
    D. 肾结核　　　　　　　　　E. 肾细胞癌

498. 目前首先要作的检查是
    A. 尿常规　　　　　　　　　B. 尿沉渣找抗酸杆菌　　　　C. 尿结核菌培养
    D. 腹部平片　　　　　　　　E. IVU 检查

499. 为指导治疗,还必须进行的检查是
    A. IVU 检查　　　　　　　　B. 尿结核菌培养　　　　　　C. 逆行肾盂造影
    D. 膀胱镜检查　　　　　　　E. 肾脏 CT

500. 若临床诊断为右肾结核,左肾轻度积水,膀胱挛缩,目前应采取的治疗措施是
    A. 抗结核治疗　　　　　　　B. 右肾切除术　　　　　　　C. 左肾切除术
    D. 左肾造瘘术　　　　　　　E. 膀胱扩大术

    A. B超　　　　　　　　　　B. CT　　　　　　　　　　　C. KUB
    D. IVU　　　　　　　　　　E. MRU

501. 诊断肾结石的首选检查是
502. 诊断肾损伤的首选检查是
503. 诊断肾癌最可靠的检查是
504. 诊断慢性肾盂肾炎的首选检查是
505. 可用于指导肾结核治疗的检查是

    A. 持续性尿失禁　　　　　　B. 充溢性尿失禁　　　　　　C. 急迫性尿失禁
    D. 压力性尿失禁　　　　　　E. 混合性尿失禁

506. 良性前列腺增生早期常表现为
507. 良性前列腺增生晚期常表现为

    A. 直肠指检　　　　　　　　B. B超　　　　　　　　　　C. CT
    D. MRI　　　　　　　　　　E. 细针穿刺细胞学检查

508. 良性前列腺增生最重要的检查是
509. 诊断良性前列腺增生最简便的影像学检查是

510. 确诊良性前列腺增生最有价值的检查是

511. 男,65岁。进行性排尿困难2年,不能自行排尿2小时。膀胱膨隆,轻压痛。首选的治疗方法是
    A. 针灸　　　　　　　　　　B. 药物治疗　　　　　　　　C. 耻骨上膀胱穿刺
    D. 耻骨上膀胱造瘘　　　　　E. 导尿并保留导尿管(2018)

512. 男,70岁。进行性排尿困难7年。夜尿3~4次,尿流变细、费力,经非那雄胺治疗症状改善不明显。B超检查示前列腺54mm×45mm×38mm,残余尿100ml,双肾无积水。最大尿流率8ml/s。心、肺、肝、肾功能正常。下一步首选的治疗方案是
    A. 膀胱穿刺造瘘　　　　　　B. 改用口服雌激素　　　　　C. 经尿道前列腺切除术
    D. 加用α受体阻滞剂　　　　E. 耻骨上经膀胱前列腺切除术

513. 动力性梗阻引起的尿潴留最常见的病因是
    A. 良性前列腺增生　　　　　B. 膀胱颈挛缩　　　　　　　C. 尿道结石
    D. 盆腔手术　　　　　　　　E. 神经源性膀胱功能障碍

514. 上尿路结石最常见的典型症状是
    A. 肉眼血尿　　　　　　　　B. 持续性腹痛　　　　　　　C. 腰痛、血尿
    D. 发热、腰痛　　　　　　　E. 恶心、呕吐、出冷汗

515. 最常见的尿路结石是
    A. 草酸钙结石　　　　　　　B. 胱氨酸结石　　　　　　　C. 磷酸钙结石
    D. 磷酸镁铵结石　　　　　　E. 尿酸盐结石

516. 患者,男,38岁。反复腰背部疼痛3年,尿液中经常排出小结石,呈黄色。尿路平片未见异常。尿路结石的性质最可能是
    A. 磷酸钙结石　　　　　　　B. 草酸钙结石　　　　　　　C. 尿酸结石
    D. 磷酸镁铵结石　　　　　　E. 混合性结石(2020)

517. 右肾盂内1.3cm单发结石,静脉尿路造影显示右肾轻度积水,肾功能正常,首选的治疗方法是
    A. 体外冲击波碎石　　　　　B. 经皮肾镜碎石　　　　　　C. 经输尿管镜碎石
    D. 药物治疗　　　　　　　　E. 肾盂切开取石

518. 患者,女性,27岁。活动后突感右下腹放射痛,伴恶心。既往有同样发作史。查体:腹软,右下腹深压痛,无肌紧张,右肾区叩痛明显。尿常规:WBC3~4个/HP,RBC20~30个/HP。KUB示右输尿管上段有一0.8cm阴影。腹部B超示右肾轻度积水。目前最好的治疗方法是
    A. 体外冲击波碎石　　　　　B. 输尿管切开取石　　　　　C. 肾镜取石
    D. 非手术排石　　　　　　　E. 解痉止痛后体外冲击波碎石

519. 男,62岁。反复无痛性肉眼血尿3个月,偶伴尿频、尿急。查体:一般状态好,轻度贫血貌,双肾未触及,首先应考虑的疾病是
    A. 泌尿系统感染　　　　　　B. 前列腺增生　　　　　　　C. 膀胱肿瘤
    D. 膀胱结石　　　　　　　　E. 慢性前列腺炎(2016)

520. 下列哪种肾肿瘤术后,配合放疗与化疗可显著提高生存率?
    A. 肾透明细胞癌　　　　　　B. 肾颗粒细胞癌　　　　　　C. 肾未分化癌
    D. 肾母细胞瘤　　　　　　　E. 肾盂癌

521. 患者,男性,55岁。右腰疼痛、血尿伴低热3个月。查体:右侧精索静脉曲张Ⅲ度。该患者最可能的诊断是
    A. 肾癌　　　　　　　　　　B. 肾盂癌　　　　　　　　　C. 膀胱癌
    D. 肾母细胞瘤　　　　　　　E. 睾丸精原细胞瘤

522. 肾盂癌最常见的组织学类型是
    A. 鳞状细胞癌   B. 移行细胞癌   C. 透明细胞癌
    D. 颗粒细胞癌   E. 腺癌
523. 肾癌淋巴转移最先转移至
    A. 主动脉旁淋巴结   B. 腔静脉旁淋巴结   C. 肾蒂淋巴结
    D. 腰淋巴结   E. 髂淋巴结
524. 患者,男性,60岁。间断无痛性全程肉眼血尿3个月。肾区无叩痛。尿沉渣镜检红细胞满视野。膀胱镜检查未见异常。静脉尿路造影示右肾盂充盈缺损。最可能的诊断为
    A. 肾癌   B. 肾盂癌   C. 肾结核
    D. 肾结石   E. 肾囊肿
525. 儿童最常见的肾脏恶性肿瘤是
    A. 淋巴瘤   B. Wilms 瘤   C. 肾癌
    D. 肾盂癌   E. 肾肉瘤
526. 肾母细胞瘤好发于
    A. 1岁以下幼儿   B. 3岁以下小儿   C. 5岁以下小儿
    D. 7岁以下小儿   E. 10岁以下小儿

    A. 膀胱根治切除术   B. 姑息性放疗   C. 经尿道膀胱肿瘤电切术
    D. 膀胱部分切除术   E. 经尿道膀胱肿瘤电切+膀胱灌注化疗
527. 单发 T_a 期膀胱尿路上皮癌,首选的治疗方法是
528. T_3 期膀胱尿路上皮癌,首选的治疗方法是(2018)

529. 女性,45岁。肉眼血尿,膀胱镜检见右侧壁有1个1.5cm×1cm乳头状新生物,有蒂。病理检查分期为 T_1 期。首选的治疗方法是
    A. 膀胱全切除   B. 化疗   C. 经尿道膀胱肿瘤电切术
    D. 放疗   E. 膀胱部分切除

(530~531题共用题干)女,45岁。无痛性肉眼血尿1个月,尿中偶有血块,伴膀胱刺激症状。B超见膀胱右侧壁有1个1cm×2cm软组织影,有蒂。
530. 应考虑的诊断是
    A. 膀胱结石   B. 膀胱异物   C. 腺性膀胱炎
    D. 膀胱憩室   E. 膀胱肿瘤
531. 为明确诊断,最有价值的检查方法是
    A. 盆腔 CT   B. 盆腔 MRI   C. 尿细胞学检查
    D. 膀胱造影   E. 膀胱镜检查+活检

(532~533题共用题干)患者,男,53岁。1周来无诱因终末血尿3次,无发热,无尿频、尿痛等不适。吸烟20年。胸部 X 线片示陈旧肺结核,尿镜检有大量红细胞。
532. 对该患者最可能的诊断是
    A. 急性肾炎   B. 膀胱癌   C. 肾癌
    D. 肾结核   E. 肾盂癌
533. 下列进一步检查项目中,对该患者明确诊断帮助最大的是
    A. 尿细胞学检查   B. 静脉尿路造影   C. 尿路 B 超
    D. 膀胱镜检查   E. 尿沉渣抗酸杆菌检查

534. 男,60岁。进行性排尿困难半年,夜尿3~4次。直肠指检:前列腺增大,质地偏硬,未触及硬结。血清PSA16.7ng/ml。前列腺B超显示前列腺增生,残余尿量20ml。CT尿路造影(CTU)显示双肾无积水,前列腺增生。下一步诊治方案应首选
    A. 经尿道前列腺电切　　B. 药物治疗　　C. 前列腺穿刺活检
    D. 根治性前列腺切除　　E. 经尿道球部高压扩张术(2018)

535. T_2期前列腺癌最佳治疗方法是
    A. 化疗　　B. 睾丸切除　　C. 根治性前列腺切除术
    D. 抗雄激素治疗　　E. 应用LHRH-A缓释剂

536. 男孩,5岁。右侧阴囊包块,卧位不消失,右睾丸未扪及,透光试验阳性,正确诊断是
    A. 右侧斜疝　　B. 精索鞘膜积液　　C. 交通性鞘膜积液
    D. 右睾丸鞘膜积液　　E. 右侧隐睾

(537~538题共用题干)男,10岁。右侧阴囊增大2年,无疼痛。查体:右侧阴囊肿大,大小约10cm×8cm,呈囊性,透光试验阳性,平卧后消失。

537. 首先应考虑的诊断是
    A. 腹股沟斜疝　　B. 睾丸鞘膜积液　　C. 交通性鞘膜积液
    D. 精索鞘膜积液　　E. 精索静脉曲张

538. 该患者适宜的治疗是
    A. 睾丸鞘膜翻转术　　B. 精索囊肿切除术　　C. 疝囊高位结扎+修补术
    D. 鞘状突高位结扎术　　E. 疝囊高位结扎术

第8章　骨科学疾病

539. 最容易发生缺血性骨坏死的是
    A. 股骨干骨折　　B. 股骨颈骨折　　C. 肱骨干骨折
    D. 桡骨近端骨折　　E. 肱骨髁上骨折(2018)

540. 不属于骨折特有体征的是
    A. 畸形　　B. 骨擦音　　C. 局部肿胀
    D. 局部异常活动　　E. 骨擦感(2018、2022)

541. 属于骨折晚期并发症的是
    A. 休克　　B. 骨化性肌炎　　C. 骨筋膜室综合征
    D. 脂肪栓塞　　E. 神经损伤

542. 男,40岁,因外伤性股骨干骨折而入院,入院次日突然出现呼吸困难,继发昏迷,皮下出血,血压80/60mmHg,其诊断最可能是
    A. 继发感染　　B. 大血管破裂　　C. 脂肪栓塞
    D. 骨筋膜室综合征　　E. 骨折断端严重再移位

543. 骨筋膜室综合征多见于
    A. 腰部　　B. 上臂　　C. 大腿
    D. 小腿　　E. 手掌

544. 胫骨中下段多段闭合性骨折功能复位后发生骨不愈合,最可能的原因是
    A. 未达到解剖复位　　B. 骨折端血液供应差　　C. 功能锻炼不够

D. 未用促骨折愈合药物　　E. 骨折端软组织嵌入

A. 创伤性关节炎　　B. 骨筋膜室综合征　　C. 骨化性肌炎
D. 关节僵硬　　E. 关节积液

545. 踝部骨折后易发生的并发症是
546. 肘关节骨折后易发生的并发症是

547. 腓骨颈骨折易损伤
　　A. 胫神经　　B. 腓总神经　　C. 胫后动脉
　　D. 腘动脉　　E. 腘静脉

548. 下列骨折临床愈合标准中,错误的是
　　A. 局部无异常活动　　B. 局部无压痛　　C. X线片示骨折断端塑形良好
　　D. 局部无纵向叩击痛　　E. X线片显示有连续骨痂通过骨折线

(549~551题共用题干)女,29岁。半小时前从高处跌落,右下肢疼痛,活动受限。查体:神志清楚,右侧大腿、小腿压痛(+),畸形,异常活动。

549. 为明确诊断,首先应进行的检查是
　　A. B超　　B. 肌电图　　C. MRI
　　D. X线检查　　E. CT

550. 若患者生命体征平稳,现场急救首选的处理是
　　A. 切开复位　　B. 皮牵引　　C. 临时固定
　　D. 闭合复位　　E. 镇静止痛

551. 若患者生命体征稳定,影像学检查示右股骨干多段粉碎性骨折,右胫腓骨多段骨折、明显移位,右侧坐骨及耻骨支骨折、轻度移位。首选的治疗方法是
　　A. 外敷中药　　B. 石膏管型固定　　C. 夹板固定
　　D. 切开复位内固定　　E. 下肢皮牵引

552. 骨折功能复位标准,正确的说法是
　　A. 前臂双骨折只需对位良好　　B. 下肢侧方成角移位无须矫正　　C. 长骨干横形骨折至少对位3/4
　　D. 旋转移位必须矫正　　E. 下肢缩短移位成人不超过2cm

553. 儿童下肢骨折复位要求肢体短缩不能超过
　　A. 1cm　　B. 2cm　　C. 3cm
　　D. 4cm　　E. 5cm

554. 最容易引起骨不连接的移位是
　　A. 成角移位　　B. 侧方移位　　C. 分离移位
　　D. 旋转移位　　E. 缩短移位(2020、2022)

555. 四肢新鲜闭合性骨折切开复位内固定的适应证不包括
　　A. 并发主要血管损伤　　B. 关节内骨折,手法复位对位不好
　　C. 并发主要神经损伤　　D. 闭合骨折未达到解剖复位
　　E. 骨折端间有软组织嵌插,手法复位失败

556. 骨折治疗原则中的首要步骤是
　　A. 功能锻炼　　B. 内固定　　C. 外固定

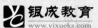
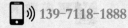

D. 包扎 E. 复位

557. 中年,男性。不慎跌倒摔伤右肩,以左手托右肘部来诊,头向右倾。查体:右肩下沉,右上肢功能障碍,胸骨柄至右肩峰连线中点隆起,并有压痛。其可能的诊断是
A. 肩关节脱位 B. 锁骨骨折 C. 肱骨外科颈骨折
D. 肩胛骨骨折 E. 肱骨解剖颈骨折(2015)

558. 男孩,4岁。摔倒后右肩部疼痛1小时。查体:头向右侧偏斜,右肩下沉,右上肢活动障碍,Dugas征阴性。该患儿最可能诊断是
A. 锁骨骨折 B. 正中神经损伤 C. 桡骨头半脱位
D. 肘关节脱位 E. 肩关节脱位(2022)

559. 锁骨骨折最易损伤
A. 肺尖 B. 臂丛神经 C. 腋神经
D. 锁骨下动脉 E. 锁骨下静脉

560. 女,72岁。摔倒后左肩部着地受伤,肩部肿胀、疼痛,肩关节活动障碍。X线片显示左侧肱骨外科颈骨皮质连续性中断,无明显移位。首选的治疗方法是
A. 切开复位内固定 B. 小夹板外固定 C. 三角巾悬吊贴胸位固定
D. 石膏外固定 E. 尺骨鹰嘴骨牵引+夹板固定

561. 肱骨中段横形骨折首选的治疗方法是
A. 骨牵引 B. 髓内针固定 C. 加压钢板固定
D. 普通钢板固定 E. 手法复位,夹板固定

562. 儿童肘部外伤后,鉴别肱骨髁上骨折和肘关节脱位最可靠的体征是
A. 肿胀明显 B. 活动明显受限 C. 畸形
D. 肘后三角关系改变 E. 局部瘀斑

563. 女,66岁。2小时前跌倒时手掌着地受伤。查体:右腕明显肿胀,压痛(+),侧面观呈"银叉"畸形。最可能的诊断是
A. Galeazzi 骨折 B. Colles 骨折 C. Chance 骨折
D. Monteggia 骨折 E. Smith 骨折

A. Colles 骨折 B. Smith 骨折 C. Galeazzi 骨折
D. Barton 骨折 E. Monteggia 骨折

564. 桡骨远端屈曲型骨折,骨折近端向背侧移位,远端向掌侧、桡侧移位,称为
565. 桡骨远端骨折,骨折线经关节面,远端骨折片向背侧移位,称为

A. ≥140° B. <140° C. >110°
D. ≤110° E. <130°

566. 髋内翻的颈干角范围是
567. 髋外翻的颈干角范围是

A. 圆韧带内的小凹动脉 B. 股骨干滋养动脉升支 C. 旋股内、外侧动脉的分支
D. 骶外侧动脉 E. 干骺端上、下侧动脉

568. 成人股骨头最主要的血液供应来源于
569. 股骨头下骨折损伤的血管主要是
570. 经股骨颈骨折损伤的血管主要是

571. 下列关于股骨颈骨折的叙述,错误的是

A. 老年股骨颈骨折不易发生缺血坏死　　　　B. 头下型骨折易出现缺血坏死
C. 经股骨颈骨折也可发生缺血坏死　　　　　D. 基底骨折不易出现缺血坏死
E. 缺血坏死可发生在骨折数年后

572. 女性,70岁。行走时不慎滑倒,即感右髋部疼痛,2小时后来院。查体:右髋部皮下淤血,局部压痛,右下肢较左下肢短缩3cm,右下肢外旋50°畸形。最可能的诊断是
A. 髋关节前脱位　　　　　B. 髋关节后脱位　　　　　C. 股骨大转子骨折
D. 股骨转子间骨折　　　　E. 股骨颈骨折

573. 女性,72岁,因车祸来院。查体:右下肢外旋、短缩畸形。X线平片示:右股骨颈头下型骨折,部分移位。既往有高血压,服药后血压控制在(130~140)/(80~90)mmHg。最适宜的治疗方法是
A. 闭合复位,穿钉子鞋　　B. 切开复位内固定　　　　C. 手法复位,石膏固定
D. 人工关节置换　　　　　E. 胫骨结节骨牵引

(574~576题共用题干)患者,女,72岁。摔伤后左髋剧痛,不能站立3小时,既往体健,查体:左下肢缩短,外旋畸形。X线检查示左侧股骨头下骨皮质不连续,完全分离。

574. 查体时,患侧下肢外旋的常见角度为
A. 20°~30°　　　　　　　B. 30°~45°　　　　　　　C. 45°~60°
D. 60°~80°　　　　　　　E. 80°~90°

575. 该骨折的 Garden 分型是
A. Ⅰ型　　　　　　　　　B. Ⅱ型　　　　　　　　　C. Ⅲ型
D. Ⅳ型　　　　　　　　　E. Ⅴ型

576. 该患者首选的治疗方法是
A. 卧床休息　　　　　　　B. 卧床,皮牵引　　　　　C. 卧床,骨牵引
D. 切开复位,内固定　　　E. 人工髋关节置换术(2022)

577. 外旋畸形≥90°的可能是
A. 股骨头下骨折　　　　　B. 经股骨颈骨折　　　　　C. 股骨颈基底骨折
D. 股骨转子间骨折　　　　E. 髋关节后脱位

578. 股骨转子间骨折最常见的临床类型是
A. Ⅰ型　　　　　　　　　B. Ⅱ型　　　　　　　　　C. Ⅲ型
D. Ⅳ型　　　　　　　　　E. Ⅴ型

579. 髌骨骨折的治疗原则不包括
A. 解剖复位,保持关节面平整　　　　　　　B. 尽可能保留髌骨
C. 稳定固定情况下早期活动　　　　　　　　D. 膝关节屈曲位固定
E. 无移位者可采用非手术治疗

A. 压缩性骨折　　　　　　B. 横形骨折　　　　　　　C. 斜形骨折
D. 粉碎性骨折　　　　　　E. 嵌插骨折

580. 骤然跪倒髌骨着地发生的髌骨骨折是
581. 股四头肌突然强烈收缩导致的髌骨骨折是

A. 胫后动脉损伤　　　　　B. 腓总神经损伤　　　　　C. 骨折延迟愈合
D. 骨筋膜室综合征　　　　E. 胫神经损伤

582. 胫骨上1/3骨折易导致
583. 胫骨中1/3骨折易导致

第十四篇 外科学试题
第8章 骨科学疾病

584. 胫骨下 1/3 骨折易导致

585. 脊柱骨折的常见部位是
    A. $C_{1~2}$
    B. $C_{3~5}$
    C. $T_{10~12}$
    D. $T_{10}~L_2$
    E. $L_{1~3}$

586. 胸腰椎骨折的临床表现不包括
    A. 局部疼痛
    B. 局部肿胀
    C. 异常活动及骨擦音
    D. 功能障碍
    E. 畸形、后凸、生理弧度消失

587. 骨盆骨折早期最危险的并发症是
    A. 膀胱、尿道破裂
    B. 坐骨神经损伤
    C. 直肠损伤
    D. 出血性休克
    E. 截瘫

588. 骨盆骨折时一般不会出现
    A. 骨盆挤压试验阳性
    B. 骨盆分离试验阳性
    C. Apley 试验阳性
    D. 会阴部瘀斑
    E. 后尿道损伤

589. 女,56 岁。急刹车受伤致髋关节剧痛 3 小时。查体:右髋关节活动受限,屈曲内收,内旋畸形,右髋关节屈伸活动障碍,最可能的损伤是
    A. 髋关节脱位
    B. 髋关节脱位合并股神经损伤
    C. 髋关节骨折
    D. 髋关节脱位合并闭孔神经损伤
    E. 髋关节脱位合并坐骨神经损伤(2018)
    A. 肩关节脱位
    B. 肘关节脱位
    C. 髋关节脱位
    D. 桡骨头半脱位
    E. 肩锁关节脱位

590. 临床上最常见的关节脱位是

591. X 线片上无异常发现的关节脱位是
    A. 前脱位
    B. 后脱位
    C. 外侧方脱位
    D. 中心脱位
    E. 侧方脱位

592. 肩关节脱位的常见类型是

593. 髋关节脱位的常见类型是
    A. Allis 法
    B. Kocher 法
    C. Bigelow 法
    D. Stimson 法
    E. Hippocrates 法

594. 治疗肩关节前脱位首选的复位方法是

595. 治疗髋关节后脱位首选的复位方法是(2017)

596. 髋关节后脱位的常见体征是
    A. 髋关节外旋
    B. 髋关节外展
    C. 髋关节伸直
    D. 大转子上移
    E. 患肢延长(2020)

597. 患者,男性,20 岁。跌倒时手掌着地,肩外展外旋,出现肩部疼痛、肿胀、活动受限。查体:方肩畸形。最可能的诊断是
    A. 肩锁关节脱位
    B. 锁骨骨折
    C. 肩关节脱位
    D. 肱骨外科颈骨折
    E. 肩袖损伤

598. 患儿 2 岁,其母在牵拉患儿双手做游戏时,患儿突然大哭,诉左上肢疼痛,其左上肢屈曲,不肯用该手取物。患儿最有可能的诊断是

A. 肩关节脱位 B. 肘关节脱位 C. 桡骨头半脱位
D. 腕关节脱位 E. 锁骨骨折

599. 临床上确诊桡骨头半脱位的主要依据是
A. 病史 B. 临床表现 C. X线摄片
D. CT E. MRI

A. 患肢短缩、纵向叩击痛、外旋45°~60° B. 患肢屈曲、外展、外旋畸形
C. 患肢短缩、纵向叩击痛、外旋90° D. 患肢屈曲、内收、内旋畸形
E. 患肢无缩短,髋部肿胀,压痛

600. 股骨颈骨折会出现
601. 髋关节前脱位会出现
602. 髋关节后脱位会出现

603. 男,42岁。车祸致右髋部外伤2小时,局部疼痛。查体:右髋强迫于屈曲、内收、内旋畸形位置,不能伸直。X线片未见髋臼及股骨头骨折,治疗措施宜选择
A. 手法复位 B. 切开复位 C. 人工髋关节置换术
D. 骨牵引 E. 三翼钉内固定术

604. 男,24岁。手背部刀伤,创口出血不止。现场急救处理最简便而有效的止血方法是
A. 前臂止血带止血 B. 立即缝合创口 C. 腕部止血带止血
D. 上臂止血带止血 E. 局部加压包扎

605. 木工,男性,38岁。工作中右手示指被电锯切割离断,立即将患者送到医院行断指再植。其断指的保存方法应该是用无菌纱布包好放在
A. 生理盐水中 B. 酒精中 C. 新洁尔灭中
D. 与冰块直接接触的冰箱中 E. 干燥冷藏容器中

606. 男,38岁。右上臂刀割伤3小时。查体:体温36.8℃,脉搏102次/分,血压120/70mmHg,双肺呼吸音清,未闻及干、湿啰音,心律齐,未闻及杂音,腹软,无压痛,右手小指及环指的小指半侧感觉明显减退,手指内收障碍。损伤的神经是
A. 桡神经 B. 肌皮神经 C. 腋神经
D. 正中神经 E. 尺神经

607. 腕部正中神经损伤的表现不包括
A. 中指远节感觉消失 B. 示指远节感觉消失 C. 手部桡侧半感觉障碍
D. 拇指对掌功能障碍 E. 猿掌

608. 女性,48岁。左腕部玻璃切割伤。表现为左腕部掌侧斜行切口,深达肌层,左手呈爪状畸形,拇指对掌功能丧失,手指浅感觉丧失。其损伤的神经可能是
A. 正中神经 B. 尺神经及桡神经 C. 桡神经及正中神经
D. 尺神经及正中神经 E. 桡神经

609. 下列选项中,损伤与畸形不对应的是
A. 尺神经损伤——爪形手畸形 B. 正中神经损伤——垂腕形畸形 C. Colles骨折——"银叉"畸形
D. 肩关节脱位——方肩畸形 E. 正中神经和尺神经损伤——猿掌畸形

610. 不属于腓总神经损伤的临床表现是
A. 足不能背屈、外翻 B. 马蹄内翻足 C. 小腿前内侧区感觉障碍
D. 行走困难,呈跨阈步态 E. 伸趾功能丧失

611. 颈椎病的临床分型不包括

A. 神经根型 B. 脊髓型 C. 副交感神经型
D. 食管型 E. 椎动脉型

A. 神经根型 B. 脊髓型 C. 交感神经型
D. 椎动脉型 E. 食管型

612. 最常见的颈椎病类型是
613. Spurling 征阳性的颈椎病类型是
614. Eaton 试验阳性的颈椎病类型是
615. 不适合做颌枕带牵引治疗的颈椎病是

A. 眩晕 B. 闪电样锐痛 C. 猝倒
D. 持物不稳 E. 瞳孔扩大

616. 椎动脉型颈椎病最突出的临床表现为
617. 椎动脉型颈椎病最主要的临床表现为
618. 脊髓型颈椎病最先出现的临床表现为
619. 神经根型颈椎病的主要临床表现为

620. 患者,女,45 岁。经常头晕、头痛,有时突然晕倒,随后很快清醒。查体:压头试验阴性,颈椎侧弯或后伸可加重头晕,脊髓造影有部分梗阻。最可能的诊断是
A. 椎动脉型颈椎病 B. 体位性眩晕 C. 神经根性颈椎病
D. 美尼尔征 E. TIA

621. 女性,52 岁。颈痛伴右肩部痛 1 年余,近 5 个月出现四肢麻木、无力,行走时有踩棉花样感觉。查体:颈椎无明显畸形,活动轻度受限,右手及前臂尺侧感觉减退,双下肢肌张力增高,肌力Ⅳ级。X 线检查见颈椎骨质增生,生理曲度变直。最可能的诊断是
A. 肩周炎 B. 交感神经型颈椎病 C. 脊髓型颈椎病
D. 椎动脉型颈椎病 E. 颈椎肿瘤

(622~623 题共用题干)患者,男性,60 岁。左手麻木半年,双下肢乏力、行走不稳 3 个月。查体:左上肢桡骨膜反射减弱,左手拇指针刺觉减退,双下肢腱反射亢进,双侧 Babinski 征(+)。初步诊断为颈椎病。

622. 对诊断最有意义的影像学检查是
A. X 线检查 B. CT C. 增强 CT
D. MRI E. DSA

623. 患者最终确诊为颈椎单一节段的椎间盘突出,相应平面颈椎管狭窄,颈脊髓变性。不宜采取的治疗措施是
A. 颈椎前后路联合手术 B. 颈椎前路手术 C. 颈椎后路手术
D. 按摩治疗 E. 理疗

624. 男性,65 岁。因右上肢放射痛伴手指麻木、动作不灵活 2 年就诊。检查发现颈肩部压痛,神经牵拉试验及压头试验阳性,右上肢桡侧皮肤感觉减退,握力减弱,肌张力减低。最可能的诊断是
A. 交感神经型颈椎病 B. 脊髓型颈椎病 C. 椎动脉型颈椎病
D. 神经根型颈椎病 E. 混合型颈椎病

625. 女,48 岁,晨起左中指发僵、疼痛,缓慢活动后可消失,屈伸中时有弹响。最可能的诊断是
A. 类风湿关节炎 B. 狭窄性腱鞘炎 C. 腱鞘囊肿
D. 滑囊炎 E. 创伤性关节炎

626. Finkelstein 试验阳性最可能的原因是
    A. 腱鞘囊肿 B. 桡骨骨折 C. 桡骨茎突狭窄性腱鞘炎
    D. 尺神经损伤 E. 正中神经损伤

    A. 拇长屈肌腱狭窄性腱鞘炎 B. 指屈肌腱狭窄性腱鞘炎 C. 拇长展肌腱鞘炎
    D. 指伸肌腱狭窄性腱鞘炎 E. 拇长展肌和拇短伸肌腱鞘炎

627. 弹响指是
628. 弹响拇是
629. 桡骨茎突狭窄性腱鞘炎是

630. 男,66 岁。右髋部疼痛,活动受限半年余。2 年前因右股骨颈骨折行空心钉内固定治疗。查体:右髋关节内旋和外旋受限。X 线检查示右股骨头负重区出现新月征、囊性变。最可能的诊断是
    A. 化脓性髋关节炎 B. 股骨颈骨折不愈合 C. 股骨头缺血坏死
    D. 髋关节结核 E. 类风湿关节炎

631. 股骨头骨软骨病的 X 线分期不包括
    A. 软骨下溶血期 B. 股骨头坏死期 C. 股骨头修复期
    D. 股骨头塌陷期 E. 股骨头脱位期

632. 腰椎间盘突出症最先出现的症状是
    A. 腰痛 B. 坐骨神经痛 C. 大小便障碍
    D. 鞍区感觉障碍 E. 小腿外侧痛

633. 腰椎间盘突出症出现大小便障碍和鞍区感觉障碍提示
    A. 脊髓腰膨大受压 B. 脊髓圆锥受压 C. 马尾神经受压
    D. S_1 受压 E. L_5 受压

634. 腰椎间盘突出症的典型 X 线表现不包括
    A. 腰椎生理性前凸消失 B. 椎间盘突出间隙左右不等宽 C. 椎间盘影向后突出
    D. 椎间盘突出间隙前窄后宽 E. 椎体边缘增生

635. 男,28 岁。腰痛伴右下肢麻木疼痛 1 周。查体:直腿抬高试验(+)。CT 示 $L_{4\sim5}$ 椎间盘向右后侧突出,压迫硬膜囊。目前首选的治疗方法是
    A. 椎板减压髓核摘除术 B. 腰椎内固定植骨融合术 C. 腰背肌功能锻炼
    D. 经皮髓核切吸术 E. 卧床休息、理疗(2018)

(636~638 题共用题干)男性,装卸工人,40 岁。腰扭伤,经治疗腰痛缓解,但仍有左下肢麻痛并放射。查体:腰背肌痉挛,沿坐骨神经走行有压痛,直腿抬高试验阳性。

636. 为明确诊断首选的检查方法是
    A. X 线 B. CT C. MRI
    D. ECT E. 肌电图

637. 最可能的诊断是
    A. 腰部棘上韧带炎 B. 腰椎结核 C. 腰椎骨髓炎
    D. 单纯坐骨神经痛 E. 腰椎间盘突出症

638. 如果病史较长,反复发作,其治疗方法应考虑
    A. 牵引 B. 按摩 C. 手术
    D. 理疗 E. 封闭

(639~641 题共用题干)男性,38 岁,3 年前诊断为腰椎间盘突出症,腰腿痛反复发作,行卧床、牵引

等保守治疗可缓解。查体：外踝及足外侧痛觉、触觉减退，趾及足跖屈肌力减弱，跟腱反射减弱。

639. 该患者最可能受累的神经根是
   A. 腰 3　　　　　　　　　B. 腰 4　　　　　　　　　C. 腰 5
   D. 骶 1　　　　　　　　　E. 骶 2

640. 患者搬重物后突发疼痛加重，伴大小便障碍，应即刻进行的检查是腰椎
   A. 正侧位 X 线片　　　　　B. 过伸过屈位 X 线片　　　C. 双斜位 X 线片
   D. 磁共振扫描　　　　　　E. CT 检查

641. 若诊断为椎间盘突出症，最适宜的处理方法是
   A. 持续牵引，理疗　　　　B. 髓核化学溶解术　　　　C. 椎间盘切除术
   D. 皮质激素硬脑膜外注射　E. 卧床休息

642. 急性化脓性骨髓炎最多见的部位
   A. 股骨下段　　　　　　　B. 掌骨　　　　　　　　　C. 髂骨
   D. 胫骨下端　　　　　　　E. 股骨上段

643. 下列关于急性骨髓炎临床表现的叙述，错误的是
   A. 高热　　　　　　　　　B. 无明显压痛区　　　　　C. 干骺端疼痛剧烈
   D. 早期 X 线检查常为阴性　E. 白细胞计数和中性粒细胞增高

   A. X 线检查　　　　　　　B. 局部脓肿分层穿刺　　　C. 关节腔穿刺及关节液检查
   D. CT 检查　　　　　　　 E. MRI 检查

644. 急性化脓性骨髓炎的早期诊断首选
645. 髋关节结核的早期诊断首选
646. 股骨头坏死的早期诊断首选
647. 急性化脓性关节炎的早期诊断首选

(648~650 题共用题干)男，7 岁。突发寒战、高热、右膝下方剧痛 3 天。查体：T39.8℃，P86 次/分，R25 次/分，BP110/60mmHg，烦躁不安，右膝关节呈半屈状，拒动，右小腿近端皮温高，肿胀不明显，压痛阳性。

648. 最可能的诊断是
   A. 化脓性关节炎　　　　　B. 膝关节结核　　　　　　C. 急性化脓性骨髓炎
   D. 风湿性关节炎　　　　　E. 类风湿关节炎

649. 早期确诊最可靠的检查是
   A. X 线　　　　　　　　　B. 血常规　　　　　　　　C. CT
   D. 体格检查　　　　　　　E. 局部脓肿分层穿刺

650. 诊断明确后首选的处理措施是
   A. 足量抗生素　　　　　　B. 手术　　　　　　　　　C. 支持治疗
   D. 肢体制动　　　　　　　E. 物理降温

(651~652 题共用题干)女，9 岁。5 天前突然右髋疼痛，并有高热。体温 39.5℃，脉搏 110 次/分，白细胞 $22×10^9$/L，中性粒细胞 98%，血沉 30mm/h。右髋关节肿胀，不敢活动。

651. 其诊断首先应考虑为
   A. 急性化脓性髋关节炎　　B. 急性风湿性髋关节炎　　C. 类风湿性髋关节炎
   D. 髋周软组织炎　　　　　E. 髋关节结核

652. 本例最佳治疗方法是

A. 合理有效抗生素加石膏固定
B. 足量有效抗生素加支持疗法
C. 足量有效抗生素加关节切开引流
D. 足量有效抗生素加关节穿刺抽液并注入抗生素
E. 大量联合使用抗生素治疗48~72小时后,仍不能控制局部症状,则手术治疗

653. 急性化脓性关节炎好发于
   A. 肩关节、肘关节　　　B. 肘关节、腕关节　　　C. 腕关节、膝关节
   D. 肩关节、膝关节　　　E. 髋关节、膝关节

654. 急性化脓性关节炎最常见的致病菌是
   A. 大肠埃希菌　　　　　B. 金黄色葡萄球菌　　　C. 溶血性链球菌
   D. 肺炎球菌　　　　　　E. 铜绿假单胞菌

655. 下列选项中,不属于化脓性关节炎特点的是
   A. 发热　　　　　　　　B. 好发于上肢各关节　　C. 周围血白细胞数增高
   D. 血沉快　　　　　　　E. X线检查不能作为早期诊断依据

656. 急性化脓性关节炎最早出现的X线骨骼改变是
   A. 骨质坏死　　　　　　B. 虫蚀状骨质破坏　　　C. 骨质疏松
   D. 关节软骨破坏　　　　E. 关节间隙狭窄

657. 关于脊柱结核正确的描述是
   A. 主要累及棘突　　　　B. 可有拾物试验阳性　　C. 可有托马斯征阳性
   D. 早期易形成寒性脓肿　E. 手术治疗无须抗结核药物配合

658. 下列关于脊柱结核的叙述,错误的是
   A. 多有局部红、肿、热、痛及高热　　　　B. X线片表现为骨质破坏和椎间隙狭窄
   C. 边缘型椎体结核多见于成人,好发于腰椎　D. 中心型椎体结核多见于儿童,好发于胸椎
   E. 以椎体结核占多数

659. X线片上边缘型脊柱结核和脊柱肿瘤的主要鉴别点是
   A. 有无椎体破坏　　　　B. 椎体破坏的部位　　　C. 椎体破坏的程度
   D. 有无椎间隙狭窄　　　E. 有无椎弓根受累

   A. 颈椎　　　　　　　　B. 胸椎　　　　　　　　C. T_{10} ~ L_2
   D. 腰椎　　　　　　　　E. 骶椎

660. 脊柱骨折的好发部位是
661. 脊柱结核的好发部位是
662. 中心型椎体结核的好发部位是
663. 边缘型椎体结核的好发部位是

   A. 中心型椎体结核　　　B. 边缘型椎体结核　　　C. 脊柱肿瘤
   D. 腰椎间盘突出症　　　E. 强直性脊柱炎

664. 老年人多见,骨破坏累及椎弓根,椎间隙正常见于
665. 儿童多见,累及一个胸椎,椎间隙正常见于
666. 成人多见,累及相邻椎体,椎间隙变窄见于
667. 中青年多见,无骨质破坏,椎体边缘增生,椎间隙变窄见于

   A. 关节间隙狭窄,关节边缘有骨刺形成　　　B. 椎体破坏,椎间隙狭窄,椎体骨性融合

C. 椎体无骨质破坏,脊柱呈竹节样改变　　D. 椎体破坏,椎间隙狭窄,椎旁梭形阴影
E. 骨质疏松,关节间隙狭窄,骨组织呈磨砂玻璃样改变

668. 脊柱结核的 X 线表现为
669. 骨关节炎的 X 线表现为
670. 强直性脊柱炎的 X 线表现为
671. 类风湿关节炎的 X 线表现为

672. 患者,女,28 岁。进行性背痛半年,下肢乏力,食欲减退。查体:T37.8℃,P90 次/分,R18 次/分,BP110/60mmHg,未见皮疹,双肺呼吸音清,未闻及干、湿啰音,心律齐,未闻及杂音,腹软,无肌紧张,移动性浊音阴性,胸椎后凸,有叩痛。X 线片示第 6、7 胸椎间隙变窄,椎旁软组织阴影增宽。实验室检查:血常规 Hb118g/L,WBC7.0×10^9/L,L0.40,Plt122×10^9/L。ESR600mm/h。最可能的诊断是
    A. 胸椎间盘突出症　　　　B. 化脓性脊椎炎　　　　C. 胸椎结核
    D. 胸椎血管瘤　　　　　　E. 胸椎转移癌

673. 男性,60 岁,腰痛 3 周,无明显外伤史,X 线片示第三腰椎椎体破坏、压缩楔形变、椎间隙正常。最可能的诊断是
    A. 椎体结核　　　　　　　B. 椎体嗜酸性肉芽肿　　C. 椎体巨细胞瘤
    D. 椎体转移性骨肿瘤　　　E. 老年性骨质疏松症椎体压缩骨折

674. Thomas 征阳性提示
    A. 骶髂关节炎　　　　　　B. 腰椎间盘突出症　　　C. 髋关节屈曲挛缩
    D. 腰椎管狭窄症　　　　　E. 膝关节屈曲挛缩

675. 男童,消瘦、低热、右髋痛,跛行步态,腹股沟及臀部可触及囊性肿物,"4"字试验阳性。最可能的诊断是
    A. 风湿性关节炎　　　　　B. 类风湿关节炎　　　　C. 骨肿瘤
    D. 髋关节结核　　　　　　E. 髋关节脱位

676. 下列选项中,提示骨肿瘤为恶性的 X 线表现是
    A. 界限清楚　　　　　　　B. 三角形骨膜反应　　　C. 骨皮质膨胀变薄
    D. 病灶周围硬化反应骨　　E. 病理性骨折

677. 女孩,15 岁。左小腿近端持续性疼痛 3 个月,逐渐加重。查体:左小腿近端局部肿胀、皮温增高。X 线片示左胫骨上段日光射线样改变。最可能的诊断是
    A. 骨结核　　　　　　　　B. 骨囊肿　　　　　　　C. 骨髓炎
    D. 骨肉瘤　　　　　　　　E. 骨软骨瘤

678. 男性,22 岁。右膝内侧肿块 8 年,生长缓慢,无明显疼痛。X 线片显示股骨下端内侧干骺端杵状肿块,边缘清楚。应首先考虑为
    A. 骨肉瘤　　　　　　　　B. 骨巨细胞瘤　　　　　C. 软骨肉瘤
    D. 骨软骨瘤　　　　　　　E. 骨样骨瘤

679. 最常见的原发性恶性骨肿瘤是
    A. 骨纤维肉瘤　　　　　　B. 尤因肉瘤　　　　　　C. 软骨肉瘤
    D. 骨肉瘤　　　　　　　　E. 骨巨细胞瘤

680. 男性,14 岁,8 个月前开始左上臂肿胀、疼痛,入院诊断为左肱骨上端骨肉瘤,优选的治疗方案是
    A. 左肩关节离断术　　　　B. 肿瘤刮除术　　　　　C. 化疗加放疗
    D. 化疗　　　　　　　　　E. 术前化疗→根治性切除→术后化疗

681. 容易发生骨转移的肿瘤是

A. 胃癌 B. 肺癌 C. 宫颈癌
D. 胸腺癌 E. 鼻咽癌

682. 男,15岁。2个月前无意中发现右小腿近端肿物,无疼痛及活动障碍。查体:右小腿近端可触及约3cm×2cm肿物,质地较硬、无活动、无明显压痛。X线检查见右胫骨干骺端有蒂的骨性突起,无骨质破坏及骨膜反应。最适宜的处理方法是
A. 穿刺活检 B. 手术切除 C. 切开取病理
D. 中药外敷 E. 随诊观察

683. 女性,下肢关节肿痛,心、肺无异常,心电图检查正常。X线片示溶骨性破坏,肥皂泡样改变。诊断为
A. 骨肉瘤 B. 骨巨细胞瘤 C. 骨囊肿
D. 骨软骨瘤 E. 尤因肉瘤(2019)

A. 化疗 B. 放疗 C. 手术为主
D. 手术+化疗 E. 手术+放疗

684. 骨巨细胞瘤采用的治疗方法是
685. 软骨肉瘤采用的治疗方法是

(686~687题共用题干)女,24岁,近日发现左膝关节疼痛,行走困难,休息缓解,自觉左小腿上端内侧似有肿块,压痛。查体:左膝关节活动受限,胫骨上端内侧肿胀,压痛。X线片见左胫骨上端内侧有一肥皂泡样阴影,膨胀性生长。

686. 本例最可能的诊断是
A. 骨结核 B. 骨髓炎 C. 骨坏死
D. 骨巨细胞瘤 E. 骨软骨瘤

687. 本例最适当的治疗方法是
A. 休息、营养 B. 广谱抗生素治疗 C. 手术治疗
D. 抗结核治疗 E. 物理治疗

外科学试题参考答案及详细解答

（正确答案为绿色的选项）

1. AB**C**DE　纤维胃镜不耐高温,不能使用高压蒸汽灭菌法、煮沸法和干热灭菌法灭菌,只能采用化学气体灭菌法和药液浸泡法灭菌,但以前者更常用,故答 D。

2. ABC**D**E　经高压蒸汽灭菌的物品一般可保留 2 周。

3. ABCD**E**　①涂擦消毒剂时,一般由手术区中心向四周涂擦,但如为感染部位手术,或肛门区手术,则应从手术区外向感染处或会阴部涂擦。无菌巾铺设完成,不可随便移动,如果位置不准确,只能由手术区向外移动,不能由外向内移动。手术时,个人的无菌空间为肩部以下,腰部以上的身前区(至腋中线)、双侧手臂,因此术者颈部不属于无菌区。手术台边缘以上的布单属于无菌区,手术台边缘以下的布单不属于无菌区。②不应越过术者背后传递手术器械,因为术者背后不属于无菌区,故答 E。

4. ABC**D**E　术中手套有破口,说明手已经被污染,应重新洗手。

5. AB**C**DE　①等渗性脱水也称急性脱水,因此,"急性"病因导致的脱水,常是等渗性脱水,如胃肠消化液的急性丢失常导致等渗性脱水。②"慢性"病因引起的脱水常为低渗性脱水。因此解答此类试题的关键就是抓住"急性""慢性"等关键字眼。

6. ABCD**E**　①患者有口渴,血钠>150mmol/L(血钠正常值为 135～150mmol/L),应诊断为高渗性脱水,而不是等渗性脱水或低渗性脱水,可首先排除 A、E。②根据脱水程度不同,高渗性脱水可分为轻、中、重三度。患者有神经精神症状(躁狂),应诊断为重度脱水。

7. A**B**CDE　①急性肠梗阻导致的脱水常为等渗性脱水。患者血清钠正常,应诊断为等渗性脱水。其补液首选平衡盐溶液,次选生理盐水,因为平衡盐溶液的电解质含量与血浆内的含量相仿,而生理盐水中 Cl^- 含量比血清 Cl^- 高 50mmol/L,所以大量输入生理盐水可导致高氯性酸中毒。②5%葡萄糖溶液为能量补充液,不含电解质,不适合等渗性脱水的治疗,故不答 C。等渗性脱水的血清 Na^+、血清 Cl^- 均正常,不宜补充高渗盐水,故不答 D。5%的碳酸氢钠溶液常用于纠正严重酸中毒,不是首选补液种类。

8. AB**C**DE　判断脱水类型主要依据血清钠浓度,血清钠正常值为 135～150mmol/L。若血清钠正常,则为等渗性脱水;若血清钠<135mmol/L,则为低渗性脱水;若血清钠>150mmol/L,则为高渗性脱水。患者血清钠为 138mmol/L,应诊断为等渗性脱水。继发性脱水也称低渗性脱水。稀释性脱水为不规范名称。

9. ABCD**E**　汗液为低渗液,大量出汗将导致高渗性脱水而不是低渗性脱水。A、B、C、D 均属于低渗性脱水的常见病因。

10. A**B**CDE　低渗性脱水时,失钠多于失水,血清钠低于正常范围,使醛固酮分泌增加,肾钠排出减少,导致尿钠减少。

11. ABC**D**E　①外科患者多发生等渗性脱水,其补液量=每日生理需要量+累积损失量+日损失量。②成人每天的生理需要量约为 2000ml,其中 1/4 用生理盐水补充(即 5%葡萄糖盐水 500ml),3/4 用 5%～10%的葡萄糖溶液补充(即 10%葡萄糖溶液 1500ml)。每天 NaCl 的生理需要量约为 4.5g,因此 5%葡萄糖盐水 500ml 刚好补充了 NaCl 的生理需要量。③对于脱水患者,还需计算累积损失量。本例未交代脱水情况,累积损失量可不计入补液量。④本例前 1 天胃肠减压量 800ml,电解质正常。故日损失

315

量约为 800ml,可用 5%葡萄糖盐水 800ml 补充。⑤本例今日的输液总量=②+③+④=5%葡萄糖盐水 1300ml+10%葡萄糖溶液 1500ml,故今日输液的最佳方案是 D。

12. AB**CD**E 低渗性脱水时有细胞外液的丧失,水和钠同时丢失,但失钠多于失水。机体的代偿机制使抗利尿激素分泌减少,水在肾小管的重吸收减少,尿量排出增加,这样使细胞外液量更为减少,因此患者容易发生休克。

13. A**B**CDE 重度缺钠常伴休克,应先用平衡盐液补足血容量,以改善微循环和组织灌注。然后静脉滴注高渗盐水(5%氯化钠溶液)200~300ml,尽快纠正血钠过低,以进一步恢复细胞外液量和渗透压,使水分从水肿的细胞中外移。不要误答 B,若题干要求回答的是"轻、中度缺钠时补液首选"可答 B。

14. **A**BCDE ①高渗性脱水最早的临床表现是口渴,轻度脱水除口渴外,无其他症状。②B、C、D、E 都是中度高渗性脱水的表现。

15. A**B**CDE 高渗性脱水时,失水多于失钠,使细胞外液量减少而血浆渗透压增高。当失水量相当于体重的 2%~3%时,即可使渴感中枢兴奋而口渴,刺激视上核、室旁核分泌和释放抗利尿激素,作用于肾远曲小管和集合管,使水重吸收增加,尿量减少,尿比重增加。

16. ABC**D**E ①高渗性脱水常表现为口渴,尿比重增加。由于血液浓缩,血细胞比容将增加。当失水量相当于体重的 4%~6%时,会出现烦躁不安。②低渗性脱水、等渗性脱水均会出现恶心、呕吐,但高渗性脱水一般不会出现恶心、呕吐。

17. A**B**CDE ①等渗性脱水又称急性脱水,因此急性病因引起的脱水常为等渗性脱水;低渗性脱水也称慢性脱水,因此慢性病因引起的脱水常为低渗性脱水。患者不洁饮食后反复呕吐,一般为急性病因,故常导致等渗性脱水。②由于约 50%的镁存在于骨骼内,其余存在于细胞内,细胞外液中的镁仅占 1%,因此机体不易发生镁缺乏,故不答 B。反复大量呕吐,体液丢失,不可能发生稀释性低钠血症。反复呕吐,大量胃液丢失,易发生低钾低氯性代谢性碱中毒。

18. ABCD**E** 血清钠正常值为 135~150mmol/L,患者血清钠<135mmol/L,应诊断为低渗性脱水。其补钠量=[正常 Na⁺-测量 Na⁺]×体重×0.6(女性为 0.5)。女性患者,体重 40kg,血清钠 112mmol/L,其补钠量=(142-112)×40×0.5=600mmol。以 17mmol Na⁺相当于 1g 钠盐计算,应补充氯化钠约 35.3g。当天先补 1/2 量,即 17.6g,再加上每天正常需要量 4.5g,共计 22g。其余一半钠,可在第 2 天补给。

19. A**B**CDE 水中毒又称稀释性低钠血症,是指机体摄入水量超过了排出水量,以致水分在体内潴留,引起血浆渗透压下降和循环血量增多。

20. ABCD**E** 青年男性,慢性上腹痛 12 年,应考虑消化性溃疡。呕吐宿食 3 天,应诊断为十二指肠溃疡合并幽门梗阻。大量呕吐宿食易造成胃酸及 K⁺丢失,导致低钾低氯性碱中毒。

21. AB**C**DE ①低钾血症常有各系统兴奋性降低的表现:神经系统主要表现为精神萎靡、软瘫、腱反射减弱或消失;心血管系统主要表现为传导阻滞和心律失常;消化系统主要表现为厌食、恶心、呕吐、腹胀、肠鸣音消失等。②腱反射亢进常见于低钙血症。

22. A**B**CDE 低钾血症的最早表现是肌无力,先是四肢软弱无力,以后可延及躯干和呼吸肌,一旦呼吸肌受累,可致呼吸困难或窒息。

23. ABCD**E** ①患者血清钾<3.5mmol/L,应诊断为低钾血症,故应补充氯化钾溶液。②患者幽门梗阻反复呕吐,易导致等渗性脱水,故补液可选用葡萄糖盐水,故答 E。

24. **A**BCDE ①盐皮质激素(醛固酮)的作用是保水保钠排钾,醛固酮分泌过多将导致低钾血症而不是高钾血症。②挤压综合征、大量输入库存血时,大量红细胞被破坏,红细胞内的钾释放入细胞外液,将导致高钾血症。"高钾酸中毒,反常性碱性尿",可见代谢性酸中毒可导致高钾血症。众所周知,急性肾衰竭少尿期可导致高钾血症。

25. ABCD**E** ①血清钾正常值为 3.5~5.5mmol/L,患者血清钾 6.8mmol/L,应诊断为高钾血症。②血清钠正常值为 135~150mmol/L,患者血清钠 136.0mmol/L,应诊断为等渗性脱水。③血浆正常 pH 为

7.35~7.45,患者血浆pH7.3,应诊断为失代偿性酸中毒。

26. A BCDE 高钾血症有导致患者心脏收缩期停搏的危险,因此高钾血症一旦确诊,必须积极治疗,首先应停用一切含钾药物或溶液。B、C、D、E都是治疗高钾血症的措施。

27. ABCDE ①高钾血症可导致心电图T波高尖,P波波幅下降,QRS波增宽;低钾血症可导致T波低平或倒置,ST段降低,QT间期延长和U波出现,故答E。②高钾血症可导致代谢性酸中毒,低钾血症可导致代谢性碱中毒,故不答A、B。高钾血症可使肾远曲小管泌氢减少,泌钾增加;低钾血症可使肾远曲小管泌氢增加,泌钾减少,故不答C、D。

28. ABCDE ①维持机体酸碱平衡的3大要素为pH、HCO_3^-和$PaCO_2$。要维持pH在正常范围(7.35~7.45)内,就必须保持$[HCO_3^-]/[H_2CO_3]=20:1$。机体通过肺呼出CO_2调节$[H_2CO_3]$,通过肾调节$[HCO_3^-]$。②代谢性酸中毒是指$[HCO_3^-]$原发性减少所致的酸碱平衡失调,血清pH常降低。为了维持pH在正常范围,机体就必须使$[HCO_3^-]/[H_2CO_3]$维持20:1,为使$[H_2CO_3]$降低,只有呼吸加深加快,才能使CO_2排出增多。

29. A BCDE ①代谢性酸中毒是指$[HCO_3^-]$原发性减少所致的酸碱平衡失调,血清pH常减低。患者最突出的表现是呼吸深而快,故答B。呼气中可有酮味。②症状轻者,只要消除病因,适当补充液体,酸中毒可自行调节达到正常水平,不必使用碱性药物。

30. A BCDE 幽门梗阻患者反复呕吐,胃酸丢失,易造成低钾低氯性代谢性碱中毒。

31. ABCD E ①频繁呕吐可造成大量胃酸丢失,将导致低钾低氯性代谢性碱中毒,故答D。②休克时,体内大量代谢性酸性产物堆积,可造成代谢性酸中毒。急性肾衰竭少尿期常导致代谢性酸中毒。肠瘘、腹泻可造成大量HCO_3^-丢失,导致代谢性酸中毒。

32. A BCDE 33. A BCDE ①心电图示T波高尖为高钾血症的典型表现,故答B。②大量静脉输注葡萄糖和胰岛素,可促进K^+由细胞外进入细胞内,血钾降低,导致低钾血症,故答A。

34. A BCDE 持续胃肠减压造成大量胃酸(HCl)丢失,引起低钾低氯性碱中毒。

35. A BCDE ①pH正常值为7.35~7.45,本例pH<7.35,应考虑失代偿性酸中毒,故不答B、C、D。②$PaCO_2$正常值为35~45mmHg,本例$PaCO_2$<35mmHg,应考虑呼吸性碱中毒。③HCO_3^-正常值为22~27mmol/L,本例HCO_3^-<22mmol/L,应考虑代谢性酸中毒。④BE正常值为(-2.3~+2.3)mmol/L,本例BE<-2.3mmol/L,应考虑代谢性酸中毒。⑤动脉血乳酸正常值为1~1.5mmol/L,本例>1.5mmol/L,提示代谢性酸中毒。故本例应诊断为代谢性酸中毒合并呼吸性碱中毒失代偿。

36. A BCDE 患者血清Na^+<135mmol/L,应诊断为低渗性脱水。患者血清K^+<3.5mmol/L,应诊断为低钾血症。患者血压仅80/60mmHg,说明大量体液丧失,因此首要处理措施应是补充血容量。随着血容量的恢复,水、电解质紊乱一般可以自行纠正。

37. A BCDE 休克是指有效循环血量减少,导致组织血流灌注不足,所引起的细胞代谢紊乱和功能受损的综合征。因此休克的本质是有效循环血量的减少导致的氧供给不足和需求增加,并非血压下降,故答A。休克早期,交感神经兴奋,不重要脏器(如胃、肠、肾等)的血管收缩,重要器官(如脑、心)的血管收缩不明显,以保证重要器官的血液供应。肾血管收缩,肾血流量减少,肾小球滤过率锐减。休克抑制期,毛细血管前括约肌舒张,后括约肌仍处于收缩状态,因此毛细血管容积增大。

38. A BCDE 休克时交感神经兴奋,儿茶酚胺大量释放,导致不重要的器官(如皮肤、胃肠道、肾、肝、肺等)血管收缩,重要器官(如心、脑)血管收缩不明显,以保证重要器官的血液供应。答案为B。

39. ABCD E 休克的本质是组织灌注不足和细胞缺氧导致的酸中毒,因此纠正休克合并酸中毒的关键措施是补充血容量,改善组织灌注不足。

40. ABCDE ①本例患者有外伤性脾破裂病史,血压低(86/60mmHg)、心率快(120次/分)、尿量少(<30ml/h),可诊断为失血性休克。②休克分为轻、中、重三度。轻度休克:脉搏<100次/分,收缩压正常

或稍增高,舒张压增高,脉压缩小。中度休克:脉搏 100~200 次/分,收缩压 70~90mmHg,脉压缩小。重度休克:脉搏细弱或摸不清,收缩压<70mmHg 或测不到。本例收缩压 86mmHg,属于中度休克。

41. ABCDE　休克的一般监测项目有 5 项:精神状态、皮肤温度色泽、血压、脉率、尿量。中心静脉压是休克的特殊监测项目。

42. ABCDE　尿量是休克时反映肾血流灌注情况的有效指标。尿量<25ml/h 提示肾血管收缩和供血不足;当尿量维持在 30ml/h 以上时,提示休克已纠正。

43. ABCDE　①患者腹部闭合性损伤,血压<90/60mmHg,意识模糊,面色苍白,四肢厥冷,应考虑重度休克。②患者腹部移动性浊音阳性,说明腹腔内出血>1000ml;患者尿少,说明血容量不足,应诊断为低血容量性休克。A、B、C 显然不是正确答案。患者虽有腹膜刺激征,但病程仅 8 小时,不可能为感染性休克,故不答 D。

44. ABCDE　休克的主要发病机制是有效循环血量锐减,组织血液灌注不足。若过早使用血管收缩剂,将使微循环收缩,加重组织缺血缺氧,答 D。

45. ABCDE　治疗休克,使用血管扩张剂前必须补足血容量,否则会因周围血管扩张,回心血量减少,心排血量减少,而加重组织缺血缺氧。

46. ABCDE　①多巴胺是治疗休克时最常用的血管收缩剂,具有兴奋 α 受体、$β_1$ 受体和多巴胺受体的作用。小剂量的多巴胺(<10μg/(min·kg))可增加心肌收缩力和心排血量,扩张肾脏及胃肠道血管。故对休克患者,尤其合并肾功能不全者,应首选多巴胺。②休克早期,微循环处于收缩状态,临床上较少使用血管收缩剂(如去甲肾上腺素、肾上腺素、苯肾上腺素等)。异丙肾上腺素为 β 受体兴奋剂,可增加心肌收缩力、加快心率,且易导致心律失常,更应慎用。

47. ABCDE　感染性休克患者经补液纠酸治疗后,血压仍未好转表明血压仍降低,而中心静脉压增高(正常值 5~10cmH₂O),提示心功能不全或血容量相对过多。题干已经给出"无心衰现象",表明患者为血容量相对过多,故治疗原则为舒张血管。

48. ABCDE　49. ABCDE　中心静脉压(CVP)正常值为 5~10cmH₂O。①CVP 为 5cmH₂O,血压 80/65mmHg,即 CVP 正常,血压降低,提示心功能不全或血容量不足,应行补液试验:0.9%NaCl 溶液 250ml,于 5~10 分钟内静脉注入,如血压升高而 CVP 不变,提示血容量不足;如血压不变而 CVP 升高,提示心功能不全。②CVP 为 20cmH₂O,血压 120/80mmHg,即 CVP 升高,血压正常,提示容量血管过度收缩,应行扩管治疗。

50. ABCDE　患者中心静脉压正常,血压降低,应行补液试验,以区分心功能不全和血容量不足。

51. ABCDE　①患者双下肢被砸伤,脉搏增快,血压 113/64mmHg,应诊断为休克代偿期,应快速输入平衡盐溶液行扩容治疗。②只有在输入平衡盐溶液后仍不能维持血压时,才考虑输血、输血浆代用品,故不答 B、D。休克早期不宜使用升压药,以免加重组织缺血缺氧。葡萄糖溶液主要作用为提供能量,而不是扩容,故不答 E。

52. ABCDE　①尿量是反映肾脏血流灌注情况最简单可靠的指标。若尿量减少,血压和中心静脉压均正常,提示急性肾衰竭可能。②A 提示血容量严重不足。B 提示心功能不全或血容量相对过多。D 提示血容量不足。E 提示心功能不全或血容量不足。

53. ABCDE　D 为暖休克的特点,A、B、C、E 均属于冷休克的特点。

54. ABCDE　感染性休克的重要治疗措施是补充血容量,首先以输注平衡盐溶液为主,再配合适当的胶体液、血浆或全血,以恢复足够循环血量。

55. ABCDE　A、B、C、D、E 均属于心源性休克的病因,但临床上以急性心肌梗死最常见。

56. ABCDE　①患者肌内注射青霉素后迅速出现面色苍白,神志不清,血压降低,应考虑青霉素过敏所致的过敏性休克。抢救过敏性休克时首选肾上腺素,而糖皮质激素为次选药物。因为肾上腺素能作用于 β 受体,使支气管痉挛快速舒张;作用于 α 受体,使外周小血管收缩,还能对抗部分 Ⅰ 型变态反应介质释放。②抢救过敏性休克时,应保持呼吸道通畅,吸氧,平卧等。若呼吸骤停,可行人工呼吸急救。静脉滴注平衡盐溶液为一般性治疗措施。

57. ABCDE 创伤后机体处于应激状态,儿茶酚胺、糖皮质激素释放增加,脂肪和蛋白质分解加速,糖异生活跃。

58. ABCDE ①人体热卡基本需要量(REE)为20~25kcal/kg。本例 REE = 25kcal/kg×60kg = 1500kcal。②择期手术REE增加约10%,故患者每日热卡总需要量 = 1500+150 = 1650kcal。

59. ABCDE 肠外营养液的组成包括葡萄糖、脂肪乳剂、氨基酸、电解质、维生素、微量元素等,不应加入抗生素。抗生素应另外建立输入通道滴入。

60. ABCDE ①胆囊造瘘术是比胆囊切除术还小的小手术,当然不需要施行完全胃肠外营养(TPN)治疗。②短肠综合征患者因小肠过短,吸收面积锐减致吸收不良。溃疡性结肠炎长期腹泻、癌肿化疗后严重呕吐都可导致营养吸收障碍,坏死性胰腺炎患者需长时间禁食,均需施行TPN治疗,以保证患者的营养供给。

61. ABCDE 临床上常经头静脉或贵要静脉插入中心静脉导管(PICC),行肠外营养支持治疗。

62. ABCDE 63. ABCDE 64. ABCDE ①氮平衡=摄入氮-排出氮。若氮的摄入量大于排出量,为正氮平衡,表现为机体合成代谢大于分解代谢。若氮的摄入量小于排出量,为负氮平衡,表现为机体分解代谢大于合成代谢。因此,氮平衡试验是评价机体蛋白质代谢状况的可靠指标。②血浆蛋白是反映机体蛋白质营养状况、疾病严重程度、预测手术风险程度的常用指标。③淋巴细胞计数是评价细胞免疫功能的简易方法。④体重指数是反映蛋白质热能营养不良、肥胖症的可靠指标。三头肌皮皱厚度(TSF)是间接反映人体脂肪储备的指标。

65. ABCDE 66. ABCDE 67. ABCDE 68. ABCDE ①肠外营养的技术性并发症多为深静脉置管时穿刺不当所致,如气胸、空气栓塞、血管损伤、神经或胸导管损伤等。其中气胸为最常见并发症;空气栓塞为最严重并发症,其死亡率较高。②肠内营养最严重的并发症是吸入性肺炎,常见于幼儿、老年人、意识障碍者。③实施肠内营养以胃肠道并发症最常见,如腹胀、腹泻、恶心、呕吐、肠痉挛等。④肝脏损害为长期肠外营养的并发症。

69. ABCDE 70. ABCDE ①患者暴饮暴食后上腹剧痛1天,全腹肌紧张,压痛和反跳痛(+),血清淀粉酶180U/L,应考虑急性胰腺炎。患者双侧腰肋部皮下瘀斑,应诊断为急性重症胰腺炎。禁食和胃肠减压可使胃酸分泌减少,促胰液素分泌减少,胰液分泌减少,使胰腺得到休息,有利于胰腺修复,因此禁食和胃肠减压是急性胰腺炎的基本治疗。重症胰腺炎患者禁食时间达1个月以上,对于这种禁食时间超过2周的患者,行肠外营养时,一般宜选用中心静脉输注,而不是以外周静脉为主,外周静脉输注适用于肠外营养不超过2周者,故不答A。谷氨酰胺是小肠黏膜细胞的主要能源物质,可为合成代谢提供底物,因此在肠外营养液中加入谷氨酰胺,可以促进小肠黏膜细胞增生,保护肠黏膜屏障(B对)。从生理角度来说,将各种营养素在体外先混合再输入的方法最合理,此为全营养混合液,故不答C。肠外营养液中,作为氮源的营养素是氨基酸,而不是白蛋白,故不答D。在肠外营养液中,不能加入抗生素、生长激素等其他药物,若需使用,需另外开放静脉通道加药,故不答E。②重症胰腺炎患者,早期营养支持以肠外营养为主,一旦肠功能恢复,应尽早转为全肠内营养,但注意逐步进行。参阅7版《黄家驷外科学》P1837。

71. ABCDE 肠内营养制剂分四型:①非要素型:适合于胃肠道功能较好的患者;②要素型:适合于胃肠道功能部分受损的患者,如短肠综合征、胰腺炎患者;③组件型:适合有特殊营养需要的患者;④疾病专用型:专病专用。

72. ABCDE ①临床上,对于胃肠道功能正常,或存在部分功能者,给予营养支持时应首选肠内营养,这样比较符合生理。对于昏迷或不能进食的患者,给予管饲,可避免误吸而导致吸入性肺炎。结肠手术前准备和术后处理采用要素饮食可减少粪便残渣,以利于肠道清洁。对于给予肠内营养无法满足营养需求的患者,可给予胃肠外营养。②营养支持途径的选择主要取决于患者胃肠道功能是否正常,如全髋置换术为骨科大手术,但患者胃肠道功能正常,术后可给予肠内营养,故答 E。

73. ABCDE　74. ABCDE　①痈好发于皮肤较厚的项部和背部。②丹毒好发于下肢。

75. ABCDE　76. ABCDE　①发生在危险三角(鼻根及两侧上唇角之间)的唇痈,致病菌可经内眦静脉、眼静脉进入颅内海绵状静脉窦,引起化脓性海绵状静脉窦炎,表现为颜面部进行性肿胀、寒战、高热、头痛、呕吐、昏迷等,病情严重,死亡率很高。结合病史及临床表现,本例应诊断为唇痈并发化脓性海绵状静脉窦炎。蜂窝织炎常表现为皮下组织的弥漫性急性感染,极少发生于唇部。唇痈不会出现如此严重的全身中毒症状,且不会出现头痛。唇静脉瘤、唇部肿瘤与题干所述无关,故不答 C、D。②唇痈位于危险三角区,三角区内的静脉与颅内海绵状静脉窦相通,且其静脉瓣功能不全,因此致病菌很容易经内眦静脉造成颅内感染。故唇痈治疗时,应早期联合静脉滴注抗生素、减少说话和咀嚼动作、局部用3%过氧化氢溶液湿敷,严禁挤压、挑刺及切开引流,以防感染扩散。待局部炎症得到控制,并已形成明显的皮下脓肿而久不破溃时,才考虑在脓肿的表面中心、皮肤变薄的区域作保守性切开并引流脓液。

77. ABCDE　痈好发于背部、颈项部,多合并糖尿病。患者背部皮肤红肿,有多个脓点,外周血白细胞计数增高,应诊断为背痈。切开引流时,需做"+"或"++"切口,切口线应达到病变边沿健康组织(答 E),深度须达到痈的基底部(深筋膜层)。清除已化脓和尚未化脓,但已失活的组织。术后每天更换敷料一次,注意创面抗感染。

78. ABCDE　颌下急性蜂窝织炎进展迅速,当感染波及咽喉、颈部时,可导致喉头水肿、窒息死亡。因此,口底及颌下急性蜂窝织炎应及早切开减压,以防喉头水肿,压迫气管。

79. ABCDE　①丹毒是皮肤淋巴管网受乙型溶血性链球菌感染所致的急性非化脓性炎症,好发于下肢,常继发于足趾损伤、足癣等。患者有足癣病史、发热,右小腿片状红斑,腹股沟淋巴结肿大,应诊断为右下肢丹毒,其致病菌以乙型溶血性链球菌多见。②铜绿假单胞菌常引起局部化脓性感染。梭状芽胞杆菌为气性坏疽的致病菌。金黄色葡萄球菌为疖、痈的常见致病菌。表皮葡萄球菌为条件致病菌。

80. ABCDE　①急性丹毒是皮肤淋巴管网的急性炎症,很少有组织坏死或化脓,因此以保守治疗为主,无须清创引流。②气性坏疽和破伤风都是厌氧菌导致的特异性感染,应早期充分敞开伤口引流。急性皮下蜂窝织炎是疏松结缔组织的急性感染,为缓解皮下炎症扩展和减少皮肤坏死,应在病变处切开引流。痈若出现多个脓点,应及时切开引流。

81. ABCDE　患者右中指末节红肿剧痛,应诊断为脓性指头炎,应及时切开引流,以免感染侵入指骨。手术时选用末节指侧面作纵行切口,切口远侧不超过甲沟的1/2,近侧不超过指节横纹,切口不应做成鱼口状,以免术后瘢痕形成影响手指感觉。

82. ABCDE　①手指末节掌面皮肤与指骨骨膜间有许多纵行的纤维束,将软组织分成许多密闭的小腔隙,故脓性指头炎的手指虽无肿胀,但腔内压力极高,可迅速压迫末节手指滋养血管,导致骨缺血坏死、骨髓炎,因此脓性指头炎患者应当早期切开引流,以免指骨受压坏死和发生骨髓炎。②疖、痈、急性蜂窝织炎一般于脓肿形成后切开引流。丹毒不形成脓肿,无须切开引流。

83. ABCDE　①患者左手示指甲沟旁刺伤,局部红肿疼痛,应诊断为甲沟炎,其常见致病菌为金黄色葡萄球菌。②草绿色链球菌为亚急性感染性心内膜炎的常见致病菌。大肠埃希菌为急性继发性腹膜炎的常见致病菌。破伤风梭菌为破伤风的特异性致病菌。

84. ABCDE　掌中间隙感染时,应纵行切开中指和无名指间的指蹼掌面,切口不应超过手掌远侧横纹,以免损伤掌浅动脉弓。

85. ABCDE　①掌中间隙感染可见掌心肿胀隆起,掌中凹消失。②鱼际间隙感染可见掌中凹存在,示指和拇指微屈、不能伸直,掌背肿胀明显,中指、无名指和小指均屈曲。因此,掌中凹的存在与否,是鉴别掌中间隙感染和鱼际间隙感染的关键所在。

86. ABCDE　①患者右下肢红、肿、热、痛,应诊断为急性非特异性感染。再根据脓液特点判断致病菌金黄色葡萄球菌脓液稠厚，黄色，不臭。乙型溶血性链球菌脓液稀薄，淡红色，量多。大肠埃希菌常与厌氧菌混合感染，使脓液稠厚，有粪臭。铜绿假单胞菌脓液淡绿色，有甜腥味。变形杆菌脓液有特殊臭味。②根据脓液特点，本例应诊断为乙型溶血性链球菌感染。

87. ABCDE　88. ABCDE　①脓毒症是指病原菌引起的全身性炎症反应，菌血症是指血培养检出病原菌的脓毒症。本例多次细菌培养均阴性，因此应诊断为脓毒症而不是菌血症。患者原发病灶在右大腿中段，而不在肝脏，故不答 B。急性肺炎常表现为咳嗽、咳痰，肺部湿啰音。本例血压 100/75mmHg，未达休克诊断标准(收缩压<90mmHg，脉压<20mmHg)，不能诊断为感染性休克。②本例为脓毒症，原发灶右大腿脓肿波动感阳性，表明脓肿已成熟，应积极处理原发灶，行脓肿切开引流，否则大量细菌在体内繁殖，大量毒素被吸收，不利于控制脓毒症。输新鲜血液为一般支持治疗措施。糖皮质激素只短期用于感染性休克。在病原菌未明时，应选用广谱抗生素，不应首选针对 G⁻菌的窄谱抗生素。

89. ABCDE　①治疗脓毒症时，应早期使用抗生素，可经验性地使用一种或几种广谱抗生素，以期覆盖所有可能的病原体。一旦致病菌培养和药敏试验结果明确，则应针对性选用窄谱抗生素进行治疗。抗生素疗程一般为 7～10 天。②糖皮质激素可使感染扩散，应慎用，故不答 D。

90. ABCDE　①革兰氏阴性杆菌主要由内毒素发挥毒性作用，虽然大多数抗生素能杀菌，但对内毒素及其介导的多种炎症介质无效，因此，革兰氏阴性杆菌所致的脓毒症一般病情严重，可出现三低现象(低温、低白细胞、低血压)，感染性休克发生早且持续时间长。革兰氏阴性杆菌脓毒症可有发热，多为间歇热。②易并发心肌炎、稽留热或弛张热、转移性脓肿和皮疹，均为革兰氏阳性杆菌脓毒症的特点。

91. ABCDE　①败血症是指病原菌侵入血液循环并生长繁殖。菌血症是指有明显感染症状且血培养阳性的脓毒症。毒血症是指大量毒素进入血液循环，病原菌一般停留在局部感染灶并不侵入血液循环。脓血症是指局部化脓性感染灶的细菌间歇进入血液循环，并在全身其他组织或器官形成转移性脓肿。脓毒症是指病原菌引起的全身性炎症反应。②破伤风梭菌只在伤口局部繁殖，不进入血液循环，只是其分泌的痉挛毒素引起临床症状和体征，因此破伤风是毒血症。③败血症、菌血症、脓血症、脓毒症患者的循环血液中均有细菌存在，血细菌培养均可呈阳性，而破伤风患者血液培养呈阴性。

92. ABCDE　破伤风是由破伤风梭菌引起的特异性感染，破伤风梭菌可产生大量外毒素(痉挛毒素)和溶血毒素。主要是痉挛毒素引起临床症状和体征，典型症状为肌紧张性收缩。根据外伤史及典型临床表现诊断破伤风并不困难。厌氧菌培养属于特殊培养，阳性率不高，不能作为诊断依据。由于破伤风梭菌是厌氧菌，只有在缺氧的环境中才能生长繁殖，因此，受伤后早期彻底清创、改善局部循环，是预防破伤风发生的关键。注射破伤风抗毒素属于被动免疫，对预防破伤风起一定的作用，但并不是最可靠的方法。

93. ABCDE　①中年男性，右足刺伤 10 天，张口困难，颈强直，频繁抽搐，应诊断为破伤风。破伤风最常见的死因是窒息。对于有窒息危险的患者，应尽早行气管切开，以便改善呼吸，清除呼吸道分泌物。必要时，可进行人工辅助呼吸、高压氧舱治疗等。②协助拍背咳痰、吸痰、吸氧为辅助治疗措施，环甲膜穿刺、气管插管均为急救措施。

94. ABCDE　根据伤后皮肤是否完整，创伤可分为闭合伤和开放伤。闭合伤是指皮肤保持完整无开放性伤口者，如挫伤、挤压伤、扭伤、震荡伤等。直肠破裂患者皮肤完整，故属于闭合伤。开放伤指皮肤破损者，如擦伤、撕裂伤、切割伤、砍伤、刺伤、火器伤等。

95. ABCDE　在所给的 A、B、C、D、E 五个选项中，当然呼吸骤停最需要紧急处理，送分题。

96. ABCDE　①使用止血带时，应每隔 1 小时放松 1～2 分钟，且使用时间一般不应超过 4 小时(A 对 B 错)。②在紧急情况下，可使用橡皮管、三角巾、绷带等代替止血带，但禁用细绳索、电线等充当止血带。③止血带一般用于四肢大出血的止血，止血带的位置应靠近伤口的最近端(减小缺血组织范围)，并不是伤口的上一个关节处。④松开止血带时，伤口局部应加压，避免活动性出血。

97. ABCDE　①清创时，污染严重的伤口应以 3%过氧化氢溶液、生理盐水反复冲洗伤口，然后切除失活的组织,清除血肿、血凝块和异物。可沿原伤口切除创缘皮肤1~2mm,必要时扩大创口。②对于伤后6~8小时以内的伤口,若污染不严重,清创后可一期缝合;若受伤时间已超过8小时,但尚未发生明显感染,可二期缝合;若污染严重则只能清创不能缝合,故答D。③根据创口情况,决定缝合前是否放置皮片引流。

98. ABCDE　①开放性伤口原则上应清创缝合,伤后6~8小时内的伤口一般可一期清创缝合(A对)。②已有脓性分泌物的伤口;有明显局部红、肿、热、痛的伤口,均说明已经感染,清创后不宜缝合,故不答B、E。四肢伤口超过8小时,清创后不宜一期缝合,以免感染,故不答C。刚被手术缝针刺伤的伤口,由于伤口小,无须缝合,故不答D。

99. ABCDE　患者受伤时间已超过8小时,且伤口已有感染征象,严禁一期缝合,可清理伤口后换药。

100. ABCDE　按伤情不同,创伤可分为轻、中、重三类。①轻伤:指局部软组织伤,暂时失去作业能力,但仍可坚持工作,无生命危险。②中等伤:主要是广泛软组织伤、上下肢开放性骨折、肢体挤压伤、机械性呼吸道阻塞、创伤性截肢、一般的腹腔脏器伤等,丧失作业能力和生活能力,需手术治疗,但无生命危险。③重伤:指危及生命或治愈后有严重残疾者。可见A、B、C、D均属于中等伤,E属于重伤。

101. ABCDE　102. ABCDE　103. ABCDE　104. ABCDE　①烧伤按三度四分法分为Ⅰ度、浅Ⅱ度、深Ⅱ度和Ⅲ度烧伤。Ⅰ度烧伤仅伤及表皮浅层,生发层健在。②深Ⅱ度烧伤伤及真皮乳头层以下,但仍残留部分网状层,深浅不尽一致,可有水疱,但去除水疱后创面湿润,红白相间,痛觉较迟钝。③Ⅲ度烧伤伤及皮肤全层,可深达肌肉甚至骨骼、内脏器官等,创面蜡白或焦黄,甚至炭化。创面可见脂肪组织,说明皮肤全层受累,应为Ⅲ度烧伤。④Ⅱ度烧伤均可出现水疱,有大水疱为浅Ⅱ度烧伤的特点,有小水疱为深Ⅱ度烧伤的特点。

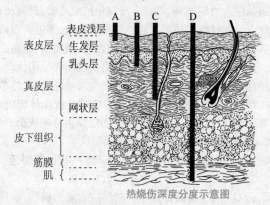

热烧伤深度分度示意图

105. ABCDE　浅Ⅱ度烧伤达真皮浅层(表皮生发层、真皮乳头层),深Ⅱ度烧伤达真皮深层。Ⅲ度烧伤达皮肤全层。

106. ABCDE　深Ⅱ度烧伤伤及真皮乳头层以下,但仍有皮肤附件残留,可出现小水疱(大水疱是浅Ⅱ度烧伤的特点)。深Ⅱ度烧伤创面微湿、红白相间,痛觉较迟钝,愈合需3~4周,愈合后常有瘢痕增生。

107. ABCDE　①患者烧伤创面有水疱,应考虑浅Ⅱ度或深Ⅱ度烧伤。患者创面剧痛,提示为浅Ⅱ度,而不是深Ⅱ度烧伤,因为深Ⅱ度烧伤患者痛觉迟钝,故不答B、D。②患者右足和右小腿烫伤,其烫伤面积=右足(3.5%)+右小腿(6.5%)=10%,故答C。

108. ABCDE　①烧伤患者急救时,应迅速脱离热源,用凉水浸泡或冲淋伤口,降低局部温度。②保护受伤部位,剪去伤处衣、袜,用清洁被单覆盖,或行简单包扎后送医院处理。③使用镇静止痛剂,减轻患者痛苦。④应保持呼吸道通畅,尤其是呼吸道灼伤者,应及时行气管切开,不要等到呼吸困难明显时才行气管切开,给予吸氧。⑤对于严重复合伤患者,应遵循抢救生命第一的原则,优先处理致命伤。

109. ABCDE　①烧伤早期由于体液大量渗出和血流动力学变化,极易发生低血容量性休克,因此体液疗法是防治休克的主要措施。由于休克的本质就是有效循环血量锐减,休克的救治原则是首先补充血容量。②镇静止痛为烧伤的对症治疗;营养支持、增强免疫为支持治疗,都不是烧伤患者的急救措施。③创面处理、控制感染都是烧伤感染期治疗的关键,多在伤后2~3周进行,并非24小时内。

110. ABCDE   成人前躯干(胸+腹部)占13%,会阴占1%,双大腿占21%即大腿前侧占10.5%,故患者烧伤面积=13%+1%+10.5%=24.5%。

111. ABCDE   ①患者烧伤创面有水疱,明显疼痛,应考虑浅Ⅱ度烧伤。②烧伤面积=6%(女性臀部)+6%(女性双足)+13%(双小腿)+21%(双大腿)=46%。

112. ABCDE   ①患者烧伤面积约为手掌大小,提示烧伤面积约1%。患者烧伤创面有大小不一的水疱,应考虑Ⅱ度烧伤。故本例应诊断为小面积Ⅱ度烧伤,其创面处理原则为:如水疱皮完整,应予保存,只需抽出水疱液,消毒包扎;若水疱皮已撕脱,则用无菌油性敷料包扎;若创面已感染,则应勤换敷料,清除脓性分泌物,保持创面清洁。本例水疱无破裂,创面无污染,故答E。②烧伤患者可给予止痛药口服或肌内注射,而不是局部封闭,故不答A。烧伤后可给予破伤风抗毒素而不是类毒素。

113. ABCDE   ①伤员的烧伤面积=3%(面部)+18%(双上肢)+13%(躯干前)+1%(会阴)=35%。②第一个24小时,每1%烧伤面积(Ⅱ度、Ⅲ度)每千克体重应补液1.5ml,另加5%葡萄糖溶液补充水分2000ml。因此伤后第1个24小时总补液量=1.5×35×65+2000=5412.5ml。伤后8小时应输入其1/2,即2700ml。

114. ABCDE   烧伤全身性感染的致病菌常为多菌种,可联合应用第三代头孢菌素和氨基糖苷类抗生素,头孢他啶为第三代头孢菌素,故答E。

115. ABCDE   116. ABCDE   117. ABCDE   ①患者烧伤创面有水疱,提示为Ⅱ度烧伤。Ⅰ度、Ⅲ度烧伤创面不会出现水疱。患者烧伤创面湿润,疼痛明显,应诊断为浅Ⅱ度,故答B。②患者烧伤面积=13%(双小腿)+6%(成年女性双足)=19%。③该患者第一个24小时补液量=烧伤面积×体重×补液系数+基础需要量=19×60×1.5+2000=3710(ml)。

118. ABCDE   119. ABCDE   属择期手术的是甲状腺腺瘤切除术;属限期手术的是胃癌根治术;属于急诊手术的是嵌顿疝还纳修补术、脾破裂后脾切除术、十二指肠溃疡穿孔修补术。

120. ABCDE   ①直肠癌根治术属于较大手术,术前可常规备血800ml。B、C为结肠癌常规的术前肠道准备。对于二度Ⅱ型房室传导阻滞,可安装临时心脏起搏器,以免术中术后发生意外。②直肠癌的术前准备不包括抗肿瘤药物灌肠,故答案为E。

121. ABCDE   ①结肠癌患者术前应常规进行肠道准备,目的是减少肠道内积粪和细菌数量,从而降低术后感染和吻合口瘘的发生率。其具体措施是:术前2日开始进流质饮食,术前2~3天开始口服肠道抗生素和泻剂,术前1日及手术当天清晨行清洁灌肠或结肠清洗。②抗肿瘤药物灌肠无意义,不是常规肠道准备的要求。

122. ABCDE   结肠癌常规术前准备是在术前2日开始进流质饮食,并不是半流质饮食,故答A。

123. ABCDE   幽门梗阻多伴呕吐,易导致低钾低氯性碱中毒,因此术前应及时纠正水、电解质失衡。禁食、胃肠减压和温盐水洗胃可使胃壁水肿减轻,降低术后吻合口瘘的发生率。幽门梗阻患者无全身感染,术前准备无须应用广谱抗生素。只有结直肠手术患者,术前进行肠道准备时,才常规口服抗生素。

124. ABCDE   进行术前准备时,高血压患者应继续服用降压药,以避免戒断综合征。患者血压160/100mmHg以下,可不做特殊准备。血压>180/100mmHg,需选用合适降压药,使血压平稳在一定水平,但不要求降至正常后才做手术。对原有高血压病史,进入手术室血压急骤升高者,应与麻醉师共同处理,根据病情和手术性质,选择实施或延期手术。

125. ABCDE   ①糖尿病患者施行择期手术前,应将血糖控制在轻度升高状态,即5.6~11.2mmol/L。②能以饮食控制病情者,血糖多为轻度升高,术前无须应用降糖药。③口服普通降糖药者需在手术前1天晚上停药,口服长效降糖药者需在术前2~3日停药。④平时应用胰岛素者,需在手术日晨停用。⑤伴有酮症酸中毒者，如需急症手术，术前应尽可能纠正酸中毒、血容量不足、电解质紊乱。

126. ABCDE　　血浆白蛋白<30g/L，术前需营养支持。参阅3版8年制《外科学》P8。

127. ABCDE　　对于糖尿病患者，术前将血糖控制在轻度升高状态(5.6～11.2mmol/L)较为合适，此时尿糖(+)～(++)。这样既不会因胰岛素使用过多发生低血糖，也不会因胰岛素使用过少发生酸中毒。因此术前并不要求必须将血糖降到正常。A、B、C、D均是正确的术前准备方法。

128. ABCDE　　①下腹部、会阴部手术于术后6～7日拆线。②胸部、上腹部、背部、臀部手术于术后7～9日拆线。头面颈部手术于术后4～5日拆线。四肢手术于术后10～12日拆线。

129. ABCDE　　术后胃肠减压管宜在胃肠功能恢复，肛门排气后拔除。

130. ABCDE　　阑尾切除术后，肠道蠕动减弱。术后肠道蠕动恢复的表现是闻及肠鸣音、肛门排气排便。

131. ABCDE　　拔管时间：乳胶片在术后1～2天拔除，烟卷引流在术后3天内拔除，T管在术后14天拔除，胃肠减压管在肛门恢复排气后拔除。

132. ABCDE　　133. ABCDE　　术后应根据麻醉方式、患者情况和疾病性质选择不同的体位，胸部手术后应采用高半坐位，便于患者呼吸和引流；腹部手术后应采用低半坐位，以减小腹壁张力。

134. ABCDE　　①手术切口分为Ⅰ、Ⅱ、Ⅲ类。Ⅰ类为清洁切口，Ⅱ类为可能污染切口，Ⅲ类为污染切口。化脓性阑尾炎行阑尾切除，切口应为Ⅲ类。②手术切口愈合分为甲、乙、丙3级。甲级愈合是指愈合优良，无不良反应；乙级愈合是指愈合处有红肿、硬结、血肿、积液等，但未化脓；丙级愈合是指切口已经化脓。患者切口有脓性分泌物，应为丙级愈合。故切口愈合类型应记为Ⅲ/丙(E对)。

135. ABCDE　　胆囊切除术的切口为可能污染切口(Ⅱ)，术式切口无红肿硬结，应属于甲级愈合，故答C。

136. ABCDE　　①患者腹部手术后第5天，诉切口疼痛，切口下端红肿，压痛，挤压有脓性分泌物，应诊断为切口感染积脓，故宜拆开缝线，清创后敞开，放置引流物以利于通畅引流。②清创后不能立即再次缝合，以免脓液、渗液积聚，故不答A、B。皮肤缝线必需拆开，否则不能通畅引流，故不答C、D。

137. ABCDE　　①发热是术后最常见的症状，术后发热并不一定都是感染所致。非感染性发热通常比感染性发热来得早。本例为直肠癌根治术后第1天，突发寒战、高热，体温达39℃，最可能为非感染性因素所致的发热，如输液反应。②伤口感染多发生于术后3～5天。术后肺炎多由革兰氏阴性杆菌引起，多于术后3天发病。腹腔感染、盆腔感染一般发生较晚，不会于术后第1天出现。

138. ABCDE　　术后用腹带紧紧固定上腹部切口将限制胸廓的舒张与收缩，影响呼吸，易导致肺部感染。因此是不恰当的。咳嗽、咳痰可促进肺内痰液及时排出，以免引起肺部感染和肺不张。术前锻炼深呼吸可改善呼吸功能。术中防止呕吐不仅可以减少窒息发生的可能性，而且可大大降低术后肺炎、肺不张的发生率。为使患者呼吸道分泌物减少，术前应禁烟2周。

139. ABCDE　　骨盆骨折易导致尿道损伤，引起尿潴留，最佳治疗方法是留置导尿管，若导尿管不能插入，则行耻骨上膀胱穿刺造瘘。

140. ABCDE　　141. ABCDE　　142. ABCDE　　143. ABCDE　　①转移性右下腹痛是急性阑尾炎的典型临床表现，故答B。A、C、D、E均不会出现转移性右下腹痛的典型症状。②胃肠道手术的常规术前准备不包括低压灌肠，除非为结肠癌手术，手术前可行清洁灌肠。③切口感染是阑尾切除术后最常见并发症，阑尾切除术后发热、切口红肿、疼痛，应首先考虑切口感染。④化脓性感染伤口的处理应立即拆开缝线，敞开切口，彻底清创后放置引流条，以充分引流，不能一期缝合，否则脓液引流不畅。

144. ABCDE　　145. ABCDE　　146. ABCDE　　①颅内压增高最常见的症状是头痛，呈进行性加重。②颅内压增高的重要客观体征是视乳头水肿。③颅内压增高的典型表现是头痛、呕吐、视乳头水肿，称为颅内压增高的"三主征"。

147. ABCDE　　①青年男性，头痛、喷射状呕吐、视乳头水肿，应诊断为颅内压增高。②脑血管畸形若未破裂，可无任何症状；若突然破裂，可有脑出血症状。陈旧性脑梗死、脑软化多无明显颅内压增高症状。蛛网膜下腔出血常有脑膜刺激征，多表现为颈项强直，而不是颈软。

148. ABCDE 占位性病变引起颅内压增高时,若无手术禁忌证,应首先考虑切除病变,进行病因治疗。
149. ABCDE 对于颅内高压患者,腰穿放脑脊液易诱发脑疝,应严禁施行。
150. ABCDE ①凡有颅内压增高的患者,应留院观察。密切观察患者神志、瞳孔、血压、呼吸、脉搏及体温变化,以掌握病情。②必要时,可作颅内压监测,根据监测中所获得的压力信息来指导治疗。③对于频繁呕吐者应暂禁食,以防吸入性肺炎。不能进食的患者,应予以补液,以维持水、电解质平衡。④对于意识不清的患者,应考虑行气管切开,以保持其呼吸道通畅。⑤对于便秘者,可用轻泻剂疏通大便,不可作高位灌肠,以免颅内压骤然增高而形成脑疝,导致患者死亡。
151. ABCDE ①颅内血肿可导致颅内压增高,表现为颅内压增高的三主征,即剧烈头痛、恶心呕吐、视乳头水肿;此外还会出现 Cushing 反应,即血压升高、心率缓慢、脉压增大、呼吸减慢等。当颅内压增高达一定程度时,可发生脑疝,表现为双侧瞳孔不等大。②颅内压增高不会引起尿量增多,尿量增多常见于下丘脑受损。平时临床上我们见到的颅内压增高患者出现的尿量增多为甘露醇脱水的结果。
152. ABCDE 巨大帽状腱膜下血肿应在严格皮肤准备和消毒下穿刺抽吸,然后加压包扎。对已感染的血肿,需切开引流。
153. ABCDE 154. ABCDE 155. ABCDE 156. ABCDE ①颅盖骨线形骨折发生率较高,主要依靠头颅X线片和CT确诊,由于CT检查昂贵,故首选头颅X线片。②与颅盖骨折不同,颅底骨折的诊断主要依靠临床表现,因为头颅X线片、CT、MRI、脑血管造影对颅底骨折的诊断价值有限。临床上若发现脑脊液鼻漏、耳漏即可确诊颅底骨折。③颅底骨折的定位诊断也是依靠临床表现。若发现"熊猫眼"、脑脊液鼻漏,可诊断为颅前窝骨折。若发现脑脊液鼻漏和耳漏,可诊断为颅中窝骨折。若发现Battle征,可诊断为颅后窝骨折。④确诊颅内血肿当然首选头颅CT,可见颅内高密度血肿影。
157. ABCDE 颅骨线形骨折本身无须特殊治疗。若骨折线通过脑膜血管沟或静脉窦,应警惕发生硬脑膜外血肿的可能。
158. ABCDE 颅骨凹陷骨折需手术复位的指征是凹陷深度>1cm。
159. ABCDE 160. ABCDE ①Battle征是指颅后窝骨折引起的乳突部皮下淤血斑。②颅前窝骨折引起的眶周青紫,称为"熊猫眼"。
161. ABCDE 162. ABCDE 163. ABCDE 颅底骨折分为三类:①颅前窝骨折:"熊猫眼"、脑脊液鼻漏;②颅中窝骨折:脑脊液鼻漏和耳漏;③颅后窝骨折:Battle征阳性。颅底骨折的定位诊断,请牢记。
164. ABCDE ①脑脊液鼻漏提示脑膜破裂,且与外界相通,为诊断开放性颅脑损伤的确切依据。②A、C、D、E均不属于开放性颅脑损伤。
165. ABCDE ①颅脑外伤后1~2日出现乳突部皮下淤血斑,称为Battle征,常见于颅后窝骨折。②"眼镜征"("熊猫眼")、嗅神经损伤、视神经损伤常见于颅前窝骨折。脑脊液鼻漏、视神经损伤常见于颅中窝骨折。
166. ABCDE 脑脊液漏提示颅前窝或颅中窝骨折。迟发性乳突部皮下淤血斑(Battle征)提示颅后窝骨折。CT显示视神经管骨折、"熊猫眼"均提示颅前窝骨折。可见A、B、C、E项均可作为颅底骨折的诊断和定位依据,只有单纯鼻出血不能作为颅底骨折的诊断依据。注意:脑脊液鼻漏可作为颅底骨折的诊断依据,两者不要混淆。
167. ABCDE ①颅前窝骨折累及眶顶和筛骨,可有鼻出血、"熊猫眼"及广泛球结膜下淤血斑等。若脑膜、骨膜均破裂,则可合并脑脊液鼻漏。根据病史及临床表现,本例应诊断为颅前窝骨折。②颅顶骨凹陷性骨折、鼻骨骨折不会出现脑脊液鼻漏。
168. ABCDE 颅底骨折的脑脊液漏一般于伤后1~2周自行愈合。若超过1个月仍未停止漏液,应考虑手术修补硬脑膜,以封闭瘘口。
169. ABCDE 170. ABCDE 171. ABCDE ①患者头部外伤后眶周青紫为"熊猫眼",右鼻腔内有淡血性液体流出,为脑脊液鼻漏,应诊断为颅前窝骨折,脑脊液鼻漏。②颅底骨折的诊断及定位主要依据临床表现,而不是CT结果。③颅底骨折合并脑脊液漏为开放性颅脑损伤,需预防颅内感染,保持头高位以利于颅内静脉回流。若脑脊液漏超过1个月仍未停止,则需手术治疗。

172. ABCDE　脑损伤分为两类:①原发性脑损伤:是指外力作用于头部时立即发生的损伤,包括脑震荡、脑挫裂伤、弥漫性轴索损伤;②继发性脑损伤:是指受伤一定时间后出现的脑损害,包括脑水肿、脑肿胀、颅内血肿。

173. ABCDE　由于枕骨内面、小脑幕表面均比较平滑,而颅前窝和颅中窝底凹凸不平,因此,在减速伤中,无论着力部位在枕部还是额部,脑对冲伤均多见于额、颞叶浅部和底面。

174. ABCDE　脑震荡于伤后立即出现短暂的意识丧失,持续数分钟至十余分钟,一般不超过半小时。

175. ABCDE　①脑挫裂伤的突出表现是意识障碍,常于伤后立即发生,持续时间长短不一,但一般没有中间清醒期,故选D。有中间清醒期是硬脑膜外血肿的特点。②脑挫裂伤患者腰穿检查脑脊液多为血性,据此可与脑震荡鉴别。颅脑CT能清楚显示脑挫裂伤的部位、范围和程度,是目前最常用且最有价值的检查手段。

176. ABCDE　**177.** ABCDE　脑挫裂伤最突出的症状是意识障碍,最常见的症状是头痛、恶心、呕吐。注意:颅内高压最常见的症状是头痛。颅内高压三主征=头痛+恶心呕吐+视乳头水肿。

178. ABCDE　外伤后硬脑膜下血肿分为急性型(<72小时)、亚急性型(3日~3周)、慢性型(>3周)。

179. ABCDE　①患者有左颞部外伤史,有典型的中间清醒期,即受伤→昏迷→清醒→再次昏迷,结合CT所见,应确诊为左颞硬脑膜外血肿。②左颞硬脑膜下血肿常表现为伤后立即昏迷,无中间清醒期。左颞骨膜下血肿若无脑损伤,一般不会出现伤后昏迷。左颞帽状腱膜下血肿常表现为巨大头皮血肿,无脑损伤表现。左颞蛛网膜下腔出血的常见病因为颅内动脉瘤,而不是脑外伤,故不答E。

180. ABCDE　①患者有头部外伤史,有典型的中间清醒期,即受伤→昏迷→清醒→再次昏迷,应诊断为急性硬脑膜外血肿。患者右侧瞳孔逐渐散大,左侧肢体瘫痪,说明已有脑疝形成。②脑挫伤、脑内血肿常表现为伤后立即昏迷,且意识障碍进行性加深。脑水肿为脑外伤后的继发性改变,不属于原发性脑损伤,故不答C。患者脑外伤仅5小时,不能诊断为急性硬脑膜下积液。

181. ABCDE　①根据颅脑对冲伤机制,左枕着地应导致右额颞叶受伤,可首先可排除选项A、B、C、D,故答案为E。②患者伤后立即出现进行性意识障碍,无中间清醒期,可诊断为硬脑膜下血肿,而不是硬脑膜外血肿。患侧瞳孔逐渐散大,说明已有脑疝形成。

182. ABCDE　**183.** ABCDE　**184.** ABCDE　①患者头部外伤,有中间清醒期,应诊断为急性硬脑膜外血肿,而不是硬脑膜下血肿,硬脑膜下血肿无中间清醒期。脑震荡常表现为伤后昏迷,但昏迷时间不超过30分钟,且无再次昏迷。脑挫伤和脑内血肿常表现为伤后立即昏迷,且意识障碍进行性加深。②为确诊急性硬脑膜外血肿,应首选头部CT检查。脑电图主要用于癫痫的诊断。脑血管造影主要用于颅内动脉瘤的诊断。眼底检查主要用于颅内高压的诊断。心电图主要用于心律失常的诊断。③急性硬脑膜外血肿患者双侧瞳孔不等大,说明已有脑疝形成,应以20%甘露醇快速静脉滴注以降低颅内高压,并积极准备开颅手术,清除颅内血肿。A、B、C、D均为一般性治疗措施。

185. ABCDE　支配甲状腺的神经来自迷走神经的分支。迷走神经行走在气管、食管沟内,发出喉上神经及喉返神经支配甲状腺。①喉上神经内支支配声门裂以上的喉黏膜的感觉,因此损伤后表现为喉部黏膜感觉丧失,进食或饮水时误咽、呛咳。②喉上神经外支支配环甲肌,损伤后表现为环甲肌瘫痪,引起声带松弛、音调降低。本例声音无改变,可见无喉上神经外支损伤。③喉返神经损伤主要表现为声音嘶哑、呼吸困难等。④交感神经损伤罕见。

186. ABCDE　①甲状腺高功能腺瘤属于甲状腺功能亢进症的一种,需行甲状腺大部切除术。②青少年甲状腺功能亢进症应行药物治疗,严禁手术治疗。亚急性甲状腺炎、甲状腺功能减退症首选药物治疗。甲状腺1cm囊性肿物多为单纯性甲状腺肿退行性变所致,无须手术。

187. ABCDE　①任何甲状腺疾病,只要出现气管压迫,均需手术治疗,否则可能导致窒息,故可首先排除

A、D、E。②妊娠早、中期的甲状腺功能亢进(甲亢)患者,可以手术治疗,可不终止妊娠。

188. ABCDE　①甲亢的手术指征:有压迫症状(压迫气管、食管、喉返神经)、胸骨后甲状腺肿、合并癌变、中度以上的原发性甲亢、继发性甲亢、高功能腺瘤、妊娠早中期、药物治疗或^{131}I治疗后复发、不能长期坚持服药。②青少年甲亢禁忌手术,应首选抗甲状腺药物治疗,因为抗甲状腺药物不至于引起持久性甲状腺功能低下,对生长发育影响很小。

189. ABCDE　①甲亢患者术前应常规测定血清T_3、T_4,以了解甲状腺功能。应做喉镜检查,以了解声带运动情况,以防术中损伤喉返神经。术前应控制心率<90次/分,基础代谢率<+20%,方可进行手术。②甲亢的术前准备一般不给予糖皮质激素,氢化可的松主要用于术后甲状腺危象的治疗。

190. ABCDE　甲亢患者术前给予碘剂的作用在于抑制蛋白水解酶,减少甲状腺球蛋白的分解,从而抑制甲状腺素的释放,而不是抑制其合成(抑制甲状腺素合成的是抗甲状腺药物)。此外,碘剂还能减少甲状腺的血流量,使腺体充血减少,进而使甲状腺缩小变硬,有利于手术操作。

191. ABCDE　碘剂只能抑制甲状腺素的释放,并不能抑制T_3、T_4的合成,对于不准备行甲状腺大部切除术的患者严禁给予碘剂,否则会导致甲状腺危象。

192. ABCDE　甲亢术前准备时,口服碘剂的方法有三种:①直接服用碘剂,每次3滴,3次/日,逐日每次增加1滴,至16滴,时间共2~3周。甲亢症状基本控制便可手术,该方法适用于基础代谢率不是很高的患者。②先服用碘剂2周,如症状减轻不明显,加用硫脲类药物,待症状基本控制后,停用硫脲类药物,继续服用碘剂1~2周,进行手术。③先服硫脲类药物,待症状基本控制后,改服碘剂1~2周,进行手术。此方法适用于基础代谢率很高,甲亢症状不易控制的患者。若心率较快,可加用普萘洛尔,术后继续服用普萘洛尔4~7天,而不需继续服用2~3周。

193. ABCDE　A、C、D、E均属于甲状腺大部切除术选择手术时机的参考因素,基础代谢率<+20%是判断能否手术的决定性因素。因为基础代谢率>+20%而贸然手术,易导致甲状腺危象。

194. ABCDE　①青年女性,左颈前包块,无甲亢症状,甲状腺左叶可触及1cm质硬肿物,应考虑甲状腺腺瘤、甲状腺癌。为明确肿物性质,最有价值的检查当然是细针穿刺细胞学检查。②A、B、C均属于影像学检查方法,不能对肿块进行定性诊断。血清甲状腺激素水平测定常用于诊断甲亢。

195. ABCDE　本例甲状腺肿块质硬,表面不光滑,无压痛,活动度差,可基本排除A、C、D、E项诊断。查T_3、T_4正常,摄^{131}I率不高,甲状腺扫描提示冷结节,可诊断为甲状腺癌。

196. ABCDE　甲状腺未分化癌的预后很差,平均生存期3~6个月,不宜手术和药物治疗,宜选用放射外照射治疗。

197. ABCDE　对于甲状腺乳头状癌,满足以下所有条件者行腺叶+峡部切除:①无颈部放射史;②无远处转移;③无甲状腺外侵犯;④无淋巴结转移;⑤肿块直径<1cm。否则行甲状腺全切除或近全切除。本例肿块直径1.5cm,应行甲状腺全切除或近全切除。由于患者无颈淋巴结转移,可不行颈淋巴结清扫,故不答B。参阅10版《外科学》P239。

198. ABCDE　本例为甲状腺乳头状癌,肿块直径<1cm,无明显临床颈淋巴结转移,已行腺叶切除,手术范围已足够,无须再次手术,可口服甲状腺素,以预防甲状腺功能减退、抑制TSH而影响甲状腺癌的生长。参阅10版《外科学》P239。

199. ABCDE　200. ABCDE　201. ABCDE　①初产妇哺乳期间感乳房胀痛、发热,左乳房红肿,压痛明显,应考虑急性乳腺炎。急性乳腺炎最常见的致病菌为金黄色葡萄球菌。腐生葡萄球菌、表皮葡萄球菌均为条件致病菌,极少引起感染。溶血性链球菌为急性蜂窝织炎、丹毒的常见病菌。厌氧菌常引起口腔、肠道、女性生殖道感染。②患者局部波动感明显,说明已形成乳房脓肿,应及时切开引流。A、D、E均属于乳房脓肿形成前的保守治疗方法。穿刺抽脓不能排净脓液,临床上少用。③预防急性乳腺炎的关键在于避免乳汁淤积,防止乳头损伤,并保持其清洁。要养成定时哺乳、婴儿不含乳头而睡的良好习惯,注意婴儿口腔卫生。不应使用抗生素预防感染,因为许多抗生素可通过乳汁影响婴儿的生长发育。

202. ABCDE　A、B、C、D、E 都是乳腺囊性增生病的临床表现,但最突出的表现是乳房胀痛和肿块。乳房胀痛与月经周期有关,常于月经前 3~5 天加重,月经来潮后减轻或消失。

203. ABCDE　①乳腺囊性增生病好发于中年妇女,突出表现为乳房胀痛和肿块,可累及一侧或双侧乳腺,肿块呈结节状、片状,质韧不硬,少数患者有乳头溢液,与本例相符。②乳腺癌多见于老年妇女,肿块质硬不平,常有腋窝淋巴结肿大,可有血性乳头溢液。导管内乳头状瘤一般无乳房胀痛,乳房肿块一般较小,多表现为反复血性乳头溢液。乳房肉瘤少见。乳房纤维腺瘤好发于青年,常为单个肿块,质硬,活动度好。

204. ABCDE　乳腺囊性增生病的治疗主要是对症治疗,可服用中药逍遥散。症状较重者,可用三苯氧胺治疗。对于局部病灶有癌变可能的,应手术切除,并做病理检查。

205. ABCDE　①年轻女性,乳房无痛性肿块,B 超示低回声结节,形态规则,边界清楚,无钙化,说明为良性肿瘤,应诊断为乳房纤维腺瘤,故答 E 而不是 A、D。②导管内乳头状瘤一般无乳房胀痛,多表现为反复血性乳头溢液。乳腺囊性增生病好发于中年妇女,突出表现为乳房胀痛和肿块。

206. ABCDE　①乳腺 Paget 病也称乳头湿疹样乳腺癌,恶性程度低,发展缓慢,常表现为乳头瘙痒、烧灼感,乳头、乳晕区皮肤粗糙、糜烂如湿疹样,可形成溃疡,可有腋窝淋巴结转移。根据题干,本例应诊断为 Paget 病。②乳腺导管细胞癌常表现为乳腺单发肿块,质硬,活动度差。乳腺乳头状癌、髓样癌属于浸润性特殊癌,乳房腺癌属于浸润性非特殊癌,临床上均少见。

207. ABCDE　208. ABCDE　①乳腺癌好发于外上象限,占 50%以上。②Paget 病即乳头湿疹样乳腺癌,好发于乳头和乳晕区。

209. ABCDE　210. ABCDE　211. ABCDE　212. ABCDE　213. ABCDE　①乳腺癌累及乳管使之收缩,可导致乳头凹陷。②乳腺癌累及 Cooper 韧带,使其收缩导致癌肿表面皮肤凹陷,称为酒窝征。③乳腺癌侵犯皮下淋巴管,引起淋巴回流障碍,出现真皮水肿,皮肤呈"橘皮样"改变,称为橘皮征。④乳腺癌经皮肤淋巴管广泛扩散到乳腺及周围皮肤,形成许多硬的小结节,称为卫星结节。⑤炎性乳腺癌临床上少见,发展快,预后差,毛细淋巴管内的癌栓致相邻毛细血管扩张充血,使局部皮肤呈"炎症样改变"。

214. ABCDE　乳腺癌的 TNM 分期:①T_0:原发癌瘤未查出;Tis:原位癌;T_1:癌瘤直径≤2cm;T_2:2cm<癌瘤直径≤5cm;T_3:癌瘤直径>5cm;T_4:癌瘤大小不计,但侵犯皮肤、胸壁,炎性乳腺癌即属于此。②N_0:同侧腋窝淋巴结不肿大;N_1:同侧腋窝淋巴结肿大,但可推动;N_2:同侧腋窝淋巴结融合,或与周围组织粘连;N_3:同侧胸骨旁淋巴结转移。③M_0:无远处转移;M_1:有锁骨上淋巴结转移或远处转移。按此标准,该患者应诊断为 $T_2N_1M_0$。

215. ABCDE　①炎性乳腺癌少见,恶性程度高,发展快,预后极差。特征为局部皮肤呈"炎症样表现"。②湿疹样乳腺癌(Paget 病)发展慢,恶性程度低,预后好。浸润性导管癌、浸润性小叶癌、髓样癌均属于浸润性非特殊癌,虽然预后较差,但较炎性乳腺癌好。

216. ABCDE　①浸润性乳腺癌伴腋窝淋巴结转移是应用辅助化疗的指征。②腋窝淋巴结阴性而有高危复发因素者(如雌、孕激素受体阴性,原发肿瘤直径>2cm,组织学分类差,HER2 过度表达),也应进行辅助化疗。③一般认为原位癌、直径<1cm 的微小癌无须化疗。④乳腺导管内癌属于原位癌,单纯手术即可取得很好的疗效,无须化疗。⑤脉管癌栓形成属于浸润癌,当然需辅助化疗。

217. ABCDE　218. ABCDE　219. ABCDE　220. ABCDE　221. ABCDE　222. ABCDE　223. ABCDE　224. ABCDE　①乳腺肿块术前定性诊断首选细针穿刺细胞学检查,准确率 80%以上。粗针穿刺活检、切取肿块活检易导致癌细胞扩散,临床上少用。目前以术中快速切片最常用,但未出现在选项中。钼靶 X 线摄片、MRI 为影像学检查,不能确定乳腺肿块的性质。②按 TNM 分期原则,本例属于

$T_2N_1M_0$。③乳腺癌的临床分期与TNM分期的关系:0期=$TisN_0M_0$;Ⅰ期=$T_1N_0M_0$;Ⅱ期=$T_{0\sim1}N_1M_0$、$T_2N_{0\sim1}M_0$、$T_3N_0M_0$;Ⅲ期=$T_{0\sim2}N_2M_0$、$T_3N_{1\sim2}M_0$、T_4任何NM_0、任何TN_3M_0;Ⅳ期包括M_1的任何TN。可见本例属于Ⅱ期。④乳腺癌根治术过去是外上象限乳腺癌的标准术式,但现在已较少使用,故不答A。乳腺癌扩大根治术主要用于治疗内象限的肿瘤,且伴胸骨旁淋巴结转移者,故不答B。对于Ⅰ、Ⅱ期乳腺癌,改良根治术和根治术后的生存率无明显差异,但改良根治术保留了胸肌,术后外观较好,是目前常用的手术方式,故答C。全乳房切除术适用于原位癌、微小癌及年老体弱不宜做根治术者。由于放疗条件的限制,保留乳房的单纯肿块切除术国内少用。⑤乳腺癌术后化疗可采用EC方案(表柔比星、环磷酰胺)、TC方案(多西他赛或紫杉醇、环磷酰胺)。⑥乳腺癌细胞雌激素受体阴性者,对内分泌治疗不敏感,术后首选化学治疗。放射治疗常用于保留乳房的乳腺癌切除术。生物治疗常用于HER2过度表达的乳腺癌患者。阿那曲唑、来曲唑为芳香化酶抑制剂,主要用于绝经后乳腺癌患者。⑦雌激素受体阳性的乳腺癌患者,术后首选内分泌治疗。未绝经者选用他莫昔芬,已绝经者选用芳香化酶抑制剂。他莫昔芬的结构式与雌激素相似,可在靶器官内与雌二醇争夺雌激素受体,从而抑制肿瘤生长。因此,对雌激素受体阳性的未绝经者,常给予他莫昔芬口服。⑧对于HER2阳性的乳腺癌患者,术后首选曲妥珠单抗进行生物治疗,可降低患者术后复发转移风险,延长无病生存期。

225. ABCDE **226.** ABCDE ①患者右乳肿块,腋窝淋巴结肿大,X线摄影检查显示高密度影,周边有毛刺,中央强回声钙化点,应考虑乳腺癌。患者癌瘤最大径4cm,应为T_2;患者同侧腋窝淋巴结肿大,融合成团,应为N_2;患者无远处转移,应为M_0,故其TNM分期为$T_2N_2M_0$。②乳腺浸润性导管癌行改良根治术后,腋窝淋巴结转移,首选辅助化疗。放疗常用于保留乳房的乳腺癌手术后。靶向治疗常用于HER2阳性者。内分泌治疗常用于乳腺癌细胞中雌激素受体(ER)阳性者。

227. ABCDE ①单根单处肋骨骨折的主要临床表现是局部疼痛。②单根单处肋骨骨折由于骨折两端有上、下完整的肋骨和肋间肌支撑,一般不会发生移位、活动,故无局部畸形及骨擦音/骨擦感。若不合并气胸、血胸,则不会出现呼吸困难。皮下肿胀是张力性气胸的临床表现。

228. ABCDE ①右侧第8、9肋骨骨折应考虑是否合并肝破裂,可行腹部B超检查以明确诊断。②镇静止痛为肋骨骨折治疗的基本原则。对于闭合性单处肋骨骨折,行多头带或弹性胸带固定可减少骨断端活动,减轻疼痛。③牵引固定主要用于闭合性多根多处肋骨骨折出现反常呼吸运动的患者。

229. ABCDE ①处理开放性肋骨骨折,胸壁伤口需彻底清创,术中将骨折对端固定,缝合前需常规放置胸腔闭式引流管。术后给予抗生素预防感染。②胸壁悬吊牵引为闭合性多根多处肋骨骨折反常呼吸的处理措施,故选A。

230. ABCDE **231.** ABCDE **232.** ABCDE ①进行性血气胸患者由于胸腔内有活动出血,应积极开胸探查,彻底止血。否则,出血难以自止,保守治疗不能纠正休克。②开放性气胸患者呼吸时,出现两侧胸膜腔压力不均衡的周期性变化,使纵隔在吸气时移向健侧,呼气时移向伤侧,称为纵隔扑动。③张力性气胸患者胸膜裂口呈单向活瓣,气体随每次吸气进入胸膜腔并积聚增多,导致胸膜腔压力高于大气压,伤侧肺严重萎陷,纵隔显著移向健侧,健肺受压,严重影响呼吸、循环功能,可导致患者迅速死亡。进行性血气胸一般不会导致患者迅速死亡,故不答C。

233. ABCDE **234.** ABCDE ①多根多处肋骨骨折使局部胸壁失去完整肋骨支撑而软化,出现反常呼吸运动,即吸气时软化区胸壁内陷,呼气时外突。反常呼吸运动可造成呼吸时两侧胸膜腔压力不均衡,导致纵隔扑动,造成呼吸和循环衰竭。②开放性气胸患者呼吸时,出现两侧胸膜腔压力不均衡的周期性变化,使纵隔在吸气时移向健侧,呼气时移向伤侧,称为纵隔扑动。纵隔扑动可影响静脉回心血流,导致循环障碍。

235. ABCDE **236.** ABCDE **237.** ABCDE ①闭合性多根多处肋骨骨折对人体最大的危害是反常呼吸,急救时应采用无菌敷料、衣服或手帕等加压包扎,固定胸廓,以消灭反常呼吸。②开放性气胸的急救处理应将开放性气胸立即变为闭合性气胸,可使用无菌纱布等覆盖吸吮性伤口,并加压包扎。③张力性气胸的急救处理需迅速使用粗针头穿刺胸膜腔减压,并外接单向活瓣装置,使胸腔内的高压气体易于排出,而外界气体不能进入胸腔。④胸腔闭式引流、开胸探查显然不属于急救措施,故可首先排除D、E。

238. ABCDE　①青年女性,突发右侧胸痛伴呼吸困难,应首先考虑自发性气胸。②肺栓塞常表现为呼吸困难、胸痛、咯血三联征。主动脉夹层常表现为剧烈胸骨后疼痛,血压增高。肋间神经痛常表现为单侧肋间部位疼痛,可向胸腹前壁放射。心肌梗死常表现为突发持续性胸痛,无呼吸困难。

239. ABCDE　①皮下气肿是张力性气胸的特征性体征。患者闭合性胸部外伤5小时,左侧胸壁触及皮下气肿,气管右偏,左侧呼吸音消失,应诊断为左侧张力性气胸。其急救措施为迅速使用粗针头穿刺胸膜腔排气减压,并外接单向活瓣装置。②加压吸氧为急性呼吸窘迫综合征的治疗措施。心包穿刺是心脏压塞的急救措施。急诊开胸探查、气管插管均不属于气胸的急救措施,故不答D、E。

240. ABCDE　①开放性气胸患者由于胸膜腔压力几乎等于大气压,患侧肺完全萎缩,呼吸功能减退,甚至完全丧失。②开放性气胸患者患侧胸膜腔压力显著高于健侧,导致纵隔向健侧移位。吸气时,纵隔移向健侧;呼气时,纵隔移向患侧。开放性气胸患侧胸膜腔与外界相通,因此呼气时患侧胸膜腔压力与大气压相等。反常呼吸运动为多根肋骨骨折的临床特点。

241. ABCDE　①典型的小细胞肺癌位于肺中心部,属于中央型肺癌,早期即可转移至肺门和纵隔淋巴结。②肺腺癌多向支气管腔外生长,常在肺边缘部形成直径2~4cm的肿块。肺鳞癌以中央型多见,并有向管腔内生长的倾向,早期常引起支气管狭窄而导致肺不张或阻塞性肺炎。大细胞肺癌多发生于肺门附近或肺边缘的支气管。

242. ABCDE　小细胞肺癌具有内分泌功能,可分泌大量抗利尿激素导致抗利尿激素分泌异常综合征(SIADH),表现为低钠血症和低渗透压血症,出现厌食、恶心、呕吐等水中毒症状。

243. ABCDE　A、B、C均属于肺癌的转移途径,其中以淋巴转移最常见。

244. ABCDE　①原发性支气管肺癌早期最常见的症状为刺激性咳嗽(占45%~75%),其次为胸闷气短(30%~50%)、胸痛(25%~30%)、痰中带血(19%~29%)。②B、C、D、E均属于晚期肺癌的压迫、浸润、远处转移症状。顽固性胸痛为癌肿浸润胸壁和胸膜所致。声音嘶哑为癌肿压迫喉返神经所致。锁骨上淋巴结肿大为远处转移症状。Horner综合征为癌肿压迫颈交感神经所致,常表现为患侧上眼睑下垂、瞳孔缩小、眼球内陷、面部无汗等。

245. ABCDE　①中央型肺癌向支气管内生长,压迫主支气管引起部分气道阻塞,患者可有呼吸困难、气短、喘息,可闻及肺部局限性哮鸣音。②肺癌侵犯壁层胸膜可致胸痛、胸腔积液,侵犯上腔静脉可致上腔静脉压迫综合征,表现为头面部和上半身淤血水肿、颈部肿胀、颈静脉扩张。可见,A、C、E均属于肺癌肺外胸内扩展的症状,不属于肺癌的早期症状。右锁骨上淋巴结肿大为肺癌远处转移所致,不属于早期临床表现,故不答D。

246. ABCDE　①肺癌的非转移性胸外表现称为副肿瘤综合征,表现为肥大性肺性骨关节病(杵状指、骨关节疼痛、骨膜增生)、男性乳腺发育、库欣综合征、重症肌无力、高钙血症等。②面颈部水肿为癌肿压迫上腔静脉所致。吞咽困难为癌肿压迫食管所致。一侧瞳孔缩小为癌肿压迫颈交感神经所致。锁骨上淋巴结肿大为肺癌的远处转移症状。可见这些症状均属于肺癌的压迫、转移症状,不属于副肿瘤综合征。

247. ABCDE　Horner综合征为肺尖部肺癌压迫交感神经所致,表现为病侧眼睑下垂、瞳孔缩小、眼球内陷,同侧额部与胸壁少汗或无汗。

248. ABCDE　①$T_2N_0M_0$期肺癌的临床分期为ⅠB或ⅡA期,应首选根治性手术切除。②化学治疗、放射治疗常用于小细胞肺癌患者。免疫(靶向)治疗主要用于非小细胞肺癌中腺癌患者。介入治疗适用于无手术指征、全身化学治疗无效的患者。

249. ABCDE　250. ABCDE　251. ABCDE　①中央型肺癌早期可有刺激性咳嗽、痰中带血。由于肿块压迫,远端支气管阻塞,导致肺不张、阻塞性肺炎,行抗生素治疗无效。根据题干,本例应诊断为中央型肺癌。肺炎、肺脓肿均不会出现肺门肿块影,且抗生素治疗有效。肺结核多见于青年人,表现为低热、盗汗、咳嗽、咳痰,无肺门肿块影。支气管扩张症的典型表现为慢性咳嗽、咳大量脓痰、咯血。②确诊中央型肺癌当然首选纤维支气管镜(纤支镜)+活组织检查。胸腔镜常用于诊断周围型肺癌。CT、磁共振、核素扫描均为影像学检查,不能确诊肺癌。③中央型肺癌首选手术治疗,手术治疗是肺癌最重要、最有效的治疗手段。肺炎常行抗感染治疗。肺结核常行抗结核治疗。B、E显然不是正确答案。

252. ABCDE ①患者刺激性咳嗽,无发热,双肺未闻及干、湿啰音,反复静脉滴注头孢菌素无效,说明不是肺炎所致。患者无低热、盗汗,可排除肺结核。患者右侧颈部淋巴结肿大,质硬,应考虑肺癌颈淋巴结转移。为明确诊断,应首选胸部X线检查。②血沉、痰找结核分枝杆菌、结核菌素试验均为诊断肺结核的方法。肺功能检查为诊断慢性阻塞性肺疾病(COPD)的常用方法。

253. ABCDE ①患者肺门肿块,痰液细胞学检查发现鳞癌细胞,应诊断为肺鳞癌。鳞癌对化学治疗不敏感,故不答B。患者出现声音嘶哑,说明癌肿已侵犯喉返神经。患者出现吞咽困难,说明食管已受累,属于肺癌晚期,无手术治疗指征,故不答A。免疫治疗是近年的新进展,不作为首选,故不答D。中医中药治疗效果不肯定,故不答E。②对于已有纵隔转移的肺癌可采用放射治疗。

254. ABCDE 患者为周围型肺腺癌,病灶局限,首选左上肺叶切除。

255. ABCDE 256. ABCDE 临床上食管癌分4型。①髓质型:管壁显著增厚并向腔内外扩展,使癌瘤的上下端边缘呈坡状隆起。②蕈伞型:瘤体向腔内呈蕈伞状突起。③溃疡型:溃疡大小和外形不一,深入肌层,阻塞程度较轻。④硬化型(缩窄型),瘤体形成明显的环形狭窄,累及食管全部周径,较早出现阻塞。胶样型常见于胃肠道肿瘤。

257. ABCDE 258. ABCDE ①虽然手术是食管癌的首选治疗方法,但上段食管癌由于手术难度大,手术并发症多,疗效不满意,多采用放射治疗。②中、下段食管癌的手术切除率较高,首选手术治疗。

259. ABCDE ①老年男性,吞咽困难,钡剂造影示食管中段黏膜紊乱,管壁僵硬,管腔狭窄(食管中段为食管癌的好发部位),应首先考虑食管癌。②食管憩室可有哽噎感、胸骨后疼痛,食管钡剂检查可见龛影位于食管轮廓外。食管平滑肌瘤可有吞咽困难,但钡剂检查可出现"半月状"压迹。贲门失弛缓症常表现为间歇性吞咽困难,钡剂检查显示食管下端及贲门部呈鸟嘴状。食管炎不会出现吞咽困难,钡剂检查也不会出现黏膜紊乱、管壁僵硬。

260. ABCDE 最常见的腹外疝是腹股沟斜疝,约占90%。腹股沟直疝占5%,股疝占3%~5%,其他腹外疝少见。

261. ABCDE Richter疝是指嵌顿的疝内容物为肠管壁的一部分。滑动疝是指疝内容物成为疝囊壁的一部分,属于难复性疝。嵌顿疝是指疝内容物突出后不能回纳腹腔者。直疝指疝囊经直疝三角突出的腹股沟疝。股疝是指疝囊经股环、股管向卵圆窝突出的疝。

262. ABCDE ①只有嵌顿疝才需紧急手术。Richter疝嵌顿的内容物为肠管壁的一部分,也称肠管壁疝。Littre疝嵌顿的内容物为Meckel憩室。Maydl疝为逆行性嵌顿疝,是指嵌顿的肠管包含几个肠袢,呈"W"形。②难复性疝只是疝内容物不容易回纳腹腔,并没有完全嵌顿,也无肠管血运障碍,无须急诊手术。

263. ABCDE ①腹股沟斜疝是指疝内容物从腹股沟管突出,疝囊颈位于腹壁下动脉的外侧。腹股沟直疝是指疝内容物从直疝三角突出,疝囊颈位于腹壁下动脉内侧,这是手术中腹股沟斜疝和直疝最重要的鉴别点。②腹股沟斜疝和直疝均可嵌顿、均可还纳,故不答A、E。疝块外形、发病年龄都不是斜疝和直疝最重要的鉴别点。

264. ABCDE 腹股沟直疝的疝内容物是经直疝三角突出腹外的,腹壁下动脉位于直疝三角的外侧边,腹股沟管的内侧边,男性腹股沟管内有精索通过。因此腹股沟直疝患者精索在疝囊的前外方。腹股沟斜疝患者精索在疝囊的后方。

265. ABCDE ①股疝好发于中年女性。45岁女性,左腹股沟韧带下方内侧突起半球形肿物,平卧位可缩小,压迫内环后肿物仍可突出,应诊断为股疝,治疗首选McVay法疝修补术。②A、C、D、E均为腹股沟斜疝的常用手术方式。

266. ABCDE ①患者右侧腹股沟可复性包块,压迫内环口疝内容物不再突出,应诊断为右侧腹股沟斜疝,术中可见疝囊颈位于腹壁下动脉外侧。②A、E为腹股沟直疝的特点,C为滑动疝的特点,D为难复性疝的特点。

267. ABCDE 疝内容物进入阴囊,最可能是腹股沟斜疝,其突出途径如下:腹腔→腹股沟管内环→腹股沟管→腹股沟管外环→阴囊。腹股沟直疝、股疝的疝内容物极少或绝不会进入阴囊,因腹股沟直疝是经直疝三角向外突出,股疝是经股管向外突出,而直疝三角和股管无解剖途径与阴囊相通,故不答B、C。肠管壁疝、切口疝的疝内容物无解剖路径进入阴囊,故不答D、E。

268. ABCDE 269. ABCDE 270. ABCDE 271. ABCDE ①1岁以内婴幼儿的腹股沟斜疝可暂不手术,因婴幼儿腹肌可随躯体生长逐渐强壮,疝有可能自行消失。②小儿的腹肌在发育中可逐渐强壮而使腹壁加强,单纯疝囊高位结扎常能获得满意的效果,无须施行修补术。③绞窄性腹股沟斜疝因肠坏死而局部有严重感染,通常仅行疝囊高位结扎,而不做修补,因感染常使修补失败。④成人腹股沟直疝的传统手术方法是疝囊高位结扎+McVay法修补。

272. ABCDE 273. ABCDE 274. ABCDE ①常用于股疝修补的手术方法是McVay法。②常用于加强腹股沟管前壁的手术方法是Ferguson法,A、B、C、D均属于加强腹股沟管后壁的方法。③Lichtenstein手术属于无张力疝修补术,A、B、D、E均属于传统疝修补术。

275. ABCDE 患者右阴囊可复性肿块14年,不能还纳1天,伴呕吐,停止排气排便,可诊断为右腹股沟斜疝嵌顿(根据"疝内容物进入阴囊"可诊断为斜疝)。"腹膨隆,肠鸣音亢进",表明嵌顿的疝内容物为肠管。"不能还纳1天",说明嵌顿肠管可能已绞窄坏死。因此其治疗是急诊疝修补手术,并做坏死肠段切除的准备。

276. ABCDE ①股疝好发于40岁以上的妇女。②股管是一个狭长的漏斗形间隙,且几乎是垂直的,疝块在卵圆窝处向前转折时形成一锐角,股环本身小、周围有较多坚韧的韧带,因此股疝易嵌顿、易绞窄。③股疝由于疝囊颈狭小,咳嗽冲击感不明显。咳嗽冲击感明显者为腹股沟直疝或斜疝。④疝块半球形为股疝或腹股沟直疝的特点。

277. ABCDE ①急性腹膜炎可刺激壁腹膜引起腹膜刺激征,通常是胃液、胆汁、胰液刺激最强,肠液次之,血液最轻。因此,脾破裂时大量血液进入腹腔,引起的腹膜刺激征最轻。②消化道穿孔时大量胃肠液漏出,急性胆囊炎、肝破裂时胆汁渗出,重症胰腺炎时胰液渗出,均可引起严重腹膜刺激征。

278. ABCDE ①腹部闭合性损伤治疗观察期间,可行诊断性腹腔穿刺,以了解有无实质性脏器损伤;密切监测生命体征;积极补充血容量抗休克;为预防感染,可给予广谱抗生素。②观察期间不能注射镇静剂、镇痛剂,以免掩盖伤情,延误诊断和治疗。

279. ABCDE ①腹部开放性损伤中最易受损的是肝(约占37%),其次为小肠、胃、结肠、大血管等。②腹部闭合性损伤中最易受损的是脾(占20%~40%),其次为肾、小肠、肝、肠系膜等。

280. ABCDE ①大多数(并不是全部)肠损伤后,腹部平片可显示膈下游离气体,故答C。参阅5版《外科学》P458。②小肠损伤后,大量肠内容物流入腹腔,腹腔穿刺多呈阳性,易出现腹膜刺激征。小肠占据着中下腹的大部分空间,受伤的机会多于结肠。结肠内容物液体成分少而细菌含量多,故腹膜炎出现得较晚,但较严重。

281. ABCDE ①肝是实质性脏器,损伤后主要表现为腹腔内出血,严重者可发生失血性休克。②空腔脏器损伤常表现为急性腹膜炎,晚期可导致全身感染,甚至感染性休克。胆瘘、麻痹性肠梗阻早期很少发生休克。

282. ABCDE ①患者左侧腹部和左下胸外伤,脉搏120次/分,血压80/60mmHg,左侧腹压痛,尿红细胞

外科学试题参考答案及详细解答

20个/HP,应考虑左肾破裂伴失血性休克,故应在补液、抗休克的同时,准备剖腹探查。②若仅输液、输血,密切观察,可能错失抢救时机,有些患者腹腔内有活动性出血,不手术止血则休克难以纠正。给予抗菌药物不属于急救措施。25%的甘露醇静脉注射常用于治疗颅内高压。

283. ABCDE　腹部闭合伤术中的探查顺序:应先探查肝、脾等实质性器官,同时探查膈肌有无破损;再探查空腔脏器,胃→十二指肠第一段→空肠→回肠→大肠及其系膜→盆腔脏器;最后切开胃结肠韧带显露网膜囊,探查胃后壁和胰腺。

284. ABCDE　腹部闭合性损伤术中探查原则:先探查实质性脏器(肝、脾),再探查膈肌,然后探查空腔脏器,最后探查盆腔。

285. ABCDE　腹部闭合性损伤,右侧膈肌抬高,活动受限提示肝破裂。若左侧膈肌抬高,活动受限提示脾破裂。胃、十二指肠、结肠均属于空腔脏器,破裂后均可表现为膈下游离气体。

286. ABCDE　①患者为腹部闭合性损伤,脾被膜下破裂,生命体征稳定,左上腹压痛轻,可住院观察,保守治疗。②脾被膜下破裂的患者有突然转变为真性破裂的可能,不能让患者回家休息。若住院观察期间,突然血压降低,脉搏增快,腹痛加重,表明脾被膜下破裂已转为真性破裂,应积极抗休克后急诊手术治疗。血管造影脾动脉栓塞主要用于治疗门静脉高压脾功能亢进、食管胃底曲张静脉破裂出血、脾脏肿瘤等。

287. ABCDE　①脾破裂的处理原则是"抢救生命第一、保留脾脏第二"。本例患者在短时间内输液、输血2000ml而血压仍进行性下降,说明脾脏出血仍未停止,不经手术止血,难以纠正休克,故应立即行脾切除术。②抢救失血性休克的原则是首先补液,不能在液体量未补足的情况下使用升压药。腹腔引流无助于脾破裂的止血。血管造影并行脾动脉栓塞很少用于脾破裂出血的治疗,因为脾破裂常发展迅猛,可在短期内致死,故应选择止血彻底可靠的方法,如脾切除等;且脾破裂患者腹腔内有大量积血,脾动脉栓塞不能清除这些积血。静脉注射白蛋白为一般性治疗措施。

288. ABCDE　289. ABCDE　290. ABCDE　291. ABCDE　①患者左下胸部外伤后出现腹腔内出血征象,如脉搏增快,血压降低,面色苍白,腹部移动性浊音阳性,应诊断为脾破裂。患者之所以受伤当时无内出血征象,可能与脾延迟性破裂有关。脾被膜下破裂形成的血肿,可因轻微外力影响或胀破被膜而发展为延迟性脾破裂。小肠破裂、结肠破裂、胃破裂均为空腔脏器损伤,常以腹膜刺激征为突出表现,与本例不符,故不答A、B、C。肾破裂常为腰背部外伤所致,多表现为腹膜后血肿,血尿,后背疼痛,腹膜刺激征不明显,故不答E。②确诊闭合性腹部损伤(脾破裂),最有价值的检查是诊断性腹腔穿刺,但该答案未出现在选项中,只有将次选答案"腹部B超"作为最佳答案。CT、MRI因为价格昂贵,一般不作为首选检查。胸部X线片一般用于胸部损伤的诊断。腹部X线片多用于腹部空腔脏器破裂的诊断,而脾破裂为实质性脏器损伤,故不答E。③腹部闭合伤的探查顺序:应先探查肝、脾等实质性器官,同时探查膈肌有无破损;再探查空腔脏器,胃→十二指肠第一段→空肠→回肠→大肠及其系膜→盆腔脏器;最后切开胃结肠韧带显露网膜囊,探查胃后壁和胰腺。④脾破裂的主要治疗方法是脾切除。小肠修补常用于治疗外伤性小肠破裂。结肠修补术常用于治疗裂口小、腹腔污染轻的右半结肠破裂。胃修补术常用于胃穿孔的治疗。肾切除常用于治疗肾实质的严重裂伤。

292. ABCDE　293. ABCDE　①消化性溃疡急性穿孔可有腹肌强直呈"板状腹"、肠鸣音减弱或消失、腹式呼吸基本消失等体征,但以板状腹最典型,故答D。消化性溃疡急性穿孔,大量胃肠内容物进入游离腹腔,不可能出现右下腹柔软,无压痛,故不答A。②腹部压痛最显著的部位往往是原发病灶的所在之处,对判断弥漫性腹膜炎的病因具有重要价值。

294. ABCDE　①青年女性,既往有十二指肠溃疡病史,突发上腹痛,扩散至全腹部,全腹肌紧张,压痛、反跳痛阳性,肠鸣音消失,应诊断为十二指肠溃疡穿孔。若穿孔较小,且为空腹,穿孔时间不超过6~8小时,可先行保守治疗,若保守治疗无效,再行剖腹探查。②十二指肠溃疡穿孔时,大量肠内容物进入腹腔,若诊治延误,易导致中毒性休克。③十二指肠溃疡穿孔可导致继发性腹膜炎,代谢性酸中毒,而不是代谢性碱中毒。④十二指肠溃疡穿孔是继发性腹膜炎的常见病因,原发性腹膜炎是指腹腔内无原发病灶的腹膜炎。⑤十二指肠溃疡穿孔后,大量肠内容物溢入腹腔,可导致麻痹性肠梗阻。

295. ABCDE　只有腹腔内液体量>100ml 时,诊断性腹腔穿刺才可能有阳性结果。

296. ABCDE　在急性腹膜炎的诊断中,最重要的就是病因诊断,以便指导治疗。

297. ABCDE　盆腔腹膜少,吸收慢,因此可减少毒素吸收。即使在盆腔形成脓肿,处理也较膈下脓肿简便,可经直肠直接穿刺抽脓,故选 E。A、B、C、D 均是急性化脓性腹膜炎患者术后采用半卧位的目的。

298. ABCDE　299. ABCDE　①腹部手术后易并发腹腔脓肿,以膈下脓肿、盆腔脓肿最多见。本例胃穿孔术后第 5 天出现高热、右上腹痛、右侧膈肌抬高,应考虑右膈下脓肿。右下肺炎可有高热,但不会出现右上腹腹膜刺激征,故不答 A。胃肠吻合口瘘常表现为突发寒战、高热,右上腹腹膜刺激征明显,不会出现右侧膈肌抬高,右肋膈角消失,故不答 C。肝脓肿常表现为寒战、高热、肝大、肝占位病变,故不答 D。本例腹部透视见右膈下少量游离气体,为腹部手术后腹腔内气体未完全吸收所致,不要凭此诊断为胃溃疡再次穿孔,故不答 E。②膈下脓肿的主要治疗方法是在 B 超引导下,经皮穿刺置管引流,其优点是创伤小,不污染游离腹腔,引流效果好。切开引流创伤大,为过去常用的方法,目前已很少使用。膈下脓肿术前一般可确诊,无须剖腹探查,故不答 C。抗感染治疗为膈下脓肿的一般性治疗,故不答 D。E 显然不是正确答案。

300. ABCDE　301. ABCDE　302. ABCDE　①消化性溃疡穿孔术后 10 天,体温升高,伴直肠刺激症状、尿频、尿急等,最大可能是并发盆腔脓肿。其原因为消化性溃疡穿孔后,胃内容物顺右结肠旁沟流入盆腔积聚形成盆腔脓肿。细菌性痢疾可有腹泻、直肠刺激症状和里急后重,但与手术无关。肠道功能紊乱可有腹泻,但一般无直肠刺激症状。膀胱炎仅有尿频、尿急、尿痛,也无直肠刺激症状。直肠癌可有直肠刺激症状及尿频、尿急,也可有直肠肿物,但无发热,也与手术无关。②为明确盆腔脓肿的诊断,最简便的检查方法是直肠指检而不是腹部 B 超。A、C、D 显然不是正确答案。③对于已婚妇女盆腔脓肿的治疗,最简单的方法是经阴道后穹隆穿刺切开引流。A 为腹腔脓肿的一般性治疗措施,B、C 为膈下脓肿的治疗措施,D 为男性盆腔脓肿的处理措施。

303. ABCDE　①胃大部切除术由于切除了胃体的大部,使壁细胞数量减少,大大降低了体液性胃酸分泌,此为治疗消化性溃疡的主要理论依据。②胃大部切除术也切断少量迷走神经,因此可有神经性胃酸分泌轻度减少。C、D 不作为主要理论依据,E 为迷走神经切断术治疗消化性溃疡的机制。

304. ABCDE　A、B、C、D 均属于十二指肠溃疡的手术指征,E 是胃溃疡的手术指征。

305. ABCDE　按标准的解剖标志线行胃大部切除术,可以切除 60%的远端胃组织。

306. ABCDE　①十二指肠球部溃疡患者出现腹痛、腹胀、呕吐隔夜饮食,应诊断为十二指肠溃疡伴幽门梗阻。由于病程较长,瘢痕性幽门梗阻的可能性较大,需手术治疗,故不答 A、B。②十二指肠溃疡伴瘢痕性幽门梗阻首选毕Ⅱ式胃大部切除术。迷走神经切断术国内应用较少,故不答 D、E。

307. ABCDE　①胃大部切除术已经切除了幽门,不会造成胃潴留,故可首先排除选项 A、B。迷走神经干切断术因并发症严重已弃用,故不答 C。高选择性迷走神经切断术(HSV)保留了支配胃窦部的鸦爪支,不会造成胃潴留,无须附加幽门成形术,故不答 E。②选择性迷走神经切断术由于切断了支配胃窦部的鸦爪支,可以造成胃潴留,故需附加幽门成形术。

308. ABCDE　①十二指肠溃疡在国内首选毕Ⅱ式胃大部切除术,在国外首选选择性迷走神经切断术+引流术,或高选择性迷走神经切断术。②毕Ⅰ式胃大部切除术为胃溃疡的首选术式,不适合基础胃酸很高的十二指肠溃疡的治疗。③当十二指肠球部溃疡切除有困难时,也可将溃疡旷置,术后未切除的溃疡仍可以愈合,称为 Bancroft 法,此为毕Ⅱ式的特例,故不答 C。

309. ABCDE　①迷走神经左、右干沿食管裂孔下行进入腹腔,迷走神经左干在贲门腹侧分出肝胆支和胃前支,迷走神经右干在贲门背侧分出腹腔支和胃后支。迷走神经的胃前、后支都沿胃小弯行走,发出分支进入胃的前、后壁。终末支进入胃窦，形似"鸦爪"，称为鸦爪支。②选择性迷走神经切断术（SV）是在迷走神经左干分出肝胆支、右干分出腹腔支后，将迷走神经干切断，切断了支配胃的所有迷走神经（包括鸦爪支）。③高选择性迷走神经切断术（HSV）是指切断支配胃近端、胃底、胃体壁细胞的迷走神经分支，保留鸦爪支。

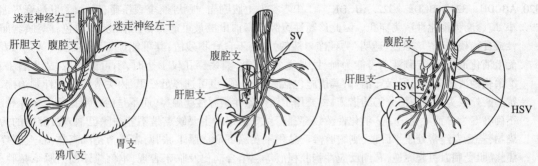

胃的迷走神经支配　　　　　　　　迷走神经切断术的手术方式

310. **ABCDE**　　①本例为十二指肠球部溃疡并幽门梗阻，因此治疗方案必须要同时解决"十二指肠球部溃疡"和"幽门梗阻"两大问题。毕Ⅰ式胃大部切除术不适合高胃酸的十二指肠溃疡患者，故不答 A。单纯作胃空肠吻合，只能解除"幽门梗阻"，术后胃酸仍高，因此溃疡不会愈合，故不答 C。迷走神经干切断术因严重并发症，全世界均已弃用，故不答 D。高选择性迷走神经切断术由于保留了胃窦部鸦爪支，保留了幽门，不能解决幽门梗阻，故不答 E。②毕Ⅱ式胃大部切除术不仅降低了胃酸，还解决了幽门梗阻，是本例的合理手术方式。

311. **ABCDE**　　①胃瘫（胃排空障碍）属于动力性胃通过障碍，无器质性病变，手术治疗无效，多数患者经保守治疗可以好转。②吻合口溃疡可先内科治疗，如无效可再次手术扩大胃切除范围或行迷走神经切断术。早期十二指肠残端破裂应立即手术治疗。吻合口梗阻，若为机械性梗阻，需再次手术解除。严重碱性反流性胃炎可再次手术，改行 Roux-en-Y 式胃肠吻合，以减少胆汁反流入胃的机会。

312. **ABCDE**　　患者行胃大部切除术后第 8 天，频繁呕吐，应考虑术后胃瘫。胃瘫属于动力性胃通过障碍，无器质性病变，应给予保守支持治疗，严禁手术治疗。

313. **ABCDE**　　314. **ABCDE**　　①患者行胃大部切除术后第 3 天，咳嗽后突发腹痛，高热，严重腹膜刺激征，可诊断为十二指肠残端破裂。急性完全性输入袢或输出袢梗阻主要表现为呕吐，腹膜刺激征轻微，且常发生于肠功能恢复后。膈下脓肿主要表现为高热，右上腹痛，右侧膈肌升高等，与本例不符。术后胃排空障碍常表现为胃蠕动无力，频繁呕吐。②十二指肠残端破裂一旦确诊，应立即手术治疗。

315. **ABCDE**　　①胃大部切除术后，由于失去了幽门的节制功能，胃内容物排空过快，产生一系列临床症状，称为倾倒综合征，多见于毕Ⅱ式胃大部切除术。②B、C、D、E 均属于胃大部切除术后并发症，但其发生与术式无关。

316. **ABCDE**　　胃大部切除术后患者发生晚期倾倒综合征的机制主要是食物进入肠道后，刺激胰岛素大量分泌，继而导致反应性低血糖。常表现为进食后 2~4 小时，出现头晕、面色苍白、出冷汗、乏力、脉搏细弱等。

317. **ABCDE**　　①碱性反流性胃炎多发生于胃大部切除术后数月至数年。②胃大部切除术后的脂肪泻为晚期并发症。胃内出血多发生于术后当天至 20 天。胃排空障碍所致的呕吐多发生于术后数日。吻合口溃疡多发生于术后 2 年内。

318. **ABCDE**　　此病例在胃大部切除术后 2 年，胃镜检查无梗阻提示，可首先排除选项 A、B、D。胃镜检查也未发现溃疡存在，可排除选项 E，故正确答案为 C。胃大部切除术后碱性反流性胃炎三联征：①剑突下持续烧灼痛，进食加重，抑酸剂无效；②胆汁性呕吐，呕吐后腹痛仍旧；③体重下降。

319. ABCDE ①十二指肠溃疡患者突发上腹剧痛,板状腹,肠鸣音消失,应考虑十二指肠溃疡穿孔。为明确诊断,应首选立位腹部透视,若发现膈下游离气体即可确诊。②对于空腔脏器穿孔的诊断,B超检查的临床意义不及腹部平片。腹部CT检查价格昂贵,不作为首选检查。消化性溃疡急性穿孔时,严禁行急诊胃镜检查。诊断性腹腔灌洗主要用于闭合性腹部损伤的诊断。

320. ABCDE 321. ABCDE 322. ABCDE ①患者突发上腹剧痛,板状腹,全腹压痛、反跳痛,肝浊音界缩小,应诊断为消化性溃疡穿孔。因此诊断性腹腔穿刺抽出液最可能为胃内容物,即黄色、浑浊、含胆汁或食物残渣。"草绿色、透明"为纯净胃液的性状,不含食物残渣,其可能性不大,故不答A。患者无上消化道出血,穿刺液不可能为血性,故不答B、C。溃疡穿孔仅1小时,不可能化脓,故不答D。②消化性溃疡穿孔可行保守治疗,其措施包括A、B、C项,也可选择足三里、内关等穴位行针刺治疗。抗胰酶疗法为抑制胰酶分泌的措施,主要用于治疗急性胆源性胰腺炎,而不是治疗消化性溃疡穿孔。正确答案为E而不是D。③消化性溃疡穿孔行保守治疗的主要缺点是不能去除已漏入腹腔内的污染物,若患者经常处于平卧位,则腹腔渗液易积聚在膈下形成膈下脓肿,表现为持续高热,右上腹疼痛,膈肌受刺激引起呃逆,右侧反应性胸腔积液等。结合病史及临床表现,本例应诊断为膈下脓肿。肺部感染不会出现"右肋缘下疼痛伴呃逆"。切口感染仅表现为切口红肿触痛及发热,不会有反应性胸腔积液。盆腔脓肿常表现为直肠刺激征。肠间脓肿常表现为高热、中腹疼痛等,不会出现胸腔积液。

323. ABCDE ①瘢痕性幽门梗阻最突出的临床表现是呕吐宿食,不含胆汁,量大。②长期幽门梗阻的患者可有消瘦,但没有特异性,故不答A。由于幽门梗阻,十二指肠内的胆汁不会进入胃内,因此呕吐物不可能含有胆汁,故不答B。移动性浊音见于大量腹腔积液,幽门梗阻多表现为振水音阳性。持续呃逆为膈肌受刺激的表现。

324. ABCDE ①幽门梗阻呕吐量大,一次可达1000~2000ml,呕吐物为宿食,不含胆汁,有腐败酸臭味。②幽门梗阻时,大量胃液潴留,可导致上腹隆起,出现蠕动波、振水音。频繁呕吐时,可造成胃液大量丢失,导致低钾低氯性碱中毒。

325. ABCDE ①男性患者,间断上腹痛3年,应考虑消化性溃疡。1周前腹胀、呕吐大量胃内容物,有酸臭味,应诊断为消化性溃疡伴幽门梗阻。查体时可能有振水音阳性。②腹肌紧张、肠鸣音减弱常见于急性腹膜炎。液波震颤常见于大量腹腔积液。幽门梗阻患者可出现胃型而不是肠型,故不答C。

326. ABCDE 幽门梗阻可有A、B、C、D项临床表现。幽门梗阻患者长期反复呕吐,大量胃酸丢失,可造成低钾低氯性碱中毒,而不是代谢性酸中毒。

327. ABCDE ①反复呕吐,呕吐宿食,不含胆汁为幽门梗阻的特征性表现,结合病史及临床表现,本例应诊断为消化性溃疡伴幽门梗阻。②十二指肠憩室大多无症状,极少数患者可有间歇性上腹痛或饱胀不适。十二指肠梗阻、小肠梗阻可有反复呕吐,但呕吐量一般不大,且呕吐物含有胆汁。食管裂孔疝主要表现为胃食管反流、出血、吞咽困难等。

328. ABCDE ①患者长期上腹痛,应考虑消化性溃疡。近来腹胀、呕吐宿食,应考虑并发幽门梗阻。为明确诊断,应首选纤维胃镜检查。②腹部CT、B超对消化性溃疡的诊断价值有限。立位腹部透视主要用于消化性溃疡穿孔的诊断。ECT常用于恶性肿瘤骨转移的诊断,对胃肠道疾病敏感性低。

329. ABCDE 330. ABCDE 十二指肠溃疡急性穿孔多发生在球部前壁,出血多发生在球部后壁。

331. ABCDE ①萎缩性胃炎、胃溃疡和胃息肉都是胃癌的癌前病变。胃十二指肠溃疡患者行胃大部切除术后5年以上,残余胃发生的原发癌称残胃癌。②胃平滑肌瘤是胃较常见的良性肿瘤,由于来源于间叶组织,因此可恶变为胃平滑肌肉瘤,而与来源于腺上皮组织的胃癌无关。

332. ABCDE 胃癌好发于胃窦部(约占50%),其次是胃底贲门部(约占33%),胃体较少。

333. ABCDE ①淋巴转移是胃癌的主要转移途径,通常是由原发部位→第一站淋巴结→第二站淋巴结→第三站淋巴结,循序逐步转移,但恶性程度较高的胃癌可以发生跳跃式转移,可经胸导管向左锁骨上淋巴结转移。②脾门淋巴结、肝总动脉淋巴结、腹腔淋巴结均属于胃的区域淋巴结。右锁骨上淋巴结为肺癌远处转移的常见部位。

334. ABCDE 胃癌晚期常发生血行转移,癌细胞可经门静脉或体循环向身体其他部位播散,形成转移灶。常见转移部位是肝、肺、胰、骨骼等处,其中,以肝转移多见。

335. ABCDE 336. ABCDE 337. ABCDE ①早期胃癌是指病变仅累及黏膜或黏膜下层者,不论病灶大小、有无淋巴结转移。②直径<0.5cm 的胃癌称为微小胃癌。直径<1.0cm 的胃癌称为小胃癌。③胃癌按 Borrmann 分型法可分为 4 型,其中Ⅳ型也称弥漫浸润型,是指癌肿沿胃壁各层全周性浸润生长,边界不清。若全胃受累,胃腔缩窄,胃壁僵硬如革囊,称为皮革胃,恶性程度极高,发生转移早,预后极差。④C、D 均属于进展期胃癌。

338. ABCDE 胃癌(特别是胃黏液癌)的癌细胞浸润至胃浆膜表面时可脱落至腹腔,种植于腹腔及盆腔脏器的浆膜上。常在双侧卵巢形成转移性黏液癌,称为克鲁根勃(Krukenberg)瘤,答案为 C。

339. ABCDE ①早期胃癌常无明显症状,中老年人持续性粪便隐血试验强阳性,上腹隐痛抑酸治疗无效,应高度怀疑胃癌。②应激性溃疡发病前一定要有使机体处于应激状态的因素,而本例缺乏。门静脉高压症多表现为脾大、脾功能亢进、上消化道大出血。十二指肠溃疡多表现为典型饥饿痛,抑酸治疗效果良好。慢性胃炎抑酸治疗常有效,很少并发上消化道出血。

340. ABCDE ①患者反复无规律性上腹痛 2 年,间断黑便,体重减轻,应首先考虑胃癌。为明确诊断,最有价值的检查当然是纤维胃镜+活组织检查。②A、B、C、E 均属于辅助检查。

341. ABCDE 342. ABCDE ①绞窄性肠梗阻是指肠管壁有血运障碍的肠梗阻,可有肠坏死,常表现为持续性腹痛,腹部固定性压痛,肠鸣音减弱或消失,可排出血性黏液样粪便。②低位肠梗阻腹胀明显,呕吐出现较晚,呕吐物多为积蓄在肠内发酵、腐败的粪样物。③高位肠梗阻腹胀不明显,但呕吐出现较早,呕吐物多是胃内容物。麻痹性肠梗阻常表现为明显腹胀,肠鸣音减弱或消失,腹膜刺激征较轻。痉挛性肠梗阻少见,可发生于急性肠炎、肠功能紊乱的患者。

343. ABCDE ①急性肠梗阻的典型表现为痛、吐、胀、闭(肛门停止排气排便),故本例应诊断为急性肠梗阻。②急性胃肠炎可有轻微腹痛,恶心、呕吐,肠鸣音亢进,但不会出现肛门停止排气排便。急性阑尾炎常表现为转移性右下腹痛,可有肠鸣音减弱。急性胆囊炎常表现为脂肪餐后发作性右上腹绞痛,不会有肛门停止排气排便。急性胰腺炎常表现为上腹持续性疼痛,呕吐后腹痛不缓解。

344. ABCDE ①绞窄性肠梗阻是指肠管壁有血运障碍的肠梗阻,故答 D。②A、B、E 均属于机械性肠梗阻。肠管痉挛不一定导致肠梗阻。

345. ABCDE 单纯性机械性肠梗阻无腹膜炎表现,无腹膜刺激征。绞窄性肠梗阻有腹膜炎体征。A、B、C、D 都属于单纯性机械性肠梗阻的常见表现。

346. ABCDE 梗阻肠管无血运障碍是单纯性肠梗阻,有血运障碍称为绞窄性肠梗阻。有以下表现者应考虑绞窄性肠梗阻:①腹痛发作急骤,起始即为持续性剧烈腹痛;②早期出现休克;③腹膜刺激征明显;④闭袢性肠梗阻;⑤呕吐物、胃肠减压液、肛门排出物为血性,或腹腔穿刺有血性液体;⑥经积极非手术治疗无效;⑦腹部 X 线显示孤立胀大的肠袢,不随时间而改变位置,或有假肿瘤状阴影,或肠间隙增宽,提示有腹腔积液。"有多次腹部手术史,反复发作腹痛"说明为不全性单纯性肠梗阻。

347. ABCDE ①饱餐后立即进行剧烈活动容易导致肠扭转。本例病程 6 小时,全腹腹膜炎体征,肠鸣音弱,淀粉酶正常。最可能的诊断为急性肠扭转导致肠梗阻,由于梗阻时间较长,发生了肠管血运障碍,而发展为绞窄性肠梗阻。②急性出血坏死性胰腺炎常表现为左上腹疼痛,腹腔穿刺液淀粉酶显著增高,而本例腹腔穿刺液淀粉酶正常,故不答 A。急性胆囊炎常表现为脂肪餐后阵发性右上腹痛,Murphy 征阳性,故不答 B。急性阑尾炎常表现为转移性右下腹疼痛,右下腹压痛、反跳痛,故不答 C。上消化道穿孔为腹部剧烈疼痛,全腹腹肌紧张,板状腹,肝浊音界缩小,肠鸣音消失,故不答 D。

348. ABCDE ①肠粘连分为三种:先天性粘连少见,约占 5%;炎症后粘连占 10%~20%;手术后粘连最常见,约占80%。②粘连性肠梗阻多发生在小肠,引起结肠梗阻者少见。③粘连是机体的一种纤维增生的炎性反应。手术治疗并不能消除粘连,相反,术后还可能形成新的粘连,所以对单纯性肠梗阻、不完全性肠梗阻,特别是广泛性粘连者,一般选用非手术治疗。仅对于绞窄性肠梗阻需立即手术治疗。④低位小肠梗阻,扩张的肠袢在腹中部,多个液平面呈"阶梯状排列"。⑤早期肠梗阻表现为腹痛、腹胀、肛门停止排气排便,肠鸣音亢进,晚期肠绞窄时肠鸣音减弱或消失。

349. ABCDE　①肠扭转属于闭袢性肠梗阻,容易引起绞窄,需急诊手术治疗。②动力性肠梗阻常表现为麻痹性肠梗阻,治疗时应以促进肠蠕动功能恢复为主,而不是急诊手术。粘连性肠梗阻多数可保守治疗缓解,只有发生绞窄时才需急诊手术。蛔虫性肠梗阻主要采用驱虫治疗,无须手术治疗。早期肠套叠可用空气或钡剂灌肠复位,90%以上可痊愈,大多数无须急诊手术。

350. ABCDE　①肠套叠是一段肠管套入其相连的肠管腔内,导致肠血管系膜受压绞窄,故常引起绞窄性肠梗阻而不是单纯性肠梗阻。②肠套叠好发于2岁以下儿童,约占80%。③肠套叠的三大典型症状为腹痛、血便和腹部肿块。幼儿肠套叠病程不超过48小时,全身情况好,生命体征稳定者,可试行空气灌肠复位,疗效可达90%以上。④慢性复发性肠套叠多有器质性病变,应手术治疗。

351. ABCDE　①水、电解质紊乱和酸碱失衡是急性肠梗阻最突出的全身生理紊乱,应及早纠正,故答E。②抗感染治疗、吸氧为急性肠梗阻的一般治疗措施。胃肠减压、禁食为肠梗阻的主要治疗措施,目的是减少胃肠道积留的气体、液体,减轻肠腔膨胀,有利于肠壁血液循环的恢复,减轻肠壁水肿。由于题干要求回答的是"矫正全身生理紊乱"的措施,故答E而不是B。

352. ABCDE　①乙状结肠扭转好发于老年男性,特征是腹部X线片示马蹄状巨大的双腔充气肠袢,特征性钡剂灌肠影像为梗阻端钡剂呈"鸟嘴"形。结合病史及临床表现,本例应诊断为乙状结肠扭转。②钡剂灌肠已提示病变部位在直肠上段,可首先排除选项A、E。直肠癌、乙状结肠癌的钡剂灌肠常见肿块影。

353. ABCDE　354. ABCDE　①老年男性患者,活动后突发左下腹痛,2天未排便,肠鸣音亢进,说明有肠梗阻。患者有腹胀、呕吐不明显,说明为乙状结肠扭转。小肠扭转多见于青壮年,腹痛常位于脐周,呕吐频繁,腹胀一般不显著,与本例不符。缺血性肠病和肠系膜动脉栓塞多见于老年人,腹部绞痛、恶心、呕吐频繁,腹部平坦,无腹胀,严重症状与轻微体征不符为其特点。肠套叠好发于2岁以下的儿童,常表现为阵发性腹痛、果酱样大便、回盲部空虚、腊肠样包块。②诊断乙状结肠扭转首选钡剂灌肠,可见扭转部位钡剂受阻,钡影尖端呈特征性"鸟嘴"形。钡剂灌肠也可使早期扭转的乙状结肠复位。选择性腹腔动脉造影主要用于诊断肠系膜动脉栓塞。胃肠减压、腹部B超对乙状结肠扭转意义不大。扩血管药物属于对症治疗。

355. ABCDE　356. ABCDE　357. ABCDE　358. ABCDE　359. ABCDE　①低位肠梗阻腹胀明显,呕吐出现晚而次数少,呕吐物呈粪样。②肠扭转属于闭袢性肠梗阻,容易发生肠绞窄坏死,因此呕吐物为血性。③十二指肠溃疡伴幽门梗阻常表现为呕吐大量隔夜宿食,不含胆汁。④碱性反流性胃炎常表现为三联征:上腹疼痛,进食加重,抑酸剂无效;胆汁性呕吐,呕吐后腹痛不缓解;体重下降。⑤上消化道出血常表现为呕血、便血,呕吐物为咖啡样胃液。

360. ABCDE　①阑尾动脉系回结肠动脉的分支,是一种没有侧支的终末动脉,血运障碍易导致阑尾坏疽。②阑尾壁内淋巴组织丰富,与回肠末端的Peyer淋巴滤泡一起可产生淋巴细胞和抗体,对防止病毒感染有一定的作用。

361. ABCDE　①患者转移性右下腹痛16小时,右下腹局限性压痛,应诊断为急性阑尾炎。12小时后疼痛范围扩大,体温升高(>38.5℃),全腹肌紧张,压痛、反跳痛阳性,外周血白细胞计数增高,应考虑阑尾穿孔。因此题干要求回答的问题是"导致急性阑尾炎穿孔的解剖学原因是什么?"阑尾动脉为回结肠动脉的分支,是一种无侧支的终末动脉,因此易于缺血坏疽,答案为D。②阑尾壁内淋巴组织丰富,对防止病毒感染有一定的作用,并不是"容易化脓",故不答A。"阑尾与盲肠相通的开口狭窄易梗阻"是急性阑尾炎的病因，而不是阑尾穿孔的机制，故不答 B。阑尾系膜短而阑尾本身长，导致阑尾蜷曲，而不是坏疽，故不答 C。E 项说法本身不严谨，故不答 E。

362. **ABCDE**　①患者转移性右下腹痛，发热，右下腹明显压痛、反跳痛，外周血白细胞计数增高，中性粒细胞比例增高，应诊断为急性化脓性阑尾炎。②A、B、C 均不会出现转移性右下腹痛，故不答 A、B、C。十二指肠溃疡急性穿孔可表现为突发上腹痛，后经右侧腹扩散至右下腹，易与急性阑尾炎混淆，但溃疡穿孔腹痛更剧烈，可表现为板状腹，膈下游离气体。

363. **ABCDE**　①诊断急性阑尾炎的主要依据是转移性腹痛、右下腹压痛和白细胞增高。其中，转移性腹痛最具有诊断价值，虽然阴性时不能排除阑尾炎，但阳性时基本可以确立诊断。右下腹固定性压痛是诊断慢性(不是急性)阑尾炎最有价值的体征。②畏寒、发热、脐周压痛，对阑尾炎的诊断无特异性。结肠充气试验阳性只能作为辅助诊断依据。

364. **ABCDE**　A、B、C、D、E 均属于阑尾切除术后的并发症，其中，以切口感染最常见。

365. **ABCDE**　患儿腹痛 1 天，右下腹压痛，白细胞增高，应诊断为急性阑尾炎。小儿急性阑尾炎病情发展快，穿孔率较高，应早期手术。

366. **ABCDE**　①小儿急性阑尾炎病情发展较快且较重，穿孔率较高，应早期手术。②老年人急性阑尾炎因阑尾动脉硬化，易发生缺血坏死，故应早期手术。③妊娠阑尾炎易导致流产、早产，妊娠后期的腹腔感染难以控制，故应早期手术。④已有坏疽的阑尾炎，当然应急诊手术。⑤右下腹触到有包块的阑尾炎说明已形成阑尾周围脓肿，如果病情稳定，宜保守治疗，若强行切除阑尾易导致肠瘘。

367. **ABCDE**　本例诊断明确，为妊娠中期急性阑尾炎。由于阑尾炎易导致流产或早产，威胁母子生命安全，故应早期行阑尾切除。术中操作应轻柔，以减少对子宫的刺激。围术期应加用黄体酮保胎，术后使用广谱抗生素。本例孕 27 周，无早产征象，不应行剖宫产。若行剖宫产，则胎儿不能存活。

368. **ABCDE**　确诊慢性阑尾炎首选 X 线钡剂灌肠检查，若见阑尾不充盈或充盈不全，阑尾腔不规则，72 小时后透视复查阑尾腔仍有钡剂残留，即可诊断慢性阑尾炎。

369. **ABCDE**　直肠癌病因不明，可能与下列因素有关：①饮食因素：高蛋白、高脂肪饮食能使粪便中的甲基胆蒽增多，诱发直肠癌。②直肠慢性炎症：溃疡性结肠炎、血吸虫病使肠黏膜反复破坏感染和修复而癌变。③癌前病变：如直肠腺瘤等。痔的形成主要是静脉扩张淤血所致，与直肠癌的发生无关。

370. **ABCDE**　结肠癌大体分三型，即溃疡型、隆起型和浸润型，其中以溃疡型最多见，约占 50%。左侧结肠癌以浸润型多见，容易引起肠腔狭窄和肠梗阻。右侧结肠癌以隆起型多见，肿瘤常向肠腔内生长。结肠癌的组织学分型以腺癌最多见。淋巴转移是结肠癌的主要转移途径。

371. **ABCDE**　结肠癌最早出现的临床症状是排便习惯改变。右侧结肠癌主要表现为全身症状、贫血、腹部肿块。左侧结肠癌主要表现为肠梗阻、便秘、腹泻、便血。可见 A、E 为右侧结肠癌的典型表现，C 为左侧结肠癌的典型表现，而题干要求回答的是"降结肠癌最常见的临床表现"，故答 C。若题干要求回答的是"降结肠癌最早的临床表现"，则正确答案为 D。恶心、呕吐为非特异性症状。

372. **ABCDE**　①右侧结肠癌以全身症状、贫血、腹部肿块为主要表现。患者有腹部隐痛、全身症状(低热、贫血)、右中腹部肿块，应考虑升结肠癌。②肠结核好发于年轻人，常表现为低热、盗汗等结核中毒症状，可有右下腹包块，质中等，轻压痛。盲肠套叠好发于 2 岁以下的男孩，表现为阵发性腹痛、果酱样大便、腊肠样包块、右下腹空虚。右肾肿瘤常表现为无痛性肉眼血尿，肿块常位于右上腹深部。阑尾周围脓肿常有急性阑尾炎病史，表现为高热、右下腹压痛性包块等。

373. **ABCDE**　①患者有排便习惯改变，脓血便，左下腹包块，边界不清，应考虑为左侧结肠癌。为明确诊断，应首选纤维结肠镜检查。②B 超、CT 均为影像学检查方法，不能确诊结肠癌。癌胚抗原(CEA)测定主要用于结直肠癌预后估计和复发的监测。大便潜血试验为结直肠癌的筛查方法。

374. **ABCDE**　①约 45% 的结肠癌患者癌胚抗原(CEA)阳性，但特异性不高，因此血清 CEA 一般不用于结肠癌的早期诊断，而用于监测术后复发、判断预后。②甲胎蛋白(AFP)主要用于原发性肝癌的诊断和预后判断。癌抗原199(CA199)主要用于消化道肿瘤的诊断。CA125主要用于卵巢癌的诊断。碱性磷酸酶(AKP)主要用于肝胆、骨骼等疾病的诊断。

375. **ABCDE** ①结肠癌的治疗原则是以手术为主的综合治疗,凡能手术切除的结肠癌,如无手术禁忌证,都应尽量施行手术,如伴有能切除的肝转移癌,应同时切除肝转移灶。本例横结肠癌已累及浆膜,但未穿破肠管壁,可以切除。肝脏转移灶仅3cm大小,可一并切除,故答E。②结肠造瘘主要适用于左侧结肠癌并急性肠梗阻者。"仅行全身化疗"适合于晚期结肠癌不能手术的患者。

376. **ABCDE** ①患者高龄,肠梗阻已5天,横结肠扩张、水肿,说明横结肠远端有梗阻,此为左侧结肠癌。左侧结肠癌急诊手术原则应是一期解除肠梗阻(在梗阻近端造瘘),二期行肿瘤根治,不能一期强行切除肿瘤。②"左半结肠切除,横结肠-乙状结肠吻合术"为一期手术方式,此种处理方法不正确。一期做根治性手术易导致肠瘘,引起严重后果。③横结肠-乙状结肠侧侧吻合术,没有切除肿瘤,由于横结肠局部肠管条件较差,术后易发生吻合口瘘。Hartmann手术为直肠癌的术式之一。

377. **ABCDE** ①患者便血伴直肠刺激症状(排便不尽感),应警惕直肠癌的可能,可首选直肠指检,因为直肠指检可触及约75%的直肠癌。不要误认为内痔而漏诊直肠癌。内痔可有便血,但一般无直肠刺激征。②大便潜血试验为直肠癌的筛查试验。直肠镜检、结肠镜检、钡剂灌肠操作较复杂,不属于首选检查。

378. **ABCDE** 大量的病理学研究表明,97%的直肠癌向远端肠壁浸润的范围不超过2cm,因此Dixon手术(经腹直肠癌切除术)的远端切缘至肿瘤最短的距离应是2cm。

379. **ABCDE** 380. **ABCDE** ①直肠癌手术方式主要取决于肿块距肛缘的距离。经腹直肠癌切除术(Dixon手术)适合于距齿状线5cm以上的肿块,故答A。经腹会阴联合直肠癌根治术(Miles手术)适用于腹膜反折以下的直肠癌(即肿块下缘距肛缘<10cm)。②直肠癌患者发生急性肠梗阻时,由于急诊手术术前不可能进行常规肠道准备,梗阻肠管局部充血水肿明显,只能一期行乙状结肠造瘘,二期行根治手术。即先解决肠梗阻,二期处理直肠癌,不能选用Hartmann手术。Hartmann手术是指经腹直肠癌切除、近端造口、远端封闭手术,适用于全身情况差、不能耐受Miles手术、急性肠梗阻不宜行Dixon手术者。

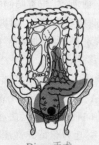
Dixon手术

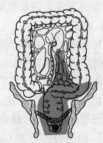
Miles手术

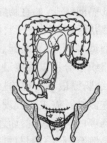
Hartmann手术

381. **ABCDE** ①晚期直肠癌并发肠梗阻急诊手术时,可行乙状结肠双腔造口,而不是横结肠造口,故不答A。②经腹会阴联合直肠癌根治术(Miles手术)需切除肛门,于左下腹行永久性乙状结肠造口,适用于腹膜反折以下的直肠癌,但本例肿瘤位于直肠与乙状结肠交界部,故不适用。③经腹直肠癌切除术(Dixon手术)可以保留肛门,术后患者生活质量较高,适用于距齿状线5cm以上的直肠癌,本例肿瘤位于直肠与乙状结肠交界部,即距齿状线7~10cm,可以选用此术式。但由于术中见近端结肠扩张、水肿,局部肠管情况较差且高龄,若做Dixon手术,将直肠与乙状结肠做一期吻合,则易发生吻合口瘘导致严重后果,故不答C。④对于不宜行Dixon手术伴有急性肠梗阻的直肠癌患者,可行经腹直肠癌切除、近端造口、远端封闭手术,即Hartmann手术,留待二期还纳。⑤由于癌肿近端肠管水肿、扩张,故不宜行拖出式直肠癌切除术(Bacon手术)。

382. **ABCDE**　直肠癌距肛门的距离>10cm,应首选经腹直肠癌切除术(Dixon 手术)。

383. **ABCDE**　①血栓性外痔常表现为肛门持续剧痛,痔核脱出,暗紫色,触痛明显。根据题干,本例应诊断为血栓性外痔。②肛周脓肿常表现为寒战、高热,肛门部持续性疼痛,局部红肿,触痛,不会出现0.7cm的小肿物。直肠息肉、内痔脱出均不会出现肛门持续性疼痛,故不答 C、D。肛裂可有肛门部"便时疼痛-缓解-便后再痛"的间歇性疼痛,而不是持续性疼痛,故不答 E。

384. **ABCDE**　385. **ABCDE**　①肛裂的疼痛特点是"疼痛→缓解→疼痛",即便时、便后剧痛,表现为便时剧痛→缓解数分钟→括约肌痉挛剧痛半小时至数小时,故答案为 C。②外痔为齿状线下方直肠下静脉丛曲张团块形成,主要表现为痔核、肛门不适,一般无痛,但血栓性外痔可有剧烈疼痛。本例肛周有痔核(暗紫色长圆形肿物),触痛明显,应诊断为血栓性外痔。请注意:普通外痔无疼痛,嵌顿痔、血栓性外痔可有剧痛。③肛周脓肿常表现为发热、肛周红肿、痛、可有或无波动感。内痔主要表现为出血和痔核脱出,一般无痛。肛瘘由内口、瘘管、外口三部分组成,常反复发作,表现为外口流出少量分泌物。

386. **ABCDE**　387. **ABCDE**　A 为直肠肛管周围脓肿的特点,B 为肛裂的特点,C 为痔的特点,D 为嵌顿痔或血栓性外痔的特点,E 为肛瘘的特点。

388. **ABCDE**　①内痔的主要临床表现为出血和痔核脱出,在早期主要表现为排便时出血,痔核脱出少见,故答案为 E 而不是 B。②痔块脱出为Ⅲ、Ⅳ度内痔的主要表现。排便时疼痛为肛裂的常见临床表现。里急后重常见于直肠癌。肛门瘙痒感常见于肛瘘、肛门瘙痒症等。

389. **ABCDE**　①患者发热,肛周红肿、疼痛,说明为局部的非特异性炎症,应诊断为肛周脓肿。"有波动感"说明脓肿已成熟,应行脓肿切开引流。②痔切除适用于痔的治疗。肛裂切除、局部温水坐浴是肛裂的治疗方法。结肠造口为直肠癌合并急性肠梗阻的急诊手术方式。

390. **ABCDE**　肛瘘是指肛管周围的肉芽肿性管道,由"肛瘘外口-瘘管-内口"三部分组成。手术治疗的关键是确定肛瘘瘘管与肛门括约肌之间的解剖关系,准确找到肛瘘内口,一并切开或挂线治疗,否则遗留内口或造成假道,将不可避免地导致复发。

391. **ABCDE**　①本例无尿频、尿急、尿痛症状,且有全身症状(白细胞增高),因此首先排除急性膀胱炎的诊断。②血栓性外痔表现为肛周暗紫色长条圆形肿物,表面皮肤水肿、质硬、压痛明显,一般不伴排尿困难,因此可排除选项 C。③肛旁脓肿位置表浅,主要症状为肛周持续性跳痛,全身感染性症状(如白细胞增高等)不明显,一般无排尿困难。因此本例也不可能为肛旁脓肿。④坐骨直肠窝脓肿由于脓肿位置深大,因此全身症状重,可有会阴部持续性疼痛,伴排尿困难和里急后重,故答 D。⑤肛瘘常表现为反复发作的肛周红肿热痛,窦道外口流脓。

392. **ABCDE**　393. **ABCDE**　①肛裂疼痛的特点是排便痛—缓解—痉挛痛,不会持续剧烈疼痛2天。直肠肛管黑色素瘤、直肠癌不会有肛周痛。内痔脱出嵌顿可有疼痛,但痔核不可能仅有1.0cm大小,因为1.0cm 的痔核是很容易自行还纳的,不会嵌顿,故本例应诊断为血栓性外痔。②血栓性外痔位于齿状线以下,为阴部神经支配,痛觉敏感,故应行血栓外痔剥离,以缓解疼痛。胶圈套扎主要适合于内痔的治疗。肿物还纳是嵌顿痔的治疗方法。痔核不是肿瘤,无须行肿物切除活检。环痔切除多用于环状痔的治疗。

394. **ABCDE**　①B 超可明确肝脓肿大小、部位,且可在 B 超引导下穿刺引流,为首选检查方法。②CT、MRI 可引导肝脓肿穿刺引流,但价格昂贵,不作为首选。腹部 X 线片、肝动脉造影不能引导肝脓肿穿刺,故不答 A、E。

395. **ABCDE**　阿米巴性肝脓肿起病缓慢,全身中毒症状轻。全身中毒症状严重是细菌性肝脓肿的临床表现。

396. **ABCDE**　①患者肝区疼痛,肝脏肿大,肝区叩痛,提示病变在肝脏。患者寒战、高热,白细胞及中性粒细胞增多,提示为细菌性感染。B 超示肝左叶巨大液性暗区,提示为液体。结合病史和临床表现,本例应诊断为细菌性肝脓肿。②肝血管瘤、肝囊肿、肝包虫病虽可出现肝脏液性暗区,但不会出现感染中毒症状,也不会出现外周血白细胞增高,故不答 A、B、E。肝癌常有肝脏增大,肿块、质硬,不会出现肝脏液性暗区,也不会出现感染中毒症状,故不答 D。

397. ABCDE　398. ABCDE　399. ABCDE　①患者急性起病,高热,肝区持续性胀痛,肝脏肿大,右上腹压痛,肝 B 超示液性暗区,可诊断为细菌性肝脓肿。阿米巴性肝脓肿起病缓慢,全身中毒症状不重,与本病不符。肝血管瘤一般很少并发感染。本例肝脏体检不符合肝癌。患者无外伤史,不能诊断为肝被膜下破裂。②细菌性肝脓肿的感染途径有 4 条:胆道逆行感染是最主要的感染途径(占 50% 左右),其他途径包括经肝动脉、门静脉、肝周围的感染蔓延等。③细菌性肝脓肿的致病菌多为大肠埃希菌、金黄色葡萄球菌、厌氧链球菌、类杆菌属等。

400. ABCDE　门静脉和腔静脉间的交通支有:①胃底、食管下段交通支:门静脉血流经胃冠状静脉、胃短静脉等流入上腔静脉。②直肠下端、肛管交通支:门静脉血经肠系膜下静脉、直肠上静脉与直肠下静脉、肛管静脉吻合,流入下腔静脉。③前腹壁交通支:门静脉血流经脐旁静脉与腹上深静脉、腹下深静脉吻合,分别流入上、下腔静脉。④腹膜后交通支:Retzius 静脉丛扩张。腰静脉不是门静脉属支。

401. ABCDE　①患者有长期肝炎病史,很可能发展为肝硬化,从而引起门静脉高压,导致食管胃底静脉曲张破裂出血,造成上消化道大出血、失血性休克。门静脉高压时可有脾大、移动性浊音阳性。根据题干,本例应诊断为肝炎后肝硬化、食管胃底静脉曲张破裂出血。②胃十二指肠溃疡、应激性溃疡、胃癌、胆道出血的出血量均较少,很少发生休克。

402. ABCDE　①门静脉高压症手术治疗最主要的目的是控制食管胃底曲张静脉破裂所致的上消化道大出血。②对于合并脾功能亢进的患者可同时行脾切除术。分流术可降低门静脉压力,但由于同时可使肝功能受损,因此术后腹腔积液减少并不明显。贲门血管离断术可增加门静脉压,术后入肝血流增加,肝性脑病发生率较低。门静脉高压性胃病所致上消化道出血仅占 5%~20%,且出血量小,因此不是治疗的主要目的。

403. ABCDE　肝炎后肝硬化患者,大量呕血,可诊断为门静脉高压症食管胃底曲张静脉破裂出血。患者有黄疸和大量腹腔积液,说明肝功能属于 Child-Pugh C 级,若行急诊外科手术,死亡率可达 60%~70%,因此对这类患者应尽量采用非手术疗法,如输血输液、静脉滴注垂体加压素、静脉滴注生长抑素、应用三腔管压迫止血、内镜治疗(经内镜硬化剂注射疗法、曲张静脉套扎)等。

404. ABCDE　①患者有乙型肝炎病史多年,食管静脉曲张,外周血白细胞和血小板计数降低,应诊断为乙肝肝硬化门静脉高压症合并脾功能亢进。对于尚未出血的门静脉高压症,目前倾向于不做预防性手术,重点应为内科保肝治疗。因为肝炎后肝硬化患者的肝功能损害多较严重,任何一种手术对患者来说都是负担,甚至引起肝功能衰竭。②患者脾大至肋缘,说明脾脏为轻度肿大,无须行脾切除术。严重脾大多见于晚期血吸虫病,行脾切除效果较好。

405. ABCDE　406. ABCDE　407. ABCDE　408. ABCDE　409. ABCDE　410. ABCDE　①门静脉高压症的手术方式分分流术和断流术两类。分流术又细分为非选择性门体分流术和选择性门体分流术。非选择性门体分流术包括门腔分流术、肠系膜上-下腔静脉分流术、中心性脾-肾分流术等。选择性门体分流术包括远端脾肾静脉分流术(Warren 手术)、限制性门-腔分流术等。贲门血管离断术就是阻断门、奇静脉间反常血流的止血方法。②非选择性门体分流术,如门腔静脉端侧分流术,完全阻断了入肝血流,因此术后入肝血流减少,肝功能不能得到改善,肝性脑病发生率最高,达 30%~50%,但降压止血效果最显著,可使门静脉压力降低 10~16cmH₂O。选择性门体分流术可降低门静脉压 8~10cmH₂O。贲门血管离断术后,入肝血流增加,门静脉压比术前更高。③贲门血管离断术对患者打击较小,能达到即刻止血的目的,又能维持入肝血流,对肝功能影响小,手术后死亡率和并发症发生率低,是急诊手术常用的术式。④对门静脉高压症顽固性腹腔积液最有效的治疗方法是肝移植。⑤对于晚期血吸虫病所致的严重脾大、脾功能亢进者,单纯脾切除效果良好。

411. **ABCDE**　20%~40%的胆囊结石"患者"可终身无症状,而在健康体检、术中或尸体解剖时被偶然发现,称为静止性结石。对于静止性结石,若无明显症状,无须处理。由于胆囊结石与胆囊癌密切相关,因此对于静止性结石应定期随访观察。

412. **ABCDE**　①胆绞痛为胆管管壁痉挛引起的疼痛,表现为骤然右上腹或中上腹的阵发性绞痛,多发生于胆囊炎、胆石症、胆道蛔虫症急性发作期。患者胆囊小结石,突发右上腹绞痛,应诊断为急性胆绞痛。②急性胆囊炎常表现为胆绞痛及 Murphy 阳性,而本例仅有胆绞痛而Murphy阴性,故只能诊断为急性胆绞痛而不能诊断为急性胆囊炎。急性胆管炎常表现为 Charcot 三联征,即腹痛+寒战高热+黄疸。急性胰腺炎常表现为上腹部或左上腹部持续性剧痛,而不是绞痛。急性胃炎表现为上腹隐痛,而不是绞痛。

413. **ABCDE**　①患者肥胖,餐后右上腹阵发性疼痛,应考虑胆囊结石。为明确诊断,首选 B 超检查,准确率几乎 100%。②CT 价格昂贵,故不作为首选。胃镜主要用于消化性溃疡、胃癌的诊断。口服胆囊造影现在基本上已被 B 超所取代。上消化道造影主要用于诊断上消化道动力性病变。

414. **ABCDE**　①有症状的胆囊结石,应首选胆囊切除。②对于胆囊固醇结石,可口服鹅去氧胆酸、熊去氧胆酸行溶石治疗,但有效率仅 10%~12%,故临床上少用。③体外震波碎石主要用于肾结石的治疗,由于胆囊结石的成分不同于肾结石,故疗效不佳。④抗感染治疗不能去除基本病因胆结石,只对胆囊结石引发的急性胆囊炎有效,故不答 D。⑤由于胆囊颈管直径仅 0.2~0.4cm,胆囊结石易嵌顿于胆囊管的 Heister 瓣,故排石治疗效果不佳。

415. **ABCDE**　①患者腹腔镜胆囊切除术后 1 周,出现黄疸,大便陶土色,应考虑阻塞性黄疸。由于腹腔镜胆囊切除易导致胆总管损伤,故本例应首先考虑术中胆总管损伤。②结肠肝曲损伤、胃损伤、十二指肠损伤均会导致胃肠内容物流入游离腹腔,从而出现严重腹膜刺激征,但本例腹膜刺激征轻微,故不答 A、B、D。胆囊管残端漏可有轻度黄疸,但不会出现梗阻性黄疸的典型表现,故不答 C。

416. **ABCDE**　①患者右上腹疼痛,体温升高,右上腹腹膜刺激征,化验血象增高,B 超提示胆囊肿大伴结石,诊断为"胆囊结石,慢性胆囊炎急性发作",应行胆囊切除。患者术前 B 超提示胆总管增粗,直径 1.2cm(直径>1cm 称胆总管增粗),因此术中必须同时行胆总管探查。胆总管增粗的原因可能是胆囊内的细小结石沿胆囊颈管进入胆总管,阻塞胆总管下端开口。如术中不行胆总管探查,可能遗留结石于胆总管,导致严重后果。②单纯行胆囊造瘘和经皮肝穿刺胆管引流(PTCD),仅能部分减轻胆道压力,达不到根治胆总管结石的目的。单纯做胆肠吻合,不能处理胆囊病灶。

417. **ABCDE**　胆总管拔除的指征:患者无腹痛、腹胀等症状;体温正常;肝功能正常、无黄疸;T 管造影示肝内外胆管显影正常;T 管通常在术后 4 周左右拔除。否则过早拔除 T 管,管壁周围纤维组织包裹不严实,胆汁漏入腹腔,会导致胆汁性腹膜炎等严重并发症。

418. **ABCDE**　①胆总管探查后应常规放置 T 管,T 管通常在术后 4 周左右拔除,其目的是让 T 管周围的大网膜、肉芽组织等形成完整的窦道,以免拔出 T 管后胆汁经胆总管 T 管开口处漏入腹腔。若拔出 T 管后患者立即出现持续性右上腹痛、肌紧张等,说明有胆汁漏入游离腹腔,导致了胆汁性腹膜炎。②拔出 T 管不会导致胆道痉挛,即使胆道痉挛,也不会出现急性腹膜炎的典型体征肌紧张。急性胆管炎多见于胆道结石患者进食油腻食物后。急性胰腺炎多见于胆、胰腺共同通道受阻。

419. **ABCDE**　胆道手术后 T 管造影发现胆总管内有结石残留,应保留 T 管,在术后 4~8 周行胆道镜检查和取石。参阅 10 版《外科学》P471。

420. **ABCDE**　①血清碱性磷酸酶(ALP)主要来源于肝脏和骨骼,急性梗阻性化脓性胆管炎(AOSC)时由于 ALP 产生过多而排泄减少,血清 ALP 升高。②AOSC 时由于胆汁排泄受阻,血胆红素升高,尤其结合胆红素升高,尿胆红素阳性。③AOSC 时,由于胆道完全梗阻,尿胆原排泄减少,甚至缺如,故答 C。④ASOC 时白细胞计数升高。

421. **ABCDE**　肝细胞分泌的胆汁,经左、右肝管→肝总管→与胆囊管汇合→胆总管→与主胰管汇合→共同通路开口于十二指肠降部。B、C、D、E 均可导致胆汁流出道受阻,而出现梗阻性黄疸。肝内胆管结石,若未阻塞左、右肝管的主干,一般不会出现黄疸。

422. **ABCDE** 423. **ABCDE** ①本例题干强调胆囊结石为多发小结石,因此行腹腔镜胆囊切除时,个别细小的结石可能经"胆囊→胆囊颈管→胆总管→阻塞胆总管下端"而引起梗阻性黄疸。术中胆总管损伤常在术后早期出现梗阻性黄疸,可有胆瘘、腹部剧烈疼痛及腹膜刺激征,与本例不符。胆管水肿狭窄、急性胆管炎常于胆总管探查后发生,本例仅行单纯胆囊切除,术中造成胆管损伤,故不答 B、C。甲型肝炎虽有黄疸,但与手术无关。②当胆囊内细小结石落入胆总管后,可行内镜逆行胰胆管造影术(ERCP)予以确诊,并可加乳头切开(EST)。此时,不必开腹行胆总管探查,以免增加患者痛苦。腹部手术后 10 天,腹腔粘连严重,严禁行腹腔镜手术。消炎利胆、保肝等都是保守治疗方法,一般不能使胆总管结石排出体外。

424. **ABCDE** ①急性胆囊炎常有右上腹疼痛、阵发性加剧,伴恶心、呕吐,可有轻至中度发热,无黄疸。体检右上腹压痛,Murphy 征阳性。结合病史及临床表现,本例应诊断为急性胆囊炎。②急性阑尾炎常表现为转移性右下腹疼痛,右下腹压痛、反跳痛及肌紧张。急性胰腺炎常表现为上腹部或左上腹持续性疼痛,疼痛可向左肩及左腰背部放射。胃十二指肠溃疡常表现为周期性发作性上腹痛,无发热。胆总管结石、胆管炎常表现为右上腹阵发性疼痛、畏寒发热、明显黄疸。

425. **ABCDE** ①急性非结石性胆囊炎多见于男性老年患者,临床表现与急性结石性胆囊炎相似,但病情发展更迅速,易坏疽穿孔。一经确诊,应及早手术治疗。②长期肠外营养者,因肠道缺乏食物刺激,缩胆囊素分泌减少,导致胆囊胆汁淤滞和缺血可能是发病原因。参阅 3 版 8 年制《外科学》P586。

426. **ABCDE** 427. **ABCDE** 428. **ABCDE** 429. **ABCDE** ①40 岁以上的女性患者,突发 Charcot 三联征(腹痛+发热+黄疸),应考虑急性胆管炎。患者皮肤黄染,尿色深,说明有阻塞性黄疸。患者既往反复发作上腹部隐痛,向右肩背部放射,此为胆囊结石的典型表现。因此,本例应诊断为急性胆管炎,胆囊结石合并胆总管结石。为明确诊断,首选检查为腹部 B 超。腹部 CT、MRI 价格昂贵,一般不作为首选检查,故不答 B、C。经皮肝穿刺胆管造影为有创检查,一般不作为首选,主要适用于不明原因的病程发展缓慢的阻塞性黄疸,肝内胆管增粗者,故不答 D。内镜逆行胰胆管造影为有创检查,也不作为首选,故不答 E。②在我国,急性胆管炎的病因以胆道结石最常见,其次为胆道寄生虫、胆管狭窄等。③本例最可能的 B 超结果为胆囊增大、胆总管增粗,胆囊及胆总管结石。根据现有病史,不能诊断本例为壶腹部占位性病变,故不答 B。急性胰腺炎常表现为左上腹持续性疼痛,向左腰背部放射,与题干所述不符,故本例不考虑急性胰腺炎,因此不答 D、E。④本例在 Charcot 三联征的基础上发生休克,说明出现 Reynolds 五联征,应诊断为急性梗阻性化脓性胆管炎(AOSC),最有效的治疗措施是在纠正休克的同时急诊行胆管引流手术,即胆总管切开取石+T 管引流术。A、B、C 为一般性治疗措施。只行胆囊切除,不能缓解胆总管阻塞,故不答 E。

430. **ABCDE** 431. **ABCDE** ①患者有腹痛、寒战、高热、黄疸、血压降低、神志淡漠的典型表现,此为 Reynolds 五联征,常见于急性梗阻性化脓性胆管炎(AOSC)。Charcot 三联征=腹痛+寒战高热+黄疸,常见于急性胆管炎。Whipple 三联征=低血糖症状+发作时血糖<2.8mmol/L+给予葡萄糖后症状缓解,常见于胰岛素瘤。Grey-Turner 征是指急性坏死性胰腺炎时,腰部、季肋部和下腹部皮肤出现大片青紫斑。Murphy 征见于急性胆囊炎。②AOSC 起病急,发展快,故应急诊行胆总管探查+T 管引流。不能先保守治疗,等到休克纠正后再手术,因为不解除胆道梗阻休克不易好转。若病情稳定,可先行经内镜鼻胆管引流术(ENBD)或经皮肝穿刺胆管引流术(PTCD),再彻底手术。

432. **ABCDE** 急性胰腺炎的病因以胆石症最常见,胆总管结石阻塞胆胰管共同通道,可造成胰管内高压,激活胰蛋白酶原为胰蛋白酶。胰蛋白酶可激活弹性蛋白酶、缓激肽、磷脂酶 A_2、脂肪酶、胰舒血管素等,导致胰腺充血水肿、出血坏死。可见,胰蛋白酶是急性胰腺炎发病的扳机点,在其发病过程中起关键作用。

外科学试题参考答案及详细解答

433. ABCDE 腹痛是急性胰腺炎的主要症状,常于饱餐和饮酒后突然发作,腹痛剧烈,呈持续性,多位于左上腹,向左肩及左腰背部放射。病变累及全胰时,疼痛范围较宽并呈束带状向腰部放射。

434. ABCDE ①重症胰腺炎常发生休克,主要原因为有效血容量不足,缓激肽类物质致周围血管扩张,并发消化道出血等(A、E)。②重症胰腺炎多有中度以上发热,晚期可有呼吸功能衰竭和循环衰竭等。③重症胰腺炎多有严重腹胀,而不是腹泻。

435. ABCDE ①急性胰腺炎的常见临床表现为饮酒后上腹部或左上腹部痛,呕吐后腹痛不缓解是其特点。急性胰腺炎常有血淀粉酶增高,>500U/L有诊断意义,故答 A。②急性肠梗阻、急性胆囊炎、急性感染可有血清淀粉酶增高,但一般不超过 250U/L。急性胃癌血清淀粉酶正常,故不答 E。

436. ABCDE ①血钙降低(<2mmol/L)为出血坏死性胰腺炎的诊断标准之一。②出血坏死性胰腺炎的血清淀粉酶可升高、正常或降低。血清胆红素升高主要见于肝功能衰竭。出血坏死性胰腺炎血糖常增高(>11.2mmol/L),若长期禁食未补充镁剂,可造成镁缺乏,但对诊断无特异性。

437. ABCDE 438. ABCDE ①10 版《外科学》P488:急性胰腺炎时,血清淀粉酶在发病数小时开始升高,24 小时达高峰,4~5 天后逐渐降至正常。②10 版《外科学》P489:急性胰腺炎时,尿淀粉酶在发病 24 小时开始升高,48 小时达高峰,1~2 周恢复正常。

439. ABCDE ①患者 8 小时前开始上腹剧烈疼痛,上腹部压痛。可拟诊为急性胰腺炎、消化性溃疡穿孔、急性心肌梗死等。急查血淀粉酶可排除或肯定急性胰腺炎的诊断。可做心电图检查用以排除急性心肌梗死,做腹部平片检查用以排除消化性溃疡穿孔。②急性胰腺炎时,尿淀粉酶发病 24 小时开始升高,48 小时达高峰,持续 1~2 周后恢复正常。本例发病仅 8 小时,尿淀粉酶仍未增高,不能用于鉴别诊断。腹部 CT 可用于确诊急性胰腺炎。

440. ABCDE 抑制胰酶活性的药物是抑肽酶,抑肽酶可抑制胰舒血管素、胰蛋白酶和糜蛋白酶,使缓激肽原不能转变为缓激肽。抑制胰液分泌的药物是奥曲肽和生长抑素。胰升糖素是体内升高血糖的主要激素,不是药物。降钙素是甲状腺 C 细胞分泌的激素,主要作用是降低血钙,也不是药物。

441. ABCDE 442. ABCDE 443. ABCDE ①患者突发持续上腹部疼痛,上腹腹膜刺激征,白细胞增高,血淀粉酶>500U/L,可确诊为急性胰腺炎。患者有胆囊结石病史,提示胆源性胰腺炎的可能性大。急性胆管炎、急性胆囊炎、消化性溃疡穿孔、急性心肌梗死都可有血清淀粉酶增高,但都不会超过 500U/L。血清淀粉酶>500U/L 为确诊急性胰腺炎的依据。②诊断急性胆源性胰腺炎的首选影像学检查是腹部 B 超。虽然 CT、MRI 的分辨率较 B 超高,但由于价格昂贵,一般不作为首选检查。X 线片、心电图对急性胰腺炎的诊断价值不大。③急性胰腺炎的基础治疗措施为禁食、补液、胃肠减压,因为禁食、胃肠减压可减少胃酸分泌,使促胰液素分泌减少,从而减少胰液分泌,使胰腺得到休息,有利于胰腺炎症的恢复。若保守治疗无效,有手术指征时,可行手术治疗。对于胆源性胰腺炎,手术方式包括胆囊切除+胆总管探查+胰周坏死组织清除+引流术。

444. ABCDE 胰头癌在中晚期压迫胆总管下端,可引起黄疸。胆汁排出受阻,可使胆囊充盈性无痛性肿大。由于胆囊无肿块,故胆囊表面光滑,此体征称为 Courvoisier 征阳性。

445. ABCDE ①壶腹周围癌压迫胆胰管共同通道,导致胆汁排出受阻,胆管内胆汁淤积,胆汁沿胆囊管进入胆囊,胆囊被动充盈,可于右上腹扪及无痛性肿大的胆囊。②肝脏下缘不可能呈圆形肿块,故不答 A。Courvoisier 征于右上腹扪及的是被胆汁充盈的胆囊,而不是胰头癌、壶腹部癌本身,故不答 C、D。胆总管囊肿常表现为反复胆道感染。

446. ABCDE ①胰头癌可压迫胆总管下端,导致无痛性黄疸及 Courvoisier 征阳性。结合病史和临床表现,本例应诊断为胰头癌。②胆囊癌、急性胆囊炎可有胆囊肿大,但不会造成胆汁排出通道阻塞,故多无黄疸。胆囊结石常表现为脂肪餐后突发右上腹绞痛,多无黄疸。急性病毒性肝炎可有黄疸、肝大,但无胆囊肿大。

447. ABCDE 胰腺癌血清学标志物包括癌胚抗原(CEA)、胰胚抗原(POA)、胰腺癌特异性抗原(PaA)和糖类抗原199(CA199)、CA50。其中 CA199 最常用于胰腺癌的辅助诊断和术后随访,不要误选 PaA 或 POA。甲胎蛋白(AFP)为肝癌的诊断和随访指标。

448. ABCDE　**449.** ABCDE　**450.** ABCDE　**451.** ABCDE　①大隐静脉瓣膜功能试验(Trendelenburg 试验):患者平卧,抬高患肢使静脉排空,在大腿根部扎止血带,阻断大隐静脉;然后让患者站立,迅速释放止血带,如出现自上而下的静脉逆向充盈,提示瓣膜功能不全。②交通静脉瓣膜功能试验(Pratt 试验):患者仰卧,抬高患肢,在大腿根部扎止血带,然后从足趾向上至腘窝缠第一根弹力绷带;再自止血带处向下,扎上第二根弹力绷带。让患者站立,一边向下解开第一根弹力绷带,一边向下继续缠缚第二根弹力绷带,如果在两根绷带之间的间隙内出现曲张静脉,即提示该处有功能不全的交通静脉。③深静脉通畅试验(Perthes 试验):用止血带结扎大腿浅静脉主干,嘱患者用力踢腿或做下蹲活动连续10余次,迫使静脉血液向深静脉回流,使曲张静脉排空。若活动后浅静脉曲张更明显,张力增高,甚至有胀痛,则表明深静脉不通畅,为 Perthes 试验阳性。④小腿深静脉血栓形成常表现为小腿肿胀,深压痛,做踝关节过度背屈试验可致小腿剧痛,称为 Homans 试验阳性。⑤Buerger 试验也称体位性色泽改变试验,可用于判断肢体供血情况。

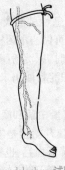
Trendelenburg 试验

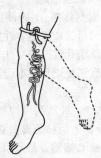
Perthes 试验

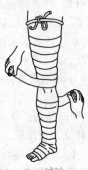
Pratt 试验

452. ABCDE　大隐静脉注入股静脉之前主要有5个属支:阴部外静脉、腹壁浅静脉、旋髂浅静脉、股外侧静脉、股内侧静脉,没有阴部内静脉,故选 A。

453. ABCDE　①患者右下肢静脉迂曲扩张15年,足靴区颜色加深、肿胀,深静脉通畅试验阴性说明无深静脉阻塞,应考虑单纯性下肢静脉曲张(D 对)。②后天性动静脉瘘多有外伤史,常表现为损伤局部搏动性肿块,大多有震颤和血管杂音。血栓性浅静脉炎常表现为沿静脉分布的线状充血,压痛明显。原发性下肢深静脉瓣膜功能不全病情进展迅速,不会迁延15年。

454. ABCDE　本例为长期站立的中年妇女,右下肢静脉迂曲、扩张8年,有下肢肿胀和皮肤营养性改变。加上 Perthes 试验阴性,可诊断为原发性下肢静脉曲张。大隐静脉瓣膜功能试验(Trendelenburg 试验)阳性提示该瓣膜功能不全。Perthes 试验阴性提示下肢深静脉通畅,可排除下肢深静脉血栓形成。下肢深静脉瓣膜功能不全病程进展快,不会迁延8年,故不答 B。

455. ABCDE　①观察下肢深静脉血栓形成的病程变化及治疗效果最常用的检查是超声多普勒。②诊断下肢深静脉血栓形成最准确的检查是静脉造影。MRI、CT 临床上很少用于深静脉血栓形成的诊断。X 线平片对本病无诊断价值。

456. ABCDE　①Perthes 试验可检查深静脉是否通畅,若 Perthes 试验阳性,说明深静脉阻塞,下肢深静脉血栓形成。②5P 即 Pain(疼痛)、Pallor(苍白)、Pulselessness(无脉)、Paresthesia(感觉异常)、Paralysis(麻痹),是动脉栓塞的主征。Buerger 试验是检查肢体有无动脉供血不足或静脉回流障碍的方法。大隐静脉瓣膜功能试验(Trendelenburg 试验)阳性提示大隐静脉瓣膜功能不全。

457. ABCDE　①患者有血栓形成的高危因素:癌症患者血液呈高凝状态、手术后卧床休息使血流缓慢;突发一侧下肢肿胀,股三角区有压痛,应考虑左下肢深静脉血栓形成。②动脉栓塞常见于老年心房颤动患者,常表现为突发下肢剧痛,皮肤缺血苍白,动脉搏动消失。淋巴水肿常表现为缓慢下肢肿胀,不会突然起病。大隐静脉曲张仅表现为下肢浅静脉曲张。血栓性浅静脉炎常表现为沿浅静脉分布的充血、触痛性红线。

458. ABCDE ①阿司匹林可防治血小板聚集,但并不能预防血栓形成。②华法林、肝素、术后早期下床活动,均可预防下肢深静脉血栓形成。

459. ABCDE 460. ABCDE ①患者有血栓形成的高危因素:癌症患者血液呈高凝状态、手术后卧床休息使血流缓慢;突发一侧下肢肿胀,足背动脉搏动存在,应考虑左下肢深静脉血栓形成。为明确诊断,最有意义的体征是 Homans 试验(踝关节过度背屈试验)阳性。A、B、E 都是诊断单纯性下肢静脉曲张的检查方法。直腿抬高试验阳性常见于腰椎间盘突出症。②对于下肢深静脉血栓形成患者,当然严禁使用止血药。B、C、D、E 都属于深静脉血栓形成的一般性治疗措施。

461. ABCDE 462. ABCDE ①患者上腹部手术后第 10 天,胸部 X 线片正常,上腹部 B 超正常,切口愈合好,排除了肺部、腹腔及伤口感染。故 3 天来低热的原因与"左小腿微肿,腓肠肌有压痛"有关,可诊断为左下肢深静脉血栓形成。左下肢肌筋膜炎是指肌筋膜及肌组织的非特异性炎症,表现为反复出现的慢性肌痛、下肢酸软无力等。根据发病部位,可首先排除左膝关节炎的诊断。左下肢浅静脉炎表现为沿浅静脉分布的线状充血肿胀、发硬。左下肢动脉栓塞不会出现下肢肿胀,故不答 E。②对于下肢深静脉血栓形成患者,若在发病后 3～5 天内,可行取栓治疗;一般处理包括卧床休息,抬高患肢;也可行抗凝治疗,有利于抑制机体凝血功能,利于血栓形成的静脉再通;严禁过多活动下肢,以免下肢深静脉血栓脱落造成肺栓塞等严重后果。

463. ABCDE ①患者左腰部外伤,局部压痛,尿常规结果显示血尿,应考虑肾损伤。本例血压正常,生命体征稳定,应诊断为肾挫伤。②严重肾裂伤(如肾部分裂伤、肾全层裂伤)时,因损伤和失血,常发生休克(血压降低)。肾蒂断裂可造成短期内大出血而死亡。输尿管位于腹膜后隙,受到周围组织的良好保护,因此输尿管损伤少见。

464. ABCDE 闭合性肾损伤的病理分型包括四类:肾挫伤、肾部分裂伤、肾全层裂伤和肾蒂血管损伤,不包括肾盂裂伤。

465. ABCDE 肾损伤可因肾周软组织损伤出现患侧腰腹部疼痛,但无尿痛。尿痛是指排尿时感到尿道疼痛,属于膀胱刺激征,故答 C。A、B、D、E 均属于肾损伤的典型表现。

466. ABCDE 临床上大多数肾损伤属于轻微肾挫伤,一般症状较轻,经短期休息即可康复。

467. ABCDE 肾损伤不宜做逆行肾盂造影(RP)检查,以免招致感染。DSA 为肾动脉造影,CTU 为 CT 尿路成像。

468. ABCDE 469. ABCDE ①患者跌落伤后肉眼血尿,提示泌尿系统外伤,故不答 E。输尿管损伤多为医源性损伤所致,故不答 A。尿道损伤、膀胱损伤常表现为排尿困难,而患者小便自解,故不答 C、D。排除 A、C、D、E,得出正确答案为 B。②肾损伤患者脉搏、血压维持在正常范围,应考虑肾部分裂伤,可采用 A、B、C、D 等保守治疗。肾动脉造影一般不作为肾损伤的首选检查,故答 E。

470. ABCDE 471. ABCDE ①前尿道损伤多见于骑跨伤,多为球部外伤,记忆为前骑球。②后尿道损伤多见于骨盆骨折,多为膜部外伤,记忆为后骨膜。

472. ABCDE ①男性尿道以尿生殖膈为界,分为前、后两段。前尿道包括阴茎部和球部,后尿道包括膜部和前列腺部。当高空坠落或摔倒时,会阴部骑跨于硬物上,尿道被挤压于硬物与耻骨联合之间,常引起前尿道球部外伤。当前尿道球部外伤时,尿液可外渗至会阴浅筋膜包绕的会阴部及阴囊等。②"尿液外渗至腹腔"为腹膜内型膀胱破裂的特点,故不答 A。腹膜外型膀胱破裂时,尿液常外渗至膀胱周围、耻骨后间隙,故不答 C、E。

473. ABCDE ①以尿生殖膈为界,男性尿道分前、后两段。前尿道包括球部和阴茎部,以球部外伤多见。后尿道包括膜部和前列腺部,以膜部外伤多见。②由于有尿生殖膈的阻隔,后尿道(尿道膜部)外伤后血肿和尿液常积聚在尿生殖膈以上的部位,如耻骨后间隙、膀胱周围。③前尿道(尿道球部)外伤后血肿和尿液常积聚在尿生殖膈以下的部位,如会阴部、阴茎、阴囊、下腹壁。

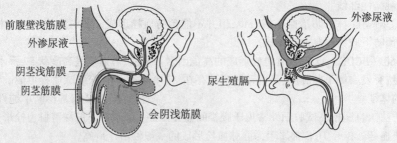

前尿道（尿道球部）外伤的尿外渗范围　　后尿道（尿道膜部）外伤的尿外渗范围

474. ABCDE　①本例为骨盆骨折,故多为后尿道的膜部外伤,答案为 B。②本例不要误诊为膀胱破裂,膀胱破裂的受伤机制:膀胱充盈时,下腹部遭受撞击、挤压、踢伤等,骨盆骨折所致的膀胱破裂仅占10%,少见,故最佳答案为 B 而不是 C。

475. ABCDE　①尿道损伤尿外渗至阴囊,应诊断为前尿道断裂,应及时经会阴切口清除血肿,然后行尿道端端吻合术,留置导尿管 3 周。若条件不允许,可仅做耻骨上膀胱造瘘,故答 E 而不是 D。②因前尿道完全断裂,导尿常常失败。经会阴尿道修补、清除会阴部血肿,没有同时恢复尿道连续性和处理血肿,故不答 B、C。

476. ABCDE　①骑跨伤导致前尿道断裂,会阴、阴茎、阴囊内会形成巨大血肿,应及时经会阴切口予以清除,然后行尿道端端吻合术,并留置导尿管 3 周。②导尿是前尿道挫伤的治疗方法。前尿道断裂,若条件不允许,可作耻骨上膀胱造瘘,以解决尿潴留。尿道断裂仅清除会阴血肿,不能恢复尿道连续性,故不答 C。E 为一般性治疗措施,显然不是正确答案。

477. ABCDE　①尿道滴白为慢性前列腺炎的典型临床表现。前列腺液检查提示 WBC>10 个/HP,卵磷脂小体减少(正常值为大量),可诊断为慢性前列腺炎。②慢性膀胱炎常表现为反复发作的尿频、尿急、尿痛。泌尿系统结核常表现为慢性膀胱刺激征。非淋菌性尿道炎常表现为尿道刺痛、尿痛、少量尿道分泌物等。膀胱结石好发于男性儿童,常表现为排尿中断,改变体位后可继续排尿。

478. ABCDE　慢性前列腺炎的致病菌多为大肠埃希菌、变形杆菌、克雷伯菌属、葡萄球菌、链球菌等,治疗时首选红霉素、多西环素等具有较强穿透力的抗生素。

479. ABCDE　①急性前列腺炎患者严禁行前列腺按摩,以免感染蔓延引起精囊炎、附睾炎、菌血症等。但慢性前列腺炎可行前列腺按摩治疗。②少数并发前列腺脓肿者,可经会阴切开引流。A、B、C 为一般性治疗措施。

480. ABCDE　急性附睾炎病原体多为大肠埃希菌,也有淋病奈瑟菌、衣原体、病毒等。

481. ABCDE　90%的肾结核继发于肺结核,少数继发于骨关节结核、消化道结核。

482. ABCDE　90%的肾结核继发于肺结核,结核分枝杆菌经血行感染进入肾,导致肾结核。

483. ABCDE　90%的肾结核继发于肺结核,结核分枝杆菌经血行感染进入肾,肾皮质(肾小球)结核→肾髓质(肾小管)结核→肾盂肾盏→结核性肾盂肾炎→膀胱结核。大多数肾结核累及单侧,故答 A。

484. ABCDE　**485.** ABCDE　**486.** ABCDE　**487.** ABCDE　**488.** ABCDE　**489.** ABCDE　**490.** ABCDE
①尿频是肾结核最早的症状,常是患者就诊的主诉。②尿频是良性前列腺增生最常见的早期症状,夜间更为明显。③肾结核的特点是病变在肾,症状在膀胱,主要表现为慢性膀胱刺激征。④良性前列腺增生最重要的症状是排尿困难,表现为排尿迟缓、断续、尿流细而无力。⑤上尿路结石的典型临床表现是肾区疼痛+血尿。⑥肾细胞癌的常见症状是间歇性无痛性肉眼血尿。⑦膀胱癌的典型症状是间歇性无痛性肉眼血尿,约占 85%。

491. ABCDE　**492.** ABCDE　**493.** ABCDE　①肾损伤的血尿多为全程血尿。②肾结核的重要症状是血尿,常为终末血尿。③肾结石常为镜下血尿,有时活动后血尿为其唯一临床表现。

494. ABCDE　**495.** ABCDE　①患者有进行性膀胱刺激征,抗生素治疗无好转,有结核中毒症状(午后潮热),应考虑肾结核。对肾结核有决定意义的检查为尿沉渣找到抗酸杆菌,阳性率50%~70%。血尿、脓尿均无特异性,故不答A、B。尿液普通细菌培养阳性常见于尿路感染,尿细胞学检查找到癌细胞提示肾盂癌,故不答C、E。②静脉尿路造影(IVU)可用于了解分肾功能、病变程度与范围,对肾结核的诊断、治疗方案的制订均有重要价值。B超主要用于确定肾结核的部位。逆行肾盂造影、CT、MRI主要用于IVU显影不良的患者。

496. ABCDE　肾结核是全身结核病的一部分,其基本治疗手段是抗结核药物治疗。对于药物治疗6~9个月无效、肾结核破坏严重者可行手术治疗。

497. ABCDE　**498.** ABCDE　**499.** ABCDE　**500.** ABCDE　①青年男性,慢性膀胱刺激征,抗生素治疗无效,应首选考虑肾结核。慢性肾盂肾炎、慢性膀胱炎好发于育龄期女性,抗生素治疗有效。肾结石常表现为有痛性肉眼血尿。肾细胞癌常表现为无痛性肉眼血尿。②对于肾结核患者,首先要做尿液检查,其顺序为:尿常规→尿沉渣查抗酸杆菌→尿结核菌培养。由于题干要求回答的是"目前首先要做的检查",故答A。若题干要求回答的是对确诊最有价值的检查,则答案为C。③静脉尿路造影(IVU)可用于了解分肾功能、病变程度和范围,可作为制订治疗方案的依据,故答A。④肾结核的基本治疗是抗结核药物治疗,即使是手术治疗,术前要行抗结核治疗2周以上,故答A。

501. ABCDE　**502.** ABCDE　**503.** ABCDE　**504.** ABCDE　**505.** ABCDE　①B超能显示肾结石的高回声影及其后方的声影,属于无创检查,为首选影像学检查。②CT可清晰显示肾损伤尿外渗和血肿的范围,显示无活力的肾组织,是肾损伤的首选检查,参阅7版《外科学》P642。③CT对肾癌的确诊率高,是目前诊断肾癌最可靠的影像学方法。④诊断慢性肾盂肾炎的标准之一即为静脉尿路造影(IVU),常显示肾盂肾盏变形、狭窄,故答D。⑤IVU可用于了解分肾功能、病变程度和范围,可作为制订肾结核治疗方案的依据,故答D。⑥KUB为尿路平片,MRU为磁共振尿路成像。

506. ABCDE　**507.** ABCDE　①良性前列腺增生早期常表现为尿频,随着尿频加重,可出现急迫性尿失禁。②良性前列腺增生晚期常表现为排尿困难,当膀胱过度充盈时,可出现充溢性尿失禁。③尿失禁分A、B、C、D四种,可首先排除E。

508. ABCDE　**509.** ABCDE　**510.** ABCDE　①良性前列腺增生最重要的检查是直肠指检,所有患者均需做此项检查。②B超可清晰显示前列腺大小、是否增生,测定膀胱残余尿量,是诊断前列腺增生最简便的影像学检查方法。③确诊良性前列腺增生最有价值的检查是细针穿刺细胞学检查。

511. ABCDE　①老年男性,进行性排尿困难,应考虑良性前列腺增生。不能自行排尿2小时,应考虑合并急性尿潴留,首选导尿并留置导尿管,1周后再试行拔除导尿管。②针灸为急性尿潴留的辅助治疗方法,故不答A。药物治疗为前列腺增生的治疗方法。急性尿潴留的患者在不能插入导尿管时,可采用粗针头行耻骨上膀胱穿刺吸出尿液,以缓解患者的痛苦。若需持续引流尿液,可在局麻下行耻骨上膀胱造瘘。

512. ABCDE　①老年患者进行性排尿困难,夜尿增多,B超示前列腺增大(正常前列腺大小约为4cm×3cm×2cm),应诊断为良性前列腺增生。其手术指征为梗阻严重(最大尿流率<10ml/s)、残余尿量>50ml,故本例应手术治疗。经尿道前列腺切除术(TURP)是目前最常用的手术方式,故答案为C。②膀胱穿刺造瘘主要用于伴尿路感染、残余尿量较多、肾功能不全者。雌激素不宜常规应用,因对心血管系统副作用较大,故不答B。本例具有手术治疗指征,故不答D。耻骨上经膀胱前列腺切除术为以前的手术方法,因创伤大,现已弃用,故不答E。

513. ABCDE　A、B、C均属于机械性梗阻引起的尿潴留,可首先排除A、B、C。D、E均属于动力性梗阻引起的尿潴留,但以中枢和周围神经病变造成的神经源性膀胱功能障碍最常见,故答E。

514. ABCDE　①肾和输尿管结石称为上尿路结石,主要症状是疼痛和血尿。常表现为腰部或上腹部阵发性绞痛,血尿可为肉眼血尿或镜下血尿,以镜下血尿多见。②上尿路结石不合并感染时,不会出现发热。恶心、呕吐、出冷汗,无特异性。

515. ABCDE　尿路结石中,以草酸钙结石最常见,磷酸盐结石、尿酸盐结石、碳酸盐结石次之,胱氨酸结石罕见。

516. ABCDE　①磷酸钙结石、草酸钙结石、混合性结石因含有钙盐,尿路平片易显影。磷酸镁铵结石行尿路平片检查常有分层现象。本例尿路平片未见异常,故不答 A、B、D、E。②尿酸结石与尿酸代谢异常有关,不被尿路平片所显影。

517. ABCDE　肾结石的治疗方案主要与结石直径有关:①结石直径<6mm、光滑、结石以下无尿路梗阻,可行保守治疗;②直径≤20mm 的结石,首选体外冲击波碎石(ESWL),有效率可达 90%;③直径≥20mm 的肾盂结石,首选经皮肾镜碎石取石术(PCNL)。按此原则,直径 13mm 的肾盂结石,应行体外冲击波碎石治疗。经输尿管镜碎石主要用于输尿管中、下段结石的处理。肾盂切开取石为开放性手术,损伤大,现已少用。

518. ABCDE　输尿管上段结石的治疗原则:直径≤2cm 的结石行体外冲击波碎石,直径>2cm 的结石行腹腔镜输尿管取石术。由于患者目前处于肾绞痛发作期,故应答 E 而不是 A。

519. ABCDE　①无痛性肉眼血尿为泌尿系统肿瘤的典型症状。老年患者,长期反复无痛性肉眼血尿,应诊断为膀胱癌。②泌尿系统感染常表现为尿频、尿急、尿痛。前列腺增生常表现为进行性排尿困难。膀胱结石常表现为排尿突然中断,改变体位后可继续排尿。慢性前列腺炎常无明显临床症状。

520. ABCDE　①肾母细胞瘤对放化疗较敏感,术后配合放化疗,可显著提高术后生存率。②肾癌、肾盂癌对放化疗不敏感,故不答 A、B、E。肾未分化癌恶性程度高,预后不佳。

521. ABCDE　肾癌常表现为肉眼血尿、腰痛、腹部肿块三联征。同侧阴囊内可发现精索静脉曲张,提示肾静脉、下腔静脉内癌栓形成。根据题干,应诊断为肾癌。B、C、D、E 均不会出现精索静脉曲张。

522. ABCDE　肾盂癌组织学分类包括移行细胞癌(占 90%)、鳞状细胞癌(占 0.7%~7%)、腺癌等。可见肾癌以透明细胞癌最多见,肾盂癌、膀胱癌以移行细胞癌最多见。

523. ABCDE　肾癌淋巴转移最先转移至肾蒂淋巴结。

524. ABCDE　①无痛性肉眼血尿是泌尿系统肿瘤的典型症状,故可首先排除 C、D、E。②静脉尿路造影提示肾盂充盈缺损,说明病变部位在肾盂,故应诊断为肾盂癌。

525. ABCDE　儿童最常见的肾脏恶性肿瘤是 Wilms 瘤(肾母细胞瘤),占所有儿童恶性肿瘤的 6%~7%。

526. ABCDE　肾母细胞瘤好发于 5 岁以下小儿,约占 80%,平均发病年龄为 3.5 岁。

527. ABCDE　528. ABCDE　①膀胱癌以手术治疗为主,手术方式取决于临床分期。单发 T_a 期膀胱尿路上皮癌首选经尿道膀胱肿瘤电切术(TURBT),为预防复发,应在术后 24 小时内行膀胱灌注化疗。②T_3 期膀胱尿路上皮癌首选根治性膀胱切除术。

529. ABCDE　膀胱癌的治疗以手术为主:①原位癌(T_{is}):细胞分化良好者,行化疗药物或卡介苗膀胱灌注治疗。细胞分化不良者,应行膀胱全切除术。②T_a、T_1 期:主要行经尿道膀胱肿瘤电切术。③T_2期:可行经尿道膀胱肿瘤电切术或行膀胱部分切除术。④T_3 肿瘤:膀胱浸润性癌行根治性膀胱全切除术。⑤T_4 期肿瘤:采用姑息性放疗或化疗。本例为 T_1 期,应行经尿道膀胱肿瘤切除术。

530. ABCDE　531. ABCDE　①无痛性肉眼血尿是泌尿系统肿瘤的典型表现。中年女性无痛性肉眼血尿,B 超见膀胱内新生物,应首先考虑膀胱癌。膀胱结石好发于男孩,常表现为排尿中断,改变体位后可继续排尿。题干未提及膀胱异物史,故不答 B。腺性膀胱炎常表现为尿频、尿急、尿痛、镜下血尿、排尿困难,但膀胱内无新生物。根据 B 超所见,本例不能诊断为膀胱憩室,故不答 D。②为明确膀胱肿瘤的诊断,当然首选膀胱镜检查+活检。A、B、D 均属于影像学检查,不能确诊膀胱癌。尿细胞学检查主要用于诊断肾盂癌,且阳性率低,故不答 C。

外科学试题参考答案及详细解答

532. ABCDE　**533.** ABCDE　①急性肾炎常表现为"上呼吸道感染"后出现血尿、蛋白尿、水肿、高血压等，与本例不符，故不答 A。肾癌、肾盂癌常表现为间歇性无痛性肉眼血尿，多为全程血尿而不是终末血尿，故不答 C、E。肾结核可有终末血尿，但常表现为慢性膀胱刺激征，故不答 D。排除 A、C、D、E 后，得出正确答案为 B。膀胱癌多见于老年男性，吸烟是最重要的致癌因素。血尿是膀胱癌最常见和最早出现的症状，常表现为间歇性肉眼血尿，多为全程血尿，但膀胱三角区、膀胱颈部癌则表现为终末血尿。②确诊膀胱癌首选膀胱镜检查。尿细胞学检查常用于诊断肾盂癌。静脉尿路造影、尿沉渣抗酸杆菌检查常用于诊断肾结核。尿路 B 超常用于诊断尿路结石。

534. ABCDE　①血清前列腺特异性抗原（PSA）正常值 <4ng/ml，前列腺癌患者常增高。老年男性，进行性排尿困难，前列腺增大，PSA 增高。为鉴别前列腺增生症和前列腺癌，首选的检查为前列腺穿刺活检。②A、B、E 为前列腺增生症的治疗方法，D 为前列腺癌的治疗方法。

535. ABCDE　①T_2 期前列腺癌是指肿瘤局限于前列腺内，首选治疗是根治性前列腺切除术。②化疗主要用于内分泌治疗失败者，故不答 A。内分泌治疗主要用于 T_3、T_4 期患者，故不答 B、D、E。LHRH-A 是指促黄体释放激素类似物。

536. ABCDE　①5 岁小儿透光试验阳性，提示鞘膜积液，而不是腹股沟斜疝，腹股沟斜疝透光试验为阴性，可首先排除 A。患儿右侧阴囊出现包块，不可能为右侧隐睾，隐睾表现为阴囊空虚，故可排除 E。②交通性鞘膜积液常表现为站立位阴囊包块出现，平卧位时消失。本例平卧位时阴囊包块不消失，可排除 C。③患儿"右睾丸未扪及"，说明积液在睾丸，而不在精索，故本例应诊断为睾丸鞘膜积液，而不是精索鞘膜积液，故答 D。

537. ABCDE　**538.** ABCDE　①患儿透光试验阳性提示为鞘膜积液，故可首先排除 A、E。平卧后阴囊包块可消失，应诊断为交通性鞘膜积液。②交通性鞘膜积液应切断鞘膜囊与腹腔的通道，在内环高位结扎鞘状突。睾丸鞘膜翻转术常用于治疗睾丸鞘膜积液，精索囊肿切除术常用于治疗精索鞘膜积液，疝囊高位结扎+修补术常用于治疗腹股沟斜疝。

539. ABCDE　①股骨颈骨折，尤其头下型骨折，易损伤旋股内侧动脉的分支，导致股骨头缺血坏死。②A、C、D、E 项骨折均不易发生缺血性骨坏死。

540. ABCDE　①骨折的特有体征包括局部畸形、异常活动、骨擦音或骨擦感。②局部肿胀为骨折的一般临床表现，而不是特有体征。

541. ABCDE　骨化性肌炎也称损伤性骨化，属于骨折的晚期并发症。由于关节扭伤、脱位，关节附近骨折，骨膜剥离形成骨膜下血肿，处理不当使血肿扩大，血肿机化，并在关节附近软组织内广泛骨化，造成严重关节活动功能障碍，称为骨化性肌炎。A、C、D、E 均属于骨折的早期并发症。

542. ABCDE　①股骨干骨折时，髓腔内血肿张力过大，骨髓被破坏，脂肪滴进入破裂的静脉窦内，可引起肺、脑的脂肪栓塞，表现为伤后 1～3 天突发性呼吸急促、呼吸困难和心动过速，甚至烦躁不安、昏迷、死亡。结合病史及临床表现，本例应诊断为脂肪栓塞。②骨折继发感染多见于开放性骨折，表现为持续性高热。大血管破裂常在受伤当时发生，表现为出血性休克。骨筋膜室综合征好发于小腿和前臂骨折，股骨干骨折很少发生。骨折断端严重再移位只会造成局部畸形、血管或神经损伤，不会导致患者突然呼吸困难、昏迷。

543. ABCDE　骨筋膜室综合征是指由骨、骨间膜、肌间隔和深筋膜形成的骨筋膜室内肌肉和神经因急性缺血而产生的早期综合征。常由创伤性骨折后血肿和组织水肿引起骨筋膜室内内容物体积增大，或外包扎过紧，局部压迫使骨筋膜室容积减小而导致骨筋膜室内压力增高所致。最多见于前臂掌侧和小腿。例如：伸直型肱骨髁上骨折极易压迫或刺破肱动脉，导致前臂骨筋膜室综合征。胫骨中 1/3 骨折易导致小腿骨筋膜室综合征。

544. ABCDE　胫骨中下 1/3 段骨折后容易发生骨不愈合，最可能的原因是骨折端血液供应差，故答 B。

545. ABCDE　**546.** ABCDE　①踝部骨折可造成关节内骨折，关节面遭到破坏，若未能准确复位，骨折愈合后关节面不平整,长期磨损易导致创伤性关节炎。②骨化性肌炎也称损伤性骨化,是指关节扭伤、脱位或关节附近骨折,骨膜剥离形成骨膜下血肿,处理不当使血肿扩大,血肿机化并在关节附近软组织内广泛骨化,造成严重关节活动功能障碍。多见于肘关节,如肱骨髁上骨折,反复暴力复位,可导致骨化性肌炎。③骨筋膜室综合征常见于前臂、小腿骨折。关节僵硬是患肢长期固定,静脉和淋巴回流受阻,关节周围浆液纤维蛋白渗出、粘连所致。关节积液不是骨折的并发症。

547. ABCDE 在腓骨颈,有腓总神经由腘窝后、外侧斜向下外方,经腓骨颈进入腓骨长、短肌及小腿前方肌群,因此腓骨颈有移位的骨折可引起腓总神经损伤,导致小腿前外侧伸肌麻痹,出现足背屈、外翻功能障碍,呈内翻下垂畸形。

548. ABCDE 骨折临床愈合标准:①局部无压痛及纵向叩击痛;②局部无异常活动;③X线片显示骨折处有连续性骨痂,骨折线模糊。骨折断端完成改造塑形需1~2年,不可能是临床愈合标准。

549. ABCDE 550. ABCDE 551. ABCDE ①局部畸形、异常活动为骨折的专有特征。患者有外伤史,右侧大腿、小腿畸形、异常活动,应诊断为大腿和小腿完全性骨折。为明确诊断,当然首选X线检查。B超对骨折的诊断价值不大。肌电图主要用于诊断神经损伤。MRI和CT价格昂贵,不作为首选检查。②骨折的现场急救措施包括抢救休克、包扎伤口、妥善固定、迅速转运,其中固定是骨折急救的重要措施。由于患者生命体征稳定,无休克征象,故答案为C。A、B、D、E均为患者入院后的治疗方法,而不是急救措施。③多处骨折为切开复位内固定的指征。患者多处骨折,为便于护理和治疗,预防并发症,应行切开复位内固定,答案为D而不是B或C。

552. ABCDE 经复位后,两骨折段虽未恢复至正常的解剖关系,但在骨折愈合后对肢体功能无明显影响者,称功能复位。骨折功能复位标准:①前臂双骨折对位、对线必须良好;②长骨干横形骨折骨折端对位至少1/3,干骺端骨折至少应对位3/4;③旋转移位、分离移位必须完全矫正;④下肢骨缩短移位成人应<1cm,儿童应<2cm;⑤侧方成角移位、与关节活动方向垂直的成角移位必须完全复位。

553. ABCDE 骨折后功能复位的标准:缩短移位在成人下肢骨折不能超过1cm,否则将导致跛行;儿童若无骨骺损伤,下肢缩短应在2cm以内,在生长发育过程中可自行矫正。

554. ABCDE ①骨折的分离移位是指两骨折端在纵轴上相互分离,形成间隙。由于骨折端可嵌夹较多软组织,故容易引起骨折不愈合(骨不连接)。②成角移位、侧方移位、旋转移位、缩短移位的骨折端均相互接触,容易愈合,不易发生骨不连接。

555. ABCDE ①骨折并发主要血管、神经损伤,应急诊手术处理。②关节内骨折,如果手法复位对位不好,将导致外伤性关节炎,影响关节功能,故需切开复位内固定。③骨折断端有软组织嵌插,手法复位失败,应切开复位,否则易导致骨折不愈合。④骨折只要达到功能复位的标准即可,无须追求解剖复位。

556. ABCDE ①骨折治疗的三大原则是复位、固定、康复治疗(功能锻炼)。骨折治疗的首要步骤是复位,因为只有达到功能复位后才能进行固定,后期进行康复锻炼,故答E。②包扎为骨折的现场急救措施,而不是治疗原则。

557. ABCDE ①锁骨呈"~"形,内侧端与胸骨柄形成胸锁关节,外侧端与肩峰形成肩锁关节。本例有右肩外伤史,胸骨柄至右肩峰连线中点处隆起,此为锁骨中点处畸形。而局部畸形是骨折的特有体征,一旦发现局部畸形,即可确诊骨折,故本例可确诊为右锁骨中段骨折。②肩关节脱位常表现为肩胛盂下空虚,但不会累及锁骨。肱骨外科颈骨折主要表现为肱骨近端明显压痛。肩胛骨骨折表现为肩胛部疼痛肿胀,压痛部位在肩胛部或腋下部。肱骨头周围的环状浅沟称为肱骨解剖颈,其较粗大,骨折少见,故不答E。A、C、D、E项骨折的畸形部位、压痛部位都不在锁骨中点处。

558. ABCDE 患儿伤后没有上肢感觉异常,故不答B。桡骨头半脱位常有患肢向上牵拉史,故不答C。肘关节脱位不会出现头向右侧偏斜,右肩下沉,故不答D。患儿Dugas征阴性,可排除肩关节脱位,故不答 E。排除 B、C、D、E，得出正确答案为 A。

559. ABCDE 锁骨后有臂丛神经和锁骨下血管经过，锁骨骨折易损伤臂丛神经。

560. ABCDE ①老年妇女，左肩部外伤，X 线片示左侧肱骨外科颈皮质连续性中断，应诊断为肱骨外科颈骨折。对于无明显移位的肱骨外科颈骨折，无须手法复位，仅需用三角巾悬吊 3~4 周贴胸位固定即可。②切开复位内固定主要用于粉碎型骨折。小夹板外固定、石膏外固定主要用于外展型骨折的治疗。尺骨鹰嘴骨牵引+夹板固定主要用于青壮年严重粉碎型骨折的治疗。

561. ABCDE 肱骨干横形或短斜形骨折均可采用手法复位+石膏/小夹板固定。

562. ABCDE ①无论肱骨髁上骨折，还是肘关节脱位，均可出现局部明显肿胀、活动受限、局部畸形、局部瘀斑，故不答 A、B、C、E。②肱骨髁上骨折并未累及肘关节，因此肘后三角关系无改变；而肘关节脱位后肘后三角关系肯定有改变，这是两者临床鉴别的要点。肘后三角是指肱骨内、外上髁与尺骨鹰嘴组成的三角。

563. ABCDE ①"银叉"畸形为 Colles 骨折、Barton 骨折的典型临床表现，故正确答案为 B。Colles 骨折是指伸直型桡骨下端骨折，远折端向背侧、桡侧移位，近折端向掌侧移位，出现"银叉"畸形(侧面)和"刺刀样"畸形(正面)。②Galeazzi 骨折是指桡骨干下 1/3 骨折合并尺骨小头脱位。Monteggia 骨折是指尺骨上 1/3 骨干骨折合并桡骨小头脱位。Chance 骨折为胸腰椎椎体水平状撕裂性损伤。Smith 骨折是指屈曲型桡骨下端骨折。

564. ABCDE   565. ABCDE ①Smith 骨折也称屈曲型桡骨远端骨折，骨折近端向背侧移位，远端向掌侧、桡侧移位。②Barton 骨折是指桡骨远端关节面骨折伴腕关节脱位，远端骨折片向背侧移位。③Colles 骨折也称伸直型桡骨远端骨折，骨折近端向掌侧移位，远折端向手背侧、桡侧移位。盖氏(Galeazzi)骨折是指桡骨干下 1/3 骨折合并尺骨小头脱位。孟氏(Monteggia)骨折是指尺骨上 1/3 骨干骨折合并桡骨头脱位。

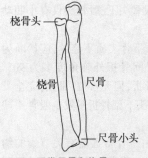 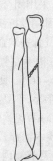 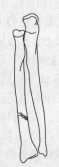 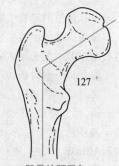

正常尺骨和桡骨　　孟氏(Monteggia)骨折　　盖氏(Galeazzi)骨折　　股骨的颈干角

566. ABCDE   567. ABCDE 股骨颈长轴线与股骨干纵轴线之间形成颈干角，正常值为 110°~140°，平均为 127°。若颈干角变大，为髋外翻；若颈干角变小，为髋内翻。

568. ABCDE   569. ABCDE   570. ABCDE 成人股骨头的血供主要有：①股骨头圆韧带内的小凹动脉，提供股骨头凹部的血液供应。②股骨干滋养动脉升支，沿股骨颈进入股骨头，因此经股骨颈骨折时，可损伤该动脉支，导致股骨头缺血坏死。③旋股内、外侧动脉的分支，是股骨头、颈的最重要营养血管。股骨头下骨折时，由于骨折线位于股骨头下，可损伤旋股内、外侧动脉，导致股骨头因缺乏血液供应而发生缺血性无菌坏死。旋股内侧动脉在股骨颈基底部分为骺外侧动脉、干骺端上侧动脉和干骺端下侧动脉进入股骨头。骺外侧动脉供应股骨头 2/3~4/5 区域的血液循环，是股骨头最主要的供血来源。

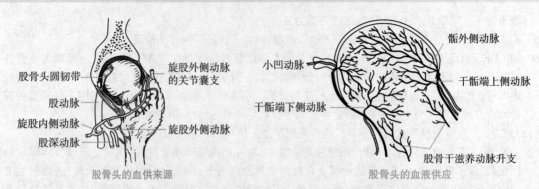

股骨头的血供来源　　股骨头的血液供应

571. ABCDE　①股骨颈骨折后股骨头缺血坏死好发于老年人,原因可能与老年人骨质疏松有关。②股骨颈骨折按骨折线部位分为头下型骨折、经股骨颈骨折和基底骨折。头下型骨折由于骨折线位于股骨头下,可损伤旋股内、外侧动脉,最易导致股骨头缺血坏死。经股骨颈骨折可损伤股骨干滋养动脉升支,也可发生缺血坏死。基底骨折的骨折线位于股骨颈与大、小转子间连线处,由于有旋股内、外侧动脉分支供血,骨折容易愈合,不易缺血坏死。③股骨颈骨折后发生股骨头缺血坏死的时间最早为伤后1.5个月,最晚为伤后17年,其中80%~90%发生于伤后3年以内。

572. ABCDE　①股骨颈骨折和股骨转子间骨折都可有患肢短缩,两者鉴别要点是患肢外旋角度:前者外旋45°,后者外旋90°。本例患者右下肢短缩、外旋50°(接近45°),应诊断为股骨颈骨折。②髋关节前脱位多表现为髋关节屈曲、外展外旋。髋关节后脱位多表现为患肢缩短、髋关节屈曲、内收内旋。③股骨大转子骨折不会产生肢体短缩。

573. ABCDE　股骨颈骨折按骨折线部位不同分头下型、经颈型和基底型。对于没有移位的骨折,可行保守治疗。对于有移位的经颈型和基底型股骨颈骨折,可采用闭合复位、空心螺钉固定。对于65岁以上有移位的股骨头下型骨折,首选全髋人工关节置换,因其骨折线位于股骨头下,股骨头仅有小凹动脉很少量的血液供应,致使股骨头严重缺血,容易发生股骨头缺血坏死。

574. ABCDE　575. ABCDE　576. ABCDE　①患者X线检查提示左侧股骨头下骨皮质不连续,应诊断为股骨头下型骨折,常表现为患肢外旋畸形,一般在45°~60°。股骨转子间骨折外旋角度多为90°。②股骨颈骨折的Garden分型标准如下。Ⅰ型:不完全骨折;Ⅱ型:完全骨折,但无移位;Ⅲ型:完全骨折,部分移位;Ⅳ型:完全骨折,完全移位,故本例为GardenⅣ型。③股骨头下型骨折易发生股骨头缺血坏死,对于年龄>65岁的患者,常采用人工髋关节置换术治疗。

577. ABCDE　①A、B、C均属于股骨颈骨折,股骨颈骨折为关节囊内骨折,由于骨折远端有关节囊的约束,下肢的外旋畸形有时不明显,外旋角度约45°。②股骨转子间骨折为关节囊外骨折,外旋畸形明显,外旋角度可能≥90°。③髋关节后脱位多表现为患肢缩短、髋关节屈曲、内收、内旋。

578. ABCDE　股骨转子间骨折分为Ⅰ~Ⅴ型,其中以Ⅲ型最常见(约占45.1%)。Ⅲ型是指小转子粉碎性骨折,不能获得稳定的复位。

579. ABCDE　髌骨骨折的治疗原则:①争取解剖学复位,恢复关节面的平整;②尽可能保留髌骨,恢复其解剖关系,以维持其原有功能;③在稳定固定情况下,早期锻炼股四头肌,练习膝关节伸屈活动,使髌股关节恢复吻合;④无移位者,可非手术治疗。髌骨骨折应保持膝关节伸直位固定。

580. ABCDE　581. ABCDE　①由于髌骨较薄、易碎,因此骤然跪倒髌骨着地发生的髌骨骨折常是粉碎性骨折。②股四头肌强烈收缩可造成髌骨撕裂,导致髌骨横形骨折。

582. ABCDE　583. ABCDE　584. ABCDE　①胫骨上1/3:腘动脉在分出胫前动脉后,穿过比目鱼肌腱向下走行。此处血管固定,胫骨上1/3骨折,可损伤胫后动脉。②胫骨中1/3:小腿的肌筋膜与胫骨、腓骨和胫腓骨间膜一起构成四个筋膜室。此处骨折后骨髓腔出血,或肌肉损伤出血,或因血管损伤出血,均可引起骨筋膜室高压,导致骨筋膜室综合征。③胫骨下1/3:胫骨的营养血管从胫骨上、中1/3交界处进入骨内,中、下1/3段骨折使营养血管损伤,供应下1/3段胫骨的血液显著减少;同时,下1/3段胫骨几乎无肌肉附着,由胫骨远端获得的血液很少,因此胫骨下1/3骨折容易导致骨折延迟愈合或不愈合。

585. ABCDE　胸腰段脊柱($T_{10} \sim L_2$)位于胸腰生理弧度的交汇部,是应力集中之处,因此该处为脊柱骨折的好发部位。爆破型脊柱骨折以C_5、C_6多见。

586. ABCDE　①胸腰椎骨折检查时可有畸形、后凸、脊柱的生理弧度消失;躯干活动受限,功能障碍;伤处局部疼痛及肿胀。②异常活动及骨擦音为骨折的专有体征,但有些骨折如裂缝骨折、嵌插骨折、脊柱骨折、骨盆骨折没有异常活动及骨擦音。

587. ABCDE　①骨盆是松质骨,邻近又有髂内、髂外动静脉的分支,血液供应丰富,因此骨盆骨折可引起广泛性出血,出血量可达500～5000ml,造成失血性休克。出血是骨盆骨折最危险的并发症,也是导致死亡的最重要原因。②耻骨联合分离和耻骨支骨折移位常导致尿道、膀胱损伤。坐骨神经由L_{4-5}和S_{1-3}组成,故骨盆骨折可造成坐骨神经损伤。耻骨下支和坐骨支骨折可刺破直肠,导致直肠损伤。虽然A、B、C项都是骨盆骨折的并发症,但都不是最危险的并发症。骨盆骨折不会导致截瘫。

588. ABCDE　Apley试验是检查半月板和内侧副韧带损伤的方法。骨盆骨折时,A、B、D、E均可出现。

589. ABCDE　①患者髋部外伤后,右髋关节活动受限,屈曲内收、内旋畸形,应诊断为髋关节后脱位。髋关节后脱位可合并坐骨神经损伤,出现足下垂、趾背伸无力、足背外侧感觉障碍。根据题干,本例尚无坐骨神经合并伤,故答A而不是E。②髋关节后脱位不会造成股神经、闭孔神经损伤,故不答B、D。髋关节骨折不会出现髋关节屈曲、内收、内旋畸形,故不答C。

590. ABCDE　591. ABCDE　①最常见的关节脱位是肩关节脱位,约占全身关节脱位的50%,肘关节脱位为次常见的关节脱位。②桡骨头半脱位是唯一X线摄片阴性的关节脱位。

592. ABCDE　593. ABCDE　①根据肱骨头脱位的方向,肩关节脱位可分为前脱位、后脱位、上脱位、下脱位四种,以前脱位最常见。②髋关节脱位以后脱位最多见(占85%～90%),前脱位、中心脱位少见。

594. ABCDE　595. ABCDE　①Hippocrates法(足蹬法)、Kocher法(旋转法)、Stimson法(悬垂法)都是肩关节脱位的复位方法,但临床上以Hippocrates法最常用。②Allis法(提拉法)、Bigelow法(问号法)都是髋关节脱位的复位方法,但以Allis法最常用。

596. ABCDE　①髋关节后脱位常表现为患肢短缩,髋关节呈屈曲、内收、内旋畸形,可以在臀部摸到脱出的股骨头,大转子明显上移。②髋关节前脱位常表现为患肢屈曲、外展、外旋畸形。

597. ABCDE　方肩畸形是肩关节脱位的特有体征,故答C。

598. ABCDE　①桡骨头半脱位好发于儿童,主要诊断依据是手腕向上牵拉史,可表现为肘部疼痛,活动受限,X线检查常为阴性。②肩、肘、腕关节脱位及锁骨骨折均需较大的间接暴力,很少由牵拉双手引起,且肩关节脱位、腕关节脱位与本例的发病部位不相符。

599. ABCDE　桡骨头半脱位是唯一X线摄片阴性的关节脱位,也无特殊临床表现,不能依据X线摄片、CT、MRI结果确诊,而是根据患儿手腕向上牵拉史来诊断。

600. ABCDE　601. ABCDE　602. ABCDE　①股骨颈骨折常表现为患肢缩短,Bryant三角底边较健侧缩短,纵向叩击痛阳性,患肢外旋45°～60°。②髋关节前脱位常表现为患肢短缩,髋关节屈曲、外展、外旋畸形。③髋关节后脱位常表现为患肢短缩,髋关节屈曲、内收、内旋畸形。④C为股骨转子间骨折的临床表现。E为髋关节中心脱位的临床表现。

603. ABCDE　患者右髋部外伤,髋关节呈屈曲、内收、内旋畸形,应诊断为髋关节后脱位,首选Allis法手法复位。

604. ABCDE　①手外伤创面出血,可通过局部压迫止血,局部加压包扎是手外伤最简单而行之有效的止血方法。②禁忌采用束带类物在腕平面以上捆扎,因为捆扎过紧、时间过长易导致手指坏死;若捆扎压力不够,只将静脉阻断而动脉未能完全阻断,出血会更加严重,故不答 A、C。缝合创口是进入医院后的止血方法,而不是现场急救处理,故不答 B。上臂止血带止血主要适用于上肢出血,故不答 D。

605. ABCDE 离断肢体的保存方法视运送距离而定:①如受伤地点距医院较近,可将断肢用无菌敷料或清洁布类包好,无须作任何处理,连同患者一起迅速送往医院即可。②如需远距离运送,则应采用干燥冷藏法保存,即将断肢用无菌敷料包好,放入塑料袋中,再放在加盖的容器内,外周加冰块保存。但不能让断肢与冰块直接接触,以防冻伤,也不能用任何液体浸泡。

606. ABCDE ①尺神经损伤常表现为爪形手畸形,手指尺侧 1 个半指头感觉障碍,拇指不能内收,其他 4 指不能内收及外展。根据题干,本例应诊断为尺神经损伤。②桡神经损伤常表现为垂腕,垂指,手背桡侧 3 个半指头感觉障碍。肌皮神经损伤常表现为前臂外侧皮肤感觉障碍。腋神经受损常表现为三角肌麻痹致肩外展障碍及三角肌表面皮肤麻木。正中神经损伤常表现为拇指、示指、中指不能屈曲,拇指不能外展和对掌。

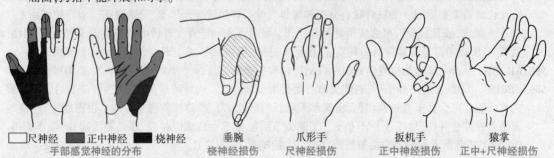

607. ABCDE ①正中神经在腕部和肘部位置表浅,易受损伤,特别是腕部切割伤较常见。腕部损伤时所支配的鱼际肌和蚓状肌麻痹及所支配的手部皮肤感觉障碍,临床表现为拇指对掌功能障碍、手的桡侧半感觉障碍,特别是示指、中指远节感觉消失。②猿掌为正中神经与尺神经损伤的共同表现。

608. ABCDE ①爪形手畸形为尺神经损伤的典型表现。拇指对掌功能丧失为正中神经损伤的典型表现,故答 D。②桡神经损伤的典型表现为垂腕、伸拇、伸指障碍。

609. ABCDE ①尺神经损伤后手内在肌萎缩,环小指掌指关节屈伸肌力失衡,产生掌指关节过伸畸形,称爪形手畸形。②桡神经在肘关节上方损伤后,伸腕肌、伸指肌麻痹,腕关节不能主动伸直,称垂腕畸形。垂腕是桡神经损伤的典型畸形,不是正中神经损伤的表现,故选 B。③桡骨远端 Colles 骨折后,远折端向桡侧、背侧移位,从前后位看似"银叉"畸形。④肩关节脱位后关节盂空虚,肩峰突出明显,肩关节失去圆滑外形,称方肩畸形。⑤正中神经和尺神经同时损伤后,大、小鱼际萎缩,称为猿掌畸形。

610. ABCDE ①腓总神经支配小腿前外侧伸肌群、小腿前外侧和足背皮肤,故腓总神经损伤可导致小腿前外侧伸肌麻痹,出现踝背伸、外翻功能障碍,呈足内翻下垂畸形(马蹄内翻足);伸拇、伸趾功能丧失;小腿前外侧和足背前、内侧感觉障碍,故选 C。②跨阈步态是指因踝部肌腱、肌肉弛缓,患足下垂,行走时必须抬高下肢才能起步,见于腓总神经损伤。

611. ABCDE 颈椎病分 4 种基本类型:神经根型(占 50%~60%)、脊髓型(占 10%~15%)、交感神经型和椎动脉型。此外还有复合型、食管型等类型。

612. ABCDE 613. ABCDE 614. ABCDE 615. ABCDE ①颈椎病分 4 种基本类型:神经根型(最常见,占 50%~60%)、脊髓型(占 10%~15%)、交感神经型和椎动脉型。此外还有复合型、食管型等类型,少见。②神经根型颈椎病是神经根受压所致,体检时压头试验(Spurling 征)、臂丛神经牵拉试验(Eaton 试验)均阳性。③颌枕带牵引可解除肌痉挛,增大椎间隙,减小椎间盘压力,减少对神经根的刺激,适用于神经根型、交感神经型和椎动脉型。脊髓型禁用颌枕带牵引、推拿按摩,否则可导致脊髓损伤致瘫痪。

616. ABCDE 617. ABCDE 618. ABCDE 619. ABCDE ①椎动脉型颈椎病是由椎动脉受压、痉挛等引起椎动脉血供减少导致,可出现眩晕(最主要的症状)、阵发性头痛、视觉障碍、猝倒(最突出的症状)等。②脊髓型颈椎病是由脊髓受压所致。在脊髓受压早期,由于压迫物多来自脊髓前方,故临床上以侧束、锥体束损害表现突出。此时,颈痛不明显,而以四肢乏力,行走、持物不稳为最先出现的症状。③当头部或上肢姿势不当时,可发生剧烈的闪电样锐痛,是神经受刺激的表现,是神经根型颈椎病的主要临床表现。④瞳孔扩大为交感神经型颈椎病的临床表现。

620. ABCDE ①头痛、眩晕、猝倒是椎动脉型颈椎病的典型症状,故答 A。②神经根型颈椎病常表现为上肢放射性疼痛、麻木、压头试验阳性等,一般不出现眩晕。③美尼尔征常表现为无明显诱因的突发性眩晕,常伴耳鸣、耳聋,神经系统无异常。④体位性眩晕与体位变化有关,脊髓造影不会出现梗阻。短暂性脑缺血(TIA)体格检查、脊髓造影均不会有阳性发现,故不答 E。

621. ABCDE ①脊髓型颈椎病是颈椎退变结构压迫脊髓所致,常表现为上肢或下肢麻木无力,僵硬,双足踩棉花感,触觉障碍,手持物经常掉落,体检可有四肢腱反射亢进,肌力减退,病理征阳性。根据题干,本例应诊断为脊髓型颈椎病。②肩周炎常表现为肩关节各方向主动、被动活动受限,肩部疼痛。交感神经型颈椎病常表现为头痛头晕,视物模糊,瞳孔扩大或缩小等。椎动脉型颈椎病常表现为眩晕、猝倒等,故不答 D。颈椎肿瘤罕见,故不答 E。

622. ABCDE 623. ABCDE ①患者双下肢肌张力增高,肌力减弱,病理征阳性,应诊断为脊髓型颈椎病。MRI 检查既可了解颈椎间盘退变情况,也可了解脊髓受压情况,是诊断脊髓型颈椎病最有意义的影像学检查方法。X 线检查、CT 和 DSA 都不能明确脊髓受压情况,故不答 A、B、C、E。②随着病情进展,脊髓型颈椎病的症状将逐渐加重,确诊后应及时手术治疗,不宜推拿按摩。

624. ABCDE ①神经根型颈椎病为颈椎退变,压迫脊神经根所致,表现为颈肩痛,同时伴有神经根支配区域的感觉障碍、感觉减弱、感觉过敏、肌力减退、肌萎缩等。臂丛神经牵拉试验(Eaton 试验)和压头试验(Spurling 征)阳性为其特点。根据题干,本例应诊断为神经根型颈椎病。②交感神经型颈椎病常表现为头痛头晕、恶心呕吐、视物模糊、心跳加速等。脊髓型颈椎病常表现为四肢乏力、行走及持物不稳、病理征阳性等。椎动脉型颈椎病常表现为眩晕、头痛、视觉障碍、猝倒等。混合型颈椎病少见,常有以上两种或多种类型症状同时出现。

625. ABCDE ①弹响指是狭窄性腱鞘炎的特征性表现,故答案为 B。②类风湿关节炎表现为对称性腕、掌指关节、近端指间关节炎。腱鞘囊肿好发于腕背、腕掌桡侧屈腕肌腱及足背,表现为缓慢长大的包块。滑囊炎常表现为局部疼痛,活动受限,无弹响指。创伤性关节炎为骨折的晚期并发症。

626. ABCDE 握拳尺偏腕关节时,桡骨茎突处出现疼痛,称为 Finkelstein 试验,常见于桡骨茎突狭窄性腱鞘炎。

627. ABCDE 628. ABCDE 629. ABCDE 弹响指是手指屈肌腱狭窄性腱鞘炎。弹响拇是拇长屈肌腱狭窄性腱鞘炎。桡骨茎突狭窄性腱鞘炎是拇长展肌和拇短伸肌腱鞘炎。

630. ABCDE ①股骨颈骨折易损伤股骨头的主要支配血管,引起股骨头缺血坏死。股骨头负重区"新月征"为股骨头坏死Ⅰ期的特征性 X 线表现。老年患者股骨颈骨折后 2 年,出现髋部疼痛,活动受限,髋关节片示新月征,应诊断为股骨头缺血坏死。②患者病史半年,无寒战、高热,不可能为化脓性髋关节炎,故不答 A。本例 X 线片得到确诊,故不答 B。髋关节结核常有结核中毒症状,X 线表现为局限性骨质疏松,关节间隙狭窄,关节破坏等。类风湿关节炎常对称性累及小关节,而不是髋关节。

631. ABCDE 股骨头骨软骨病的 X 线分期包括软骨下溶血期、股骨头修复期、股骨头塌陷期、股骨头脱位期 4 期,不包括股骨头坏死期。

632. ABCDE 腰痛是腰椎间盘突出症最先出现的症状,发生率约 91%。随着病情进展,疼痛经下腰部→臀部→大腿后方→小腿外侧→足部放射。

633. ABCDE 腰椎间盘突出症患者,向正后方突出的髓核或脱垂、游离的椎间盘组织可压迫马尾神经,导致大小便障碍、鞍区感觉异常,发生率为0.8%~24.4%。

634. ABCDE ①腰椎间盘突出症的典型X线表现有腰椎曲度变直,生理性前凸消失;由于脱出的髓核可向左后方或右后方突出,故椎间盘突出间隙左右不等宽;椎间盘病变后前部椎间隙因缺少椎间盘支撑而塌陷,后部椎间隙因关节突出而塌陷不明显,表现为椎间隙前窄后宽。常有椎体退变的X线征象,如椎体边缘增生、椎间隙狭窄等。②椎间盘是由上下软骨终板、中心的髓核及四周的纤维环构成,在X线平片上不显影,故不会出现"椎间盘影向后突出"的X线征象。

635. ABCDE ①青年男性,腰痛伴右下肢麻木疼痛,直腿抬高试验阳性,CT示L_{4-5}椎间盘向右后侧突出,应诊断为腰椎间盘突出症。初次发病,病程较短的患者,应行非手术治疗,故答E。②A、B、D为腰椎间盘突出症的手术治疗方法。C为腰肌劳损的治疗方法。

636. ABCDE 637. ABCDE 638. ABCDE ①中年男性,有腰扭伤病史,腰痛伴左下肢放射痛,直腿抬高试验阳性,应诊断为腰椎间盘突出症。为明确诊断,首选MRI,次选CT。X线检查不能确诊本病,仅具有间接诊断价值。ECT主要用于恶性肿瘤骨转移的诊断。肌电图可协助确定神经损害的范围及程度,观察治疗效果。②本例诊断为腰椎间盘突出症。腰部棘上韧带炎多无明确外伤史,可表现为腰痛长期不愈,部分患者疼痛可向骶部或臀部放射,但不会向下肢放射,压痛部位在受损韧带的棘突处,而不在下肢。腰椎结核常有长期低热、盗汗、双手托腰、头和躯干前倾、拾物试验阳性等。腰椎骨髓炎常有寒战、高热,局部红肿、压痛等炎症表现。单纯坐骨神经痛一般不合并腰痛。③腰椎间盘突出症的手术指征:非手术治疗无效;马尾神经受压;患者中年,病史较长,影响工作或生活。本例病史较长,反复发作,故应首选手术治疗,而不是保守治疗,A、B、D、E均属于非手术治疗措施。

639. ABCDE 640. ABCDE 641. ABCDE ①L_5S_1椎间盘突出,骶1神经根受累,腓肠肌和比目鱼肌肌力减退,导致踇趾跖屈力弱。骶1神经根受累常表现为外踝附近及足外侧痛、触觉减退。L_{4-5}椎间盘突出,腰5神经根受累,胫前肌、腓骨长短肌、踇长伸肌、趾长伸肌瘫痪,其中以踇长伸肌瘫痪最常见,表现为踇趾背伸力弱。L_4椎间盘突出表现为小腿前内侧感觉减退、膝无力、膝反射减弱。②腰椎X线片不能直接反映椎间盘突出,只能看到脊柱侧凸、椎体边缘增生、椎间隙狭窄等退行性改变。腰椎磁共振扫描(MRI)可全面地观察各椎间盘有无病变、髓核突出的程度及位置,对腰椎间盘突出症有极大诊断价值。CT检查不能明确髓核受压情况,故不答E。本例伴大小便障碍,说明有马尾神经受压。③对于已确诊的腰椎间盘突出症患者,若有马尾神经受压,应行椎间盘切除术。持续牵引+理疗为保守治疗。髓核化学溶解术、皮质激素硬脑膜外注射、卧床休息均属于非手术治疗。

642. ABCDE 急性化脓性骨髓炎好发于儿童,以长骨干骺端(胫骨上段、股骨下段)最多见,其次为肱骨与髂骨,脊柱、肋骨、颅骨等少见。

643. ABCDE 急性骨髓炎好发于儿童,多为化脓性感染,由于干骺端血液循环丰富,故好发于干骺端。患者起病急骤,常有寒战、高热,体温达39℃以上,有明显毒血症状,因此白细胞计数和中性粒细胞增高。早期就可有干骺端剧烈疼痛,局部皮温增高,有局限性压痛。起病14天内的X线检查往往无异常发现,不能用于早期诊断。

644. ABCDE 645. ABCDE 646. ABCDE 647. ABCDE ①急性化脓性骨髓炎的早期诊断首选局部脓肿分层穿刺,若穿刺液中发现脓细胞或细菌即可确诊。②CT和MRI均可看到普通X线片不能显示的髋关节结核病灶,特别是MRI具有早期诊断价值。③股骨头坏死的早期诊断可以选用MRI,其敏感性高于CT。④急性化脓性关节炎的早期诊断首选关节腔穿刺及关节液检查,若穿刺液找到化脓性细菌即可确诊。

648. ABCDE 649. ABCDE 650. ABCDE ①患儿寒战、高热,T39.8℃,说明全身中毒症状严重,化脓性细菌感染的可能性较大,故不答B、D、E。患儿有膝下方剧痛,右小腿近端压痛,说明病变部位在膝关节下方的胫骨干骺端,而不是在膝关节,因此应诊断为急性化脓性骨髓炎而不是化脓性关节炎。

②为早期确诊急性化脓性骨髓炎,应首选局部脓肿分层穿刺。若抽出混浊液,涂片发现细菌即可明确诊断。X线检查、CT检查均不能早期诊断急性化脓性骨髓炎。血常规、体格检查均无特异性。
③急性化脓性骨髓炎的治疗应首选足量联合使用敏感抗生素。若抗生素治疗48~72小时,仍不能控制局部症状,则应手术治疗。C、D、E均为辅助治疗措施。

651. ABCDE 652. ABCDE ①患儿突发高热,右髋疼痛,白细胞计数明显增高,说明为炎性疾病。患儿右髋关节肿胀,不敢活动,说明病变部位在右侧髋关节,因此本例应诊断为急性化脓性髋关节炎。急性风湿性髋关节炎不会出现高热、白细胞计数明显增高。类风湿关节炎一般累及手、足等小关节,累及髋关节者少见。髋周软组织炎对髋关节活动影响较小。髋关节结核常有低热、盗汗、局部疼痛,病程较长,不会出现高热。②髋关节位置较深,穿刺插管难以成功,应在使用抗生素治疗的同时,及时作切开引流,故答C。D为化脓性膝关节炎的治疗方法。E为急性化脓性骨髓炎的治疗方法。

653. ABCDE 急性化脓性关节炎好发于大关节,如髋关节、膝关节。

654. ABCDE 急性化脓性关节炎最常见的致病菌为金黄色葡萄球菌(约占85%),其次为白色葡萄球菌、淋病奈瑟菌、肺炎球菌、肠道杆菌等。

655. ABCDE 化脓性关节炎好发于下肢大关节,如髋、膝关节等。由于是细菌引起的关节内的化脓性感染,因此可有发热、白细胞数增高、血沉增快。X线表现出现较晚,不能作为早期诊断依据。

656. ABCDE 急性化脓性关节炎X线表现:早期可见关节周围软组织阴影;骨骼改变的第一个征象为骨质疏松;随后因关节软骨破坏而出现关节间隙进行性变窄;软骨下骨质破坏使骨面毛糙,并有虫蚀状骨质破坏;晚期可出现关节间隙狭窄。

657. ABCDE 脊柱结核常累及椎体,累及棘突者少见。腰椎结核可有拾物试验阳性。托马斯征阳性常见于髋关节结核,而不是脊柱结核。70%~80%的脊柱结核在晚期可形成寒性脓肿。为防止感染扩散,脊柱结核患者术前、术后均应常规使用抗结核药物治疗4~6周。

658. ABCDE ①脊柱结核为结核分枝杆菌引起的特异性感染,所形成的脓肿称为"冷脓肿"或"寒性脓肿",因为缺乏红、热等普通急性炎症的表现。结核病患者可有低热、盗汗等中毒症状,一般无高热等表现。②脊柱结核的典型X线片表现为骨质破坏和椎间隙狭窄。脊柱结核分为中心型和边缘型。边缘型椎体结核多见于成人,好发于腰椎,病变局限于椎体上、下缘。中心型椎体结核多见于10岁以下的儿童,好发于胸椎。③脊柱结核以椎体结核多见,附件结核罕见。

659. ABCDE 脊柱肿瘤一般先侵犯椎弓根,后累及椎体,椎间隙高度正常。边缘型脊柱结核一般先侵犯椎体,后累及椎弓根,因此表现为进行性椎间隙狭窄。故椎间隙是否正常是脊柱结核与脊柱肿瘤的鉴别要点。脊柱肿瘤和脊柱结核均可出现椎体破坏、椎弓根受累,故不答A、B、C、E。

660. ABCDE 661. ABCDE 662. ABCDE 663. ABCDE ①胸腰段脊柱(T_{10}~L_2)位于胸腰段生理弧度的交汇部,是应力集中之处,因此此处是脊柱骨折的常见部位。②脊柱结核好发于腰椎,其次为胸椎、颈椎。③中心型椎体结核多见于10岁以下的儿童,好发于胸椎。④边缘型椎体结核多见于成人,好发于腰椎。

664. ABCDE 665. ABCDE 666. ABCDE 667. ABCDE ①脊柱肿瘤多见于老年人,一般先侵犯椎弓根,后累及椎体,椎间隙高度正常。②中心型椎体结核多见于10岁以下的儿童,好发于胸椎,一般只侵犯一个椎体,椎间隙高度正常。③边缘型椎体结核多见于成人,好发于腰椎,病变局限于椎体的上下缘,很快侵犯至椎间盘及相邻的椎体,导致椎间隙狭窄。④椎间盘突出症X线侧位片可见生理性前凸消失,椎间隙狭窄;在X线平片上可见纤维环钙化、椎体边缘增生、关节突肥大;因其不是恶性病变,故无骨质破坏死。

668. ABCDE 669. ABCDE 670. ABCDE 671. ABCDE A为骨关节炎,B为脊椎化脓性骨髓炎,C为强直性脊柱炎,D为脊柱结核,E为类风湿关节炎。

672. ABCDE ①青年女性,低热,中性粒细胞总数不高,淋巴细胞分类比例增高,血沉增快,应考虑结核病。患者后背痛,胸椎后凸畸形,胸椎间隙狭窄,椎旁软组织阴影增宽(此为寒性脓肿),应诊断为胸椎结核。②胸椎间盘突出症不会出现椎旁软组织阴影增宽。化脓性脊椎炎常表现为寒战、高热,中性粒细胞总数增高,X线片示椎体虫蚀状破坏。胸椎血管瘤常表现为局部疼痛及患侧肌肉痉挛,X线片检查见椎体膨胀变大、椎弓根变宽、椎板增厚。胸椎转移癌常表现为椎弓根骨质破坏,椎间隙正常。

673. ABCDE　①椎体肿瘤椎间隙正常,脊椎结核、老年性骨质疏松症常表现为椎间隙狭窄,故本例应考虑脊柱肿瘤并排除 A、E。脊柱肿瘤以转移癌多见,原发癌罕见,故不答 C。②椎体嗜酸性肉芽肿好发于 12 岁以下儿童而不是成人,故不答 B。

674. ABCDE　①托马斯(Thomas)征阳性常见于髋关节屈曲挛缩,如髋关节结核。患者平卧于检查床上,检查者将其健侧髋、膝关节完全屈曲,使膝部贴住或尽可能贴近前胸,此时腰椎前凸完全消失而腰背平贴于床面。若患髋存在屈曲畸形,即能一目了然。②骶髂关节炎常表现为 Piedallu 征阳性。腰椎间盘突出症常表现为直腿抬高试验及加强试验阳性。腰椎管狭窄症常表现为神经源性间歇性跛行。膝关节屈曲挛缩常见于膝关节结核。

675. ABCDE　①患儿低热、消瘦,为结核中毒症状。患者右髋痛,跛行,"4"字试验阳性,应诊断为髋关节结核。"腹股沟及臀部触及囊性肿物",为寒性脓肿顺腰大肌下流所致。②风湿性关节炎常表现为游走性大关节炎,无关节活动障碍。类风湿关节炎好发于手、足等小关节,很少累及髋关节。骨肿瘤可有疼痛,关节活动障碍,但局部肿物一般为实性,而不是囊性。髋关节脱位多有明确外伤史,常表现为髋部疼痛,患肢短缩,髋关节屈曲畸形。

676. ABCDE　①恶性骨肿瘤呈侵袭性生长,若骨膜被肿瘤顶起,骨膜下产生新骨,可呈现三角形骨膜反应阴影,称 Codman 三角或"日光射线"形态。恶性骨肿瘤的病灶不规则,呈虫蛀样或筛孔样,界限不清。②良性骨肿瘤界限清楚,多为膨胀性病损或外生性生长,病灶周围可有硬化反应骨,通常无骨膜反应。③无论恶性还是良性骨肿瘤,均可有骨质破坏,因此均可产生病理性骨折。

677. ABCDE　①X线片示日光射线样改变,为典型恶性骨肿瘤的表现,以骨肉瘤最常见。②骨结核的特征性 X 线表现为区域性骨质疏松和周围少量钙化的骨质破坏灶,周围可见软组织肿胀影。骨囊肿的 X 线表现为干骺端圆形或椭圆形界限清楚的溶骨性病灶,骨皮质不同程度膨胀变薄,无硬化性边缘,无日光射线样改变。慢性骨髓炎 X 线表现为虫蛀状骨破坏与骨质稀疏,逐渐出现硬化区,并有完全孤立的死骨及大量较致密的新骨形成。骨软骨瘤 X 线表现为干骺端向外的疣状突起,边界清楚,无骨膜反应。

678. ABCDE　骨肿瘤生长缓慢,无明显疼痛,X线片示股骨干骺端杵状肿块,边缘清楚,是良性骨肿瘤的特点。故可首先排除恶性和交界性骨肿瘤的诊断,如骨肉瘤、软骨肉瘤及骨巨细胞瘤。由于骨样骨瘤的主要症状是疼痛,且好发于下肢长骨,都与本例特点不同,可排除之。只有骨软骨瘤符合该病例特点。

679. ABCDE　临床上最常见的恶性骨肿瘤为骨肉瘤,其次为软骨肉瘤、纤维肉瘤、骨髓瘤、尤因肉瘤、脊索瘤、恶性淋巴瘤、恶性纤维组织细胞瘤,其余少见。

680. ABCDE　骨肉瘤是最常见的恶性骨肿瘤,恶性程度高,转移发生早,需行根治性切除。因骨肉瘤对化疗较敏感,故术前、术后均应行化疗。近十余年来,由于包括化疗在内的综合治疗水平的提高,本病的 5 年生存率已达 50% 左右。肿瘤刮除术仅适用于某些良性骨肿瘤的治疗。

681. ABCDE　常发生骨转移的肿瘤依次为乳腺癌、前列腺癌、肺癌、肾癌等。

682. ABCDE　①患者右小腿肿物 2 个月,无疼痛,X 线检查见骨性突起,无骨质破坏及骨膜反应,应诊断为骨软骨瘤。骨软骨瘤为典型的良性骨肿瘤,一般不需治疗,故答 E。②若肿瘤生长过快,有疼痛或影响关节活动,可行手术切除。

683. ABCDE　①X 线片示"肥皂泡样改变"为骨巨细胞瘤的典型 X 线片表现,故答 B。②骨肉瘤的典型

X线片表现为骨质破坏及Codman三角。骨囊肿的典型X线片表现为干骺端圆形或椭圆形溶骨性病灶。骨软骨瘤的典型X线片表现为干骺端境界清楚的骨性突起。尤因肉瘤的典型X线片表现为虫蛀样溶骨病灶,呈葱皮样改变。

684. ABCDE　685. ABCDE　①骨巨细胞瘤为交界性肿瘤,以手术治疗为主,但术后易复发。化疗对骨巨细胞瘤无效。放疗后易肉瘤变,使恶性程度增高。②软骨肉瘤是恶性肿瘤,属$G_2T_{1-2}M_0$,以根治手术为主,对放化疗不敏感。

686. ABCDE　687. ABCDE　①X线片示"肥皂泡样阴影"为骨巨细胞瘤的特点,故本例应诊断为骨巨细胞瘤。骨结核常表现为低热、盗汗,X线片示骨质破坏及椎间隙或关节间隙狭窄。急性骨髓炎常表现为畏寒、高热,局部红肿疼痛,2周内X线片无阳性征象。骨坏死常见于股骨颈骨折。骨软骨瘤常表现为骨性突起。②骨巨细胞瘤为交界性骨肿瘤,应以手术治疗为主,术后易复发。A为辅助治疗。骨巨细胞瘤不是细菌感染所致,无须使用抗生素及抗结核药物。本病物理治疗价值不大。

第十五篇　妇产科学试题

第1章　女性生殖系统解剖

1. 关于女性外生殖器的解剖,正确的是
   A. 女性外生殖器即为外阴　　B. 女性阴毛呈菱形分布　　C. 双侧小阴唇前端为腹股沟韧带
   D. 前庭大腺开口于阴道内　　E. 阴道前庭为双侧大阴唇之间的菱形区
2. 关于阴道形态的叙述,正确的是
   A. 上端窄下端宽　　　　　　B. 可经阴道后穹隆穿刺引流　C. 黏膜层覆盖单层鳞状上皮
   D. 阴道有腺体　　　　　　　E. 月经周期中不受性激素的影响
3. 月经后新生的子宫内膜由哪层长出?
   A. 功能层　　　　　　　　　B. 海绵层　　　　　　　　　C. 致密层
   D. 基底层　　　　　　　　　E. 表层

   A. 圆韧带　　　　　　　　　B. 主韧带　　　　　　　　　C. 阔韧带
   D. 宫骶韧带　　　　　　　　E. 骨盆漏斗韧带
4. 固定子宫颈位置的主要韧带是
5. 横行于子宫颈两侧和骨盆侧壁之间的主要韧带是
6. 防止子宫下垂的最主要韧带是
7. 防止子宫侧倾的最主要韧带是

   A. 腹主动脉　　　　　　　　B. 髂内动脉　　　　　　　　C. 髂外动脉
   D. 髂总动脉　　　　　　　　E. 肾动脉
8. 卵巢动脉来自
9. 子宫动脉来自
10. 阴道动脉来自
11. 阴部内动脉来自
12. 受精常发生于输卵管的
    A. 子宫部　　　　　　　　　B. 间质部　　　　　　　　　C. 峡部
    D. 壶腹部　　　　　　　　　E. 伞部
13. 骨盆的组成包括
    A. 骶骨、尾骨、髂骨、坐骨　B. 骶骨、尾骨、髂骨、耻骨　C. 骶骨、尾骨、坐骨、耻骨
    D. 骶骨、尾骨、髂骨、髋骨　E. 骶骨、尾骨、髋骨
14. 我国妇女最常见的骨盆类型是
    A. 女型骨盆　　　　　　　　B. 扁平型骨盆　　　　　　　C. 类人猿型骨盆

D. 男型骨盆　　　　　　　E. 漏斗型骨盆

A. 大阴唇　　　　　　　B. 小阴唇　　　　　　　C. 阴阜
D. 阴蒂　　　　　　　　E. 前庭大腺

15. 当外阴发生炎症时,最易形成囊肿的部位是
16. 当外阴受损伤时,最易形成血肿的部位是

第2章　妊娠生理与妊娠诊断

17. 精子头部顶体膜稳定性降低的过程称为
    A. 受精　　　　　　　B. 顶体反应　　　　　　C. 精子获能
    D. 透明带反应　　　　E. 着床
18. 受精卵着床的必备条件不包括
    A. 透明带消失　　　　B. 囊胚和子宫内膜同步发育　　C. 孕妇体内有足量的孕酮
    D. 孕妇体内有足量的 hCG　　E. 囊胚细胞滋养细胞分化出合体滋养细胞
19. 根据胎儿身长判断妊娠周数,正确的是
    A. 妊娠20周末胎儿身长25cm　　B. 妊娠24周末胎儿身长28cm　　C. 妊娠28周末胎儿身长31cm
    D. 妊娠32周末胎儿身长34cm　　E. 妊娠40周末胎儿身长45cm
20. 胎儿血液含氧量最低的血管是
    A. 静脉导管　　　　　B. 脐动脉　　　　　　　C. 脐静脉
    D. 下腔静脉　　　　　E. 主动脉
21. 具有胎盘屏障作用的胎盘结构是
    A. 胎膜　　　　　　　B. 羊膜　　　　　　　　C. 叶状绒毛膜
    D. 底蜕膜　　　　　　E. 真蜕膜
22. 胎盘不能合成的激素是
    A. 缩宫素酶　　　　　B. 雌激素　　　　　　　C. 孕激素
    D. 黄体生成素　　　　E. 人绒毛膜促性腺激素
23. 人绒毛膜促性腺激素的主要作用是
    A. 促进绒毛发生水泡样变　　B. 促进乳腺发育　　　C. 促进雌激素分泌
    D. 促进胎儿生长发育　　　　E. 维持妊娠黄体
24. 妊娠中期羊水的主要来源是
    A. 胎儿皮肤　　　　　B. 胎膜　　　　　　　　C. 胎肺
    D. 胎盘　　　　　　　E. 胎儿尿液

A. 血清 hCG 测定　　　B. 尿 hCG 测定　　　　C. 尿早早孕试纸检测
D. 经腹 B 超检查　　　E. 经阴道 B 超检查

25. 诊断早孕最敏感的方法是
26. 诊断早孕最常用的方法是

A. Montgomery 结节　　B. Braxton Hicks 收缩　　C. Chadwick 征
D. Hegar 征　　　　　　E. 蜕膜斑

27. 妊娠12~14周起,子宫出现不规律无痛性收缩,称为

28. 妊娠期阴道黏膜变软,水肿充血呈紫蓝色,称为
29. 妊娠期乳晕颜色加深,外周皮脂腺肥大而隆起,称为
30. 妊娠早期双合诊检查发现宫颈与宫体似不相连,称为
31. 女,26岁,已婚。停经13周,平素月经规律。符合其生理状态的情况是
    A. 黏液镜下可见羊齿状结晶 B. 尿妊娠试验阳性 C. 双合诊可见黑加征
    D. 子宫增大为非孕时的3倍 E. 出现严重的早孕反应(2022)
32. 关于妊娠期母体血液的改变,正确的是
    A. 血容量在妊娠8周开始增加,妊娠36周达高峰
    B. 妊娠期血红蛋白的平均值低于非孕期
    C. 白细胞总数增多,以中性粒细胞和单核细胞增多为主
    D. 妊娠期血液处于高凝状态,血小板计数轻度增加
    E. 生理性血液稀释,血浆纤维蛋白原含量降低
33. 关于妊娠期生殖系统的变化,正确的是
    A. 子宫各部均匀增大
    B. 卵泡发育及排卵活跃,可见多个卵细胞形成
    C. 阴道皱襞增多,伸展性增加
    D. 子宫峡部在妊娠晚期开始变软并延长
    E. 宫颈管内的腺体肥大增生,宫颈黏液减少
34. 妊娠期母体循环系统的变化,错误的是
    A. 心排出量至妊娠10周逐渐增加
    B. 心率从妊娠早期至末期每分钟增加10~15次
    C. 心排出量至妊娠32~34周达高峰
    D. 妊娠后期心脏向左、向上、向前方移位
    E. 第二产程期间,心排出量略减少
35. 妊娠晚期心血管系统生理功能变化,错误的是
    A. 心率增快而有心悸
    B. 心脏容量增加10%左右
    C. 叩诊心浊音界稍扩大
    D. 心尖部可闻及柔和吹风样收缩期杂音
    E. 增大的子宫压迫下腔静脉使血液回流受阻,心排出量减少
36. 孕妇出现早孕反应一般在停经后
    A. 4周左右 B. 5周左右 C. 6周左右
    D. 8周左右 E. 10周左右
37. 早期妊娠诊断,错误的是
    A. 阴道壁和宫颈呈紫蓝色 B. 黑加征阳性 C. 子宫增大变软呈球形
    D. 检测尿 hCG 阳性 E. 黄体酮试验阳性
38. 早孕时最早最重要的症状是
    A. 乳房胀痛 B. 停经 C. 恶心呕吐
    D. 尿频 E. 腹痛
39. 节律与胎心率相一致的声音是
    A. 腹主动脉音 B. 子宫血流杂音 C. 脐带杂音
    D. 胎动音 E. 肠蠕动音
40. 胎头矢状缝与骨盆入口右斜径一致的胎位是
    A. 枕左后 B. 枕左前 C. 枕左横
    D. 枕右前 E. 枕右横(2023)

    A. ROP B. LOP C. ROA
    D. LOA E. ROT

41. 胎头矢状缝在骨盆入口左斜径上,大囟门在骨盆的右前方,其胎方位为
42. 胎头矢状缝在骨盆入口横径上,小囟门在骨盆正右方,其胎方位为

A. 脐上 2 横指
B. 脐上 3 横指
C. 剑突下 2 横指
D. 脐耻之间
E. 脐与剑突之间

43. 孕 36 周末子宫底高度在
44. 孕 40 周末子宫底高度在

45. 初孕妇,29 岁。末次月经记不清,自觉 5 周前出现胎动,检查子宫长度为 25cm。估计实际孕周为
A. 16~18 周
B. 18~20 周
C. 20~22 周
D. 22~24 周
E. 24~26 周

46. 初孕妇,28 岁,末次月经 2015 年 4 月 12 日,于 2015 年 11 月 15 日就诊。手测宫底高度为脐上 3F,枕左前位,胎心率无异常。现在的情况应是
A. 妊娠满 30 周,宫底高度正常
B. 妊娠满 30 周,宫底高度低于正常
C. 妊娠满 31 周,宫底高度高于正常
D. 妊娠满 31 周,宫底高度正常
E. 妊娠满 31 周,宫底高度低于正常

47. 临床上推算孕周较准确的方法是
A. 血清 hCG 测定
B. 尿 hCG 测定
C. 宫底高度测定
D. 腹围测定
E. B 超测定双顶径

第 3 章　产前检查与孕期保健

48. 首次产前检查的时间一般在妊娠
A. 4~6 周
B. 6~13 周
C. 8~10 周
D. 14~19 周
E. 20~24 周

49. 女,25 岁。月经规则,周期正常,末次月经 2022 年 3 月 15 日。推算其预产期是
A. 2022 年 10 月 22 日
B. 2022 年 12 月 22 日
C. 2023 年 1 月 15 日
D. 2023 年 11 月 22 日
E. 2022 年 11 月 22 日(2022)

50. 产科检查时通过四步触诊法不能了解
A. 胎产式
B. 胎方位
C. 胎先露
D. 骨盆有无狭窄
E. 胎先露是否衔接

51. 初产妇,孕 36 周,胎心音在脐上偏左听得最清楚,最可能的胎方位是
A. 枕左前
B. 枕右前
C. 骶左前
D. 骶右前
E. 肩左前

52. 骨盆外测量的径线不包括
A. 骶耻外径
B. 髂棘间径
C. 髂嵴间径
D. 对角径
E. 坐骨结节间径

53. 关于骨盆测量的正常值,错误的是
A. 骶耻外径 18~20cm
B. 坐骨结节间径 8.5~9.5cm
C. 髂嵴间径 23~26cm
D. 对角径 12.5~13cm
E. 坐骨棘间径 10cm

54. 坐骨结间径中点至骶骨尖端的距离,称为

A. 对角径 B. 真结合径 C. 产科结合径
D. 出口后矢状径 E. 坐骨切迹宽度

A. 髂棘间径 B. 骶耻外径 C. 坐骨棘间径
D. 坐骨结节间径 E. 出口后矢状径

55. 反映骨盆入口狭窄最重要的径线是
56. 反映中骨盆狭窄最重要的径线是
57. 反映骨盆出口狭窄最重要的径线是

58. 确定胎儿安危最简便而较准确的方法是
   A. 缩宫素激惹试验 B. 胎动计数 C. 尿雌三醇测定
   D. 胎儿电子监护 E. 羊膜镜检查

59. 提示胎儿缺氧的胎动计数是胎动
   A. <3 次/2 小时 B. <4 次/2 小时 C. <5 次/2 小时
   D. <6 次/2 小时 E. <10 次/2 小时

60. 胎儿电子监护中,提示胎儿缺氧的是胎心率
   A. 出现早期减速 B. 出现晚期减速 C. 出现变异减速
   D. 摆动频率>6 次/分 E. 摆动幅度为 10~25 次/分

(61~64 题共用题干)初孕妇,29 岁,孕 38 周,自觉胎动减少 2 日。无腹痛,无阴道流血流液。查体:血压 120/80mmHg,脉搏 90 次/分,呼吸 16 次/分,心肺无异常发现,腹部膨隆,宫底高度 30cm,腹围 92cm。FHR124 次/分。

61. 为了解有无胎儿宫内窘迫,首选的检查是
   A. B 超检查 B. 尿雌三醇测定 C. 血清 hPL 测定
   D. 电子胎儿监护 E. Manning 评分

62. 若上述检查结果为无反应型,则下一步应进行的检查为
   A. B 超检查 B. MRI 检查 C. 羊膜腔穿刺羊水检查
   D. 阴道检查 E. 生物物理评分

63. 若上述检查过程中见胎儿呼吸运动 1 次,持续>20s;无肢体活动;肌张力好;羊水最大暗区 1cm,则检查结果为
   A. 0 分 B. 2 分 C. 3 分
   D. 4 分 E. 5 分

64. 该检查结果的临床意义为
   A. 无急慢性缺氧 B. 有急慢性缺氧 C. 可能有急或慢性缺氧
   D. 有急或慢性缺氧 E. 有急性缺氧伴慢性缺氧

65. 孕妇,25 岁,孕 37 周。检查发现小阴唇内侧菜花状赘生物,同时合并肺部感染。针对该患者抗感染治疗,不能使用的药物是
   A. 红霉素 B. 喹诺酮类 C. 头孢菌素类
   D. β-内酰胺类 E. 青霉素类

第 4 章 妊娠并发症

66. 孕 12 周至不足 28 周终止妊娠者,称为

第4章 妊娠并发症

    A. 早期流产   B. 中期流产   C. 晚期流产
    D. 早产   E. 先兆流产

67. 复发性流产的常见病因不包括
    A. 胚胎染色体异常   B. 黄体功能不足   C. 甲状腺功能低下
    D. 免疫功能异常   E. 父母一方地中海贫血

    A. 先兆流产   B. 不全流产   C. 完全流产
    D. 难免流产   E. 稽留流产

68. 妊娠20周,阴道出血,量多,伴组织块。检查见子宫小于停经月份,宫口松软,有活动性出血。最可能的诊断为

69. 妊娠16周,阴道出血,阵发性下腹痛。检查见子宫与停经月份相符,宫口已扩张。最可能的诊断为

70. 患者,女性,26岁,妊娠8周,阵发性下腹痛2天,阴道少量流血5小时,为决定是否继续妊娠,最有价值的检查是
    A. 测定血清甲胎蛋白含量   B. 尿妊娠试验   C. 测定血清雌三醇含量
    D. B超检查   E. 测定血清雌二醇含量

71. 已婚妇女,27岁停经8周。下腹阵发性剧痛1小时伴阴道大量流血。检查宫口开大2cm。本例最恰当的处置是
    A. 给予止血药物   B. 肌内注射黄体酮   C. 肌内注射麦角新碱
    D. 静脉滴注缩宫素   E. 吸宫术

72. 初产妇,25岁。妊娠36周,枕右前位,出现少量阴道流血,无宫缩,胎心136次/分。本例最恰当的处理方法应是
    A. 期待疗法   B. 行剖宫产术   C. 立即行人工破膜
    D. 立即静脉滴注止血药物   E. 缩宫素静脉滴注引产

(73~74题共用题干)女性,结婚2年未孕,现停经8⁺周,感下腹隐痛伴阴道少许流血3天。妇科检查:阴道少许血液,宫颈口未扩张,子宫约孕50⁺天大,软,双附件正常。

73. 本例最可能的诊断为
    A. 子宫肌瘤   B. 慢性盆腔炎   C. 先兆流产
    D. 功能失调性月经紊乱   E. 子宫腺肌病

74. 最佳治疗方案是
    A. 诊断性刮宫   B. 药物人工周期治疗   C. 抗感染治疗
    D. 保胎治疗   E. 手术切除子宫

    A. B超检查   B. 宫腔镜检查   C. 腹腔镜检查
    D. 血或尿hCG测定   E. 阴道后穹窿穿刺

75. 输卵管妊娠的辅助检查方法不包括

76. 输卵管妊娠破裂最简单可靠的诊断方法是

77. 诊断输卵管妊娠必不可少的检查是

78. 女,23岁,已婚。停经40天,阴道少量流血1周。平素月经规律。曾行人工流产2次。妇检:子宫稍大,宫颈举痛(+),左侧附件区可触及约5cm×4cm×3cm大小包块,质中,压痛。为明确诊断,首选的辅助检查项目是
    A. 宫腔镜检查   B. 腹腔穿刺   C. B超检查

D. 后穹隆穿刺　　　　　　E. 诊断性刮宫术
79. 女性,30岁,停经43天,阴道少量出血伴下腹隐痛2天。行吸宫术,病理报告为"蜕膜组织"。首先考虑的疾病是
    A. 闭经　　　　　　　　B. 先兆流产　　　　　　C. 月经
    D. 月经不调　　　　　　E. 异位妊娠
80. 已婚妇女,30岁。停经48天,剧烈腹痛2天,阴道不规则流血1天,今晨从阴道排出三角形样组织。检查:贫血外貌,下腹部压痛、反跳痛明显。正确治疗措施应选择
    A. 立即行刮宫术　　　　B. 静脉滴注缩宫素　　　C. 肌内注射麦角新碱
    D. 行剖腹探查术　　　　E. 应用止血药物

(81~83题共用题干)女性,30岁,停经41天。突发右下腹撕裂样疼痛,宫颈举痛,后穹隆饱满。B超示右附件包块,盆腔积液。
81. 最可能的诊断是
    A. 难免流产　　　　　　B. 卵巢肿瘤蒂扭转　　　C. 急性盆腔炎
    D. 输卵管妊娠破裂　　　E. 右侧输尿管结石
82. 临床上最实用的诊断方法为
    A. CT检查　　　　　　　B. 尿妊娠试验　　　　　C. 阴道后穹隆穿刺
    D. 腹腔镜检查　　　　　E. 诊断性刮宫
83. 最恰当的处理是
    A. 立即剖腹探查　　　　B. 纠正休克的同时手术　C. 纠正休克后手术
    D. 静脉滴注止血药物　　E. 静脉滴注抗生素
84. 输卵管妊娠药物治疗的指征不包括
    A. 生命体征稳定　　　　B. 无明显腹腔内出血　　C. 妊娠囊直径≤4cm
    D. 血 hCG<2000IU/L　　E. B超见胎心搏动
85. 输卵管妊娠的药物治疗应首选
    A. hCG　　　　　　　　 B. 甲氨蝶呤　　　　　　C. 环磷酰胺
    D. 石炭酸　　　　　　　E. 吲哚美辛
86. 患者,女性,28岁,已婚。停经48日,右下腹间断隐痛伴阴道少量出血2日。尿妊娠试验阳性。B超示宫内未见妊娠囊,右侧附件区见一妊娠囊,且有胚芽及胎心管搏动,盆腔未见液性暗区。该患者的治疗宜选用
    A. 口服米非司酮　　　　B. 开腹探查　　　　　　C. 腹腔镜手术
    D. 肌内注射甲氨蝶呤　　E. B超引导下甲氨蝶呤囊内注射
87. 子痫患者发生抽搐的主要原因是
    A. 脑组织出血　　　　　B. 脑梗死　　　　　　　C. 低钙血症
    D. 胎盘毒素　　　　　　E. 颅内小动脉痉挛与脑水肿
88. 下列哪项并发症与妊娠期高血压疾病无关?
    A. 急性肾衰竭　　　　　B. HELLP综合征　　　　C. 胎盘早剥
    D. 前置胎盘　　　　　　E. 产后出血
89. 子痫前期孕妇于孕晚期出现腹痛伴阴道流血,最可能的疾病是
    A. 前置胎盘　　　　　　B. 胎盘早剥　　　　　　C. 子宫破裂
    D. 胎膜早破　　　　　　E. 早产
90. 初孕妇,32岁,孕34周,确诊为轻度子痫前期。为防止病情加重,下列处理措施中,错误是

A. 保证充足睡眠 B. 休息时取左侧卧位 C. 必要时服用镇静剂
D. 严格限制食盐摄入 E. 间断吸氧

91. 妊娠期高血压疾病需降压治疗的指征是血压≥
    A. 120/80mmHg B. 140/90mmHg C. 140/100mmHg
    D. 160/100mmHg E. 160/110mmHg

92. 妊娠期高血压疾病不宜使用的降压药物是
    A. 拉贝洛尔 B. 硝苯地平 C. 尼莫地平
    D. 酚妥拉明 E. 依那普利

93. 初孕妇,妊娠37^{+2}周,基础血压不高。近5天头痛、视物模糊,血压160/100mmHg,尿蛋白(++),尿雌激素/肌酐值为11,胎心148次/分。此时正确的处理是
    A. 立即行剖宫产术 B. 静脉滴注催产素引产 C. 积极治疗,等待自然分娩
    D. 治疗至孕39周终止妊娠 E. 积极治疗24~48h后终止妊娠

(94~98题共用题干)初孕妇,32岁,孕39周,未做产前检查。下肢水肿半月,头痛3天收入院。今晨出现视物模糊,头痛加重,呕吐胃内容物2次。外院查尿蛋白2.5g/24h。

94. 体格检查时尤其应注意是否有
    A. 肝大 B. 脾大 C. 肾区叩痛
    D. 血压升高 E. 肺部湿啰音

95. 若测血压为160/110mmHg,该患者最可能的诊断为
    A. 妊娠合并原发性高血压 B. 妊娠期高血压 C. 肾性高血压
    D. 子痫前期 E. 子痫

96. 若眼底检查发现视网膜小动脉痉挛伴视网膜渗出,首选的治疗药物是
    A. 地西泮 B. 拉贝洛尔 C. 硫酸镁
    D. 呋塞米 E. 硝苯地平

97. 积极治疗24小时后决定是否终止妊娠,最简单且有价值的检查项目是
    A. 血红蛋白测定 B. 血肌酐测定 C. 血压测定
    D. 尿E/C测定 E. 尿酸测定

98. 若胎心率为180次/分,最恰当的处理措施是
    A. 立即静脉滴注宫缩素引产 B. 立即剖宫产 C. 立即人工破膜
    D. 静脉滴注拉贝洛尔 E. 静脉滴注硫酸镁、甘露醇后剖宫产

99. 下列哪项不是早产的病因?
    A. 下生殖道感染 B. 胎膜早破 C. 前置胎盘
    D. 羊水过少 E. 多胎妊娠

100. 早产治疗中,不属于宫缩抑制剂的是
    A. 盐酸利托君 B. 地塞米松 C. 硝苯地平
    D. 阿托西班 E. 硫酸镁

101. 女,28岁,初产妇。妊娠28^{+1}周,阵发性腹痛,伴有少许阴道流血1天。查体:体温36.5℃,规律宫缩1次/5分钟,持续40秒,宫颈扩张3cm。最可能的诊断是
    A. 早产临产 B. 先兆早产 C. 难免流产
    D. 不全流产 E. 先兆流产(2018)

102. 初产妇,29岁,孕35周。今晨少量阴道流血,无明显下腹痛。既往产检未发现妊娠合并症及并发症。体检:宫底高31cm,LOA,胎心率150次/分,无宫缩,无阴道流液,宫口未开,一般情况好。目前

最恰当的处理是
A. 人工破膜　　　　　　B. 静脉滴注缩宫素　　　　C. 静脉滴注宫缩抑制剂
D. 肌内注射地塞米松　　E. 密切监测胎儿情况,无须特殊处理

(103~106题共用题干)初产妇,28岁。妊娠43周,自觉胎动减少2日。血压110/80mmHg,枕左前位,无头盆不称。

103. 为正确处理该病例,最重要的检查项目是
    A. 孕妇尿 E/C 比值　　　B. 羊水磷脂酰甘油　　　　C. 羊水淀粉酶
    D. 羊水胆红素类物质值　E. 羊水卵磷脂/鞘磷脂比值
104. 不能用于胎盘功能检查的项目是
    A. OCT 试验　　　　　　B. fFN 测定　　　　　　　C. 羊膜镜观察羊水性状
    D. 孕妇血清 hPL 测定　　E. 孕妇尿雌三醇测定
105. 若上述检查证实患者胎盘功能减退,无其他产科情况,该患者最恰当的处理是
    A. 期待疗法　　　　　　B. 静脉滴注缩宫素经阴道分娩　C. 剖宫产结束分娩
    D. 静脉滴注利托君观察　E. 静脉滴注头孢菌素抗感染
106. 围生儿最不可能出现的病理情况是
    A. 胎儿窘迫　　　　　　B. 巨大儿　　　　　　　　C. 胎粪吸入综合征
    D. 新生儿颅内出血　　　E. 新生儿硬肿症

第5章　妊娠合并内外科疾病

107. 妊娠期心脏病患者,发生心力衰竭的体征不包括
    A. 轻微活动后有胸闷、气短　B. 休息时心率>110次/分　C. 休息时呼吸频率>20次/分
    D. 全身水肿,肝脾大　　　　E. 夜间阵发性呼吸困难
108. 妊娠早期心脏病患者是否继续妊娠,主要根据是
    A. 患者年龄　　　　　　B. 胎儿大小　　　　　　　C. 心脏病种类
    D. 心功能分级　　　　　E. 病变发生部位
109. 女性,28岁,风湿性心脏病二尖瓣狭窄病史2年。平时不用药,上三楼无明显不适。孕5个月起活动时常有轻度心悸、气促。现孕38周,心悸、咳嗽、夜间不能平卧、心功能Ⅲ级而急诊入院。在制订治疗计划时,最佳的方案是
    A. 积极控制心力衰竭后终止妊娠　　　B. 积极控制心力衰竭,同时行剖宫产
    C. 积极控制心力衰竭,同时行引产术　D. 适量应用抗生素后继续妊娠
    E. 纠正心功能,等待自然分娩

(110~112题共用题干)初孕妇,32岁,孕37周,自觉胎动5个月。规律腹痛3小时,既往有二尖瓣关闭不全病史。日常活动时心悸、气短,休息时好转,夜间能平卧。查体:血压120/80mmHg,脉搏90次/分,呼吸17次/分,心尖部可闻及3/6级收缩期杂音。头位,胎心率142次/分。

110. 目前不恰当的处置措施是
    A. 测量宫高及腹围　　　B. 产科 B 超检查　　　　　C. 进行骨盆外测量
    D. 肝肾功能检查　　　　E. 立即行术前准备,急诊剖宫产
111. 该产妇的心功能属于 NYHA

A. Ⅰ级 B. Ⅱ级 C. Ⅲ级
D. Ⅳ级 E. Ⅴ级

112. 若产科超声检查结果提示 BPD9.2cm,FL7.0cm,头位,胎心率 140 次/分,骨盆测量未见异常,则该产妇正确的处理是
A. 立即剖宫产 B. 静脉滴注缩宫素加快产程 C. 人工破膜加快产程
D. 等待经阴道分娩 E. 产后不宜哺乳

113. 关于妊娠期糖代谢的特点,错误的是
A. 孕妇空腹血糖较非孕妇低 B. 孕妇易发生酮症 C. 孕妇清除葡萄糖能力较强
D. 部分孕妇尿中排糖量增加 E. 妊娠晚期胰岛素需求降低

114. 初产妇,42 岁。孕 39^{+2} 周。患 2 型糖尿病 5 年。查体:心、肺无明显异常,宫高 36cm,胎心 120 次/分。B 超预测胎儿体重 4500 克。巨大胎儿产生的原因是
A. 高胰岛素血症促进蛋白和脂肪合成,抑制脂肪分解
B. 高胰岛素血症抑制蛋白和脂肪合成,促进脂肪分解
C. 高胰岛素血症促进蛋白和脂肪合成,抑制蛋白分解
D. 高胰岛素血症抑制蛋白和脂肪合成,促进蛋白分解
E. 高胰岛素血症促脂肪合成和蛋白分解(2022)

115. 妊娠妇女首次产前检查,常规检查项目不包括
A. 肝肾功能 B. 血常规 C. 尿常规
D. 糖化血红蛋白 E. 空腹血糖

116. 女,28 岁,妊娠 28 周。口服葡萄糖耐量试验空腹、服糖后 1 小时、服糖后 2 小时血糖水平分别为 5.0、9.5、10.0mmol/L。1 周后测得早餐后 2 小时血糖为 8.7mmol/L。患者初次妊娠,既往无糖尿病病史。应诊断为
A. 糖耐量正常 B. 妊娠期糖耐量减低 C. 妊娠期糖尿病
D. 糖尿病合并妊娠 E. 特殊类型糖尿病

117. 妊娠期糖尿病患者胰岛素使用量达高峰的孕周是
A. 孕 12~24 周 B. 孕 24~26 周 C. 孕 26~32 周
D. 孕 32~36 周 E. 孕 36~38 周

118. 妊娠期糖尿病首选的治疗措施是
A. 饮食控制 B. 口服降糖药 C. 胰岛素皮下注射
D. 胰岛素静脉滴注 E. 胰岛素类似物皮下注射

119. 女,29 岁。妊娠 7 个月,每日进主食量 300g。口服葡萄糖耐量试验结果:空腹血糖 6.9mmol/L,2 小时血糖 13.1mmol/L。既往无糖尿病病史。应采取的措施是
A. 口服降糖药物 B. 无须治疗 C. 加强运动
D. 控制饮食 E. 胰岛素治疗

第 6 章 胎 儿 异 常

120. 诊断胎儿生长受限的首选检查是
A. 手测宫底高度 B. 产科 B 超 C. 彩色多普勒超声
D. 抗心磷脂抗体测定 E. 产科 MRI

121. 初孕妇,28岁,平时月经规则,现停经32周,近3周体重无明显增加。宫高23cm,B超示羊水指数43mm。该患者的最佳处理是
    A. 立即终止妊娠 B. 待其足月后终止妊娠 C. 待其34周后终止妊娠
    D. 待其自然分娩 E. 积极促胎肺成熟后终止妊娠
122. 导致慢性胎儿窘迫的原因是
    A. 脐带受压 B. 胎盘早剥 C. 孕妇休克
    D. 宫缩过强 E. 胎盘功能不全
123. 急性胎儿窘迫的主要诊断依据不包括
    A. 胎心率异常 B. 胎动频繁 C. 胎动消失
    D. 羊水胎粪污染 E. 胎儿酸中毒
124. 诊断慢性胎儿窘迫的指标是
    A. 胎儿生物物理评分≤4分 B. 尿雌三醇30mg/24h C. 12小时胎动14次
    D. 胎心率110次/分 E. 胎动时胎心率增加20次/分
125. 评价胎儿宫内窘迫最简单有效的方法是
    A. 胎儿电子监护 B. 羊膜镜检查 C. 胎动计数
    D. 胎儿B超检查 E. 缩宫素激惹试验

(126~128题共用题干)初产妇,28岁,孕38周。规律宫缩12小时,宫缩间隔4min,持续40s,宫口开大3cm,胎心率120次/分,胎膜已破,羊水浅绿色。
126. 该患者首选的处理措施是
    A. 自数胎动 B. 胎儿电子监护 C. 改变体位
    D. 立即剖宫产 E. 立即产钳助产
127. 胎儿电子监护仪上见到下列哪种胎心率变化可诊断为胎儿宫内窘迫?
    A. 频繁早期减速 B. 频繁晚期减速 C. 偶发变异减速
    D. 一过性加速 E. 基线摆动≥6次/分
128. 1小时后胎心监护显示胎心率频繁早期减速,宫口开大4cm,S=0,正确处理应为
    A. 立即剖宫产 B. 产钳助产 C. 胎头负压吸引助产
    D. 静脉滴注缩宫素 E. 继续严密观察产程变化

    A. 急性肾功能衰竭 B. DIC C. 胎盘滞留
    D. 胎盘卒中 E. 肝功能衰竭
129. 死胎最严重的并发症是
130. 胎盘早剥最严重的并发症是

(131~134题共用题干)初产妇,28岁,孕27周。下腹部膨隆不明显,宫底高度在脐耻之间,尚未自觉胎动。否认腹痛史及阴道流血史。
131. 最可能的诊断是
    A. 胎儿窘迫 B. 死胎 C. 胎儿生长受限
    D. 胎盘早剥 E. 前置胎盘
132. 为明确诊断,首选的检查是
    A. 宫腔镜检查 B. 羊膜镜检查 C. 产科B超检查
    D. 盆腔MRI检查 E. 血尿hCG检测
133. 明确诊断后首选的处理措施是

A. 立即剖宫产 B. 阴道放置米索前列醇引产 C. 经羊膜腔注入依沙吖啶引产
D. 经羊膜腔注入催产素引产 E. 等待自然分娩

134. 在进行上述处理前,该患者应特别注意
    A. 测定血糖 B. 检查肝肾功能 C. 检查心电图
    D. 检查凝血功能 E. 进行眼底检查

第7章 胎儿附属物异常

135. 妊娠晚期阴道流血最常见的原因是
    A. 前置胎盘 B. 胎盘早剥 C. 胎膜早破
    D. 早产 E. 子宫先兆破裂

136. 前置胎盘是指胎盘部分或全部附着于
    A. 子宫体前壁 B. 子宫体后壁 C. 子宫体侧壁
    D. 子宫体底部 E. 子宫颈内口

137. 前置胎盘的典型临床表现是
    A. 子宫大小与孕周不符 B. 胎位常扪不清 C. 胎心音常听不清
    D. 常无胎位异常 E. 可于耻骨联合上方闻及胎盘杂音

    A. 前置胎盘 B. 妊娠合并阑尾炎 C. 胎盘早剥
    D. 先兆早产 E. 先兆子宫破裂

138. 初孕妇,妊娠36周。重度子痫前期患者,突然剧烈腹痛。查体:子宫板状硬,压痛。该患者最可能的诊断是

139. 初孕妇,妊娠35周。晨起发现臀下床单血染。查体:子宫软,无压痛,大小与妊娠周数相符,耻骨联合上方听到胎盘杂音。该患者最可能的诊断是

140. 经产妇,32岁,孕36周。阴道流血2日,量如月经量,无腹痛。查体:枕左前位,胎头高浮,胎心140次/分。产后检查见胎膜破口距胎盘边缘5cm,胎盘边缘有黑紫色陈旧血块附着。该患者最可能的诊断是
    A. 胎盘早剥 B. 前置胎盘 C. 前置血管破裂
    D. 胎盘边缘静脉窦破裂 E. 子宫先兆破裂

141. 初产妇,27岁,孕29周。夜间睡眠中家属发现孕妇躺在血泊中。入院时呈休克状态,此时阴道出血不多。最可能的诊断是
    A. 完全性前置胎盘 B. 部分性前置胎盘 C. 边缘性前置胎盘
    D. 胎盘早剥 E. 前置血管破裂

142. 患者,25岁,孕1产0,孕32周,LOA,无痛性少量阴道流血4天,胎心140次/分,无明显宫缩。最恰当的处理为
    A. 住院期待疗法 B. 急诊剖宫产 C. 输血后剖宫产
    D. 静脉滴注缩宫素引产 E. 人工破膜加快产程

143. 初孕妇,28岁,妊娠37周。枕左前位,阴道无明诱因无痛性流血超过500ml,胎心120次/分,无规律宫缩。正确的处理措施是
    A. 期待疗法 B. 静脉滴注缩宫素引产 C. 立即人工破膜

D. 立即阴道助娩　　　　　　E. 行剖宫产术
144. 胎盘早剥的常见病因是
　　A. 前置胎盘　　　　　　B. 子宫手术史　　　　　　C. 妊娠期高血压疾病
　　D. 初产妇　　　　　　　E. 缺铁性贫血
145. Couvelaire 子宫常见于
　　A. 妊娠期高血压疾病　　B. 胎盘早剥　　　　　　　C. 前置胎盘
　　D. 胎膜早破　　　　　　E. 子宫先兆破裂
146. 胎盘早剥隐性出血较可靠的诊断依据是
　　A. 持续性腹痛　　　　　B. 阴道大量出血　　　　　C. 破膜有血性羊水
　　D. 宫体压痛明显　　　　E. B超提示液性低回声区
147. 初孕妇,24 岁,妊娠 33 周,头痛 6 天。查体:血压 160/110mmHg,治疗 3 天无显效,今晨 5 时突然出现剧烈腹痛。检查子宫板状硬。最可能的诊断是
　　A. 妊娠合并急性阑尾炎　B. 胎盘早剥　　　　　　　C. 前置胎盘
　　D. 先兆子宫破裂　　　　E. 先兆早产
148. 初孕妇,26 岁,孕 36 周。1 小时前突发腹痛,阴道少量流血。查体:脉搏 120 次/分,血压 100/70mmHg,面色苍白,脉搏细弱,子宫大于孕周,硬如板状,胎心不清。最可能的诊断是
　　A. 先兆早产　　　　　　B. 先兆子宫破裂　　　　　C. 羊水栓塞
　　D. 胎盘早剥　　　　　　E. 前置胎盘(2023)
149. 胎膜早破对母儿的影响不包括
　　A. 宫内感染　　　　　　B. 诱发早产　　　　　　　C. 延缓产程进展
　　D. 增加产褥感染机会　　E. 容易发生脐带脱垂

(150~152 题共用题干) 初孕妇,妊娠 39 周,剧烈持续性腹痛 4 小时入院。贫血貌,血压 130/80mmHg,脉搏 120 次/分,子宫硬,不松弛,有局限性压痛,胎位不清,胎心 110 次/分,阴道少量流血。肛查宫口未开。

150. 可能的诊断是
　　A. 前置胎盘　　　　　　B. 先兆子痫　　　　　　　C. 继发性贫血
　　D. 胎盘早剥　　　　　　E. 低张力性子宫收缩乏力
151. 为明确诊断,最有价值的辅助检查是
　　A. 胎心监护　　　　　　B. 阴道检查　　　　　　　C. B超检查
　　D. 血白细胞计数及分类　E. 血红细胞计数及血红蛋白测定
152. 此时正确的处理措施是
　　A. 输血、输液　　　　　B. 静脉滴注缩宫素引产　　C. 给予镇静药等待产程发动
　　D. 剖宫产结束分娩　　　E. 人工破膜加快产程

(153~155 题共用题干) 女,35 岁,初孕妇。妊娠 32 周,头痛 4 天。查体:体温 36.8℃,脉搏 110 次/分,血压 160/110mmHg,治疗 2 天后血压下降。今晨突然出现持续性腹痛,伴少量阴道流血。宫底剑突下 3 横指,子宫张力高,胎心 100 次/分,宫口未开。

153. 该孕妇最可能的诊断是
　　A. 前置胎盘　　　　　　B. 子宫破裂　　　　　　　C. 早产临产
　　D. 胎盘早剥　　　　　　E. 急性阑尾炎
154. 最恰当的处理是
　　A. 立即剖宫产终止妊娠　B. 继续静脉滴注硫酸镁　　C. 立即静脉滴注缩宫素引产

D. 镇静降压等待自然临产　　E. 促胎肺成熟后择期终止妊娠

155. 产时出血约为 1200ml,宫底脐下 1 指,质硬,导致出血最可能的原因是
　　A. 凝血功能障碍　　　　B. 子宫收缩乏力　　　　C. 产褥感染
　　D. 胎盘残留　　　　　　E. 软组织裂伤

(156~158 题共用题干)患者,女性,26 岁,孕 4 月⁺。昨日搬重物后腰酸、下坠感,今天上午开始下腹部阵发性疼痛,逐渐加重。半小时前阴道流液,量较多,湿透内裤。急诊来院。

156. 最可能的诊断为
　　A. 先兆流产　　　　　　B. 难免流产　　　　　　C. 不全流产
　　D. 完全流产　　　　　　E. 复发性流产

157. 最有助于诊断本病的检查是
　　A. 测宫缩　　　　　　　B. 听胎心音　　　　　　C. 尿 hCG 定性
　　D. 测阴道液 pH　　　　 E. B 超检查

158. 若确诊为本病,此患者最恰当的处理是
　　A. 急诊剖宫产　　　　　B. 急诊诊断性刮宫　　　C. 药物引产
　　D. 负压吸引人工流产　　E. 药物流产

　　A. 脐带先露　　　　　　B. 脐带脱垂　　　　　　C. 脐带缠绕
　　D. 脐带打结　　　　　　E. 前置胎盘

159. 胎膜已破,脐带脱出于宫颈口或阴道外口,称为
160. 胎膜未破,脐带位于先露部以下,称为
161. 最易发生脐带脱垂的胎位是
　　A. 枕后位　　　　　　　B. 枕横位　　　　　　　C. 完全臀先露
　　D. 单臀先露　　　　　　E. 足先露

162. 脐带血流受阻多长时间,可导致胎儿宫内死亡?
　　A. 1~3 分钟　　　　　　B. 3~5 分钟　　　　　　C. 5~6 分钟
　　D. 7~8 分钟　　　　　　E. 8~10 分钟

(163~165 题共用题干)初产妇,28 岁,孕 40 周。临产 5 小时,胎头高浮,胎心 140 次/分,宫口开大 3cm。4 小时后破膜。立即听胎心音减慢至 80 次/分。

163. 最可能的诊断是
　　A. 胎盘功能减退　　　　B. 胎头受压　　　　　　C. 脐带脱垂
　　D. 脐带绕颈　　　　　　E. 前置胎盘

164. 为明确诊断,首选检查是
　　A. 肛门指检　　　　　　B. 阴道检查　　　　　　C. 腹部检查
　　D. B 超检查　　　　　　E. 彩色多普勒超声检查

165. 确诊后应立即采取的措施是
　　A. 等待自然分娩　　　　B. 产钳阴道助娩　　　　C. 胎头吸引阴道助娩
　　D. 立即剖宫产　　　　　E. 取头低臀高位,上推先露部,立即剖宫产

第8章　正常分娩

166. 决定分娩难易的因素不包括

A. 骨盆大小　　　　　　B. 产力强弱　　　　　　C. 胎方位
D. 胎心率　　　　　　　E. 产妇精神心理因素

167. 临产后子宫收缩以宫底最强,子宫下段最弱,此特性称为子宫收缩的
　　A. 节律性　　　　　　B. 规律性　　　　　　　C. 极性
　　D. 对称性　　　　　　E. 缩复作用

168. 关于女型骨盆特点的叙述,正确的是
　　A. 骨盆入口前后径大于横径　B. 骨盆出口横径大于前后径　C. 骨盆出口呈椭圆形
　　D. 骨盆倾斜度正常值为80°　　E. 中骨盆平面是骨盆腔最狭窄的平面

169. 骨盆出口前后径的前端是
　　A. 耻骨联合上缘　　　　B. 耻骨联合下缘　　　　C. 耻骨联合上缘中点
　　D. 耻骨联合下缘中点　　E. 坐骨结节

170. 软产道的组成不包括
　　A. 子宫体部　　　　　　B. 子宫颈部　　　　　　C. 子宫峡部
　　D. 阴道　　　　　　　　E. 盆底软组织（2023）

171. 分娩期生理性缩复环的特点是
　　A. 与子宫肌缩复作用有关　B. 位于子宫下段　　　　C. 可于下腹部见到
　　D. 局部有压痛　　　　　　E. 由局部肌纤维收缩形成

　　A. 枕额径　　　　　　　B. 枕下前囟径　　　　　C. 枕颏径
　　D. 双顶径　　　　　　　E. 枕颞径

172. 胎头最大横径为
173. 胎头最长的径线是
174. 枕左前位分娩时,胎头进入骨盆入口平面的径线是
175. 枕左前位分娩时,其衔接的径线是
176. 枕左前位分娩时,胎头通过产道的径线是

177. 枕左前位分娩时,开始内旋转的部位是
　　A. 骨盆入口平面　　　　B. 中骨盆平面　　　　　C. 骨盆出口平面
　　D. 骨盆最大平面　　　　E. 骨盆底

178. 枕左前位分娩,胎头下降至阴道口仰伸时,胎儿双肩径进入
　　A. 骨盆入口横径　　　　B. 骨盆入口前后径　　　C. 骨盆入口左斜径
　　D. 骨盆入口右斜径　　　E. 中骨盆横径

　　A. 假临产　　　　　　　B. 胎儿下降感　　　　　C. 见红
　　D. 胎动活跃　　　　　　E. 规律且逐渐增强的宫缩

179. 先兆临产比较可靠的征象是
180. 临产开始的标志是

181. 临床上判断产程进展的重要标志是
　　A. 规律宫缩　　　　　　B. 宫口扩张　　　　　　C. 胎头下降
　　D. 胎膜破裂　　　　　　E. 胎先露入盆

182. 阴道检查时,了解胎头下降程度的骨性标志是
　　A. 坐骨结节　　　　　　B. 坐骨切迹　　　　　　C. 坐骨棘
　　D. 耻骨联合下缘　　　　E. 骶骨岬下缘

第十五篇 妇产科学试题
第8章 正常分娩

183. 阴道检查胎头下降程度为"+2",是指
    A. 胎头双顶径在坐骨棘水平下 2cm
    B. 胎头最低点在坐骨结节下 2cm
    C. 胎头颅骨最低点在坐骨棘水平下 2cm
    D. 胎头顶骨在坐骨棘水平上 2cm
    E. 胎头颅骨最低点在坐骨棘水平上 2cm

184. 第一产程活跃期是指宫口扩张
    A. 0~3cm
    B. 3~4cm
    C. 0~5cm
    D. 4~9cm
    E. 5~10cm(2018)

185. 初孕妇,28 岁,孕 38 周,自然临产入院。规律宫缩 12 小时,破膜 11 小时,宫口开大 6cm,S+1。最可能的诊断是
    A. 正常潜伏期
    B. 正常活跃期
    C. 胎膜早破
    D. 潜伏期延长
    E. 第一产程延长

186. 初产妇,24 岁。妊娠 38 周,规律宫缩 7 小时。血压 110/70mmHg,骨盆不小,预测胎儿体重为 2800g,枕左前位,胎心良好。肛查宫口开大 4cm,S=0。本例正确处置应是
    A. 不需干涉产程进展
    B. 人工破膜
    C. 静脉缓注 25%硫酸镁 16ml
    D. 静脉滴注缩宫素
    E. 静脉注射地西泮 10mg

187. 初产妇,24 岁。规律宫缩 12 小时。羊膜囊完整,胎头 S+1,胎心 140 次/分。对该患者的处理是
    A. 立即行人工破膜
    B. 无须处理
    C. 立即剖宫产
    D. 静脉滴注缩宫素
    E. 会阴侧切

188. 初产妇,25 岁。产程顺利,宫口开全 1 小时,胎头已拨露。胎心监护为早期减速。应采取的处理措施为
    A. 立即剖宫产
    B. 产钳助产
    C. 立即静脉注射 50%葡萄糖液
    D. 静脉滴注缩宫素
    E. 等待自然分娩

189. 产程中阴道检查的内容不包括确定
    A. 宫口扩张程度
    B. 胎先露下降程度
    C. 胎方位
    D. 是否破膜
    E. 对角径长度

    A. 胎头拨露
    B. 胎头着冠
    C. 宫口开大 4cm
    D. 宫口开大 5cm
    E. 宫口开大 10cm

190. 进入第二产程的标志是
191. 分娩时胎膜自然破裂的时间常在
192. 初产妇进入分娩室的时间是
193. 经产妇进入分娩室的时间是

194. 经产妇,37 岁,G_2P_1,孕 38 周。规律宫缩 3 小时门诊就诊。查体:胎心率 140 次/分,宫缩 40s/3min。肛查宫口开大 6cm,前羊膜囊膨出,头位 S+1。骨盆外测量正常。最恰当的处理是
    A. 收住院待产
    B. 破膜后收住院
    C. 肥皂水灌肠
    D. 人工破膜
    E. 送产房准备接生

195. 胎儿娩出后 5 分钟,阴道出血量 150ml,首要处理是
    A. 肌内注射缩宫素
    B. 缝合会阴伤口
    C. 牵拉脐带
    D. 协助胎盘娩出
    E. 按摩子宫

196. 胎盘剥离的征象不包括
    A. 宫底升高达脐上
    B. 宫体变硬呈球形
    C. 阴道口外露的脐带自行下降
    D. 阴道少量流血
    E. 于耻骨联合上方轻压子宫下段,脐带回缩

197. 初产妇,26岁。规律宫缩,宫口已开大5cm,阴道检查见胎头矢状缝与骨盆横径一致,后囟在3点,前囟在9点。其胎方位为

A. LOA   B. ROA   C. LOT
D. ROT   E. LOP

198. 新生儿出生后,心率98次/分,呼吸浅,全身瘫软,上唇青紫,全身皮肤苍白,吸痰时喉部仅有轻度反射。Apgar评分为

A. 1分   B. 2分   C. 3分
D. 4分   E. 5分

199. 新生儿Apgar评分最灵敏的指标是

A. 呼吸   B. 心率   C. 皮肤颜色
D. 肌张力 E. 喉反射

第9章 异常分娩

200. 胎头下降延缓是指第二产程初产妇胎先露下降速度<

A. 0.5cm/h   B. 0.8cm/h   C. 1.0cm/h
D. 1.5cm/h   E. 2.0cm/h

201. 初产妇,28岁,足月分娩中。其分娩过程中的时间、宫口开大、胎先露位置分别为:10:00,4cm,S-2;12:00,5cm,S-1;14:00,6cm,S=0;16:30,6cm,S+1。最可能的诊断是

A. 活跃期延长   B. 活跃期停滞   C. 胎头下降延缓
D. 胎头下降停滞 E. 第二产程延长

202. 滞产是指总产程超过

A. 16小时   B. 18小时   C. 24小时
D. 36小时   E. 48小时

203. 子宫收缩乏力的原因不包括

A. 头盆不称   B. 巨大胎儿   C. 子宫畸形
D. 产程早期使用大量哌替啶   E. 孕妇体内前列腺素合成过多

204. 协调性宫缩乏力的特点是

A. 子宫收缩极性倒置   B. 哌替啶效果明显   C. 不易发生胎盘残留
D. 产程多延长   E. 多发生于潜伏期

205. 初产妇,27岁,足月妊娠分娩中。宫口开全2小时,LOT,S+2,宫缩由强转弱约40分钟,宫缩间隔由2分钟延长为6分钟。导致宫缩由强转弱最常见的原因是

A. 产妇衰弱   B. 骨盆入口狭窄   C. 中骨盆狭窄
D. 骨盆出口狭窄 E. 巨大胎儿

206. 初产妇,27岁。妊娠40周,阵发性腹痛10小时,宫缩10~15分钟1次,持续30秒,宫口开全。若已进入第二产程,胎头S+4,胎心102次/分。此时的处理应是

A. 立即行剖宫产   B. 等待自然分娩   C. 行产钳术助产
D. 静脉滴注缩宫素   E. 静脉注射地西泮

207. 初产妇,24岁。规律宫缩10小时,连续观察3小时,宫口由6cm开大至7cm,胎头S+1,胎心140次/分。本例恰当的处置应是

第十五篇 妇产科学试题
第9章 异常分娩

A. 严密观察产程进展　　B. 静脉滴注缩宫素　　C. 肌内注射哌替啶
D. 立即行人工破膜　　E. 立即行剖宫产

208. 初产妇，26 岁。妊娠 40 周，临产 11 小时，宫口开大 6cm，前羊膜囊饱满，S=0，胎心率 140 次/分。目前该患者恰当的处理措施是

A. 肌内注射哌替啶　　B. 静脉滴注缩宫素　　C. 行剖宫产术
D. 行人工破膜　　E. 温肥皂水灌肠

(209~212 题共用题干) 初产妇，28 岁，孕 38 周。不规律宫缩 2 日，阴道少许血性黏液。查体：血压 128/82mmHg，宫高 38cm，腹围 105cm，胎心率 140 次/分，宫缩 32s/5min。肛查宫口 1cm。缩宫素激惹试验出现早期减速。

209. 该患者不可能的诊断是

A. 巨大胎儿　　B. 足月活胎　　C. 第一产程潜伏期
D. 临产　　E. 先兆临产

210. 入院后行肥皂水灌肠，1 小时后子宫阵缩频繁，宫缩 40s/(2~3)min，胎心率 146 次/分，S-1，宫口开大 2cm。此时错误的处理措施为

A. 鼓励进食　　B. 左侧卧位　　C. 检查有无头盆不称
D. 每小时听胎心音 1 次　　E. 静脉滴注缩宫素

211. 临产 21 小时后再查宫缩减弱变稀，胎心率 140 次/分，肛查宫口开大 2cm，S=0，无自觉症状。此时最可能的诊断为

A. 原发性宫缩乏力　　B. 胎儿宫内窘迫　　C. 潜伏期延长
D. 活跃期延长　　E. 活跃期停滞

212. 临产 23 小时再查，宫缩 45s/3min，胎心监护显示胎心 168 次/分，频繁出现晚期减速，胎膜已破，羊水黄绿色。阴道检查宫口已开全，S+4。此时处理措施首选

A. 静脉滴注宫缩素　　B. 肌内注射哌替啶　　C. 立即剖宫产
D. 行产钳术阴道助娩　　E. 等待自然分娩

(213~215 题共用题干) 25 岁，初产妇。妊娠 39 周，阵发性腹痛 20 小时，10~12 分钟宫缩 1 次，持续 30 秒，宫口开大 3cm。

213. 出现上述临床表现的原因是

A. 子宫收缩对称性异常　　B. 子宫收缩节律性异常　　C. 子宫收缩极性异常
D. 子宫收缩缩复作用异常　　E. 腹肌和膈肌收缩力异常

214. 此时的处理原则应是

A. 肌内注射缩宫素　　B. 静脉滴注麦角新碱　　C. 肌内注射哌替啶
D. 人工破膜　　E. 立即行剖宫产术

215. 若进入第二产程后，胎头+3，胎心 90 次/分，此时的处理应是

A. 立即行剖宫产术　　B. 等待自然分娩　　C. 行产钳术助娩
D. 静脉滴注缩宫素　　E. 静脉注射地西泮

216. 初产妇，28 岁，足月分娩。临产 12 小时，产妇烦躁不安，呼痛不已。查体：子宫收缩强，宫底高度 32cm，腹围 100cm，胎心 138 次/分，宫口开大 1cm，S=0。此时的处理措施是

A. 肥皂水灌肠　　B. 人工破膜　　C. 静脉滴注宫缩素
D. 肌内注射哌替啶　　E. 立即剖宫产

A. 正常分娩过程中　　B. 先兆子宫破裂　　C. 子宫破裂

D. 不协调性宫缩过强　　　E. 不协调性宫缩乏力

217. 痉挛性狭窄环常见于
218. 病理性缩复环常见于
219. 生理性缩复环常见于

A. 坐骨棘间径<10cm　　　B. 坐骨棘间径+中骨盆后矢状径<15cm
C. 坐骨结节间径<8cm　　　D. 坐骨结节间径+骨盆出口后矢状径<15cm
E. 骶耻外径<18cm

220. 诊断骨盆入口狭窄的重要指标是
221. 诊断中骨盆狭窄的重要指标是
222. 诊断骨盆出口狭窄的重要指标是

223. 初产妇,30岁。妊娠40周,宫缩规律,枕左前位,胎心138次/分。肛查宫口开大2cm,胎头未衔接。本例最可能的骨盆测量数据是

A. 对角径13cm　　　B. 骶耻外径17cm　　　C. 髂棘间径24cm
D. 髂嵴间径27cm　　　E. 坐骨棘间径10cm

224. 初产妇,妊娠38周。骨盆外测量:骶耻外径19.5cm,髂棘间径25cm,髂嵴间径28cm,坐骨棘间径9cm,坐骨结节间径7.5cm。该孕妇的骨盆应诊断为

A. 女型骨盆　　　B. 漏斗型骨盆　　　C. 猿人骨盆
D. 扁平骨盆　　　E. 均小骨盆(2020)

(225~227题共用题干)初产妇,28岁,孕39周,规律宫缩10小时。查体:髂棘间径24cm,骶耻外径20cm,坐骨棘间径9.5cm,坐骨结节间径7cm,枕左前位,胎心率140次/分。肛查宫口开大4cm,S=0。2小时后产妇腹痛难忍,宫缩45s/1~2min,胎心率100次/分,子宫下段压痛,肛查宫口开大5cm,S=0。

225. 产妇产程受阻的主要原因是
A. 骨盆入口狭窄　　　B. 中骨盆狭窄　　　C. 骨盆出口狭窄
D. 漏斗型骨盆　　　E. 扁平骨盆

226. 最可能的诊断是
A. 协调性宫缩乏力　　　B. 不协调性宫缩乏力　　　C. 协调性宫缩过强
D. 不协调性宫缩过强　　　E. 先兆子宫破裂

227. 最合适的处理措施是
A. 等待自然分娩　　　B. 产钳经阴道助娩　　　C. 胎头吸引经阴道助娩
D. 立即剖宫产　　　E. 静脉滴注缩宫素加快产程

(228~229题共用题干)初产妇,28岁,孕39周,规律宫缩12小时。查体:宫高36cm,胎头先露,胎心140次/分。肛查宫口开大3cm,S-2。估计胎儿体重3500g。

228. 骨盆外测量应注意哪条径线?
A. 髂棘间径　　　B. 髂嵴间径　　　C. 骶耻外径
D. 坐骨棘间径　　　E. 坐骨结节间径

229. 消毒后阴道检查:对角径11cm,胎头变形,S-1,LOP,宫口开大4cm。目前的正确处理措施是
A. 人工破膜　　　B. 手转胎头　　　C. 产钳阴道助娩
D. 胎头吸引阴道助娩　　　E. 立即剖宫产

第九章 异常分娩

230. 初产妇,孕39周,G_1P_0。规律宫缩12小时,阴道流水3小时,宫口开全1小时,急诊入院。查体:宫底高度33cm,腹围90cm,LOA,胎心138次/分,有产瘤,S+2,宫缩乏力,宫缩时,拨开会阴可见胎发,骶耻外径19cm,坐骨棘间径7cm,中骨盆后矢状径6cm。恰当的处理措施是
 A. 等待自然分娩 B. 静脉滴注缩宫素 C. 产钳术
 D. 胎头吸引术 E. 立即剖宫产

231. 测得初孕妇坐骨结节间径7cm,出口后矢状径7cm,现妊娠39周,估计胎儿约3200g,宫缩正常,宫口开大2.5cm。正确的分娩方式应是
 A. 自然分娩 B. 会阴侧切,经阴道分娩 C. 胎头吸引术
 D. 产钳术 E. 剖宫产术

232. 初产妇,29岁,孕40周。宫口开全2小时,频繁用力,但未见胎头拨露。查体:宫底为臀部,腹部前方可触及胎儿小部分,未触及胎头。阴道检查:S+2,矢状缝与骨盆前后径一致,大囟门在母体骨盆前方。应诊断为
 A. 持续性枕右横位 B. 持续性枕左横位 C. 持续性枕右后位
 D. 持续性枕左后位 E. 持续性枕后位

(233~234题共用题干)初产妇,28岁,孕39周。临产14小时,宫口开全,胎头下降无进展,胎心140次/分。消毒阴道后检查见矢状缝与坐骨棘间径一致,枕骨在母体骨盆右侧,S+1。

233. 该产妇的正确诊断是
 A. 枕右前位 B. 持续性枕左后位 C. 持续性枕右后位
 D. 持续性枕左横位 E. 持续性枕右横位

234. 此时首选的处理是
 A. 等待自然分娩 B. 徒手顺时针旋转胎头135度 C. 徒手逆时针旋转胎头135度
 D. 徒手顺时针旋转胎头90度 E. 徒手逆时针旋转胎头90度

 A. 持续性枕横位 B. 持续性枕后位 C. 臀先露
 D. 忽略性肩先露 E. 复合先露

235. 临床上最常见的异常胎位是

236. 对母体最为不利的异常胎位是

237. 临床上最常见的臀先露类型是
 A. 单臀先露 B. 完全臀先露 C. 混合臀先露
 D. 不完全臀先露 E. 膝先露

238. 关于臀先露第一产程的处理措施,错误的是
 A. 严禁灌肠 B. 勤听胎心音 C. 胎心变慢应检查有无脐带脱垂
 D. 破膜后应取头低足高位 E. 胎足脱出阴道口,应行臀牵引

239. 初产妇,28岁,孕38周。临产5小时,LSA,突然破膜,胎心110次/分。阴道检查:宫口开大4cm,阴道内扪及一束状物,徒手将束状物送回宫腔后,胎心140次/分。下一步的处理措施应为
 A. 密切观察胎心音 B. 用手堵阴道口 C. 待宫口开全自然分娩
 D. 待宫口开全臀牵引 E. 立即剖宫产

240. 初产妇,26岁,妊娠39周。肩右后位,2小时前破膜,现宫口开大6cm,胎心140次/分,未见病理性缩复环。本例的恰当处理是
 A. 持续吸氧 B. 静脉注射地西泮 C. 静脉滴注缩宫素
 D. 麻醉下行内转胎位术 E. 行剖宫产术

(241～243题共用题干)初产妇,29岁,孕40周,疑肩先露。

241. 产妇腹部体检,最常见的异常体征是
    A. 子宫板状硬　　　　　B. 子宫呈纵椭圆形　　　　　C. 病理性缩复环
    D. 宫底高度高于孕周　　E. 呈尖腹

242. 若为忽略性肩前位,脱出的胎手是胎儿右手,其腹部检查体征是
    A. 胎背朝向产妇腹壁,胎头位于产妇腹壁左侧
    B. 胎儿肢体朝向产妇腹壁,胎头位于产妇腹壁左侧
    C. 胎背朝向产妇腹壁,胎头位于产妇腹壁右侧
    D. 胎儿肢体朝向产妇腹壁,胎头位于产妇腹壁右侧
    E. 胎儿肢体朝向产妇腹壁,胎头位于产妇腹壁脐旁

243. 若胎心130次/分,宫缩30s/5min,缩复环在脐耻之间,正确的处理措施是
    A. 等待自然分娩　　　　B. 产钳助产阴道分娩　　　　C. 行外转胎位术
    D. 行内转胎位术　　　　E. 立即行剖宫产

244. 初产妇,26岁。妊娠39周,规律宫缩8小时,自然破膜5小时,宫口开大3cm,S-2,胎心率118次/分,胎心监护频繁出现晚期减速。该患者正确的处理措施是
    A. 急查尿雌激素/肌酐比值　　　　B. 观察胎心变化,宫口开全阴道助产
    C. 立即行剖宫术　　　　　　　　D. 静脉滴注缩宫素,加速产程进展
    E. 吸氧,严密观察产程进展

第10章　分娩并发症

245. 宫缩乏力导致的产后出血,其治疗首选
    A. 按摩子宫底　　　　　B. 静脉滴注缩宫素　　　　　C. 肌内注射麦角新碱
    D. 宫腔纱布填塞　　　　E. 切除子宫

246. 胎儿娩出后,随即大量阴道出血,其最佳处理方法是
    A. 徒手剥离胎盘　　　　B. 按摩子宫　　　　　　　　C. 应用宫缩剂
    D. 切除子宫　　　　　　E. 检查有无软产道损伤

247. 初产妇,26岁,孕40周。顺产一体重3000g女婴,30分钟后胎盘仍未娩出,阴道阵发性流血400ml,色暗红。该产妇出血的可能原因是
    A. 宫缩乏力　　　　　　B. 胎盘滞留　　　　　　　　C. 软产道损伤
    D. 凝血功能障碍　　　　E. 巨大胎儿

248. 经产妇,30岁。规律宫缩20小时后宫口开全,1小时后胎儿娩出,20分钟后胎盘娩出,突然出现阴道大量流血。血压80/60mmHg,脉搏100次/分。导致阴道出血的最可能原因是
    A. 软产道损伤　　　　　B. 凝血功能障碍　　　　　　C. 胎盘残留
    D. 宫缩乏力　　　　　　E. 胎盘植入

(249～250题共用题干)初孕妇,孕33周。因胎动消失1周入院,经人工破膜、静脉滴注缩宫素娩出一死女婴,之后即开始不断阴道流血,经人工剥离胎盘、使用缩宫素后仍无效,出血不止,无凝血块。

249. 产后出血的可能原因是
    A. 宫缩乏力　　　　　　B. 凝血功能障碍　　　　　　C. 胎盘植入

D. 宫颈撕裂伤   E. 宫内感染
250. 首选治疗措施为
   A. 切除子宫   B. 应用宫缩剂   C. 应用肝素
   D. 检查软产道有无裂伤   E. 输液输血、补充凝血因子

251. 羊水栓塞常发生于
   A. 妊娠早期   B. 妊娠晚期   C. 分娩前
   D. 分娩过程中   E. 分娩后

252. 羊水栓塞最常受累的脏器是
   A. 肝   B. 脾   C. 肾
   D. 肺   E. 肠

253. 女，25岁，妊娠37周，G_1P_0，因羊膜破裂入院待产。既往身体健康，无传染病及遗传性疾病史。分娩过程顺利，产一男婴3500g。分娩后突然出现呼吸困难、发绀、抽搐、休克死亡。最可能的死因是
   A. 下肢深静脉血栓形成   B. 空气栓塞   C. 脂肪栓塞
   D. 急性心肌梗死   E. 羊水栓塞

(254~258题共用题干) 初产妇，30岁，孕40周，临产入院。宫缩30秒/(2~3)分钟，宫口开大7cm，先露S-1。行人工破膜后，产妇突然烦躁不安，抽搐，呼吸困难，面色青紫，测血压60/30mmHg，脉搏扪不清。

254. 最可能的诊断为
   A. 羊水栓塞   B. 子痫   C. 重度胎盘早剥
   D. 子宫破裂   E. 心力衰竭

255. 首选治疗措施是
   A. 纠正心力衰竭   B. 静脉滴注肝素   C. 立即终止妊娠
   D. 解除肺动脉高压   E. 吸氧，静脉注射地塞米松

256. 若要解除肺动脉高压，首选的药物是
   A. 氨茶碱   B. 盐酸罂粟碱   C. 酚妥拉明
   D. 阿托品   E. 地塞米松

257. 为明确诊断，首选的检查是
   A. 心电图   B. 床边胸片   C. 胸部CT
   D. 3P试验   E. 抽下腔静脉血查胎儿有形成分

258. 若经上述检查确诊为本病，且经抢救后产妇病情稳定，其产科处理首选
   A. 等待自然分娩   B. 急诊剖宫产   C. 产钳阴道助娩
   D. 胎头吸引阴道助娩   E. 静脉滴注缩宫素加快产程

259. 子宫破裂的常见病因是
   A. 子痫   B. 胎膜早破   C. 瘢痕子宫
   D. 前置胎盘   E. 重度胎盘早剥

260. 先兆子宫破裂的典型临床表现不包括
   A. 病理性缩复环   B. 下腹部压痛   C. 胎心音异常
   D. 血尿   E. 胎先露升高，宫颈口回缩

261. 最容易导致子宫破裂的胎位是
   A. 枕左前位   B. 枕右前位   C. 枕横位

D. 臀位　　　　　　　　E. 肩先露

262. 初产妇，26岁。妊娠40周，临产后10小时出现烦躁不安，自述下腹疼痛难忍。检查腹部见病理性缩复环，下腹拒按，胎心听不清，导尿为血尿。此病例应诊断为
    A. 先兆子宫破裂　　　B. 子宫破裂　　　　C. 重度胎盘早剥
    D. 羊水栓塞　　　　　E. 妊娠合并急性泌尿系统感染

263. 预防子宫破裂的措施不包括
    A. 严禁滥用缩宫素　　B. 及时纠正异常胎位　　C. 及时处理病理性缩复环
    D. 头盆不称者禁用缩宫素　　E. 曾行剖宫产者宜选用缩宫素催产

(264~269题共用题干) 初产妇，28岁，孕40周。头先露，测髂棘间径24cm，骶耻外径19cm，坐骨棘间径9cm，坐骨结节间径7.0cm。宫缩20小时，宫口开大8cm，先露S+2。2小时后宫口仍为8cm，宫缩40s/1~2min，胎心116次/分，产妇疼痛难忍，出现血尿，耻骨联合上方有压痛。

264. 该产妇最可能的诊断是
    A. 胎儿窘迫　　　　　B. 先兆子宫破裂　　　C. 子宫破裂
    D. 协调性宫缩过强　　E. 胎盘早剥

265. 产程停滞的主要原因为
    A. 骨盆入口狭窄　　　B. 中骨盆狭窄　　　　C. 均小骨盆
    D. 扁平骨盆　　　　　E. 漏斗型骨盆

266. 20分钟后产妇突感下腹部撕裂样剧痛，随后腹痛缓解，半小时后腹痛再次加剧，并呈持续性，四肢无力，腹部压痛、反跳痛，此时应诊断为
    A. 胎盘早剥　　　　　B. 子宫破裂　　　　　C. 羊水栓塞
    D. 急性肠穿孔　　　　E. 胎儿窘迫

267. 此时若行阴道检查，最可能发现的体征是
    A. 胎先露部升高　　　B. 阴道大量流血　　　C. 病理性缩复环
    D. 阴道壁巨大血肿　　E. 后穹隆大量积血

268. 此时行B超检查，可以见到的典型征象是腹腔大量积液及
    A. 胎心消失，胎儿位于子宫旁　　B. 胎心消失，胎儿位于子宫内
    C. 胎心存在，胎儿位于子宫右侧　D. 胎心存在，胎儿位于子宫内
    E. 胎心存在，胎儿位于子宫左侧

269. 此时正确的治疗措施为
    A. 严密观察，等待自然分娩　　B. 产钳阴道助娩　　　C. 待宫口开全产钳助产
    D. 肌内注射哌替啶　　　　　　E. 急诊手术

第11章　产褥期与产褥期疾病

270. 产褥期是指胎盘娩出至产后
    A. 4周　　　　　　　　B. 5周　　　　　　　　C. 6周
    D. 8周　　　　　　　　E. 10周

271. 关于产褥期母体的变化，错误的是
    A. 子宫于产后10日降至盆腔内　　B. 子宫于产后6周恢复到妊娠前大小
    C. 产后乳房的最大变化是泌乳　　D. 产后24小时内产妇循环血量增加15%~25%

E. 产后24小时内易发生尿潴留

272. 产褥期变化最大的器官或组织是
    A. 乳房　　　　　　　　B. 阴道　　　　　　　　C. 盆底组织
    D. 子宫　　　　　　　　E. 外阴

273. 影响子宫复旧的主要因素是
    A. 宫内感染　　　　　　B. 分娩次数　　　　　　C. 卧床时间
    D. 产妇情绪　　　　　　E. 是否哺乳

274. 产妇循环血量恢复到未孕状态需
    A. 1~2周　　　　　　　B. 2~3周　　　　　　　C. 3~4周
    D. 4~5周　　　　　　　E. 4~6周

275. 初产妇，25岁，足月顺产后第3天，母乳喂养，乳房胀痛，无红肿。乳汁排出不畅，体温37.6℃。恰当的处理方法是
    A. 生麦芽煎服　　　　　B. 少喝水　　　　　　　C. 让新生儿吸吮双乳
    D. 抗生素治疗　　　　　E. 用芒硝外敷

276. 经产妇，27岁。足月顺产后第2日，出现轻微下腹部阵痛。脐下3指可触及宫底，无压痛，阴道流血不多，无恶心呕吐。本例恰当处理措施应为
    A. 按摩子宫　　　　　　B. 排除肠梗阻　　　　　C. 一般不需处理
    D. 给予止血药物　　　　E. 抗生素预防感染

277. 属于正常产褥期表现的是
    A. 产后24小时体温>38℃　　B. 产后第1天宫底达脐水平　　C. 产后24小时白细胞恢复正常
    D. 产后脉搏一般偏快　　　　E. 产后2周恶露开始转为浆液性

278. 产妇极易发生严重并发症的时间是产后
    A. 半小时内　　　　　　B. 1小时内　　　　　　C. 2小时内
    D. 4小时内　　　　　　E. 24小时内

279. 产妇产后2小时内应重点观察的内容是
    A. 血压,脉搏,呼吸,子宫收缩情况,阴道流血量　　B. 体温,血压,脉搏,呼吸,子宫收缩情况
    C. 血压,脉搏,呼吸,阴道壁血肿,阴道流血量　　　D. 血压,脉搏,呼吸,有无泌乳,子宫收缩情况
    E. 血压,脉搏,呼吸,子宫收缩情况,阴道流血量,膀胱是否充盈

280. 开始母乳喂养的时间应在产后
    A. 半小时内　　　　　　B. 1小时内　　　　　　C. 2小时内
    D. 4小时内　　　　　　E. 24小时内

281. 产褥感染致病性最强的病原体是
    A. 大肠埃希菌　　　　　B. β-溶血性链球菌　　　C. 变形杆菌
    D. 金黄色葡萄球菌　　　E. 厌氧菌

282. 不属于产褥感染的是
    A. 急性宫颈炎　　　　　B. 急性子宫内膜炎　　　C. 急性输卵管炎
    D. 急性乳腺炎　　　　　E. 血栓性静脉炎

    A. 急性子宫内膜炎　　　B. 急性子宫肌炎　　　　C. 急性输卵管炎
    D. 急性盆腔腹膜炎　　　E. 急性弥漫性腹膜炎

283. 初产妇,26岁。产后4日出现下腹痛,低热,恶露量多,臭味明显,子宫平脐,应诊断为

284. 初产妇,26岁。产后4日出现发热、腹痛。T39.2℃,下腹压痛,子宫如孕4周大小,触痛明显,子宫

左侧触及囊性肿块,拳头大小,应诊断为

第12章 外阴与阴道炎

285. 滴虫阴道炎的传播方式不包括
    A. 衣物传播　　　　　B. 性交传播　　　　　C. 公共浴池传播
    D. 母婴垂直传播　　　E. 不洁器械和敷料传播

    A. 间接接触传播　　　B. 性接触传播　　　　C. 上行蔓延
    D. 经血循环传播　　　E. 内源性感染

286. 滴虫阴道炎的主要传播途径是
287. 外阴阴道假丝酵母菌病的主要传播途径是

    A. 稠厚、白色、豆腐渣样　　B. 稀薄、均质、白色、鱼腥臭味　　C. 稀薄、淡黄色
    D. 稀薄、黄白色、泡沫状　　E. 黏液脓性

288. 滴虫阴道炎的典型白带性状是
289. 外阴阴道假丝酵母菌病的典型白带性状是
290. 细菌性阴道病的典型白带性状是

    A. 雌激素　　　　　　B. 甲硝唑　　　　　　C. 青霉素
    D. 头孢拉定　　　　　E. 氟康唑

291. 治疗滴虫阴道炎最常用的药物是
292. 治疗外阴阴道假丝酵母菌病的常用药物是
293. 治疗细菌性阴道病的首选药物是

    A. 滴虫阴道炎　　　　B. 细菌性阴道病　　　C. 萎缩性阴道炎
    D. 非特异性外阴炎　　E. 外阴阴道假丝酵母菌病

294. 由菌群失调导致的外阴炎是
295. 氨臭味试验阳性的外阴炎是

296. 女,31岁。阴道分泌物增多3天。妇科检查:阴道黏膜充血,阴道分泌物稀薄脓性、泡沫状、有异味。阴道分泌物检查最有可能的结果是
    A. 涂片检查发现芽生孢子及菌丝　　　　B. 悬滴法可见阴道毛滴虫
    C. 核酸扩增试验衣原体阳性　　　　　　D. 暗视野显微镜检查可见螺旋体
    E. 涂片见中性粒细胞内有革兰氏阴性双球菌(2022)

297. 患者,女,37岁。外阴瘙痒4日,阴道分泌物增多。妇科检查:阴道黏膜散在出血点,灰白色稀薄泡沫状阴道分泌物。最可能的诊断是
    A. 滴虫阴道炎　　　　B. 外阴阴道假丝酵母菌病　　C. 细菌性阴道病
    D. 萎缩性阴道炎　　　E. 急性盆腔炎

298. 需要同时对性伴侣进行治疗的外阴阴道炎是
    A. 非特异性外阴炎　　B. 滴虫阴道炎　　　　C. 外阴阴道假丝酵母菌病
    D. 细菌性阴道病　　　E. 萎缩性阴道炎

299. 糖尿病合并外阴阴道炎症,最常见的是

A. 非特异性外阴炎　　　　　B. 滴虫阴道炎　　　　　　C. 外阴阴道假丝酵母菌病
D. 细菌性阴道病　　　　　　E. 萎缩性阴道炎

300. 女,48岁,糖尿病病史7年,外阴痒2个月余,白带无异味。妇检:阴道黏膜充血,白带多,呈凝乳状。本例最可能的诊断是
A. 细菌性阴道病　　　　　　B. 萎缩性阴道炎　　　　　　C. 外阴硬化性苔藓
D. 非特异性外阴炎　　　　　E. 外阴阴道假丝酵母菌病

301. 女,35岁。外阴瘙痒伴烧灼感2天。妇科检查:外阴局部充血,阴道黏膜表面有白色凝乳状物覆盖。阴道分泌物镜检找到假菌丝。该患者首选的治疗药物是
A. 糖皮质激素　　　　　　　B. 雌激素　　　　　　　　　C. 甲硝唑
D. 制霉菌素　　　　　　　　E. 干扰素

302. 妇女,54岁。白带增多,均匀稀薄,有臭味,阴道黏膜无明显充血,阴道pH5。最可能的诊断是
A. 急性淋病　　　　　　　　B. 细菌性阴道病　　　　　　C. 滴虫阴道炎
D. 念珠菌性阴道炎　　　　　E. 老年性阴道炎

303. 患者,女,28岁,阴道分泌物增多3个月。查体:阴道内白带较多,稀薄,均质,阴道pH为5,阴道分泌物线索细胞阳性。患者首选的治疗药物是
A. 甲硝唑　　　　　　　　　B. 链霉素　　　　　　　　　C. 红霉素
D. 青霉素　　　　　　　　　E. 左氧氟沙星(2023)

304. 患者,女性,26岁。人工流产术后第4天出现发热。查体:体温38.5℃,外阴(-),阴道内少许血性分泌物;宫颈充血,举痛(-);子宫大小正常,压痛明显;双侧附件区未触及明显增厚,无压痛。最可能的诊断是
A. 盆腔腹膜炎　　　　　　　B. 吸宫不全　　　　　　　　C. 不全流产
D. 输卵管卵巢炎　　　　　　E. 子宫内膜炎及子宫肌炎

305. 女,32岁。药物流产后3天,左下腹痛伴发热2天。妇科检查:阴道脓性分泌物,宫颈举痛,子宫饱满,压痛(+),右附件区明显压痛。最可能的诊断是
A. 卵巢巧克力囊肿破裂　　　B. 急性阑尾炎　　　　　　　C. 卵巢黄体破裂
D. 异位妊娠破裂　　　　　　E. 急性盆腔炎

306. 女,30岁。人工流产后发热伴下腹疼痛20天。查体:宫颈举痛,子宫后位,正常大小,触痛明显。右侧宫旁明显增厚,压痛。盆腔超声检查:子宫大小正常,右宫旁可探及不均质混合回声包块,大小约5.0 cm×2.5cm,边界欠清。最可能的诊断是
A. 急性盆腔炎　　　　　　　B. 盆腔结核　　　　　　　　C. 卵巢肿瘤蒂扭转
D. 急性阑尾炎　　　　　　　E. 黄体破裂

307. 患者,女,23岁。腹痛伴发热1周。半个月前流产并清宫。查体:体温38.8℃,下腹压痛、反跳痛,宫口脓性分泌物,子宫大,压痛(+),双附件压痛。外周血白细胞计数及中性粒细胞比例升高。最可能的诊断是
A. 异位妊娠　　　　　　　　B. 盆腔炎性疾病　　　　　　C. 子宫内膜异位症
D. 不全流产　　　　　　　　E. 急性阑尾炎

308. 初孕妇,25岁,尿频、尿痛伴阴道脓性分泌物2天。尿道及宫颈管分泌物涂片查见中性粒细胞内革兰氏阴性双球菌。首选的治疗药物是
A. 头孢曲松　　　　　　　　B. 四环素　　　　　　　　　C. 阿奇霉素
D. 氧氟沙星　　　　　　　　E. 青霉素

第13章 子宫内膜异位症、子宫腺肌病与盆腔脏器脱垂

A. 子宫内膜侵入肌层　　B. 子宫内膜种植于卵巢　　C. 子宫内膜超过子宫范围生长
D. 异位内膜形成的肿物　E. 子宫内膜组织出现在子宫体以外的部位

309. 子宫内膜异位症是指
310. 子宫腺肌病是指

A. 子宫不均匀性增大　　B. 子宫增大,表面结节状突起　　C. 子宫均匀性增大,质硬,有压痛
D. 宫颈举痛　　　　　　E. 直肠子宫陷凹触及痛性结节

311. 子宫内膜异位症的典型体征是
312. 子宫腺肌病的典型体征是
313. 输卵管妊娠破裂的典型体征是
314. 子宫肌瘤的典型体征是

A. 继发性痛经,进行性加重　B. 接触性出血　　C. 经量增多、经期延长
D. 绝经后不规则阴道流血　　E. 停经后不规则阴道流血

315. 子宫内膜异位症的典型症状是
316. 子宫腺肌病的典型症状是
317. 宫颈癌的典型症状是
318. 子宫肌瘤的典型症状是
319. 子宫内膜癌的典型症状是
320. 完全性葡萄胎的典型症状是

321. 与子宫内膜异位症的病因学说无关的是
A. 异位种植学说　　B. 体腔上皮化生学说　　C. 诱导学说
D. 遗传因素　　　　E. 连续排卵学说

322. 子宫内膜异位症的病理变化,错误的是
A. 异位内膜发生周期性出血　B. 卵巢巧克力囊肿形成　C. 病变周围纤维组织增生
D. 病变区出现紫褐色斑点　　E. 内异症极易发生癌变

323. 育龄期妇女继发性痛经伴不孕症首先考虑的疾病是
A. 子宫肌瘤　　B. 多囊卵巢综合征　　C. 黄体发育不全
D. 子宫内膜异位症　E. 经前期综合征

A. CA125测定　　B. B超　　C. MRI
D. 腹腔镜　　　　E. 阴道后穹隆穿刺活检

324. 诊断子宫内膜异位症最常用的方法是
325. 确诊子宫内膜异位症最佳方法是
326. 子宫内膜异位症的临床分期依据是

327. 患者,女,29岁。经期腹痛4年,经前期1~2日开始下腹痛,经后逐渐消失。结婚3年未孕。查体:子宫正常大小,后倾,不活动,压痛,右侧附件可触及直径7cm大小的囊性包块,不活动,压痛,阴道后穹隆有一痛性结节。最可能的诊断是

第十五篇　妇产科学试题
第13章　子宫内膜异位症、子宫腺肌病与盆腔脏器脱垂

    A. 子宫内膜异位症　　　B. 子宫肌瘤　　　　　　C. 子宫腺肌病
    D. 葡萄胎　　　　　　　E. 输卵管囊肿

328. 女，25岁，未婚。妇科检查发现右侧附件区4cm囊性包块，活动好。血清CA125为20U/ml，B型超声为单房囊性肿物。最可能的诊断是
    A. 输卵管卵巢囊肿　　　B. 卵巢巧克力囊肿　　　C. 卵巢滤泡囊肿
    D. 卵巢皮样囊肿　　　　E. 卵巢黏液性囊腺瘤

329. 子宫内膜异位症的治疗一般不用
    A. 性激素治疗　　　　　B. 化疗　　　　　　　　C. 手术加性激素治疗
    D. 保留生育功能的手术　E. 根治性手术

330. 药物性卵巢切除导致暂时性闭经的药物是
    A. 米非司酮　　　　　　B. 达那唑　　　　　　　C. 孕三烯酮
    D. GnRH-α　　　　　　 E. 甲羟孕酮

331. 女性，28岁，结婚3年未孕，月经规律，(4~5)/(28~30)天，量中，近2年痛经。妇科检查：宫颈糜烂Ⅰ度，子宫后倾，正常大小，活动度差。左侧附件可扪及8cm×8cm×6cm囊性肿块，轻压痛，右附件(−)。B超检查：左侧卵巢囊肿。该患者宜选用的治疗方法为
    A. 高效孕激素周期疗法　B. 经期用吲哚美辛对症治疗　C. 假孕疗法
    D. 假绝经疗法　　　　　E. 行左侧附件囊肿切除术

(332~335题共用题干) 患者，女，28岁。原发不孕，痛经进行性加重3年。查体：子宫正常大小，后倾，欠活动，后壁有2个黄豆大小痛性结节，左侧附件可扪及直径3cm大小的囊性包块，不活动，右侧附件增厚。

332. 最可能的诊断是
    A. 子宫肌瘤　　　　　　B. 子宫内膜异位症　　　C. 子宫腺肌病
    D. 附件炎性包块　　　　E. 输卵管结核

333. 为明确诊断，最有价值的检查是
    A. B超　　　　　　　　 B. 输卵管造影　　　　　C. 基础体温测定
    D. 腹腔镜检查　　　　　E. 剖腹探查

334. 为明确诊断，价值最小的检查是
    A. B超　　　　　　　　 B. MRI　　　　　　　　 C. CT
    D. 宫腔镜检查　　　　　E. 腹腔镜检查

335. 其治疗宜选用
    A. 雄激素　　　　　　　B. 双侧附件切除　　　　C. 根治性手术
    D. 保留生育功能手术　　E. GnRH-α

336. 子宫腺肌病的病因主要是
    A. 慢性盆腔炎　　　　　B. 子宫内膜过度生长　　C. 高孕激素水平
    D. 高雌激素水平　　　　E. 多次人流、分娩造成子宫内膜损伤

337. 子宫腺肌病的病理特点不包括
    A. 病灶以后壁居多　　　B. 子宫均匀性增大　　　C. 子宫腺肌病有包膜
    D. 异位内膜对孕激素不敏感　E. 异位内膜呈岛状分布为其特征

338. 女，41岁。经量增多，经期延长，继发性痛经进行性加重1年。妇科检查：子宫增大，如2个月妊娠大小，质硬，有压痛，双侧附件正常。本例应诊断为
    A. 妊娠子宫　　　　　　B. 子宫肌瘤　　　　　　C. 子宫肥大症

D. 子宫内膜异位症　　　　E. 子宫腺肌病

(339~341题共用题干)患者,女,48岁。痛经进行性加重3年,月经量多。查体:子宫均匀性增大,如孕10周大小,较硬,轻压痛。

339. 最可能的诊断是
    A. 子宫内膜异位症　　　B. 子宫腺肌病　　　　C. 子宫肌瘤
    D. 子宫肉瘤　　　　　　E. 子宫内膜癌

340. 该患者首选的检查是
    A. B超检查　　　　　　B. 宫腔镜检查　　　　C. 腹腔镜检查
    D. MRI检查　　　　　　E. CT检查

341. 若确诊为本病,其最佳治疗为
    A. 吲哚美辛　　　　　　B. 米非司酮　　　　　C. 达那唑
    D. 孕三烯酮　　　　　　E. 子宫切除

342. 引起子宫脱垂的最常见原因是
    A. 分娩损伤　　　　　　B. 长期重体力劳动　　C. 肥胖体型
    D. 慢性咳嗽　　　　　　E. 习惯性便秘(2018)

343. 女,60岁。阴道脱出物3个月。查体:屏气用力时宫颈及部分宫体脱出阴道口外,宫颈前唇有一溃疡。首选的治疗是
    A. 曼氏手术　　　　　　B. 经阴道子宫全切除术　　C. 阴道纵隔形成术
    D. 子宫托　　　　　　　E. 腹腔镜圆韧带缩短术

第14章　子宫颈肿瘤与子宫肿瘤

344. 宫颈鳞状上皮化生是指
    A. 宫颈上皮增生活跃　　B. 宫颈上皮恶变　　　　C. 宫颈上皮非典型增生
    D. 鳞状上皮转化为柱状上皮　E. 柱状上皮转化为鳞状上皮

345. 子宫颈细胞学检查HSIL提示
    A. 宫颈正常　　　　　　B. 宫颈炎　　　　　　　C. 宫颈癌
    D. 可疑癌前病变　　　　E. 癌前病变

346. 患者,女,45岁。白带增多2年,近半年出现性交后出血。宫颈细胞学检查结果为HSIL。为明确诊断,应首选的处理是
    A. 宫颈冷刀锥切　　　　B. 阴道镜下活检　　　　C. 宫颈管搔刮
    D. 宫颈环形电切术　　　E. HPV-DNA检测

347. 与子宫颈鳞状细胞癌有关的病毒是
    A. HBV　　　　　　　　B. HCV　　　　　　　　C. HPV
    D. HIV　　　　　　　　E. EBV(2018)

    A. 子宫颈癌　　　　　　B. 卵巢癌　　　　　　　C. 绒毛膜癌
    D. 葡萄胎　　　　　　　E. 子宫肌瘤

348. 最常见的恶性妇科肿瘤是
349. 女性生殖器最常见的良性肿瘤是

第十五篇 妇产科学试题
第14章 子宫颈肿瘤与子宫肿瘤

350. 子宫颈癌最常见的转移途径是
    A. 淋巴转移　　　　　B. 血行转移　　　　　C. 直接蔓延
    D. 种植转移　　　　　E. 椎旁静脉系统

351. 子宫颈癌直接蔓延最常见的部位是
    A. 子宫内膜　　　　　B. 阴道壁　　　　　　C. 主韧带
    D. 宫颈旁　　　　　　E. 膀胱

(352~356题共用题干) 女,54岁。绝经4年,阴道不规则出血1个月。妇科检查发现宫颈肥大,宫口处有菜花状赘生物,大小约2cm×3cm×3cm,触血(+),子宫稍小,活动,双侧附件(-),宫旁结节状浸润达盆壁。

352. 最可能的诊断是
    A. 子宫颈息肉　　　　B. 子宫颈癌　　　　　C. 子宫颈肌瘤
    D. 卵巢肿瘤　　　　　E. 子宫内膜癌

353. 为明确诊断,应首选的检查是
    A. HPV检测　　　　　B. 阴道镜　　　　　　C. 宫腔镜
    D. 分段诊刮　　　　　E. 子宫颈活检

354. 其FIGO临床分期为
    A. ⅡA期　　　　　　B. ⅡB期　　　　　　C. ⅢA期
    D. ⅢB期　　　　　　E. Ⅳ期

355. 诊断明确后,该患者首选的治疗方法是
    A. 同期放化疗　　　　B. 筋膜外全子宫切除　　C. 改良广泛子宫切除
    D. 广泛子宫切除　　　E. 广泛子宫切除+盆腔淋巴结清扫

356. 若需放射治疗,应选用
    A. 体外照射　　　　　B. 腔内照射　　　　　C. 全腹照射
    D. 体外+腔内照射　　 E. 多用^{137}Cs照射

(357~360题共用题干) 患者,女,45岁。接触性出血1个月,平素月经规则。查体:宫颈重度糜烂,宫体后倾,大小正常,活动好,双侧附件(-)。宫颈细胞学涂片高度可疑。阴道镜下活检报告为癌细胞突破基底膜3~5mm。

357. 该患者应诊断为
    A. 宫颈原位癌　　　　B. 宫颈癌ⅠA期　　　　C. 宫颈癌ⅠB期
    D. 宫颈癌ⅡA期　　　E. 宫颈癌ⅡB期

358. 最佳治疗方法为
    A. 筋膜外全子宫切除　　　　　　　B. 改良广泛子宫切除+盆腔淋巴结清扫
    C. 广泛子宫切除+盆腔淋巴结清扫　　D. 放化疗后行广泛子宫切除+盆腔淋巴结清扫
    E. 广泛子宫切除+盆腔淋巴结清扫+腹主动脉旁淋巴结取样

359. 若要清扫淋巴结,其清扫范围不包括
    A. 髂外淋巴结　　　　B. 髂总淋巴结　　　　C. 髂内淋巴结
    D. 腹股沟浅淋巴结　　E. 闭孔淋巴结

360. 手术后
    A. 无须进行放化疗　　B. 只须进行放疗　　　C. 只须进行化疗
    D. 须进行放化疗　　　E. 须进行生物治疗

361. 最易引起急腹症的子宫肌瘤类型是
    A. 肌壁间肌瘤   B. 带蒂浆膜下肌瘤   C. 黏膜下肌瘤
    D. 宫体肌瘤   E. 宫颈肌瘤

362. 最易与子宫肌壁间肌瘤混淆的疾病是
    A. 子宫内膜炎   B. 子宫内膜癌   C. 子宫腺肌病
    D. 子宫颈癌   E. 功能性子宫出血

363. 子宫肌瘤最常见的变性是
    A. 囊性变   B. 玻璃样变   C. 红色样变
    D. 钙化   E. 肉瘤样变（2023）

364. 诊断子宫肌瘤最常用的辅助检查是
    A. B超   B. MRI   C. CT
    D. X线平片   E. 穿刺活检

365. 子宫肌瘤红色样变的孕妇，首选的治疗方法是
    A. 保守治疗   B. 终止妊娠   C. 肌瘤剔除术
    D. 腹腔镜肌瘤切除   E. 子宫切除术

366. 女，35岁。停经4个月，腹痛1天。有子宫肌瘤病史。妇科检查：子宫左侧壁可触及结节状突起，压痛明显。血WBC12.3×10^9/L。B超示：中期妊娠，子宫肌瘤。该患者肌瘤变性最可能的是
    A. 肉瘤样变   B. 钙化   C. 囊性变
    D. 红色样变   E. 玻璃样变

367. 患者，女，28岁，已婚，G_3P_0。月经量多2年，B超示子宫前壁直径8cm低回声区，双侧附件正常。该患者最合适的治疗是
    A. 等待观察   B. 药物治疗   C. 肌瘤切除术
    D. 子宫切除术   E. 宫腔镜子宫内膜切除术

（368~371题共用题干）患者，女性，35岁，已婚。平素月经规则，末次月经半个月前。今晨排便后突发右下腹剧痛。查体：P86次/分，BP130/82mmHg。子宫稍大，质硬，于子宫右侧扪及一直径约8cm的肿块，质硬，触痛明显。

368. 对诊断最有价值的病史是
    A. 停经史   B. 急性阑尾炎病史   C. 附件炎病史
    D. 下腹部包块史   E. 流产史

369. 入院急查血象：WBC12.0×10^9/L，N0.88，L0.12。为明确诊断，首选的辅助检查是
    A. 尿妊娠试验   B. 阴道后穹隆穿刺   C. 腹腔镜检查
    D. 分段诊刮   E. B超检查

370. 若B超检查示子宫右侧有一低回声肿物，境界清楚，直径约8.5cm，则最可能的诊断为
    A. 子宫腺肌病   B. 子宫内膜异位症   C. 子宫肌瘤
    D. 输卵管妊娠破裂   E. 急性盆腔炎

371. 1小时后患者腹痛加重，下腹部压痛、反跳痛明显，此时正确的处理措施为
    A. 输液输血   B. 胃肠减压，广谱抗生素 C. 立即剖腹探查
    D. 腹腔引流术   E. 阴道后穹隆穿刺引流

372. Ⅰ型子宫内膜癌的特点不包括
    A. 比Ⅱ型子宫内膜癌常见 B. 发病与雌激素长期作用无关 C. 孕激素受体多为阳性
    D. 常见于年轻妇女   E. 均为子宫内膜样腺癌

373. 子宫内膜癌的癌前病变是
    A. 子宫内膜单纯型增生   B. 子宫内膜复杂型增生   C. 子宫内膜不典型增生
    D. 增殖期子宫内膜   E. 萎缩型子宫内膜
374. 子宫内膜癌恶性程度最高的病理类型是
    A. 内膜样腺癌   B. 鳞癌   C. 腺鳞癌
    D. 浆液性癌   E. 黏液性癌
375. 关于子宫内膜癌的转移途径，错误的是
    A. 盆腔、腹腔播撒种植为最常见的转移途径
    B. 子宫角部癌灶可沿圆韧带转移至腹股沟淋巴结
    C. 血行转移较少见，晚期可至肺、肝、骨骼
    D. 下段及子宫颈管癌灶可至宫旁、闭孔、髂内、髂外及髂总淋巴结
    E. 子宫底部癌灶可经骨盆漏斗韧带淋巴管网向上至腰主动脉旁淋巴结(2009)
376. 女,65 岁。绝经 15 年,阴道不规则流血 10 余天。高血压、糖尿病病史 10 年。妇科检查:宫颈光滑,宫体如 8 周妊娠大小,质软,双附件未见异常,应首先考虑的疾病是
    A. 子宫内膜癌   B. 子宫内膜炎   C. 子宫腺肌病
    D. 子宫内膜息肉   E. 子宫肌瘤
377. 子宫内膜癌内分泌治疗的常用药物是
    A. 雌激素   B. 孕激素   C. 雄激素
    D. 糖皮质激素   E. GnRH-a
378. 子宫内膜癌不宜使用的治疗是
    A. 雌激素   B. 孕激素   C. 手术治疗
    D. 放射治疗   E. 化学治疗

(379~383 题共用题干)患者,女,61 岁,已绝经 10 年。阴道流血 2 个月。查体:子宫孕 5 周大小,质中等。分段诊刮:宫颈管刮出极少组织,宫腔 8cm,宫内刮出少许易脆组织。病理报告为"子宫内膜中分化腺癌累及宫颈"。

379. 该患者 FIGO 临床病理分期为
    A. ⅠA 期   B. ⅠB 期   C. Ⅱ期
    D. ⅢA 期   E. ⅢB 期
380. 该患者首选的治疗方案是
    A. 手术治疗   B. 放射治疗   C. 化学治疗
    D. 内分泌治疗   E. 生物治疗
381. 若须手术治疗,则手术方式首选
    A. 筋膜外子宫切除   B. 筋膜内子宫切除   C. 改良广泛性子宫切除
    D. 次全子宫切除   E. 广泛性子宫切除
382. 若须放射治疗,则应选择的方式为
    A. 体外照射   B. 腔内照射   C. 全腹部照射
    D. 体外+腔内照射   E. 扩大照射
383. 若须行内分泌治疗,则其条件是
    A. 雌激素受体阳性   B. 孕激素受体阳性   C. HER2 阳性
    D. P53 阳性   E. 临床病理分期ⅢB 期以上

第15章 卵巢肿瘤

384. 属于卵巢性索间质性肿瘤的是
    A. 浆液性癌　　　　　B. 黏液性癌　　　　　C. 纤维瘤
    D. 无性细胞瘤　　　　E. 卵黄囊瘤

385. 最常见的女性生殖细胞肿瘤是
    A. 卵黄囊瘤　　　　　B. 卵巢黏液性囊腺瘤　　C. 卵巢黄素化囊肿
    D. 卵巢颗粒细胞瘤　　E. 畸胎瘤（2020）

386. 卵巢肿瘤最常见的转移部位是
    A. 肝　　　　　　　　B. 肺　　　　　　　　C. 横膈
    D. 大网膜　　　　　　E. 腹膜后淋巴结

387. 卵巢癌的少见临床表现是
    A. 腹胀　　　　　　　B. 腹痛　　　　　　　C. 腹腔积液
    D. 盆腔包块　　　　　E. 阴道鱼腥味分泌物

（388~391题共用题干）女，20岁。上厕所后突发下腹部疼痛伴恶心、呕吐3小时。查体：体温37.6℃，脉搏80次/分，下腹部拒按。直肠-腹部诊：子宫前倾，正常大小，右侧附件区可触及一8cm×7cm×5cm囊实性包块，边界清楚，触痛明显。急查血常规：WBC 9.8×10^9/L，N0.85。

388. 最可能的诊断是
    A. 卵巢肿瘤蒂扭转　　B. 急性阑尾炎　　　　C. 卵巢黄体破裂
    D. 输卵管妊娠破裂　　E. 浆膜下子宫肿瘤

389. 为明确诊断，首选的检查是
    A. 血、尿hCG测定　　B. 血清AFP测定　　　C. 血清CA125测定
    D. B超检查　　　　　E. 阴道后穹隆穿刺

390. 首选的治疗措施是
    A. 诊断性刮宫　　　　B. 输液输血，抢救休克　C. 禁食，持续胃肠减压
    D. 静脉滴注头孢类抗生素　E. 立即剖腹探查

391. 若需手术治疗，其术中处理措施错误的是
    A. 一经确诊即应手术　B. 术中应在蒂根部下方钳夹　C. 钳夹蒂部后才能切除肿瘤
    D. 钳夹前不可将蒂复位　E. 应将肿瘤剜出，术中送快速冰冻切片病检

392. 卵巢上皮癌患者血清CA125检测最具有特异性意义的是
    A. 黏液性癌　　　　　B. 浆液性腺癌　　　　C. 内膜样癌
    D. 未分化癌　　　　　E. 透明细胞癌

393. 常伴有AFP升高的卵巢肿瘤是
    A. 卵黄囊瘤　　　　　B. 无性细胞瘤　　　　C. 成熟性畸胎瘤
    D. 颗粒细胞瘤　　　　E. 上皮性肿瘤（2018）

394. 患者，女性，64岁。绝经14年，阴道少量出血3次。查体：腹膨隆，如足月妊娠，腹腔积液征（-）。B超示盆腔-下腹部巨大肿物40cm×50cm×30cm，囊性，多房性。体重、食欲、尿便均无变化。患者最可能的诊断是卵巢

A. 浆液性囊腺瘤　　　　B. 黏液性囊腺瘤　　　　C. 皮样囊肿
D. 卵泡膜细胞瘤　　　　E. 透明细胞癌

395. 属于卵巢良性肿瘤的是
A. 卵黄囊瘤　　　　　　B. 无性细胞瘤　　　　　C. 颗粒细胞瘤
D. 纤维瘤　　　　　　　E. 支持-间质细胞瘤

396. 可使子宫内膜增生的卵巢肿瘤是
A. 畸胎瘤　　　　　　　B. 颗粒细胞瘤　　　　　C. 卵黄囊瘤
D. 纤维瘤　　　　　　　E. 浆液性肿瘤(2020)

397. 好发于儿童及青少年的卵巢肿瘤是
A. 性索间质肿瘤　　　　B. 生殖细胞肿瘤　　　　C. 上皮性肿瘤
D. 转移性癌　　　　　　E. 非特异性间质肿瘤

398. 女性,18岁,无性生活史。剖腹探查见右侧卵巢直径约5cm的实性肿瘤,包膜完整,腹腔未见肿瘤浸润,左侧卵巢及子宫外观正常。切除肿瘤,术中冰冻切片病理报告为卵巢无性细胞瘤。本例的恰当处理措施为
A. 肿瘤切除,术后放疗　B. 肿瘤切除,术后化疗　　C. 右附件切除
D. 右附件切除,术后放疗　E. 右附件切除,术后化疗

399. 患者,女,48岁。绝经3年,自觉腹胀3个月。查体:宫颈光滑,子宫水平位,稍小于正常,右侧附件扪及10cm×9cm×10cm大小之实性肿块,质硬,活动度尚可。腹腔穿刺抽出清亮液体400ml。胸片示右侧少量胸腔积液。最可能的诊断是卵巢
A. 纤维瘤　　　　　　　B. 颗粒细胞瘤　　　　　C. 内胚窦瘤
D. 浆液性囊腺瘤　　　　E. 库肯勃瘤

(400~402题共用题干)患者,女性,35岁,G_1P_1。单位常规体检发现盆腔肿物2天就诊,无明显不适。查体:宫颈光滑,子宫稍大稍硬,子宫右侧扪及一7cm×7cm大小之囊实性包块,活动度尚好,无压痛。

400. 为明确诊断,下列哪项检查价值最小?
A. 腹部B超　　　　　　B. 腹部平片　　　　　　C. 血清CA125
D. 血沉　　　　　　　　E. 血清AFP

401. B超提示子宫正常大小,子宫右侧有8cm×9cm大小之液性暗区,其中有强光团。最可能的诊断是
A. 卵巢纤维瘤　　　　　B. 无性细胞瘤　　　　　C. 卵巢畸胎瘤
D. 巧克力囊肿　　　　　E. 子宫肌瘤

402. 恰当的治疗措施是
A. 肿瘤剔除　　　　　　B. 右侧附件切除　　　　C. 右侧附件加子宫切除
D. 双侧附件切除　　　　E. 双侧附件加子宫切除

第16章　妊娠滋养细胞疾病

403. 水泡状胎块是指
A. 葡萄胎　　　　　　　B. 侵蚀性葡萄胎　　　　C. 绒毛膜癌
D. 部分性葡萄胎　　　　E. 完全性葡萄胎

404. 妊娠滋养细胞疾病不包括

A. 葡萄胎 B. 侵蚀性葡萄胎 C. 胎盘部位滋养细胞肿瘤
D. 绒毛膜癌 E. 原发性卵巢癌

405. 完全性葡萄胎与部分性葡萄胎的病理区别在于
A. 绒毛水肿程度 B. 滋养细胞增生程度 C. 滋养细胞异型程度
D. 有无扇贝样轮廓绒毛 E. 有无水泡物

406. 与卵巢黄素化囊肿形成有关的激素是
A. 雌激素 B. 孕激素 C. 雄激素
D. 绒毛膜促性腺激素 E. 催产素

A. 宫腔内落雪征或蜂窝征 B. 子宫增大,肌层内高回声区 C. 宫腔内不均匀回声,宫腔线消失
D. 子宫呈弥漫性增高回声 E. 子宫增大,肌壁增厚,回声不均,无边界

407. 完全性葡萄胎的典型 B 超征象是

408. 子宫内膜癌的典型 B 超征象是

409. 患者,女性,28 岁。G_2P_1,停经 2 个月余,阴道少量流血 10 天。妇科检查:宫体如 4 个月妊娠大小。B 超显示宫腔内充满落雪状光点,未测到胎体和胎盘回声,双附件区探及直径 5cm 大小无回声包块,初步诊断是
A. 双侧卵巢肿瘤 B. 稽留流产 C. 羊水过多
D. 葡萄胎 E. 绒癌(2018)

410. 患者,女性,29 岁。孕 2 产 2,诊断为葡萄胎。查体:子宫如 16 周妊娠大小,肺部 CT 无异常。最佳治疗方法是
A. 清宫术 B. 子宫全切术 C. 先清宫后手术切除子宫
D. 清宫后常规化疗 E. 化疗

(411~415 题共用题干)患者,女,29 岁。平素月经规则,现停经 60 日,阴道少量流血 10 日,偶有阵发性下腹痛。查体:宫体孕 4 个月大,双附件均可扪及 5cm×5cm 大小之囊性肿物。

411. 该患者最不可能的诊断是
A. 葡萄胎 B. 绒毛膜癌 C. 妊娠合并子宫内膜异位症
D. 先兆流产 E. 妊娠合并子宫肌瘤

412. 双侧附件区包块最可能为
A. 卵巢畸胎瘤 B. 卵巢纤维瘤 C. 输卵管囊肿
D. 输卵管结核 E. 卵巢黄素化囊肿

413. 为明确诊断,首选的检查是
A. 血清 hCG 测定 B. B 超检查 C. 超声多普勒查胎心
D. 诊断性刮宫 E. MRI

414. 若被确诊葡萄胎,其首选治疗措施为
A. 清宫术 B. 药物流产 C. B 超引导下囊肿穿刺
D. 羊膜腔注射引产 E. 化学治疗

415. 对于双侧附件区肿物的处理,首选措施是
A. 无须处理 B. B 超引导下囊肿穿刺 C. CT 引导下囊肿穿刺
D. 腹腔镜下囊肿摘除 E. 开腹囊肿切除

416. 与绒毛膜癌发病无关的因素是
A. 葡萄胎 B. 宫外孕 C. 人工流产

D. 输卵管复通术 E. 足月产

417. 绒毛膜癌最常见的死亡原因是
    A. 肺转移 B. 肝转移 C. 脑转移
    D. 心脏转移 E. 阴道转移

418. 葡萄胎与侵蚀性葡萄胎的鉴别要点是
    A. 子宫增大的速度 B. 有无黄素化囊肿 C. 血清 hCG 的浓度高低
    D. 阴道有无转移 E. 阴道流血量的多少

419. 葡萄胎清宫术后 3 个月,阴道不规则流血,子宫稍大,尿 hCG(+)。胸片示双下肺有多处片状阴影。最可能的诊断是
    A. 葡萄胎残留 B. 先兆流产 C. 异位妊娠
    D. 绒毛膜癌 E. 侵蚀性葡萄胎

420. 青年女性,停经 3 个月。近来发现阴道结节,镜检在阴道凝血块中可见胎盘绒毛和增生的滋养细胞。最可能的诊断是
    A. 宫外孕 B. 葡萄胎 C. 侵蚀性葡萄胎
    D. 绒毛膜癌 E. 水泡状胎块

421. 经产妇,28 岁。人工流产术后半年,术后断续阴道流血,量不多,术后一直避孕。尿妊娠试验阳性。查子宫超鸭卵大、软。胸片见两肺中下部有多处散在棉絮团影。本例最可能的疾病是
    A. 吸宫不全 B. 葡萄胎 C. 侵蚀性葡萄胎
    D. 绒毛膜癌 E. 胎盘部位滋养细胞肿瘤

422. 女,42 岁。人工流产术后 2 年,阴道断续流血 6 个月余,近日出现咳血丝痰。血 β-hCG 为 1300U/L,胸部 X 线片示肺部多个结节。首选的治疗方法是
    A. 子宫切除术 B. 放射治疗 C. 肺叶切除术
    D. 化学治疗 E. 肺叶切除+子宫切除术

(423~425 题共用题干)患者,女,32 岁。产后 3 个月,母乳喂养。不规则阴道流血 1 个月,近半个月来出现咳嗽、咯血、头痛、呕吐、四肢活动无力。产后工具避孕。

423. 最可能的诊断是
    A. 葡萄胎 B. 侵蚀性葡萄胎 C. 绒毛膜癌
    D. 肺结核 E. 胎盘部位滋养细胞肿瘤

424. 为明确诊断,下列哪项检查价值最小?
    A. 血清 hCG 测定 B. B 超检查 C. 胸部 CT
    D. 宫颈涂片 E. 诊断性刮宫

425. 首选的治疗措施是
    A. 清宫术 B. 化学治疗 C. 放射治疗
    D. 肺叶切除术 E. 子宫切除术

第17章 生殖内分泌疾病

426. 青春期异常子宫出血的原因是
    A. FSH 持续高水平 B. 月经周期中 LH 高峰形成 C. FSH 与 LH 分泌相对增高
    D. 对卵巢激素的正反馈异常 E. 卵泡对促性腺激素的敏感性降低

427. 无排卵性异常子宫出血子宫内膜的病理变化不包括
    A. 单纯型增生	B. 复杂型增生	C. 不典型增生
    D. 萎缩型子宫内膜	E. 分泌期子宫内膜
428. 无排卵性异常子宫出血的好发时期是
    A. 妊娠期	B. 哺乳期	C. 育龄期
    D. 围绝经期	E. 青春期和绝经过渡期
429. 无排卵性异常子宫出血的临床表现不包括
    A. 腹痛	B. 月经过多	C. 月经过频
    D. 子宫不规则出血	E. 子宫不规则出血过多
430. 异常子宫出血的常用检查方法不包括
    A. 诊断性刮宫	B. 宫腔镜检查	C. 腹腔镜检查
    D. 血清性激素测定	E. 基础体温测定
431. 判断有无排卵的检查不包括
    A. 性激素测定	B. 基础体温测定	C. 诊断性刮宫
    D. 宫颈黏液结晶检查	E. 阴道分泌物检查
432. 青春期异常子宫出血的治疗措施不包括
    A. 调整月经周期	B. 应用止血药物	C. 促排卵治疗
    D. 全身支持治疗	E. 子宫内膜切除术
433. 绝经过渡期异常子宫出血的治疗首选
    A. 单纯雌激素止血	B. 单纯孕激素止血	C. 雌孕激素序贯治疗
    D. 丙酸睾酮止血	E. 刮宫术
434. 患者，女性，28岁，已婚。停经50天后子宫出血较多，基础体温呈单相型。最可能的诊断为
    A. 早孕	B. 先兆流产	C. 不全流产
    D. 排卵性异常子宫出血	E. 无排卵性异常子宫出血
435. 患者，女，15岁。月经周期(7~10)/(15~20)天，量多。此次月经10天未净，量多，基础体温呈单相。下列止血措施应首选
    A. 诊断性刮宫	B. 静脉滴注酚磺乙胺	C. 肌内注射黄体酮
    D. 输注血小板悬液	E. 大剂量口服雌激素

(436~438题共用题干)患者，女，49岁，孕2产1。月经紊乱半年，经量多。此次阴道出血半个月未净，伴头昏、心悸。查体：贫血貌，子宫稍大，宫颈无新生物，双侧附件未见明显异常。

436. 最可能的诊断是
    A. 子宫肌瘤	B. 子宫腺肌病	C. 子宫内膜异位症
    D. 无排卵性异常子宫出血	E. 排卵性异常子宫出血
437. 其止血措施首选
    A. 口服大剂量雌激素	B. 肌内注射大剂量孕激素	C. 雌、孕激素联合治疗
    D. 雌孕激素序贯治疗	E. 诊断性刮宫+病理检查
438. 若病理检查结果为子宫内膜不典型增生，则下一步治疗措施应为
    A. 雌、孕激素联合治疗	B. 雌孕激素序贯治疗	C. 肌内注射丙酸睾酮
    D. 宫腔镜下子宫内膜切除术	E. 子宫切除术

    A. 月经来潮6小时内	B. 月经第2~3日	C. 月经第5~6日
    D. 月经干净后3日	E. 月经来潮前1~3日

第十五篇 妇产科学试题
第17章 生殖内分泌疾病

439. 疑为黄体功能不足的患者,诊刮时机应选在
440. 疑为子宫内膜不规则脱落的患者,诊刮时机应选在
441. 疑为无排卵性异常子宫出血的患者,诊刮时机应选在
442. 为确定卵巢有无排卵和黄体功能,诊刮时机应选在

    A. 子宫内膜呈分泌期改变   B. 子宫内膜分泌反应不良   C. 子宫内膜呈增生期改变
    D. 子宫内膜增生反应不良   E. 刮宫发现蜕膜组织

443. 卵巢黄体功能不足时,经前期诊刮的病检结果为
444. 子宫内膜不规则脱落时,月经第5~6日刮宫的病检结果为
445. 无排卵性异常子宫出血时,经前3日刮宫的病检结果为

(446~448题共用题干)患者,女,29岁,已婚,婚后3年未孕。月经尚规则,现停经45天,阴道少量流血1个月,无腹痛。查体:宫颈充血,较软,子宫稍大稍软,附件(-)。宫颈黏液涂片可见羊齿状结晶,尿妊娠试验(-)。

446. 最可能的诊断是
    A. 宫外孕   B. 先兆流产   C. 难免流产
    D. 葡萄胎   E. 异常子宫出血

447. 应选择的治疗措施为
    A. 大量雌激素止血   B. 肌内注射黄体酮   C. 口服避孕药
    D. 诊断性刮宫   E. 子宫切除

448. 止血后,为解决不孕问题,首选的治疗是
    A. 人工授精   B. 雌、孕激素联合治疗   C. 雌孕激素序贯治疗
    D. 孕激素后半周疗法   E. 氯米芬促排卵

449. 月经量多或经期延长,但周期基本正常,应首先考虑
    A. 子宫内膜癌   B. 子宫颈癌   C. 子宫肌瘤
    D. 宫颈息肉   E. 排卵性异常子宫出血

450. 经产妇,38岁,近半年经期9~10天,周期正常,经量多。妇科检查:子宫前位,稍大,无压痛,双侧附件正常。基础体温双相。恰当处理应是
    A. 口服氯米芬   B. 人工周期疗法   C. 肌内注射HMG
    D. 经前期肌内注射黄体酮   E. 月经干净后肌内注射黄体酮

451. 继发性闭经是指正常月经建立后月经停止
    A. 3个月以上   B. 6个月以上   C. 9个月以上
    D. 12个月以上   E. 18个月以上

452. 属于卵巢性闭经的是
    A. Asherman综合征   B. Sheehan综合征   C. Turner综合征
    D. 空蝶鞍综合征   E. 神经性厌食

453. 盆腔放射治疗后导致的闭经属于
    A. 子宫性闭经   B. 卵巢性闭经   C. 垂体性闭经
    D. 肾上腺性闭经   E. 下丘脑性闭经

454. 由于卵巢功能衰竭引起卵巢性闭经,体内卵泡刺激素(FSH)水平应是
    A. 增高   B. 降低   C. 波动大
    D. 持续下降   E. 测不出

455. 女,31岁。月经不规律3年,闭经7个月,溢乳2个月。对诊断最有价值的测定项目是
    A. 孕激素　　　　　　B. 促甲状腺素　　　　C. 雌激素
    D. 催乳素　　　　　　E. 雄激素(2018)

456. 女,未婚,28岁,闭经2年。肛诊:子宫正常大小,孕激素试验阴性,下一步最佳检查方法是
    A. 垂体兴奋试验　　　B. 基础体温测定　　　C. 染色体检查
    D. 激素水平测定　　　E. 雌孕激素序贯试验

457. 患者,女性,30岁。7个月前妊娠48天行人工流产术,术后未来月经,雌、孕激素试验均阴性。该患者闭经的原因是
    A. 卵巢性闭经　　　　B. 垂体性闭经　　　　C. 下丘脑性闭经
    D. 子宫性闭经　　　　E. 难以确定

458. 未婚妇女,20岁。月经初潮14岁,近3年月经周期规律,1年前经量逐渐减少,半年前闭经,基础体温呈双相型曲线。本例最可能的疾病是
    A. 子宫颈管狭窄　　　B. 子宫发育不良　　　C. 子宫内膜结核
    D. 卵巢睾丸母细胞瘤　E. 垂体功能低下

    A. HMG　　　　　　　B. hCG　　　　　　　C. 氯米芬
    D. FSH　　　　　　　E. GnRH

459. 最常用的促排卵药物是

460. 适用于下丘脑性闭经的促排卵药物是

461. 女性围绝经期最早发生功能衰竭的器官或组织是
    A. 下丘脑　　　　　　B. 垂体　　　　　　　C. 卵巢
    D. 子宫　　　　　　　E. 阴道

462. 绝经综合征的典型表现是
    A. FSH/LH<1　　　　B. FSH/LH<2　　　　C. FSH/LH>1
    D. FSH/LH>2　　　　E. FSH/LH>3

463. 卵巢功能衰退最早的征象是
    A. 雌激素水平降低　　B. 孕激素水平降低　　C. LH水平升高
    D. FSH水平升高　　　E. GnRH水平升高

464. 雌激素水平低下的特征性症状是
    A. 阴道干涩　　　　　B. 潮热　　　　　　　C. 情绪低落
    D. 失眠　　　　　　　E. 月经稀少

465. 绝经综合征患者HRT的常用药物是
    A. 雌激素　　　　　　B. 孕激素　　　　　　C. 雄激素
    D. 氯米芬　　　　　　E. GnRH

466. 绝经综合征行激素补充治疗的禁忌证是
    A. 潮热　　　　　　　B. 骨质疏松　　　　　C. 睡眠障碍
    D. 反复泌感　　　　　E. 血栓性疾病

第18章　不　孕　症

467. 不孕症是指女性无避孕性生活而未孕至少达

A. 半年 B. 1年 C. 1年半
D. 2年 E. 3年

468. 不孕症夫妇首选的检查项目是
　　A. 基础体温测定　　B. 盆腔B超检查　　C. 输卵管通畅度检查
　　D. 宫腔镜检查　　　E. 精液常规检查

469. 为了解输卵管是否通畅,不宜进行的检查是
　　A. 子宫输卵管X线造影　　B. 子宫输卵管超声造影　　C. 输卵管通液试验
　　D. 诊断性刮宫　　　　　　E. 腹腔镜检查

470. 女,27岁。平素月经不规律,婚后3年未孕,以下哪种检查最常用于评价卵巢功能?
　　A. 性激素测定　　　　　B. 宫颈醋酸白试验　　C. B超
　　D. 子宫颈细胞学检查　　E. 子宫内膜活检

471. 女,32岁。婚后3年不孕。患者平素月经规律,妇科检查未发现异常,内分泌检查正常,造影示双侧输卵管堵塞,适宜的辅助生育技术是
　　A. 配子输卵管内移植　　B. 胞浆内单精子注射　　C. 植入前遗传学诊断技术
　　D. 体外受精与胚胎移植　E. 人工授精

472. 不能诱发排卵的药物是
　　A. LH　　　　　B. 氯米芬　　　C. 孕激素
　　D. 绒促性素　　E. 尿促性素

(473~474题共用题干)患者,女性,29岁,继发性不孕3年。3年前人工流产1次,术后发热、下腹痛1周,经抗生素治疗痊愈。既往月经规律,但伴痛经,基础体温呈双相型。丈夫精液常规分析无异常。妇科检查:宫颈轻度糜烂,子宫后位,固定,大小正常,两侧附件未触及肿块。

473. 该患者不孕症的最可能病因是
　　A. 阴道因素　　B. 宫颈因素　　C. 卵巢功能不全
　　D. 免疫因素　　E. 输卵管因素

474. 最可能有阳性发现的检查项目是
　　A. 诊断性刮宫　　B. 宫腔镜检查　　C. 子宫输卵管碘油造影
　　D. 性激素测定　　E. 抗精子抗体检查

第19章　生育规划与妇女保健

475. 我国孕龄期妇女最常用的避孕措施是
　　A. 避孕套　　　B. 宫内节育器　　C. 口服避孕药
　　D. 皮下埋植　　E. 安全期避孕

476. 含孕激素的宫内节育器是
　　A. 惰性宫内节育器　　B. 母体乐　　　　　C. 曼月乐
　　D. 含铜宫内节育器　　E. 活性γ-IUD

477. 宫内节育器的避孕机制不包括
　　A. 干扰着床　　　　B. 对精子的毒性作用　　C. 对胚胎的毒性作用
　　D. 反射性抑制排卵　E. 孕激素对子宫内膜的局部作用

478. 患者,女性,48岁。放置宫内节育器10年,近6个月出现不规则阴道流血。妇科检查:宫颈光滑,宫

体正常大,表面光滑,附件区未触及包块。宫颈细胞学检查无异常,对症治疗无明显改善。首选的处理措施是

A. 止血药治疗　　B. 抗生素治疗　　C. 取出宫内节育器
D. 人工周期治疗　　E. 取出宫内节育器+分段诊刮

(479~480题共用题干)已婚女性,30岁。使用IUD避孕3年来院做常规检查,自诉IUD为TCU型,此次月经干净已6日。

479. 首选的检查是

A. 盆腔X线片　　B. B超检查　　C. 宫腔镜检查
D. 子宫碘油造影检查　　E. 窥阴器检查

480. 若检查发现IUD位于子宫腔中央,最合适的处理是

A. 无须处理,定期复查　　B. 更换新的IUD　　C. 立即取出IUD,无须再放
D. 取出IUD,下次再放　　E. 下次月经干净后3~7天取出

481. 药物避孕的机理不包括

A. 抑制排卵　　B. 改变宫颈黏液性状　　C. 改变子宫内膜形态
D. 抑制受精卵着床　　E. 阻止精子与卵子结合

482. 不宜选用口服复方避孕药的人群是

A. 月经过多　　B. 冠心病　　C. 阴道炎
D. 附件炎　　E. COPD

483. 女,28岁,口服短效避孕药半年,此周期服用5天后出现阴道流血3天,量少于月经量,无腹痛。其正确处理为

A. 立即停服避孕药　　B. 每日肌内注射黄体酮,共3天　　C. 每晚加服雌激素,共14天
D. 每晚加服短效避孕药　　E. 每日肌内注射酚磺乙胺,共3天

484. 既可避孕又可防止性病传播的避孕措施是

A. IUD　　B. 口服避孕药　　C. 避孕套
D. 阴道隔膜　　E. 皮下埋植

485. 不会出现不规则阴道出血副作用的避孕措施是

A. IUD　　B. 口服避孕药　　C. 避孕套
D. 皮下埋植　　E. 长效避孕针

486. 安全期避孕要求性生活应避开易受孕期,易受孕期是指预计下次

A. 月经前14日　　B. 排卵前后1~2日　　C. 排卵前后2~3日
D. 排卵前后4~5日　　E. 排卵前后5~7日

487. 输卵管结扎术的禁忌证是

A. 两次开腹手术史　　B. 正常分娩后48小时　　C. 严重的神经官能症
D. 已婚妇女要求绝育　　E. 心脏病患者NYHA Ⅰ级

A. 妊娠≤49日　　B. 妊娠10周内　　C. 妊娠10~12周
D. 妊娠10~14周　　E. 中晚期妊娠

488. 药物流产适用于
489. 负压吸引术终止妊娠适用于
490. 钳刮术终止妊娠适用于
491. 利凡诺羊膜腔注射引产适用于

第十五篇　妇产科学试题
第19章　生育规划与妇女保健

492. 孕59天终止妊娠,最常用的方法是
　　A. 药物流产　　　　　　B. 负压吸引术　　　　　　C. 静脉滴注催产素
　　D. 钳刮术　　　　　　　E. 利凡诺羊膜腔内注射

493. 人工流产负压吸引术适用于
　　A. 妊娠14周　　　　　　B. 急性生殖道炎症　　　　C. 各种慢性疾病的急性期
　　D. 妊娠剧吐　　　　　　E. 手术当天体温2次超过37.5℃

(494~495题共用题干)女性,28岁。产后8个月,哺乳。厌食1周。妇科检查子宫软,如妊娠40天大小,人工流产术中,探针探宫腔深度14cm,患者无明显腹痛,无阴道流血。

494. 应该考虑
　　A. 子宫肌瘤　　　　　　B. 子宫肥大　　　　　　　C. 子宫后位
　　D. 子宫畸形　　　　　　E. 子宫穿孔

495. 应采取的处理是
　　A. 继续操作吸宫　　　　B. 请上级医生再次探宫腔深度　　C. 立即剖腹探查
　　D. 严密观察1周后再吸宫　E. 阴道后穹隆穿刺确定有无内出血

496. 患者,女,31岁。人流术后不规则阴道流血半个月,量较多,使用头孢类抗生素、缩宫素无效。妇检:宫颈中糜,宫口松,少量出血,子宫稍大稍软,轻压痛,附件(-)。最可能发生的并发症是
　　A. 子宫穿孔　　　　　　B. 出血　　　　　　　　　C. 漏吸
　　D. 吸宫不全　　　　　　E. 宫腔感染

497. 患者,女,25岁。人工流产后1周,仍感恶心呕吐,少许阴道出血,轻微腹痛。尿妊娠试验阳性。最可能的诊断是
　　A. 子宫穿孔　　　　　　B. 出血　　　　　　　　　C. 漏吸
　　D. 吸宫不全　　　　　　E. 宫腔感染

498. 女性,28岁,第一胎产后半年,母乳喂养。来院咨询避孕措施,宜选用
　　A. 安全期避孕　　　　　B. 复方短效避孕药　　　　C. 复方长效避孕针
　　D. 三相口服避孕药　　　E. 皮下埋植

499. 妇女,30岁,G_2P_2。月经量少1年,患滴虫阴道炎,宜选用的避孕措施是
　　A. 宫内节育器　　　　　B. 安全期避孕　　　　　　C. 避孕套
　　D. 阴道隔膜　　　　　　E. 口服短效避孕药

500. 妇女,29岁,孕2产1。月经(3~5)/(24~28)日,量中等。阴道前后壁膨出,宫颈糜烂Ⅲ度,宫口松,子宫后位,正常大小,附件正常。宜选用的避孕方法是
　　A. 阴道隔膜　　　　　　B. 安全期避孕　　　　　　C. 避孕套
　　D. 口服避孕药　　　　　E. 宫内节育器

501. 女,23岁。新婚,月经规律,经量较多。尚无生育计划。最应该建议的避孕方法是
　　A. 长效避孕针　　　　　B. 安全期避孕　　　　　　C. 宫内节育器
　　D. 体外排精　　　　　　E. 复方短效口服避孕药

502. 降低孕产妇死亡率及围产儿死亡率属于
　　A. 生育期保健　　　　　B. 围产期保健　　　　　　C. 孕期保健
　　D. 产时保健　　　　　　E. 哺乳期保健

503. 青春期保健的内容不包括
　　A. 自我保健　　B. 营养指导　　C. 体育锻炼　　D. 卫生指导　　E. 定期体格检查

妇产科学试题参考答案及详细解答

(正确答案为绿色的选项)

1. **A**BCDE　①女性外生殖器是指生殖器的外露部分,包括阴阜、大阴唇、小阴唇、阴蒂、阴道前庭,统称为外阴。②女性阴毛呈倒三角形分布,男性阴毛呈菱形分布。③左右两侧小阴唇前端融合,并分为前后两叶,前叶形成阴蒂包皮,后叶形成阴蒂系带。④前庭大腺位于大阴唇后部,腺管细长,向内侧开口于阴道前庭后方小阴唇与处女膜之间的沟内,并不开口于阴道内。⑤阴道前庭为一菱形区,前为阴蒂,后为阴唇系带,两侧为小阴唇,可见阴道前庭为双侧小阴唇之间的菱形区。

2. ABC**D**E　阴道为一上宽下窄的管道。阴道穹隆分为前、后、左、右4部分,其中后穹隆最深,临床上常经此穿刺引流。阴道黏膜层由非角化复层鳞状上皮覆盖,无腺体,有较大伸展性,在月经周期中受性激素影响有周期性变化。

3. A**B**CDE　子宫内膜分为三层,即致密层、海绵层和基底层。内膜表面2/3为致密层和海绵层,统称为功能层,受性激素的影响发生周期性变化,在月经期发生脱落。靠近子宫肌层的1/3内膜为基底层,不受性激素的影响,不发生周期性变化,当月经期功能层脱落后,由基底层再生长出子宫内膜。

4. ABC**D**E　5. ABCD**E**　6. A**B**CDE　7. AB**C**DE　①主韧带又称子宫颈横韧带,横行于子宫颈两侧和骨盆侧壁之间,是固定子宫颈位置、防止子宫下垂的主要韧带。②阔韧带位于子宫两侧,由覆盖于子宫前后壁的腹膜自子宫侧缘向两侧延伸达骨盆壁,能限制子宫向两侧倾斜。③圆韧带、宫骶韧带是维持子宫前倾的主要韧带。

8. **A**BCDE　9. ABCD**E**　10. ABC**D**E　11. AB**C**DE　卵巢动脉来自腹主动脉,子宫动脉、阴道动脉、阴部内动脉均来自髂内动脉。

12. ABC**D**E　输卵管分为4部分,即间质部、峡部、壶腹部和伞部,受精常发生于壶腹部。

13. ABCD**E**　骨盆由骶骨、尾骨和左右两块髋骨组成,每块髋骨由髂骨、坐骨和耻骨融合而成。

14. **A**BCDE　我国妇女以女型骨盆最常见(占52%~58.9%),其次为扁平型骨盆(占23.2%~29%)、类人猿型骨盆(占14.2%~18%)、男型骨盆(占1%~3.7%)。

15. AB**C**DE　16. ABCD**E**　①前庭大腺位于大阴唇后部,腺管细长,向内侧开口于阴道前庭后方小阴唇与处女膜之间的沟内。正常情况下不能触及此腺,若外阴炎症导致腺管闭塞时,可形成前庭大腺囊肿或脓肿。②大阴唇皮下为疏松结缔组织和脂肪组织,富含血管,外伤后易形成血肿。

17. ABCD**E**　精子进入子宫腔和输卵管后,精子顶体表面的糖蛋白被生殖道分泌物中的淀粉酶降解,同时顶体膜结构中胆固醇与磷脂比值和膜电位发生变化,降低顶体膜稳定性,此过程称为精子获能。

18. ABC**D**E　受精后第6~7日晚期胚泡透明带消失后,逐渐埋入并被子宫内膜覆盖的过程,称受精卵着床。A、B、C、E均属于受精卵着床的必备条件,不包括D,因为hCG是由合体滋养细胞分泌的。

19. ABCD**E**　胎儿身长的计算公式为:妊娠前5个月的胎儿身长(cm)= 妊娠月数的平方,妊娠后5个月的胎儿身长(cm)= 妊娠月数×5。按此公式计算,妊娠20、24、28、32、40周末,胎儿身长分别为25cm、30cm、35cm、40cm、50cm(A对)。

20. **A**BCDE　脐带是连接胎儿与胎盘的条索状组织,内含1条脐静脉、2条脐动脉。由胎盘来的动脉血经脐静脉进入胎儿体内,代谢后经脐动脉流回胎盘,因此脐静脉血含氧量最高,脐动脉血含氧量最低。

21. ABCDE 胎盘由羊膜、叶状绒毛膜和底蜕膜构成,故可首先排除 A、E。叶状绒毛膜为胎盘的主要结构,其内的绒毛具有胎盘屏障作用。

22. ABCDE A、B、C、E 均属于胎盘合成的激素,黄体生成素是腺垂体合成的。

23. ABCDE 人绒毛膜促性腺激素可维持月经黄体寿命,使月经黄体增大成为妊娠黄体,增加甾体激素的分泌以维持妊娠。

24. ABCDE 妊娠早期的羊水主要来自母体血清经胎膜进入羊膜腔的透析液;妊娠中期后胎儿尿液成为羊水的主要来源;妊娠晚期胎肺参与羊水的生成;羊膜、脐带华通胶及胎儿皮肤可渗出液体,但量少。

25. ABCDE 26. ABCDE ①受精后第 6 日滋养细胞即可分泌 hCG,在受精后 10 日可由母血中测出,因此血清 hCG 测定是诊断早孕最敏感的方法。②临床上诊断早孕最常用的方法是早早孕试纸检测尿液,结果阳性结合临床可诊断早孕。

27. ABCDE 28. ABCDE 29. ABCDE 30. ABCDE ①自妊娠 12~14 周起,子宫可出现不规律无痛性收缩,这种生理性无痛宫缩称为 Braxton Hicks 收缩,其特点为宫缩稀发、不规律、不对称,随妊娠进展而增加。②妊娠期阴道黏膜变软,水肿充血呈紫蓝色,称为 Chadwick 征。③妊娠期乳晕颜色加深,外周皮脂腺肥大形成散在的结节状隆起,称为蒙氏(Montgomery)结节。④妊娠停经 6~8 周,双合诊检查子宫峡部极软,感觉宫颈与宫体之间似不相连,称为黑加征(Hegar 征)。⑤妊娠期卵巢略增大,妊娠早期可见妊娠黄体。妊娠 10 周后,黄体功能由胎盘取代,黄体开始萎缩,卵巢表面出现散在小的不规则红色突起,称为蜕膜斑。

31. ABCDE ①人绒毛膜促性腺激素(hCG)主要由合体滋养细胞产生,妊娠 8~10 周达高峰,以后迅速下降,产后 2 周消失。本例停经 13 周,尿妊娠试验(测定尿中 hCG)当然阳性。②宫颈黏液涂片干燥后镜下观察,可见羊齿状结晶为雌激素作用的结果。妊娠后宫颈管腺体主要受孕激素影响,导致宫颈黏液增多,形成黏稠的黏液栓,故不答 A。③黑加征出现于妊娠 6~8 周,故不答 C。④非孕子宫容量约 10ml,妊娠足月子宫容量约 5000ml,妊娠 13 周,子宫体积远大于非孕时的 3 倍,故不答 D。⑤早孕反应在停经 6 周左右出现,停经 12 周左右消失,故不答 E。

32. ABCDE ①妊娠期母体血容量于妊娠 6~8 周开始增加,至妊娠 32~34 周达高峰(A 错)。②由于血液稀释,妊娠期血红蛋白平均值约为 110g/L,低于非孕期的 130g/L(B 对)。③妊娠期白细胞计数轻度增加,主要为中性粒细胞增多,淋巴细胞增多不明显,单核细胞和嗜酸性粒细胞几乎无改变(C 错)。④妊娠期血液处于高凝状态,多数凝血因子增加,但妊娠期血小板轻度减少(D 错)。⑤妊娠期纤维蛋白原含量比非孕妇女约增加 50%(E 错)。

33. ABCDE ①妊娠期间子宫逐渐增大变软,但各部增长速度不一,宫底于妊娠后期增长最快,子宫下段次之,宫颈增长最少(A 错)。②妊娠期卵巢排卵和新卵泡发育停止(B 错)。③妊娠期阴道皱襞增多,周围结缔组织变疏松,肌细胞肥大,伸展性增加(C 对)。④子宫峡部非孕时长约 1cm,妊娠后(不是妊娠晚期)子宫峡部变软,逐渐伸展拉长变薄,扩展为宫腔的一部分,临产后伸至 7~10cm,成为子宫下段(D 错)。⑤在激素作用下,宫颈充血、水肿,宫颈管内腺体增生肥大。妊娠期宫颈黏液增多,形成黏液栓,保护宫腔免受外来感染的侵袭(E 错)。

34. ABCDE ①妊娠期母体心排出量于妊娠 10 周逐渐增加,至妊娠 32~34 周达高峰,左侧卧位心排出量较未孕时增加约 30%。②心率于妊娠晚期休息时每分钟增加 10~15 次。③妊娠后期因膈肌升高,心脏向左、上、前方移位,更贴近胸壁。④临产后在第二产程心排出量显著增加,故答 E。

35. ABCDE ①心率于妊娠晚期休息时每分钟增加 10~15 次。②心脏容量至妊娠末期约增加 10%。③妊娠后期因膈肌升高,心脏向左、上、前方移位,心尖搏动左移 1~2cm,心浊音界稍扩大。④由于心脏移位,加之血流量增加,多数孕妇于心尖部可闻及(1~2)/6 级柔和吹风样收缩期杂音。⑤在妊娠期,心排出量应增加,而不是减少,故答 E。

36. ABCDE　停经6周左右孕妇出现畏寒、头晕、流涎、乏力、嗜睡、缺乏食欲、喜食酸物、恶心、晨起呕吐等症状,称为早孕反应,多在停经12周左右自行消失。

37. ABCDE　①妊娠后阴道黏膜及宫颈充血水肿、变软呈蓝紫色(Chadwick征)。②停经6~8周时,宫体饱满,前后径增宽呈球形。由于宫颈变软及子宫峡部极软,双合诊检查时,感觉宫颈与宫体之间似不相连,称黑加(Hegar)征阳性。③尿hCG阳性常见于早期妊娠。④黄体酮(孕激素)试验:黄体酮注射液,20mg,im,qd×5d,停药后出现撤药性出血,为阳性反应。该试验主要用于判断闭经的原因,用于早孕诊断时主要适用于妊娠试验和B超检查不能确诊者,故答E。

38. ABCDE　停经是妊娠最早最重要的症状,但不是妊娠特有的症状。育龄期有性生活史的健康妇女,停经10日以上,应怀疑妊娠;若停经2个月以上,则妊娠的可能性更大。

39. ABCDE　①脐带杂音为脐带血流受阻出现的与胎心率一致的吹风样低音响。②腹主动脉音、子宫血流杂音与孕妇心率一致。胎动音、肠蠕动音与胎心率、孕妇心率均无关。

40. ABCDE　骨盆入口右斜径是指右骶髂关节至左髂耻隆突间的连线,胎头矢状缝与骨盆入口右斜径一致的胎位是枕左前位(LOA)。

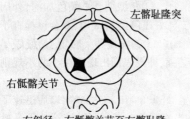
枕左前位(LOA)

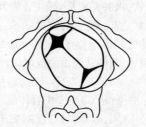
枕左后位(LOP)

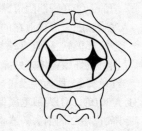
枕右横位(ROT)

41. ABCDE　42. ABCDE　①骨盆入口左斜径是指左骶髂关节至右髂耻隆突间的连线,胎头矢状缝在骨盆入口左斜径上,说明胎位可能是枕右前或枕左后。小囟门为后囟,与枕骨同向。大囟门为前囟,与额骨同向。大囟门在骨盆的右前方,说明小囟门(枕骨)位于骨盆左后方,故应诊断为枕左后位(LOP)。②胎头矢状缝在骨盆入口横径上,说明为枕横位。枕部位于后囟,小囟门在骨盆正右方,说明枕部位于骨盆正右方,故应诊断为枕右横位(ROT)。

43. ABCDE　44. ABCDE　孕36周末子宫底高度在剑突下2横指。孕40周末子宫底高度均在脐与剑突之间。

45. ABCDE　①正常情况下,妊娠20周可感觉到胎动,5周前出现胎动提示孕周约为25周。②尺测子宫长度:孕20周末约为18cm,孕24周末约为24cm,孕28周末约为26cm。本例子宫长度为25cm,估计孕周约为24周⁺,故答E。

46. ABCDE　①2015年4月12日至2015年11月15日为217天,即31周。②正常情况下,妊娠28周末的宫底高度为脐上3F(3横指),因此本例应诊断为妊娠满31周,宫底高度低于正常。

47. ABCDE　B超可测定胎头双顶径、股骨长度等多条径线,了解胎儿生长发育情况。若无胎儿生长受限,B超可较准确地推算孕周。

48. ABCDE　我国《孕前和孕期保健指南(2018)》推荐的产前检查孕周分别是:妊娠6~13周、14~19周、25~28周、29~32周、33~36周、37~41周(每周1次)。

49. ABCDE　①先看年份,末次月经为2022年3月15日,故预产期年份应为2022年。②再看月份,预产期月份=末次月经月份-3或+9,本例只能采用+9,即3+9=12月份。③再看日期,预产期日数=末次月经日数+7=15+7=22日。预产期应为2022年12月22日。

50. ABCDE　四步触诊法可以检查子宫大小、胎产式、胎先露、胎方位及胎先露是否衔接,但不能了解骨盆是否狭窄。可通过骨盆测定了解骨盆是否狭窄。

51. **ABCDE** 胎心在靠近胎背上方的孕妇腹壁上听得最清楚。骶左前位在脐上偏左听得最清楚,骶右前位在脐上偏右听得最清楚,枕左前位在脐下偏左听得最清楚,枕右前位在脐下偏右听得最清楚,横位在脐部下方听得最清楚。

52. **ABCDE** 对角径属于骨盆内测量的径线,A、B、C、E均属于骨盆外测量的径线。

53. **ABCDE** 髂嵴间径正常值应为25~28cm,髂棘间径正常值为23~26cm。

54. **ABCDE** 出口后矢状径是指坐骨结节间径中点至骶骨尖端的距离。

55. **ABCDE** 56. **ABCDE** 57. **ABCDE** ①骨盆入口呈横椭圆形,其特点是横径>前后径,因此判断骨盆入口有无狭窄主要看骨盆入口前后径大小。髂棘间径可间接反映骨盆入口横径,骶耻外径可间接反映骨盆入口前后径,因此反映骨盆入口狭窄最重要的径线是骶耻外径。②中骨盆呈纵椭圆形,其特点是横径<前后径,因此判断中骨盆有无狭窄主要看横径大小。坐骨棘间径为中骨盆横径,是判断中骨盆有无狭窄最重要的径线。③骨盆出口由两个不同平面的三角形组成,其特点是横径<前后径,因此判断骨盆出口有无狭窄主要看横径大小。坐骨结节间径可间接反映骨盆出口横径,是判断骨盆出口有无狭窄最重要的径线。只有当坐骨结节间径<8cm时,才加测出口后矢状径,两者之和<15cm表示明显狭窄,故不答E。这三个试题的结论及正常值请牢记,解题中经常用到。

58. **ABCDE** ①胎动计数是评价胎儿宫内情况最简便有效的方法之一。经产妇一般在妊娠16周末自觉胎动,初产妇一般在妊娠20周末自觉胎动。正常胎动为3~5次/小时。②缩宫素激惹试验主要用于预测胎儿宫内储备能力。尿雌三醇测定主要用于了解胎盘功能。胎儿电子监护能连续观察和记录胎心率的动态变化,评估胎儿宫内安危情况,但操作较复杂,不是最简便的方法,故最佳答案为B而不是D。羊膜镜为有创检查方法,可危及母儿安全,临床上少用。

59. **ABCDE** 10版《妇产科学》P136:胎动计数≥10次/2小时为正常,<6次/2小时提示胎儿缺氧。

60. **ABCDE** ①胎心率出现晚期减速提示胎盘功能减退、胎儿宫内缺氧。②胎心率早期减速提示宫缩时胎头受压,胎心率变异减速提示宫缩时脐带受压。D、E为胎儿健康的表现。

61. **ABCDE** 62. **ABCDE** 63. **ABCDE** 64. **ABCDE** ①要了解胎儿宫内有无缺氧,首选电子胎儿监护,可连续观察胎心率的动态变化及胎心、胎动与宫缩之间的关系。B超可了解胎儿大小、胎动、胎方位等情况,但不能判断有无胎儿宫内窘迫。尿雌三醇测定、血清hPL测定主要用于了解胎盘功能。②生物物理评分(Manning评分)常用于电子胎儿监护无反应型的孕妇。③Manning评分标准有5项,每项2分:无应激试验(20分钟)正常2分,异常0分;胎儿呼吸运动(30分钟)≥1次,持续≥30s计2分,无呼吸运动或持续<30s计0分;胎动(30分钟)≥3次计2分,≤2次计0分;胎儿张力(肌张力)好计2分,无活动计0分;羊水最大暗区垂直深度≥2cm计2分,<2cm计0分。根据题干,本例Manning评分应为2分。④Manning评分满分为10分,8~10分提示无急慢性缺氧,6~8分提示可能有急或慢性缺氧,4~6分提示有急或慢性缺氧,2~4分提示有急性缺氧伴慢性缺氧,0分提示有急慢性缺氧。

65. **ABCDE** ①喹诺酮类药物严禁用于孕妇及18岁以下的儿童,因为可影响软骨发育,故答B。②头孢菌素类、青霉素类(β-内酰胺类)、红霉素类均属于B级药物,经动物实验研究,未见对胎儿有危害。

66. **ABCDE** 妊娠(孕)12周前终止者,称为早期流产。妊娠12周至不足28周终止者,称为晚期流产。妊娠满28周至不满37周期间分娩称为早产。妊娠满37周至不满42周期间分娩称为足月产。

67. **ABCDE** 复发性流产是指与同一性伴侣连续发生3次及3次以上的自然流产。早期复发性流产常见原因为胚胎染色体异常、免疫功能异常、黄体功能不足、甲状腺功能低下等。晚期复发性流产的常见原因为子宫解剖异常、自身免疫异常、血栓前状态等。

68. **ABCDE** 69. **ABCDE** ①阴道出血,量多,宫口松软,子宫小于停经月份,应考虑不全流产。②患者子宫与停经月份相符,可首先排除不全流产、完全流产,故答案可能为A、D。患者宫口扩张,应诊断为难免流产而不是先兆流产,因为先兆流产宫口关闭。③稽留流产是指胚胎或胎儿死亡后滞留宫腔内。

70. **ABCDE** ①患者妊娠8周,突然阵发性下腹痛,阴道流血,应考虑早期流产。可首选B超检查,看胚胎是否成活(因妊娠6周B超即可见到心管搏动)、流产是否完全,以决定是否继续妊娠。②检测血清甲胎蛋白含量主要用于判断胎儿是否有神经管缺陷。尿妊娠试验主要用于早孕的诊断。血清雌三醇含量测定主要用于了解胎儿-胎盘单位的功能状态。雌三醇、雌二醇于妊娠10周后由胎盘大量合成,而本例仅妊娠8周,故目前测定血清雌三醇、雌二醇含量对了解胎盘功能状态的价值不大。

71. **ABCDE** ①患者妊娠早期阵发性腹痛+阴道流血,应考虑流产。宫口开大,应考虑难免流产或不全流产。无论难免流产,还是不全流产,一经确诊,均应尽快行负压吸引术,清除宫腔妊娠物。②难免流产或不全流产时,若不彻底清除宫腔内残留组织,则子宫收缩不良,出血不止,即使应用止血药物,效果也不好,故不答A。黄体酮多用于习惯性流产的治疗。麦角新碱、缩宫素主要用于分娩后的止血。

72. **ABCDE** ①足月产是指妊娠满37周至不足42周分娩。本例妊娠仅36周,出现早产征象,而无宫缩,且胎心良好,故应尽量延长孕周,避免早产。②早产儿体积较小,一般可经阴道分娩,无须剖宫产。行人工破膜将加速产程,促使孕妇早产,故禁用。孕妇少量无痛性阴道流血为前置胎盘所致,静脉滴注止血药物,疗效不佳,故不答D。本例妊娠仅36周,无宫缩,胎心良好,无引产指征,故不答E。

73. **ABCDE** 74. **ABCDE** ①患者妊娠早期阵发性腹痛、阴道流血,应考虑流产。患者宫颈口未开,应考虑先兆流产或完全流产。妇科检查示子宫略小于孕周,故应诊断为先兆流产。子宫肌瘤多见于30~50岁妇女,多表现为无痛性经量增多及经期延长、下腹包块等。慢性盆腔炎常表现为下腹痛、发热、阴道分泌物增多,一般无停经。功能失调性月经紊乱不会有下腹疼痛及子宫增大。子宫腺肌病常表现为子宫增大,经量增多。②患者结婚2年未孕,先兆流产,应卧床休息,禁止性生活,行保胎治疗。诊断性刮宫常用于子宫内膜癌的诊断。药物人工周期治疗常用于异常子宫出血。抗感染治疗常用于宫颈口已开的难免流产和不全流产。手术切除子宫一般仅用于流产合并严重感染者。

75. **ABCDE** 76. **ABCDE** 77. **ABCDE** ①宫腔镜检查主要用于观察子宫内病变,而输卵管妊娠病变部位在宫外,故不宜选用。②输卵管妊娠破裂最简单可靠的诊断方法是阴道后穹隆穿刺,适用于疑有腹腔内出血的患者。③超声检查对输卵管妊娠的诊断必不可少,有助于明确异位妊娠部位、大小,经阴道超声检查较经腹部超声检查准确性高。

78. **ABCDE** ①多次人工流产是异位妊娠的常见病因。已婚育龄期妇女,停经40天,应考虑早期妊娠。患者少量阴道流血,子宫稍大,宫颈举痛,左侧附件区触及压痛性肿块,应诊断为输卵管异位妊娠。为明确诊断,首选B超检查。患者无腹痛,无腹腔内出血表现,说明输卵管妊娠尚未破裂。②宫腔镜检查对本病诊断价值不大。腹腔穿刺、后穹隆穿刺常用于诊断输卵管妊娠破裂合并大出血。诊断性刮宫术仅用于B超不能确定妊娠部位者。

79. **ABCDE** ①青年女性,停经43天,应考虑早期妊娠。少量阴道出血及下腹痛,应考虑先兆流产或异位妊娠。刮宫后子宫内膜病检,若切片中见到绒毛,可诊断为宫内妊娠先兆流产;若仅见到蜕膜组织未见绒毛,则应诊断为异位妊娠。故答E而不是B。②蜕膜是胎盘的组成成分之一,因此子宫内膜病检发现蜕膜组织,可确诊妊娠,故本例不可能为闭经、月经、月经不调等。

80. **ABCDE** ①已婚妇女,停经48天,应考虑早孕。患者剧烈腹痛,阴道流血,阴道排出蜕膜组织,应诊断为异位妊娠。阴道排出三角形蜕膜管型为异位妊娠的特点。对于异位妊娠,下腹部剧痛,贫血貌患者,应考虑输卵管妊娠破裂,故应立即行剖腹探查术。②刮宫术只能处理宫内妊娠,对于宫外的输卵管妊娠不适合,故不选A。静脉滴注缩宫素只适合宫内妊娠引产。肌内注射麦角新碱主要用于产后止血。本例阴道出血为异位妊娠所致,应用普通止血药物无效。

81. **ABCDE** 82. **ABCDE** 83. **ABCDE** ①年轻女性停经41天,应考虑早期妊娠。患者突发右下腹痛,宫颈举痛,后穹隆饱满,盆腔积液,应诊断为右侧输卵管妊娠破裂出血。难免流产不会有盆腔出血及宫颈举痛。卵巢肿瘤蒂扭转常表现为改变体位后出现下腹痛,但不会出现宫颈举痛、盆腔积液。急性盆腔炎常表现为发热、下腹坠胀,但不会有停经史。右侧输尿管结石常表现为阵发性腹痛伴血尿,无停经、腹腔内出血征象。②确诊输卵管妊娠破裂出血最简单准确的方法是阴道后穹隆穿刺,只要抽出不凝血即可确诊。虽然腹腔镜是诊断异位妊娠的金标准,但不是简单有效的方法,因此答案为 C 而不是 D。CT 检查操作复杂,价格昂贵,不作为首选。尿妊娠试验为诊断早期妊娠的方法,但不能确诊输卵管妊娠破裂出血。诊断性刮宫常用于子宫内膜癌的诊断。③对于输卵管妊娠破裂出血的急救,应在抗休克的同时积极准备剖腹探查。若不抗休克治疗直接手术,则患者可能难以耐受死于手术台。若待休克纠正后再手术,可能休克难以纠正。输卵管异位妊娠破裂多为活动性出血,普通止血药物难以奏效。本例主要矛盾为腹腔内出血,而不是感染,因此目前无须使用抗生素。

84. ABCD**E**　输卵管妊娠 B 超见胎心搏动为药物治疗的禁忌证,应急诊手术治疗。A、B、C、D 均属于药物治疗的适应证。

85. A**B**CDE　①输卵管妊娠的药物治疗首选甲氨蝶呤,它可抑制滋养细胞增生,破坏绒毛,使胚胎组织坏死、脱落、吸收。②吲哚美辛为治疗早产的药物。

86. A**B**CDE　根据题干,本例应诊断为输卵管妊娠尚未破裂,但 B 超见胎心搏动,应手术治疗而不能行药物治疗。输卵管妊娠手术经腹或经腹腔镜均可完成,除非患者生命体征不稳定,需快速进腹止血,其余情况均首选腹腔镜手术。

87. ABCD**E**　妊娠期高血压疾病最基本的病理变化是全身小血管痉挛,子痫患者脑血管痉挛,通透性增高,脑水肿、充血、局部缺血,可导致抽搐发生。

88. ABCD**E**　①妊娠期高血压疾病的基本病变是全身小血管痉挛。肾动脉痉挛可造成肾脏缺血,严重者可导致急性肾衰竭。胎盘血管痉挛破裂可造成胎盘早剥。②妊娠期高血压疾病患者常伴有凝血因子缺乏或变异所致的高凝状态,可导致产后出血、HELLP 综合征,后者常表现为微血管病性溶血、肝酶增高、血小板减少。③前置胎盘的发生常与子宫内膜损伤有关,而与妊娠期高血压疾病无关。

89. A**B**CDE　①子痫前期患者胎盘血管痉挛破裂可造成胎盘早剥,出现孕晚期有痛性阴道流血。②A、C、D、E 都不是子痫前期的常见并发症。

90. ABC**D**E　①子痫前期患者应保证充足睡眠,必要时可睡前口服地西泮。应注意休息,取左侧卧位,以减轻子宫对腹主动脉、下腔静脉的压迫,使回心血量增加,改善子宫胎盘血供。间断吸氧可增加氧含量,改善全身主要脏器和胎盘的氧供。②子痫前期患者的高血压主要是全身小血管痉挛所致而不是水钠潴留引起,因此一般不主张限制食盐摄入,只有全身水肿者才限制食盐的摄入,故答 D。

91. ABCD**E**　妊娠期高血压疾病患者收缩压≥160mmHg 和/或舒张压≥110mmHg 时需降压治疗。

92. A**B**CDE　依那普利为血管紧张素转换酶抑制剂(ACEI),可舒张出球小动脉,降低肾灌注压,导致肾小球滤过率降低,加重肾损害。妊娠期高血压疾病患者常有肾小动脉痉挛,故不宜使用。A、B、C、D 均可使用。

93. A**B**CDE　①妊娠晚期出现高血压、蛋白尿、头痛、视物模糊,应考虑妊娠期高血压疾病。孕妇血压 160/100mmHg,尿蛋白(++),无抽搐,应诊断为重度子痫前期。尿雌激素/肌酐正常值>15,<10 提示胎盘功能不良,本例为 11,说明胎盘功能受损不重。②终止妊娠是治疗妊娠期高血压疾病的有效措施,终止妊娠的指征如下。重度子痫前期:妊娠<24 周经治疗病情不稳定者;妊娠 24~28 周根据母儿情况决定是否待治疗;妊娠 28~34 周如病情不稳定,经积极治疗 24~48 小时病情仍加重,促胎肺成熟后终止妊娠,如病情稳定,可考虑待治疗;妊娠≥34 周,胎儿肺成熟后终止妊娠;妊娠 37 周后的重度子痫前期应终止妊娠。③本例为重度子痫前期,孕 37^{+2} 周,应立即行剖宫产术终止妊娠。④重度子痫前期随时可能发生子痫抽搐,危及母儿生命,故应积极治疗,不能等待自然分娩。本例没有临产,宫口更没开全,故严禁使用催产素引产。

94. ABCD**E**　95. ABCD**E**　96. ABC**D**E　97. ABC**D**E　98. ABCD**E**　①妊娠 20 周后出现高血压、水肿、蛋白尿、颅内压增高,应首先考虑妊娠期高血压疾病。患者孕 39 周,已出现水肿、蛋白尿、头痛、呕吐等颅内压增高的症状,故体检时尤其应注意血压是否升高。②患者血压为 160/110mmHg,无抽搐、昏迷,应诊断为子痫前期。③子痫前期行眼底检查可判断病情严重程度,为防止发生子痫,应首选硫酸镁静脉滴注。子痫前期患者一般不主张使用利尿剂,以免加重血液浓缩,减少有效血液循环总量,故不答D。地西泮为一般性治疗措施。拉贝洛尔、硝苯地平均为降压药物。④子痫前期患者可积极治疗24~48小时后,看血压是否下降,是否出现抽搐、昏迷,若无效,应终止妊娠。⑤胎心率为180次/分,说明无胎儿急性宫内窘迫,可静脉滴注硫酸镁、甘露醇后剖宫产终止妊娠。

99. ABCDE 羊水过多可导致子宫过度膨胀,是早产的常见病因,羊水过少不会引起早产。A、B、C、E均可引起早产。

100. ABCDE ①盐酸利托君为β_2-肾上腺素能受体激动剂,可兴奋子宫平滑肌细胞膜上的β_2受体,抑制其收缩,延长妊娠期。硝苯地平为钙通道阻滞剂,可减少Ca^{2+}内流,干扰细胞内Ca^{2+}浓度,抑制子宫收缩。阿托西班是缩宫素类似物,可通过竞争子宫平滑肌的缩宫素受体,抑制缩宫素所诱发的子宫收缩。硫酸镁的Mg^{2+}可直接作用于子宫平滑肌,拮抗Ca^{2+}对子宫的收缩活性,抑制子宫收缩。②地塞米松为促进胎肺成熟的药物,而不是宫缩抑制剂。

101. ABCDE ①妊娠未达到28周而终止妊娠,称为流产。妊娠达到28周但不足37周分娩者,称为早产。本例妊娠28^{+1}周,腹痛,阴道流血,应考虑早产而不是流产,故可首先排除C、D、E。②先兆早产是指有规律或无规律宫缩,伴宫颈管进行性缩短。早产临产需符合下列条件:出现规律宫缩,伴宫颈管进行性缩短,且宫颈口扩张≥2cm。本例有规律宫缩,宫颈扩张3cm,应诊断为早产临产而不是先兆早产,故答A。

102. ABCDE 妊娠满28周至不足37周的初孕妇,出现少量阴道出血,应考虑先兆早产。孕周已超过34周,无须使用地塞米松促胎肺成熟治疗。患者无宫缩,故无须使用宫缩抑制剂。患者无宫缩,说明尚未临产。患者宫口未开,不能使用人工破膜、静脉滴注缩宫素。排除A、B、C、D,得出答案为E。

103. ABCDE 104. ABCDE 105. ABCDE 106. ABCDE ①患者妊娠超过42周仍未分娩,应诊断为过期妊娠。处理的关键是明确胎盘功能是否低下,孕妇尿雌激素/肌酐(E/C)比值测定可判断胎盘功能,若E/C<10提示胎盘功能减退。羊水磷脂酰甘油、羊水卵磷脂/鞘磷脂比值测定主要反映胎肺成熟度,羊水淀粉酶测定主要反映胎儿唾液腺成熟度,羊水胆红素类物质值测定主要反映胎儿肝成熟度。可见,B、C、D、E均不能反映胎盘功能,故不答B、C、D、E。②胎儿纤连蛋白(fFN)测定主要用于诊断胎膜早破,不能反映胎盘功能,故答B。缩宫素激惹试验(OCT)可测定胎儿的储备能力,羊膜镜观察羊水性状可了解胎儿是否宫内窘迫,均可间接了解胎盘功能。孕妇血清胎盘生乳素(hPL)正常值为4~11mg/L,若足月妊娠时降低,则提示胎盘功能减退。孕妇尿雌三醇<10mg/24h,提示胎盘功能不良。③过期妊娠时,若胎盘功能减退,需适当放宽剖宫产指征。④过期妊娠可导致胎儿过熟综合征、胎儿窘迫、胎粪吸入综合征、新生儿窒息、巨大儿、新生儿颅内出血等并发症。新生儿硬肿症常见于早产儿,故答E。

107. ABCDE 妊娠期心脏病患者发生心力衰竭常表现为:①轻微活动后即出现胸闷、心悸、气短;②休息时心率>110次/分,呼吸频率>20次/分;③夜间阵发性呼吸困难;④肺底部出现少量持续性湿啰音,咳嗽后不消失。

108. ABCDE 妊娠早期心脏病患者是否继续妊娠,应根据心脏病种类、病变程度、是否需手术矫治、心功能级别及医疗条件等,进行综合判断,但心功能分级是最重要的判断依据。心脏病变较轻,心功能Ⅰ~Ⅱ级,既往无心力衰竭病史者,可以妊娠。心功能Ⅲ~Ⅳ级者,不宜妊娠。

109. ABCDE ①妊娠合并心脏病总的处理原则是:心功能Ⅰ~Ⅱ级可以妊娠,心功能Ⅲ~Ⅳ级者不宜妊娠,本例为心功能Ⅲ级,不宜继续妊娠,故不答D、E。终止妊娠时机的选择原则为:妊娠晚期发生心力衰竭(心衰),应在心衰控制后再行剖宫产;若为严重心衰,经内科各种治疗措施均未能奏效者,应边控制心衰边紧急剖宫产。本例不属于严重心衰,也没有经内科治疗,因此不应紧急剖宫产,故正确答案应为A而不是B。②引产术适用于妊娠14~27周孕妇,本例孕38周,不适合引产,故不答C。

110. **ABCDE** 111. **ABCDE** 112. **ABCDE** ①妊娠合并心脏病产妇入院后应立即判断心功能分级、评价头盆关系,以选择适宜的分娩方式,而不是急诊剖宫产。A、B、C、D 都是一般性产科处理措施。②NYHA 心功能分级:Ⅰ级是指患者日常活动不受限制;Ⅱ级是指患者日常活动即有症状,休息时无自觉症状;Ⅲ级是指患者体力活动明显受限,低于平时活动即可引起心衰症状;Ⅳ级是指患者不能从事任何体力活动,卧床休息仍有心衰症状。③足月儿双顶径(BPD)正常值 9.3cm,股骨长度(FL)正常值 7.4cm。题干数据说明胎儿已成熟,且胎儿大小、胎位、胎心率均正常,由于心功能Ⅱ级,故可经阴道分娩。若心功能Ⅲ~Ⅳ级,则应行剖宫产。心功能≥Ⅲ级者,产后不宜哺乳。

113. **ABCDE** ①随着孕周增加,胎儿从母体摄取的葡萄糖增加,故孕妇空腹血糖水平较非孕时降低约 10%。因此孕妇长时间空腹易发生低血糖、酮症等并发症。②雌激素、孕激素可增加母体对葡萄糖的利用,因此孕妇清除葡萄糖的能力较非妊娠期增强。③妊娠期肾血流量和肾小球滤过率均增加,但肾小管对葡萄糖的再吸收能力不能相应增强,可导致部分孕妇自尿中排糖量增加。④妊娠中、晚期,孕妇体内拮抗胰岛素样物质增加,孕妇对胰岛素敏感性降低,为维持正常糖代谢水平,胰岛素需求相应增加,故答 E。

114. **ABCDE** ①糖尿病(尤其 2 型糖尿病)合并妊娠是巨大胎儿的高危因素。胎儿体重超过 4000g,称为巨大胎儿。②糖尿病合并妊娠巨大胎儿的发生率为 25%~42%,原因是胎儿长期处于母体高血糖所致的高胰岛素血症环境中,促进蛋白、脂肪合成和抑制脂肪分解作用,导致躯体高度发育。

115. **ABCDE** 为防止漏诊妊娠期糖尿病,首次产前检查需测定空腹血糖,但不应将糖化血红蛋白测定作为常规检查,糖化血红蛋白常作为近期血糖控制的指标。A、B、C 都是产前检查的常规检查项目。

116. **ABCDE** 口服葡萄糖耐量试验(OGTT)诊断妊娠期糖尿病的标准为:空腹、服糖后 1 小时、服糖后 2 小时血糖值≥5.1mmol/L、10.0mmol/L、8.5mmol/L,任何一点血糖值达到或超过节点值,即可确诊。

117. **ABCDE** 妊娠期糖尿病治疗药物首选胰岛素,不同孕期机体对胰岛素的需求量不同:①妊娠早期因早孕反应进食量较少,需根据血糖监测结果相应减少胰岛素用量;②妊娠中、后期胰岛素用量应不同程度地增加,妊娠(孕)32~36 周胰岛素用量达高峰,妊娠 36 周以后胰岛素用量稍下降。

118. **ABCDE** 绝大多数妊娠期糖尿病患者经饮食控制和适当运动治疗,均能控制血糖在满意范围,为其首选治疗。若饮食控制不能使血糖达标,则首选胰岛素药物治疗。

119. **ABCDE** ①孕妇既往无糖尿病,妊娠期间口服葡萄糖耐量试验(OGTT)示空腹血糖>5.1mmol/L、2 小时血糖>8.5mmol/L,应诊断为妊娠期糖尿病(GDM)。②妊娠期糖尿病经饮食控制后,仍不能使血糖达标(空腹血糖 3.3~5.3mmol/L、餐后 2 小时血糖 4.4~6.7mmol/L),应使用胰岛素控制血糖。目前,口服降糖药物二甲双胍、格列苯脲均未在我国获得注册用于治疗妊娠期糖尿病。

120. **ABCDE** 产科 B 超简便无创,可测定胎儿头围与腹围比值、胎头双顶径等,是诊断胎儿生长受限的首选检查。A、C、D 属于辅助检查。

121. **ABCDE** ①胎儿发育指数 = 子宫长度(cm)−3×(月份+1)。指数在−3~+3 之间为正常,<−3 可能为胎儿生长受限(FGR)。本例胎儿发育指数 = 23−3×(8+1) = −4,提示胎儿生长受限。②羊水指数(AFI)≥25cm 诊断为羊水过多,AFI≤5cm 诊断为羊水过少,大多数胎儿生长受限均伴有羊水过少。本例羊水指数为 43mm,提示羊水过少。故本例应诊断为胎儿生长受限,一般应在 34 周左右终止妊娠,而本例仅孕 32 周,应积极促胎肺成熟后终止妊娠。

122. **ABCDE** A、B、C、D 均属于急性胎儿窘迫的原因,E 为慢性胎儿窘迫的原因。

123. **ABCDE** 急性胎儿窘迫的临床表现包括胎心率异常(持续>160 次/分或<120 次/分)、胎动异常(胎动频繁、减弱、次数减少)、胎儿酸中毒等。羊水胎粪污染并不是胎儿窘迫的征象。

124. **ABCDE** 慢性胎儿窘迫主要发生于妊娠晚期,常表现为:①胎儿生物物理评分低:≤4 分为胎儿窘迫,6 分为胎儿可疑缺氧(A 对)。②胎盘功能减退:正常孕妇 24 小时尿雌三醇应>15mg,若<10mg 提示胎盘功能不良。③胎动减少或消失:正常胎动>30 次/12 小时,若胎动<10 次/12 小时为胎动减

少,是胎儿缺氧的重要表现。④胎心率异常:胎心率正常值为110~160次/分。胎儿慢性缺氧时,NST无反应型胎动时胎心率加速≤15次/分。

125. ABCDE　胎儿窘迫常有胎动改变,胎动计数可大致反映胎儿宫内是否缺氧,简单有效。

126. ABCDE　127. ABCDE　128. ABCDE　①单纯羊水胎粪污染不是胎儿窘迫的表现,故不能根据羊水浅绿色诊断为胎儿窘迫。本例胎心率正常,可首先应用胎儿电子监护仪了解胎儿宫内情况,以排除胎儿窘迫。胎动计数可粗略反映胎儿有无缺氧,但没有胎儿电子监护准确,故最佳答案为B而不是A。②胎心率频繁晚期减速常见于胎盘功能减退、胎儿宫内窘迫。胎心率频繁早期减速提示胎头受压,变异减速常提示脐带受压。胎心率一过性加速、基线摆动≥6次/分表示胎儿有一定的储备能力,是健康胎儿的表现。③观察1小时,产程有进展(宫口从3cm开大为4cm),且早期减速不是胎儿窘迫的征象,故可严密观察产程变化,继续阴道分娩。

129. ABCDE　130. ABCDE　①胎儿宫内死亡超过3周仍未排出,退行性变的胎盘组织可释放凝血活酶进入母血循环,激活血管内凝血因子,容易引起弥散性血管内凝血(DIC)。胎死宫内4周以上,则发生DIC的机会增多。②DIC是胎盘早剥最严重的并发症,一旦发生,病死率较高。

131. ABCDE　132. ABCDE　133. ABCDE　134. ABCDE　①孕28周正常宫底高度应在脐上3横指,孕16周末宫底高度在脐耻之间,可见本例宫底高度小于正常。正常初产妇孕20周可自觉胎动,但本例孕27周仍未感觉胎动,应诊断为死胎。胎儿窘迫可有胎动,故不答A。孕妇无阴道流血史,故不答D、E。胎儿生长受限可有宫底高度小于正常,但不会出现胎动消失。②确诊死胎首选B超检查,发现无胎心搏动即可确诊。③死胎一旦确诊,应尽早引产。B、C、D都属于引产方法,但对于孕28周前无子宫手术史者,首选阴道内放置米索前列醇引产,安全有效,且方法简单。对于孕28周后的引产方式可根据产科指南决定。④本例从孕20~27周均未感觉胎动,说明胎死宫内超过4周,发生DIC的可能性极大,故引产前应行凝血功能检查,以防严重出血。

135. ABCDE　前置胎盘是妊娠晚期的严重并发症之一,也是妊娠晚期阴道流血最常见的原因,发病率为0.24%~1.57%。

136. ABCDE　正常妊娠时胎盘附着于子宫体前壁、后壁或侧壁。妊娠28周后,若胎盘附着于子宫下段、下缘达到或覆盖子宫颈内口,位置低于胎先露部,称为前置胎盘。

137. ABCDE　①前置胎盘腹部检查可见子宫软,无压痛,大小与孕周相符。由于子宫软,故胎位能扪清楚,胎心音可闻及。胎位不清,胎心音听不清是胎盘早剥的特点。由于子宫下段有胎盘占据,影响胎先露入盆,故胎先露高浮,常有胎位异常。②当前置胎盘附着于子宫前壁时,可在耻骨联合上方闻及胎盘杂音(E对)。

138. ABCDE　139. ABCDE　①妊娠期高血压疾病(重度子痫前期)是胎盘早剥的常见病因。妊娠晚期患者突然出现剧烈腹痛,子宫板状硬,应诊断为Ⅲ度胎盘早剥。先兆子宫破裂也可出现剧烈腹痛,子宫板状硬,但主要发生在分娩期,故不答E。②妊娠晚期突然出现无痛性阴道流血,应首先考虑前置胎盘。耻骨联合上方听到胎盘杂音,说明前置胎盘附着于子宫前壁。

140. ABCDE　妊娠28周后无痛性阴道流血首先应考虑前置胎盘。产后检查若前置部位的胎盘母体面有陈旧黑紫色血块附着,或胎膜破口距胎盘边缘<7cm,则可确诊前置胎盘。

141. ABCDE　①妊娠28周后无痛性阴道流血首先应考虑前置胎盘,故可排除选项D、E。②完全性前置胎盘常于孕28周左右第一次阴道出血,且出血量大,可导致失血性休克。边缘性前置胎盘常于妊娠晚期或临产后阴道出血,出血量少,很少引起休克。部分性前置胎盘介于这两者之间。根据题干,本例应诊断为完全性前置胎盘。

142. ABCDE　妊娠28周后无痛性阴道流血首先应考虑前置胎盘。患者阴道流血量少,胎位和胎心率正常,无明显宫缩说明未临产。患者孕周<36周,胎肺尚未成熟,不宜终止妊娠,可使用糖皮质激素促胎肺成熟,期待治疗。

妇产科学试题参考答案及详细解答

143. **ABCDE**　患者妊娠晚期无痛性阴道流血,应首先考虑前置胎盘。患者孕周>36周,说明胎肺已成熟,可尽早终止妊娠。对于阴道流血量较大,胎先露高浮者,首选剖宫产终止妊娠。

144. **ABCDE**　妊娠期高血压疾病的基本病变是全身小血管痉挛,由于底蜕膜螺旋小动脉痉挛,血液在底蜕膜与胎盘之间形成胎盘后血肿,致使胎盘与子宫壁分离,发生胎盘早剥。

145. **ABCDE**　胎盘早剥内出血较多时,可发生子宫胎盘卒中,又称库弗莱尔(Couvelaire)子宫。此时,血液积聚于胎盘和子宫壁之间,胎盘后血肿压力增加,血液浸入子宫肌层,引起肌纤维分离、断裂、变性,当血液渗透至子宫浆膜层时,子宫表面呈现紫蓝色瘀斑。

146. **ABCDE**　胎盘早剥隐性出血是指胎盘边缘附着于子宫壁或由于胎先露部固定于骨盆入口,血液存聚于胎盘与子宫壁之间,无阴道流血。B超检查发现胎盘和子宫壁之间出现液性低回声区,胎盘异常增厚或胎盘边缘"圆形"裂开,即可确诊。A、B、C、D均无特异性,故不答A、B、C、D。

147. **ABCDE**　①妊娠晚期出现高血压、头痛,应考虑妊娠期高血压疾病。妊娠期高血压疾病易并发胎盘早剥。今晨突然出现剧烈腹痛,子宫板状硬,应诊断为胎盘早剥。子宫板状硬为胎盘早剥的特点之一。②妊娠合并急性阑尾炎常表现为转移性右下腹痛,且疼痛不剧烈,不会出现子宫板状硬。前置胎盘常表现为无痛性阴道出血。先兆子宫破裂常表现为子宫病理性缩复环、下腹压痛、胎心异常和血尿。先兆早产常表现为规律宫缩,其过程与足月产相似。

148. **ABCDE**　妊娠晚期有痛性阴道流血,硬如板状,胎心不清,应诊断为胎盘早剥。

149. **ABCDE**　①在临产前胎膜破裂称为胎膜早破。破膜后阴道内的病原微生物易造成宫内上行感染,若破膜时间超过24小时,感染率较正常破膜增加5~10倍。②胎膜早破易诱发早产,30%~40%的早产与胎膜早破有关。③胎膜早破是产褥期感染的常见原因。④胎先露未衔接者胎膜早破后,脐带脱垂的危险性增加,易导致胎儿窘迫。⑤胎膜早破不会延缓产程进展,故答C。

150. **ABCDE**　151. **ABCDE**　152. **ABCDE**　①妊娠晚期突然有痛性阴道流血,应考虑胎盘早剥。重度胎盘早剥腹痛严重,阴道出血量少,子宫板状硬,可有胎心音改变。结合病史及临床表现,本例应诊断为胎盘早剥。前置胎盘常表现为妊娠晚期无痛性阴道流血。先兆子痫常表现为妊娠20周后出现高血压、尿蛋白、水肿、头痛头晕、视物模糊等。继发性贫血可表现为贫血貌,但不能概括题干所述的症状和体征。低张力性子宫收缩乏力表现为宫缩乏力,不会出现子宫板状硬。②确诊胎盘早剥最有价值的辅助检查是产科B超。胎心监护只能了解宫内胎儿的安危。胎盘早剥不宜行阴道检查。血白细胞计数及分类、血红细胞计数及血红蛋白测定均无特异性,故不答D、E。③患者妊娠39周,已足月,发生胎盘早剥,但宫口未开,胎儿缺氧(胎心减慢至110次/分),应立即行剖宫产尽快结束妊娠。输液、输血为一般性治疗措施。本例应为足月妊娠,而不能行缩宫素引产。本例尚未临产,但胎心减慢,胎位不清,应尽快结束分娩,不能给予镇静剂等待产程发动。本例宫口未开,不能行人工破膜。

153. **ABCDE**　154. **ABCDE**　155. **ABCDE**　①初产妇,孕20周后出现头痛,血压增高,应考虑妊娠期高血压疾病,此为胎盘早剥的常见病因。患者妊娠28周后出现有痛性阴道流血,应首先考虑胎盘早剥。Ⅱ度胎盘早剥常表现为子宫大于妊娠周数,子宫张力增高。前置胎盘常表现为妊娠晚期无痛性阴道流血。子宫破裂常继发于先兆子宫破裂,多表现为突发下腹部撕裂样剧痛,子宫收缩停止,全腹压痛、反跳痛,腹壁下可扪及胎体,胎心音消失。患者为持续性腹痛,而不是规律性宫缩,不能诊断为早产临产。急性阑尾炎常表现为转移性右下腹痛。②胎心100次/分,说明存在宫内窘迫。对于Ⅱ、Ⅲ度胎盘早剥,应立即剖宫产终止妊娠。静脉滴注硫酸镁常用于治疗妊娠期高血压疾病,但对胎盘早剥无效,故不答B。患者宫口未开,短时间内不可能经阴道分娩,故不答C、D。胎盘早剥严重危及母儿生命,应紧急处理,不应等待胎肺成熟后再择期终止妊娠。③胎盘早剥是妊娠期发生凝血功能障碍最常见的原因,因此胎盘早剥患者发生产时出血,应首先考虑凝血功能障碍所致。患者子宫质硬,不能诊断为子宫收缩乏力。患者为产时出血,而不是产后出血,不可能诊断为产褥感染。本例为剖宫产,不可能发生胎盘残留和软组织裂伤,故不答D、E。

156. ABCDE 157. ABCDE 158. ABCDE ①患者孕16周⁺，搬重物后下腹痛，阴道大量流液，此为羊水，应考虑胎膜早破。胎膜已破，说明流产不可避免，应诊断为难免流产。②正常阴道液pH为4.5~5.5，羊水pH为7.0~7.5。若pH≥6.5，提示胎膜早破，准确率90%，故答D。注意：一般病理产科的确诊均首选B超检查，但胎膜早破的诊断例外。③妊娠<24周的胎膜早破，胎儿不能存活，应终止妊娠。胎膜破裂后12小时多自然临产，若12小时内未临产，可给予药物引产。药物流产适用于停经≤49日的早孕，负压吸引适用于妊娠10周内的早孕，本例孕16周⁺，故不答D、E。

159. ABCDE 160. ABCDE ①胎膜破裂后，脐带脱出于宫颈口外，降至阴道内，甚至露于外阴部，称为脐带脱垂。②胎膜未破时脐带位于胎先露部前方或一侧，称为脐带先露。

161. ABCDE 足先露时，胎体与盆壁之间的间隙最大，最易发生脐带脱垂。

162. ABCDE 脐带血循环阻断超过7~8分钟，可导致胎死宫内。

163. ABCDE 164. ABCDE 165. ABCDE ①破膜后出现胎心急性减慢，是脐带脱垂的典型症状。胎盘功能减退常表现为胎心率慢性改变。胎头受压常表现为胎心早期减速。脐带绕颈常表现为胎儿窘迫、胎心变异减速。前置胎盘常表现为妊娠晚期无痛性阴道流血。②脐带脱垂首选阴道检查，若在阴道内触及脐带，或见脐带脱出于外阴，即可确诊。虽然B超可以确诊脐带脱垂，但耗时复杂，不应作为首选。因为脐带血流受阻7~8分钟，即可胎死宫内，此时急救应争分夺秒，不可能做B超检查。③产妇宫口尚未开全，应立即取头低臀高位，将胎先露部上推，应用宫缩抑制剂，以缓解脐带受压，严密监测胎心，立即剖宫产。

166. ABCDE 影响分娩的四大因素包括：产力、产道、胎儿及产妇精神心理因素，不包括胎心率。

167. ABCDE 临产后子宫收缩具有节律性、对称性、极性、缩复作用的特点。子宫收缩以宫底部最强、最持久，向下逐渐减弱，宫底部收缩力的强度几乎是子宫下段的2倍，此为宫缩力的极性。

168. ABCDE ①女型骨盆的骨盆入口平面呈横椭圆形，横径（13cm）大于前后径（11cm）。骨盆出口平面由两个不在同一平面的三角形组成，其前后径（11.5cm）大于横径（9cm）。骨盆倾斜度是指妇女站立时，骨盆入口平面与地平面所形成的角度，正常值为60°。②中骨盆平面为骨盆最小平面，是骨盆腔最狭窄的部分（E对）。

169. ABCDE ①骨盆出口前后径是指耻骨联合下缘至骶尾关节间的距离，故答B。②骨盆入口前后径是指耻骨联合上缘中点至骶岬上缘正中间的距离。骨盆出口前矢状径是指耻骨联合下缘中点至坐骨结节间径中点间的距离。

170. ABCDE 软产道是由子宫下段、宫颈（子宫颈部）、阴道及骨盆底软组织构成的弯曲通道，子宫下段由非孕时长约1cm的子宫峡部伸展形成。子宫体部不参与软产道的组成。

171. ABCDE 临产后由于子宫肌纤维的缩复作用，子宫上段肌壁越来越厚，下段肌壁被牵拉越来越薄。由于子宫上下段的肌壁厚薄不同，在两者间的子宫内面形成一环状隆起，称为生理性缩复环。正常情况下，此环不易自腹壁见到，局部无压痛。

172. ABCDE 173. ABCDE 174. ABCDE 175. ABCDE 176. ABCDE ①双顶径（BPD）是指两侧顶骨隆突间的距离，为胎头最大横径。临床上常用B超检测BPD以判断胎儿大小。②枕颏径（大斜径）是指颏骨下方中央至后囟顶部间的距离，是胎头最长的径线。足月儿正常值：双顶径9.3cm，枕额径11.3cm，枕下前囟径9.5cm，枕颏径13.3cm。枕颞径为不规范化名称。③枕左前位分娩时，胎头以双顶径进入骨盆入口平面。④胎头颅骨最低点接近或到达坐骨棘水平，称为衔接。枕左前位分娩时，胎头取半俯屈状态以枕额径进入骨盆入口，进行衔接。⑤胎头以枕额径进入骨盆腔降至骨盆底时，胎头枕部遇到肛提肌阻力，借杠杆作用进一步俯屈，变胎头枕额径（周径34.8cm）为枕下前囟径（周径32.6cm），以适应产道。

177. ABCDE 胎头围绕骨盆纵轴旋转，使其矢状缝与中骨盆及骨盆出口前后径相一致的动作，称为内旋转。内旋转从中骨盆平面开始，至骨盆出口平面完成，以适应中骨盆及骨盆出口前后径大于横径的特点,有利于胎头下降。

178. ABCDE　枕左前位分娩时,胎头下降达阴道外口,宫缩和腹压继续迫使胎头下降,而肛提肌收缩力又将胎头向前推进。两者的合力使胎头沿骨盆轴下段向下向前的方向转向前,胎头枕骨下部达耻骨联合下缘时,以耻骨弓为支点,胎头逐渐仰伸。当胎头仰伸时,胎儿双肩径沿左斜径进入骨盆入口。

179. ABCDE　180. ABCDE　①大多数孕妇在临产前24~48小时,因宫颈内口附近的胎膜与该处的子宫壁剥离,毛细血管破裂有少量出血经阴道排出,称为见红,是先兆临产比较可靠的征象。②临产开始的标志为规律且逐渐增强的子宫收缩,同时伴随进行性宫颈管消失、宫口扩张和胎先露下降。

181. ABCDE　胎头沿骨盆轴前进的动作称为胎头下降,临床上常将胎头下降的程度作为产程进展的重要标志。胎头下降程度是决定胎儿能否经阴道分娩的重要观察指标。

182. ABCDE　临床上常以坐骨棘平面作为判断胎头高低的标志,以胎头颅骨最低点与坐骨棘平面的关系标明胎头下降程度。如胎头颅骨最低点平坐骨棘平面,以"0"表示;在坐骨棘平面上1cm,以"-1"表示;在坐骨棘平面下1cm,以"+1"表示。

183. ABCDE　临床上常以坐骨棘平面作为判断胎头高低的标志,如胎头颅骨最低点平坐骨棘平面,以"0"表示;在坐骨棘平面上2cm,以"-2"表示;在坐骨棘平面下2cm,以"+2"表示。

184. ABCDE　第一产程活跃期是指宫口扩张5~10m。

185. ABCDE　①第一产程是指从临产规律宫缩到宫口开大10cm,分为潜伏期和活跃期。潜伏期是指从临产规律宫缩到宫口开大5cm,活跃期是指宫口开大5~10cm。本例宫口开大6cm,应处于活跃期。初产妇潜伏期超过20小时,称为潜伏期延长。初产妇活跃期不应超过8小时。本例临产仅12小时,宫口开大6cm,应诊断为正常活跃期。②胎膜早破是指临产前发生胎膜破裂,而本例胎膜破裂在临产后,故不答C。

186. ABCDE　①妊娠满37周至不足42周间分娩为足月产,本例妊娠38周,应为足月产。正常足月儿体重2500~4000g,本例预测胎儿体重正常。从题干可知,孕妇骨盆大小、胎位(枕左前位)、胎心均正常。②潜伏期是指从临产规律宫缩到宫口开大5cm,活跃期是指宫口开大5~10cm。本例宫口开大4cm,说明处于第一产程潜伏期。初产妇潜伏期超过20小时,称为潜伏期延长。本例规律宫缩7小时,胎先露已达坐骨棘水平(S=0),说明无产道梗阻,此为正常产程,故无须人工干涉产程进展。

187. ABCDE　①初产妇第一产程一般需11~12小时,本例规律宫缩12小时,说明孕妇仍处于第一产程。本例胎头已过坐骨棘1cm(S+1),说明头盆相称且已衔接。胎心140次/分,说明胎心率正常。故目前产妇产程进展顺利,无须干扰产程。②人工破膜、静脉滴注缩宫素为协调性宫缩乏力第一产程的处理措施,故不答A、D。立即剖宫产为骨性产道狭窄的常规处理措施,故不答C。胎头尚未越过S+3,不宜行会阴侧切,故不答E。

188. ABCDE　①宫缩时胎头露出于阴道口,露出部分不断增大,宫缩间歇期,胎头又缩回阴道内,称为胎头拨露。产妇胎头拨露,说明处于第二产程。胎心早期减速为宫缩时胎头受压的表现。②本例为初产妇,宫口已开全,胎心监护显示早期减速,为正常分娩的产程表现,故应等待自然分娩,严禁行剖宫产、产钳助产,故答E而不是A、B。③50%葡萄糖液静脉注射无产科意义,故不答C。静脉滴注缩宫素主要用于治疗协调性宫缩乏力,故不答D。

189. ABCDE　①产程中,阴道检查能准确估计宫颈管消退、宫口扩张、胎膜破否、胎先露部及其位置。若为头先露,还能了解矢状缝及囟门,确定胎方位。②对角径为骨盆内测量指标。

190. ABCDE　191. ABCDE　192. ABCDE　193. ABCDE　①第二产程是指从宫口开全至胎儿娩出的过程,因此进入第二产程的标志是宫口开全,即宫口开大10cm。②头位分娩时,胎膜多在宫口近开全时自然破裂。③初产妇在宫口开全、经产妇在宫口开大5cm,且宫缩规律有力时,送入分娩室,并做好接产准备。参阅10版《妇产科学》P170。

194. ABCDE　胎心率正常,无宫内缺氧征象。骨盆外测量正常。经产妇在宫口开大5cm,且宫缩规律有力时,送入分娩室,并做好接产准备。

195. ABCDE ①胎儿娩出5分钟,阴道少量流血,为胎盘剥离征象。当确认胎盘完全剥离后,接生者应首先协助胎盘胎膜完整娩出,故答案为D。②如有产后出血史、巨大儿、羊水过多等产后高危因素,可在胎儿胎肩娩出时静脉注射缩宫素,故不答A。缝合会阴伤口、按摩子宫都是在胎盘娩出后才能进行的操作,故不答B、E。牵拉脐带为协助胎盘娩出的措施,故不答C。

196. ABCDE 胎盘剥离的征象有:①宫体变硬呈球形,下段被扩张,宫体被向上推,宫底升高达脐上;②剥离的胎盘降至子宫下段,阴道口外露的一段脐带自行延长;③阴道少量流血;④接产者用手掌尺侧在产妇耻骨联合上方轻压子宫下段时,宫体上升而外露的脐带不再回缩。

197. ABCDE ①胎头矢状缝与骨盆横径一致,说明为横位。后囟(枕骨)在3点,应诊断为枕左横位(LOT)。②LOA为枕左前位,ROA为枕右前位,ROT枕右横位,LOP为枕左后位。

198. ABCDE Apgar评分指标有5项:①心率:无为0分,<100次/分为1分,≥100次/分为2分。②呼吸:无为0分,慢而不规则为1分,规则、啼哭为2分。③肌张力:瘫软0分,四肢稍屈曲1分,活动活跃2分。④喉反射:无反射0分,皱眉1分,哭声响亮2分。⑤皮肤颜色:全身青紫、苍白0分,躯体红润、四肢青紫1分,全身红润2分。根据题干,心率=1分,呼吸1分,肌张力0分,喉反射1分,皮肤颜色0分,Apgar评分共3分。

199. ABCDE A、B、C、D、E都是Apgar评分的指标,其中以皮肤颜色最灵敏,临床病情恶化的顺序为:皮肤颜色→呼吸→肌张力→喉反射→心率。

200. ABCDE 胎头下降缓慢是指第二产程初产妇胎先露下降速度<1.0cm/h,经产妇<2.0cm/h。

201. ABCDE ①第一产程是指从临产规律宫缩到宫口开大10cm,分为潜伏期和活跃期。潜伏期是指从临产规律宫缩到宫口开大5cm,活跃期是指宫口开大5~10cm。目前,本例宫口开大6cm,应处于第一产程活跃期。活跃期宫颈口扩张速度<0.5cm/h,称为活跃期延长,本例12:00至16:30,宫颈口仅扩张1cm,应诊断为活跃期延长。活跃期停滞是指活跃期宫口扩大停止>4小时,而本例宫口扩大停止仅2小时30分钟(即从14:00至16:30),故不能诊断为活跃期停滞,而只能诊断为活跃期延长。③C、D、E均属于第二产程异常,而本例处于第一产程活跃期,故不答C、D、E。

202. ABCDE 滞产是指总产程超过24小时。

203. ABCDE ①头盆不称可导致胎先露部下降受阻,不能紧贴子宫下段及宫颈内口,不能引起反射性子宫收缩,可导致继发性宫缩乏力。②巨大胎儿可使子宫肌纤维失去正常收缩力而致宫缩乏力。③子宫畸形可引起原发性宫缩乏力。④产程早期使用大剂量镇静镇痛剂哌替啶,可抑制宫缩。⑤前列腺素是促进宫缩的物质,因此合成过多将导致妊娠子宫收缩过强。

204. ABCDE 协调性宫缩乏力由于子宫收缩无力,故产程常延长(D对)。A、B、C、E均属于不协调性宫缩乏力的特点。

205. ABCDE ①产妇宫口已开全,说明早期宫缩正常。现宫缩由强转弱,应考虑继发性宫缩乏力而不是原发性宫缩乏力,因为原发性宫缩乏力常表现为产程一开始就出现宫缩乏力。继发性宫缩乏力多见于中骨盆与骨盆出口狭窄。由于本例S+2,说明先露部尚未达骨盆出口,应诊断为中骨盆狭窄而不是骨盆出口狭窄。②骨盆入口狭窄常导致原发性宫缩乏力,胎头高浮。

206. ABCDE ①初产妇第二产程的正常宫缩应为每次持续60秒,间歇1~2分钟,但本例每次宫缩30秒,间隙10~15分钟,应考虑协调性宫缩乏力,易导致产程延长。由于本例宫口开全(一般胎膜已破),胎头S+4提示胎头已降至中骨盆最狭窄的坐骨棘水平以下,因此可经阴道分娩。但由于胎心率减慢(正常值为110~160次/分),说明胎儿宫内窘迫,应行产钳术助产尽快结束分娩,以免胎死宫内(B错C对)。②当胎头下降S≥+3时,一般行阴道分娩,不能行剖宫产(A错)。缩宫素助产不如产钳术助产迅速,因此在胎心不良、胎儿窘迫的情况下,应首选产钳助产而不是缩宫素助产,故不答D。静脉注射地西泮多用于不协调性宫缩乏力,故不答E。解答此类试题时,请记住原则:S+3表示胎头已接近骨盆出口,因为坐骨棘平面距骨盆出口约5cm。因此S≥+3时应经阴道分娩;若合并胎儿窘迫,应加行产钳助产;S≤+2时,应行剖宫产(顺产例外)。

207. ABCDE ①宫口从6cm开大至7cm,说明产妇处于第一产程活跃期。若宫口扩张速度<0.5cm/h,称为活跃期延长。本例3小时宫口扩张1cm,应诊断为活跃期延长,故不答A。孕妇有规律宫缩,故导致活跃期延长的原因最可能为潜伏期协调性宫缩乏力。对于第一产程中发现协调性宫缩乏力,产程无进展,宫口扩张≥3cm、无头盆不称、胎头已衔接者,可先行人工破膜,加速产程进展,观察半小时宫缩仍无好转,再静脉滴注缩宫素加强宫缩,故答D而不是B。②只有经人工破膜、静脉滴注缩宫素等处理后,产程仍无进展或出现胎儿窘迫征象时,才行剖宫产术,故不答E。肌内注射哌替啶主要用于不协调性宫缩乏力的治疗,故不答C。

208. ABCDE ①初产妇临产11小时,宫口开大6cm,应处于正常的活跃期,故不答C。S=0,说明无头盆不称,胎头已衔接。前羊膜囊饱满,说明胎膜未破。为加快产程进展,应行人工破膜。人工破膜的指征是:宫口扩张≥3cm、无头盆不称、胎头已衔接。②肌内注射哌替啶常用于治疗不协调性宫缩乏力。静脉滴注缩宫素常用于治疗协调性宫缩乏力。温肥皂水灌肠常用于初产妇宫口扩张<4cm者。

209. ABCDE 210. ABCDE 211. ABCDE 212. ABCDE ①胎儿体重=宫高×腹围+200=38×105+200=4190g>4000g,应诊断为巨大胎儿。孕38周,胎心率140次/分,说明为足月活胎。第一产程潜伏期是指宫口开大0～5cm,本例宫口开大1cm,应处于第一产程潜伏期。先兆临产可有不规则腹痛,但不会出现宫口扩张和胎先露下降,本例宫口已扩张至1cm,应诊断为临产而不是先兆临产,故答E。②产妇肥皂水灌肠后出现宫缩加强,严禁使用缩宫素,以免子宫破裂。③患者不是一开始就出现宫缩乏力,故不应诊断为原发性宫缩乏力。本例胎心率正常,故不能诊断为胎儿宫内窘迫。本例宫口开大2cm,处于第一产程潜伏期,而不是活跃期,故可首先排除选项D、E。初产妇潜伏期>20小时,称为潜伏期延长。本例已临产21小时仍处于潜伏期,应诊断为潜伏期延长。④频繁出现晚期减速,说明胎儿宫内窘迫,应尽快结束分娩,以免胎死宫内。患者胎先露S≥+3,应经阴道分娩,可行产钳助产,以加快分娩。若S≤+2,可行剖宫产。

213. ABCDE 214. ABCDE 215. ABCDE ①初产妇宫口开大3cm,说明处于第一产程潜伏期。正常潜伏期每次宫缩30~40秒,间歇5~6分钟,但本例每次宫缩30秒,间歇10~12分钟,故应诊断为子宫收缩节律性异常。题干所述与A、C、D无关。腹肌和膈肌收缩力是第二产程的辅助产力,而本例尚处于第一产程潜伏期,故不答E。②本例处于第一产程潜伏期,子宫收缩节律异常,应诊断为不协调性宫缩乏力而不是协调性宫缩乏力。协调性宫缩乏力多发生于活跃期或第二产程,其宫缩节律性正常。治疗不协调性宫缩乏力,首选哌替啶100mg肌内注射,使产妇充分休息,醒后不协调性宫缩乏力多能恢复为协调性宫缩。若经上述处理后,不协调性宫缩未能得到纠正,或出现胎儿窘迫,则行剖宫产。肌内注射缩宫素、静脉滴注麦角新碱只能用于产后止血,严禁用于催产,故不答A、B。人工破膜为协调性宫缩乏力的治疗措施,故不答D。③患者已进入第二产程,S+3,应经阴道分娩而不能剖宫产,故不答A。由于胎心率减慢(正常值110~160次/分),说明胎儿窘迫,应立即行产钳术助产,尽早结束分娩。在第二产程,行产钳术助产要较静脉滴注缩宫素助产快得多,因此在胎儿窘迫缺氧的危急情况下,应首选产钳助产,静脉滴注缩宫素只是辅助治疗措施,故答C而不是D。第二产程无须静脉注射地西泮,故不答E。

216. ABCDE ①产妇烦躁不安,子宫收缩强,应考虑宫缩过强。患者已临产12小时,胎先露仍平坐骨棘水平(S=0),应考虑不协调性宫缩乏力。可给予宫缩抑制剂、哌替啶,以抑制子宫收缩,并密切观察胎儿安危。若宫缩缓解、胎心正常,可等待自然分娩。若宫缩不缓解、已出现胎儿窘迫或病理性缩复环,则应尽早行剖宫产。由于题干要求回答的是此时的急救处理措施,故答D而不是E。②A、B、C均可加强宫缩,严禁使用。

217. ABCDE 218. ABCDE 219. ABCDE ①痉挛性狭窄环是子宫局部平滑肌呈痉挛性不协调收缩,形成的环形狭窄,持续不放松,常见于不协调性宫缩过强。②病理性缩复环是指胎先露下降受阻,子宫收缩过强,子宫体部肌肉增厚变短,子宫下段肌肉变薄拉长,在两者之间形成的环形凹陷,常见于先兆子宫破裂。③生理性缩复环是指临产后由于子宫肌纤维的缩复作用,子宫上段越来越厚,子宫下段越来越薄,在上、下段之间的子宫内面形成一环形隆起,常见于正常分娩中。

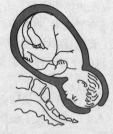
痉挛性狭窄环围绕胎颈

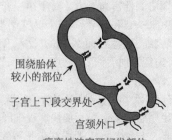
痉挛性狭窄环好发部位

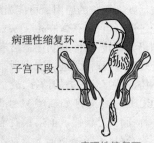
病理性缩复环

220. ABCDE 221. ABCDE 222. ABCDE ①诊断骨盆入口狭窄的重要指标是骶耻外径<18cm,骶耻外径正常值为18~20cm。②诊断中骨盆狭窄的重要指标是坐骨棘间径<10cm,或坐骨棘间径+中骨盆后矢状径<13.5cm。坐骨棘间径正常值为10cm,中骨盆后矢状径(坐骨切迹宽度)正常值为5.5~6cm(3横指)。③诊断骨盆出口狭窄的重要指标是坐骨结节间径<7.5cm,或坐骨结节间径+骨盆出口后矢状径<15cm。若坐骨结节间径<8cm,应加测骨盆出口后矢状径。坐骨结节间径正常值为8.5~9.5cm,骨盆出口后矢状径正常值为8~9cm。这些数据解题中经常用到,请牢记。

223. ABCDE ①初产妇临产后胎头未衔接,胎头未入盆,说明存在骨盆入口平面狭窄。其诊断标准为骶耻外径<18cm,故答B。②对角径是指骶岬上缘中点至耻骨联合下缘之间的距离,正常值为12.5~13cm。髂棘间径是指孕妇两侧髂前上棘外缘之间的距离,正常值为23~26cm。髂嵴间径是指孕妇两侧髂嵴外缘最宽处之间的距离,正常值为25~28cm。坐骨棘间径也称中骨盆横径,是指两坐骨棘之间的距离,正常值为10cm。可见,A、C、D、E项指标均正常。

224. ABCDE ①患者骨盆入口各径线值正常(正常值:骶耻外径18~20cm,髂棘间径23~26cm,髂嵴间径25~28cm),说明无骨盆入口狭窄。坐骨棘间径<10cm,说明存在中骨盆狭窄;坐骨结节间径<8cm,说明存在骨盆出口狭窄,故应诊断为漏斗型骨盆。②女型骨盆的坐骨棘间径应≥10cm。猿人骨盆的骨盆入口呈长椭圆形,入口横径大于前后径。扁平骨盆的特点是骨盆入口前后径(骶耻外径)短而横径(髂棘间径)正常。均小骨盆的三个平面各径线均比正常值小2cm以上。

225. ABCDE 226. ABCDE 227. ABCDE ①产妇骶耻外径正常,说明无骨盆入口狭窄;坐骨棘间径<10cm,说明存在中骨盆狭窄;坐骨结节间径<7.5cm,说明存在骨盆出口狭窄,故应诊断为漏斗型骨盆。扁平骨盆的特点是骨盆入口前后径(骶耻外径)短而横径(髂棘间径)正常,故不答E。②产妇腹痛难忍,宫缩加强,应首先排除选项A、B。协调性宫缩过强的特点是宫缩过强、产程缩短。不协调性宫缩过强可有子宫痉挛性狭窄环、强直性子宫收缩,不易查清胎位,胎心音听不清,故不答C、D。先兆子宫破裂多见于产程长、产道梗阻者,常表现为产妇疼痛难忍,子宫下段压痛等(E对)。③先兆子宫破裂一旦确诊,应抑制宫缩,立即行剖宫产结束分娩。

228. ABCDE 229. ABCDE ①初产妇预产期前1~2周胎头应入盆衔接。足月妊娠正常宫底高度(宫高)为33cm(30.0~35.3cm),而本例临产后12小时,宫高仍达36cm,说明胎头尚未入盆衔接,存在头盆不称、骨盆入口狭窄。诊断骨盆入口狭窄最重要的指标是骶耻外径<18cm,故答C。髂棘间径、髂嵴间径都是反映骨盆入口横径大小的指标。坐骨棘间径是诊断中骨盆狭窄的指标,坐骨结节间径是诊断骨盆出口狭窄的指标。②对角径可反映骨盆入口前后径大小,是诊断骨盆入口狭窄的次选指标,正常值为12.5~13cm。本例对角径<11.5cm,可诊断为骨盆入口狭窄。目前S-1,胎头挤压变

形，应行剖宫产。LOP 为枕左后位。

230. **ABCDE** ①产妇骶耻外径>18cm，说明无骨盆入口狭窄。产妇坐骨棘间径+中骨盆后矢状径<13.5cm，应诊断为中骨盆狭窄，治疗首选剖宫产。②产妇继发性宫缩乏力的原因是中骨盆狭窄。

231. **ABCDE** ①宫口开大 2.5cm，说明处于潜伏期。本例为足月妊娠分娩，胎儿约 3200g。②患者坐骨结节间径+出口后矢状径<15cm，应诊断为骨盆出口狭窄，不宜经阴道分娩，应行剖宫产术。

232. **ABCDE** ①胎儿矢状缝与骨盆前后径一致，应考虑枕后位或枕前位。大囟门在母体骨盆前方，应诊断为持续性枕后位。②若为持续性枕左后位，则矢状缝与骨盆入口左斜径一致。若为持续性枕右后位，则矢状缝与骨盆入口右斜径一致。持续性枕右横位、持续性枕左横位的矢状缝均与骨盆横径一致。

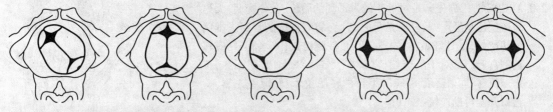

持续性枕左后位　　持续性枕后位　　持续性枕右后位　　持续性枕左横位　　持续性枕右横位

233. **ABCDE**　234. **ABCDE** ①胎头矢状缝与坐骨棘间径一致，说明为横位。枕骨在母体骨盆右侧，应诊断为持续性枕右横位(ROT)。②对于持续性枕横位，若胎头双顶径已达坐骨棘平面或以下，可徒手将胎头枕部转向前方，使矢状缝与骨盆出口前后径一致，或自然分娩，或经阴道助产。本例S+1，说明胎头双顶径已达坐骨棘平面以下，应将胎头顺时针旋转 90 度。

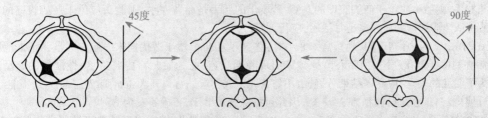

正常情况下枕左前位的胎头内旋转　　　　　　枕右横位（ROT）

235. **ABCDE**　236. **ABCDE** ①临床上最常见的异常胎位是臀先露，占妊娠分娩总数的 3%~4%。②肩先露临产后，宫缩不断加强，胎肩及胸廓一部分被挤入盆腔内，胎体折叠弯曲，胎颈被拉长，上肢脱出于阴道口外，胎头和胎臀被阻于骨盆入口上方，形成忽略性(嵌顿性)肩先露，是对母体最为不利的胎位。

237. **ABCDE** 按照胎儿双下肢所取的姿势，可将臀先露分为三种类型，即单臀先露、完全臀先露(混合臀先露)、不完全臀先露(包括膝先露)，其中以单臀先露最常见。

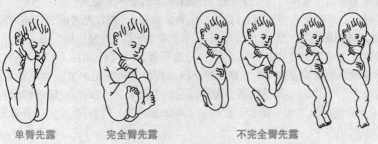

单臀先露　　完全臀先露　　　不完全臀先露

238. ABCDE　臀先露第一产程应少做肛查及阴道检查,严禁灌肠,尽量避免胎膜早破。一旦胎膜早破,应立即听胎心音。若胎心变慢或变快,应行阴道检查,了解有无脐带脱垂。破膜后应取头低足高位,以防脐带脱出。当宫口开大 4~5cm 时,胎足可脱出阴道口。为了使宫颈和阴道充分扩张,可采用"堵"外阴方法,而不是行臀牵引。臀牵引是第二产程的处理措施。

239. ABCDE　LSA 为骶左前位,属于臀先露。足月臀先露剖宫产的指征为:狭窄骨盆、软产道异常、胎儿体重>3500g、胎儿窘迫、妊娠合并症、高龄初产、B 超见胎头过度仰伸、有脐带先露或膝先露、有难产史、不完全臀先露、瘢痕子宫等。本例阴道内扪及一束状物,此束状物应为脐带,应诊断为脐带脱垂,故应立即行剖宫产。

240. ABCDE　①肩先露是对母儿最为不利的胎位,在分娩期,无论初产妇还是经产妇,只要是足月活胎,均应首选剖宫产。本例为初产妇,足月妊娠,肩先露,活胎,破膜已久,羊水流尽,应首选剖宫产。②对于经产妇,宫口扩大 5cm 以上,破膜不久,羊水未流尽,可在乙醚深麻醉下行内转胎位术,转成臀先露,待宫口开全再助产娩出。

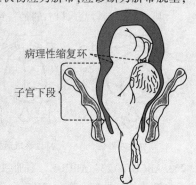

忽略性(嵌顿性)肩先露

241. ABCDE　242. ABCDE　243. ABCDE　①肩先露产妇子宫呈横椭圆形,子宫横径较正常妊娠宽,宫底高度低于孕周。病理性缩复环为嵌顿性肩先露的典型表现。子宫板状硬常见于Ⅲ度胎盘早剥,尖腹常见于初产妇骨盆入口狭窄。②肩先露的指示点为肩胛骨,因此忽略性肩前位的胎背(与肩胛骨同向)应朝向产妇腹壁。若脱出的胎手是胎儿右手,则胎头应位于产妇腹壁的左侧;若脱出的胎手是胎儿左手,则胎头应位于产妇腹壁的右侧,故答 A。③初产妇肩先露足月活胎,应行剖宫产。

244. ABCDE　①足月初产妇,规律宫缩 8 小时,宫口开大 3cm,属于潜伏期末。胎心率虽在正常范围(正常值 110~160 次/分),但胎心监护频繁出现晚期减速,此为胎儿宫内窘迫、急性缺氧的典型表现。为了胎儿的安全,应立即结束分娩,故不答 A、E。②初产妇宫口开大 3cm,胎先露部 S-2,不能经阴道分娩(经阴道分娩的指征为 S≥+3),因此可排除选项 B、D,正确答案为 C。

245. ABCDE　①宫缩乏力导致的产后出血首选静脉滴注缩宫素,缩宫素无效者可选用麦角新碱。②按摩子宫底为一般性治疗措施,故不答 A。宫腔纱布填塞仅用于上述治疗无效者。子宫切除仅用于积极抢救无效,危及产妇生命的大出血患者。

246. ABCDE　胎儿娩出后,随即大量阴道出血,色鲜红,应考虑软产道损伤,应立即检查软产道有无损伤。若有裂伤,应彻底止血,逐层缝合裂伤。

247. ABCDE　①题干已表明胎儿娩出而胎盘未娩出时阴道出血,故胎盘滞留所致产后出血的可能性大。②宫缩乏力常表现为子宫轮廓不清,质软。软产道损伤常表现为胎儿娩出后立即阴道出血。凝血功能障碍常表现为阴道出血不凝固。婴儿体重 3000g,不属于巨大胎儿。

248. ABCDE　经产妇,产程较长,胎儿胎盘娩出后阴道大量出血,应首先考虑宫缩乏力所致的产后出血。

249. ABCDE　250. ABCDE　①死胎易造成凝血功能障碍。患者死胎娩出后出血不止,无血凝块,应考虑凝血功能障碍。宫缩乏力常见于巨大胎儿、产程过长者,多表现为胎儿娩出后子宫轮廓不清。胎盘植入少见。宫颈撕裂伤常表现为胎儿娩出后立即出现鲜红色阴道出血。胎儿娩出后不会立即发生宫内感染,故不答 E。②凝血功能障碍是凝血因子继发性缺乏所致,故应输液输血,补充凝血因子。

251. ABCDE　羊水栓塞是由羊水中的有形物质进入母体血液循环所致,常发生于分娩过程中,尤其胎儿娩出前后的短时间内。

252. ABCDE　羊水栓塞可累及全身各脏器,除心脏外,肾脏是最常受累的脏器,常出现肾脏微血管栓塞、肾脏缺血缺氧,导致肾脏实质性损害,引起急性肾衰竭。

妇产科学试题参考答案及详细解答

253. **ABCDE** ①羊水栓塞是指分娩过程中,羊水突然进入母体血液循环引起急性肺栓塞、过敏性休克、弥散性血管内凝血(DIC)、肾衰竭或猝死等严重分娩并发症。因此健康产妇在分娩过程中,突然出现呼吸困难、发绀、抽搐,甚至休克死亡,首先应考虑羊水栓塞,羊膜早破为其常见病因。②血栓形成不同于血栓栓塞,是一个慢性病理过程,与本例急性发病、突然死亡的特点不符。分娩过程中发生空气栓塞少见。脂肪栓塞常见于股骨干骨折,脂肪肝遭受外伤挤压等,故不答C。急性心肌梗死常表现为突发性心前区剧痛,血压降低,很少出现呼吸困难等症状。

254. **ABCDE** 255. **ABCDE** 256. **ABCDE** 257. **ABCDE** 258. **ABCDE** ①产妇分娩过程中,尤其胎膜破裂时,出现烦躁不安、呼吸困难、抽搐、血压下降,应诊断为羊水栓塞。子痫常表现为抽搐,很少短时间内出现呼吸困难。胎盘早剥常表现为妊娠晚期有痛性阴道出血。子宫破裂常表现为病理性缩复环、下腹部压痛、胎心音异常、血尿四大症状。心力衰竭常表现为呼吸困难、肺部湿啰音、肝脾大等。②羊水栓塞的急救措施包括抗过敏、解除肺动脉高压、改善低氧血症,首选面罩吸氧,糖皮质激素抗过敏。③A、B、C、D 都是解除肺动脉高压的药物,但首选盐酸罂粟碱,它可松弛平滑肌,扩张冠状动脉、肺小动脉,降低小血管阻力。④羊水栓塞是分娩过程中,羊水中的有形物质经宫颈或宫体损伤处的静脉或宫窦进入母体血液循环所致,因此抽取下腔静脉血,镜检见到胎儿有形成分(胎儿毳毛、角化上皮、胎脂、胎粪)即可确诊本病。⑤羊水栓塞应在病情好转后尽快结束分娩。在第一产程发病者应剖宫产终止妊娠,第二产程发病者可阴道助娩。本例宫口开大7cm,为第一产程发病,故应首选剖宫产结束分娩。

259. **ABCDE** 瘢痕子宫是近年来子宫破裂的常见原因,如剖宫产术、子宫肌瘤剔除术、宫角切除术、子宫成形术后等。在妊娠晚期、分娩期,宫腔内压力增高可使瘢痕子宫破裂。

260. **ABCDE** A、B、C、D 属于先兆子宫破裂的四大典型症状,E 是完全性子宫破裂的症状,而不是先兆子宫破裂的表现。

261. **ABCDE** 忽略性(嵌顿性)肩先露易导致病理性缩复环,引起子宫破裂。

262. **ABCDE** ①先兆子宫破裂多发生于分娩期,表现为子宫病理性缩复环、下腹部压痛、胎心音异常和血尿四大特点,其中病理性缩复环为先兆子宫破裂的特征,因此本例应诊断为先兆子宫破裂。②子宫完全性破裂后腹痛反而减轻,腹壁下可扪及胎体,胎心音消失。重度胎盘早剥常表现为妊娠晚期有痛性阴道出血、休克等。羊水栓塞常表现为分娩期突发寒战、咳嗽、呼吸困难、抽搐、昏迷,甚至死亡。妊娠合并急性泌尿系统感染常表现为尿频、尿急、尿痛,可有血白细胞计数增高等。

263. **ABCDE** 瘢痕子宫是子宫破裂的常见病因,因此曾行剖宫产者产前严禁使用缩宫素催产。

264. **ABCDE** 265. **ABCDE** 266. **ABCDE** 267. **ABCDE** 268. **ABCDE** 269. **ABCDE** ①足月初产妇,产程过长,下腹剧痛,血尿,耻骨联合上方压痛,应考虑先兆子宫破裂。胎心率正常,不能诊断为胎儿窘迫。子宫破裂常表现为腹膜刺激征,胎心消失,胎儿死亡。协调性宫缩过强常表现为急产。胎盘早剥常表现为妊娠晚期有痛性阴道流血。②产妇骨盆入口径线(骶耻间径、骶耻外径)正常,而中骨盆和骨盆出口径线(坐骨棘间径、坐骨结节间径)过短,应诊断为漏斗型骨盆。③子宫破裂常表现为先兆子宫破裂之后,产妇突感一阵撕裂样剧痛,子宫收缩骤然停止,腹痛稍缓解,待羊水、血液进入腹腔,又出现全腹持续性疼痛,压痛、反跳痛明显。根据题干,本例应诊断为子宫破裂。④子宫破裂若行阴道检查,可见阴道少量鲜血流出,胎先露部升高,开大的宫颈口缩小,部分患者可扪及宫颈或子宫下段裂口。病理性缩复环为先兆子宫破裂的腹部体征。⑤子宫破裂B超检查可见胎儿死亡,胎心胎动消失,胎儿位于子宫侧方(子宫旁)。⑥子宫破裂后,无论胎儿是否存活,均应尽快手术治疗。

270. **ABCDE** 产褥期是指从胎盘娩出至产妇全身各器官除乳腺外恢复正常未孕状态所需的一段时间,通常为产后 6 周。

271. **ABCDE** 产后 72 小时内产妇循环血量增加 15%~25%,易发生心力衰竭。

272. **ABCDE** 产褥期子宫变化最大,子宫复旧一般需 6 周。

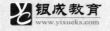

421

273. ABCDE 子宫在胎盘娩出后逐渐恢复至未孕状态的全过程,称为子宫复旧,需时6周。影响子宫复旧的因素包括:①部分胎盘、胎膜残留;②宫内感染或盆腔感染为主要因素(A对);③膀胱过度充盈,如产后尿潴留;④子宫肌壁间肌瘤、子宫腺肌病;⑤子宫过度后倾、后屈,影响恶露排出;⑥多胎妊娠、羊水过多;⑦多次分娩引起子宫纤维组织相对增多;⑧胎盘过大。

274. ABCDE 产妇循环血量于产后2~3周恢复至未孕状态。

275. ABCDE ①产后3~4天,产妇可有乳房胀痛,有热感,多因乳房过度充盈及乳腺管阻塞所致,一般于产后7天乳腺管通畅后自然消退。施行母婴同室,产后多让新生儿吸吮双乳,可缓解乳胀。②生麦芽煎服、芒硝外敷,均为退奶的方法,严禁使用。少喝水不一定减少乳汁分泌,但可导致产妇水分摄入不足。产妇仅有乳房胀痛,没有充血发红,不能诊断为急性乳腺炎,无须使用抗生素。

276. ABCDE ①在产褥早期因宫缩引起下腹部阵发性剧烈疼痛,称为产后宫缩痛,多于产后1~2日出现,持续2~3日自然消失,多见于经产妇,一般无须处理。②本例产后阴道流血不多,无须按摩子宫,给予止血药物。肠梗阻常表现为腹痛腹胀,恶心呕吐,肛门停止排气排便。本例体温不高,无感染征象,无须使用抗生素。

277. ABCDE ①产妇体温可在产后24小时内略升高,但一般不超过38℃。②胎盘娩出后,子宫圆而硬,宫底在脐下一指。产后第1日略上升至脐水平,以后每日下降1~2cm,至产后10日子宫降入骨盆腔内(B对)。③白细胞总数于产褥早期较高,可达(15~30)×10⁹/L,一般1~2周恢复正常。④产后脉搏在正常范围内,一般略慢,60~70次/分。⑤产后血性恶露持续3~4日,出血量逐渐减少,浆液增多,转变为浆液性恶露。

278. ABCDE 产后2小时内极易发生严重并发症,如产后出血、子痫、产后心力衰竭等,应在产房内严密观察产妇的生命体征、子宫收缩情况及阴道出血量等。

279. ABCDE 产后2小时内极易发生严重并发症,如产后出血、子痫、产后心力衰竭等,故应在产房内严密观察产妇的生命体征、子宫收缩情况、阴道流血量,并注意宫底高度及膀胱是否充盈等。

280. ABCDE 世界卫生组织鼓励母乳喂养,建议在产后1小时内开始哺乳。

281. ABCDE A、B、C、D、E均可导致产褥感染,但以β-溶血性链球菌致病性最强,该菌能产生致热外毒素与溶组织酶,使病变迅速扩散,导致严重感染。

282. ABCDE A、B、C、E均属于产褥感染,而急性乳腺炎不属于产褥感染。

283. ABCDE 284. ABCDE ①急性子宫内膜炎常表现为子宫内膜充血、坏死,恶露量多,臭味明显,但中毒症状相对较轻。急性子宫肌炎常表现为腹痛、脓性恶露,量较少,子宫压痛明显,但中症状明显,常有高热、头痛、外周血白细胞计数明显增高等。根据题干,本例应诊断为急性子宫内膜炎而不是子宫肌炎。②急性输卵管炎常有发热、腹痛,宫旁压痛及炎性包块,无明显恶露。③急性盆腔腹膜炎、急性弥漫性腹膜炎均有明显全身症状及腹膜炎体征。

285. ABCDE 滴虫阴道炎是由阴道毛滴虫引起的常见阴道炎,其传播方式包括:①经性交直接传播:男性感染滴虫后常无症状,易成为传染源。②间接传播:经公共浴池、浴盆、衣物、污染的器械及敷料等传播。滴虫阴道炎不会垂直传播,垂直传播是指母婴之间经由胎盘传播。

286. ABCDE 287. ABCDE ①滴虫阴道炎的传播方式包括性交直接传播(性接触传播)和间接传播,但主要为性接触传播,由于男性感染滴虫后常无症状,故易为传染源。②外阴阴道假丝酵母菌病主要为内源性传染,少部分可经性交直接传播。

288. ABCDE 289. ABCDE 290. ABCDE ①滴虫阴道炎的白带呈灰黄色、黄白色稀薄液体,或黄绿色脓性分泌物,泡沫状。②外阴阴道假丝酵母菌病的白带特征为白色、稠厚,呈乳状或豆腐渣样。③细菌性阴道病的白带特点是稀薄、均质、白色、鱼腥臭味。

291. ABCDE 292. ABCDE 293. ABCDE ①治疗滴虫阴道炎最常用的药物是甲硝唑。②治疗外阴阴道假丝酵母菌病,应选用抗真菌药物氟康唑。③治疗细菌性阴道病首选抗厌氧菌药物甲硝唑。

妇产科学试题参考答案及详细解答

294. ABCDE 295. ABCDE   ①细菌性阴道病是阴道内正常菌群失调所致的一种混合性感染,但临床及病理特征无炎症改变。②取阴道分泌物少许放在玻片上,加入10%氢氧化钾溶液1~2滴,产生烂鱼肉样腥臭气味,称为氨臭味试验阳性,常见于细菌性阴道病。

296. ABCDE   ①"阴道分泌物稀薄脓性、泡沫状、有异味"为滴虫阴道炎的典型特点,故答B。②A为外阴阴道假丝酵母菌病的特点。C为衣原体感染的特点。D为梅毒的特点。E为淋病的特点。

297. ABCDE   阴道分泌物灰白色、稀薄、泡沫状,为滴虫阴道炎的特点。

298. ABCDE   A、B、C、D、E 5项外阴阴道炎中,只有滴虫阴道炎以性接触传播为主,故需要同时对性伴侣进行治疗。

299. ABCDE   假丝酵母菌为机会致病菌,合并糖尿病时,机体免疫力下降,阴道组织内糖原增加,酸度增高,有利于假丝酵母菌繁殖,从而导致外阴阴道假丝酵母菌病。

300. ABCDE   ①凝乳状白带为外阴阴道假丝酵母菌病的特点,故答E。②细菌性阴道病的白带特点为均质、稀薄、白色、鱼腥臭味。萎缩性阴道炎的阴道分泌物稀薄,呈淡黄色。外阴硬化性苔藓主要表现为外阴瘙痒,阴道分泌物多正常。非特异性外阴炎常表现为外阴充血、肿胀、糜烂,阴道分泌物多无异常。

301. ABCDE   ①患者外阴瘙痒,局部充血,阴道黏膜表面有白色凝乳状物覆盖,阴道分泌物镜检找到假菌丝,应诊断为外阴阴道假丝酵母菌病,治疗首选制霉菌素栓。②真菌感染不宜使用糖皮质激素、干扰素。雌激素常用于治疗萎缩性阴道炎。甲硝唑常用于治疗滴虫阴道炎。

302. ABCDE   1983年,Amsel等提出了诊断细菌性阴道病的4项标准,即:①阴道分泌物增多,均质、稀薄;②镜检找到线索细胞;③阴道分泌物pH>4.5;④胺臭味试验阳性。4项标准中有3项即可确诊。本例有①③④项标准,故可确诊为细菌性阴道病。

303. ABCDE   阴道分泌物线索细胞阳性,应诊断为细菌性阴道病,治疗首选甲硝唑。

304. ABCDE   ①患者人工流产术后第4天出现发热,应考虑感染,而不是吸宫不全、不全流产,故可首先排除选项B、C。②人工流产是急性盆腔炎的常见病因,本例人工流产后子宫压痛明显,而双侧附件区无压痛,说明病变部位在子宫而不是输卵管,故答案为E而不是D。患者宫颈举痛阴性,故不答A,因为盆腔腹膜炎常有含纤维素的渗出液,而形成盆腔脏器粘连,导致宫颈举痛明显。

305. ABCDE   ①患者下腹疼痛,发热,阴道脓性分泌物,应考虑炎性疾病,故不答A、C、D,A、C、D均不会出现阴道脓性分泌物。②患者有药物流产史,发热,下腹痛,阴道脓性分泌物,宫颈举痛,右侧附件区压痛,应诊断为急性盆腔炎。③急性阑尾炎常表现为转移性右下腹痛,且无阴道分泌物、宫颈举痛。

306. ABCDE   ①人工流产为急性盆腔炎的常见诱因。患者人工流产后下腹痛,宫颈举痛,右侧宫旁明显压痛,B超示混合性回声包块,应诊断为急性盆腔炎。②盆腔结核常慢性起病,病程迁延,多有低热、盗汗等结核中毒症状。卵巢肿瘤蒂扭转常突发一侧下腹疼痛,与改变体位有关。急性阑尾炎常表现为转移性右下腹疼痛,右下腹压痛、反跳痛,不会出现宫颈举痛。黄体破裂常表现为突发下腹疼痛,腹腔内出血。

307. ABCDE   ①流产、清宫是盆腔炎性疾病的常见病因。患者清宫后腹痛伴发热,宫颈口脓性分泌物,白细胞计数和中性粒细胞比例增高,应诊断为盆腔炎性疾病。②A、C、D均不属于炎性疾病,故不答A、C、D。E显然不是正确答案。

308. ABCDE   患者有尿频、尿痛等刺激症状,脓性白带,宫颈管分泌物涂片查见中性粒细胞内革兰氏阴性双球菌,多为淋球菌所致。应诊断为急性淋菌性盆腔炎,治疗首选三代头孢菌素(头孢曲松、头孢西丁等),氧氟沙星为次选药物。四环素临床少用。阿奇霉素为支原体、衣原体感染的首选药物。青霉素为治疗梅毒的首选药物。

309. ABCDE 310. ABCDE   ①子宫内膜异位症是指子宫内膜组织(腺体和间质)出现在子宫体以外的部位。②子宫腺肌病是指子宫内膜侵入肌层。

311. ABCDE 312. ABCDE 313. ABCDE 314. ABCDE ①子宫内膜异位症的典型体征是子宫后倾固定,直肠子宫陷凹、宫骶韧带可触及痛性结节,一侧或双侧附件处触及囊实性包块。②子宫腺肌病的典型体征是子宫均匀增大或局限性隆起,质硬,有压痛。③输卵管妊娠破裂的典型体征是腹腔内出血,宫颈举痛,子宫漂浮感。④子宫肌瘤的典型体征是子宫增大,表面不规则,单个或多个结节状突起。⑤子宫不均匀性增大为妊娠滋养细胞肿瘤的典型体征。

315. ABCDE 316. ABCDE 317. ABCDE 318. ABCDE 319. ABCDE 320. ABCDE ①子宫内膜异位症的典型症状是继发性痛经,进行性加重。②子宫腺肌病的典型症状是继发性痛经,进行性加重,患者可有经量过多、经期延长,故最佳答案为A而不是C。③宫颈癌的典型症状是接触性出血,即性生活或妇科检查后阴道流血。④子宫肌瘤的典型症状是经量增多、经期延长,多见于肌壁间肌瘤、黏膜下肌瘤。⑤子宫内膜癌的典型症状是绝经后不规则阴道流血,量一般不多。⑥完全性葡萄胎的典型症状是停经后阴道流血,约占80%,表现为停经8~12周开始不规则阴道流血,量多少不定。

321. ABCDE A、B、C、D均属于子宫内膜异位症的病因学说,连续排卵学说为卵巢癌的发病学说。

322. ABCDE ①子宫内膜异位症的基本病理变化是异位子宫内膜随卵巢激素的变化而发生周期性出血,导致病变周围纤维组织增生,病变区可出现紫褐色斑点或小泡,最终可发展为卵巢巧克力囊肿。②子宫内膜异位症在形态学上呈良性表现,但在临床行为学上类似恶性肿瘤,具有种植、侵袭及远处转移的能力,但极少发生恶变,恶变率低于1%。

323. ABCDE 子宫内膜异位症的典型症状是继发性痛经,进行性加重,约40%的子宫内膜异位症患者伴不孕症。

324. ABCDE 325. ABCDE 326. ABCDE ①诊断子宫内膜异位症最常用的方法是B超,其敏感性和特异性均在96%以上。盆腔MRI对子宫内膜异位症有诊断价值,但费用昂贵,不作为首选检查。②腹腔镜检查是确诊子宫内膜异位症的重要手段,也是临床分期的依据。

327. ABCDE ①育龄期妇女继发性痛经伴不孕,后穹隆结节,首先应考虑子宫内膜异位症。右侧附件囊性包块为卵巢异位囊肿,故答A。②子宫肌瘤无继发性痛经,常表现为经量增多、经期延长。子宫腺肌病常有继发性痛经,但无卵巢异位囊肿。葡萄胎常表现为停经后阴道不规则流血,可有黄素化囊肿,但无痛经。输卵管囊肿常有盆腔炎的表现。

328. ABCDE ①癌抗原125(CA125)正常值<3.5万U/L(即<35U/ml)。中、重度子宫内膜异位症患者血清CA125可能升高,但多在100U/ml以下,升高不如卵巢癌明显。本例血清CA125正常,故可排除D、E。②输卵管卵巢囊肿本质上属于盆腔炎,是输卵管和卵巢脓肿液化形成,常由急性盆腔炎发展而来,与本例不符,故不答A。卵巢滤泡囊肿一般是生理性的,故不答C。③子宫内膜异位症最易侵犯卵巢,随着病变进展,异位内膜在卵巢皮质内生长、反复周期性出血,可形成单个或多个囊肿,称为卵巢子宫内膜异位囊肿。囊肿直径约5cm,内含暗褐色、似巧克力样糊状陈旧血性液体,故又称为卵巢巧克力囊肿。B超下囊肿呈圆形或椭圆形,囊壁厚而粗糙,囊内有细小絮状光点,故答B。

329. ABCDE 子宫内膜异位症是一种良性疾病,虽可向外播散,但并非恶性肿瘤,其恶变率<1%,无须化疗。可以采用药物治疗和手术治疗,药物治疗多采用假孕或假绝经性激素疗法。对于药物治疗后症状不能缓解、卵巢异位囊肿较大者,可采用腹腔镜手术,包括保留生育功能的手术、保留卵巢功能的手术、根治性手术等。术前、术后可给予药物治疗。

330. ABCDE ①促性腺激素释放激素激动剂(GnRH-α)为人工合成的10肽类化合物,其活性较天然GnRH高百倍,能抑制垂体分泌内源性FSH及LH,导致卵巢激素水平明显下降,出现暂时性闭经,此疗法称为药物性卵巢切除,常用药物有亮丙瑞林、戈舍瑞林。②米非司酮为孕激素受体拮抗剂,达那唑、孕三烯酮为假绝经疗法的药物。甲羟孕酮是假孕疗法的药物。

331. ABCDE ①A、B、C、D、E都是子宫内膜异位症的治疗方法,对于直径≥5cm的卵巢巧克力囊肿,应行手术治疗。由于患者已婚未孕,故应行保留生育能力的手术,可行囊肿切除术。②高效孕激素周期疗法、假孕疗法主要用于轻度子宫内膜异位症的治疗。吲哚美辛主要用于轻度痛经者。假绝经疗法主要用于轻、中度子宫内膜异位症痛经明显者。

332. ABCDE　333. ABCDE　334. ABCDE　335. ABCDE　①育龄期妇女继发性痛经进行性加重，不孕，卵巢囊肿，应诊断为子宫内膜异位症。②诊断子宫内膜异位症的金标准是腹腔镜检查。③宫腔镜主要用于诊断宫腔病变，对子宫内膜异位症的诊断价值不大。④若卵巢异位囊肿≥5cm，应手术治疗，否则可药物治疗。本例囊肿直径3cm，可选用促性腺激素释放激素激动剂（GnRH-α）治疗。

336. ABCDE　子宫腺肌病是由基底层子宫内膜侵入肌层生长所致。目前认为，多次妊娠及分娩、人工流产、慢性子宫内膜炎等造成子宫内膜基底层损伤，与本病的发病密切相关。

337. ABCDE　子宫腺肌病的异位内膜在子宫肌层弥漫性生长，累及后壁居多，故子宫呈均匀性增大。腺肌病病灶与周围肌层无明显界限，无包膜，手术时难以剥出。异位内膜对雌激素有反应性改变，但对孕激素不敏感。异位内膜腺体和间质呈岛状分布为其镜下特征。

338. ABCDE　①患者进行性痛经，经量增多，经期延长，子宫增大，盆腔未触及痛性结节，应诊断为子宫腺肌病。②妊娠子宫应有停经史及早孕反应，故不答A。子宫肌瘤、子宫肥大症进行性痛经少见，故不答B、C。子宫内膜异位症常可触及盆腔痛性结节或双附件囊肿，故不答D。

339. ABCDE　340. ABCDE　341. ABCDE　①患者继发性痛经进行性加重，子宫均匀性增大，应诊断为子宫腺肌病。子宫内膜异位症常有直肠子宫陷凹痛性结节、卵巢囊肿等。子宫肌瘤一般无继发性痛经，且子宫为不均匀增大。子宫肉瘤少见。子宫内膜癌常表现为老年妇女不规则阴道流血。②子宫腺肌病首选B超检查。宫腔镜检查常用于诊断子宫内膜癌。腹腔镜检查为子宫内膜异位症的金标准。MRI、CT可用于诊断子宫腺肌病，但价格昂贵，一般不作为首选检查。③与子宫内膜异位症不同，子宫腺肌病对激素治疗不敏感，不宜药物治疗。本例为围绝经期患者，可行子宫全切除。A、B、C、D均属于子宫内膜异位症的治疗措施。

342. ABCDE　A、B、C、D、E均属于子宫脱垂的病因，但以分娩损伤最常见。分娩时，尤其使用产钳或胎头下降困难的阴道分娩时，盆腔筋膜、韧带、肌肉可能因过度牵拉而被削弱其支撑力量。若产后过早参加体力劳动，特别是重体力劳动，将影响盆底组织张力的恢复，而发生子宫脱垂。

343. ABCDE　子宫脱垂的治疗应个体化，选用合适的治疗方法。①放置子宫托：适用于全身情况较差不宜手术者、妊娠期、产后。②曼氏手术（Manchester手术），即阴道前后壁修补+主韧带缩短+宫颈部分切除术，适用于年龄较轻、宫颈较长、希望保留子宫的Ⅱ、Ⅲ度子宫脱垂伴阴道前后壁脱垂患者。③经阴道子宫全切除术适用于年龄较大、不需要保留子宫的Ⅱ、Ⅲ度子宫脱垂者。④阴道纵隔形成术又称阴道封闭术，适用于年老体弱、不能接受较大手术、不需保留性交功能者。⑤腹腔镜圆韧带缩短术即重建盆底，手术缩短圆韧带，达到悬吊子宫和阴道的目的，适用于单纯性轻度子宫脱垂患者。⑥患者用力屏气时宫颈及部分宫体脱出阴道口外，应诊断为Ⅱ度重型子宫脱垂。本例宫颈前唇有一溃疡，不宜放置子宫托，故不答D。患者年龄60岁，无生育要求，无须保留子宫，故应行经阴道子宫全切除术。曼氏手术常用于年轻人，故不答A。

344. ABCDE　正常情况下，宫颈上皮由宫颈阴道部的鳞状上皮和宫颈管的柱状上皮组成。若柱状上皮逐渐转化为鳞状上皮，即鳞状上皮取代柱状上皮，称为鳞状上皮化生（鳞化）。

345. ABCDE　①子宫颈细胞学检查TBS评价系统将鳞状上皮细胞异常分为5类：不能明确意义的不典型鳞状上皮细胞（ASCUS）、低级别鳞状上皮内病变（LSIL）、高级别鳞状上皮内病变（HSIL）、可疑鳞癌细胞、癌细胞。②LSIL包括HPV感染和CINⅠ；HSIL包括CINⅡ和CINⅢ，为可疑癌前病变。

346. ABCDE　①宫颈上皮内病变的诊断应遵循"三阶梯式"诊断程序，即细胞学检查（HPV检测）→阴道镜检查→组织病理学检查。若细胞学检查发现异常细胞，则应做阴道镜+活组织病理学检查（活检），以明确诊断。②宫颈冷刀锥切或宫颈环形电切术+活检主要适用于宫颈细胞学检查阳性，而宫颈活检阴性者。宫颈管搔刮阳性率及准确率没有阴道镜下活检高，故不答C。HPV-DNA检测只能了解是否存在人乳头瘤病毒感染,常与宫颈细胞学检查一起用于宫颈癌的筛查,不能确诊宫颈癌,故不答E。

347. ABCDE ①人乳头瘤病毒(HPV)高危型(HPV16、18)与子宫颈癌的发病密切相关。高危型HPV可产生病毒癌蛋白,其中E6、E7分别作用于宿主细胞的抑癌基因$p53$、Rb,使之失活或降解,继而通过分子事件导致癌变。②HBV、HCV分别是乙型肝炎、丙型肝炎的病原体。HIV为艾滋病的病原体,EBV为鼻咽癌的病原体。

348. ABCDE　349. ABCDE ①最常见的恶性妇科肿瘤是子宫颈癌。②女性生殖器最常见的良性肿瘤是子宫肌瘤。

350. ABCDE A、B、C都是子宫颈癌的转移途径,其中以直接蔓延最常见,不要误答A。

351. ABCDE 子宫颈癌直接蔓延最常向下累及阴道壁,极少向上、向两侧蔓延。

352. ABCDE　353. ABCDE　354. ABCDE　355. ABCDE　356. ABCDE ①中老年女性,不规则阴道流血,接触性出血,宫口处有菜花状赘生物,应考虑子宫颈癌。子宫颈息肉属于慢性子宫颈炎,一般不会有触血,不会呈菜花状生长。子宫颈肌瘤多为圆形,光滑,质硬,不会呈菜花状。患者体检双侧附件未见异常,故不应诊断为卵巢肿瘤。子宫内膜癌不会出现宫颈口赘生物。②为明确宫颈癌的诊断,准确性最高的是子宫颈活检。③子宫颈癌浸润达盆腔壁,应诊断为ⅢB期。④子宫颈癌ⅢB期不宜手术治疗,只能行放化疗。筋膜外全子宫切除适用于ⅠA1期无淋巴脉管间隙浸润患者。改良广泛子宫切除+盆腔淋巴结清扫适合于ⅠA2期患者。广泛子宫切除+盆腔淋巴结清扫适合于ⅠB1和ⅡA1期患者。⑤放射治疗(放疗)包括体外照射和腔内照射,体外照射多采用直线加速器、^{60}Co等,以治疗宫旁及盆腔淋巴结;腔内照射多采用后装治疗机,以控制局部原发病灶。

357. ABCDE　358. ABCDE　359. ABCDE　360. ABCDE ①癌细胞突破基底膜应为浸润癌而不是原位癌,故可首先排除A。宫颈癌间质浸润深度≤3mm,宽度≤7mm,为ⅠA1期;间质浸润深度>3mm但<5mm,宽度≤7mm,为ⅠA2期。根据题干,本例应诊断为宫颈癌ⅠA2期。②宫颈癌ⅠA2期的首选术式为改良广泛子宫切除+盆腔淋巴结清扫。ⅠA1期行筋膜外全子宫切除术。ⅠB1和ⅡA1期行广泛子宫切除+盆腔淋巴结清扫。ⅠB2和ⅡA2期行广泛子宫切除+盆腔淋巴结清扫+腹主动脉旁淋巴结取样。③盆腔淋巴结为一级组淋巴结,包括宫旁、宫颈旁、闭孔、髂内、髂外、髂总、骶前淋巴结,而腹股沟浅淋巴结属于二级组淋巴结,故答D。④放疗主要适合于部分ⅠB2、ⅡA2期和ⅡB～Ⅳ期患者;化疗主要用于晚期、复发转移的患者。ⅠA2期宫颈癌术后无须放化疗。

361. ABCDE 带蒂浆膜下肌瘤易发生蒂扭转,而出现急腹症。

362. ABCDE 子宫腺肌病,尤其局限型子宫腺肌病,与子宫肌壁间肌瘤非常相似,均有子宫增大,月经增多,两者极易混淆。

363. ABCDE A、B、C、D、E都是子宫肌瘤的变性类型,但以玻璃样变最常见。

364. ABCDE B超常用于子宫肌瘤的诊断,可区分子宫肌瘤与其他盆腔肿块。

365. ABCDE 妊娠期子宫肌瘤易发生红色样变,采用保守治疗通常能缓解。

366. ABCDE ①子宫肌瘤红色样变多见于妊娠期或产褥期,常表现为剧烈腹痛,伴恶心呕吐、发热、白细胞计数增高,检查发现肌瘤迅速增大、压痛。②子宫肌瘤肉瘤样变常见于年龄较大的妇女。子宫肌瘤钙化常见于绝经后妇女。子宫肌瘤囊性变、玻璃样变不会出现剧烈腹痛。

367. ABCDE ①患者月经量多,子宫壁实质性占位病变,应诊断为子宫肌瘤。②对于需要保留生育功能的患者,应行肌瘤切除术。③等待观察适合于无症状的患者。药物治疗效果不佳,仅用于症状轻、近绝经期患者。子宫切除术、宫腔镜子宫内膜切除术适合于无生育要求者。

368. ABCDE　369. ABCDE　370. ABCDE　371. ABCDE ①患者右侧附件区有一肿物,改变体位(排便后)突发右下腹痛,应首先考虑是否为肿物蒂扭转,因此下腹部包块史,对明确诊断最有价值。停经史常用于诊断早孕,但患者末次月经半个月前,不应考虑早孕,故不答A。急性阑尾炎病史常用于诊断阑尾周围脓肿,但患者起病突然,可排除阑尾周围脓肿,故不答B。附件炎病史常用于诊断卵巢囊肿,但患者为实性肿物,故不答 C。流产史常用于诊断急性盆腔炎,但与本例无关。②为明确右侧附件区实性肿物的诊断,当然首选 B 超检查。尿妊娠试验常用于诊断早孕,阴道后穹窿穿刺常用于诊断输卵管妊娠破裂,腹腔镜检查常用于诊断子宫内膜异位症,分段诊刮常用于诊断子宫内膜癌。③B超检查证实右侧附件区实性肿物,质硬,应诊断为子宫浆膜下肌瘤蒂扭转,不要误答为子宫内膜异位症的卵巢囊肿蒂扭转,后者应为囊性肿物。子宫腺肌病不会出现附件区实性肿物,故不答 A。输卵管妊娠破裂常表现为腹腔内出血,但本例血压、脉搏正常,无腹腔内出血征象,故不答 D。急性盆腔炎不会突发与体位改变有关的右下腹痛,故不答 E。④子宫浆膜下肌瘤蒂扭转患者腹膜刺激征明显,应立即剖腹探查。

372. AB**CDE**　A、C、D、E 为 I 型子宫内膜癌的特点,B 为 II 型子宫内膜癌的特点。

373. AB**CDE**　子宫内膜单纯型增生癌变率 1%,复杂型增生癌变率 3%,不典型增生癌变率 23%,故答 C。增殖期子宫内膜、萎缩型子宫内膜与子宫内膜癌无关。

374. AB**CDE**　子宫内膜浆液性癌又称子宫乳头状浆液性腺癌,占 1%~9%,恶性程度高,预后极差。黏液性癌预后较好。

375. AB**CDE**　①淋巴转移为子宫内膜癌最常见的转移途径。②子宫角部或前壁上部癌灶可沿圆韧带淋巴管转移至腹股沟淋巴结。子宫下段、子宫颈管癌灶可转移至宫旁、闭孔、髂内、髂外、髂总淋巴结。子宫底部癌灶常沿阔韧带上部淋巴管网经骨盆漏斗韧带转移至腹主动脉旁淋巴结。③子宫内膜癌血行转移少见,晚期可经血行转移至全身各器官,常见部位为肺、肝、骨等。

376. AB**CDE**　①绝经后妇女,不规则阴道流血,子宫增大,应首先考虑子宫内膜癌。②子宫内膜炎常表现为寒战高热、白细胞计数增高、阴道脓血性分泌物等。子宫腺肌病常表现为继发性痛经进行性加重,经量增多、经期延长,子宫均匀性增大,表面无结节。子宫息肉多位于宫颈,子宫内膜息肉少见。子宫肌瘤常表现为经量增多、经期延长,子宫增大,表面不光滑,多个结节突起,质硬。

377. AB**CDE**　子宫内膜癌内分泌治疗的常用药物是孕激素,孕激素可与癌细胞孕激素受体结合形成复合物进入细胞核,延缓 DNA 和 RNA 的合成,抑制癌细胞生长。

378. AB**CDE**　雌激素可促进子宫内膜增生,是子宫内膜癌的高危因素之一,故禁用。

379. AB**CDE**　380. AB**CDE**　381. AB**CDE**　382. AB**CDE**　383. AB**CDE**　①子宫内膜癌累及宫颈,应属于 II 期。②I 期、II 期子宫内膜癌首选手术治疗,术后可联合放化疗。③子宫内膜癌 II 期首选改良广泛性子宫切除+双侧附件切除+盆及腹主动脉旁淋巴结取样术。筋膜外子宫切除适合 I 期患者。④子宫内膜癌的放疗可分为体外照射和腔内照射两种,体外照射常用 ^{60}Co、直线加速器,腔内照射常用后装治疗机。⑤子宫内膜癌内分泌治疗的常用药物是孕激素,当然应用条件是孕激素受体阳性,孕激素受体阳性者有效率可达 80%。

384. AB**CDE**　A、B 均属于卵巢上皮性肿瘤,C 属于卵巢性索间质性肿瘤,D、E 均属于生殖细胞肿瘤。

385. AB**CDE**　①卵黄囊瘤和畸胎瘤均属于生殖细胞肿瘤,但畸胎瘤更常见,故答 E 而不是 A。②卵巢黏液性囊腺瘤属于上皮性肿瘤,卵巢颗粒细胞瘤属于性索间质性肿瘤,卵巢黄素化囊肿见于葡萄胎。

386. AB**CDE**　卵巢肿瘤常发生盆、腹腔广泛转移,包括横膈、大网膜、腹腔脏器表面、壁腹膜、腹膜后淋巴结等部位,横膈为转移的好发部位,尤其右膈下淋巴丛密集,最易受侵犯。

387. AB**CDE**　A、B、C、D 均属于卵巢癌的常见临床表现,E 为细菌性阴道病的常见表现。

388. AB**CDE**　389. AB**CDE**　390. AB**CDE**　391. AB**CDE**　①年轻女性,右侧附件区巨大囊实性包块以卵巢肿瘤最常见。患者改变体位后突发下腹部疼痛,为卵巢肿瘤蒂扭转所致,故答 A。急性阑尾炎常表现为转移性右下腹疼痛,但右下腹不会触及巨大肿块,故不答 B。卵巢黄体破裂和输卵管妊娠破裂均可有一侧附件区压痛,均可在短期内因腹腔内出血而休克,故不答 C、D。题干所述提示包块位于右侧附件区,边界清楚,说明与子宫无关,故不答 E。②诊断卵巢肿瘤蒂扭转,最简单的影像学检查是盆腔 B 超。血、尿 hCG 测定常用于诊断早孕,血清 AFP 测定常用于诊断卵黄囊瘤,血清 CA125

测定常用于诊断卵巢浆液性癌，阴道后穹隆穿刺常用于诊断宫外孕破裂。③治疗卵巢肿瘤蒂扭转，应立即剖腹探查。④卵巢肿瘤蒂扭转一经确诊，应尽快手术治疗。术中应先在扭转蒂部靠子宫的一侧钳夹，再切除肿瘤和扭转的蒂部，钳夹前不可先将扭转的蒂复位，以防血栓脱落造成重要器官栓塞。术中不能行肿瘤剜出，以免将肿瘤弄破，污染腹腔。切除的标本应常规送病理学检查，依据术中快速切片结果，进一步决定手术方式和切除范围。

392. ABCDE A、B、C、D、E 均属于卵巢上皮癌。癌抗原125（CA125）是一种糖蛋白性肿瘤相关抗原。胚胎发育期的体腔上皮可找到此抗原，如胸膜、心包膜、腹膜、输卵管内膜、子宫内膜及宫颈内膜等，在正常卵巢组织中不存在。最常见于卵巢肿瘤患者血清中，也可见于乳房、肾脏、胃肠道肿瘤等，故CA125 测定的特异性不高。约80%的卵巢上皮性癌（尤其是浆液性腺癌）患者血清 CA125 升高（>35U/ml），但黏液性卵巢癌不存在 CA125，因此在所给 5 个选项中，CA125 检测对浆液性腺癌的特异性相对较高。由于 CA125 特异性不高，但敏感性较高，故临床上主要用于病情监测。

393. ABCDE ①甲胎蛋白（AFP）是由胚胎的卵黄囊及不成熟肝细胞分泌的一种特殊蛋白质，其血清含量随着胚胎发育、卵黄囊成熟、肝细胞成熟而相应降低，出生后数日至数周即不能测出。卵黄囊瘤的组织可分泌大量 AFP，其敏感性几乎为 100%，为诊断卵黄囊瘤的特异性指标。参阅 4 版《实用妇产科学》P657。②目前尚未发现无性细胞瘤分泌的特殊肿瘤学标记。成熟性畸胎瘤可分泌甲状腺激素。颗粒细胞瘤可分泌雌激素，卵巢上皮性肿瘤可分泌 CA125。

394. ABCDE 长得最大的卵巢肿瘤是黏液性囊腺瘤，其他肿瘤很少长得如此之大。

395. ABCDE ①卵黄囊瘤（内胚窦瘤）和无性细胞瘤均属于高度恶性的卵巢生殖细胞肿瘤。颗粒细胞瘤属于低度恶性的卵巢肿瘤。支持-间质细胞瘤也称睾丸母细胞瘤，高分化者为良性肿瘤，中、低分化者为恶性肿瘤。②卵巢纤维瘤属于良性肿瘤，而纤维肉瘤为恶性肿瘤。

396. ABCDE ①颗粒细胞瘤能分泌雌激素，可使子宫内膜增生，甚至形成子宫内膜癌。②畸胎瘤可分泌甲状腺激素，导致卵巢甲状腺肿。卵黄囊瘤能分泌甲胎蛋白，导致血清 AFP 增高。卵巢纤维瘤常伴腹腔积液和胸腔积液。卵巢浆液性肿瘤不能分泌激素，故不会促进子宫内膜增生。

397. ABCDE ①生殖细胞肿瘤（内胚窦瘤）恶性程度高，常见于儿童及年轻妇女，发病中位年龄为 16~18 岁。②性索间质肿瘤（颗粒细胞瘤、支持-间质细胞瘤）多见于 40 岁左右妇女。上皮性肿瘤（黏液性囊腺瘤、浆液性囊腺瘤）多见于中老年妇女。转移性癌多见于老年妇女。非特异性间质肿瘤（如纤维瘤）多见于 30 岁以上的妇女。

398. ABCDE ①无性细胞瘤为恶性生殖细胞肿瘤，治疗首选全面分期手术。对于年轻并希望保留生育功能者，无论期别早晚，只要对侧卵巢和子宫未被肿瘤浸润，均可行保留生育功能的手术，故本例应行右附件切除。②无性细胞瘤虽然对放疗非常敏感，但由于放疗会影响生育功能，目前少用，故不答 A、D。③患者卵巢肿瘤局限于一侧卵巢，包膜完整，应诊断为ⅠA 期。对于ⅠA 期无性细胞瘤，无须化疗，故不答 B、E。

399. ABCDE ①卵巢纤维瘤较常见，患者可有胸腔积液和/或腹腔积液，称为梅格斯（Meigs）综合征。腹腔积液经淋巴或横膈至胸腔，右侧横膈淋巴丰富，故胸腔积液多见于右侧。手术切除肿瘤后，胸腔积液、腹腔积液常自行消失。②B、C、D、E 项肿瘤一般不合并胸腔积液、腹腔积液。请注意：卵巢纤维瘤属良性肿瘤，而不是恶性肿瘤。

400. ABCDE 401. ABCDE 402. ABCDE ①诊断卵巢肿瘤的首选影像学检查为 B 超，腹部平片有助于诊断畸胎瘤，血清 CA125 测定有助于诊断卵巢浆液性腺癌，血清 AFP 测定有助于诊断卵黄囊瘤，可见 A、B、C、E 均有助于卵巢肿瘤的诊断，血沉测定对本病诊断价值不大。②B 超提示卵巢肿瘤中有强光团，此为牙齿或骨质所致，故畸胎瘤的可能性大。A、B、D、E 均不会出现强光团。③卵巢畸胎瘤多为良性肿瘤，单侧肿瘤可行肿瘤剥除术或患侧附件切除术。由于本例肿块较大（7cm×7cm），单纯作肿瘤剥除困难，故应行右侧附件切除。只有绝经后妇女才考虑行子宫及双侧附件切除。

403. ABCDE　水泡状胎块是指葡萄胎,分为完全性葡萄胎和部分性葡萄胎两类。

404. ABCDE　妊娠滋养细胞疾病包括葡萄胎、侵蚀性葡萄胎、绒毛膜癌、胎盘部位滋养细胞肿瘤。

405. ABCDE　①完全性葡萄胎的水泡大小较一致,绒毛弥漫性水肿,弥漫性增生,异型性大,但无扇贝样轮廓绒毛。②部分性葡萄胎的部分绒毛呈水泡状,绒毛局限性水肿,局限性增生,异型性较小,但有显著的扇贝样轮廓绒毛。

406. ABCDE　葡萄胎患者滋养细胞可分泌大量人绒毛膜促性腺激素(hCG),刺激卵巢卵泡内膜细胞发生黄素化而形成黄素化囊肿,常为双侧,大小不一。

407. ABCDE　408. ABCDE　①完全性葡萄胎的典型B超征象是子宫大于相应孕周,无妊娠囊或胎心搏动,宫腔内充满不均质密集状或短条状回声,呈落雪状或蜂窝状。②子宫内膜癌的典型B超征象是宫腔有实质不均匀回声区,宫腔线消失,肌层内有不均匀回声。③B、D为妊娠滋养细胞肿瘤的B超征象。E为子宫腺肌病的B超征象。

409. ABCDE　①葡萄胎常表现为停经8~12周后阴道流血,子宫异常增大,双侧附件可出现卵巢黄素化囊肿,B超示宫腔内落雪状、蜂窝状回声为其特点。根据题干,本例应诊断为葡萄胎。②双侧卵巢肿瘤不会出现子宫增大、B超示宫腔内落雪征。稽留流产妇检可见子宫小于停经周数,而不是大于停经周数。羊水过多B超示羊水最大暗区垂直深度(AFV)≥8cm,羊水指数≥25cm。绒癌B超示子宫增大,肌层可见高回声团块。

410. ABCDE　①葡萄胎一经确诊,应及时清宫。通常选用吸刮术,其具有手术时间短、出血少、不易发生子宫穿孔等优点,即使子宫增大至妊娠6个月大小,仍可选用吸刮术。子宫小于妊娠12周可一次刮净,大于妊娠12周可于1周后第2次刮宫。②葡萄胎为良性疾病,一般不施行子宫切除。对于年龄较大、无生育要求者可行子宫切除术。葡萄胎为良性疾病,清宫后无须常规化疗,故不答D、E。

411. ABCDE　412. ABCDE　413. ABCDE　414. ABCDE　415. ABCDE　①葡萄胎、绒毛膜癌、妊娠合并子宫内膜异位症或子宫肌瘤都可出现子宫大于孕周,但先兆流产子宫与孕周相符,故答D。②葡萄胎可有子宫增大、双侧卵巢黄素化囊肿,故答E。卵巢畸胎瘤、纤维瘤均为实性肿瘤,故不答A、B。输卵管囊肿、结核可有附件囊性肿块,但无子宫增大,故不答C、D。③诊断葡萄胎首选B超检查,若显示宫腔落雪征即可确诊。不要误答诊断性刮宫,此为治疗措施,且为有创操作,不作为首选,故不答D。血清hCG增高对葡萄胎的诊断无特异性,故不答A。超声多普勒查胎心主要用于确诊活胎。MRI价格昂贵,一般不作为首选。④葡萄胎一经确诊,需及时清宫。葡萄胎不是恶性肿瘤,无须化疗。⑤双侧卵巢黄素化囊肿在葡萄胎清宫后会自行消退,一般无须处理。若发生急性蒂扭转,可在B超或腹腔镜下做穿刺抽液,囊肿多能自然复位。

416. ABCDE　绒毛膜癌约60%继发于葡萄胎,30%继发于流产,10%继发于足月妊娠或异位妊娠。输卵管复通术与绒毛膜癌发病无关。

417. ABCDE　绒毛膜癌易发生血行转移至肺、阴道、盆腔、肝、脑等,其中脑转移预后凶险,为主要死因。

418. ABCDE　葡萄胎为良性疾病,不可能出现阴道转移。侵蚀性葡萄胎为交界性肿瘤,可出现阴道转移,故答D。A、B、C、E都不能作为两者的鉴别点。

419. ABCDE　①葡萄胎清宫后3个月,阴道不规则流血,子宫稍大,有肺转移征象(胸片示肺部片状阴影),应考虑妊娠滋养细胞肿瘤而不是葡萄胎残留,因为葡萄胎为良性疾病,不会发生肺转移,故不答A。②葡萄胎妊娠后既可继发侵蚀性葡萄胎,也可继发绒毛膜癌;而非葡萄胎妊娠后则只能继发绒毛膜癌,故答案可能为D或E。葡萄胎清宫后半年内发病者一般诊断为侵蚀性葡萄胎,清宫1年以上发病者一般诊断为绒毛膜癌。本例在清宫后半年内发病,应诊断为侵蚀性葡萄胎而不是绒毛膜癌,故答E而不是D。③先兆流产和异位妊娠均不会出现肺转移征象。

420. ABCDE　①阴道结节为滋养细胞肿瘤的浸润症状,故首先排除A、B、E,因为宫外孕、葡萄胎(水泡状胎块)都是良性疾病,不可能发生浸润转移。②阴道凝血块中可见绒毛,应诊断为侵蚀性葡萄胎而不是绒毛膜癌,因为绒毛膜癌无绒毛、无血管、无间质。

421. **ABCDE** ①人工流产术后长期不规则阴道流血,子宫增大变软,尿 hCG 长期阳性,应首先考虑葡萄胎及妊娠滋养细胞肿瘤。本例有肺转移征象(胸片见两肺有散在棉絮团影),故应诊断为妊娠滋养细胞肿瘤而不是葡萄胎,葡萄胎为良性病变,不会发生肺转移。由于非葡萄胎妊娠后只继发绒毛膜癌而不继发侵蚀性葡萄胎,故本例应诊断为绒毛膜癌。②吸宫不全常表现为吸宫后即出现阴道流血,但子宫不增大变软,不会出现肺转移,故不答 A。胎盘部位滋养细胞肿瘤极少见,症状和体征均不典型,临床很难诊断,一般靠组织学检查确诊,故不答 E。

422. **ABCDE** ①患者人流术后 2 年出现阴道流血、咯血,胸片示肺部多个结节,应诊断为绒毛膜癌肺转移。绒毛膜癌的治疗以化学治疗为主、手术和放射治疗为辅,故答 D。②子宫切除术只用于控制大出血等并发症。

423. **ABCDE** 424. **ABCDE** 425. **ABCDE** ①患者产后咳嗽、咯血,可能为滋养细胞肿瘤肺转移。患者头痛、呕吐、四肢活动无力,可能是滋养细胞肿瘤脑转移。葡萄胎、肺结核为良性疾病,不会出现肺、脑转移,故可首先排除 A、D。胎盘部位滋养细胞肿瘤少见,故不答 E。非葡萄胎妊娠后只可能继发绒毛膜癌,而不会继发侵蚀性葡萄胎,故答 C 而不是 B。②宫颈涂片常用于宫颈癌的诊断,对绒毛膜癌的诊断价值不大。③绒毛膜癌的治疗首选化学治疗。

426. **ABCDE** ①青春期异常子宫出血是由下丘脑-垂体-卵巢轴(H-P-O 轴)激素间的反馈调节尚未成熟所致,大脑中枢对雌激素的正反馈作用存在缺陷,FSH 呈持续低水平,无促排卵性 LH 陡直高峰形成,而不能排卵。②绝经过渡期异常子宫出血的原因是卵巢功能不断衰退,卵巢对垂体促性腺激素的反应性低下,卵泡发育受阻而不能排卵。

427. **ABCDE** 无排卵性异常子宫出血患者的子宫内膜受雌激素持续作用而无孕激素拮抗,可发生不同程度的增生变化,如单纯型增生、复杂型增生、不典型增生,而无分泌期变化;少数可呈萎缩性改变。

428. **ABCDE** 无排卵性异常子宫出血好发于青春期和绝经过渡期,但也可发生于育龄期。

429. **ABCDE** 无排卵性异常子宫出血一般无腹痛,最常见症状是子宫不规则出血,B、C、E 为常见表现。

430. **ABCDE** 异常子宫出血为功能性疾病,无子宫的器质性病变,故不做腹腔镜检查。

431. **ABCDE** ①性激素测定:在排卵后,于月经来潮前 1 周左右抽血测定孕酮含量,若升高提示近期有排卵。②基础体温测定:若为双相型表示有排卵,若为单相型则无排卵。③诊断性刮宫:在经前期或月经来潮 6 小时内诊刮,可确定卵巢有无排卵和黄体功能。④宫颈黏液结晶检查:涂片出现典型结晶提示接近排卵期。⑤阴道分泌物检查主要用于外阴阴道炎的诊断,不能判断有无排卵。

432. **ABCDE** 子宫内膜切除术适用于年龄较大、无生育要求的异常子宫出血患者,不适合青春期异常子宫出血。

433. **ABCDE** 绝经过渡期异常子宫出血首选诊断性刮宫(刮宫术),以排除宫腔器质性病变。

434. **ABCDE** 基础体温单相型,说明无排卵,不可能妊娠,故可首先排除 A、B、C,正确答案为 E。

435. **ABCDE** ①本例应诊断为青春期无排卵性异常子宫出血,多为内源性雌激素不足所致。其止血首选口服大剂量雌激素,以迅速促使子宫内膜生长,短期内修复创面而止血。②诊断性刮宫多用于绝经过渡期异常子宫出血的治疗。酚磺乙胺、血小板悬液对青春期异常子宫出血的止血效果不佳,故不答 B、D。肌内注射黄体酮多用于体内有一定雌激素水平的异常子宫出血患者。

436. **ABCDE** 437. **ABCDE** 438. **ABCDE** ①绝经过渡期异常子宫出血患者,应首先考虑无排卵性异常子宫出血。A、B、C 查体均可有阳性发现,故不答 A、B、C。排卵性异常子宫出血多见于育龄期妇女,而不是绝经过渡期妇女,故不答 E。②对于绝经过渡期异常子宫出血患者,首先应行诊断性刮宫,以排除子宫内膜癌。③子宫内膜不典型增生为子宫内膜癌的癌前病变。对于绝经过渡期异常子宫出血,伴子宫内膜不典型增生,应行子宫切除术。宫腔镜下子宫内膜切除术仅用于不适合行子宫切除术的绝经过渡期异常子宫出血患者。

439. ABCDE 440. ABCDE 441. ABCDE 442. ABCDE ①疑为黄体功能不足的患者,宜在月经来潮前 1~3 日诊刮,若活检内膜的分泌反应比应有的组织学变化落后 2 日以上即可确诊。②疑为子宫内膜不规则脱落的患者,宜在月经第 5~6 日诊刮,若仍能见到呈分泌反应的内膜,且出血期与增殖期并存,有助于诊断。③疑为无排卵性异常子宫出血的患者,宜在月经来潮 6 小时内诊刮,若仍为增生期内膜,有助于诊断。④为确定卵巢有无排卵和黄体功能,应在经前期或月经来潮 6 小时内诊刮。

443. ABCDE 444. ABCDE 445. ABCDE ①排卵性异常子宫出血分为黄体功能不足、子宫内膜不规则脱落两类。黄体功能不足患者经前期诊刮见活检内膜分泌反应落后 2 日以上,即分泌反应不良。②子宫内膜不规则脱落是指黄体发育良好,但排卵后萎缩过程延长,子宫内膜受孕激素影响,不能如期完整脱落。正常情况下月经第 3~4 日,分泌期子宫内膜应已全部脱落,转为增殖期内膜。但子宫内膜不规则脱落患者,即使在月经期第 5~6 日刮宫仍能见子宫内膜呈分泌期反应。③无排卵性异常子宫出血患者由于卵巢不排卵,可导致孕激素缺乏,子宫内膜仅受雌激素持续影响而无孕激素拮抗,常发生不同程度的增生期改变,而无分泌期改变。④刮宫发现子宫蜕膜组织,为早期妊娠的表现。

446. ABCDE 447. ABCDE 448. ABCDE ①患者尿妊娠试验阴性,可首先排除 A、B、C、D。患者长期不孕,阴道长时间流血,查体未见异常,应诊断为异常子宫出血。②患者病史长达 3 年,为明确异常子宫出血原因,可行诊断性刮宫。③患者宫颈黏液涂片可见羊齿状结晶,说明受雌激素影响大,无孕激素作用,考虑不孕症原因可能为不排卵。为解决不孕问题,关键在于促排卵。

449. ABCDE ①排卵性异常子宫出血包括黄体功能不足和子宫内膜不规则脱落。前者表现为月经周期缩短;后者表现为月经周期正常,但经期延长、经量增多。故本题应考虑子宫内膜不规则脱落,属于排卵性异常子宫出血的一种,答案为 E。②子宫内膜癌常表现为围绝经期阴道流血,以月经紊乱(经期延长、经量增多、周期不正常)为主要表现,故不答 A。子宫颈癌多表现为接触性出血,故不答 B。子宫肌瘤多表现为经量增多、经期延长、周期缩短,故不答 C。宫颈息肉本质上属于慢性子宫颈炎,常表现为子宫颈外口处突出,色红,质脆而软,月经正常,故不答 D。

450. ABCDE ①生育年龄妇女基础体温呈双相曲线,说明月经周期中有排卵。患者月经周期正常,但经量增多,经期延长至 9~10 天,应诊断为子宫内膜不规则脱落(黄体萎缩不全)。其治疗以补充孕激素为主,可于排卵后第 1~2 日或下次月经前 10~14 日开始,肌内注射黄体酮。②子宫内膜不规则脱落为排卵性异常子宫出血,无须使用促排卵药物氯米芬。人工周期疗法主要用于无排卵性异常子宫出血的治疗。于排卵后 1~2 日,肌内注射尿促性素(HMG),可促进黄体功能。

451. ABCDE 继发性闭经是指正常月经建立后月经停止 6 个月以上。

452. ABCDE ①Turner(特纳)综合征属于性腺先天性发育不全,表现为原发性闭经,卵巢不发育,身材矮小,第二性征发育不良等,属于卵巢性闭经。②Asherman 综合征为子宫性闭经,Sheehan 综合征、空蝶鞍综合征均为垂体性闭经,神经性厌食为下丘脑性闭经。

453. ABCDE 盆腔放疗可损伤子宫内膜引起继发性闭经,属于子宫性闭经。

454. ABCDE 下丘脑(GnRH)-垂体(LH/FSH)-卵巢(E/P)-子宫是一个生理性调节轴,当卵巢功能衰竭时,卵巢分泌的雌激素和孕激素减少,对垂体的负反馈抑制作用减弱,则垂体分泌的 LH/FSH 增加。

455. ABCDE 青年女性,月经不规律,闭经,溢乳,应考虑催乳素瘤。为明确诊断,最有价值的检查项目当然是血清催乳素测定。

456. ABCDE ①药物撤退试验主要用于评估体内雌激素水平,以确定闭经程度。若孕激素试验阳性(即出现撤药性出血),提示子宫内膜已受一定水平雌激素影响,为Ⅰ度闭经;若孕激素试验阴性(即无撤药性出血),则存在两种可能:内源性雌激素水平降低所致的Ⅱ度闭经、子宫病变所致的子宫性闭经。②为区分Ⅱ度闭经和子宫性闭经,还需进行雌孕激素序贯试验:口服己烯雌酚 1mg,qd×21d,最后 10 天加服甲羟孕酮 10mg,qd×10d。停药后发生撤药性出血者为阳性,提示子宫内膜正常、雌激素水平低落,为Ⅱ度闭经;雌孕激素序贯试验阴性提示子宫性闭经。③垂体兴奋试验也称 GnRH 刺激试验,可了解垂体对 GnRH 的反应性,主要用于鉴别下丘脑性闭经和垂体性闭经。基础体温测定主要用于判断月经周期中有无排卵。染色体检查主要用于判断有无先天畸形。激素水平测定可了解体内各激素水平状态。

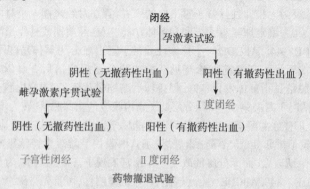

药物撤退试验

457. ABCD**E**　患者雌孕激素序贯试验阴性,提示子宫性闭经。雌孕激素序贯试验原称雌、孕激素试验。

458. ABC**D**E　①下丘脑-垂体-卵巢-子宫是一个生理性调节轴。卵巢具有产生卵子及排卵的功能,只有当"下丘脑-垂体-卵巢"的结构和功能均正常时,卵巢才可能正常排卵。本例基础体温呈双相型曲线,提示有正常排卵,说明下丘脑→垂体→卵巢功能均正常,因此本例应考虑为子宫病变导致的继发性闭经,即子宫性闭经,故可排除 D、E。②子宫颈管狭窄时,只要子宫内膜正常就不会引起闭经,故可排除 A。患者 14 岁初潮后月经一直正常,说明没有子宫发育不良,故不答 B,选择 C 作为正确答案。事实上,子宫内膜结核是临床上子宫性闭经的常见原因之一。

459. ABC**D**E　**460.** ABCD**E**　①氯米芬是最常用的促排卵药物,适用于有一定内源性雌激素水平的无排卵者。②促性腺激素释放激素(GnRH)适用于下丘脑性闭经。

461. ABCD**E**　妇女绝经前后最早、最明显的变化是卵巢功能衰退,随后表现为下丘脑-垂体功能退化。

462. ABCD**E**　绝经后雌激素水平降低,对下丘脑的负反馈调节减弱,GnRH 释放增加,刺激垂体释放 FSH 和 LH,由于 FSH 升高较 LH 更显著,故 FSH/LH>1。

463. ABC**D**E　卵巢功能衰退最早的征象是卵泡对 FSH 敏感性降低,FSH 水平升高。

464. AB**C**DE　①妇女绝经后由于卵巢衰竭,雌激素水平降低,主要表现为潮热,是雌激素水平低下的特征性症状。特点是反复出现短暂的面部、颈部和胸部皮肤阵发性潮红,伴有轰热,继之出汗。一般持续 1~3 分钟,夜间或应激状态易促发。②阴道干涩为雌激素水平低下的远期症状。失眠为自主神经失调的表现。月经稀少为绝经过渡期的表现。

465. A**B**CDE　绝经综合征患者激素补充治疗(HRT)的常用药物是雌激素。

466. ABCD**E**　A、B、C、D 为绝经期综合征行激素补充治疗(HRT)的适应证,E 为其禁忌证。

467. AB**C**DE　女性无避孕性生活至少 12 个月而未孕,称为不孕症。

468. ABCD**E**　不孕症夫妇首选的检查项目是精液常规检查,初诊时男方一般要进行 2~3 次精液检查,以获取基线数据。

469. ABCD**E**　①A、B、C 显然可了解输卵管是否通畅,故不答 A、B、C。腹腔镜检查可在直视下观察输卵管大小、形态、有无盆腔粘连等,间接了解输卵管是否通畅。②诊断性刮宫主要用于了解子宫内膜病变,不能明确输卵管是否通畅。

470. AB**C**DE　①卵巢功能检查包括 B 超监测卵泡发育及排卵、基础体温测定、宫颈黏液检查、黄体期子宫内膜活检、性激素(FSH、LH、E$_2$、PRL、T、P)测定等,临床上以 B 超检查最为常用。②宫颈醋酸白试验主要用于尖锐湿疣的辅助检查。子宫颈细胞学检查主要用于子宫颈癌的筛查。子宫内膜活检一般不用于不孕症患者,以免损伤子宫内膜。

妇产科学试题参考答案及详细解答

471. ABCDE　①卵巢功能和子宫正常,而双侧输卵管堵塞导致的不孕症是体外受精与胚胎移植的最好适应证。②本例由于双侧输卵管堵塞,当然不能进行配子输卵管内移植。③卵细胞胞浆内单精子注射主要用于治疗重度少、弱、畸形精子症的男性不育。胚胎植入前遗传学诊断技术主要用于 X 性连锁疾病的胚胎性别选择。人工授精是将精子通过非性交方式注入女性生殖道内,使其受孕的一种技术,本例由于双侧输卵管堵塞,当然不能采用此种技术。

472. ABCDE　孕激素是排卵后黄体细胞分泌的激素,因此不能诱发排卵。A、B、D、E 均可促进排卵。

473. ABCDE　474. ABCDE　①患者3年前人工流产术后发热、下腹痛1周,说明合并盆腔炎,很可能导致输卵管粘连堵塞,故答 E。阴道因素多为阴道闭锁、机械性损伤所致,宫颈因素多为解剖异常所致,临床上均少见,故不答 A、B。患者基础体温呈双相型,说明有排卵,故不答 C。免疫因素为男性不育症的常见原因,故不答 D。②输卵管阻塞所致的不孕症,子宫输卵管碘油造影当然会有阳性发现。

475. ABCDE　宫内节育器避孕(IUD)是一种安全、有效、简便、经济、可逆的避孕工具,为我国育龄妇女的主要避孕措施。

476. ABCDE　①曼月乐是含孕激素的宫内节育器(IUD),有效率99%以上。②惰性宫内节育器为第一代 IUD,不含活性物质,现已停产。母体乐为含铜宫内节育器。活性 γ-IUD 为含吲哚美辛的 IUD。

477. ABCDE　①反射性抑制排卵是甾体激素的避孕机制,而不是 IUD 的避孕机制。②干扰着床是 IUD 的主要避孕机制。对精子、胚胎的毒性作用是含铜 IUD 的作用机制。孕激素对子宫内膜的局部作用是含孕激素的 IUD 的作用机制。

478. ABCDE　①目前国内应用最多的是含铜宫内节育器,放置时间可达 10~15 年,本例为围绝经期妇女,放置时间已达 10 年,出现不规则阴道流血,妇科检查和宫颈细胞学检查无异常,可排除妇科肿瘤,对症治疗无效,建议取出宫内节育器,并作分段诊刮,以明确阴道出血原因。②不规则阴道出血使用普通止血药效果不佳,故不答 A。本例无感染征象,故不答 B。只取出宫内节育器,不做诊刮,不能排除子宫内膜癌。人工周期治疗(雌孕激素序贯治疗)多用于无排卵异常子宫出血的治疗。

479. ABCDE　480. ABCDE　①TCU 型 IUD 为含铜宫内节育器,B 超检查容易探测,且简单无创,为首选检查方法。盆腔 X 线片虽然也可检查 IUD,但由于存在放射性,临床上少用。宫腔镜、子宫碘油造影为有创检查,不作为首选。窥阴器检查不能了解 IUD 情况,不宜选用。②含铜 IUD 一般可放置 5~7年,且经 B 超检查证实 IUD 尚未脱落、移位,故无须处理,只需定期复查。

481. ABCDE　①A、B、C、D 均为口服避孕药的作用机制。②阻止精子与卵子结合为输卵管结扎、避孕套的避孕机制。

482. ABCDE　复方避孕药含有雌激素,而雌激素可促进血液凝固,增高心肌梗死的发生率,故冠心病患者禁用。A、C、D、E 均可使用复方避孕药。

483. ABCDE　口服短效避孕药期间出现不规则阴道流血,称为突破性出血。轻者无须处理,重者可每晚加服雌激素直至停药。

484. ABCDE　避孕套为男性避孕工具,还具有防止性病传播的作用。

485. ABCDE　A、B、D、E 均含有性激素,可致不规则阴道流血。避孕套为屏障避孕,不会引起阴道流血。

486. ABCDE　易受孕期是指预计下次排卵前后 4~5 日。

487. ABCDE　输卵管结扎术禁忌证:①24 小时内两次体温≥37.5℃;②全身情况不佳,如心衰、血液病等,不能耐受手术;③严重的神经官能症;④各种疾病急性期;⑤腹部皮肤有感染灶或患盆腔炎。

488. ABCDE　489. ABCDE　490. ABCDE　491. ABCDE　①药物流产适用于妊娠≤49 日。②负压吸引术终止妊娠适用于妊娠 10 周内。③钳刮术终止妊娠适用于妊娠 10~14 周。④利凡诺羊膜腔注射引产适用于中晚期妊娠。

492. ABCDE　本例为妊娠 59 天,即孕 8^{+3} 周,应选用负压吸引术。

493. ABCDE　人工流产负压吸引术适用于妊娠 10 周以内者,故不答 A。急性生殖道炎症不宜行负压吸

433

引术,否则将导致宫内感染,故不答 B。各种慢性疾病的急性期不宜手术,否则将加重病情,故不答 C。手术当天体温 2 次超过 37.5℃,提示体内存在感染,不宜行负压吸引术,故不答 E。妊娠剧吐为常见的早孕反应,不是负压吸引术的禁忌证,否则大多数孕妇均存在妊娠剧吐,难道都不能行负压吸引术? 这种论断显然不正确,故答案为 D。

494. **ABCDE** 495. **ABCDE** ①正常宫腔深 8~10cm,本例负压吸引术中探针探得宫腔深度 14cm,说明有子宫穿孔。子宫肌瘤、子宫肥大、子宫后位、子宫畸形,都不会出现子宫无底感。②对于子宫穿孔,应立即停止宫腔操作(A 错)。小的穿孔,可给予宫缩素和抗生素预防感染,并严密观察患者的生命体征,有无腹痛、阴道流血及腹腔内出血情况。若患者一般情况尚好,胚胎组织尚未吸净,可在 B 超或腹腔镜监护下清宫。尚未进行吸宫操作者,可在 1 周后清除宫腔内容物(吸宫)(D 对)。若出血较多或有脏器损伤者,应剖腹探查(C 错)。

496. **ABCDE** ①人流术后长时间阴道流血,量多,应首先考虑吸宫不全。②子宫穿孔常表现为子宫无底感。出血是指妊娠月份较大时,因子宫较大,子宫收缩欠佳,出血量较多,使用缩宫素效果较好,故不答 B。漏吸是指人流时未吸出胚胎及绒毛,导致继续妊娠。宫腔感染常表现为恶露增多、臭味,抗生素治疗多有效。

497. **ABCDE** ①漏吸是指人流时未吸出胚胎及绒毛,导致继续妊娠,尿妊娠试验仍为阳性。②吸宫不全常表现为阴道大量出血,尿妊娠试验应为阴性。

498. **ABCDE** ①雌激素可抑制乳汁分泌,因此哺乳期避孕不宜选用含雌激素的避孕药,B、C、D 项均含有雌激素,不宜使用。安全期避孕不安全,故不答 A。②哺乳期避孕首选避孕套,次选单孕激素制剂或皮下埋植。

499. **ABCDE** 滴虫阴道炎主要经性交传播,采用避孕套避孕可减少性病传播。

500. **ABCDE** 患者阴道前后壁膨出,不宜选用宫内节育器避孕。患者宫颈糜烂,不宜选用避孕套避孕。阴道隔膜国内尚未上市。安全期避孕失败率较高,不宜选用。排除 A、B、C、E,正确答案为 D。

501. **ABCDE** ①新婚夫妇,尚未生育,应首选复方短效口服避孕药避孕,使用方便,避孕效果好,不影响性生活。待性生活适应后,可选用避孕套。②长效避孕针、宫内节育器适用于生育后期避孕。安全期避孕并不安全,失败率高达 20%,不宜选用。体外排精易造成部分精液遗漏在阴道内,导致避孕失败,不宜选用。

502. **ABCDE** 生育期保健主要是维护生殖功能的正常,保证母婴安全,降低孕产妇死亡率及围产儿死亡率。

503. **ABCDE** 青春期保健包括自我保健、营养指导、体育锻炼、卫生指导和性教育。定期体格检查为老年期保健内容。

第十六篇　儿科学试题

第1章　绪论、生长发育与儿童保健

1. 最易发生意外伤害的年龄段是
   A. 新生儿期　　　　　　B. 婴儿期　　　　　　C. 幼儿期
   D. 学龄前期　　　　　　E. 青春期
2. 不符合小儿生长发育的一般规律的是
   A. 由上到下　　　　　　B. 由远到近　　　　　C. 由粗到细
   D. 由低级到高级　　　　E. 由简单到复杂

   A. 淋巴系统　　　　　　B. 生殖系统　　　　　C. 神经系统
   D. 呼吸系统　　　　　　E. 循环系统
3. 儿童时期发育最早的系统是
4. 儿童时期发育最晚的系统是

   A. 体格　　　　　　　　B. 心血管系统　　　　C. 淋巴系统
   D. 生殖系统　　　　　　E. 神经系统
5. 小儿生长发育速度呈先快后慢的是
6. 小儿生长发育速度呈快、慢、快的是（2023）

   A. 30cm　　　　　　　　B. 31cm　　　　　　　C. 33cm
   D. 46cm　　　　　　　　E. 48cm
7. 足月儿出生时头围约
8. 1岁小儿的头围约
9. 2岁小儿的头围约

   A. 30cm　　　　　　　　B. 32cm　　　　　　　C. 33cm
   D. 46cm　　　　　　　　E. 49cm
10. 足月儿出生时胸围约
11. 1岁小儿的胸围约
12. 2岁小儿的胸围约
13. 儿童1岁时头围与胸围的增长曲线形成交叉，这说明胸围生长发育是
    A. 正常　　　　　　　　B. 肥胖　　　　　　　C. 消瘦
    D. 矮小　　　　　　　　E. 低体重
14. 最能反映小儿近期营养状态变化的指标是

A. 腹围　　　　　　　　B. 头围　　　　　　　　C. 胸围
D. 身高　　　　　　　　E. 体重(2016)

15. 一小儿体重 9kg,身高 75cm,头围 46cm。此小儿的年龄是
    A. 9 个月　　　　　　B. 1 岁　　　　　　　　C. 2 岁
    D. 2 岁半　　　　　　E. 3 岁

16. 脊柱出现第 2 个生理弯曲的年龄是
    A. 3 个月　　　　　　B. 6 个月　　　　　　　C. 9 个月
    D. 1 岁　　　　　　　E. 6 岁

17. 婴儿期拍摄 X 线片测定骨龄时,拍摄部位是
    A. 左手腕　　　　　　B. 右手腕　　　　　　　C. 左手腕及膝
    D. 右手腕及膝　　　　E. 右手腕及髋

18. 12 岁小儿腕部骨化中心应有
    A. 6 个　　　　　　　B. 8 个　　　　　　　　C. 9 个
    D. 10 个　　　　　　　E. 12 个

19. 女孩,4 岁。生长发育正常。根据骨龄简易计算方法,其腕部骨化中心的数目为
    A. 3 个　　　　　　　B. 4 个　　　　　　　　C. 5 个
    D. 6 个　　　　　　　E. 7 个(2022)

20. 小儿有牙 18 颗,会用汤匙吃饭,能说 2~3 个字拼成的短语,其年龄为
    A. 1 岁　　　　　　　B. 1 岁半　　　　　　　C. 2 岁
    D. 2 岁半　　　　　　E. 3 岁

21. 正常婴儿,体重 4kg,前囟 1.5cm×1.0cm,后囟 0.2cm,头不能竖立,最可能的月龄是
    A. 28 天内　　　　　　B. 1~2 个月　　　　　　C. 2~3 个月
    D. 3~4 个月　　　　　E. 4~5 个月

22. 小儿体重 9kg,身高 76cm,头围 46cm,胸围 46cm,牙齿 8 颗,最可能的年龄是
    A. 10 个月　　　　　　B. 12 个月　　　　　　　C. 15 个月
    D. 18 个月　　　　　　E. 2 岁

23. 婴儿体重 4kg,逗能微笑,头能竖直,推测其月龄为
    A. 1 个月　　　　　　B. 2 个月　　　　　　　C. 3 个月
    D. 4 个月　　　　　　E. 5 个月

24. 男孩,2 岁。身长 87cm,体重 12.5kg,能双脚跳,能说 2~3 个字的词。该小儿发育情况的是
    A. 发育正常　　　　　B. 发育迟缓　　　　　　C. 生长落后
    D. 超重　　　　　　　E. 消瘦(2023)

(25~27 题共用题干)男婴,独坐稳,换手,认生,头围 43cm。

25. 其年龄为
    A. 3 个月　　　　　　B. 5 个月　　　　　　　C. 8 个月
    D. 12 个月　　　　　　E. 18 个月

26. 不可能出现的发育情况是
    A. 能叫"妈妈"　　　　B. 能指出身体的几个部分　　C. 会拍手
    D. 能听懂自己的名字　E. 能扶着栏杆站立

27. 腕部 X 线摄片,骨化中心数最多为
    A. 0 个　　　　　　　B. 1 个　　　　　　　　C. 2 个

D. 3个　　　　　　　　　E. 4个

28. 男婴,3个月。3周前曾患肺炎。按计划免疫接种程序,此时应接种
    A. 麻疹疫苗第一次　　　　B. 脊髓灰质炎糖丸第一次　　　C. 乙肝疫苗第二针
    D. 百白破混合制剂第二针　E. 百白破混合制剂第一针

29. 小儿,8个月。按儿童计划免疫的接种程序,其应接种的疫苗是
    A. 卡介苗　　　　　　　　B. 乙肝疫苗　　　　　　　　C. 脊髓灰质炎糖丸
    D. 百白破疫苗　　　　　　E. 麻疹疫苗

30. 我国规定1岁以内必须完成的计划免疫是
    A. 麻疹疫苗　　　　　　　B. 乙脑疫苗　　　　　　　　C. 流脑疫苗
    D. 流感疫苗　　　　　　　E. 甲型肝炎疫苗

31. 4岁小儿应再次接种的疫苗是
    A. 卡介苗　　　　　　　　B. 百白破疫苗　　　　　　　C. 脊髓灰质炎疫苗
    D. 乙肝疫苗　　　　　　　E. 麻疹疫苗

32. 按计划免疫接种程序,6个月婴儿应该接种的疫苗是
    A. 麻疹减毒疫苗　　　　　B. 卡介苗　　　　　　　　　C. 乙肝疫苗
    D. 百白破疫苗　　　　　　E. 脊髓灰质炎疫苗(2020、2022)

33. 不需要复种的计划免疫疫苗是
    A. 脊髓灰质炎疫苗　　　　B. 卡介苗　　　　　　　　　C. 乙肝疫苗
    D. 流脑疫苗　　　　　　　E. 乙脑疫苗(2023)

第2章　营养和营养障碍疾病

34. 膳食营养素参考摄入量不包括的指标是
    A. 平均需要量　　　　　　B. 推荐摄入量　　　　　　　C. 适宜摄入量
    D. 最低摄入量　　　　　　E. 可耐受最高摄入量

35. 儿童总能量消耗中,所占比例最大的部分是
    A. 食物热力作用　　　　　B. 活动消耗　　　　　　　　C. 基础代谢
    D. 排泄消耗　　　　　　　E. 生长发育

36. 1岁以内婴儿蛋白质的推荐摄入量为
    A. 0.5~1.0g/(kg·d)　　 B. 1.0~2.0g/(kg·d)　　　 C. 1.5~3.0g/(kg·d)
    D. 3.0~4.0g/(kg·d)　　 E. 4.0~5.0g/(kg·d)

37. 不易被消化的食物营养素是
    A. 碳水化合物　　　　　　B. 蛋白质　　　　　　　　　C. 微量营养素
    D. 膳食纤维　　　　　　　E. 水

38. 母乳喂养的优点应除外
    A. 三大物质比例适宜　　　B. 含很多的抗感染物质　　　C. 钙、磷的含量很低
    D. 维生素D含量高　　　　E. 容易消化吸收

39. 母乳喂养优于牛乳在于
    A. 含蛋白质总量高　　　　B. 含饱和脂肪酸的脂肪较多　C. 含铁量多
    D. 含乳糖量多　　　　　　E. 含钙、磷高

40. 母乳与牛乳相比,营养丰富,易于消化,是因为母乳中
    A. 蛋白质含量较高   B. 含酪蛋白多   C. 含乳清蛋白多
    D. 含饱和脂肪酸多   E. 含甲型乳糖高

41. 牛奶与人乳的最大区别是
    A. 饱和脂肪酸含量高   B. 各种免疫因子缺乏   C. 乳糖含量少
    D. 蛋白质含量高   E. 微量元素锌、铜含量较少

42. 0~6个月婴儿人工喂养时最好选用
    A. 新鲜牛奶   B. 新鲜羊奶   C. 全脂奶粉
    D. 婴儿配方奶粉   E. 全牛乳

43. 为满足婴儿能量需求,人工喂养时婴儿配方奶粉供给量约为
    A. 5g/(kg·d)   B. 10g/(kg·d)   C. 18g/(kg·d)
    D. 30g/(kg·d)   E. 40g/(kg·d)

44. 母乳喂养婴儿引入的第一种食物应是
    A. 配方米粉   B. 配方奶粉   C. 鲜牛奶
    D. 水果泥   E. 维生素A、D强化奶

45. 辅食添加的原则不包括
    A. 由少到多   B. 由一种到多种   C. 由细到粗
    D. 由软到硬   E. 增加能量

46. 蛋白质-能量营养不良好发于
    A. 6个月以下婴幼儿   B. 1岁以下婴幼儿   C. 2岁以下婴幼儿
    D. 3岁以下婴幼儿   E. 5岁以下婴幼儿

47. 导致婴幼儿蛋白质-能量营养不良最常见的病因是
    A. 摄入不足   B. 消耗过多   C. 消化吸收不良
    D. 需要量增加   E. 丢失过多

48. 蛋白质-能量营养不良患儿最先出现的表现是
    A. 体重不增   B. 体重减轻   C. 皮下脂肪消失
    D. 水肿   E. 身高低于正常(2018、2020)

49. 蛋白质-能量营养不良患儿皮下脂肪逐渐减少或消失,首先累及的部位是
    A. 四肢   B. 臀部   C. 腹部
    D. 胸部   E. 面颊部

(50~53题共用题干)女,2岁。自幼牛乳喂养,未按要求添加辅食,有时腹泻,逐渐消瘦。体检:身高80cm,体重7000g,皮下脂肪减少,苍白,肌张力明显减低,肌肉松弛,脉搏缓慢,心音较低钝。

50. 此患儿目前最可能的主要诊断是
    A. 营养性缺铁性贫血   B. 先天性甲状腺功能减退症   C. 营养不良
    D. 婴幼儿腹泻   E. 心功能不全

51. 假设该患儿出现哭而少泪,眼球结膜有毕脱斑,则并发有
    A. 维生素A缺乏   B. 维生素B_{12}缺乏   C. 维生素C缺乏
    D. 维生素D缺乏   E. 维生素E缺乏

52. 假设此患儿清晨突然面色苍白,神志不清,体温不升,呼吸暂停。首先应考虑最可能的原因是
    A. 急性心力衰竭   B. 低钾血症引起的呼吸肌麻痹 C. 重度脱水伴休克
    D. 低钙血症引起的喉痉挛 E. 自发性低血糖

第十六篇 儿科学试题
第2章 营养和营养障碍疾病

53. 该情况下,除立即给氧外,首先应采取的紧急抢救措施为
    A. 给予呼吸兴奋剂   B. 输液纠正脱水   C. 测血糖,静脉注射高渗葡萄糖
    D. 立即测血钙,补充钙剂   E. 立即给予强心剂治疗

54. 人类维生素D的主要来源是
    A. 食物中摄取   B. 母乳中获得   C. 经胎盘从母体获得
    D. 皮肤光照合成   E. 肾脏合成

55. 诊断营养性维生素D缺乏最重要的病史是
    A. 配方奶粉喂养   B. 多汗   C. 夜惊
    D. 慢性腹泻   E. 早产,日照不足

56. 早产儿易发生维生素D缺乏性佝偻病,主要是由于
    A. 肝肾功能较差   B. 胃肠道对钙吸收障碍   C. 胃肠道对维生素D吸收障碍
    D. 体内维生素D贮存不足 E. 体内钙贮存不足

57. 男婴,5个月,足月顺产。夜间出汗、烦躁不安半月。体检:枕秃,颅骨触及乒乓球样感觉,心、肺未见明显异常。该婴儿最有可能缺乏的维生素是
    A. 维生素A   B. 维生素B_{12} C. 维生素C
    D. 维生素D   E. 维生素E(2022)

58. 女孩,1岁。夜惊、多汗、反复惊厥2个月,无发热。查体:体温37.0℃。枕秃,方颅。实验室检查:血糖4.2mmol/L,钙1.7mmol/L,镁1.0mmol/L,磷1.2mmol/L。该患儿最可能的诊断是
    A. 低镁血症   B. 低血糖症   C. 婴儿痉挛症
    D. 先天性甲状旁腺减退症 E. 维生素D缺乏性手足搐搦症(2022)

    A. 神经精神症状   B. 全身肌肉松弛   C. 骨骼畸形
    D. 出牙延迟   E. 颅骨软化

59. 维生素D缺乏性佝偻病早期的主要表现是
60. 维生素D缺乏性佝偻病激期的主要表现是
61. 维生素D缺乏性佝偻病后遗症期的主要表现是

(62~64题共用题干)3个月男婴,早产儿,出生体重2400g。母乳喂养,生后开始添加维生素D。近半个月来时有夜惊,睡眠不安,头发脱落。查体:体重6400g,身长61cm,一般情况尚好,前囟2.0cm,枕秃,未触及颅骨软化。

62. 对明确诊断最有价值的病史是
    A. 分娩方式   B. 产时有无大出血   C. 出生季节及户外活动史
    D. 产前母亲有无子痫   E. 母亲有无孕期贫血

63. 为明确诊断,首选检查是
    A. 骨龄测定   B. 血钙测定   C. 血磷测定
    D. 骨骼X线摄片   E. 血清25-(OH)D_3测定

64. 若实验室检查结果为:血钙、血磷、血清25-(OH)D_3均正常,长骨干骺端X线摄片无异常,应诊断为
    A. 正常婴儿   B. 维生素D缺乏性佝偻病 C. 软骨发育不良
    D. 慢性肾衰竭   E. 黏多糖病

    A. 日光浴   B. 静脉注射钙剂   C. 口服维生素D
    D. 肌内注射维生素D_3 E. 静脉注射地西泮

65. 治疗维生素D缺乏性佝偻病的关键措施是

66. 预防维生素 D 缺乏性佝偻病的关键措施是
67. 控制维生素 D 缺乏性手足搐搦症发作的关键措施是
68. 维生素 D 缺乏性佝偻病早期诊断的可靠指标是
    A. 血清碱性磷酸酶   B. 血 25-(OH)D_3 C. 血磷
    D. 血钙磷乘积   E. 血钙（2018）
69. 维生素 D 缺乏性手足搐搦症的主要死因是
    A. 颅内出血   B. 脑水肿   C. 呼吸衰竭
    D. 喉痉挛   E. 误吸
70. 男,6 个月。近 1 个月烦躁、多汗、夜惊,突然两眼上窜,神志不清,四肢抽动,持续约 1 分钟缓解。血清钙 1.6mmol/L,血糖 4.5mmol/L。最可能的诊断为
    A. 癫痫   B. 化脓性脑膜炎   C. 低血糖
    D. 低钙惊厥   E. 高热惊厥
71. 小儿,8 个月。突然抽搐,持续 2 分钟。发作时意识不清,可自行缓解,3 天内抽搐 4 次,醒后活泼如常。不伴发热。查体:枕部颅骨有乒乓球感,可见枕秃。最可能的诊断是
    A. 蛋白质-能量营养不良   B. 维生素 D 缺乏性佝偻病   C. 癫痫
    D. 婴儿痉挛症   E. 维生素 D 缺乏性手足搐搦症（2023）
72. 男婴,6 月龄。近 1 个月烦躁、多汗、夜惊不安。查体:头发稀疏,心肺检查未见异常,不能独坐。就诊过程中突然发生两眼上窜、面色青紫、四肢抽动。紧急处理首选
    A. 维生素 D_3 30 万 IU 肌内注射   B. 10%葡萄糖液 15ml 静脉注射
    C. 地西泮 3mg 缓慢静脉注射   D. 20%甘露醇 20ml 静脉注射
    E. 10%葡萄糖酸钙 10ml 稀释 1 倍静脉缓慢推注

第 3 章　新生儿与新生儿疾病

73. 小于胎龄儿是指婴儿的出生体重在同胎龄儿平均出生体重的
    A. P_5 以下   B. P_{10} 以下   C. $P_{10} \sim P_{90}$
    D. $P_5 \sim P_{95}$ E. P_{90} 以上
74. 男婴,孕 38 周,出生体重 2400g,身长 47cm,应诊断为
    A. 足月儿   B. 早产儿   C. 足月低出生体重儿
    D. 足月极低出生体重儿   E. 足月超低出生体重儿
75. 早产儿的临床特点是
    A. 皮肤毳毛少   B. 耳舟直挺   C. 乳腺无结节
    D. 大阴唇可遮盖小阴唇   E. 足纹遍及整个足底
76. 早产儿易出现呼吸暂停,主要是由于
    A. 红细胞数量相对较多   B. 呼吸中枢发育不成熟   C. 肺泡表面活性物质较少
    D. 膈肌位置较高   E. 肋间肌肌力较弱
77. 超低出生体重新生儿的出生体重低于
    A. 800g   B. 1000g   C. 1500g
    D. 2000g   E. 2500g（2018）
78. 足月新生儿易出现溢乳的原因不包括

A. 食管下部括约肌松弛 B. 胃呈水平位 C. 幽门括约肌较发达
D. 胃底发育差 E. 胃扭转

79. 足月新生儿出生时外周血与成人相似的是
    A. 血红蛋白浓度 B. 红细胞计数 C. 网织红细胞计数
    D. 中性粒细胞计数 E. 血小板计数

80. 早产儿发生低体温的原因不包括
    A. 易散热 B. 体温调节中枢不完善 C. 皮肤表面角化层差
    D. 皮下脂肪薄 E. 体表面积相对较小(2022)

81. 正常足月新生儿不会出现的现象是
    A. 马牙 B. 螳螂嘴 C. 乳腺肿大
    D. 新生儿红臀 E. 新生儿粟粒疹

82. 新生儿 Apgar 评分指标不包括
    A. 心率 B. 皮肤颜色 C. 呼吸
    D. 肌张力 E. 体温

83. 新生儿出生时皮肤苍白,心率 40 次/分,无呼吸,四肢略屈曲,弹足底无反应。应诊断为
    A. 正常新生儿 B. 轻度窒息 C. 中度窒息
    D. 重度窒息 E. 极重度窒息(2020)

84. 新生儿出生 1 分钟,心率 90 次/分,全身苍白,四肢可屈曲,弹足底皱眉反应,无呼吸。Apgar 评分为
    A. 1 分 B. 2 分 C. 3 分
    D. 4 分 E. 5 分(2020)

85. 足月新生儿,顺产,生后立即出现呼吸快,呼吸 70 次/分,有三凹征,口周青紫,双肺可闻及湿啰音。生后 1 小时患婴症状明显改善,呼吸频率降至 38 次/分,除有轻度周围青紫外,余未见异常。该患婴最可能的诊断是
    A. 新生儿肺透明膜病 B. 新生儿窒息 C. 吸入性肺炎
    D. 产时感染性肺炎 E. 正常新生儿

86. 新生儿窒息的生理代谢改变不包括
    A. 低血糖 B. 高血糖 C. 低钠血症
    D. 高钙血症 E. 代谢性酸中毒

87. 新生儿窒息复苏的正确步骤是
    A. 保暖→吸引→擦干→体位→刺激 B. 刺激→保暖→体位→吸引→擦干
    C. 擦干→保暖→体位→吸引→刺激 D. 保暖→体位→吸引→擦干→刺激
    E. 保暖→体位→刺激→吸引→擦干

(88~90 题共用题干) 早产儿,生后立即行 Apgar(阿普加) 评分为 3 分。

88. 首选的复苏措施为
    A. 清理呼吸道 B. 触觉刺激 C. 气囊面罩正压通气
    D. 持续气道正压通气 E. 机械通气

89. 若经上述抢救无效,则应选用
    A. 清理呼吸道 B. 触觉刺激 C. 气囊面罩正压通气
    D. 气管切开 E. 机械通气

90. 若经上述抢救后新生儿呼吸暂停,心率<100 次/分,则应选用
    A. 清理呼吸道 B. 触觉刺激 C. 气囊面罩正压通气

D. 气管切开 E. 机械通气

91. 新生儿缺氧缺血性脑病的主要诊断依据是
    A. B超 B. CT C. MRI
    D. 脑电图 E. 临床表现

92. 有助于确定新生儿缺氧缺血性脑病损害严重程度和判断预后的检查首选
    A. 脑氢质子磁共振波谱 B. 头颅CT C. 头颅MRI
    D. 脑电图 E. 颅脑超声检查

93. 早期诊断新生儿缺氧缺血性脑病最有价值的检查是
    A. 血气分析 B. 头颅B超 C. 头颅CT
    D. 头颅MRI E. 脑电图

94. 女婴,1天,足月产。出生1分钟Apgar评分3分。查体:脉搏90次/分,呼吸30次/分。嗜睡,面色微绀,前囟饱满,心音低钝,四肢肌张力差,拥抱反射消失。最可能的诊断是
    A. 新生儿肺透明膜病 B. 新生儿湿肺 C. 新生儿缺氧缺血性脑病
    D. 胎粪吸入综合征 E. 新生儿低血糖

(95~98题共用题干)患婴,足月分娩,出生体重2400g。Apgar评分1分钟为2分,生后24小时抽搐1次。查体:反应迟钝,瞳孔缩小,心肺无明显异常,四肢肌张力减退,原始反射减弱。血钙2.0mmol/L,血糖2.2mmol/L。

95. 最可能的诊断为
    A. 新生儿轻度窒息,轻度缺氧缺血性脑病 B. 新生儿轻度窒息,中度缺氧缺血性脑病
    C. 新生儿重度窒息,轻度缺氧缺血性脑病 D. 新生儿重度窒息,中度缺氧缺血性脑病
    E. 新生儿重度窒息,重度缺氧缺血性脑病

96. 控制惊厥的首选药物是
    A. 地西泮 B. 苯巴比妥 C. 苯妥英钠
    D. 水合氯醛 E. 丙戊酸钠

97. 首选药物的负荷量与维持量分别为
    A. 5mg/kg,10mg/(kg·d) B. 5mg/kg,20mg/(kg·d) C. 10mg/kg,5mg/(kg·d)
    D. 20mg/kg,10mg/(kg·d) E. 20mg/kg,3~5mg/(kg·d)

98. 第一天补液总量一般为
    A. 50~90ml/kg B. 60~80ml/kg C. 80~100ml/kg
    D. 100~120ml/kg E. 120~150ml/kg

99. 新生儿胆红素代谢的特点是
    A. 红细胞寿命较长 B. 血红蛋白分解速度较慢 C. 葡萄糖醛酸基转移酶活性较高
    D. 肝脏排泄胆红素能力较差 E. 肠道葡萄糖醛酸酐酶活性较低

100. 符合足月新生儿生理性黄疸特点的是
    A. 黄疸时间>2周 B. 黄疸退而复现 C. 生后24小时内出现黄疸
    D. 血清胆红素<221μmol/L E. 每日血清胆红素升高>85μmol/L

101. 不属于足月儿病理性黄疸特点的是
    A. 黄疸于生后24小时后出现 B. 黄疸持续超过2周 C. 黄疸消退后又再出现
    D. 血清胆红素>221μmol/L E. 血清结合胆红素>34μmol/L

102. 足月新生儿,生后2天,巩膜、皮肤明显黄染。血清总胆红素171μmol/L,结合胆红素17.1μmol/L。

精神、食欲一般,肝右肋下2cm。可能的诊断是
   A. 新生儿败血症   B. 新生儿溶血病   C. 新生儿胆汁淤积
   D. 新生儿生理性黄疸 E. 新生儿肝炎综合征

103. 孕36周早产儿,生后20小时出现黄疸,进行性加重,未予治疗。现患儿出现尖叫、烦躁不安、惊厥。其最可能的诊断是
   A. 重度贫血   B. 新生儿肝炎   C. 颅内出血
   D. 胆红素脑病   E. 新生儿ABO溶血病

104. 关于新生儿败血症,错误的是
   A. 临床表现常不典型   B. 可出现黄疸   C. 可伴肝脾大
   D. 可并发脑膜炎   E. 均有高热

105. 男婴,12天。拒奶、少尿、体温不升10小时急诊入院。查体:重病容,面色苍白,前囟平,颈软,心音低钝,双肺未闻及啰音,腹胀,肝右肋下3.5cm,脐有少许分泌物。实验室检查:血 WBC5.0×10⁹/L,N0.70,L0.30。最可能的诊断是
   A. 新生儿寒冷损伤综合征   B. 新生儿化脓性脑膜炎   C. 新生儿肺炎
   D. 新生儿颅内出血   E. 新生儿败血症

(106~110题共用题干)女婴,12天,足月顺产,母乳喂养。生后第3天出现黄疸,近2天黄疸加深,拒奶。查体:面色晦暗,易激惹,前囟张力增高,四肢稍凉,脐部红肿,有脓性分泌物,肝肋下3cm,肛温34.5℃。

106. 最可能的诊断是新生儿脐炎合并
   A. 生理性黄疸   B. 母乳性黄疸   C. 新生儿肝炎
   D. 新生儿溶血病   E. 新生儿败血症

107. 为明确诊断,首选的检查是
   A. 肝功能测定   B. 血培养   C. 母婴血型检测
   D. 血常规   E. 骨髓穿刺检查

108. 该患婴最可能的并发症是
   A. 脑膜炎   B. 核黄疸   C. 肝硬化
   D. 肝炎   E. 腹膜炎

109. 需做哪项检查以明确并发症的诊断?
   A. 腹腔穿刺   B. 腰椎穿刺   C. 骨髓穿刺
   D. 血常规   E. 肝功能测定

110. 最基本的治疗措施是
   A. 蓝光照射   B. 换血治疗   C. 敏感抗生素治疗
   D. 注射免疫球蛋白   E. 注射白蛋白

第4章　免疫性疾病

111. 川崎病的好发年龄是
   A. 1岁以下   B. 3岁以下   C. 5岁以下
   D. 10岁以下   E. 青春期

112. 川崎病的常见临床表现不包括

A. 发热 B. 球结膜充血 C. 颈淋巴结肿大
D. 心肌炎 E. 血尿

113. 诊断川崎病的必要条件是
A. 发热5天以上 B. 手足硬性水肿 C. 多形性红斑
D. 眼结膜充血 E. 颈淋巴结肿大

114. 男孩,1岁,发热9天。查体:体温39℃,眼结膜充血,口唇鲜红、干裂,舌呈草莓样,皮肤有浅红色斑丘疹,右颈淋巴结蚕豆大,双肺呼吸音粗,心率130次/分,腹软,肝、脾无肿大,指、趾端少许膜状脱皮。实验室检查:血WBC19×10⁹/L,N0.72,L0.28,Plt420×10⁹/L,ESR120mm/h。最可能的诊断为
A. 猩红热 B. 幼年类风湿关节炎 C. 传染性单核细胞增多症
D. 川崎病 E. 金黄色葡萄球菌败血症

115. 男孩,1岁8个月。发热6天,皮疹2天。查体:营养中等,发育好,皮肤可见斑丘疹,左颈部可触及一直径2cm淋巴结。双眼结膜充血,无脓性分泌物,口唇充血、水肿,舌乳头突出。手足可见硬性水肿。该患儿最合适的治疗是
A. 阿司匹林 B. 糖皮质激素 C. 丙种球蛋白
D. 糖皮质激素+阿司匹林 E. 丙种球蛋白+阿司匹林(2023)

116. 男,3岁,因发热1周伴手足硬性水肿住院。查体:球结膜充血,皮疹,颈部淋巴结肿大。给予阿司匹林后体温正常,后续阿司匹林治疗方案是
A. 热退后15天停药 B. 热退后7天开始逐渐减量,维持2~3周
C. 热退后7天停药 D. 热退后3天停药
E. 热退后3天开始逐渐减量,维持6~8周

117. 下列川崎病的治疗中,易发生冠状动脉瘤和影响冠状动脉修复,而不宜单独使用的是
A. 阿司匹林 B. 糖皮质激素 C. 静脉注射丙种球蛋白
D. 双嘧达莫 E. 心脏手术

(118~122题共用题干)患儿,女,3岁。发热6天,全身淡红色斑丘疹3天入院。生后8个月接种麻疹疫苗,1个月前邻居小孩患"麻疹"。查体:眼结膜充血,未见脓性分泌物,口唇充血皲裂,口腔黏膜弥漫充血,未见Koplik斑。右颈部淋巴结肿大,大小约1.5cm×1.5cm,质硬,触痛,无红肿。心肺未见异常,肝脾肋下未触及。手足硬性肿胀。门诊查WBC12.5×10⁹/L,N0.85。血细菌培养阴性。

118. 该患儿最可能的诊断是
A. 急性风湿热 B. 川崎病 C. 麻疹
D. 猩红热 E. 幼儿急疹

119. 为了解本病的预后,应做的检查是
A. ASO测定 B. 麻疹抗体检测 C. X线摄片
D. 心脏超声检查 E. 头颅CT检查

120. 最有助于本病诊断为检查结果是
A. 心包积液 B. 二尖瓣反流 C. 冠状动脉主干扩张
D. 冠状动脉瘤 E. 冠状动脉壁回声增强

121. 本病的首选治疗措施是
A. 阿司匹林 B. 糖皮质激素 C. 阿司匹林+糖皮质激素
D. 丙种球蛋白 E. 丙种球蛋白+阿司匹林

122. 若上述治疗无效,可以选用的治疗方案是
A. 丙种球蛋白+糖皮质激素 B. 阿司匹林+糖皮质激素 C. 丙种球蛋白+环磷酰胺

D. 糖皮质激素+环磷酰胺　　　E. 阿司匹林+环磷酰胺

第5章　感染性疾病

A. 发热1~2天出疹,出疹时高热　　　B. 高热3~4天出疹,出疹时热更高
C. 高热3~5天,热退出疹　　　D. 发热1~2天出疹,1天出齐,伴颈淋巴结肿大
E. 发热1~2天出疹,斑疹、丘疹、疱疹、结痂同时出现

123. 麻疹的出疹特点是
124. 水痘的出疹特点是
125. 风疹的出疹特点是
126. 幼儿急疹的出疹特点是
127. 猩红热的出疹特点是

128. 女孩,8个月。发热4天,伴眼红、流涕、咳嗽。查体:呼吸稍急促,咽红,颊黏膜见Koplik斑,耳后及面部可见红色斑丘疹,双肺呼吸音清晰,心率增快。无疫苗接种史。应诊断为麻疹
    A. 潜伏期　　　B. 出疹前期　　　C. 前驱期
    D. 出疹期　　　E. 恢复期

129. 女,2岁,发热3天。体温39℃,流涕,咳嗽。皮肤出现红色斑丘疹,体温升至40℃。颊黏膜粗糙,可见白色斑点。最可能的诊断是
    A. 麻疹　　　B. 风疹　　　C. 水痘
    D. 猩红热　　　E. 肺炎

130. 男婴,10个月。4天前无明显诱因出现发热,体温持续在38~39.6℃,应用退热药后可短暂下降,1天前体温恢复正常,皮肤出现皮疹。查体:体温36.5℃,颜面、颈部及躯干可见细小红色斑丘疹,咽红。其最可能的诊断是
    A. 猩红热　　　B. 麻疹　　　C. 幼儿急疹
    D. 水痘　　　E. 风疹

131. 麻疹传染性最强的时期是
    A. 潜伏期　　　B. 前驱期　　　C. 出疹期
    D. 恢复期　　　E. 后遗症期

132. 麻疹患儿疹退后1周,体温又上升至39℃,呕吐2次,抽搐1次,嗜睡。腰穿脑脊液检查:细胞总数 $200×10^6/L$,N0.20,L0.80,蛋白质0.8g/L,糖3.4mmol/L。应考虑麻疹合并
    A. 高热惊厥　　　B. 低钙惊厥　　　C. 脑炎
    D. 脑水肿　　　E. 结核性脑膜炎

(133~134题共用题干)2岁男孩,未接种麻疹疫苗。今天上午在托儿所接触过麻疹患儿。

133. 应立即采取的措施是
    A. 隔离观察　　　B. 注射麻疹疫苗　　　C. 注射免疫球蛋白
    D. 口服板蓝根冲剂　　　E. 口服病毒唑

134. 对该小儿应隔离检疫观察
    A. 5天　　　B. 10天　　　C. 21天
    D. 28天　　　E. 无须检疫观察

A. 水痘病毒　　　　　　　B. 水痘-带状疱疹病毒　　　C. 人疱疹病毒6型
D. 肠道病毒　　　　　　　E. A组乙型溶血性链球菌

135. 水痘的病原体是
136. 幼儿急疹的病原体是
137. 猩红热的病原体是
138. 手足口病的病原体是

A. 肺炎　　　　　　　　　B. 急性肾小球肾炎　　　　C. 皮肤感染
D. 脑炎　　　　　　　　　E. 肝功能受损

139. 麻疹最常见的并发症是
140. 水痘最常见的并发症是
141. 猩红热最常见的并发症是

A. 出疹后5天　　　　　　B. 出疹后10天　　　　　　C. 出疹后15天
D. 皮疹全部结痂　　　　　E. 咽拭子培养阴性

142. 麻疹患儿若不合并肺炎应隔离至
143. 麻疹患儿若合并肺炎应隔离至
144. 水痘患儿应隔离至
145. 风疹患儿应隔离至
146. 猩红热患儿应隔离至

A. 5天　　　　　　　　　B. 10天　　　　　　　　　C. 21天
D. 28天　　　　　　　　　E. 60天

147. 对接触麻疹的易感儿童应隔离检疫观察
148. 对接触水痘的易感儿童应隔离检疫观察

149. 男婴,7个月。4天前发热,体温最高38.2℃,伴流涕、咳嗽。1天前热峰达39.5℃,咳嗽加剧,且耳后及面部逐渐出现皮疹。查体:神志清楚,精神欠佳,耳后及颜面部散在红色充血性斑丘疹,睑结膜充血,颊黏膜可见较多灰白色小点,外有红晕,咽部充血,呼吸急促,双肺呼吸音粗,可闻及细湿啰音。该患儿至少应隔离至
A. 出疹后5天　　　　　　B. 出疹后7天　　　　　　C. 出疹后10天
D. 出疹后14天　　　　　　E. 所有皮疹结痂后(2020)

150. 能进行特殊病原治疗的小儿出疹性疾病是
A. 麻疹　　　　　　　　　B. 水痘　　　　　　　　　C. 幼儿急疹
D. 猩红热　　　　　　　　E. 手足口病

151. 患儿,男,6岁。低热1天后躯干出现散在分布的红色斑丘疹,继之变为透明的水疱,逐渐混浊并部分破溃,有痒感,枕后浅表淋巴结如黄豆大小,多个,精神尚可,食欲缺乏,大小便正常。该患儿的治疗措施,错误的是
A. 对症治疗　　　　　　　B. 早期应用阿昔洛韦　　　C. 早期使用糖皮质激素
D. 隔离治疗　　　　　　　E. 皮肤瘙痒者局部用炉甘石洗剂

152. 水痘的病原治疗首选
A. 青霉素　　　　　　　　B. 头孢菌素　　　　　　　C. 喹诺酮类
D. 阿昔洛韦　　　　　　　E. 氟康唑

153. 4岁男孩,发热(T38.2℃),有结膜炎。发热1天后出疹,由面部开始,1天后遍及全身,3天后皮疹消

第十六篇 儿科学试题
第5章 感染性疾病

退,枕后、耳后淋巴结肿大。最可能的诊断是
- A. 麻疹
- B. 风疹
- C. 水痘
- D. 猩红热
- E. 手足口病

154. 幼儿急疹与麻疹的主要鉴别点在于前者
- A. 高热3~5天,热退疹出
- B. 红色斑丘疹散布于颈和躯干
- C. 全身症状轻微
- D. 白细胞计数减少
- E. 出疹顺序自颈部开始延至全身

155. 患婴,6个月。发热3天(39℃),热退后全身出现红色斑丘疹,其病原体最可能是
- A. 麻疹病毒
- B. 人疱疹病毒6型
- C. 风疹病毒
- D. 乙型溶血性链球菌
- E. 肠道病毒

156. 不符合猩红热患儿皮疹特点的是
- A. 皮疹粗糙,砂纸样
- B. 常有散在糠屑样脱皮
- C. 疹间皮肤呈红色
- D. 常在24小时内遍及全身
- E. 在腋窝、腹股沟等皮肤皱褶处皮疹稀疏

157. 皮疹在腋窝、肘窝、腹股沟处密集,可有皮下出血点,形成紫红色帕氏线,见于
- A. 猩红热
- B. 水痘
- C. 麻疹
- D. 幼儿急疹
- E. 风疹(2022)

- A. 猩红热
- B. 麻疹
- C. 幼儿急疹
- D. 水痘
- E. 风疹

158. 恢复期伴大片脱皮的出疹性疾病是

159. 恢复期伴细小脱屑及色素沉着的出疹性疾病是

160. 女孩,7岁。发热伴咽痛2天,皮疹1天。查体:神萎,咽红,扁桃体Ⅱ度肿大,其上有黄白色分泌物,躯干皮肤弥漫性发红,其上有粟粒疹。首选治疗药物是
- A. 阿昔洛韦
- B. 青霉素
- C. 环丙沙星
- D. 头孢曲松
- E. 氨苄西林

161. 男孩,3岁。3天前与1名猩红热患儿接触过,既往无猩红热病史。为防止该患儿发病,应采取的正确措施为
- A. 注射青霉素5天
- B. 肌内注射丙种球蛋白
- C. 接种疫苗
- D. 肌内注射干扰素
- E. 口服SMZco 3天

162. 关于手足口病皮疹的特点,错误的是
- A. 常见于手、足、口、臀部
- B. 常为斑丘疹和疱疹
- C. 常呈向心性分布
- D. 不痛不痒不结痂不结疤
- E. 水疱和皮疹常在1周内消退

163. 小儿初次感染结核分枝杆菌至结核菌素试验呈阳性反应的时间是
- A. 48~72小时
- B. 2~3周
- C. 4~8周
- D. 8~12周
- E. 12~16周

164. PPD试验阳性属于变态反应的
- A. Ⅰ型
- B. Ⅱ型
- C. Ⅲ型
- D. Ⅳ型
- E. Ⅴ型

165. PPD试验皮内注射的皮丘直径为
- A. 1~3mm
- B. 3~5mm
- C. 5~8mm
- D. 6~10mm
- E. 10~15mm

- A. (-)
- B. (+)
- C. (++)

D. (+++) E. (++++)

166. PPD 试验硬结直径<5mm,结果为
167. PPD 试验硬结直径 10~19mm,结果为
168. PPD 试验硬结直径 25mm 伴水疱,结果为

169. 1 岁小儿未接种卡介苗,PPD 试验由阴性转为阳性提示
    A. 曾感染过结核分枝杆菌   B. 体内有活动性结核病   C. 新近感染结核分枝杆菌
    D. 非结核分枝杆菌感染   E. 机体出现了对结核分枝杆菌的免疫力

170. 患儿,2 岁,接种过卡介苗,PPD 试验 72 小时硬结直径 21mm,不发热,下一步处理是
    A. 复查 PPD 试验   B. 拍摄胸部 X 线片   C. 青霉素抗感染
    D. 口服异烟肼   E. 严密观察 1 个月

171. 儿科抗结核治疗原则不包括
    A. 早期治疗   B. 适宜剂量   C. 联合用药
    D. 症状控制后减量   E. 分段治疗

172. 属于抑菌药的抗结核药物是
    A. INH   B. RFP   C. PZA
    D. SM   E. EMB

173. 卡介苗接种的禁忌证不包括
    A. 先天性胸腺发育不全   B. 严重联合免疫缺陷病   C. 全身性皮肤病
    D. 急性传染病恢复期   E. 结核菌素试验阴性

(174~176 题共用题干)家中新发现 1 例活动性空洞性肺结核患者,1 岁男孩与患者有密切接触,但无任何临床表现。

174. 首先应进行的辅助检查是
    A. 血常规   B. 痰涂片抗酸染色检查   C. 痰结核分枝杆菌培养
    D. 胸部 X 线片+PPD 试验   E. 血结核抗体检测

175. 若上述检查结果未见异常,则应采取的措施是
    A. 严密观察,无须处理   B. 口服异烟肼   C. 肌内注射链霉素
    D. 口服乙胺丁醇   E. 口服吡嗪酰胺

176. 若行上述治疗,则疗程至少为
    A. 1 个月   B. 2 个月   C. 3 个月
    D. 6 个月   E. 9 个月

177. 较大儿童原发型肺结核最常见的临床表现是
    A. 生长发育障碍   B. 反复呕吐,惊厥   C. 肝脾大
    D. 干咳,轻度呼吸困难   E. 发热盗汗,食欲缺乏

178. 小儿原发型肺结核最少见的临床表现是
    A. 发热   B. 食欲缺乏   C. 体重不增
    D. 咯血   E. 咳嗽

179. 诊断小儿原发型肺结核的重要方法是
    A. 血沉测定   B. 血清结核抗体检测   C. 痰涂片找抗酸杆菌
    D. 痰结核分枝杆菌培养   E. 胸部 X 线片

180. 患儿,3 岁。体检时发现肺部有原发综合征,PPD 试验(++),无任何症状,应给予的治疗为

A. 不予治疗,严密观察 B. 青霉素 C. 链霉素
D. 吡嗪酰胺 E. 异烟肼+利福平

181. 活动性原发型肺结核常用的化疗方案是
A. 2HRZ/4HR B. 2EHRZ/4HR C. 2SHRZ/4HR
D. 2HRZSE/6HRE E. $2H_3R_3Z_3E_3/4H_3R_3$

第6章 消化系统疾病

182. 下述婴儿排大便情况,异常的是
A. 足月儿生后13小时排胎粪 B. 母乳喂养,每日排便2~4次
C. 人工喂养,每日排便1~2次 D. 母乳喂养,大便可有红色物
E. 混合喂养,大便可有绿色物

183. 关于婴幼儿胃肠道结构与功能的叙述,正确的是
A. 母乳喂养者比牛乳喂养者更易发生便秘 B. 肠道免疫功能低下,故不易发生过敏反应
C. 升结肠与后壁固定差,故易发生肠套叠 D. 正常情况下婴幼儿肠道是无菌的
E. 婴儿肠管相对成人短,不容易发生肠扭转

184. 母乳喂养的婴幼儿肠道细菌主要是
A. 大肠埃希菌 B. 嗜酸杆菌 C. 双歧杆菌
D. 肠球菌 E. 变形杆菌

A. 金黄色,稍稀薄,呈酸性,无臭味 B. 黄白色,干稠,呈酸性,无臭味
C. 金黄色,稀薄,呈碱性,无臭味 D. 黄色,稀薄,呈碱性,有臭味
E. 淡黄色,干稠,呈中性或碱性,有臭味

185. 母乳喂养的健康婴儿典型大便是

186. 牛奶喂养的婴儿典型大便是

187. 婴幼儿患腹泻的内在因素不包括
A. 消化系统发育不成熟 B. 胃肠道负担重 C. 胃排空较快
D. 尚未建立正常肠道菌群 E. 母乳喂养儿肠道感染率高于人工喂养儿

188. 引起小儿腹泻病的最常见病因是
A. 细菌感染 B. 病毒感染 C. 食物过敏
D. 乳糖酶缺乏 E. 食物污染

189. 引起小儿腹泻病最常见的病原体是
A. 星状病毒 B. 肠道腺病毒 C. 轮状病毒
D. 大肠埃希菌 E. 空肠弯曲菌

190. 婴儿腹泻重度脱水的主要诊断依据是
A. 皮肤弹性差 B. 哭无泪,尿量少 C. 眼眶及前囟凹陷
D. 外周循环衰竭 E. 精神萎靡

191. 蛋白质-能量营养不良伴腹泻患者的常见临床表现不包括
A. 低钾血症 B. 低钙血症 C. 代谢性碱中毒
D. 低钠血症 E. 脱水(2022)

A. 稀黄,泡沫较多,带黏液,豆腐渣样　　B. 黄绿色水样便,可有假膜排出
C. 黏液状,带脓血,有腥臭味　　　　　D. 暗绿色,水样,量多,带黏液
E. 黄色水样或蛋花样,无腥臭味

192. 轮状病毒肠炎的大便特点是
193. 侵袭性大肠埃希菌肠炎的大便特点是
194. 金黄色葡萄球菌肠炎的大便特点是
195. 白色念珠菌肠炎的大便特点是
196. 难辨梭状芽胞杆菌肠炎的大便特点是

197. 女孩,8个月。发热、腹泻、轻咳2天。大便10余次/日,蛋花汤样。大便镜检:白细胞2~3个/HPF,大便细菌培养阴性。血常规:WBC7.5×10^9/L。除轻度脱水征外,无其他异常。最可能的诊断是
A. 细菌性痢疾　　　　　B. 金黄色葡萄球菌肠炎　　C. 真菌性肠炎
D. 病毒性肠炎　　　　　E. 致病性大肠埃希菌肠炎

198. 女孩,2岁。发热、腹痛腹泻1天,无里急后重,大便6次,黏液状,带脓血,有腥臭味。大便镜检示RBC25个/HPF,WBC25~30个/HPF。导致患儿腹泻的最可能病原体是
A. 痢疾志贺菌　　　　　B. 产毒性大肠埃希菌　　　C. 侵袭性大肠埃希菌
D. 金黄色葡萄球菌　　　E. 白色念珠菌(2019)

199. 婴儿,3个月。母乳喂养,生后大便5~6次/天,为黄色稀糊便,无特殊臭味,精神食欲好,生后体重增长3kg。大便常规检查阴性。最可能的诊断是
A. 慢性细菌性痢疾　　　B. 生理性腹泻　　　　　　C. 迁延性腹泻
D. 真菌性腹泻　　　　　E. 产毒性大肠埃希菌肠炎(2018、2022)

200. 男,3岁。腹泻4天,加重2天,稀水样便,每天10余次,尿量减少。体检:眼窝凹陷,皮肤弹性差,脉搏可扪及。查血清钠135mmol/L。其腹泻脱水的程度与性质应是
A. 轻度低渗性　　　　　B. 轻度等渗性　　　　　　C. 中度高渗性
D. 中度等渗性　　　　　E. 重度低渗性

201. 小儿腹泻病的治疗原则,错误的是
A. 调整饮食　　　　　　B. 合理用药　　　　　　　C. 纠正脱水
D. 应用红霉素　　　　　E. 纠正电解质紊乱

202. 女孩,2岁。腹泻伴呕吐3天,大便7~8次/日,为黄绿色稀水样便,黏液较多,时有发热、腹痛。粪常规检查示白细胞(++)。不宜采用的治疗是
A. 止泻剂　　　　　　　B. 液体疗法　　　　　　　C. 锌制剂
D. 肠道黏膜保护剂　　　E. 肠道微生态制剂

203. 患儿,男,1岁。1天前腹泻10余次,为黄稀水便。查体:精神稍萎靡,皮肤弹性佳。医师推荐使用WHO规定的口服补液盐。该补液盐的张力为
A. 1/2张　　　　　　　B. 1/3张　　　　　　　　C. 2/3张
D. 1/4张　　　　　　　E. 等张(2015、2022)

(204~210题共用题干)10个月女婴,腹泻2天,于2016年10月20日收入院。大便为蛋花汤样,10~12次/日,无腥臭味,哭时泪少,尿量明显减少。查体:精神萎靡,皮肤弹性差,眼窝及前囟明显凹陷。血清钠135mmol/L。

204. 最可能的诊断是
A. 生理性腹泻　　　　　B. 轮状病毒肠炎　　　　　C. 产毒性大肠埃希菌肠炎
D. 侵袭性大肠埃希菌肠炎　　E. 金黄色葡萄球菌肠炎

205. 患婴脱水性质和程度是
    A. 中度低渗性脱水   B. 中度等渗性脱水   C. 中度高渗性脱水
    D. 重度低渗性脱水   E. 重度等渗性脱水
206. 入院第一天补液总量应为
    A. 50~80ml/kg   B. 80~100ml/kg   C. 90~120ml/kg
    D. 120~150ml/kg   E. 150~180ml/kg
207. 入院第一天补液性质应为
    A. 1/3张含钠液   B. 2/3张含钠液   C. 1/5张含钠液
    D. 1/2张含钠液   E. 等张含钠液
208. 若经上述补液后出现腹胀,肠鸣音减弱,心音低钝,腱反射减弱,应考虑的诊断是
    A. 低钠血症   B. 低钙血症   C. 低钾血症
    D. 低磷血症   E. 水中毒
209. 若发生低钾血症,治疗原则应为
    A. 静脉滴注10%氯化钾溶液   B. 每日口服氯化钾 30~40mmol/kg
    C. 静脉滴注氯化钾,浓度<0.3%   D. 持续补充氯化钾 2 周
    E. 全天静脉滴注时间<6~8 小时
210. 入院第 2 天脱水纠正,大便 2~3 次,纳差,有时呕吐,尿量尚可。补液原则为
    A. 停止补液   B. 补生理需要量   C. 补液量与前一天相等
    D. 补继续丢失量   E. 补生理需要量+继续丢失量

第 7 章　呼吸系统疾病

211. 关于小儿肺的解剖学特点,错误的是
    A. 肺泡数量少且面积小   B. 弹力组织发育较差   C. 血管丰富,间质发育旺盛
    D. 肺含血量少而含气量多 E. 感染时易致黏液阻塞
212. 扁桃体炎好发于年长儿的原因是
    A. 咽部狭窄   B. 咽扁桃体 1 岁末才开始增大   C. 腭扁桃体 1 岁末才开始增大
    D. 咽鼓管呈水平位   E. 婴儿非特异性免疫功能差
213. 婴幼儿常见的呼吸类型是
    A. 胸式呼吸   B. 腹式呼吸   C. 胸腹式呼吸
    D. 混合性呼吸   E. 点头样呼吸
214. 小儿最常见的疾病是
    A. 腹泻病   B. 急性上呼吸道感染   C. 急性下呼吸道感染
    D. 高热惊厥   E. 急性泌尿道感染
215. 引起小儿上呼吸道感染最常见的病原体是
    A. 病毒   B. 细菌   C. 支原体
    D. 衣原体   E. 真菌
216. 引起小儿急性上呼吸道感染最常见的致病菌是
    A. 肺炎链球菌   B. 流感嗜血杆菌   C. 溶血性链球菌
    D. 变形杆菌   E. 铜绿假单胞菌

217. 咽结膜热的典型临床表现不包括
    A. 高热、咽痛   B. 眼部刺痛   C. 眼结膜炎
    D. 耳后淋巴结肿大   E. 恢复期指端膜状脱屑

218. 患儿,男,4岁。发热2天伴咽痛。查体:咽部充血,咽腭弓、悬雍垂、软腭处可见2~4mm大小疱疹。最可能的病原体是
    A. 柯萨奇A组病毒   B. 呼吸道合胞病毒   C. 腺病毒
    D. 鼻病毒   E. 冠状病毒

219. 链球菌性上呼吸道感染后2~3周可引起
    A. 咽后壁脓肿   B. 川崎病   C. 中耳炎
    D. 颈淋巴结炎   E. 急性肾小球肾炎

220. 急性上呼吸道感染的治疗原则是
    A. 抗病毒治疗   B. 应用抗生素   C. 对症治疗
    D. 支持治疗   E. 中医中药治疗

221. 急性感染性喉炎的典型临床表现是
    A. 阵发性干咳   B. 持续性干咳   C. 犬吠样咳嗽
    D. 反复咳嗽、咳痰   E. 咳大量臭脓痰

222. 毛细支气管炎的临床特点不包括
    A. 喘息   B. 肺部哮鸣音   C. 呼气性呼吸困难
    D. 下呼吸道梗阻   E. 全身中毒症状较重

223. 下列肺炎中属于病理分类的是
    A. 病毒性肺炎   B. 支原体肺炎   C. 支气管肺炎
    D. 衣原体肺炎   E. 真菌性肺炎

224. 小儿迁延性肺炎的病程为
    A. <1周   B. <1个月   C. 1~3个月
    D. 2~3个月   E. >3个月

225. 小儿病毒性肺炎最常见的病原体是
    A. 腺病毒   B. 呼吸道合胞病毒   C. 流感病毒
    D. 副流感病毒   E. 肠道病毒

226. 不属于肺炎病原体的是
    A. 肠道病毒   B. 腺病毒   C. 立克次体
    D. 呼吸道合胞病毒   E. 金黄色葡萄球菌

227. 患儿,2岁。发热3天,伴咳嗽,呼吸较急促,50次/分,心音正常,双肺可闻及较固定的中、细湿啰音,腹部平软,肝脾不大。该患儿应诊断为
    A. 哮喘性支气管炎   B. 急性支气管肺炎   C. 毛细支气管炎
    D. 急性重症肺炎   E. 急性支气管炎

228. 小儿肺炎合并急性心力衰竭的诊断依据中,最不重要的是
    A. 双下肢水肿   B. 心率增快   C. 肝脏迅速肿大
    D. 心音低钝   E. 闻及奔马律

229. 重症肺炎合并心力衰竭的治疗措施不包括
    A. 吸氧   B. 利尿剂   C. 洋地黄制剂
    D. 血管活性药物   E. 糖皮质激素

230. 女婴,10个月。发热、咳嗽6天入院。查体:体温37.2℃,呼吸急促,烦躁,口唇、面色发绀,双肺可闻

及细湿啰音,心率 170 次/分,心音低钝,腹胀,肝右肋下 3.5cm,剑突下 4cm,质软,已给予吸氧。现紧急处理应首选

A. 静脉滴注地塞米松　　　　B. 口服地高辛　　　　C. 静脉注射西地兰
D. 静脉注射呋塞米　　　　　E. 静脉滴注东莨菪碱

231. 儿童,5 岁。低热、干咳 1 周,加重 3 天,为刺激性干咳。体温 38℃,双肺呼吸音粗糙,未闻及干湿啰音。外周血 WBC11×10⁹/L,N0.7,ESR40mm/h。胸部 X 线片示右下肺云雾状薄片影。最可能的诊断是

A. 大叶性肺炎　　　　　　　B. 支气管肺炎　　　　C. 支原体肺炎
D. 腺病毒肺炎　　　　　　　E. 嗜酸性粒细胞肺炎

232. 女婴,6 个月,咳嗽伴喘憋 2 天。查体:体温 38℃,脉搏 120 次/分,呼吸 50 次/分,烦躁不安,双肺明显哮鸣音,喘息缓解时可闻及少许中、小湿啰音,肝肋下 2.0cm。最可能的诊断是

A. 肺炎链球菌肺炎　　　　　B. 腺病毒肺炎　　　　C. 呼吸道合胞病毒肺炎
D. 肺炎支原体肺炎　　　　　E. 金黄色葡萄球菌肺炎

233. 女婴,6 个月。发热、咳嗽 1 周。今日惊厥 1 次(当时体温 39℃)。查体:体温 39.5℃,烦躁,前囟略饱满,面色发绀,呼吸 50 次/分,心率 140 次/分,双肺少许细湿啰音,脑膜刺激征阳性。该患儿最可能的诊断是

A. 支气管肺炎合并心力衰竭　B. 肺炎合并中毒性脑病　C. 毛细支气管炎合并高热惊厥
D. 支气管肺炎合并高热惊厥　E. 毛细支气管炎合并心力衰竭

234. 男婴,5 个月。体温 38℃,咳嗽、喘憋明显。查体:呼吸急促,鼻扇、三凹征明显,双肺听诊满布哮鸣音,偶可闻及中、小水泡音。胸部 X 线片:双侧肺纹理增强,可见小片状阴影,肺气肿改变明显。该患婴最可能的诊断是

A. 呼吸道合胞病毒肺炎　　　B. 肺炎支原体肺炎　　C. 腺病毒肺炎
D. 金黄色葡萄球菌肺炎　　　E. 衣原体肺炎

235. 女孩,3 岁。发热、咳嗽和气促 1 周。查体:精神不振,面色苍白,呼吸急促,皮肤可见荨麻疹样皮疹,双侧可闻及细湿啰音。胸部 X 线片示双肺多发性小脓肿。最可能的诊断是

A. 肺炎支原体肺炎　　　　　B. 金黄葡萄球菌肺炎　　C. 流感嗜血杆菌肺炎
D. 呼吸道合胞病毒肺炎　　　E. 腺病毒肺炎(2018)

236. 腺病毒肺炎的典型临床表现是

A. 高热伴刺激性干咳　　　　　　　B. 发热、咳嗽,早期出现肺部湿啰音
C. 反复发作呼气性呼吸困难　　　　D. 持续性发热,伴有喘憋,肺实变体征
E. 咳大量脓痰或反复咯血(2022)

(237～240 题共用题干)男,6 岁。发热 10 天,体温 38～39℃,刺激性咳嗽明显,胸痛。查体:双肺散在干啰音。胸部 X 线片:左肺下野淡薄片状阴影。

237. 最可能的诊断为

A. 腺病毒肺炎　　　　　　　B. 呼吸道合胞病毒肺炎　　C. 肺炎支原体肺炎
D. 金黄色葡萄球菌肺炎　　　E. 肺炎链球菌肺炎

238. 为明确诊断,首选的检查是

A. 血培养　　　　　　　　　B. 结核菌素试验　　　　　C. 冷凝集试验
D. 血肥达试验　　　　　　　E. 痰液病毒分离培养

239. 首选的治疗药物为

A. 青霉素　　　　　　　　　B. 头孢菌素　　　　　　　C. 链霉素

D. 红霉素　　　　　　　　　　E. 无环鸟苷
240. 首选药物的疗程一般为
　　A. 体温正常后 3 天　　　　B. 体温正常后 5~7 天　　　　C. 体温正常后 2~3 周
　　D. 10~14 天　　　　　　　E. 6 周

(241~244 题共用题干) 男孩, 2 岁。持续高热伴咳嗽 6 天入院。体温波动在 38.0~40℃之间, 静脉滴注青霉素 4 天, 体温未降低。查体: 体温 39.2℃, 呼吸 40 次/分, 脉搏 160 次/分, 精神萎靡, 呼吸急促, 唇干, 鼻翼扇动, 三凹征明显, 气管略左移, 右下肺呼吸音消失, 叩诊浊音, 肝肋下 2cm。外院血常规 WBC19.2×10^9/L, N0.92。胸部 X 线片示两肺散在斑片状阴影, 右中下肺野致密阴影, 上缘呈外高内低弧形影。

241. 该患儿最可能的诊断是
　　A. 腺病毒肺炎　　　　　　B. 呼吸道合胞病毒肺炎　　　　C. 肺炎支原体肺炎
　　D. 肺炎链球菌肺炎　　　　E. 金黄色葡萄球菌肺炎
242. 该患儿最可能的并发症是
　　A. 气胸　　　　　　　　　B. 脓胸　　　　　　　　　　　C. 脓气胸
　　D. 肺脓肿　　　　　　　　E. 败血症
243. 若诊断性胸穿抽出少量黏稠脓液, 则最重要的治疗措施是
　　A. 胸腔穿刺抽脓冲洗　　　B. 胸腔闭式引流　　　　　　　C. 剖胸探查
　　D. 胸腔镜探查　　　　　　E. 静脉滴注广谱抗生素
244. 若使用抗生素, 则首选药物为
　　A. 氨苄西林　　　　　　　B. 红霉素　　　　　　　　　　C. 环丙沙星
　　D. 万古霉素　　　　　　　E. 庆大霉素

245. 小儿夜间阵发性咳嗽和喘息, 首先应考虑
　　A. 急性支气管炎　　　　　B. 支气管哮喘　　　　　　　　C. 腺病毒肺炎
　　D. 呼吸道合胞病毒肺炎　　E. 支原体肺炎
246. 小儿支气管哮喘的诊断标准是吸入速效 β_2 受体激动剂后 15 分钟 FEV_1 增加
　　A. ≥5%　　　　　　　　　B. ≥8%　　　　　　　　　　　C. ≥10%
　　D. ≥12%　　　　　　　　E. ≥15%
247. 关于小儿咳嗽变异型哮喘的诊断依据, 错误的是
　　A. 咳嗽持续>4 周　　　　 B. 有家族过敏史　　　　　　　C. 常伴发热
　　D. 长时间抗生素治疗无效　E. 支气管舒张剂可使咳嗽缓解 (2016)
248. 男孩, 5 岁。咳嗽 4 个月, 凌晨及活动后加剧, 服用多种抗生素无效, 服用博利康尼后可缓解。查体: 无发热, 面部及颈部散在湿疹, 两肺呼吸音粗。该患儿最可能的诊断是
　　A. 毛细支气管炎　　　　　B. 支气管异物　　　　　　　　C. 咳嗽变异型哮喘
　　D. 支气管淋巴结结核　　　E. 儿童哮喘
249. 患儿, 女, 从 3 岁到 8 岁类似哮喘发作 10 余次, 肺功能明显降低, 舒张试验阳性, 确诊为支气管哮喘。2 天前因感冒诱发喘息加重, 使用口服糖皮质激素、支气管舒张剂仍无缓解。体检: 呼吸困难, 大汗淋漓, 不能平卧, 面色青灰, 三凹征, 心音较低钝, 双肺呼吸音减弱, 无哮鸣音。最可能的诊断是
　　A. 并发肺源性心脏病　　　B. 合并细菌性肺炎　　　　　　C. 哮喘持续状态
　　D. 水电解质紊乱　　　　　E. 使用 β_2 受体激动剂过量

　　A. 口服短效 β_2 受体激动剂　B. 吸入速效 β_2 受体激动剂　C. 吸入长效 β_2 受体激动剂

D. 吸入糖皮质激素　　　　E. 静脉滴注糖皮质激素

250. 缓解支气管哮喘急性发作首选
251. 支气管哮喘患儿长期控制首选
252. 缓解支气管哮喘持续状态首选

A. 白三烯调节剂　　　　B. β_2 受体激动剂　　　　C. 糖皮质激素
D. 肥大细胞膜稳定剂　　　E. 抗胆碱能药物

253. 沙丁胺醇属于
254. 布地奈德属于
255. 孟鲁司特属于
256. 色甘酸钠属于
257. 异丙托溴铵属于

258. 支气管哮喘持续状态辅助机械通气的指征不包括
A. 持续严重的呼吸困难　　B. 哮鸣音消失　　　　C. $PaCO_2 \geq 45mmHg$
D. 意识障碍　　　　　　　E. 吸氧状态下发绀进行性加重

259. 肺功能检查是确诊支气管哮喘的常用方法，主要适合于
A. 2 岁以上患儿　　　　B. 3 岁以上患儿　　　　C. 5 岁以上患儿
D. 8 岁以上患儿　　　　E. 10 岁以上患儿

第8章　心血管系统疾病

260. 关于胎儿血液循环出生后的改变，不正确的是
A. 脐血管关闭　　　　　B. 卵圆孔关闭　　　　　C. 动脉导管关闭
D. 肺循环压力增高　　　E. 体循环压力增高

261. 属于左向右分流型先天性心脏病的是
A. 动脉导管未闭　　　　B. 肺动脉狭窄　　　　　C. 主动脉缩窄
D. 法洛四联症　　　　　E. 大动脉转位

A. 房间隔缺损　　　　　B. 室间隔缺损　　　　　C. 动脉导管未闭
D. 法洛四联症　　　　　E. 肺动脉狭窄

262. 婴儿期持续青紫的先天性心脏病是
263. 婴儿期不会出现青紫的先天性心脏病是

264. 先天性心脏病患儿，胸部 X 线片示肺血少，提示
A. 房间隔缺损　　　　　B. 室间隔缺损　　　　　C. 动脉导管未闭
D. 肺动脉狭窄　　　　　E. 主肺动脉间隔缺损

265. 肺循环血量增多，而左心室、主动脉及体循环血流量减少的先天性心脏病是
A. 房间隔缺损　　　　　B. 室间隔缺损　　　　　C. 动脉导管未闭
D. 肺动脉狭窄　　　　　E. 法洛四联症

266. 胸部 X 线片示肺野清晰的先天性心脏病是
A. 房间隔缺损　　　　　B. 室间隔缺损　　　　　C. 动脉导管未闭

D. Roger 病　　　　　　　E. 法洛四联症

A. 右心房、右心室增大　　B. 左心室、右心室增大　　C. 左心房、左心室增大
D. 全心增大　　　　　　　E.右心室增大,肺动脉段凹陷

267. 房间隔缺损X线检查表现为
268. 室间隔缺损X线检查表现为
269. 动脉导管未闭X线检查表现为
270. 法洛四联症X线检查表现为

A. 房间隔缺损　　　　　　B. 室间隔缺损　　　　　　C. 动脉导管未闭
D. 法洛四联症　　　　　　E. 三尖瓣狭窄

271. 胸骨左缘第2~3肋间闻及收缩期杂音,提示
272. 胸骨左缘第3~4肋间闻及收缩期杂音,提示
273. 胸骨左缘第2~4肋间闻及粗糙喷射性收缩期杂音,提示
274. 胸骨左缘第2肋间闻及响亮粗糙的连续机械样杂音,提示
275. 胸骨左缘第4~5肋间闻及舒张早中期杂音,提示

A. 二尖瓣狭窄　　　　　　B. 二尖瓣关闭不全　　　　C. 三尖瓣狭窄
D. 三尖瓣关闭不全　　　　E. 肺动脉瓣狭窄

276. 房间隔缺损分流量较大时,可在胸骨左缘第4~5肋间闻及舒张早中期杂音,是因为相对性
277. 室间隔缺损分流量较大时,可在心尖部闻及舒张中期杂音,是因为相对性
278. 动脉导管未闭分流量较大时,可在心尖部闻及舒张期杂音,是因为相对性

A. 肺动脉狭窄　　　　　　　　B. 肺动脉扩张　　　　　　C. 肺动脉瓣相对狭窄
D. 肺动脉瓣相对性关闭不全　　E. 三尖瓣相对狭窄

279. 房间隔缺损收缩期杂音产生的原理是
280. 法洛四联症收缩期杂音产生的原理是
281. 室间隔缺损出现声音嘶哑的原因是

A. 原发孔型房间隔缺损　　B. 继发孔型房间隔缺损　　C. 室间隔膜周部缺损
D. 动脉导管未闭　　　　　E. 法洛四联症

282. 最可能自然闭合的先天性心脏病是
283. 最可能用药物治愈的先天性心脏病是

284. 房间隔缺损的特征性临床表现是
　　A. 生长发育延迟、乏力、心悸　　　　B. 心前区可闻及粗糙收缩期杂音
　　C. 有肺动脉高压时,可出现青紫　　　D. 肺动脉瓣区第二心音亢进并固定分裂
　　E. 胸部X线片可见心房心室扩大及肺门"舞蹈"征

285. 患儿,男性,12岁。肺动脉瓣区闻及3/6级收缩期杂音,同时可听到不受呼吸影响的第二心音分裂。该患者可能是
　　A. 正常人　　　　　　　B. 肺动脉瓣狭窄　　　　　C. 房间隔缺损
　　D. 二尖瓣狭窄　　　　　E. 肺动脉瓣关闭不全

286. 男,3岁。多汗、乏力1年。曾患"肺炎"2次。查体:胸骨左缘第2~3肋间闻及3/6级收缩期杂音,肺动脉瓣区第二心音亢进,固定分裂。该患儿胸部X线片心影形态最可能是
　　A. 烧瓶形　　　　　　　B. 靴形　　　　　　　　　C. 梨形

D. 球形　　　　　　　　E. 卵圆形(2023)

(287~290题共用题干)女性,5岁。自幼体弱,易患呼吸道感染。查体:心前区稍隆起,无震颤,胸骨左缘第2~3肋间闻及3/6级收缩期杂音,P_2亢进,S_2固定性分裂。

287. 最可能的诊断是
　　A. 房间隔缺损　　　　B. 室间隔缺损　　　　C. 动脉导管未闭
　　D. 法洛四联症　　　　E. 风湿性心脏病

288. 最可能出现的心电图异常是
　　A. PR间期延长　　　　B. 左心室肥大　　　　C. 不完全性右束支传导阻滞
　　D. T波低平倒置　　　　E. 左束支传导阻滞

289. 胸部X线片可见心影呈
　　A. 靴形　　　　　　　B. 梨形　　　　　　　C. 普大型
　　D. 球形　　　　　　　E. 烧瓶形

290. 超声心动图检查可显示
　　A. 左心房增大　　　　B. 左心室增大　　　　C. 主动脉增宽
　　D. 心室壁矛盾运动　　E. 右心房、右心室增大,室间隔矛盾运动

291. 我国最常见的先天性心脏病是
　　A. 房间隔缺损　　　　B. 室间隔缺损　　　　C. 动脉导管未闭
　　D. 法洛四联症　　　　E. 肺动脉瓣狭窄

(292~296题共用题干)3岁患儿。近1年来剧烈啼哭时出现青紫。查体:心前区隆起,胸骨左缘第3~4肋间闻及4/6级收缩期杂音,可触及震颤。胸部X线片示左、右心室增大,肺血管影增多,肺动脉段凸出。

292. 最可能的诊断是
　　A. 房间隔缺损　　　　B. 室间隔缺损　　　　C. 动脉导管未闭
　　D. 法洛四联症　　　　E. 肺动脉瓣狭窄

293. 其杂音产生的机制是
　　A. 二尖瓣相对狭窄　　B. 三尖瓣相对狭窄　　C. 右心室流出道相对狭窄
　　D. 主动脉瓣相对狭窄　E. 血流通过缺损部位产生漩涡

294. 若同时在心尖区闻及较柔和的舒张期杂音,则提示
　　A. Roger病　　　　　B. 大中型室间隔缺损　C. 中小型室间隔缺损
　　D. 合并肺动脉高压　　E. 合并感染性心内膜炎

295. 为明确诊断,首选的检查项目是
　　A. 心电图　　　　　　B. 超声心动图　　　　C. 心脏CT
　　D. 心脏MRI　　　　　E. 心导管造影

296. 若患儿出现永久青紫,则说明
　　A. 合并心力衰竭　　　B. 合并动脉系统充血　C. 合并静脉系统淤血
　　D. 合并肺水肿　　　　E. 形成了艾森门格综合征

297. 患儿,3岁。活动后气急、心悸2年余。查体:较消瘦,轻度胸廓畸形,胸骨左缘第2肋间可闻及粗糙而响亮的连续性机器样杂音,占据整个收缩期和舒张期。该患儿首先出现的病理生理改变是
　　A. 右心房增大　　　　B. 右心室增大　　　　C. 左心房增大
　　D. 左心室增大　　　　E. 肺动脉扩张

298. 动脉导管未闭患者出现周围血管征的主要原因是
    A. 心脏存在异常通道　　B. 体循环血流量明显减少　　C. 肺循环血流量明显增多
    D. 脉压明显增大　　　　E. 收缩压明显升高
299. 动脉导管未闭患者脉压增大的主要原因是
    A. 心脏存在异常通道　　B. 主动脉的血液分流至肺动脉　　C. 肺循环血流量明显增多
    D. 体循环血流量明显减少　　E. 收缩压明显升高

(300~304题共用题干)3岁男孩,曾多次患肺炎,平时无发绀。体检:心前区隆起,心尖搏动弥散,胸骨左缘第2肋间闻及粗糙的连续性机器样杂音,向颈部传导,有震颤。

300. 该患儿还需特别注意的体征是
    A. 三凹征　　　　　　B. 水冲脉　　　　　　　C. 腹部血管杂音
    D. 颈静脉怒张　　　　E. 蹲踞
301. 该患儿最可能出现的血流动力学改变是
    A. 左心房血流量减少　　B. 肺循环血流量增加　　C. 主动脉血流量明显减少
    D. 右向左分流　　　　E. 左心室容量负荷减小
302. 该患儿心电图检查的可能结果是
    A. 左心室肥厚　　　　B. 右心室肥厚　　　　C. 右心房肥大
    D. 左束支传导阻滞　　E. 不完全性右束支传导阻滞
303. 若于心尖部闻及舒张中期杂音,提示
    A. 肺动脉高压　　　　B. 肺动脉狭窄　　　　C. 心功能不全
    D. 左向右分流量大　　E. 左向右分流量小
304. 若患儿出现差异性发绀,提示
    A. 左向右分流量大　　B. 心力衰竭　　　　　C. 主动脉压高于肺动脉压
    D. 主动脉血液入肺动脉　　E. 肺动脉血液流入主动脉

    A. 肺动脉狭窄　　　　B. 室间隔缺损　　　　C. 主动脉骑跨
    D. 右心室肥大　　　　E. 肺动脉漏斗部痉挛
305. 法洛四联症对病理生理影响最大的畸形是
306. 法洛四联症心脏杂音的产生是由于
307. 法洛四联症的杂音响度主要取决于
308. 法洛四联症的青紫程度主要取决于
309. 法洛四联症阵发性缺氧发作的原因是

    A. 脑栓塞　　　　　　B. 脑脓肿　　　　　　C. 感染性心内膜炎
    D. 冠状动脉瘤　　　　E. 缺氧发作
310. 法洛四联症最常见的并发症是
311. 法洛四联症最少见的并发症是

312. 法洛四联症最早出现的临床表现是
    A. 呼吸困难　　　　　B. 活动耐力下降　　　　C. 晕厥
    D. 青紫　　　　　　　E. 蹲踞
313. 法洛四联症的常见临床表现不包括
    A. 苍白　　　　　　　B. 蹲踞　　　　　　　　C. 晕厥
    D. 杵状指(趾)　　　　E. 活动耐力下降

第 9 章 泌尿系统疾病

314. 胸部 X 线检查显示肺动脉段凹陷的先天性心脏病是
    A. 房间隔缺损 B. 室间隔缺损 C. 法洛四联症
    D. 动脉导管未闭 E. 主动脉瓣狭窄

315. 男孩,2 岁。生后 4 个月发绀,哭吵甚,时有抽搐。查体:发育差,发绀明显,心前区可闻及 3/6 级收缩期喷射音。胸部 X 线片示肺门血管影少,右心室增大,心腰凹陷,呈靴形心。最可能的诊断是
    A. 法洛四联症 B. 动脉导管未闭 C. 肺动脉狭窄
    D. 室间隔缺损 E. 房间隔缺损

316. 患儿,女孩,1 岁。生后 2 个月口周发绀。今晨哭闹后发绀加重,意识丧失,四肢颤动,持续 1 分钟缓解,胸骨左缘第 2~4 肋间闻及 3/6 级收缩期杂音,双下肢无水肿,神经系统正常。胸部 X 线片示心尖上翘,肺动脉段凹陷。意识丧失的原因为
    A. 法洛氏四联症并肺脓肿 B. 法洛氏四联症并缺氧发作 C. 室间隔缺损并肺脓肿
    D. 室间隔缺损并心力衰竭 E. 室间隔缺损并急性肺炎(2020)

(317~321 题共用题干) 2 岁患儿,体重 8.5kg。生后 6 个月出现唇绀,无肺炎病史。查体:杵状指,胸骨左缘第 3 肋间闻及 3/6 级收缩期杂音,肺动脉瓣区第二心音亢进。胸部 X 线片示两肺清晰透亮,心影呈靴形。

317. 最可能的诊断是
    A. 房间隔缺损 B. 室间隔缺损 C. 动脉导管未闭
    D. 法洛四联症 E. 肺动脉瓣狭窄

318. 为明确诊断,首选的检查是
    A. 心电图 B. 超声心动图 C. 心脏 CT
    D. 心脏 MRI E. 心血管造影

319. 今天上午患儿在幼儿园和其他小朋友玩耍时突然晕厥,其原因是
    A. 血液黏稠 B. 脑血栓形成 C. 血流缓慢
    D. 肺动脉狭窄 E. 漏斗部肌肉痉挛

320. 此时最有效的急救措施是
    A. 高流量吸氧 B. 取胸膝位 C. 吗啡肌内注射
    D. 静脉注射普萘洛尔 E. 静脉滴注碳酸氢钠

321. 此时严禁使用的药物是
    A. 去氧肾上腺素 B. 普萘洛尔 C. 吗啡
    D. 碳酸氢钠 E. 西地兰

第 9 章 泌尿系统疾病

322. 小儿肾小球滤过率达成人水平的时间为
    A. 半岁 B. 1 岁 C. 2 岁
    D. 3 岁 E. 5 岁

323. 儿童无尿的诊断标准为尿量
    A. <10ml/d B. <30ml/d C. <50ml/d
    D. <100ml/d E. <150ml/d

324. 急性肾小球肾炎的典型临床表现不包括

A. 水肿 B. 高血压 C. 血尿
D. 少尿 E. 大量蛋白尿

325. 急性肾小球肾炎在起病1周内常发生的严重并发症是
A. 休克 B. 肉眼血尿 C. 严重循环充血
D. 大量蛋白尿 E. 高钾血症

326. 男孩,4岁。10天前受凉感冒服药后好转,3天前眼睑浮肿,伴尿少,今天烦躁不安,抽搐2次。查体:体温39℃,呼吸28次/分,脉搏110次/分,血压150/110mmHg,心脏正常,肝未触及,神经系统检查无异常。最可能的诊断是急性肾炎合并
A. 高血压脑病 B. 循环充血 C. 高热惊厥
D. 低钙血症 E. 肾功能衰竭

327. 诊断急性链球菌感染后肾炎最关键的检查是
A. 尿常规 B. 血清 CRP C. 血清 ASO
D. 血清 C3 E. 血沉

328. 男,9岁。尿少、水肿1天。体检:眼睑部水肿,血压140/100mmHg,尿蛋白(+),尿红细胞(+++)。该患儿的诊断是
A. 急性肾小球肾炎 B. 泌尿系统感染 C. 单纯型肾病综合征
D. 肾炎型肾病综合征 E. 继发性肾病综合征

(329~334题共用题干)男孩,7岁。晨起眼睑水肿伴尿少1周,肉眼血尿1天。病前1周有咽痛史。查体:体温38.2℃,血压120/80mmHg,发育良好,双侧扁桃体Ⅱ度肿大。外周血 Hb112g/L。尿常规:Pro(++),RBC(+++),WBC1~3个/HPF。血尿素氮 7.2mmol/L,血总蛋白 52g/L,白蛋白 32g/L,血胆固醇 4.6mmol/L。

329. 最可能的诊断是
A. 急性肾小球肾炎 B. 急性肾盂肾炎 C. 肾病综合征
D. 慢性肾炎急性发作 E. 慢性肾小球肾炎

330. 患儿入院后突发抽搐,测体温38.5℃,血压160/110mmHg,应考虑合并
A. 高热惊厥 B. 中毒性脑病 C. 高血压脑病
D. 脑栓塞 E. 严重循环充血

331. 此时急救的首选药物是
A. 硝普钠 B. 呋塞米 C. 地西泮
D. 硝苯地平 E. 苯妥英钠

332. 若经上述处理仍抽搐不止,下一步应选择的药物是
A. 呋塞米 B. 地西泮 C. 苯巴比妥
D. 硝苯地平 E. 苯妥英钠

333. 患儿应卧床休息至
A. 尿常规恢复正常 B. 血沉正常 C. 血尿素氮正常
D. 血肌酐正常 E. 水肿消退、肉眼血尿消失、血压正常

334. 患儿恢复上学的指标是
A. 尿常规正常 B. 血沉正常 C. 血压正常
D. 水肿消退 E. 镜下血尿转阴

(335~339题共用题干)患儿,女,8岁。眼睑水肿伴血尿、少尿6天,气促2天。查体:体温37.8℃,脉搏150次/分,血压135/90mmHg,双肺底可闻及湿啰音,肝肋缘下3.0cm,质软,无压痛。

335. 最可能的诊断是
   A. 肺炎伴心力衰竭　　　　B. 急性肾小球肾炎　　　　C. 急性肾炎伴呼吸衰竭
   D. 急性肾炎伴循环充血　　E. 急性肾炎伴高血压脑病

336. 该患儿的首选治疗是
   A. 静脉注射西地兰　　　　B. 静脉滴注呋塞米　　　　C. 静脉滴注硝普钠
   D. 舌下含化硝苯地平　　　E. 静脉注射地西泮

337. 该患儿住院治疗2天后,突然出现惊厥,下列治疗措施不正确的是
   A. 使用硝普钠　　　　　　B. 静脉注射呋塞米　　　　C. 静脉注射地西泮
   D. 限盐限水　　　　　　　E. 使用糖皮质激素

338. 该患儿经治疗后惊厥停止,血压恢复正常,但尿量进一步减少,每日尿量仅100~200ml。血尿素氮31mmol/L,血肌酐610μmol/L,进一步的治疗重点为
   A. 加用糖皮质激素　　　　B. 加用环磷酰胺　　　　　C. 加大呋塞米剂量
   D. 进行肾透析治疗　　　　E. 进行肾移植

339. 该患儿治疗后"临床痊愈"出院,1年后随访,尿中仍有少量红细胞。为明确诊断,最有价值的检查是
   A. 尿沉渣镜检　　　　　　B. 尿相差显微镜检查　　　C. 尿蛋白定量
   D. 静脉尿路造影检查　　　E. 肾穿刺活检

340. 肾病综合征的临床特点不包括
   A. 大量蛋白尿　　　　　　B. 低蛋白血症　　　　　　C. 高脂血症
   D. 明显水肿　　　　　　　E. 血尿

341. 小儿原发性肾病综合征病理分型最常见的类型是
   A. 微小病变　　　　　　　B. 局灶节段性肾小球硬化　C. 膜性增生性肾小球肾炎
   D. 增生性肾小球肾炎　　　E. 膜性肾病

342. 不符合单纯型肾病综合征的临床表现是
   A. 全身水肿　　　　　　　B. 大量蛋白尿　　　　　　C. 低蛋白血症
   D. 肉眼血尿　　　　　　　E. 高胆固醇血症

343. 鉴别肾炎型肾病综合征与单纯型肾病综合征的指标是
   A. 持续高血压　　　　　　B. 低蛋白血症　　　　　　C. 高胆固醇血症
   D. 高度水肿　　　　　　　E. 大量蛋白尿

344. 鉴别单纯型肾病综合征与肾炎型肾病综合征的指征不包括
   A. 低蛋白血症　　　　　　B. 补体C3降低　　　　　　C. 高血压
   D. 氮质血症　　　　　　　E. 血尿

345. 男,5岁。眼睑水肿2周。化验检查:血红蛋白97g/L,尿蛋白(+++),尿红细胞(+),尿比重1.026,血白蛋白27g/L,胆固醇9.8mmol/L,C3 460mg/L。最可能的诊断是
   A. 急进性肾炎　　　　　　B. 慢性肾炎急性发作　　　C. 急性肾盂肾炎
   D. 单纯型肾病综合征　　　E. 肾炎型肾病综合征

346. 男,10岁。反复水肿半年。尿常规:蛋白(+++~++++),红细胞8~18个/HPF,血尿素氮10.8 mmol/L,白蛋白15g/L,血压150/100mmHg。最可能的诊断为
   A. 急性链球菌感染后肾炎　B. 单纯型肾病综合征　　　C. 病毒性肾炎
   D. 急进性肾炎　　　　　　E. 肾炎型肾病综合征

347. 男孩,6岁。水肿1个月。查体:血压110/70mmHg,高度水肿,尿蛋白定量2.5g/d,血清白蛋白15 g/L,血尿素氮5.4mmol/L。最可能的诊断是

A. 急性肾炎 B. 单纯型肾病综合征 C. 肾炎型肾病综合征
D. 急性肾盂肾炎 E. 慢性肾炎

348. 肾病综合征患儿应用糖皮质激素治疗4周后，尿蛋白完全消失，其疗效属于
A. 激素敏感 B. 激素部分敏感 C. 激素耐药
D. 激素依赖 E. 激素不敏感

349. 肾病综合征最常见的临床表现是
A. 高血压 B. 水肿 C. 蛋白尿
D. 肾功能衰竭 E. 高脂血症

350. 肾病综合征的常见并发症不包括
A. 感染 B. 低血容量 C. 高血压脑病
D. 急性肾功能衰竭 E. 电解质紊乱

351. 肾病综合征最常见的感染部位是
A. 上呼吸道 B. 下呼吸道 C. 泌尿生殖道
D. 消化道 E. 皮肤

352. 女孩，6岁。诊断为单纯型肾病综合征，病程中患儿腰痛，尿呈洗肉水样，此时最可能的并发症是
A. 泌尿系统感染 B. 肾结石 C. 肾衰竭
D. 电解质紊乱 E. 肾静脉血栓形成

353. 男，5岁。患肾病综合征，长期忌盐，5天来低热、咳嗽、颜面四肢浮肿，曾用呋塞米4支。体检：精神萎靡，嗜睡，手足冷，血压74/40mmHg。最可能的诊断是
A. 低钠血症 B. 低钙血症 C. 代谢性酸中毒
D. 代谢性碱中毒 E. 低钾血症

354. 诊断小儿肾病综合征大量蛋白尿的标准是尿蛋白
A. ≥30mg/(kg·d) B. ≥50mg/(kg·d) C. ≥80mg/(kg·d)
D. ≥100mg/(kg·d) E. ≥150mg/(kg·d)

355. 治疗小儿原发性肾病综合征的首选药物是
A. 呋塞米 B. 低分子右旋糖酐 C. 白蛋白
D. 糖皮质激素 E. 细胞毒药物

356. 对糖皮质激素依赖的肾病综合征患儿首先考虑加用的药物是
A. 双嘧达莫 B. 环磷酰胺 C. 肝素
D. 吲哚美辛 E. 左旋咪唑

357. 糖皮质激素治疗肾病综合征的长程疗法是
A. 1个月 B. 3个月 C. 6个月
D. 9个月 E. 12个月

358. 最适合选用甲泼尼龙冲击治疗的疾病是
A. 急性肾炎 B. 急性肾盂肾炎 C. 慢性肾炎
D. 激素敏感性肾病综合征 E. 激素耐药性肾病综合征

(359~363题共用题干)7岁男孩，水肿5天。查尿蛋白(+++)，尿红细胞2个/HPF。血浆白蛋白15g/L，血胆固醇6.5mmol/L。

359. 该患儿最可能的诊断是
A. 肾病综合征 B. 急性肾小球肾炎 C. 急性肾盂肾炎
D. 间质性肾炎 E. 慢性肾炎急性发作

360. 最可能的病理类型是
   A. 微小病变　　　　　　B. 膜性肾病　　　　　　C. 增生性肾小球肾炎
   D. 局灶性球性硬化　　　E. 膜性增生性肾小球肾炎
361. 首选的治疗方案是
   A. 激素短程疗法　　　　B. 激素中长程疗法　　　C. 甲泼尼龙冲击疗法
   D. 免疫抑制剂　　　　　E. 激素+免疫抑制剂
362. 若采用上述方案治疗4周后,复查尿蛋白仍为(+++),下一步的治疗应为
   A. 停用激素　　　　　　B. 加用细胞毒药物　　　C. 激素减量维持治疗
   D. 激素加量维持治疗　　E. 继续用原量维持治疗
363. 若治疗过程中患儿持续出现氮质血症,则可能的诊断为
   A. 急性肾炎伴肾衰竭　　B. 急性肾盂肾炎伴肾衰竭　　C. 单纯型肾病综合征
   D. 肾炎型肾病综合征　　E. 急进性肾炎(2022)

第 10 章　造血系统疾病

364. 胚肝造血最旺盛的时期是
   A. 胚胎 6～8 周　　　　B. 胚胎 8～12 周　　　　C. 胎儿期 4～5 个月
   D. 胎儿期 6～9 个月　　E. 胎儿期 9～10 个月
365. 婴儿期外周血白细胞总数维持在
   A. $>20\times10^9$/L　　　B. 15×10^9/L　　　C. 10×10^9/L
   D. 5×10^9/L　　　　E. $<5\times10^9$/L
366. 小儿外周血细胞计数接近成人的细胞是
   A. 中性粒细胞　　　　　B. 嗜酸性粒细胞　　　　C. 嗜碱性粒细胞
   D. 红细胞　　　　　　　E. 血小板
367. 男孩,2 岁。血常规 Hb45g/L,RBC2.0×10^{12}/L。该患儿的贫血程度是
   A. 正常血象　　　　　　B. 轻度贫血　　　　　　C. 中度贫血
   D. 重度贫血　　　　　　E. 极重度贫血(2018)
368. 符合小细胞低色素性贫血的指标是
   A. MCV↓,MCH↑,MCHC↑　　B. MCV↑,MCH↑,MCHC↑　　C. MCV↑,MCH↑,MCHC↓
   D. MCV↓,MCH↓,MCHC↓　　E. MCV↑,MCH↓,MCHC↓
369. 小儿重度贫血可输注红细胞悬液,剂量为每次
   A. 1～3ml/kg　　　　　B. 3～5ml/kg　　　　　C. 5～10ml/kg
   D. 10～15ml/kg　　　　E. 15～20ml/kg
370. 小儿缺铁性贫血好发年龄段为
   A. 1～3 个月　　　　　B. 3～6 个月　　　　　C. 6～12 个月
   D. 9～12 个月　　　　　E. 6～24 个月
371. 小儿缺铁性贫血最主要的病因是
   A. 铁吸收障碍　　　　　B. 铁丢失过多　　　　　C. 先天储铁不足
   D. 铁摄入量不足　　　　E. 生长发育过快
   A. 兴奋、多动　　　　　B. 腱反射减退　　　　　C. 精神不集中,记忆力减退

D. 感觉异常　　　　　　　　E. 智力及动作发育落后

372. 缺铁性贫血的神经系统表现是
373. 营养性巨幼红细胞贫血的神经系统表现是

374. 女婴,10个月。因面色不好就医。查Hb110g/L。为明确该婴儿是否有体内贮铁减少,最重要的实验室检查是血清
    A. 叶酸测定　　　　　　　B. 铁测定　　　　　　　　C. 总铁结合力测定
    D. 铁蛋白测定　　　　　　E. 转铁蛋白饱和度测定

375. 男,10个月,牛奶喂养。面色苍白2个月,烦躁。肝肋下2cm,脾肋下刚触及。血象:血红蛋白80g/L,红细胞$3.6×10^{12}$/L,网织红细胞0.01,外周血涂片红细胞大小不等,中心淡染。初步诊断是
    A. 营养性巨幼红细胞贫血　B. 地中海贫血　　　　　　C. 维生素B_6缺乏性贫血
    D. 再生障碍性贫血　　　　E. 缺铁性贫血

376. 男,1岁。面色苍白1个月,易疲乏,时而烦躁,纳差。体检:肝肋下3cm,质中,脾肋下1.5cm。查血常规:Hb86g/L,RBC3.45×10^{12}/L,MCV68fl,MCH20pg,MCHC0.26。最可能的诊断是
    A. 叶酸缺乏性贫血　　　　B. 再生障碍性贫血　　　　C. 缺铁性贫血
    D. 维生素B_{12}缺乏性贫血　E. 生理性贫血

377. 营养性缺铁性贫血的有效治疗措施是
    A. 叶酸加维生素B_{12}　　B. 硫酸亚铁加维生素C　　 C. 反复多次输血
    D. 口服枸橼酸铁胺　　　　E. 肌内注射右旋糖酐铁

378. 为促进铁的吸收,治疗缺铁性贫血时铁剂应
    A. 餐前服用,与牛奶同服　B. 前后服用,与茶同服　　 C. 餐后服用,与维生素C同服
    D. 餐前服用,与维生素C同服　E. 餐间服用,与维生素C同服

379. 缺铁性贫血的治疗,铁剂需用至
    A. 临床症状消失　　　　　B. Hb恢复正常　　　　　　C. Hb恢复正常后6~8周
    D. Ret恢复正常　　　　　 E. RBC计数恢复正常

380. 关于缺铁性贫血的输血治疗,错误的是
    A. 严重贫血需输注红细胞　B. 合并感染者需输注红细胞　C. Hb>60g/L者不必输红细胞
    D. 外科手术者需输注红细胞　E. 贫血越重,每次输血量应越多

(381~385题共用题干)1岁男孩,母乳喂养,未添加辅食。查体:皮肤黏膜苍白,肝肋下2cm,脾肋下1cm。血常规:Hb78g/L,RBC3.5×10^{12}/L,WBC4.0×10^9/L,Plt150×10^9/L。

381. 该患儿贫血程度为
    A. 轻度贫血　　　　　　　B. 中度贫血　　　　　　　C. 重度贫血
    D. 极重度贫血　　　　　　E. 生理性贫血

382. 最可能的诊断是
    A. 营养性缺铁性贫血　　　B. 营养性巨幼红细胞贫血　C. 生理性贫血
    D. 溶血性贫血　　　　　　E. 再生障碍性贫血

383. 最可能出现的实验室检查结果是
    A. MCV68fl,MCH26pg,MCHC0.28　　　B. MCV100fl,MCH34pg,MCHC0.35
    C. MCV98fl,MCH34pg,MCHC0.36　　　D. MCV72fl,MCH26pg,MCHC0.34
    E. MCV92fl,MCH30pg,MCHC0.36

384. 若行骨髓穿刺细胞学检查,可能结果是
    A. 多部位骨髓增生低下　　　　　　　B. 骨髓增生活跃,以中晚幼红细胞增生为主

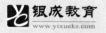
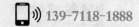

C. 骨髓增生活跃,以早中幼红细胞增生为主　D. 骨髓增生活跃,以中晚幼粒细胞增生为主
E. 骨髓增生活跃,以巨核细胞增生为主

385. 若行有关铁代谢的实验室检查,结果错误的是
 A. 血清铁降低　　　　B. 血清铁蛋白降低　　　C. 总铁结合力升高
 D. 转铁蛋白饱和度降低　E. 红细胞游离原卟啉降低

386. 营养性巨幼红细胞贫血是因为缺乏
 A. 叶酸和铁　　　　　B. 叶酸和维生素 B_{12}　　C. 维生素 D 和维生素 B_{12}
 D. 叶酸和维生素 C　　 E. 维生素 A 和维生素 C

387. 营养性巨幼红细胞贫血的病因不包括
 A. 母乳喂养未及时添加辅食　B. 单纯羊奶喂养　　C. 慢性腹泻
 D. 婴儿生长发育较快　　　　E. 长期服用维生素 C

388. 营养性巨幼红细胞贫血的临床表现不包括
 A. 肝脾大　　　　　　B. 虚胖　　　　　　　　C. 表情呆滞
 D. 舌炎　　　　　　　E. 反甲

389. 女婴,1 岁。牛奶喂养,面色苍黄 3 个月。Hb80g/L,RBC2.5×10^{12}/L,MCV96fl,MCH35pg,网织红细胞 0.012,白细胞和血小板计数正常。最可能的诊断是
 A. 缺铁性贫血　　　　B. 营养性巨幼红细胞贫血　C. 地中海贫血
 D. 溶血性贫血　　　　E. 再生障碍性贫血

390. 女婴,10 个月。动作发育倒退 2 个月。人工喂养,未正规添加辅食。查体:面色蜡黄,哭时无泪,舌颤。最可能的诊断是
 A. 脑性瘫痪　　　　　B. 营养性巨幼红细胞贫血　C. 缺铁性贫血
 D. 蛋白质-能量营养不良　E. 营养性维生素 D 缺乏性佝偻病(2018)

391. 营养性巨幼红细胞贫血出现神经系统症状主要是由于
 A. 叶酸缺乏　　　　　B. 维生素 B_{12} 缺乏　　　C. 叶酸和维生素 B_{12} 均缺乏
 D. DNA 合成障碍　　　E. 合并缺铁

392. 女婴,8 个月。间断腹泻 2 个月。一直母乳喂养,添加辅食少。查体:皮肤苍白,表情淡漠,舌有震颤,体形虚胖,肝肋下 1.5cm,脾脏未触及。实验室检查:Hb85g/L,RBC2.8×10^{12}/L,MCV98fl,MCH34pg,WBC5.6×10^9/L,Plt170×10^9/L。该婴儿贫血的原因是
 A. 慢性感染性疾病　　B. 缺铁　　　　　　　　C. 中枢神经系统病变
 D. 叶酸缺乏　　　　　E. 维生素 B_{12} 缺乏(2020)

393. 确诊营养性巨幼红细胞贫血最有价值的辅助检查是
 A. 血清铁测定　　　　B. 血清维生素 B_{12} 测定　C. 血清叶酸测定
 D. 外周血红细胞形态镜检　E. 骨髓象细胞学检查

394. 女婴,10 个月。反应呆滞伴面色发黄 2 个月。生后母乳喂养,一直未添加辅食。查体:精神萎靡,面色黄白,舌有震颤,腹软,肝肋下 3cm,腱反射亢进,踝阵挛阳性。最佳的治疗药物是
 A. 铁剂　　　　　　　B. 维生素 C　　　　　　C. 维生素 D
 D. 亚叶酸钙　　　　　E. 维生素 B_{12}(2018)

(395~402 题共用题干)1 岁男孩,面色苍黄、不喜动 2 个月。生后母乳喂养,未添加辅食,母亲平时以素食为主。查体:面色黄白,精神呆滞,智力发育落后于同龄儿童,头发稀疏淡黄,浅表淋巴结无肿大,心肺未见异常,肝肋下 1cm,脾肋下 0.5cm,肢体震颤,踝阵挛阳性。

395. 最可能的诊断是

A. 营养性缺铁性贫血 B. 营养性巨幼红细胞贫血 C. 溶血性贫血
D. 地中海贫血 E. 再生障碍性贫血

396. 首先应进行的检查是
    A. 心电图检查 B. 血常规检查 C. 尿常规检查
    D. B超检查 E. 脑电图检查

397. 最不可能出现的结果是
    A. Hb70g/L B. RBC3.0×10^{12}/L C. WBC3.8×10^9/L
    D. Plt95×10^9/L E. Ret10%

398. 为明确诊断,最有价值的检查是
    A. 网织红细胞计数 B. 红细胞沉降率测定 C. 骨髓穿刺细胞学检查
    D. 血气分析 E. 肝肾功能检查

399. 导致本病最可能的病因是
    A. 失血过多 B. 肠道吸收不良 C. 营养素摄入不足
    D. 红细胞破坏过多 E. 骨髓造血功能衰竭

400. 若单独给予叶酸治疗3周后贫血症状改善不明显,精神更差,可能原因是
    A. 诊断错误 B. 药物剂型错误 C. 药物剂量不够
    D. 药物疗程不够 E. 药物选择错误

401. 解决上述情况的最佳方法是
    A. 增加叶酸剂量 B. 加用铁剂 C. 加用维生素C
    D. 肌内注射维生素B_{12} E. 延长治疗时间

402. 在治疗初期,需谨防的电解质紊乱类型是
    A. 低钠血症 B. 高钠血症 C. 低钾血症
    D. 高钾血症 E. 低钙血症

第11章 神经系统与内分泌系统疾病

403. 新生儿出生时不会出现的神经反射是
    A. 拥抱反射 B. 吸吮反射 C. 颈肢反射
    D. 握持反射 E. 迈步反射

404. 生后3~4个月消失的暂时性反射是
    A. 拥抱反射 B. 觅食反射 C. 迈步反射
    D. 降落伞反射 E. 握持反射

405. 可出现双侧Babinski征阳性的正常婴幼儿年龄段是
    A. 1个月以内 B. 3个月以内 C. 6个月以内
    D. 18个月以内 E. 36个月以内

406. 小儿热性惊厥的复发危险因素不包括
    A. 18个月前发病 B. 有热性惊厥家族史 C. 发作前的发热时间短
    D. 发作时体温>38.5℃ E. 5岁以内

407. 小儿热性惊厥最常见的病因是
    A. 上呼吸道感染 B. 下呼吸道感染 C. 颅内感染

D. 泌尿道感染　　　　　　E. 消化道感染

408. 男婴,8个月。发热3小时,体温39.3℃。就诊过程中突然双眼上翻,肢体强直,持续半分钟后缓解。查体:咽充血,肺、心、腹及神经系统无异常。2个月前曾有同样发作。其表现考虑为
　　A. 病毒性脑炎　　　　　B. 热性惊厥　　　　　　C. 癫痫
　　D. 结核性脑膜炎　　　　E. 中毒性脑病

409. 小儿热性惊厥发作时的首要处理是
　　A. 保持呼吸道通畅　　　B. 降低颅内压　　　　　C. 降低体温
　　D. 控制感染　　　　　　E. 静脉注射地西泮(2018、2022)

(410～413题共用题干) 1岁女孩,因发热3小时来院。在门诊就诊时突发惊厥,送入急诊室时惊厥尚未停止。

410. 紧急处理措施为
　　A. 静脉滴注抗生素　　　B. 迅速物理降温　　　　C. 静脉注射甘露醇
　　D. 静脉注射地西泮　　　E. 静脉注射葡萄糖酸钙

411. 患儿惊厥停止后,立即宛如常人。查体:体温39.6℃,热病容,一般情况好,咽部充血,心肺腹(-),脑膜刺激征(-)。最可能的诊断为
　　A. 低钙惊厥　　　　　　B. 高热惊厥　　　　　　C. 癫痫发作
　　D. 颅内感染　　　　　　E. 中毒性脑病

412. 患者以前有2次类似发作史,本次脑电图检查正常。若要短程预防其惊厥发作,宜选用
　　A. 舒乐安定　　　　　　B. 地西泮　　　　　　　C. 丙戊酸钠
　　D. 苯妥英钠　　　　　　E. 苯巴比妥

413. 若患儿经短程预防后仍反复发作热性惊厥,拟行长程预防,宜选用
　　A. 地西泮　　　　　　　B. 苯妥英钠　　　　　　C. 丙戊酸钠
　　D. 舒乐安定　　　　　　E. 氯丙嗪

414. 急性细菌性脑膜炎的好发年龄段是
　　A. 1岁以下　　　　　　B. 3岁以下　　　　　　C. 5岁以下
　　D. 10岁以下　　　　　 E. 15岁以下

415. 幼婴儿急性细菌性脑膜炎的体检,特别要注意的体征是
　　A. 颈抵抗　　　　　　　B. Kernig征　　　　　　C. Brudzinski征
　　D. Babinski征　　　　　E. 前囟隆起

416. 年龄在3个月以下的婴儿患急性细菌性脑膜炎时,临床表现中最突出的问题是
　　A. 高热　　　　　　　　B. 喷射性呕吐　　　　　C. 脑膜刺激征
　　D. 强直-阵挛性惊厥　　 E. 临床症状不典型

417. 婴幼儿急性细菌性脑膜炎最重要的诊断依据是
　　A. 体温不升　　　　　　B. 前囟隆起　　　　　　C. 惊厥或嗜睡
　　D. 吐奶,尖叫　　　　　E. 以上都不是

418. 男婴,10天。因发热、拒奶3天,惊厥2次来诊。查体:反应差,中度黄染,脐部有脓性分泌物,前囟饱满。WBC20×10⁹/L,N0.78,L0.22。患婴最可能感染的病原体是
　　A. 流感嗜血杆菌　　　　B. 新型隐球菌　　　　　C. 大肠埃希菌
　　D. 肺炎链球菌　　　　　E. 脑膜炎双球菌

419. 急性细菌性脑膜炎的脑脊液变化不包括
　　A. 压力增高　　　　　　B. 外观混浊,米汤样　　 C. Pandy试验强阳性

D. 蛋白质增高　　　　　　　　E. 葡萄糖和氯化物正常

420. 男婴,8个月。发热3天,反复惊厥3次入院。既往无惊厥史。查体:体温38.5℃,嗜睡,醒后烦躁不安,易激惹,前囟饱满,心率120次/分,心肺腹无异常。为明确诊断,最重要的检查是
    A. 血培养　　　　　　　B. 头颅CT　　　　　　C. 腰椎穿刺
    D. 头颅B超　　　　　　E. 脑电图

421. 女婴,4个月。高热,频繁呕吐2天,嗜睡1天,惊厥2次入院。查体:精神差,双眼凝视,前囟隆起,心肺腹(−)。脑膜刺激征(−)。血常规:WBC18×10^9/L,N0.92,L0.08。最可能的诊断为
    A. 上呼吸道感染　　　　B. 结核性脑膜炎　　　　C. 病毒性脑膜炎
    D. 隐球菌性脑膜炎　　　E. 急性细菌性脑膜炎

422. 小儿急性细菌性脑膜炎最常见的早期并发症是
    A. 硬脑膜下积液　　　　B. 硬脑膜外积液　　　　C. 脑积水
    D. 脑室管膜炎　　　　　E. 抗利尿激素异常分泌综合征

423. 小儿急性细菌性脑膜炎经正规合理治疗,一般症状好转后再次出现意识障碍、惊厥、前囟隆起,应考虑
    A. 药物疗程不够　　　　B. 药物产生耐药性　　　C. 迟发型综合征
    D. 产生了并发症　　　　E. 水电解质紊乱

424. 女孩,1岁。发热、呕吐3天,反复惊厥发作2天。查体:嗜睡,前囟饱满,颈部有抵抗。腰椎穿刺脑脊液培养为肺炎链球菌。入院后给予头孢曲松静脉滴注,48小时后意识障碍有所改善,但仍高热不退、惊厥反复发作。该患儿病情好转不顺利的主要原因是
    A. 致病菌耐药　　　　　B. 并发硬脑膜下积液　　C. 并发脑疝
    D. 并发脑脓肿　　　　　E. 并发脑积水

425. 小儿脑膜炎球菌性脑膜炎抗生素疗程一般为
    A. 7天　　　　　　　　B. 10天　　　　　　　　C. 10~14天
    D. 21天　　　　　　　 E. 28天

(426~429题共用题干)6个月女婴,发热、咳嗽3天,嗜睡、反复惊厥1天。查体:精神差,前囟隆起,双肺可闻及细小湿啰音,颈无抵抗,双侧Babinski征阳性。

426. 最不可能的诊断是
    A. 急性细菌性脑膜炎　　B. 病毒性脑膜炎　　　　C. 结核性脑膜炎
    D. 高热惊厥　　　　　　E. 中毒性脑病

427. 为明确诊断,首选的检查是
    A. 血常规　　　　　　　B. 头颅CT　　　　　　C. 头颅MRI
    D. 腰椎穿刺　　　　　　E. 血培养

428. 若头孢曲松静脉滴注治疗4天后,患婴出现烦躁不安,惊厥次数增多,颅缝增大,头颅破壶音,两眼向下呈落日征,应考虑合并
    A. 硬脑膜下积液　　　　B. 硬脑膜外积液　　　　C. 脑水肿
    D. 脑积水　　　　　　　E. 脑室管膜炎

429. 此时,为明确诊断,首选的检查是
    A. 血常规　　　　　　　B. 头颅CT　　　　　　C. 头颅透光试验
    D. 腰椎穿刺　　　　　　E. 硬脑膜下穿刺

430. 地方性甲状腺功能减退症的常见原因是
    A. 甲状腺发育不全　　　B. 甲状腺激素合成障碍　C. TSH缺乏
    D. TRH缺乏　　　　　　E. 孕妇饮食缺碘

第11章 神经系统与内分泌系统疾病

431. 新生儿甲状腺功能减退症的临床表现不包括
    A. 动作反应迟钝　　　　B. 吮奶差　　　　　　C. 常有腹泻
    D. 肌张力低下　　　　　E. 哭声低且少

432. 新生儿甲状腺功能减退症常见于
    A. 早产儿　　　　　　　B. 过期产儿　　　　　C. 足月儿
    D. 小于胎龄儿　　　　　E. 低出生体重儿

433. 先天性甲状腺功能减退症最早出现的症状是
    A. 智能发育低下　　　　B. 面色苍黄　　　　　C. 体温低
    D. 心率慢　　　　　　　E. 生理性黄疸消退延迟（2023）

    A. 出生时　　　　　　　B. 生后3~6个月　　　C. 生后半年
    D. 生后6~9个月　　　　 E. 生后9~12个月

434. 先天性甲状腺功能减退症出现典型症状的时间是
435. 苯丙酮尿症开始出现症状的时间是
436. 21-三体综合征出现症状的时间是

    A. T_3　　　　　　　　B. T_4　　　　　　　C. TSH
    D. TSH和T_3　　　　　E. TSH和T_4

437. 先天性甲状腺功能减退症筛查试验测定的指标是
438. 先天性甲状腺功能减退症确诊试验测定的指标是
439. 诊断先天性甲状腺功能减退症最敏感的指标是
440. 先天性甲状腺功能减退症随访测定的指标是

441. 女孩，1岁。智力低下伴经常便秘来诊。查体：身高65cm，头发干燥，面黄，塌鼻梁，舌体厚大，腹胀，脐部膨出。最可能的诊断是
    A. 先天性巨结肠　　　　B. 苯丙酮尿症　　　　C. 21-三体综合征
    D. 黏多糖病　　　　　　E. 先天性甲状腺功能减退症

442. 早期确诊甲状腺功能减退症的实验室检查是
    A. 血清甲状腺抗体测定　B. TRH兴奋试验　　　C. 血清T_3、T_4、TSH测定
    D. 甲状腺扫描　　　　　E. 骨龄测定

443. 小儿，4岁。表情呆滞，智商低下，怕冷，食欲差，头发黄、稀，颜面臃肿，呈睡容，鼻根扁平，眼距宽，舌体宽厚常伸出口外，腹胀便秘，四肢短。为协助诊断，首选检查是
    A. 尿三氯化铁试验　　　B. 血清钙、磷测定　　C. 血清T_3、T_4、TSH测定
    D. 染色体核型分析　　　E. TRH兴奋试验

444. 治疗先天性甲状腺功能减退症最重要的目的是
    A. 延长寿命　　　　　　B. 增加身高　　　　　C. 减轻神经系统损害
    D. 防止肥胖　　　　　　E. 增加体重

（445~451题共用题干）男婴，1个月，为过期产儿，出生体重4200g。生后即有腹胀、便秘、嗜睡、喂养困难、声音嘶哑、末梢循环差，至今仍有黄疸。外周血象正常。血培养阴性。血清TSH50mU/L。

445. 最可能的诊断是
    A. 苯丙酮尿症　　　　　B. 21-三体综合征　　　C. 先天性甲状腺功能减退症
    D. 新生儿败血症　　　　E. 先天性巨结肠

446. 本病最重要的病因是

A. 碘缺乏　　　　　　　B. 甲状腺发育不良　　　C. 母婴血型不合
D. 代谢酶缺乏　　　　　E. 感染

447. 为明确诊断,首选的检查是
A. 染色体核型分析　　　B. 血浆氨基酸分析　　　C. 血清 TSH、T_3、T_4 测定
D. 母婴血型检测　　　　E. 肝功能

448. 最主要的治疗措施是
A. 饮食控制　　　　　　B. 口服甲状腺素片　　　C. 手术治疗
D. ^{131}I 治疗　　　　　E. 放射治疗

449. 开始治疗的最佳时间是
A. 确诊后尽早治疗　　　B. 生后 3 个月　　　　　C. 生后 6 个月
D. 生后 9 个月　　　　　E. 生后 12 个月

450. 服用药物的疗程约为
A. 半年　　　　　　　　B. 1 年　　　　　　　　C. 3 年
D. 5 年　　　　　　　　E. 终身

451. 若患儿口服左旋甲状腺素片,每日 50μg,1 个月后患儿出现烦躁不安,多汗,腹泻等症状,此时应采取的措施为
A. 增加甲状腺素片的剂量　B. 减少甲状腺素片的剂量　C. 停服甲状腺素片
D. 加用普萘洛尔　　　　　E. 加用地西泮

第 12 章　遗传性疾病

A. 特殊面容　　　　　　B. 智能落后　　　　　　C. 生长发育迟缓
D. 尿液和汗液鼠尿臭味　E. 通贯手

452. 21-三体综合征最突出最严重的临床表现是

453. 苯丙酮尿症最突出的临床表现是

454. 小儿最常见的染色体病是
A. 13-三体综合征　　　　B. 21-三体综合征　　　C. 18-三体综合征
D. 5p-综合征　　　　　　E. Turner 综合征 (2023)

455. 21-三体综合征的临床表现不包括
A. 身材矮小　　　　　　B. 愚笨面容　　　　　　C. 皮肤粗糙
D. 肌张力低下　　　　　E. *atd* 角度增大

456. 21-三体综合征最易并发的先天性畸形是
A. 隐睾　　　　　　　　B. 先天性心脏病　　　　C. 消化道畸形
D. 先天性甲状腺功能减退症　E. 原发性闭经

457. 21-三体综合征染色体核型最常见的是
A. 标准型　　　　　　　B. D/G 易位型　　　　　C. G/G 易位型
D. 嵌合体型　　　　　　E. 混合型

458. 女孩,2 岁。不会走路和说话。查体:身高 65cm,眼裂小,眼距宽,鼻梁低,全身皮肤细嫩,胸骨左缘第 3~4 肋间可闻及 3/6 级收缩期杂音。为明确诊断,首选的检查是
A. 心电图　　　　　　　B. 尿液有机酸分析　　　C. 染色体核型分析

第十六篇 儿科学试题
第12章 遗传性疾病

D. 胸部 X 线片　　　　　　　E. 血清 T_3、T_4、TSH 测定（2018）

459. 女孩，2 岁。自幼智能落后、运动发育迟缓，刚能独立行走。查体：身长 80cm，体重 10kg，表情呆滞，眼裂小，眼距宽，通贯手。为明确诊断，首选的检查是
　　A. 骨龄测定　　　　　　　　B. 血清 T_3、T_4、TSH 测定　　　C. 染色体核型分析
　　D. 尿三氯化铁试验　　　　　E. 血氨基酸分析（2022）

　　A. 21-三体综合征　　　　　　B. 苯丙酮尿症　　　　　　　　　C. 先天性甲状腺功能减退症
　　D. 维生素 D 缺乏性佝偻病　　E. 生长激素缺乏症

460. 出生时正常，3~6 个月出现智力落后，头发灰黄，皮肤白皙，尿有鼠尿臭味
461. 特殊面容，骨龄落后，出牙延迟，智力落后，身材矮小，通贯手，皮肤细腻
462. 特殊面容，骨龄落后，智力落后，身材矮小，黏液性水肿，皮肤粗糙
463. 囟门延迟闭合，方颅，出牙延迟，出牙顺序紊乱，智力正常

（464~466 题共用题干）患者，男，2 岁。不能独立行走，智力明显低于同龄儿童。查体：眼距增宽，鼻梁平，舌常伸出口外，小指向内侧弯曲，通贯手，面部无水肿，皮肤细腻，身体无异常臭味。

464. 最可能的诊断是
　　A. 21-三体综合征　　　　　　B. 苯丙酮尿症　　　　　　　　　C. 先天性甲状腺功能减退症
　　D. 维生素 D 缺乏性佝偻病　　E. 侏儒症

465. 为明确诊断，首选的检查是
　　A. 血清甲状腺激素检测　　　B. 血苯丙氨酸浓度测定　　　　　C. 尿液有机酸分析
　　D. 染色体核型分析　　　　　E. 智力测定

466. 患儿一般不会出现的临床表现是
　　A. 先天性心脏病　　　　　　B. 脐疝　　　　　　　　　　　　C. 骨龄落后
　　D. 先天性肾病　　　　　　　E. 免疫功能低下

467. 21-三体综合征的特殊面容畸形不包括
　　A. 眼裂小眼距宽　　　　　　B. 双眼外眦上斜　　　　　　　　C. 鼻梁低平
　　D. 常张口伸舌　　　　　　　E. 四肢细长

468. 苯丙酮尿症患儿血液浓度增高的物质是
　　A. 酪氨酸　　　　　　　　　B. 苯丙氨酸　　　　　　　　　　C. 多巴胺
　　D. 5-羟色胺　　　　　　　　E. 丙氨酸

469. 苯丙酮尿症患儿的尿液和汗液具有特殊的鼠尿臭味，是因为含有较多的
　　A. 苯丙氨酸　　　　　　　　B. 酪氨酸　　　　　　　　　　　C. 苯丙酮酸
　　D. 苯乙酸　　　　　　　　　E. 对羟基苯乙酸

470. 患儿，女，1 岁。生后智能渐渐落后，皮肤和头发色泽逐渐变浅，身上有鼠尿臭味。为明确诊断，宜选用的检查是
　　A. 脑电图　　　　　　　　　B. 血钙测定　　　　　　　　　　C. 有机酸分析
　　D. 血钾测定　　　　　　　　E. 血镁测定

　　A. 常染色体畸变　　　　　　B. 常染色体显性遗传　　　　　　C. 常染色体隐性遗传
　　D. X 连锁显性遗传　　　　　E. X 连锁隐性遗传

471. 苯丙酮尿症的遗传形式为
472. 21-三体综合征的遗传形式为

473. 苯丙酮尿症开始治疗的时间宜在
    A. 确诊后立即开始　　　B. 生后 3~6 个月　　　C. 生后 7~9 个月
    D. 生后 10~12 个月　　　E. 青春期

474. 苯丙酮尿症患儿行低苯丙氨酸饮食控制至少应持续到
    A. 幼儿期以后　　　B. 学龄期以后　　　C. 青春期以后
    D. 成人以后　　　E. 终身

475. 苯丙酮尿症婴幼儿期首选
    A. 母乳喂养　　　B. 人工喂养　　　C. 混合喂养
    D. 牛乳喂养　　　E. 羊乳喂养

476. 男孩,2 岁。生后 6 个月发现智能发育落后,8 个月出现惊厥,尿有异味。查体:体温 36.5℃,脉搏 100 次/分,呼吸 28 次/分,目光呆滞,毛发棕黄,心肺腹未见明显异常,膝腱反射亢进。其饮食治疗中需限制摄入量的氨基酸是
    A. 精氨酸　　　B. 苯丙氨酸　　　C. 色氨酸
    D. 酪氨酸　　　E. 赖氨酸

(477~479 题共用题干)患儿,男,10 个月。近 1 周抽搐 1 次。查体:智力发育明显落后于同龄儿童,皮肤白皙,毛发黄,身上可闻及鼠尿臭味。脑电图可见痫样放电。

477. 该患儿最可能的诊断是
    A. 21-三体综合征　　　B. 苯丙酮尿症　　　C. 先天性甲状腺功能减退症
    D. 原发性癫痫　　　E. 低钙惊厥

478. 为明确诊断,首选的检查为
    A. 染色体核型分析　　　B. 血清 T_3、T_4 和 TSH 测定　　　C. 血浆氨基酸分析
    D. 尿三氯化铁试验　　　E. Guthrie 细菌生长抑制试验

479. 治疗宜选择
    A. 母乳喂养　　　B. 低苯丙氨酸配方奶粉　　　C. 低苯丙酮酸配方奶粉
    D. 无苯丙氨酸配方奶粉　　　E. 无苯丙酮酸配方奶粉

儿科学试题参考答案及详细解答

（正确答案为绿色的选项）

1. AB**C**DE　自1岁至满3岁之前，称为幼儿期。此期小儿对危险的识别和自我保护能力都有限，因此容易发生意外伤害。

2. ABCD**E**　①小儿生长发育遵循由上到下、由近到远、由粗到细、由低级到高级、由简单到复杂的规律。②出生后小儿生长发育的规律是：先抬头后抬胸，再会坐、立、行（从上到下）；从臂到手，从腿到脚的活动（由近到远）；从全掌抓握到手指拾取（由粗到细）；先画直线后画圈（由简单到复杂）；先会看、听、感觉事物，认识事物，发展到有记忆、思维、分析、判断能力（由低级到高级）。

3. ABC**D**E　4. A**B**CDE　小儿各系统的生长发育并不平衡，神经系统发育较早，脑在出生2年内发育较快；淋巴系统在儿童期生长迅速，于青春期达高峰，以后逐渐下降；生殖系统发育较晚（如图）。其他系统，如心、肝、肾、肌肉的发育与体格生长相平行。

5. **A**BCDE　6. ABC**D**E　①小儿各系统的生长发育并不均衡。神经系统的发育先快后慢，脑在出生2年内发育最快。②体格发育有婴儿期、青春期两个生长高峰期，呈快、慢、快的特点。③生殖系统的发育是先慢后快，淋巴系统的发育是先快后慢。

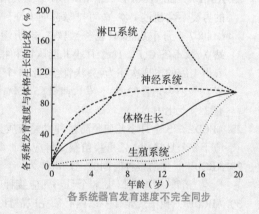

各系统器官发育速度不完全同步

7. AB**C**DE　8. ABC**D**E　9. ABCD**E**　正常足月儿出生时头围33～34cm，1岁时约46cm，2岁时约48cm。

10. AB**C**DE　11. A**B**CDE　12. **A**BCDE　正常足月儿出生时胸围约32cm，1岁时胸围约等于头围（46cm），2岁时胸围=头围+年龄-1=48+2-1=49cm。

13. ABC**D**E　正常儿1岁时胸围约等于头围，即头围与胸围的增长曲线在1岁时形成交叉，此交叉时间与儿童营养、胸廓的生长发育有关，生长较差者头、胸围交叉时间延后。

14. ABCD**E**　体重是各器官、系统、体液的总重量，因体脂和体液变化较大，体重在体格生长指标中最易波动。体重易于准确测量，是最易获得的反映小儿近期营养状态变化的指标。

15. AB**C**DE　足月儿出生体重约3.3kg、身长约50cm、头围33～34cm；1岁时体重约10kg、身长约75cm、头围约46cm；2岁时体重约12kg、身长约87cm、头围约48cm。可见，本例小儿约1岁。这种试题若按公式计算，数据误差较大，往往得出错误的结论，因此应将书本上这些"特殊"的数据牢记，直接解题。

16. **A**BCDE　新生儿出生时脊柱无弯曲。3个月小儿抬头时出现颈椎前凸（第1个生理弯曲），6个月小儿能坐时出现胸椎后凸（第2个生理弯曲），1岁小儿站立行走时出现腰椎前凸（第3个生理弯曲）。至6～7岁这些脊柱自然弯曲随韧带的发育而固定。

17. ABCD**E**　用X线测定不同年龄儿童长骨干骺端骨化中心的出现时间、数目、形态的变化，并将其标准化，即为骨龄。出生时腕部尚无骨化中心，股骨远端及胫骨近端已出现骨化中心。因此判断长骨的生长,婴儿早期应拍摄膝部X线片,年长儿应拍摄左手及腕部X线片。

18. ABCDE 腕部于出生时无骨化中心,1~9岁腕部骨化中心数目=岁数+1,10岁时出全,共10个。

19. ABCDE 1~9岁腕部骨化中心数目=岁数+1,4岁时腕部骨化中心数目为5个。

20. ABCDE ①小儿乳牙在3岁前萌齐(20颗),本例仅18颗,说明年龄不到3岁。②小儿2岁时会用勺子吃饭,能说2~3个字构成的句子(拼成的短语),故本例年龄约为2岁。

21. ABCDE ①前囟出生时1~2cm,6月龄后逐渐骨化而变小,最迟于2岁闭合。后囟最迟6~8周闭合。该婴儿后囟尚未闭合,故月龄不会超过6~8周,可首先排除选项C、D、E。②新生儿出生体重平均为3.24~3.33kg,而本例体重为4kg,故答案为B而不是A。

22. ABCDE 1岁时,头围=胸围=46cm。2岁以内乳牙数=月龄-(4~6),1岁时乳牙数为6~8颗。可见,该小儿最可能的年龄为1岁。

23. ABCDE ①2个月小儿能抬头,能发出和谐的喉音,能微笑,有面部表情。②3个月能侧卧,用手摸东西,咿呀发音,头能转动。

24. ABCDE ①按正常儿童体重、身高公式计算,2岁儿童体重=年龄(岁)×2+8=2×2+8=12(kg),身长=年龄(岁)×7+75=2×7+75=89(cm)。②正常2岁儿童能双脚跳,会用勺子吃饭,会说2~3个字构成的句子。根据题干,该小儿发育正常。

25. ABCDE 26. ABCDE 27. ABCDE ①头围出生时为33~34cm,1岁时46cm,2岁时48cm。头围43cm的男婴不会超过1岁,故可排除选项D、E。6个月小儿能独坐一会,该男婴应大于6个月,故答案为C。②7个月小儿能叫"爸爸、妈妈",能听懂自己的名字,故不答A、D。8个月小儿会拍手,会扶栏杆站立,故不答C、E。18个月小儿能认识和指出身体的各部分。③腕部于出生时无骨化中心,骨化中心出生后的出现次序为:头状骨、钩骨(3个月左右)、下桡骨骺(约1岁)、三角骨(2~2.5岁)、月骨(3岁)、大小多角骨(3.5~5岁)、舟骨(5~6岁)、下尺骨骺(6~7岁)、豆状骨(9~10岁)。8个月小儿应有2个骨化中心。

28. ABCDE 3个月小儿应预防接种脊髓灰质炎糖丸第二次、百白破混合制剂第一针。麻疹疫苗第一次应于8个月接种。乙肝疫苗第二针应于1个月接种。百白破混合制剂第二针应于4个月接种。

29. ABCDE 预防接种时间的记忆口诀为:出生乙肝卡介苗,二月脊灰炎正好,三四五月百白破,八月麻疹岁乙脑。根据此口诀,8个月小儿应接种麻疹疫苗。

30. ABCDE 我国规定1岁以内必须完成的计划免疫是麻疹疫苗。

31. ABCDE 4岁小儿应复种脊髓灰质炎三价混合疫苗。

32. ABCDE ①6个月婴儿应该复种乙肝疫苗。②麻疹疫苗于出生后8个月接种。卡介苗于出生时接种。百白破疫苗于出生后3、4、5个月接种。脊髓灰质炎疫苗应于出生后2个月接种。

33. ABCDE ①卡介苗只需在出生时接种1次即可,无须复种。②脊髓灰质炎减毒活疫苗需在出生3个月、4个月、4岁接种。乙肝疫苗需在出生时,出生后1个月、6个月接种。流脑疫苗需在出生后6个月、9个月接种。乙脑减毒活疫苗需在出生后8个月、2岁接种。

34. ABCDE 膳食营养素参考摄入量包括A、B、C、E 4项指标,无最低摄入量。

35. ABCDE 儿童总能量消耗包括5个部分:基础代谢(占50%)、食物热力作用(7%~8%)、排泄消耗(10%)、活动消耗和生长发育(共32%~35%)。

36. ABCDE 1岁以内婴儿蛋白质的推荐摄入量为1.5~3.0g/(kg·d)。

37. ABCDE 膳食纤维是不易被消化的食物营养素,包括纤维素、半纤维素、果胶、树脂、木质素。主要功能是吸收大肠水分,软化大便,促进肠蠕动。

38. ABCDE ①母乳中糖、蛋白质和脂肪三大营养物质的比例适宜,容易被婴儿消化吸收,因此母乳是婴儿最理想的天然食品和饮料,是4~6个月以内婴儿最佳营养来源。②母乳中含有很多免疫物质,如初乳中含有丰富的SIgA和大量的免疫活性细胞,能发挥免疫作用,保护消化道黏膜,抗多种病毒、细菌感染。③人乳含矿物质约为牛乳的1/3,钙、磷含量低,但由于钙磷比例适宜,其吸收率较高。④人乳中维生素D含量较低,母乳喂养的婴儿应补充维生素D,故答D。

39. **ABCDE** ①人乳中蛋白质含量为牛乳所含蛋白质的1/3左右,但质量比牛乳好。②人乳中脂肪含量为3.5~4.5g/L,与牛乳相仿。但人乳以长链脂肪酸为主,含不饱和脂肪酸较多(占51%),初乳中更高,有利于脑发育。③人乳中铁含量为0.05mg/dl,与牛乳相似,但人乳中铁吸收率(49%)高于牛乳(4%)。④人乳中的碳水化合物主要是乳糖,含量约为70g/L,远高于牛乳(40g/L)。⑤人乳含矿物质约为牛乳的1/3,钙、磷含量低,但由于钙磷比例适宜(2:1),其吸收率(50%~70%)远高于牛乳(20%)。

40. **ABCDE** ①人乳中蛋白质含量为牛乳的1/3左右,但质量比牛乳好(A错)。人乳蛋白质以乳清蛋白为主,酪蛋白较少,乳清蛋白:酪蛋白 = 7:3(B错)。乳清蛋白在婴儿胃内形成的蛋白质凝块细小柔软,适合婴儿消化吸收(C对)。酪蛋白易在胃内形成较大凝块,较难吸收。②人乳含不饱和脂肪酸和乙型乳糖(β-双糖)较多,有利于脑的发育(D、E错)。

41. **ABCDE** ①牛奶(牛乳)与人乳的最大区别是后者富含免疫成分,如免疫球蛋白、乳铁蛋白、溶菌酶、大量免疫活性细胞等(B对)。②牛奶不饱和脂肪酸(亚麻酸)的含量(2%)明显低于人乳(8%)。③牛奶乳糖含量少(约为40g/L),低于人乳的70g/L。④牛奶的蛋白质含量比人乳高,但以酪蛋白为主,易在婴儿胃内形成较大凝块,影响消化吸收。⑤牛奶和人乳锌含量相似(均为0.4mg/dl),但不易吸收。牛奶铜含量(0.03mg/dl)低于人乳(0.04mg/dl)。虽然C、D项说法本身正确,但不是牛奶和人乳的重要区别所在,因此最佳答案为B而不是C、D。

42. **ABCDE** 婴儿配方奶粉是以牛乳为基础的改造奶制品,使宏量营养素成分尽量接近人乳,使之适合婴儿的消化能力和肾功能,为人工喂养时的首选。

43. **ABCDE** <6月龄婴儿能量需要量约为90kcal/(kg·d),100g市售婴儿配方奶粉供能约500kcal,因此婴儿配方奶粉的供给量应为18g/(kg·d)。

44. **ABCDE** 母乳喂养婴儿的食物转换是帮助婴儿逐渐用配方奶粉完全替代母乳,同时引入其他食物。人工喂养婴儿的食物转换是逐渐引入其他食物。因此母乳喂养婴儿引入的第一种食物是配方奶粉,人工喂养婴儿引入的第一种食物是配方米粉。

45. **ABCDE** 辅食添加的原则:由少到多,由一种到多种,由细到粗,由软到硬,注意进食技能培养。

46. **ABCDE** 蛋白质-能量营养不良好于5岁以下婴幼儿。参阅10版《儿科学》P62。

47. **ABCDE** 蛋白质-能量营养不良的病因包括摄入不足、消化吸收不良、需要量增加,其中以摄入不足最常见,喂养不当是导致营养不良的重要原因,如母乳不足而未及时添加其他富含蛋白质的牛奶、奶粉配制过稀、突然停奶而未及时添加辅食等,均可引起营养不良。

48. **ABCDE** 蛋白质-能量营养不良患儿最先出现的表现是体重不增,随着营养不良加重,体重可逐渐下降;之后可出现皮下脂肪消失。水肿、身高低于正常为晚期表现。

49. **ABCDE** 蛋白质-能量营养不良患儿皮下脂肪消耗的顺序为:腹部→躯干→臀部→四肢→面颊部。

50. **ABCDE** 51. **ABCDE** 52. **ABCDE** 53. **ABCDE** ①2岁儿童理想体重=年龄×2+8=2×2+8=12kg,本例仅7kg,实际体重较正常值减轻约42%,皮下脂肪减少,苍白,肌张力明显降低,应诊断为重度营养不良。营养不良可以并发缺铁性贫血,但从题干不能确诊缺铁性贫血。先天性甲状腺功能减退症常表现为生长发育迟缓、智能落后、生理功能低下。婴幼儿生理性腹泻多见于6个月以内婴儿,这种患儿食欲好,不影响生长发育。心功能不全常表现为心率增快、唇绀缺氧等。②毕脱斑为维生素A缺乏的典型体征,故本例应诊断为维生素A缺乏。维生素B₁₂缺乏常导致巨幼细胞性贫血。维生素C缺乏常导致坏血病。维生素D缺乏常导致佝偻病。截至目前,尚未发现维生素E缺乏症。③严重营养不良易并发自发性低血糖,常表现为突发面色苍白、神志不清、脉搏减慢、呼吸暂停、体温不升,故本例应诊断为自发性低血糖。急性心力衰竭常表现为唇绀、心率增快、呼吸急促等。低钾血症常与喂养史、营养不良无关。重度脱水常表现为精神极度萎靡、表情淡漠、昏睡甚至昏迷、皮肤极度干燥、哭无泪。低钙血症引起的喉痉挛常见于维生素D缺乏性手足搐搦症。④本例诊断为重度营养不良并发自发性低血糖，应立即测血糖，以明确诊断，同时静脉注射高渗葡萄糖。给予呼吸兴奋剂为呼吸衰竭、呼吸骤停的抢救措施。输液纠正脱水为婴儿腹泻的救治措施。立即测血钙，补充钙剂，为维生素D缺乏性佝偻病的治疗措施。立即给予强心剂为急性心力衰竭的急救措施。

54. ABCDE ①皮肤光照合成是人类维生素D的主要来源，人类皮肤中的7-脱氢胆骨化醇是维生素D生物合成的前体，经日光紫外线照射可转变为胆骨化醇，即为内源性维生素D_3。②天然食物和母乳含维生素D很少，故不答A、B。胎儿可通过胎盘从母体获得维生素D，胎儿体内25-(OH)D_3的贮存可满足生后一段时间的生长需要，但不是维生素D的主要来源，故不答C。维生素D的活化需在肝、肾中加羟，故不答E。

55. ABCDE 皮肤光照合成是人类维生素D的主要来源，若日照不足则内源性维生素D合成不足；再则早产儿体内维生素D贮存不足，因此早产、日照不足是维生素D缺乏最常见的病因。

56. ABCDE 胎儿可通过胎盘从母体获得维生素D，足月儿体内25-(OH)D_3的贮存可满足生后一段时间的生长需要。早产儿体内维生素D贮存不足，易导致维生素D缺乏性佝偻病。

57. ABCDE 5个月男婴，夜间出汗、烦躁不安、枕秃，按压颅骨有乒乓球样感觉，应考虑营养性维生素D缺乏性佝偻病，故答D。

58. ABCDE ①维生素D缺乏性手足搐搦症常表现为阵发性惊厥、手足抽搐，发作时意识不清，每次发作数秒至数分钟，可自行缓解，醒后活泼如常，一般不发热。由于维生素D缺乏，患儿可有夜惊、多汗、枕秃、方颅等表现。常伴血钙降低(<1.75mmol/L)。根据题干，本例应诊断为维生素D缺乏性手足搐搦症。②血镁正常值为0.8~1.0mmol/L，故不答A。血糖正常值为3.9~6.1mmol/L，故不答B。婴儿痉挛症常突然发作，表现为头、躯干、上肢连续成串出现的强直性痉挛。先天性甲状旁腺减退症多表现为间歇性惊厥，数天或数周发作1次，常伴血磷升高(>3.2mmol/L)。

59. ABCDE 60. ABCDE 61. ABCDE ①维生素D缺乏性佝偻病临床上分为早期、激期、恢复期和后遗症期，早期常表现为神经兴奋性增高，如易激惹、烦闹、多汗等，但这些症状均无特异性。②维生素D缺乏性佝偻病激期的主要临床表现是颅骨改变。虽然激期也可有其他骨骼畸形(如腕踝畸形、鸡胸、佝偻病串珠)、全身肌肉松弛、出牙延迟，但这些都不是主要表现，故不答B、C、D。③严重佝偻病可后遗不同程度的骨骼畸形。

62. ABCDE 63. ABCDE 64. ABCDE ①3个月早产儿，母乳喂养，夜惊，睡眠不安，头发脱落，应首先考虑维生素D缺乏性佝偻病，因此询问出生季节及户外活动史，对确诊本病尤其重要。若出生在冬季、户外活动少，皮肤光照合成维生素D减少，则易发生佝偻病。②血清25-(OH)D_3测定是早期诊断维生素D缺乏性佝偻病最可靠的指标，故答E。③血生化、骨骼X线摄片、血清25-(OH)D_3测定是诊断维生素D缺乏性佝偻病的金标准，由于这些检查均正常，故答A。

65. ABCDE 66. ABCDE 67. ABCDE ①治疗维生素D缺乏性佝偻病的关键措施是小剂量口服维生素D。②预防维生素D缺乏性佝偻病的关键措施是日光浴，冬季也要保证每日1~2小时的户外活动时间。研究表明，每周让母乳喂养的婴儿户外活动2小时，仅暴露面部和手部，即可维持婴儿血清25-(OH)D_3浓度在正常范围的低值。③控制维生素D缺乏性手足搐搦症发作首选地西泮缓慢静脉注射，不要误选B。

68. ABCDE ①维生素D缺乏可致维生素D羟化障碍，25-(OH)D_3生成不足，最终导致佝偻病。血清25-(OH)D_3在病初即明显降低，是早期诊断维生素D缺乏性佝偻病的最可靠指标。儿童的血清25-(OH)D_3正常水平应>20ng/ml，若<8ng/ml即可诊断本病。②维生素D缺乏性佝偻病活动期血清碱性磷酸酶增高、血磷降低、血钙降低，但不能作为诊断本病的最可靠指标。

69. ABCDE 维生素D缺乏性手足搐搦症可引起喉痉挛、呼吸困难、窒息而死亡，是本病最常见的死因。

70. **ABCDE**　①6个月男婴，烦躁、多汗、夜惊，应考虑维生素D缺乏性佝偻病。患婴血钙降低（<1.75mmol/L），可诊断为维生素D缺乏性手足搐搦症，即低钙惊厥（D对）。②癫痫抽搐常表现为神志不清、口吐白沫等。急性细菌性脑膜炎常表现为脑膜刺激征，症状不会在1分钟内缓解。低血糖常于清晨空腹时发病，重症病例惊厥后转入昏迷。题干未提及高热，因此不能诊断为高热惊厥。

71. **ABCDE**　①小儿，8个月，枕部颅骨触及乒乓球感，可见枕秃，应考虑维生素D缺乏性佝偻病。患儿阵发性抽搐，可自行缓解，醒后活泼如常，应诊断为维生素D缺乏性手足搐搦症。②蛋白质-能量营养不良、维生素D缺乏性佝偻病都不会引起抽搐，故不答A、B。癫痫抽搐发作后不会醒后如常，故不答C。婴儿痉挛症常突然发作，表现为头、躯干、上肢连续成串出现的强直性痉挛。

72. **ABCDE**　①6个月婴儿，烦躁、多汗、夜惊不安、头发稀疏，应考虑维生素D缺乏性佝偻病。患婴突发惊厥，应诊断为维生素D缺乏性手足搐搦症。急救时应首先使用地西泮缓慢静脉注射，以迅速控制惊厥，然后静脉滴注钙剂，待惊厥控制后改为口服钙剂及维生素D。②维生素D_3 30万IU肌内注射为重症维生素D缺乏性佝偻病的治疗措施。B项治疗无意义。20%甘露醇20ml静脉注射可降低颅内压，防治脑水肿。

73. **ABCDE**　①小于胎龄儿是指婴儿的出生体重在同胎龄儿平均出生体重的P_{10}以下。②适于胎龄儿是指婴儿的出生体重在同胎龄儿平均出生体重的$P_{10}\sim P_{90}$。大于胎龄儿是指婴儿的出生体重在同胎龄儿平均出生体重的P_{90}以上。

74. **ABCDE**　①足月儿是指37周≤胎龄<42周的新生儿。本例孕38周，应属于足月儿。②低出生体重儿（LBW）是指出生体重<2500g的新生儿。其中，出生体重<1500g的新生儿称为极低出生体重儿（VLBW）；出生体重<1000g的新生儿称为超低出生体重儿（ELBW）。本例体重2400g，应属于LBW，故答C。

75. **ABCDE**　A、B、D、E为足月儿的临床特点，C为早产儿的临床特点。

76. **ABCDE**　①早产儿因呼吸中枢发育不成熟，红细胞内缺乏碳酸酐酶，肺泡数量少，呼吸肌发育不全，因此，呼吸浅快不规则，易出现周期性呼吸及呼吸暂停。②肺泡表面活性物质较少是导致呼吸窘迫综合征的原因。

77. **ABCDE**　低出生体重儿（LBW）是指出生体重<2500g的新生儿。其中，出生体重<1500g的新生儿称为极低出生体重儿（VLBW）；出生体重<1000g的新生儿称为超低出生体重儿（ELBW）。

78. **ABCDE**　①足月新生儿出生时吞咽功能已完善，但食管下部括约肌松弛，胃呈水平位，幽门括约肌较发达，故易出现溢乳，甚至呕吐。②胃扭转属于病理状态，不可能作为生理性溢乳的原因。

79. **ABCDE**　足月新生儿出生时血红蛋白浓度、红细胞计数、网织红细胞计数、中性粒细胞计数均比成人高，但血小板计数与成人相似。

80. **ABCDE**　早产儿体温调节中枢功能尚不完善，皮下脂肪薄，体表面积相对较大，易散热，皮肤表面角化层差，因此容易发生低体温。

81. **ABCDE**　新生儿红臀也称尿布性皮炎，是指新生儿肛门附近、臀部、会阴部等处皮肤发红，属于病理现象，故答D。A、B、C、E均属于特殊生理现象。

82. **ABCDE**　Apgar评分是判断新生儿窒息的常用方法，评分指标有5项，即心率、呼吸、肌张力、对刺激的反应、皮肤颜色，故答E。

83. **ABCDE**　①新生儿Apgar评分指标有5项，每项0~2分，满分共10分。8~10分为正常，4~7分为轻度窒息，0~3分为重度窒息。②本例Apgar评分=心率1分+呼吸0分+皮肤颜色0分+肌张力1分+弹足底反应0分=2分，应诊断为重度窒息。

指标	0分	1分	2分
心率(次/分)	无	<100	>100
呼吸	无	慢,不规则	正常,哭声响
皮肤颜色	青紫或苍白	身体红,四肢青紫	全身红
肌张力	松弛	四肢略屈曲	四肢活动
弹足底或插鼻管反应	无反应	有些动作,如皱眉	哭,打喷嚏

84. **ABCDE** 患儿Apgar评分=心率1分(<100次/分)+呼吸0分(无)+皮肤颜色0分(苍白)+肌张力1分(可屈曲)+弹足底反应1分(皱眉)=3分。

85. **ABCDE** 新生儿生后1小时Apgar评分为9分,应属正常。

86. **ABCDE** 新生儿窒息的代谢改变包括低血糖或高血糖、低钙血症、低钠血症、低氧血症、高碳酸血症、代谢性酸中毒等。

87. **ABCDE** 新生儿窒息初步复苏的步骤为:①保暖;②摆好体位;③清理呼吸道(新生儿娩出后,应立即用吸球或吸管吸净口、咽和鼻腔的黏液);④擦干;⑤刺激(弹足底)。以上步骤应在30秒内完成。

88. **ABCDE** 89. **ABCDE** 90. **ABCDE** ①患婴Apgar评分3分,应诊断为重度窒息。急救复苏时,首先应清理呼吸道,保持呼吸道通畅,这是复苏治疗的根本措施。②若清理呼吸道后仍无效,则应给予触觉刺激,即弹足底,以建立呼吸,增加肺通气。③若新生儿呼吸暂停,心率<100次/分,应立即行气囊面罩正压通气。足月儿可用空气复苏,早产儿开始给30%～40%的氧。

91. **ABCDE** 同时具备以下4条者,可确诊新生儿缺氧缺血性脑病(HIE):①有明确的可导致胎儿宫内窘迫的异常产科病史,以及严重的胎儿宫内窘迫表现,或在分娩过程中有明显窒息史;②出生时有重度窒息(Apgar评分1分钟≤3分,并延续至5分钟时仍≤5分);或出生时脐动脉血pH≤7.00;③出生后不久出现神经系统症状,并持续24小时以上,如意识改变;④排除电解质紊乱、颅内出血和产伤等原因引起的抽搐,以及宫内感染、遗传代谢性疾病和其他先天性疾病所引起的脑损伤。可见,HIE的主要诊断依据是临床表现而不是A、B、C、D项检查。

92. **ABCDE** ①脑电图可客观地反映新生儿缺氧缺血性脑病(HIE)脑损害的严重程度、判断预后,为首选检查项目。②脑氢质子磁共振波谱检查有助于HIE的早期诊断。头颅CT可了解有无颅内出血,对HIE有辅助诊断价值。头颅MRI对脑损伤的判断有较高的敏感性,常用于B超或CT显示不清的病例。颅脑超声检查只能作为动态随访措施。

93. **ABCDE** 诊断新生儿缺氧缺血性脑病(HIE),应根据病程选用相应的检查:病后1～2天首选头颅MRI,72小时内选用头颅B超检查,4～7天内选用头颅CT检查,1周内选脑电图检查。

94. **ABCDE** ①患婴出生后1分钟Apgar评分3分,应考虑为重度窒息。患婴有重度窒息史,嗜睡,四肢肌张力差,拥抱反射消失,前囟饱满,应诊断为新生儿重度缺氧缺血性脑病。②新生儿肺透明膜病常表现为出生后6小时内出现呼吸窘迫、鼻扇、三凹征、青紫。新生儿湿肺常表现为生后数小时内出现呼吸增快,但吃奶佳、哭声响亮、反应好,属自限性疾病。胎粪吸入综合征在产时有羊水吸入史,分娩时见羊水混有胎粪,早期表现为呼吸道梗阻、呼吸急促、鼻翼扇动、三凹征。新生儿低血糖常于生后24～72小时内发病,常表现为反应差、喂养困难、呼吸暂停、嗜睡、青紫、哭声异常、颤抖、震颤、惊厥等。

95. **ABCDE** 96. **ABCDE** 97. **ABCDE** 98. **ABCDE** ①新生儿Apgar评分满分为10分,8～10分为正常,4～7分为轻度窒息,0～3分为重度窒息。本例Apgar评分1分钟为2分,应诊断为重度窒息。缺氧缺血性脑病(HIE)根据病情分为轻、中、重三度。患婴发生过惊厥,瞳孔缩小,肌张力减退,原始反射减弱,应诊断为中度HIE,故答D。②控制HIE患儿惊厥,首选苯巴比妥,肝功能不良者可选用苯妥英钠,顽固性抽搐可选用地西泮。③苯巴比妥负荷量为20mg/kg,12～24小时后给维持量每日3～5mg/kg。

④为避免输液过量导致脑水肿,第一天液体总量一般为60~80ml/kg。

99. **ABCDE** ①新生儿红细胞寿命相对较短,足月儿约为80天,成人约为120天。②新生儿血红蛋白分解速度是成人的2倍。③游离胆红素进入肝脏后在葡萄糖醛酸基转移酶催化下,与葡萄糖醛酸结合,形成水溶性的结合胆红素,后者经胆汁排泄至肠道。由于新生儿葡萄糖醛酸基转移酶活性低且量少,因此肝脏排泄胆红素的能力不足(D对)。④排入肠道的结合胆红素可被肠道的β-葡萄糖醛酸酐酶水解,或在碱性环境中直接与葡萄糖醛酸分离成为非结合胆红素,后者可通过肠壁经门静脉重吸收回肝脏再进行处理,称为胆红素的肠肝循环。新生儿肠腔内β-葡萄糖醛酸酐酶活性相对较高,可将结合胆红素转变为非结合胆红素,增加了肠肝循环,可导致血浆非结合胆红素水平增高。

100. **ABCDE** ①足月新生儿生理性黄疸常于生后2~3天出现,4~5天达高峰,5~7天消退,最迟2周消退。血清胆红素<221μmol/L,每日升高<85μmol/L,或每小时升高<0.85μmol/L(D对)。②A、B、C、E均属于病理性黄疸的特点。

101. **ABCDE** 足月儿病理性黄疸常在生后24小时内出现,故答A。B、C、D、E都是病理性黄疸的特点。

102. **ABCDE** 足月儿生后2天出现黄疸,血清总胆红素<221μmol/L,一般情况好,应诊断为生理性黄疸。

103. **ABCDE** ①早产儿出生24小时内出现黄疸,应考虑病理性黄疸。患儿出现颅内高压表现,应诊断为胆红素脑病。②重度贫血不会出现黄疸。出生后20小时,不可能患新生儿肝炎。颅内出血多见于胎龄32周以下的早产儿,常表现为神志改变、颅内高压、凝视、瞳孔不等大等。新生儿ABO溶血病的黄疸多发生于生后2~3天,很少发生脑性尖叫。

104. **ABCDE** ①新生儿败血症的早期症状和体征均不典型,一般表现为反应差、嗜睡、发热或体温不升、不吃、不哭、体重不增等。黄疸有时可为败血症的唯一表现,常表现为黄疸退而复现。肝脾大一般出现较晚,多为轻至中度肿大。可合并脑膜炎、肺炎、坏死性小肠结肠炎等。②并不是所有败血症患儿均有发热,患儿可表现为发热或体温不升,故答E。

105. **ABCDE** ①新生儿败血症和新生儿寒冷损伤综合征可有"五不一低下"的临床表现:不吃、不哭、不动、体重不增、体温不升、反应低下,容易混淆。但本例脐有分泌物,说明有感染病灶存在;患婴无下肢硬肿的表现,故应诊断为新生儿败血症而不是新生儿寒冷损伤综合征。②患婴前囟平、颈软,说明颅内压不高,故不答B、D。患婴双肺未闻及湿啰音,故不答C。

106. **ABCDE** 107. **ABCDE** 108. **ABCDE** 109. **ABCDE** 110. **ABCDE** ①患婴有脐部化脓性感染灶,出现黄疸、拒奶、体温不升等症状,应首先考虑新生儿败血症。A、B、C、D均不会出现脐部感染灶。②为明确败血症的诊断,应首选血培养检查。③患婴激惹,前囟张力增高,说明有颅内压增高的表现,应考虑合并脑膜炎。核黄疸是新生儿溶血病的最严重并发症,故不答B。肝硬化、肝炎、腹膜炎都不是新生儿败血症的常见并发症。④为明确脑膜炎的诊断,当然首选腰椎穿刺+脑脊液检查。⑤败血症合并脑膜炎,应首选敏感抗生素治疗。

111. **ABCDE** 川崎病好发于婴幼儿,5岁以下占87%。

112. **ABCDE** A、B、C、D都是川崎病的常见临床表现,血尿不是。

113. **ABCDE** 发热5天以上,伴下列5项临床表现中4项者,排除其他疾病后,可诊断为川崎病:①四肢变化:急性期掌跖红斑、手足硬性水肿,恢复期指(趾)端膜状脱皮。②多形性红斑。③眼结膜充血,非化脓性。④唇充血皲裂,口腔黏膜弥漫性充血,舌乳头突起,充血呈草莓舌。⑤颈部淋巴结肿大。可见,诊断川崎病的必要条件是发热5天以上。

114. **ABCDE** ①川崎病好发于婴幼儿,常表现为发热、皮疹、眼结膜充血、口腔黏膜充血、手足红斑、硬性水肿和颈部淋巴结肿大。草莓舌为其典型表现,故本例应诊断为川崎病。②猩红热常表现为全身皮肤针尖大小丘疹,退疹后全身大片脱皮,以指、趾最显著,无色素沉着。类风湿关节炎常表现为手足小关节对称性反复发作性肿胀疼痛,不会出现皮损。传染性单核细胞增多症是由EB病毒感染引起的自限性淋巴细胞增生性疾病,常表现为发热、咽峡炎、扁桃体充血肿大、肝脾大、腹膜后淋巴结肿大等,故不答 C。金黄色葡萄球菌败血症常表现为寒战、高热等中毒症状,故不答 E。

115. ABCDE　①患儿发热,皮肤斑丘疹,颈部淋巴结肿大,结膜充血,手足硬性水肿,应诊断为川崎病。川崎病是一种急性全身性中、小动脉炎,好发于冠状动脉。早期口服阿司匹林可减轻急性炎症。早期静脉注射丙种球蛋白+口服阿司匹林可降低冠状动脉瘤的发生率。因此川崎病的首选治疗为丙种球蛋白+阿司匹林。②糖皮质激素因可促进血栓形成,易发生冠状动脉瘤和影响冠状动脉病变修复,故不宜单独应用,可与阿司匹林合用,主要用于丙种球蛋白治疗无效的患儿。

116. ABCDE　①3 岁患儿,发热 1 周,手足硬性水肿,球结膜充血,皮疹,颈部淋巴结肿大,应诊断为川崎病。②川崎病的治疗首选阿司匹林+丙种球蛋白。阿司匹林的使用方法为每日 30～50mg/kg,分 2～3 次服用,热退后 3 天逐渐减量,2 周左右减至每日 3～5mg/kg,维持 6～8 周。

117. ABCDE　①治疗川崎病时,因糖皮质激素可促进血栓形成,易发生冠状动脉瘤和影响冠状动脉病变修复,故不宜单独应用,可与阿司匹林和双嘧达莫合并使用,主要用于丙种球蛋白无效的患儿。②阿司匹林常与丙种球蛋白同时应用。若合并严重冠状动脉病变可行冠状动脉搭桥术。

118. ABCDE　119. ABCDE　120. ABCDE　121. ABCDE　122. ABCDE　①5 岁以下小儿,发热 5 天以上,应首先考虑川崎病。患儿手足硬性肿胀,眼结膜充血、口唇充血皲裂、口腔黏膜弥漫充血,颈淋巴结肿大,共 4 项症状,按川崎病的诊断标准,可确诊为川崎病。②川崎病最常见的死因是冠状动脉瘤破裂,因此为判断预后,应及时作超声心动图检查,以了解有无冠状动脉瘤并存。③川崎病行超声心动图检查,可见心包积液、左心室内径增大、冠状动脉扩张、冠状动脉瘤等,但以冠状动脉瘤最有价值,对预后判断极为重要,最有助于本病的诊断。④川崎病的首选治疗措施是静脉注射丙种球蛋白+口服阿司匹林。⑤若静脉注射丙种球蛋白+口服阿司匹林无效,可以考虑将丙种球蛋白更换为糖皮质激素,即阿司匹林+糖皮质激素。

123. ABCDE　124. ABCDE　125. ABCDE　126. ABCDE　127. ABCDE　①麻疹常于发热 3～4 天出疹,出疹期为发热的高峰期。②水痘常于发热 1～2 天出疹,斑疹、丘疹、疱疹、结痂同时出现,即"四世同堂"。③风疹常于发热 1～2 天出疹,1 天出齐,伴颈淋巴结明显肿大,皮疹多于 3 天内迅速消退,不留色素沉着。④幼儿急疹常表现为持续性高热 3～5 天,热退出疹,全身症状较轻,皮疹于 1～3 天消退,无色素沉着。⑤猩红热常于发热 1～2 天出疹,出疹时高热,表现为红草莓舌、贫血性皮肤划痕、帕氏线三大特点。

128. ABCDE　典型麻疹按病程分为 4 期,即潜伏期、前驱期(出疹前期)、出疹期和恢复期。题干已说明体检可见到红色斑丘疹,当然属于出疹期。

129. ABCDE　①麻疹的易感人群为 6 个月～5 岁小儿,常在发热 3～4 天出疹,早期可出现 Koplik 斑(颊黏膜灰白色斑点)。结合病史及临床表现,本例应诊断为麻疹。②风疹常于发热 1～2 天出疹,水痘常于发热 1～2 天出疹,猩红热常于发热 1～2 天出疹,且这些疾病都不会出现 Koplik 斑。肺炎常表现为发热、咳嗽咳痰、肺部湿啰音等,与本例不符。

130. ABCDE　①幼儿急疹常表现为持续高热 3～5 天,热退出疹,皮疹常分布于颜面、颈部、躯干、四肢较少,1 天出齐,多为红色、细小、密集斑丘疹。根据题干,本例应诊断为幼儿急疹。②猩红热常表现为发热 1～2 天出疹,出疹时高热。麻疹常表现为发热 3～4 天出疹,出疹时体温更高。水痘常表现为发热 1 天后出疹,低热出疹。风疹常表现为发热 1～2 天出疹。

131. ABCDE　麻疹分为潜伏期、前驱期、出疹期、恢复期 4 期。麻疹患儿出疹前后 5 天均有传染性,而前驱期常持续 3～4 天,因此在前驱期传染性最强。

132. ABCDE　A、B、D 都不是麻疹的并发症,故可首先排除 A、B、D。题干所述与结核性脑膜炎无关,故最佳答案为 C 而不是 E。脑炎是麻疹的常见并发症,麻疹合并脑炎的临床表现、脑脊液性状与病毒性脑炎相似。

133. ABCDE　134. ABCDE　①对于没有接受麻疹主动疫苗的儿童,应在接触麻疹后 5 天内肌内注射免疫球蛋白,进行被动免疫,可预防发病或减轻麻疹症状。②对接触麻疹的易感患儿应隔离检疫观察3周,并给予被动免疫。

135. ABCDE　136. ABCDE　137. ABCDE　138. ABCDE　①水痘是由水痘-带状疱疹病毒感染引起的儿童期出疹性疾病。②幼儿急疹是由人疱疹病毒6型引起的急性出疹性传染病。③猩红热是由A组乙型溶血性链球菌引起的急性出疹性传染病。④手足口病的病原体主要是肠道病毒,以柯萨奇病毒A组16型、肠道病毒71型多见。

139. ABCDE　140. ABCDE　141. ABCDE　①麻疹最常见的并发症是肺炎,约90%的患儿死于肺炎。②水痘最常见的并发症是皮肤继发性感染,如脓疱疮、丹毒、蜂窝织炎、败血症等。③猩红热最常见的并发症是急性肾小球肾炎、风湿热等。

142. ABCDE　143. ABCDE　144. ABCDE　145. ABCDE　146. ABCDE　①麻疹患儿若不合并肺炎应隔离至出疹后5天,若合并肺炎应隔离至出疹后10天。②水痘患儿应隔离至皮疹全部结痂。③风疹患儿应隔离至出疹后5天。④猩红热患儿应隔离至痊愈及咽拭子培养阴性。

147. ABCDE　148. ABCDE　①对接触麻疹的易感儿童应隔离检疫3周。②对接触水痘的易感儿童应隔离检疫3周。

149. ABCDE　7个月男婴,发热3天后出现皮疹,颊黏膜可见灰白色小点,应考虑麻疹。患婴咳嗽,咽部充血,呼吸急促,双肺呼吸音粗,可闻及细湿啰音,应考虑肺炎,故本例应诊断为麻疹合并肺炎,至少应隔离至出疹后10天。

150. ABCDE　猩红热的病原体是A组乙型溶血性链球菌,可首选青霉素进行抗病原菌治疗,而A、B、C、E的病原体均为病毒,目前尚无抗病毒治疗的特效药物,只能对症支持治疗。

151. ABCDE　6岁小儿,低热1天出疹,斑疹、丘疹、水疱同时出现,应诊断为水痘。不宜使用糖皮质激素治疗,因可能导致病毒感染播散(答C)。A、B、D、E均属于水痘的一般性治疗措施。

152. ABCDE　水痘的病原体是水痘-带状疱疹病毒,抗病毒治疗首选阿昔洛韦,应在皮疹出现的48小时内开始应用。

153. ABCDE　风疹的临床特点是发热1~2天出疹,全身症状轻,枕后、耳后淋巴结肿大。

154. ABCDE　幼儿急疹的特点是持续性高热3~5天,热退疹出,而麻疹的临床特点是发热3~4天出疹,出疹期间体温更高,此为两者主要鉴别点。

155. ABCDE　患婴持续高热3天后,热退出疹,应诊断为幼儿急疹,其病原体为人疱疹病毒6型。

156. ABCDE　猩红热是由乙型溶血性链球菌引起的急性出疹性传染病,常在发热1~2天出疹,表现为颈部、腋下和腹股沟处出疹,24小时内遍及全身。全身皮肤弥漫性充血发红。皮疹为密集而均匀的红色细小丘疹,呈鸡皮样,触之砂纸感。在皮肤皱褶处(腋窝、肘窝、腹股沟等处)皮疹密集(答E)。疹退后1周开始脱皮,面部、躯干糠屑样脱皮,手足大片状脱皮。

157. ABCDE　皮疹在皮肤皱褶处(腋窝、肘窝、腹股沟等处)密集,其间有出血点,形成明显的横纹线,称为帕氏(Pastia)线,帕氏线为猩红热的特征性表现。B、C、D、E项均不会出现帕氏线。

158. ABCDE　159. ABCDE　①猩红热常表现为全身皮肤针尖大小丘疹,退疹后全身大片脱皮,以指、趾最显著,无色素沉着。②麻疹常表现为"头面部→颈部→躯干→四肢"的红色斑丘疹,退疹后有色素沉着及细小脱屑。③幼儿急疹常表现为颈部及躯干部红色斑丘疹,热退疹出,退疹后无色素沉着和脱屑。水痘表现为"斑疹、丘疹、疱疹、结痂"并存。风疹常表现为"面部→躯干→四肢"的斑丘疹,退疹后无色素沉着及脱屑。

160. ABCDE　患儿咽红,扁桃体肿大,说明有上呼吸道感染,可能为乙型溶血性链球菌感染。发热1~2天迅速出疹,为猩红热的特点。根据题干,本例应诊断为猩红热,病原体为乙型溶血性链球菌,首选青霉素治疗。

161. ABCDE　密切接触猩红热患儿的易感儿,为预防发病,可口服复方磺胺甲噁唑(SMZco)3~5天,也可肌内注射一次长效青霉素。请注意:治疗猩红热首选青霉素,预防猩红热发病首选 SMZco。

162. ABCDE　手足口病的皮疹常分布于手、足、口、臀部,躯干很少累及,因此呈离心性分布,而不是向心性分布,答 C。

163. ABCDE　小儿被结核分枝杆菌感染 4~8 周后,结核菌素试验即可呈阳性反应。

164. ABCDE　小儿受结核分枝杆菌感染后 4~8 周,作结核菌素试验(PPD 试验)即呈阳性反应。PPD 试验阳性主要是由于致敏淋巴细胞和巨噬细胞浸润,使机体组织对结核分枝杆菌及其代谢产物产生迟发型(Ⅳ型)变态反应。

165. ABCDE　PPD 试验:取结核菌素纯蛋白衍生物(PPD)1:2000 的稀释液 0.1ml(5 个结核菌素单位),于左前臂掌侧面中上部 1/3 处皮内注射,使之形成直径 6~10mm 的皮丘。48~72 小时后观察结果,以局部硬结直径表示。

166. ABCDE　167. ABCDE　168. ABCDE　PPD 试验的判断标准:硬结平均直径<5mm 为阴性(-);5~9mm 为阳性(+);10~19mm 为中度阳性(++);≥20mm 为强阳性(+++);局部除硬结外,还有水肿、水疱、破溃、淋巴管炎、双圈反应等为极强阳性(++++)。

169. ABCDE　①未接种卡介苗的小儿,PPD 试验由阴性转为阳性,或硬结直径由原来<10mm 增至>10mm 且增幅>6mm,表示新近有结核分枝杆菌感染。②PPD 试验阳性表示曾感染过结核分枝杆菌,强阳性表示有活动性结核病。

170. ABCDE　①PPD 试验硬结直径≥20mm 为强阳性(+++),提示体内有活动性结核病。小儿以原发型肺结核最多见,为明确诊断,首先应拍摄胸部 X 线片。②只有明确诊断后,才能行抗结核治疗,故不答 D。A、C、E 显然不是正确答案。

171. ABCDE　儿科抗结核治疗原则为:早期治疗,适宜剂量,联合用药,规律用药,坚持全程,分段治疗。

172. ABCDE　常用抗结核药物可分为两类:①杀菌药:包括全杀菌药(异烟肼 INH、利福平 RFP)、半杀菌药(链霉素 SM、吡嗪酰胺 PZA)。②抑菌药:包括乙胺丁醇(EMB)、乙硫异烟胺(ETH)。

173. ABCDE　结核菌素试验阳性为卡介苗接种的禁忌证。A、B、C、D 均属于卡介苗接种的禁忌证。

174. ABCDE　175. ABCDE　176. ABCDE　①活动性空洞性肺结核患者为肺结核的最重要传染源,1 岁男孩与之密切接触,很可能被传染。为明确男孩是否患有肺结核,首选检查为胸部 X 线片及 PPD 试验。痰涂片抗酸染色检查、痰结核分枝杆菌培养都是肺结核的确诊试验,但男孩无咳嗽症状,无痰液,故不答 B、C。血结核抗体检测特异性不高,临床上少用。血常规检查无特异性,故不答 A。②密切接触家庭内开放性肺结核者,为预防性抗结核治疗的适应证,首选异烟肼治疗,疗程 6~9 个月。

177. ABCDE　①较大儿童原发型肺结核表现为低热、食欲不振、疲乏、盗汗等结核中毒症状。②婴幼儿原发型肺结核常表现为持续性高热,2~3 周后转为低热,并伴结核中毒症状,干咳和轻度呼吸困难是最常见的症状。

178. ABCDE　①咯血是成人继发性肺结核的常见症状,但小儿原发型肺结核少见。②A、B、C、E 均属于小儿原发型肺结核的常见临床表现。

179. ABCDE　①由于小儿原发型肺结核咳嗽少见,即使有咳嗽也多为干咳,因此很少采用痰涂片找抗酸杆菌、痰结核分枝杆菌培养等检查进行诊断,故不答 C、D。C、D 两项检查常用于成人继发性肺结核的诊断。②血沉测定常用于判断结核病的活动性,故不答 A。血清结核抗体检测特异性差,很少用于结核病的诊断,故不答 B。③诊断小儿原发型肺结核的重要方法是胸部 X 线片。

180. ABCDE　①PPD 试验(+++)为强阳性,提示活动性肺结核,需行直接督导下短程化疗,常用方案为 2HRZ/4HR,即强化阶段需口服异烟肼(H)+利福平(R)+吡嗪酰胺(Z)。②本例为原发综合征,PPD 试验(++)为中度阳性,无任何症状。对于无明显症状的原发型肺结核,宜选用标准治疗,即异烟肼(INH)+利福平(RFP)和/或乙胺丁醇(EMB),疗程 9~12 个月,故答 E。

181. ABCDE　①活动性原发型肺结核宜采用直接督导下短程化疗(DOTS),常用方案为 2HRZ/4HR

②2EHRZ/4HR、2SHRZ/4HR 也属于短程疗法，但不常用。2HRZSE/6HRE 为成人复治涂阳肺结核的常用化疗方案。$2H_3R_3Z_3E_3/4H_3R_3$ 为成人初治肺结核的常用化疗方案。

182. **ABCDE**　①足月儿生后排胎粪的时间：母乳喂养者平均为 13 小时，人工喂养者平均为 15 小时。②母乳喂养者平均每日排便 2～4 次，添加辅食后次数减少。③人工喂养者平均每日排便 1～2 次，易发生便秘。④母乳喂养者大便呈黄色或金黄色，为均匀膏状或带少许黄色粪便颗粒，或较稀薄，绿色，不臭，呈酸性反应，故答 D。⑤混合喂养者粪便较软，黄；添加蔬菜、水果等辅食时，大便外观与成人相似，初加菜泥时，常有小量绿色粪便排出。

183. **ABCDE**　①母乳喂养的婴儿平均每日排便 2～4 次；牛乳喂养的婴儿每日排便 1～2 次，易发生便秘（A 错）。②婴幼儿肠壁薄，通透性高，屏障功能差，肠内毒素、消化不全产物等过敏原可经肠黏膜进入体内，加之口服耐受机制尚不完善，故容易发生过敏反应（B 错）。③幼儿肠管相对比成人长，肠系膜柔软而长，结肠无明显结肠带与脂肪垂，升结肠与后壁固定差，因此容易发生肠扭转和肠套叠（C 对 E 错）。④在母体内，胎儿肠道是无菌的，但生后数小时细菌即侵入肠道（D 错）。

184. **ABCDE**　婴幼儿肠道菌群受食物成分的影响较大，单纯母乳喂养儿以双歧杆菌占绝对优势，人工喂养和混合喂养儿肠内的大肠埃希菌、嗜酸杆菌、双歧杆菌及肠球菌所占比例几乎相等。

185. **ABCDE**　186. **ABCDE**　①母乳喂养的健康婴儿典型大便为黄色或金黄色，较稀薄，呈酸性（pH4.7～5.1），无臭味。②牛乳喂养的婴儿典型大便为淡黄色或灰黄色，较干稠，呈中性或碱性（pH6～8）。因牛乳（牛奶）含酪蛋白较多，粪便常有明显的蛋白质分解产物的臭味。

187. **ABCDE**　婴幼儿患腹泻的内在因素包括：①婴幼儿消化系统发育不成熟，胃酸和消化酶分泌少，对食物和缺水的耐受性差，易发生体液紊乱。②婴幼儿生长发育快，所需营养物质相对较多，胃肠道负担重，易造成消化道功能紊乱。③婴幼儿胃酸偏低，胃排空较快，对进入胃内的细菌杀灭能力较弱。④新生儿尚未建立正常肠道菌群，改变饮食、滥用广谱抗生素等，均可使肠道菌群失调而患肠道感染。⑤母乳中含有大量 SIgA、乳铁蛋白、巨噬细胞、粒细胞、溶菌酶、溶酶体等，有很强的抗肠道感染作用。牛乳中虽有某些上述成分，但在加热过程中被破坏，而且人工喂养的食物和食具易受污染，故人工喂养儿肠道感染率高于母乳喂养儿（答 E）。

188. **ABCDE**　引起小儿腹泻病的最常见病因是病毒感染，寒冷季节的婴幼儿腹泻 80% 由病毒感染引起。

189. **ABCDE**　引起小儿腹泻病的最常见病因是病毒感染，其中以轮状病毒最常见，其次为星状病毒、诺沃克病毒、柯萨奇病毒、肠道腺病毒、埃可病毒、冠状病毒等。

190. **ABCDE**　婴儿腹泻重度脱水常引起失液性休克（即外周循环衰竭），表现为昏迷，无泪，烦渴，尿量减少或无尿，皮肤干燥有花纹，眼窝和前囟明显凹陷，四肢厥冷，脉细，血压下降，故答 D。

191. **ABCDE**　蛋白质-能量营养不良伴腹泻患者常出现代谢性酸中毒、低钾血症、低钠血症、低钙血症、脱水等。

192. **ABCDE**　193. **ABCDE**　194. **ABCDE**　195. **ABCDE**　196. **ABCDE**　①轮状病毒肠炎多表现为大便次数多，水分多，呈黄色水样或蛋花样，带少量黏液，无腥臭味。②侵袭性大肠埃希菌肠炎多表现为频繁腹泻，大便呈黏液状，带脓血，有腥臭味。③金黄色葡萄球菌肠炎大便为暗绿色，水样，量多，带黏液，少数为血便。④白色念珠菌肠炎多表现为大便次数多，黄色稀便，泡沫较多，带黏液，有时可见豆腐渣样细块。⑤难辨梭状芽胞杆菌肠炎属于伪膜性肠炎，多表现为频繁腹泻，黄绿色水样便，可有假膜排出，为坏死毒素致肠黏膜坏死所形成的假膜。

197. **ABCDE**　患儿外周血白细胞总数不高，说明病毒感染可能性大，细菌感染可能性小。患儿大便细菌培养阴性，且白细胞少，说明肠黏膜破坏不重，应诊断为病毒性肠炎而不是细菌性肠炎，故答 D。

198. **ABCDE**　①侵袭性大肠埃希菌肠炎多表现为频繁腹泻，大便呈黏液状，带脓血，有腥臭味，大便镜检有大量白细胞和数量不等的红细胞。②细菌性痢疾常有不洁饮食史，伴里急后重，故不答 A。产毒性大肠埃希菌肠炎多表现为频繁腹泻，量多，呈水样或蛋花样，有黏液，大便镜检无白细胞。金黄色葡萄球菌肠炎多继发于使用大量抗生素后,大便为暗绿色,量多,带黏液,镜检有大量脓细胞和革兰氏阳性球菌。白色念珠菌肠炎表现为大便次数多,黄色稀便,泡沫较多,带黏液,有时可见豆腐渣样细块。

199. ABCDE 生理性腹泻多见于6个月以内婴儿,除大便次数增多外,无其他症状,食欲好,不影响生长发育。根据题干,本例应诊断为生理性腹泻。

200. ABCDE ①小儿血清钠正常值为130~150mmol/L,本例血清钠为135mmol/L,应诊断为等渗性脱水,可首先排除A、C、E。②患儿尿量减少,眼窝凹陷,皮肤弹性差,脉搏可扪及,应诊断为中度脱水。

201. ABCDE ①小儿腹泻病的治疗原则为:调整饮食,预防和纠正脱水,合理用药,加强护理,预防并发症。②约70%的小儿腹泻为水样便,多为病毒和非侵袭性细菌所致,无须使用抗生素,只要合理使用液体疗法,均可治愈。

202. ABCDE 幼儿腹泻,呕吐3天,腹痛,粪常规检查示白细胞(++),应诊断为腹泻病。严禁使用止泻剂,因为止泻剂可抑制胃肠蠕动,增加细菌繁殖和毒素的吸收。B、C、D、E均为腹泻病的常规治疗。

203. ABCDE 口服补盐液(ORS液)新配方为2/3张的含钠溶液。

204. ABCDE 205. ABCDE 206. ABCDE 207. ABCDE 208. ABCDE 209. ABCDE 210. ABCDE
①患婴秋季发生腹泻,最可能为秋季腹泻,以轮状病毒肠炎最多见,大便呈蛋花(汤)样,无腥臭味,故答B。②血清钠正常值为130~150mmol/L,本例血清钠135mmol/L,应诊断为等渗性脱水。患婴哭时泪少,尿量明显减少,皮肤弹性差,眼窝及前囟明显凹陷,应考虑中度脱水,故本例应诊断为中度等渗性脱水。③小儿腹泻第1天的补液总量应为:轻度脱水90~120ml/kg,中度脱水120~150ml/kg,重度脱水150~180ml/kg,故答D。④第1天补液性质为:等渗性脱水补充1/2含钠液,低渗性脱水补充2/3张含钠液,高渗性脱水补充1/5~1/3含钠液。本例为等渗性脱水,应补充1/2含钠液。⑤大量补液后,由于血液稀释,易导致低钾血症。患婴补液后出现腹胀,肠鸣音减弱,心音低钝,腱反射减弱,应考虑低钾血症。⑥补钾原则为:氯化钾浓度<0.3%,缓慢静脉滴注,应均匀分配于全日静脉输液中,每日补钾总量静脉滴注时间不应少于6~8小时。由于细胞内钾恢复较慢,治疗低钾血症须持续补钾4~6日。参阅3版8年制《儿科学》P20。⑦经第1天补液后,脱水和电解质紊乱已基本纠正,第2天及以后主要是补充继续丢失量和生理需要量,继续补钾,供给热量,总量于12~24小时均匀静脉滴注。

211. ABCDE 小儿肺泡数量少且面积小,弹力组织发育较差,血管丰富,间质发育旺盛,致肺含血量多而含气量少,易于感染。感染时易致黏液阻塞,引起间质炎症、肺气肿和肺不张等。

212. ABCDE ①扁桃体包括腭扁桃体和咽扁桃体。腭扁桃体1岁末才逐渐增大,4~10岁发育达高峰,14~15岁退化,故扁桃体炎好发于年长儿,而婴儿少见。②咽扁桃体又称腺样体,6个月已停止发育,严重的腺样体肥大可导致小儿阻塞性睡眠呼吸暂停综合征。

213. ABCDE 小儿膈肌较肋间肌发达,肋骨呈水平位,肋间隙小,故婴幼儿为腹式呼吸。随着年龄增长,膈肌和腹腔脏器下降,肋骨由水平位变为斜位,逐渐转化为胸腹式呼吸,7岁以后逐渐接近成人。

214. ABCDE 急性上呼吸道感染俗称感冒,是小儿最常见的疾病。

215. ABCDE 各种病毒和细菌都可引起上呼吸道感染,但以病毒最常见(约占90%),其次为细菌感染。

216. ABCDE 导致上呼吸道感染的致病菌以溶血性链球菌最多见,其次为肺炎链球菌、流感嗜血杆菌。

217. ABCDE A、B、C、D均是咽结膜热的典型表现,恢复期指端膜状脱屑为川崎病的典型表现。

218. ABCDE 患儿发热、咽痛、咽部充血,软腭见2~4mm大小疱疹,应诊断为疱疹性咽峡炎,其病原体为柯萨奇A组病毒。

219. ABCDE ①年长儿若患A组溶血性链球菌咽峡炎,2~3周可引起急性肾小球肾炎和风湿热。②A、C、D均属于急性上呼吸道直接蔓延所致的并发症,因此不会于2~3周后出现,故不答A、C、D。川崎病与上呼吸道感染无关,故不答B。

220. ABCDE　引起急性上呼吸道感染最常见的病原体是病毒,而病毒感染目前尚无特效治疗药物,故急性上呼吸道感染的治疗原则是对症治疗。

221. ABCDE　急性感染性喉炎是喉部黏膜的急性弥漫性炎症,以犬吠样咳嗽、声嘶、吸气性呼吸困难为特征。

222. ABCDE　毛细支气管炎是一种婴幼儿常见的下呼吸道感染,主要表现为下呼吸道梗阻,出现呼气性呼吸困难、呼气相延长和喘息,全身中毒症状较轻,少见高热。

223. ABCDE　①肺炎按病理分为三类:大叶性肺炎、支气管肺炎、间质性肺炎。②A、B、D、E均属于肺炎的病因分类。

224. ABCDE　小儿肺炎按病程分为三类:①急性肺炎:病程<1个月;②迁延性肺炎:病程1~3个月;③慢性肺炎:病程>3个月。

225. ABCDE　A、B、C、D、E均可导致小儿病毒性肺炎,但以呼吸道合胞病毒最常见。

226. ABCDE　A、B、D、E均可引起肺炎。立克次体不属于肺炎的病原体,其会引起自然疫源性传染病,如流行性斑疹伤寒、恙虫病、Q热等。

227. ABCDE　患儿发热、咳嗽,双肺闻及较固定的中、细湿啰音,应诊断为急性支气管肺炎。急性支气管炎不会出现肺部湿啰音,故不答E。本例除呼吸系统症状外,无其他系统症状,故不能诊断为急性重症肺炎。A、C显然不是正确答案。

228. ABCDE　小儿肺炎合并急性心力衰竭(心衰)的诊断依据:①安静状态下呼吸突然加快,>60次/分;②安静状态下心率突然增快,>180次/分;③突然极度烦躁不安,明显发绀,面色苍白;④心音低钝、奔马律、颈静脉怒张;⑤肝脏迅速增大;⑥尿少或无尿、眼睑或双下肢水肿。具备前5项即可诊断。

229. ABCDE　①重症肺炎合并心衰应给予吸氧,呋塞米利尿,洋地黄强心,血管活性药物酚妥拉明等,不宜使用糖皮质激素。②糖皮质激素主要用于肺炎合并呼吸衰竭、感染性休克、脑水肿等。

230. ABCDE　患儿发热、咳嗽、肺部湿啰音,应考虑肺炎。患儿烦躁,呼吸急促,心率增快,心音低钝,肝脏肿大,应考虑合并心力衰竭。故本例应诊断为肺炎合并心力衰竭,治疗首选西地兰。

231. ABCDE　①支原体肺炎好发于学龄前儿童,以刺激性干咳为主要症状,肺部无明显阳性体征。胸部X线片示支气管肺炎、间质性肺炎、均匀片状阴影、肺门阴影增浓。结合病史及临床表现,本例应诊断为支原体肺炎。②大叶性肺炎常见于青壮年,常于受凉后发病,表现为咳嗽、咳铁锈色痰。支气管肺炎常有肺部固定性细小湿啰音。腺病毒肺炎中毒症状严重,可有高热、频繁咳嗽、阵发性喘憋、肝脾增大等表现。嗜酸性粒细胞肺炎为变态反应性疾病,常表现为低热、轻微干咳、阵发性哮喘、外周血嗜酸性粒细胞增多等。

232. ABCDE　①呼吸道合胞病毒肺炎好发于1岁以内的小儿,以发热、呼吸困难、喘憋、发绀为主要症状,其突出特点为喘憋,因此对于1岁以下的咳嗽、喘憋患儿首先应考虑呼吸道合胞病毒肺炎。腺病毒肺炎也可有喘憋,但为阵发性喘憋,且咳嗽频繁。因此本例应诊断为呼吸道合胞病毒肺炎而不是腺病毒肺炎,答案为C。②肺炎链球菌肺炎多见于5岁以下的小儿,常表现为寒战、高热、呼吸困难、胸痛,中毒症状严重,故不答A。肺炎支原体肺炎为典型的间质性肺炎,常表现为顽固性咳嗽,无痰或少痰,但肺部体征不明显,故不答D。金黄色葡萄球菌肺炎起病急,进展快,全身中毒症状严重,常表现为面色苍白,烦躁不安,呼吸浅快,易并发脓胸、脓气胸等。

233. ABCDE　肺炎合并中毒性脑病的诊断标准:①烦躁、嗜睡、眼球上窜、凝视;②球结膜水肿、前囟隆起;③昏睡、昏迷、惊厥;④瞳孔对光反射迟钝或消失;⑤呼吸节律不整、呼吸心跳解离(有心跳无呼吸);⑥有脑膜刺激征。若有①②两项提示脑水肿,伴其他1项以上者即可确诊。本例有烦躁、前囟隆起、惊厥、脑膜刺激征阳性4项,应诊断为肺炎合并中毒性脑病。

234. ABCDE　①呼吸道合胞病毒肺炎好发于1岁以内的小婴儿,常表现为发热、呼吸困难、喘憋、唇绀、鼻扇、三凹征,肺部可闻及中细湿啰音,胸部X线片可见两肺小点状、斑片状阴影,故本例应诊断为呼吸道合胞病毒肺炎。②肺炎支原体肺炎多表现为剧烈干咳。腺病毒肺炎中毒症状严重，可有高热、频繁咳嗽、阵发性喘憋、肝脾大等表现。金黄色葡萄球菌肺炎常导致脓胸、脓气胸。衣原体肺炎起病缓慢，常表现为呼吸增快，阵发性咳嗽。

235. ABCDE　①金黄色葡萄球菌肺炎肺组织坏死严重，易形成多发性小脓肿、肺大疱。金黄色葡萄球菌肺炎可出现各种类型皮疹，如荨麻疹、猩红热样皮疹等。根据题干，本例应诊断为金黄色葡萄球菌肺炎。②A、C、D、E均不易出现肺脓肿。

236. ABCDE　①腺病毒肺炎起病急骤，高热持续时间长，中毒症状重，肺部啰音出现较晚，多于高热3~7天后才出现。频繁咳嗽，呈阵发性喘憋。肺部病变融合时可出现实变体征。②A为肺炎支原体肺炎的特点。C为支气管哮喘的特点。E为支气管扩张症的特点。

237. ABCDE　238. ABCDE　239. ABCDE　240. ABCDE　①肺炎支原体肺炎好发于学龄前儿童，常表现为发热，刺激性干咳，肺部体征轻微，胸部X线片示片状阴影。结合病史及临床表现，本例应诊断为肺炎支原体肺炎。②肺炎支原体肺炎血清冷凝集试验滴度大多上升至1∶32或更高，阳性率50%~75%。冷凝集素多于起病后1周末开始出现，3~4周达高峰，以后逐渐降低，至2~4个月消失。血培养常用于败血症的诊断。结核菌素试验常用于原发型肺结核的诊断。血肥达试验常用于伤寒的诊断。痰液病毒分离培养对肺炎支原体无诊断价值。③肺炎支原体对大环内酯类抗生素敏感，红霉素为首选药物。青霉素、头孢菌素、链霉素等对支原体不敏感，不宜选用。无环鸟苷为抗病毒药物，对支原体感染无效。④肺炎支原体肺炎的疗程为10~14天。葡萄球菌肺炎的疗程≥6周，或体温正常后2~3周。普通细菌性肺炎的疗程为体温正常后7~10天。

241. ABCDE　242. ABCDE　243. ABCDE　244. ABCDE　①患儿血常规白细胞总数及中性粒细胞比例显著升高，说明为细菌性肺炎，故可首先排除选项A、B、C。患儿气管略左移，右下肺呼吸音消失，叩诊浊音，说明合并脓胸，应诊断为金黄色葡萄球菌肺炎而不是肺炎链球菌肺炎，因为金黄色葡萄球菌肺炎最易并发脓胸、脓气胸。②胸部X线片示两肺散在斑片状阴影，提示两肺肺炎。胸部X线片示右中下肺野致密阴影，上缘呈外高内低弧形影，此为脓胸的征象。③患儿中毒症状严重，脓液量大（右中下肺野），且脓液黏稠，应行胸腔闭式引流以尽快排出脓液。胸腔穿刺抽脓冲洗仅用于脓液量小、稀薄的脓胸患儿。④金黄色葡萄球菌对青霉素耐药，可选用万古霉素。

245. ABCDE　小儿支气管哮喘的典型症状是阵发性咳嗽和喘息，以夜间及清晨为重。腺病毒肺炎、呼吸道合胞病毒肺炎虽可有喘息，但不能自行缓解，也没有夜间多发的特点，故不答C、D。A、E一般不会出现喘息等症状。

246. ABCDE　小儿支气管哮喘的诊断标准是吸入速效$β_2$受体激动剂后15分钟FEV_1增加≥12%。

247. ABCDE　小儿咳嗽变异型哮喘的诊断标准：①咳嗽持续>4周，以干咳为主；②临床上无感染征象；③抗哮喘药物诊断性治疗有效；④排除其他原因引起的慢性咳嗽；⑤支气管激发试验阳性；⑥家族过敏史阳性。可见，其诊断标准中无临床感染征象，故无发热。

248. ABCDE　①博利康尼也称特布他林，为$β_2$受体激动剂，可舒张支气管。患儿咳嗽4个月，无发热，服用多种抗生素治疗无效，故可排除肺炎。患儿有湿疹，说明为过敏体质。患儿间断咳嗽，使用支气管舒张剂能缓解，故应诊断为咳嗽变异型哮喘。②毛细支气管炎好发于6个月以内的小婴儿，以喘憋、三凹征、气促为主要表现。支气管异物多有异物吸入史，主要表现为阵发性咳嗽、吸气性呼吸困难。支气管淋巴结结核常表现为刺激性咳嗽，可有低热、盗汗等结核中毒症状。儿童哮喘常表现为阵发性咳嗽和喘息，呼气性呼吸困难，肺部满布哮鸣音。

249. ABCDE　哮喘持续状态（哮喘危重状态）是指哮喘发作时，在合理应用常规缓解药物后，仍不能缓解，表现为哮喘急性发作，出现咳嗽、喘息、呼吸困难、大汗淋漓和烦躁不安，甚至表现为端坐呼吸，语言不连贯，严重发绀，意识障碍及心肺功能不全的征象。

250. ABCDE 251. ABCDE 252. ABCDE ①缓解支气管哮喘急性发作首选吸入速效β_2受体激动剂(沙丁胺醇、特布他林),吸入后5~10分钟即可见效,维持4~6小时。②支气管哮喘患儿长期控制首选吸入糖皮质激素(布地奈德、丙酸氟替卡松、丙酸倍氯米松),药物可直接作用于气道黏膜,局部抗炎作用强,全身不良反应少,通常需要长期、规范吸入1~3年甚至更长时间。③糖皮质激素是治疗支气管哮喘最有效的药物,哮喘持续状态首选静脉滴注糖皮质激素。

253. ABCDE 254. ABCDE 255. ABCDE 256. ABCDE 257. ABCDE ①沙丁胺醇属于β_2受体激动剂,可迅速舒张支气管,是缓解哮喘急性发作的首选药物。②布地奈德属于新型糖皮质激素,是哮喘长期控制的首选药物。③孟鲁司特属于白三烯调节剂,主要用于哮喘慢性持续期的治疗。④色甘酸钠属于肥大细胞膜稳定剂,常用于预防运动性哮喘。⑤异丙托溴铵属于抗胆碱能药物,舒张支气管的作用比β_2受体激动剂弱,起效较慢,临床应用较少。

258. ABCDE 支气管哮喘持续状态辅助机械通气的指征:①持续严重的呼吸困难;②呼吸音减低或几乎听不到哮鸣音及呼吸音;③因过度通气和呼吸肌疲劳而使胸廓运动受限;④意识障碍、烦躁或抑制,甚至昏迷;⑤吸氧状态下发绀进行性加重;⑥$PaCO_2 \geq 65mmHg$。

259. ABCDE 肺功能检查主要适合于5岁以上患儿。

260. ABCDE ①新生儿出生后脐带结扎,脐血管关闭。②出生后胎儿呼吸建立,肺泡扩张,肺小动脉管壁变薄并扩张,肺循环压力下降。卵圆孔出生后5~7个月关闭。③出生后肺循环压力降低,体循环压力升高,流经动脉导管的血流逐渐减少,足月儿动脉导管约80%在出生后10~15小时形成功能性关闭,约95%于出生后1年内形成解剖上关闭。

261. ABCDE 先天性心脏病根据心脏左、右侧及大血管之间有无血液分流分为三类:①左向右分流型:如动脉导管未闭、房间隔缺损、室间隔缺损等;②右向左分流型:法洛四联症、大动脉转位等;③无分流型:如肺动脉狭窄、主动脉缩窄等。

262. ABCDE 263. ABCDE ①法洛四联症属于右向左分流型先天性心脏病,即青紫型先天性心脏病,表现为婴儿期持续青紫。②肺动脉狭窄属于无分流型(即无青紫型)先天性心脏病,不会出现青紫。③A、B、C属于左向右分流型先天性心脏病,即潜伏青紫型先天性心脏病,常在病程晚期出现青紫。

264. ABCDE ①肺动脉狭窄患儿从右心室进入肺动脉中的血液减少,导致肺循环血量减少,胸部X线片示肺血减少。②A、B、C均属于左向右分流型先天性心脏病,当然肺循环血量增加,胸部X线片示肺血增加。

265. ABCDE ①肺动脉狭窄进入肺循环血量减少,故可排除D。法洛四联症为右向左分流型先天性心脏病,肺循环血量减少,故可排除E。②A、B、C均属于左向右分流型先天性心脏病,当然肺循环血量均增加。室间隔缺损、动脉导管未闭进入左心室血量增加,故从左心室射出的血量增加,体循环血量增加,故可排除B、C。③房间隔缺损时,右心房、右心室增大,左心室废用性萎缩,左心室及体循环血量减少,故答A。

266. ABCDE ①法洛四联症为右向左分流型先天性心脏病,肺循环血量减少,胸部X线片示肺野清晰。②Roger病为小型室间隔缺损。房间隔缺损、室间隔缺损、动脉导管未闭均属于左向右分流型先天性心脏病,当然肺循环血量增加,胸部X线片示肺部充血。

267. ABCDE 268. ABCDE 269. ABCDE 270. ABCDE ①房间隔缺损时出现左向右分流,使右心房血流量增多→右心室、肺动脉、肺循环血量均增加→导致右心房、右心室增大,肺循环充血→而左心室、主动脉、体循环血量减少。②室间隔缺损时,左心室血液可经缺损的间隔向右心室分流,使左、右心室负荷加重,导致左心室、右心室增大。③动脉导管未闭可使主动脉血通过未闭的动脉导管进入肺动脉,导致肺循环及左心房、左心室血流量明显增加,久之左心房、左心室均增大。④法洛四联症由四种畸形组成,即右心室流出道梗阻、室间隔缺损、主动脉骑跨、右心室肥厚,由于常有肺动脉狭窄,故常表现为右心室增大、肺动脉段凹陷。

271. ABCDE　272. ABCDE　273. ABCDE　274. ABCDE　275. ABCDE　①房间隔缺损可于胸骨左缘第2~3肋间闻及(2~3)/6级收缩期杂音。②室间隔缺损可于胸骨左缘第3~4肋间闻及(3~4)/6级粗糙的全收缩期杂音。③法洛四联症可于胸骨左缘第2~4肋间闻及(2~3)/6级粗糙喷射性收缩期杂音。④动脉导管未闭可于胸骨左缘第2肋间闻及响亮粗糙的连续机械样杂音。⑤三尖瓣狭窄可于胸骨左缘第4~5肋间闻及舒张早中期杂音,常见于房间隔缺损肺循环血流量超过体循环1倍以上时。

276. ABCDE　277. ABCDE　278. ABCDE　①房间隔缺损分流量较大时,可在胸骨左缘第4~5肋间闻及舒张早中期杂音,提示相对性三尖瓣狭窄。②室间隔缺损分流量较大时,可在心尖部闻及较柔和的舒张中期杂音,提示相对性二尖瓣狭窄。③动脉导管未闭分流量较大时,可在心尖部闻及短促的舒张期杂音,提示相对性二尖瓣狭窄。

279. ABCDE　280. ABCDE　281. ABCDE　①房间隔缺损存在左向右的分流,导致右心室负荷加大,右心室增大,大量的血液通过正常肺动脉瓣时,会形成相对性肺动脉瓣狭窄,可于胸骨左缘第2肋间闻及收缩期杂音。②法洛四联症由四种畸形组成,即右心室流出道梗阻、室间隔缺损、主动脉骑跨、右心室肥厚,可于胸骨左缘第2~4肋间闻及(2~3)/6级粗糙喷射性收缩期杂音,此为肺动脉狭窄所致。③室间隔缺损患儿可因扩张的肺动脉压迫喉返神经,引起声音嘶哑。

282. ABCDE　283. ABCDE　①小型房间隔缺损在4岁前的自然闭合率约为15%,室间隔膜周部缺损的自然闭合率为20%~50%,法洛四联症为严重的先天性心脏病,不能自然闭合,故答C。②大多数先天性心脏病不能用药物治愈,但动脉导管未闭出生1周以内使用吲哚美辛(消炎痛)治疗,可使90%的患儿治愈,仅有10%的患儿需手术治疗。

284. ABCDE　①房间隔缺损(简称房缺)时,左心房血液向右心房分流,使肺循环血流量增加,肺动脉高压,可出现肺动脉瓣区第二心音亢进,S_2固定性分裂为房缺的特征。②房缺和室间隔缺损(简称室缺)均可出现生长发育延迟、乏力、心悸,故不答A。房缺和法洛四联症均可于胸骨左缘第2~3肋间闻及粗糙的收缩期杂音,故不答B。③有肺动脉高压并出现暂时性青紫可见于房缺、室缺、动脉导管未闭等,故不答C。胸部X线片示肺门"舞蹈征"可见于房缺、室缺、动脉导管未闭,故不答E。

285. ABCDE　①正常人心脏无病理性杂音,故不答A。②肺动脉瓣狭窄可于肺动脉瓣区闻及3/6级收缩期杂音,但不会出现S_2分裂,故不答B。③房缺可于肺动脉瓣区闻及收缩期喷射性杂音,S_2固定性分裂为房缺的特征,故答C。④二尖瓣狭窄时,在心尖部可闻及舒张期杂音,故不答D。⑤肺动脉瓣关闭不全不发生S_2分裂,故不答E。

286. ABCDE　患儿胸骨左缘第2~3肋间闻及3/6级收缩期杂音,肺动脉瓣区第二心音固定分裂,应考虑房间隔缺损,胸部X线片示梨形心。

287. ABCDE　288. ABCDE　289. ABCDE　290. ABCDE　①第二心音(S_2)固定性分裂是房缺的特有表现,加上房缺的典型体征"胸骨左缘第2~3肋间3/6级收缩期杂音",可确诊为房间隔缺损。B、C、D、E均不会出现S_2固定性分裂。②房缺患者心电图常表现为右心室增大伴不完全性右束支传导阻滞。③房缺患者常有右心房、右心室增大,肺动脉段突出,心影呈梨形。法洛四联症心影呈靴形,心包积液呈普大型心(三角形烧瓶样心)。④房缺患者超声心动图检查可显示右心房、右心室增大,室间隔矛盾运动。

291. ABCDE　室间隔缺损是最常见的先天性心脏病,约占50%。

292. ABCDE　293. ABCDE　294. ABCDE　295. ABCDE　296. ABCDE　①胸骨左缘第3~4肋间闻及收缩期杂音,为室间隔缺损的典型体征。②室间隔缺损患儿左、右心室的压力阶差显著,血液流经缺损的室间隔时,便可产生漩涡而出现杂音。③只有大中型室间隔缺损,分流量较大时,才可在心尖部闻及较柔和的舒张期杂音,此为相对性二尖瓣狭窄所致。小型室间隔缺损(Roger病)可无症状,但可在胸骨左缘第3~4肋间听到收缩期杂音。④诊断室间隔缺损,首选超声心动图检查。⑤大型室间隔缺损患者,由于大量左向右的分流,肺循环血量增多,导致肺动脉高压。晚期,当右心室收缩压超过左心室收缩压时,可出现右向左分流,导致永久性青紫,即艾森门格综合征。

297. ABCDE ①患儿胸骨左缘第2肋间闻及粗糙而响亮的连续性机器样杂音,应考虑动脉导管未闭。由于主动脉压力高于肺动脉压,因此无论收缩期还是舒张期,血液均可经未闭的动脉导管从主动脉向肺动脉分流。此时,肺动脉同时接受右心室和主动脉分流来的两处血液,使肺动脉血流量增加,肺动脉扩张。②晚期,肺循环血量增加,可使左心房、左心室血流量增加,导致左心房、左心室肥厚增大。

298. ABCDE ①周围血管征包括水冲脉、枪击音、Duroziez双重杂音、毛细血管搏动征等,主要见于脉压明显增大者,如主闭、严重贫血、甲亢、动脉导管未闭等。②A无特异性,如房缺患者和室缺患者心脏均存在异常通道,故不答A。体循环血流量明显减少将导致收缩压降低,肺循环血流量明显增多将导致肺动脉高压,故不答B、C。动脉导管未闭时收缩压大多正常,故不答E。

299. ABCDE ①动脉导管未闭时,从主动脉射出的血液经未闭的动脉导管分流至肺动脉,使舒张压降低,而收缩压基本正常,因此导致脉压增大。②A无特异性,如房缺患者和室缺患者心脏均存在异常通道,故不答A。肺循环血流量明显增多将导致肺动脉压增高,而不是脉压增大,故不答C。体循环血流量明显减少将导致收缩压降低,而不是脉压增大,故本题正确答案为B而不是D、E,参阅7版《诸福棠实用儿科学》P1446。

300. ABCDE 301. ABCDE 302. ABCDE 303. ABCDE 304. ABCDE ①患儿胸骨左缘第2肋间闻及粗糙的连续性机器样杂音,应诊断为动脉导管未闭(PDA)。PDA患儿由于脉压增大,可出现周围血管征,如水冲脉、毛细血管搏动征等。三凹征常见于上呼吸道梗阻,腹部血管杂音常见于肾动脉狭窄,颈静脉怒张常见于右心衰竭,蹲踞常见于法洛四联症。②PDA由于存在左向右分流,故肺血增多,肺循环血流量增加。由于主动脉在收缩期和舒张期的压力均超过肺动脉,因此通过未闭的动脉导管左向右的分流连续不断,左心房、左心室、主动脉的血流量明显增加,左心室容量负荷增加。③PDA分流量大者,可有不同程度的左心室肥厚,偶有左心房肥厚。右心室肥厚仅见于肺动脉高压者,故不答B。不完全性右束支传导滞常见于房间隔缺损。④PDA左向右分流量大者,因相对性二尖瓣狭窄而在心尖部可闻及较短促的舒张期杂音。⑤PDA晚期,当肺动脉压超过主动脉压时,左向右分流明显减少或停止,可产生肺动脉血流逆向分流入降主动脉,患儿呈现差异性发绀,即下半身青紫,左上肢轻度青紫,而右上肢正常。

305. ABCDE 306. ABCDE 307. ABCDE 308. ABCDE 309. ABCDE ①法洛四联症由右心室流出道受阻、室间隔缺损、主动脉骑跨、右心室肥大四种畸形组成,其中对病理生理影响最大的畸形是右心室流出道受阻,即肺动脉狭窄。②法洛四联症患儿心脏杂音的产生、杂音的响度均与肺动脉狭窄程度有关。③当肺动脉狭窄时,右心室血液入肺受阻,可引起右心室代偿性肥大。肺动脉轻度狭窄患儿,右心室压力低于左心室,可引起左向右分流。肺动脉严重狭窄时,右心室压力与左心室相似,此时右心室血流大部分进入骑跨的主动脉,造成右向左分流,出现青紫。因此患儿青紫程度主要取决于肺动脉狭窄程度。④法洛四联症阵发性缺氧发作多见于婴儿,发生的诱因多为吃奶、哭闹、情绪激动、贫血、感染等,常表现为阵发性呼吸困难,其原因是在肺动脉狭窄的基础上突然发生肺动脉漏斗部痉挛,引起一过性肺动脉阻塞,使脑缺氧加重。

310. ABCDE 311. ABCDE ①法洛四联症患儿由于严重缺氧发绀,红细胞代偿性增多,血液黏度增高,故易并发脑栓塞。脑脓肿、感染性心内膜炎为次常见并发症。阵发性缺氧发作为常见症状。②法洛四联症很少并发冠状动脉瘤,冠状动脉瘤是川崎病的常见并发症。

312. ABCDE ①法洛四联症最早出现的症状是青紫,一般于出生后3~6个月即可出现青紫。②A、B、C、E项症状一般于出生后6~18个月出现。参阅7版《诸福棠实用儿科学》P1451。

313. ABCDE 法洛四联症可表现为青紫,而不是苍白,故答A。B、C、D、E都是法洛四联症的临床表现。

314. ABCDE ①法洛四联症由室间隔缺损、主动脉骑跨、肺动脉狭窄及右心室肥厚4种畸形组成。由于肺动脉狭窄,右心室收缩时,射入肺动脉的血量减少,使肺动脉压降低,故胸部X线检查可见肺动脉段凹陷。②房缺、室缺早期可发生左向右分流,使右心室、肺动脉血流量增加,导致肺动脉高压,肺动脉扩张,故X线检查可见肺动脉段凸出。动脉导管未闭时,主动脉内血液可经未闭的动脉导管分流入肺动脉,使肺动脉血流量增加,肺动脉扩张,故X线片上可见肺动脉凸出。主动脉瓣狭窄可使左心室、左心房扩大,对肺动脉压力影响较小,故肺动脉一般正常。

315. ABCDE ①动脉导管未闭、室缺、房缺均属于潜伏青紫型先天性心脏病,患儿早期不会出现明显发绀,故不答B、D、E。肺动脉狭窄为无青紫型先天性心脏病,患儿不会出现发绀,故不答C。②法洛四联症为青紫型先天性心脏病,阵发性缺氧发作为其特征性临床表现,故答A。题干所述心脏杂音、胸部X线片检查结果均符合法洛四联症。

316. ABCDE ①室间隔缺损胸部X线片示左、右心室增大,肺动脉段明显突出,而本例肺动脉段凹陷,故可首先排除C、D、E。②法洛四联症可有阵发性缺氧发作,严重者可出现晕厥、抽搐、死亡,其原因是肺动脉漏斗部肌肉痉挛引起的一过性肺动脉梗阻所致,故答B。③肺脓肿与题干所述不符。

317. ABCDE 318. ABCDE 319. ABCDE 320. ABCDE 321. ABCDE ①房缺、室缺、动脉导管未闭均属于左向右分流型先天性心脏病,可导致肺血增多,而本例胸部X线片示两肺清晰透亮,故可首先排除A、B、C。胸骨左缘第3肋间及3/6级收缩期杂音,心影呈靴形,为法洛四联症的典型临床表现,故答D。②确诊法洛四联症,首选的无创检查当然是超声心动图。心血管造影为有创检查,不作为首选。③法洛四联症可有阵发性缺氧发作,严重者可出现晕厥、抽搐、死亡,其原因是肺动脉漏斗部肌肉痉挛,引起一过性肺动脉梗阻,不要误选D。④法洛四联症缺氧发作时,静脉注射普萘洛尔可抑制心脏收缩,降低心肌氧耗。A、B、C、E均属于一般性治疗措施。⑤法洛四联症缺氧发作是由于肺动脉痉挛所致,若使用洋地黄加强心肌收缩,则会增加心肌氧耗,加重肺动脉梗阻,故严禁使用。A、B、C、D都是法洛四联症缺氧发作的治疗措施。

322. ABCDE 新生儿出生时肾小球滤过率(GFR)仅为成人的1/4,3~6个月为成人的1/2,6~12个月为成人的3/4,2岁时达成人水平。

323. ABCDE 新生儿尿量每小时<0.5ml/kg为无尿。儿童尿量<50ml/d为无尿。

324. ABCDE 急性肾小球肾炎(急性肾炎)的典型表现为血尿、水肿、高血压、少尿、蛋白尿,但不是大量蛋白尿,大量蛋白尿是肾病综合征的典型表现。

325. ABCDE 急性肾炎早期可出现三种严重表现:严重循环充血、高血压脑病、急性肾衰竭,故答C。

326. ABCDE ①急性肾炎合并高血压脑病患儿由于脑血管痉挛,可导致缺血、缺氧、血管渗透性增高而发生脑水肿,多见于疾病的早期,血压常>(150~160)/(100~110)mmHg,多表现为头痛、呕吐、复视、烦躁不安、惊厥抽搐、昏迷等。根据题干,本例应诊断为急性肾炎合并高血压脑病。②急性肾炎合并循环充血常表现为呼吸急促、肺部湿啰音、肝大等。高热惊厥、低钙血症不是急性肾炎的并发症,故不答C、D。急性肾炎合并肾衰竭常表现为尿少、尿闭、氮质血症等。根据题干所给材料,不能确诊肾功能衰竭。

327. ABCDE 诊断急性肾炎辅助检查的价值一般为:肾穿刺活检>血清C3>血清ASO。80%~90%急性肾炎患儿血清C3下降,至第8周恢复正常有助于诊断。血清抗链球菌溶血素(ASO)增高提示近期曾有溶血性链球菌感染,因此血清C3的诊断价值大于血清ASO。血清C反应蛋白(CRP)增高、血沉(ESR)增快提示疾病处于活动期。

328. ABCDE ①患儿有下行性水肿、血尿、蛋白尿、尿量减少、血压升高,应考虑急性肾小球肾炎。②泌尿系统感染常表现为尿频、尿急、尿痛,尿白细胞增多(而不是血尿),故不答B。单纯型肾病综合征常表现为尿蛋白(+++~++++)、低蛋白血症(<30g/L)、高脂血症、水肿等,故不答C。肾炎型肾病表现为单纯型肾病综合征+尿RBC≥10个/HPF、血压≥130/80mmHg、C3降低等,故不答D。继发性肾病综合征常表现为尿蛋白(+++~++++)、低蛋白血症(<30g/L),故不答E。

329. ABCDE　**330.** ABCDE　**331.** ABCDE　**332.** ABCDE　**333.** ABCDE　**334.** ABCDE　①患儿病前1周有上呼吸道感染史,现血尿、水肿、尿少,应首先考虑急性肾小球肾炎。急性肾盂肾炎常表现为尿频、尿急、尿痛,脓尿而不是血尿,早期很少出现水肿、少尿,故不答B。患儿血浆白蛋白>30g/L,应排除肾病综合征。患儿病史仅1周,故不答D、E。②急性肾炎早期出现惊厥、昏迷,血压>(150~160)/(100~110)mmHg,首先应考虑合并高血压脑病。患儿体温仅38.5℃,不能诊断为高热惊厥。中毒性脑病是慢性肾衰竭的常见并发症,而不是急性肾炎的并发症,故不答B。脑栓塞不属于急性肾炎的并发症,故不答D。急性肾炎合并严重循环充血,常表现为心力衰竭的症状,故不答E。③高血压脑病的治疗首选硝普钠快速降压,而不是地西泮止痉,故答A而不是C。通常静脉滴注硝普钠1~5分钟即可使血压明显下降,抽搐立即停止。④若硝普钠无效,持续抽搐不能缓解,应使用地西泮缓慢静脉注射。参阅3版8年制《儿科学》P292。⑤急性肾炎急性期应卧床休息2~3周,直到肉眼血尿消失、水肿消退、血压正常,即可下床进行轻微活动。⑥血沉正常可恢复上学,但应避免体力活动。

335. ABCDE　**336.** ABCDE　**337.** ABCDE　**338.** ABCDE　**339.** ABCDE　①患儿眼睑水肿、少尿、血尿、高血压,应首先考虑急性肾炎。患儿病程早期出现心率增快,双肺湿啰音、肝大,应考虑急性肾炎合并循环充血。肺炎伴心力衰竭不会出现少尿、血尿、高血压,故不答A。普通的急性肾小球肾炎不会出现心力衰竭的临床表现,故不答B。题干中没有提及血气分析结果,不能诊断呼吸衰竭,故不答C。急性肾炎伴高血压脑病常表现为血压显著增高[(150~160)/(100~110mmHg)]、头痛、呕吐、惊厥等症状,故不答E。②急性肾炎合并循环充血首选强利尿剂呋塞米静脉注射,若有肺水肿再加用硝普钠,故最佳答案为B而不是C。急性肾炎合并循环充血主要由水钠潴留引起,不宜使用强心药物,故不答A。D、E显然不是正确答案。③急性肾炎病程早期出现惊厥,应考虑合并高血压脑病,可首选硝普钠静脉滴注,次选地西泮静脉注射,B、D为一般性治疗。急性肾炎为自限性疾病,无须使用糖皮质激素治疗。④急性肾炎患儿尿量减少,血尿素氮≥15mmol/L,血肌酐≥176μmol/L,应考虑合并急性肾衰竭。肾透析治疗的指征为:血尿素氮≥28.6mmol/L或血肌酐≥707.2μmol/L,本例血尿素氮31mmol/L,应行肾透析治疗。⑤患儿1年后仍有血尿,为明确诊断,最有价值的检查当然是肾穿刺活组织病检。

340. ABCDE　A、B、C、D均属于肾病综合征的四大临床特点,不包括血尿。

341. ABCDE　原发性肾病综合征病理分型包括微小病变(占76%)、局灶节段性肾小球硬化(6.9%)、膜性增生性肾小球肾炎(7.5%)、单纯系膜增生(2.3%)、增生性肾小球肾炎(2.3%)、局灶性球性硬化(1.7%)、膜性肾病(1.5%)、其他(1.4%)。

342. ABCDE　肾病综合征分为单纯型肾病综合征和肾炎型肾病两类。单纯型肾病综合征常表现为"三多一少"的典型症状,即大量蛋白尿、低蛋白血症、高胆固醇血症、水肿。只要还有"三多一少"之外的症状,即应诊断为肾炎型肾病综合征。可见肉眼血尿为肾炎型肾病综合征的临床表现,而不是单纯型肾病综合征的表现。

343. ABCDE　①肾病综合征分为单纯型肾病综合征和肾炎型肾病综合征两类。肾病综合征的诊断标准是大量蛋白尿、低白蛋白血症,因此B、E不可能作为肾炎型肾病综合征和单纯型肾病综合征的鉴别指标,故可首先排除选项B、E。②单纯型肾病综合征主要表现为大量蛋白尿、低白蛋白血症、高脂血症、水肿。在肾病综合征基础上,凡具有以下4项之一或多项者即可诊断为肾炎型肾病综合征:尿沉渣镜检RBC≥10个/HPF;反复或持续高血压;肾功能不全;持续低补体血症。可见持续高血压是鉴别肾炎型肾病综合征与单纯型肾病综合征的指标之一,答案为A。

344. ABCDE　①原发性肾病综合征分为单纯型肾病综合征和肾炎型肾病综合征两类。只要具有尿红细胞≥10个/HPF、血压≥130/90mmHg、肾功能不全、持续低补体血症4项之一或多项者,应诊断为肾炎型肾病综合征。可见这4项指标均可作为单纯型肾病综合征和肾炎型肾病综合征的鉴别指征,故不答B、C、D、E。②低蛋白血症为肾病综合征"三多一少"的典型症状之一,属于单纯型肾病综合征与肾炎型肾病综合征的共同表现,故答 A。

345. ABCD**E** ①患儿大量蛋白尿(+++)、低蛋白血症(白蛋白<30g/L)、水肿、高胆固醇血症(胆固醇正常值为 3.12~5.20mmol/L),应诊断为肾病综合征。②患儿有血尿,应诊断为肾炎型肾病综合征而不是单纯型肾病综合征,答案为 E。③急进性肾炎常表现为短期内肾功能急剧减退,题干未述及肾功能,故本例不能诊断为急进性肾炎。本例病程仅 2 周,不能诊断为慢性肾炎急性发作。急性肾盂肾炎常表现为膀胱刺激征、脓尿等,与本例不符。

346. ABCD**E** ①患儿大量蛋白尿(≥+++)、低蛋白血症(白蛋白<30g/L)、水肿,应诊断为肾病综合征。②小儿理想收缩压=年龄×2+80,舒张压=收缩压的 2/3,收缩压高于此标准 20mmHg 称为高血压。本例理想收缩压=10×2+80=100mmHg,实际血压为 150/100mmHg,应为高血压。故本例有血尿(RBC>10 个/HPF)、高血压,应诊断为肾炎型肾病综合征而不是单纯型肾病综合征,答案为 E。③急性链球菌感染后肾炎不会出现大量蛋白尿及低蛋白血症,故不答 A。确诊病毒性肾炎前应排除其他继发性肾小球疾病,且经肾组织切片找到病毒标志物,故不答 C。急进性肾炎常表现为短期内肾功能急剧减退,题干未述及肾功能,故本例不能诊断为急进性肾炎。

347. A**B**CDE ①本例理想收缩压=6×2+80=92mmHg,舒张压=92×2/3≈61mmHg,实际血压为 110/70mmHg,不能诊断为高血压。患儿体重=年龄×2+8=6×2+8=20kg。②患儿水肿,血清白蛋白<30g/L,尿蛋白定量>50mg/(kg·d)(即 1.0g/d),故应诊断为肾病综合征。患儿血压正常,尿素氮正常(正常值 1.78~8.92mmol/L),故应诊断为单纯型肾病综合征而不是肾炎型肾病综合征。

348. ABCD**E** 根据糖皮质激素正规足量[泼尼松 2mg/(kg·d)]治疗 8 周的效应,将肾病综合征疗效分为 4 类:①激素敏感型:治疗≤8 周,尿蛋白转阴;②激素耐药型:治疗 8 周,尿蛋白仍为阳性;③激素依赖型:对激素敏感,但连续 2 次减量或停药 2 周内复发;④肾病复发与频复发:复发是指连续 3 天,尿蛋白由阴性转为(+++)或(++++),或 24 小时尿蛋白定量≥50mg/kg,或尿蛋白/肌酐(mg/mg)≥2.0。频复发(FR)是指肾病病程中半年内复发≥2 次,或 1 年内复发≥3 次。

349. A**B**CDE 肾病综合征最常见的临床表现是水肿,开始于眼睑,后逐渐遍及全身,呈凹陷性。

350. ABC**D**E A、B、D、E 均属于肾病综合征的并发症,高血压脑病为急性肾炎的严重并发症。

351. A**B**CDE 肾病综合征患儿极易罹患各种感染,常见为呼吸道、皮肤、泌尿道感染和原发性腹膜炎等,其中以上呼吸道感染最常见,占 50%以上。

352. ABCD**E** ①肾病综合征患儿血液呈高凝状态,尤其血浆白蛋白<20g/L 时,更易发生肾静脉血栓形成,常表现为突发腰痛、血尿、尿蛋白增加和肾功能减退。结合病史和临床表现,本例应诊断为肾病综合征合并肾静脉血栓形成。②泌尿系统感染常表现为尿频、尿急、尿痛及肾区叩痛。肾结石常表现为阵发性腰背部疼痛伴肉眼血尿。肾衰竭、电解质紊乱一般无腰部疼痛。

353. ABCDE ①肾病综合征患儿长期忌盐,大量使用利尿剂,易导致低钠血症。患儿精神萎靡、嗜睡、手足冰冷、血压降低,应诊断为低钠血症。②低钙血症常表现为神经肌肉兴奋性增高,如手足抽搐等。代谢性酸中毒常表现为呼吸深快。代谢性碱中毒常表现为呼吸浅慢。低钾血症常表现为肌无力、腹胀、胃肠蠕动减弱等。

354. A**B**CDE 诊断小儿肾病综合征大量蛋白尿的标准是尿蛋白≥50mg/(kg·d)。

355. ABC**D**E ①治疗原发性肾病综合征的首选药物是糖皮质激素。②细胞毒药物只用于激素不敏感或激素依赖的病例。呋塞米为利尿剂,低分子右旋糖酐和白蛋白为扩容剂,只能用于对症治疗。

356. A**B**CDE 对糖皮质激素依赖的肾病综合征应加用免疫抑制剂环磷酰胺。

357. ABC**D**E 糖皮质激素治疗肾病综合征的短程疗法为 8 周,中程疗法为 6 个月,长程疗法为 9 个月。

358. ABCD**E** 肾病综合征的治疗首选糖皮质激素,故可首先排除选项 A、B、C。甲泼尼龙冲击治疗虽可用于初治者,但我国更多用于激素耐药或需较大剂量维持且激素副作用明显者。

359. A**B**CDE   360. A**B**CDE   361. A**B**CDE   362. ABC**D**E   363. ABC**D**E   ①患儿水肿、大量蛋白尿

(+++),血浆白蛋白<30g/L,应诊断为肾病综合征。B、C、D、E 均不会出现大量蛋白尿和血浆白蛋白显著降低。②小儿原发性肾病综合征最常见的病理类型是微小病变,约占76%,故答 A。③肾病综合征的治疗首选糖皮质激素,初治常用中、长程疗法,因为短程疗法易复发,国内少用。对于激素依赖者,可采用甲泼尼龙冲击疗法,或加用免疫抑制剂,故不答 C、D、E。④观察肾病综合征对糖皮质激素是否敏感,一定要足量用药至少8周,而本例用药仅4周,故应继续用原量维持治疗至8周,再观察尿蛋白是否转阴。⑤肾病综合征一般不会出现急性肾衰竭,若出现氮质血症,应诊断为肾炎型肾病综合征,而不是单纯型肾病综合征。

364. ABCDE　胚肝自胚胎6～8周开始造血,4～5个月达高峰,6个月以后逐渐减退。

365. ABCDE　新生儿初生时外周血 WBC(15～20)×10⁹/L,生后6～12小时达(21～28)×10⁹/L,以后逐渐下降,1周时平均为12×10⁹/L,婴儿期维持在10×10⁹/L 左右。

366. ABCDE　小儿外周血血小板计数与成人相似,为(100～300)×10⁹/L。

367. ABCDE　小儿贫血分为4度:①血红蛋白从正常下限至90g/L 为轻度;②60～90g/L 为中度;③30～59g/L 为重度;④<30g/L 为极重度。

368. ABCDE　①平均红细胞体积(MCV)正常值为80～94fl,平均红细胞血红蛋白(MCH)正常值为28～32pg,平均红细胞血红蛋白浓度(MCHC)正常值为32%～38%。小细胞低色素性贫血表现为MCV<80fl,MCH<28pg,MCHC<32%。②大细胞性贫血表现为MCV>94fl,MCH>32pg,MCHC 正常。

369. ABCDE　小儿重度贫血可输注红细胞悬液,剂量为每次5～10ml/kg。

370. ABCDE　小儿缺铁性贫血以6个月至2岁发病率最高。

371. ABCDE　A、B、C、D、E 都是小儿缺铁性贫血的病因,但以铁摄入量不足最常见,这是因为人乳、牛乳、谷物中含铁量均较低,如不及时添加含铁较多的辅食,容易发生缺铁性贫血。

372. ABCDE　373. ABCDE　①缺铁性贫血的神经系统表现为烦躁不安、萎靡不振,精神不集中,记忆力减退,智能多低于同龄儿。②营养性巨幼红细胞贫血的神经系统表现为表情呆滞、目光发亮,对周围反应迟钝、嗜睡、不认亲人、少哭不笑、智力及动作发育落后甚至退步。

374. ABCDE　①人体内的铁分为功能铁和贮存铁。功能铁包括血红蛋白铁(占体内铁67%)、肌红蛋白铁(占15%)、转铁蛋白铁(3～4mg)以及乳铁蛋白、酶和辅因子结合的铁。贮存铁包括铁蛋白和含铁血黄素。含铁血黄素多在慢性溶血性贫血时含量增加,因此平常生理状态下,血清铁蛋白是反映体内贮存铁的敏感指标。②血清铁、总铁结合力、转铁蛋白饱和度均为反映血浆中铁含量的指标。血清叶酸测定主要用于诊断巨幼细胞性贫血。

375. ABCDE　①10个月患儿,血红蛋白80g/L,应诊断为中度贫血。外周血涂片红细胞中心淡染,应诊断为缺铁性贫血。②营养性巨幼红细胞贫血常有精神神经症状及消化系统症状,血涂片可见红细胞大小不等,以大细胞为主,无中心淡染。地中海贫血少见,血涂片可见靶形红细胞。再生障碍性贫血无肝脾大,呈全血细胞减少,网织红细胞计数明显减少。

376. ABCDE　①患儿 Hb86g/L,应诊断为中度贫血。②平均红细胞体积(MCV)正常值为80～94fl,平均红细胞血红蛋白(MCH)正常值为28～32pg,平均红细胞血红蛋白浓度(MCHC)正常值为32%～38%。根据 MCV、MCH、MCHC 不同,将贫血分为4种:小细胞低色素性贫血表现为 MCV<80fl,MCH<28pg,MCHC<32%;大细胞性贫血表现为 MCV>94fl,MCH>32pg,MCHC32%～38%;正细胞性贫血表现为 MCV、MCH、MCHC 均正常;单纯小细胞性贫血表现为 MCV<80fl,MCH<28pg,MCHC32%～38%。③本例 MCV68fl,MCH20pg,MCHC0.26,应诊断为小细胞低色素性贫血,缺铁性贫血属于小细胞低色素性贫血,故答 C。A、D 为大细胞性贫血,B、E 为正细胞性贫血。

377. ABCDE　①缺铁性贫血是因铁缺乏导致血红蛋白合成减少引起的贫血症,故最有效的治疗是补充铁剂。铁剂在体内是以 Fe^{2+} 形式被吸收的,而维生素 C 可促进 Fe^{3+} 还原成 Fe^{2+},临床上常将 $FeSO_4$

与维生素C联合使用,以促进铁的吸收。②叶酸加维生素B_{12}常用于巨幼细胞性贫血的治疗。反复多次输血仅用于严重贫血病例。枸橼酸铁胺为三价铁,不如硫酸亚铁易于吸收,但无刺激性,主要用于不能吞服药片的轻、中症贫血患儿。肌内注射右旋糖酐铁主要用于不能口服铁剂的患儿。

378. ABCDE　①维生素C可促进铁剂的吸收,故治疗缺铁性贫血时,常将维生素C与铁剂同服。为减少铁剂的胃肠道反应,以两餐之间口服为宜。②牛奶、茶均可影响铁的吸收,不宜同服。

379. ABCDE　治疗缺铁性贫血,铁剂需用至血红蛋白恢复正常后6~8周,以增加铁贮存。

380. ABCDE　贫血越重,每次输注红细胞的量应减少,而不是越多。

381. ABCDE　382. ABCDE　383. ABCDE　384. ABCDE　385. ABCDE　①婴幼儿贫血的分度标准:轻度贫血Hb从正常下限~90g/L,中度贫血Hb为60~90g/L,重度贫血Hb为30~60g/L,极重度贫血Hb<30g/L。本例Hb78g/L,应诊断为中度贫血。②小儿贫血以缺铁性贫血最多见,患儿皮肤黏膜苍白,肝脾大,应首先考虑营养性缺铁性贫血。营养性巨幼红细胞贫血常表现为皮肤苍黄,而不是苍白,常有精神神经症状,故不答B。生理性贫血常见于生后2~3个月,故不答C。溶血性贫血常表现为贫血、黄疸、肝脾大三联征,故不答D。再生障碍性贫血常表现为发热、感染、出血、肝脾肿大,故不答E。③小细胞低色素性贫血表现为MCV<80fl,MCH<28pg,MCHC<32%;大细胞性贫血表现为MCV>94fl,MCH>32pg,MCHC32%~38%;正细胞性贫血表现为MCV、MCH、MCHC均正常;单纯小细胞性贫血表现为MCV<80fl,MCH<28pg,MCHC32%~38%。可见A为小细胞低色素贫血(缺铁性贫血),BC为大细胞贫血,D为单纯小细胞贫血,E为正细胞性贫血。④缺铁性贫血行骨髓穿刺细胞学检查常提示骨髓增生活跃,以中晚幼红细胞增生为主,粒细胞和巨核细胞无明显异常。⑤缺铁性贫血常表现为血清铁、血清铁蛋白、转铁蛋白饱和度均降低,总铁结合力增高,红细胞游离原卟啉增高。

386. ABCDE　营养性巨幼红细胞贫血是由于维生素B_{12}和/或叶酸缺乏所致的一种大细胞性贫血。铁的缺乏可导致缺铁性贫血。维生素D缺乏可导致佝偻病。维生素A缺乏可导致夜盲症。维生素C缺乏可导致坏血病。

387. ABCDE　①单纯母乳喂养未及时添加辅食,可导致维生素B_{12}和叶酸缺乏。②羊奶的叶酸含量很低,单纯以羊奶喂养可致叶酸缺乏。③婴儿生长发育较快造成维生素B_{12}和叶酸需求量增加,可致巨幼细胞性贫血。④长期服用维生素C有助于叶酸的吸收,因此不是营养性巨幼红细胞贫血的病因。

388. ABCDE　①巨幼细胞性贫血常有肝脾大,多呈虚胖或颜面轻度水肿,面色苍黄。②维生素B_{12}缺乏者可有表情呆滞,目光发直,对周围反应迟钝,嗜睡等神经精神症状。③巨幼细胞性贫血消化道症状出现较早,可有厌食、恶心呕吐、腹泻、舌炎等。④反甲不是巨幼细胞性贫血的临床表现,而是缺铁性贫血的常见表现。

389. ABCDE　①患儿Hb80g/L,应考虑中度贫血。②患儿MCV>94fl,MCH>32pg,应考虑大细胞性贫血,临床上以营养性巨幼红细胞贫血最常见。③A、C为小细胞低色素性贫血,D、E为正细胞性贫血。

390. ABCDE　①营养性巨幼红细胞贫血好发于6个月至2岁小儿,多有人工喂养不当病史,目光呆滞,对周围反应迟钝,动作发育倒退,重症病例可出现不规则震颤,面色蜡黄为其特点。根据题干,本例应诊断为营养性巨幼红细胞贫血。②脑性瘫痪与喂养史无关,不会出现面色蜡黄。缺铁性贫血常表现为面色苍白而不是蜡黄,无舌颤等神经系统症状。蛋白质-能量营养不良常表现为活动减少,精神差,体重不增,生长发育缓慢,消瘦。营养性维生素D缺乏性佝偻病多见于6个月以内的小婴儿,常表现为易激惹、烦恼、汗多,佝偻病的骨骼改变等。

391. ABCDE　①维生素B_{12}能促使脂肪代谢产生的甲基丙二酸转变成琥珀酸而参与三羧酸循环,此作用与神经鞘中脂蛋白的形成有关,因而能保持中枢和外周髓鞘神经纤维的功能完整性。若维生素B_{12}缺乏,将导致中枢和外周神经髓鞘受损,而出现神经精神症状。②叶酸缺乏无神经系统症状,但可导致精神异常。

392. ABCDE　患婴母乳喂养,添加辅食少,皮肤苍白,Hb85g/L,应考虑中度贫血。患婴平均红细胞容积

（MCV）>94fl、平均红细胞血红蛋白量（MCH）>32pg，应诊断为营养性巨幼红细胞贫血，故不答A、B、C。患婴表情淡漠，舌有震颤，说明有神经精神症状，应考虑维生素B_{12}缺乏所致的营养性巨幼红细胞贫血，故答E。

393. ABCDE　血清维生素B_{12}、叶酸测定及骨髓象细胞学检查均可用于营养性巨幼红细胞贫血的诊断，但由于血清维生素B_{12}、叶酸测定操作复杂，临床应用较少，故答案为E。A、D显然不是正确答案。

394. ABCDE　①营养性巨幼红细胞贫血好发于6个月至2岁、母乳喂养而未及时添加辅食的小儿，常表现为皮肤蜡黄、肝脾大，可有神经精神症状，如表情呆滞、不规则震颤、抽搐、共济失调、腱反射亢进、踝阵挛阳性。根据题干，本例应诊断为营养性巨幼红细胞贫血。患儿以神经系统症状为主，应考虑维生素B_{12}缺乏而不是叶酸缺乏所致，故最佳治疗药物为维生素B_{12}，而不是亚叶酸钙。②铁剂常用于治疗缺铁性贫血，维生素C常用于治疗坏血病，维生素D常用于治疗维生素D缺乏性佝偻病。

395. ABCDE　396. ABCDE　397. ABCDE　398. ABCDE　399. ABCDE　400. ABCDE　401. ABCDE
402. ABCDE　①母乳喂养不及时添加辅食、母亲素食都是叶酸和维生素B_{12}缺乏的常见原因。患儿母乳喂养，面色苍黄，说明有贫血。患儿有神经精神症状，肝脾大，应诊断为营养性巨幼红细胞贫血，而不是缺铁性贫血，因为后者多表现为面色苍白，一般不会出现神经精神症状。C、D、E显然不是正确答案。②为明确营养性巨幼红细胞贫血的诊断，首选血常规检查，可明确有无贫血及红细胞形态，可大致区分小细胞低色素性贫血和大细胞性贫血。③营养性巨幼红细胞贫血可有血红蛋白和红细胞计数降低，网织红细胞、白细胞、血小板常减少，故答E。④为明确营养性巨幼红细胞贫血的诊断，最有价值的检查是骨髓穿刺细胞学检查。⑤导致营养性巨幼红细胞贫血最常见的病因是叶酸和维生素B_{12}摄入不足。失血过多是女性缺铁性贫血的常见原因，肠道吸收不良常见于缺铁性贫血。红细胞破坏过多常见于溶血性贫血，骨髓造血功能衰竭常见于再生障碍性贫血。⑥由维生素B_{12}缺乏所致的巨幼细胞性贫血常有神经精神症状，若单用叶酸治疗反而可加重症状，此时应肌内注射维生素B_{12}。⑦在巨幼细胞性贫血的治疗初期，由于大量新生红细胞使细胞外钾转移至细胞内，可引起低钾血症，甚至发生低钾性婴儿猝死，应预防性补钾。

403. ABCDE　颈肢反射于出生后2个月出现，6个月消失。A、B、D、E均可在出生时出现。

404. ABCDE　①拥抱反射、觅食反射、迈步反射、握持反射均可在出生时出现，消失的时间分别为3~6个月、4~7个月、2个月、3~4个月，答案为E。②降落伞反射生后9~10个月出现，终身存在。

405. ABCDE　正常18个月以下婴幼儿可呈双侧Babinski征阳性，若该反射恒定不对称或18个月后继续阳性，提示锥体束损害。

406. ABCDE　小儿热性惊厥的复发危险因素：18个月前发病；有热性惊厥家族史；发作前的发热时间短（小于1小时）；发作时体温<38.5℃；绝大多数5岁以后不再发作。

407. ABCDE　小儿热性惊厥最常见的病因是上呼吸道感染，约占70%。

408. ABCDE　①患婴在高热时，突发惊厥，持续半分钟后自行缓解，应诊断为热性惊厥。②A、C、D、E不可能于2个月前有类似发作史。

409. ABCDE　题干要求回答的是"惊厥发作时"，故答案是静脉注射地西泮终止惊厥。

410. ABCDE　411. ABCDE　412. ABCDE　413. ABCDE　①1岁患儿，发热时突发惊厥，首先应考虑热性惊厥，终止发作首选地西泮缓慢静脉注射。②单纯型热性惊厥发作持续时间一般<10分钟，体检无神经系统阳性体征。本例在高热时出现惊厥，应诊断为高热惊厥。题干未提及血钙浓度，无低钙惊厥的典型表现，故不答A。癫痫发作多与高热、感染无关，故不答C。颅内感染、中毒性脑病的惊厥不会在短时间内终止，惊厥停止后不会宛如常人，故不答D、E。③热性惊厥短程预防首选地西泮口服，连续用药2~3天。④热性惊厥长程预防首选丙戊酸钠，次选苯巴比妥。

414. ABCDE　急性细菌性脑膜炎好发于5岁以下小儿，约占90%。

415. ABCDE　①3个月以内的幼婴，由于肌肉不发达，肌力较弱，反应低下，因此急性细菌性脑膜炎时，脑膜刺激征不明显。颈抵抗、Kernig 征、Brudzinski 征均属于脑膜刺激征，故不答 A、B、C。②Babinski 征为病理反射，18 个月以内的正常婴幼儿均可出现，因此对幼婴急性细菌性脑膜炎的诊断价值不大。③幼婴急性细菌性脑膜炎时，可有颅内压增高的表现，可出现前囟隆起（E）。

416. ABCDE 　年龄 3 个月以下的婴儿患急性细菌性脑膜炎时，临床表现多不典型，如体温可高可低，颅内压增高、脑膜刺激征、惊厥等均不明显。

417. ABCDE 　婴幼儿急性细菌性脑膜炎最重要的诊断依据是脑脊液检查。

418. ABCDE 　①患婴脐部有脓性分泌物，为局部感染灶。患婴发热、拒奶、惊厥、黄疸、前囟饱满，WBC $20×10^9/L$，应诊断为急性细菌性脑膜炎，可首先排除 B。新生儿急性细菌性脑膜炎最常见的致病菌为大肠埃希菌。②3 个月至 3 岁婴幼儿急性细菌性脑膜炎的常见病原体是流感嗜血杆菌、肺炎链球菌等。学龄前和学龄儿童急性细菌性脑膜炎的常见病原体是脑膜炎双球菌、肺炎链球菌等。

419. ABCDE 　急性细菌性脑膜炎的脑脊液检查常提示葡萄糖明显降低、氯化物多数降低。

420. ABCDE 　患婴前囟饱满，说明存在颅内压增高。患婴发热、惊厥，醒后易激惹，可排除热性惊厥，应考虑脑膜炎。为明确诊断，最有价值的检查是腰椎穿刺脑脊液检查。

421. ABCDE 　患婴前囟隆起，说明颅内压增高，故不答 A。患婴外周血白细胞总数和中性粒细胞比例增高，说明为急性细菌性脑膜炎的可能性大，故答 E。B、C、D 脑脊液中的白细胞均轻度增高或正常。

422. ABCDE 　小儿急性细菌性脑膜炎最常见的早期并发症是硬脑膜下积液，发生率约为 80%，1 岁以下婴儿多见。

423. ABCDE 　小儿急性细菌性脑膜炎经有效治疗 48～72h 后脑脊液有好转，但体温不退或退而复升，一般症状好转后出现意识障碍、惊厥、前囟隆起或颅内高压症状，应考虑合并硬脑膜下积液。

424. ABCDE 　患儿脑脊液培养肺炎链球菌阳性，应确诊为急性细菌性脑膜炎。正规治疗 48～72h 后仍有惊厥，应首先考虑合并硬脑膜下积液，此为急性细菌性脑膜炎最常见的并发症。

425. ABCDE 　急性细菌性脑膜炎抗生素疗程一般：脑膜炎球菌 7 天，肺炎链球菌、流感嗜血杆菌 10～14 天，金黄色葡萄球菌 21 天。

426. ABCDE　427. ABCDE　428. ABCDE　429. ABCDE 　①小儿高热惊厥神经系统体征常为阴性，而本例有前囟隆起，故最不可能的诊断是高热惊厥。②为明确急性脑膜炎的病因和性质，首选检查是腰椎穿刺脑脊液检查。③急性细菌性脑膜炎可并发脑积水，常表现为烦躁不安、嗜睡、呕吐、惊厥发作、颅缝增宽、头颅破壶音、头皮静脉扩张。根据题干，本例应诊断为脑积水。硬脑膜下积液常表现为正规治疗 48～72h 后脑脊液好转，但体温不降反升，或意识障碍再次出现。脑室管膜炎常表现为高热不退、惊厥、意识障碍不改善、颈项强直进行性加重。B、C 均不属于急性细菌性脑膜炎的并发症，故不答 B、C。④为明确有无脑积水，首选检查是头颅 CT。头颅透光试验、硬脑膜下穿刺常用于诊断硬脑膜下积液。

430. ABCDE 　A、B、C、D 均属于散发性先天性甲状腺功能减退症的病因，E 为地方性甲状腺功能减退症的病因。

431. ABCDE 　①新生儿甲状腺功能减退症常表现为胎粪排出延迟，腹胀、便秘而不是腹泻。腹泻是甲状腺功能亢进症的典型表现。②A、B、D、E 均属于甲状腺功能减退症的临床表现。

432. ABCDE 　新生儿甲状腺功能减退症常见于过期产儿，出生体重常大于第 90 百分位，身长和头围可正常，前后囟大。

433. ABCDE 　生理性黄疸消退延迟为先天性甲状腺功能减退症新生儿期的临床表现，A、B、C、D 均属于出生半年后出现的典型症状。

434. ABCDE　435. ABCDE　436. ABCDE 　①先天性甲状腺功能减退症出现典型症状的时间多为生后半年。②苯丙酮尿症开始出现症状的时间是生后 3～6 个月，1 岁时症状明显。③21-三体综合征出生时即有明显的特殊面容。

437. ABCDE　438. ABCDE　439. ABCDE　440. ABCDE　①目前多采用出生后2~3天的新生儿干血滴纸片检测TSH浓度作为先天性甲状腺功能减退症的初筛。②当初筛TSH>15~20mU/L时,再测定血清TSH和T_4以明确诊断。③目前诊断甲亢或甲减最敏感的指标都是血清TSH测定。④先天性甲减随访过程中,应根据TSH和T_4水平调整甲状腺素制剂的剂量。

441. ABCDE　①先天性甲状腺功能减退症常表现为出生后腹胀、便秘、脐疝,出生后半年常有特殊面容(头发干燥、面黄、塌鼻梁、舌体厚大),身材矮小,智能发育低下。根据题干,本例应诊断为先天性甲状腺功能减退症。②先天性巨结肠可有腹胀、便秘、脐疝,但不会出现智力低下。苯丙酮尿症常表现为智力低下,皮肤白皙,尿液和汗液有鼠尿臭味。21-三体综合征可有智力低下,但特殊面容不同于先天性甲减。黏多糖病常表现为粗丑面容、骨骼异常、运动受限、肝脾大、智能低下。

442. ABCDE　①诊断甲减最敏感的指标是血清TSH,其次为T_4。血清T_3可降低或正常,故血清T_3不敏感。若患婴血清T_4降低、TSH升高,即可确诊甲减。②血清甲状腺抗体测定主要用于判断甲减是否为自身免疫性疾病(如慢性淋巴细胞性甲状腺炎)所致。TRH兴奋试验主要用于鉴别原发性和继发性甲减:即静脉注射TRH200~500μg后,若血清TSH更高,提示原发性甲减;若血清TSH延迟性增高,提示病变在下丘脑水平;若血清TSH无增高,提示病变在垂体水平,后两种均为继发性甲减。甲状腺扫描主要用于甲亢、甲状腺肿瘤的诊断。骨龄测定主要用于了解生长发育情况。

443. ABCDE　①先天性甲减的特殊面容:眼睑浮肿,眼距宽,鼻梁低平,唇厚,舌宽大、常伸出口外;头大颈短,面部黏液水肿;皮肤粗糙,面色苍黄,毛发稀疏、无光泽;患儿身材矮小,躯干长而四肢短小;腹部膨隆,常有脐疝。先天性甲减患儿常有神经系统发育延迟,表现为智能发育低下,表情呆板、淡漠,神经反射迟钝,运动发育障碍等。根据临床表现,本例应考虑先天性甲减。为明确诊断,应首选血清T_3、T_4、TSH测定。②尿三氯化铁试验为苯丙酮尿症较大儿童的筛查方法。血清钙、磷测定主要用于诊断甲状旁腺功能亢进症。染色体核型分析主要用于确诊21-三体综合征。TRH兴奋试验主要用于鉴别原发性甲减和继发性甲减。

444. ABCDE　甲状腺素是促进神经系统发育最重要的激素,治疗先天性甲减时应补充生理量的甲状腺素,其重要目的是减轻神经系统损害。若生后3个月开始治疗,则智能绝大多数可达到正常。若生后6个月开始治疗,虽然给予甲状腺素可改善生长状况,但是智能仍会受到严重损害。

445. ABCDE　446. ABCDE　447. ABCDE　448. ABCDE　449. ABCDE　450. ABCDE　451. ABCDE　①先天性甲状腺功能减退症好发于过期儿,常表现为腹胀、便秘、黄疸。根据题干,应首先考虑先天性甲状腺功能减退症。患儿血清TSH>15~20mU/L,即为先天性甲减筛查阳性,本例血清TSH为50mU/L,故答C。苯丙酮尿症的汗液呈鼠尿臭味。21-三体综合征常有通贯手。新生儿败血症常表现为"五不一低下",即不吃、不哭、不动、体温不升、体重不增、反应低下。先天性巨结肠多表现为胎便排出延迟、顽固性便秘、腹胀、呕吐及营养不良。②先天性甲状腺功能减退症最重要的病因是甲状腺发育不良或甲状腺不发育。碘缺乏是地方性甲状腺功能减退症的常见病因。③为明确先天性甲状腺功能减退症的诊断,首选血清TSH、T_3、T_4测定。④先天性甲状腺功能减退症最主要的治疗措施是口服甲状腺素片。⑤对于先天性甲状腺功能减退症,应早期确诊,尽早治疗,以避免对脑发育的损害。⑥先天性甲状腺功能减退症应终身服用甲状腺素片。⑦在甲状腺素片治疗过程中,药物过量常表现为烦躁、多汗、消瘦、腹痛、腹泻等。根据题干,本例应诊断为甲状腺激素过量,故应减少甲状腺素片的剂量。

452. ABCDE　453. ABCDE　①21-三体综合征最突出最严重的临床表现是智能落后。绝大部分患者都有不同程度的智能发育障碍,随着年龄的增长日益明显。②苯丙酮尿症最突出的临床表现是智力发育落后,智商低于正常。③特殊面容、生长发育迟缓、通贯手均为21-三体综合征的一般临床表现。尿液和汗液鼠尿臭味为苯丙酮尿症的一般临床表现。

454. ABCDE　染色体病是指各类染色体异常所致的疾病,是人类最常见的遗传性疾病。其中,常染色体疾病占 2/3,性染色体疾病占 1/3。常染色体疾病以 21-三体综合征最多见,此外 18-三体综合征、13-三体综合征、5p-综合征也有报道。Turner 综合征为性染色体疾病,少见。

455. ABCDE　①21-三体综合征可有生长发育迟缓、身材矮小、肌张力低下。②21-三体综合征可有愚笨面容。③21-三体综合征的手掌可出现猿线(俗称通贯手),手掌三叉点 t 上移向掌心,轴三角的 atd 角度>45°,第 4、5 指桡箕增多。④21-三体综合征可有皮肤细腻,皮肤粗糙为先天性甲状腺功能减退症的特点。

456. ABCDE　A、B、C、D、E 均属于 21-三体综合征的伴发畸形,其中以先天性心脏病最常见,约 50% 的患儿伴先天性心脏病。

457. ABCDE　根据染色体核型不同,可将 21-三体综合征分为三种类型,即标准型(占 95%)、易位型(占 2.5%~5%)和嵌合体型(占 2%~4%)。其中,易位型又细分为 D/G 易位型和 G/G 易位型两类。

458. ABCDE　①21-三体综合征主要表现为智能落后、特殊面容(表情呆滞、眼裂小、眼距宽、鼻梁低平、外耳小、头小而圆)、生长发育迟缓(身材矮小、四肢短、手指短)、皮肤细嫩、50%合并先天性心脏病。根据题干,本例应诊断为 21-三体综合征。为明确诊断,最有意义的检查是染色体核型分析。②心电图常用于心律失常的诊断。尿液有机酸分析常用于苯丙酮尿症的诊断。胸部 X 线片常用于肺炎的诊断。血清 T_3、T_4、TSH 测定常用于先天性甲减的诊断。

459. ABCDE　患儿智能落后、运动发育迟缓、表情呆滞、眼裂小、眼距宽、通贯手,应考虑 21-三体综合征。为明确诊断,最有意义的检查是染色体核型分析。

460. ABCDE　461. ABCDE　462. ABCDE　463. ABCDE　①21-三体综合征、苯丙酮尿症、先天性甲减均属于先天性疾病,均有智力落后,但通贯手为 21-三体综合征的特点,鼠尿臭味为苯丙酮尿症的特点,皮肤粗糙、黏液性水肿为先天性甲减的特点。②维生素 D 缺乏性佝偻病为后天性疾病,智力正常,囟门延迟闭合,方颅畸形。

464. ABCDE　465. ABCDE　466. ABCDE　①患儿智力低下,可首先排除 D、E,因为维生素 D 缺乏性佝偻病和侏儒症智力均正常。通贯手为 21-三体综合征的特征性表现,故答 A。患儿面部无水肿,皮肤细腻,可排除选项 C。患儿身体无鼠尿臭味,可排除 B。②为确诊 21-三体综合征,首选染色体核型分析。血清甲状腺激素检测常用于诊断先天性甲减。血苯丙氨酸浓度测定、尿液有机酸分析常用于诊断苯丙酮尿症。智力测定无特异性,故不答 E。③约 50% 的 21-三体综合征合并有先天性心脏病,可伴有脐疝。由于生长发育迟缓,因此骨龄落后于正常儿童。患儿免疫功能低下,易患感染性疾病。21-三体综合征与先天性肾病无关。

467. ABCDE　21-三体综合征出生时即有明显的特殊面容,表情呆滞。眼裂小,眼距宽,双眼外眦上斜,可有内眦赘皮;鼻梁低平,外耳小,硬腭窄小,常张口伸舌,流涎多;头小而圆,前囟大且关闭延迟;颈短而宽。四肢短,手指粗短。

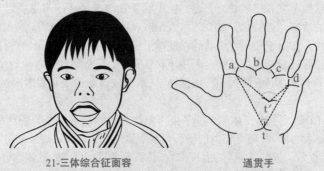

21-三体综合征面容　　　　通贯手

468. ABCDE　①苯丙酮尿症患儿由于苯丙氨酸羟化酶缺乏,苯丙氨酸在体内不能正常转变为酪氨酸,故可造成苯丙氨酸在体内的堆积。②多巴胺由多巴脱羧生成,而多巴的前体为酪氨酸,因此酪氨酸生成减少,将导致血液中多巴胺浓度降低。③5-羟色胺由色氨酸脱羧生成。四氢生物蝶呤是色氨酸等芳香族氨基酸在反应过程中所需的辅酶,非经典苯丙酮尿症患者,由于四氢生物蝶呤缺乏,5-羟色胺合成受阻。④丙氨酸由丙酮酸接受氨基生成,故苯丙酮尿症对其影响不大。

469. ABCDE 正常情况下,体内的苯丙氨酸在苯丙氨酸羟化酶作用下,生成酪氨酸而进一步代谢。经典型苯丙酮尿症患儿由于先天性缺乏苯丙氨酸羟化酶,苯丙氨酸不能正常转变为酪氨酸,造成体内苯丙氨酸蓄积,并经转氨基作用生成苯丙酮酸。大量苯丙酮酸及其部分代谢产物(苯乳酸、苯乙酸)由尿排出。由于尿液和汗液中含有较多的苯乙酸,故可出现明显的鼠尿臭味。

470. ABCDE ①身上有鼠尿臭味是苯丙酮尿症(PKU)的特征性表现,患儿智力低下,皮肤头发色素减少,应考虑 PKU。为明确诊断,应行尿有机酸分析,可提供生化诊断依据。②脑电图主要用于新生儿缺氧缺血性脑病的诊断。血钾、钙、镁浓度测定对本病的诊断价值不大。

471. ABCDE 472. ABCDE ①苯丙酮尿症(PKU)是一种常染色体隐性遗传疾病,是因苯丙氨酸羟化酶基因突变导致酶活性降低,使苯丙氨酸及其代谢产物在体内蓄积所致。②21-三体综合征的特征是21号染色体呈三体征,属于常染色体畸变。

473. ABCDE 苯丙酮尿症一旦确诊,应立即开始治疗,以免影响智力发育。

474. ABCDE 苯丙酮尿症患儿宜采用低苯丙氨酸饮食,至少维持到青春期,终身治疗对患者更有益。

475. ABCDE 苯丙酮尿症婴幼儿期首选母乳喂养,因母乳中苯丙氨酸含量仅为牛奶的1/3。对幼儿添加辅食时应以低蛋白、低苯丙氨酸食物为主。

476. ABCDE 患儿智能发育落后,惊厥,尿有鼠尿臭味,毛发棕黄,应诊断为苯丙酮尿症。一旦确诊,应采用低苯丙氨酸饮食治疗至青春期。酪氨酸为非必需氨基酸,体内可以合成,故不答 D。

477. ABCDE 478. ABCDE 479. ABCDE ①鼠尿臭味是苯丙酮尿症的特征,故答 B。②确诊苯丙酮尿症首选血浆氨基酸分析,可作为生化确诊依据。染色体核型分析常用于确诊 21-三体综合征。血清T_3、T_4 和 TSH 测定常用于确诊先天性甲减。尿三氯化铁试验常用于苯丙酮尿症较大儿童的初筛。Guthrie 细菌生长抑制试验常用于苯丙酮尿症新生儿的初筛。③苯丙酮尿症幼婴宜采用母乳喂养,患婴主要采用低苯丙氨酸配方奶粉治疗,较大儿童可采用低苯丙氨酸饮食治疗。本例为 10 个月幼儿,故答 B 而不是 A。

第十七篇　中医学基础试题

1. 中医学认为构成人体中心的是
   A. 五脏　　　　　　　　B. 六腑　　　　　　　　C. 奇恒之腑
   D. 经络　　　　　　　　E. 五官
2. 中医学认识疾病和治疗疾病的基本原则是
   A. 整体观念　　　　　　B. 恒动观念　　　　　　C. 辨证论治
   D. 同病异治　　　　　　E. 异病同治
3. 中医诊治疾病,在辨病、辨证和对症治疗中应着眼于
   A. 病　　　　　　　　　B. 症　　　　　　　　　C. 证
   D. 病因　　　　　　　　E. 体征
4. "无阳则阴无以生,无阴则阳无以化"所说明的阴阳关系是
   A. 对立制约　　　　　　B. 相互转化　　　　　　C. 互根互用
   D. 消长平衡　　　　　　E. 阴阳交感
5. 药物的四性包括
   A. 寒、热、温、凉　　　　B. 辛、甘、酸、苦　　　　C. 升、降、沉、浮
   D. 君、臣、佐、使　　　　E. 金、木、水、火
6. 秋季在五行中属于
   A. 金　　　　　　　　　B. 木　　　　　　　　　C. 水
   D. 火　　　　　　　　　E. 土
7. 五行相生次序是
   A. 木生火、火生土、土生金、金生水　　B. 木生土、土生金、金生火、火生水
   C. 木生金、金生土、土生水、水生木　　D. 木生火、火生金、金生水、水生木
   E. 木生水、水生金、金生火、火生木

   A. 心　　　　　　　　　B. 肺　　　　　　　　　C. 肝
   D. 肾　　　　　　　　　E. 脾
8. 五脏相互资生关系中,心生
9. 五脏相互资生关系中,肝生
10. 五脏相互克制关系中,肺克
11. 五脏相互克制关系中,脾克

12. 不属于五脏的是
    A. 膀胱　　　　　　　　B. 肺　　　　　　　　　C. 肝
    D. 脾　　　　　　　　　E. 肾
13. 不属于奇恒之腑的是

A. 脑 B. 髓 C. 胆
D. 女子胞 E. 三焦
14. 多为实质性脏器，共同生理功能主要是化生和贮藏精气的是
　　A. 五脏 B. 六腑 C. 奇恒之腑
　　D. 奇经八脉 E. 肝、脾、肾
15. 在心主血脉的生理功能中，起主导作用的是
　　A. 血液 B. 汗液 C. 心气
　　D. 脉道 E. 神志
16. 被称为水之上源的是
　　A. 心 B. 肺 C. 肾
　　D. 肝 E. 脾
17. 肾最基本的生理功能是
　　A. 肾藏精 B. 肾主水 C. 肾主纳气
　　D. 主生殖 E. 脏腑之本

　　A. 运化水谷和水液 B. 受盛化物和泌别清浊 C. 主宣发和肃降
　　D. 运行水液和通行元气 E. 主通降和受纳腐熟水谷
18. 三焦的主要功能是
19. 胃的主要功能是
20. 小肠的主要功能是
21. 肺的主要功能是
22. 脾的主要功能是

　　A. 脏与腑的关系 B. 阴与阳的关系 C. 水与火的关系
　　D. 营与卫的关系 E. 气与血的关系
23. 心与肾之间的关系主要表现为
24. 心与肺之间的关系主要表现为

25. 血的组成主要有津液与
　　A. 卫气 B. 元气 C. 精气
　　D. 营气 E. 宗气
26. 与血的生成密切相关的脏腑是
　　A. 心 B. 肝 C. 肾
　　D. 肺 E. 脾
27. 津液的排泄途径不包括
　　A. 汗 B. 尿 C. 呼气
　　D. 粪 E. 呕吐物
28. 不属于津液范畴的是
　　A. 胃液 B. 肠液 C. 关节液
　　D. 泪液 E. 血液
29. 属"假神"表现的是
　　A. 突然能食 B. 语无伦次 C. 反应迟钝
　　D. 面色潮红 E. 表情淡漠

30. 黄苔一般主
    A. 寒证　　　　　　B. 热证　　　　　　C. 湿证
    D. 虚证　　　　　　E. 痰饮
31. 正常脉象又称为
    A. 正脉　　　　　　B. 平脉　　　　　　C. 缓脉
    D. 浮脉　　　　　　E. 虚脉
32. 数脉的主病为
    A. 热证　　　　　　B. 寒证　　　　　　C. 气虚证
    D. 血虚证　　　　　E. 痰饮
33. 三部举按皆有力的脉称为
    A. 滑脉　　　　　　B. 洪脉　　　　　　C. 数脉
    D. 濡脉　　　　　　E. 实脉

中医学基础试题参考答案及详细解答

(正确答案为绿色的选项)

1. **ABCDE** 中医学认为人体是以五脏为中心,通过经络系统,把六腑、五体、五官、九窍、四肢百骸等全身组织器官有机地联系起来构成的一个统一的整体。
2. **ABCDE** ①中医学对疾病的认识过程就是"辨证",治疗疾病的过程就是"论治",因此"辨证论治"是中医学认识和治疗疾病的基本原则。②整体观念、恒动观念和辨证论治都是中医学理论体系的基本特点。同病异治和异病同治是"论治"的具体表现形式。
3. **ABCDE** 证是机体在疾病发展过程中某一阶段的病理概括,它反映了疾病某一阶段的病因、病位、性质以及邪正关系和发展趋势,它揭示了疾病的本质,因此在疾病诊治过程中,应着眼于证。
4. **ABCDE** 阴阳互根互用是指相对独立的事物或现象之间,始终存在相互依赖、相互为用的关系。阴阳彼此均以对方的存在为前提,任何一方都不能脱离对方而单独存在。"阴阳互为其根,阳根于阴,阴根于阳;无阳则阴无以生,无阴则阳无以化",即阳依存于阴,阴依存于阳,是阴阳相互依存的体现。
5. **ABCDE** ①药物有四性,也称四气,包括寒、热、温、凉。②药物有五味,包括辛、甘、酸、苦、咸。升、降、沉、浮为药物的性能。君、臣、佐、使为方剂的配伍原则。五行包括金、木、水、火、土。
6. **ABCDE** ①秋季属金,秋季气候干燥,燥与秋季密切相关,燥随秋而归金。②春季属木,夏季属火,长夏属土,冬季属水。

自然界								五行	人体						
五音	五时	五味	五色	五谷	五化	五气	五方	五季		五脏	五腑	五官	五体	五华	五志	五液	五神	五声
角	平旦	酸	青	麦	生	风	东	春	木	肝	胆	目	筋	爪	怒	泪	魂	呼
徵	日中	苦	赤	黍	长	暑	南	夏	火	心	小肠	舌	脉	面	喜	汗	神	笑
宫	日西	甘	黄	稷	化	湿	中	长夏	土	脾	胃	口	肉	唇	思	涎	意	歌
商	日入	辛	白	谷	收	燥	西	秋	金	肺	大肠	鼻	皮	毛	忧	涕	魄	哭
羽	夜半	咸	黑	豆	藏	寒	北	冬	水	肾	膀胱	耳	骨	发	恐	唾	志	呻

7. **ABCDE** 五行相生的次序:木生火、火生土、土生金、金生水、水生木。五行相克的次序:木克土、土克水、水克火、火克金、金克木。

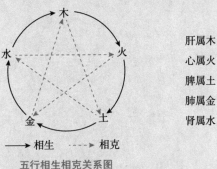

五行相生相克关系图

8. ABCDE 9. ABCDE 10. ABCDE 11. ABCDE ①心属火,脾属土,在五行相生关系中火生土,故心生脾。②肝属木,心属火,在五行相生关系中木生火,故肝生心。③肺属金,肝属木,在五行相克关系中金克木,故肺克肝。④脾属土,肾属水,在五行相克关系中土克水,故脾克肾。

12. ABCDE 五脏包括心、肺、肝、脾、肾。膀胱属于六腑之一。

13. ABCDE 奇恒之腑包括脑、髓、骨、脉、胆和女子胞。三焦属于六腑之一。

14. ABCDE 五脏多为实质性脏器,其共同生理功能主要是化生和贮藏精气。六腑多为中空管腔性脏器,其共同生理功能主要是受盛和传化水谷。奇恒之腑,形态上与腑相似,多为中空管腔或囊状器官;在功能上与脏相似,具有贮藏精气的作用。

15. ABCDE 心主血脉是指心气推动血液在脉中循行,周流全身,发挥营养和滋润作用,故答 C。

16. ABCDE 肺通调水道是指肺气的宣发和肃降运动对体内水液的输布、运行和排泄起着疏通和调节作用。由于肺为华盖,位于高位,因此称"肺为水之上源"。

17. ABCDE 肾的主要生理功能是藏精、主水和主纳气,其中,肾藏精是其最基本的功能,主水和主纳气等功能都是其藏精功能的延伸,故答 A。

18. ABCDE 19. ABCDE 20. ABCDE 21. ABCDE 22. ABCDE ①三焦属于六腑之一,主要功能是运行水液和通行元气,三焦是水液和元气运行的通道。②胃的主要功能:胃主受纳,腐熟水谷;胃主通降,以降为和。③小肠的主要功能:小肠主受盛化物,主泌别清浊。④肺的主要功能:肺主气,司呼吸;主宣发和肃降;通调水道;肺朝百脉,主治节。⑤脾的主要功能:脾主运化;脾气主升;脾主统血。

23. ABCDE 24. ABCDE ①心在五行属火,肾在五行属水,因此心与肾之间的关系主要表现为水与火的关系。②心主血脉,肺主气。心与肺之间的关系主要表现为气与血的关系。

25. ABCDE 血主要由营气和津液组成。营气和津液都来源于脾胃化生的水谷精微,因此脾胃是气血生化之源。

26. ABCDE 血主要来源于脾胃化生的水谷精微,因此脾胃是气血生化之源。

27. ABCDE 津液的排泄主要依赖于肺、脾、肾等脏腑的综合作用,通过汗、呼气、尿、粪等途径排泄。

28. ABCDE 津液是机体一切正常水液的总称,包括唾液、肠液、关节液和泪液等,不包括血液。

29. ABCDE 假神是指垂危病人出现的暂时性某些症状"好转"的假象,如原本精神萎靡、面色晦暗、声低气弱、懒言少食,突然精神转佳、两颊色红如妆、语声清亮、喋喋多言、突然能食等。

30. ABCDE 黄苔一般主热证、里证。白苔一般主寒证、表证。

31. ABCDE 正常脉象又称为平脉或常脉,其特点是三部有脉,不浮不沉,不快不慢。

32. ABCDE 数脉的脉象为脉来急促,一息脉来五至以上,每分钟 90 次以上。数脉主热证。若数而有力,多因邪热鼓动,气盛血涌,血行加速而致;数而无力,多因精血不足,虚阳外越所致。

33. ABCDE ①实脉特点为脉来坚实,三部有力,来去俱盛。②滑脉特点为往来流利,如珠走盘,应指圆滑。洪脉特点为脉形宽大,状如波涛,来盛去衰。数脉特点为脉来急促,一息脉来五至以上。濡脉特点为浮而细弱。